U0919039

"十一五"国家重点图书
实用老年医学丛书

实用老年外科学

外科与老年外科学

SHIYONG LAONIAN WAIKEXUE

吕德成　主编
大连医科大学　编

华龄出版社
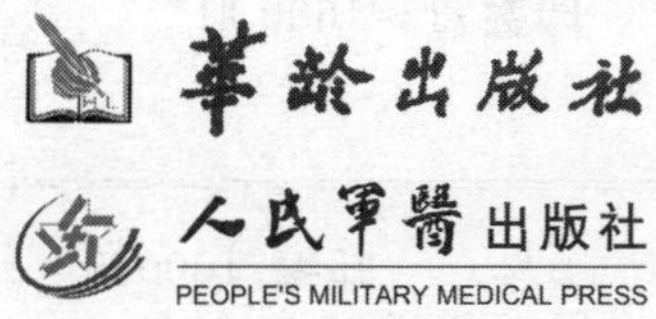

责任编辑:林欣雨　姚　磊　郝文娜
装帧设计:王新红
封面设计:刘苗苗
责任印制:刘苗苗

图书在版编目(CIP)数据

实用老年外科学:外科与老年外科学/吕德成主编;大连医科大学编.—北京:华龄出版社,2010.8

ISBN 978-7-80178-763-7

Ⅰ.①实…　Ⅱ.①吕…　②大…　Ⅲ.①外科学—医学院校—教材②老年病—外科学—医学院校—教材　Ⅳ.①R6

中国版本图书馆 CIP 数据核字(2010)第 168023 号

书　　名:实用老年外科学
作　　者:吕德成　主编;大连医科大学　编
出版发行:华龄出版社
印　　刷:北京画中画印刷有限公司
版　　次:2010 年 10 月第 1 版　　2010 年 10 月第 1 次印刷
开　　本:787×1092　1/16　　**印张**:34.25
字　　数:850 千字　　**印数**:1～1600 册
定　　价:200.00 元

地　　址:北京西城区鼓楼西大街 41 号　　**邮编**:100009
电　　话:84044445(发行部)　　**传真**:84039173

本书编委会

主　　编　吕德成

副 主 编　（以姓氏笔画为序）

王忠裕　张卫国　胡　祥　徐英辉

编　　委　（以姓氏笔画为序）

卞晓明　车翔宇　白云清　安伟德
毕　伟　曲　巍　刘　军　刘荣耀
李克军　李　杰　李泉林　李继良
宋希双　汤　欣　尚　东　杨　群
廉志刚　熊　海

编写人员　（以姓氏笔画为序）

于　利　马　凯　王长淼　王法鹏
王洪江　王福生　王锦光　王　健
尹逊国　田大宇　齐清会　刘长英
刘　阳　刘　革　刘谟震　朱允涛
巩　鹏　吴春明　何中舟　张　弛
张羽飞　张　健　李正维　李　冰
李洪敬　李宪承　罗海峰　姜　涛
赵鲁宁　骆铁波　唐　开　顾春东
曹　亮　董　斌　程　雷　温　伟
雷　霆　谭　广　谭庆伟

秘　　书　高淑贤　于　艺

内 容 提 要

本书为“十一五”国家重点图书《实用老年医学丛书》之一。全书共五篇，第一篇概括介绍了老年外科的一般问题、微创技术在老年外科的应用、围手术期处理、外科休克、外科感染、多器官功能障碍综合征、外科病人的营养代谢等内容，其他各篇分别为普通外科、胸心外科、骨外科、神经外科，主要涉及外科与老年外科的相关内容，介绍各种外科疾病的病因病理、临床症状、诊断和外科治疗。

本书可作为医学院校师生及临床医生参考使用。

前 言

老年外科学是随着社会人口老龄化的进程，依据老年外科疾病的临床需要应运而生的学科。它与一般外科学遵循相同的基础知识、基本原则、基本方法，是外科学的发展和重要的分支学科。但它又具有深刻的内涵而不同于一般外科学。老年外科疾病不仅受常规致病因素的影响，机体衰老和老化始终影响老年外科疾病的发生、发展、转归，从而使老年外科疾病的诊断和治疗变得更加复杂和深奥。老年外科学更注重老年人的病理生理变化特点，研究老年外科疾病的发生、发展变化规律，总结其临床表现的特殊性、探讨适合老年人的诊治方法和预防措施。

根据世界卫生组织的规定，当60岁以上的老年人口达到总人口的10%以上，则为老龄化社会或老龄化国家。我国是世界老龄人口最多的国家，20世纪末老龄人口已超过总人口的10%，进入老年型国家。但我国老年医学发展相对国外起步较晚，专门从事老年病研究医疗机构和专业人员相对较少。传统的外科学没有足够的篇幅详细阐述老年疾病的特点，而老年外科的专著较少，往往使临床医生特别是没有经验的年轻医生忽略老年疾病的特殊性，影响老年疾病的正确诊断和治疗。老年患者的术后并发症和术后死亡率明显高于年轻人，这除了与老年人机体抵抗力下降，脏器储备功能降低外，与外科医生不了解老年外科的特点，以常规的临床思维与方法诊治老年病人不无相关。因此，如何系统地研究老年疾病的预防、发生发展规律，提高老年疾病的诊治水平是值得高度重视的问题。

人到老年，各脏器系统不同程度的开始衰退，抗病能力明显减退，患病率明显提高。国外资料显示，86%的老年人患有躯体急慢性疾病。国内资料统计，1 520名65岁老年人，全部患有不同程度的急慢性疾病。据资料统计，住院老年人中同时患有三四种病者占50%以上。多种疾病混杂更增加了病情的复杂性，使得老年病的诊断、治疗更加困难。因此，要求医务工作者必须认真研究老年人各脏器的生理变化、了解老年人疾病的特殊性，针对老年疾病的临床表现，系统地、全面地分析，抓住主要矛盾，才能做出正确的诊断和有效的治疗。

很多老年外科疾病需要手术干预，传统外科学已经积累了很多老年患者的治疗经验。值得注意的是，老年外科手术不同于一般手术的主要之处在于围手术期的处理往往比手术本身更加困难。大量的临床报告显示，老年患者术后死亡的主要原因是围手术期的并发症。因此，老年患者外科手术术前对各脏器功能的评估非常重要。无论是术式的选择、麻醉的选择都必须考虑老年人的各脏器的功能和代偿能力。对于老年外科疾病的手术，要求外科医生必须一次做好，因为老年患者往往可以耐受一次较大的手术，而很难耐受二次手术及手术并发症的打击。

2010年5月
编　者

前言

目 录

第一篇　总　　论

第二篇　普通外科

第三篇　胸心外科

第四篇　泌尿外科

第五篇 骨 外 科

第六篇　神经外科

第一篇　总　　论

第1章　老年外科的一般问题

老年外科学是在外科学基础上，针对老年外科疾病的发生、发展、规律及临床特点而逐渐形成的新兴学科。老龄人口的剧增，各国相继步入老龄化社会。老年外科临床问题复杂，误诊率、手术率、死亡率高。缺乏对老年疾病发生、发展、转归的系统研究和专业资料。

一、老年外科学与外科学的关系

1. 共同点　遵循外科学的基础理论、基本原则、基本方法。

2. 不同点　衰老和老化始终影响老年外科疾病的发生、发展和转归。

(1)病因：不仅受常规致病因素的影响，同时还受衰老和老化的影响。

(2)表现：复杂，具有特殊的规律。

(3)诊断：困难，误诊率高。需系统、全面的临床思维，注意鉴别诊断。

(4)治疗：过程复杂，病情变化快，预后难以预测。

二、老年外科疾病的特点

1. 临床不典型性。
2. 临床隐匿性。
3. 病情复杂性、多病并存。
4. 起病突发性、病情突变性。
5. 并发症多。

三、抗生素的合理应用

老年人的生理功能处于退化状态，肝肾功能减退、胃肠蠕动减慢、血浆白蛋白减少，而且，老年人在发生各种急、慢性感染的同时，往往还存在其他脏器的功能性或器质性疾病，所以，在使用抗生素的时候，一定要熟悉抗生素使用的指征，注意抗生素的毒副作用，合理选择抗生素药物，同时应注意药物间的相互作用，防止诱发或加重机体重要脏器的功能衰竭。

第2章　微创技术在老年外科的应用

第一节　概　　论

外科一般以手术为主要疗法的疾病为对象，而手术必然会导致创伤。不论是生理上还是心理上，不论是年轻人还是老年人，这种手术创伤尽管轻重不同，但目前是不可避免的。同样的创伤实施在中青年人和老年人身上，其结果可能完全不一样。随着年龄的不断增长，老年人的各器官功能及身体的防御功能也在逐渐减退，他们的抗打击能力也越来越弱，因此，手术创伤的应激有可能给他们带来严重的不良后果，甚至失去生命。因此手术创伤的大小或有无对于老年患者则更为重要。因而伴随着科学的不断进步和社会发展，微创外科也就应运而生了。

微创外科(minimally invasive surgery，MIS)的概念和范畴应该说到目前为止并不确切，而且也不是一个新兴学科。外科手术从开始就致力于消除病变、保护组织和恢复机体的功能，因此“微创”一直就是外科学界追求的目标之一，只是近些年随着物理学等相关科学的发展，多种高新技术的应用使得腔镜技术、内镜技术及介入技术等医疗技术得到具有划时代意义的进步，外科医生在治疗某些疾病时应用这些技术，并在很小的创伤下就得到了与传统外科手术技术相同甚至更好的治疗效果，故而出现了微创外科这个名词，严格地说，称微创外科技术更为准确。

顾名思义，微创并不是没有创伤，只是与传统外科手术比较，微创外科技术所致创伤更小而已。当然，微创并不仅仅表现在局部切口小、组织损伤少这一方面，还包括对人体内环境的稳定及心理打击等方面都小于传统外科手术技术。老年人由于机体各主要脏器功能生理性减退，且多伴有各种各样的并发症，如冠心病、高血压病、慢性肺部疾病或肺心病、糖尿病等，对手术创伤的耐受能力随着年龄的增大而降低，手术危险则与之相反，逐渐增高。而微创外科技术，由于其创伤小，对机体内环境扰乱轻，机体对它的应激亦轻，手术危险性也就相应降低。

微创外科技术范围很广，目前主要分为腔镜外科技术、内镜外科技术及介入技术。有人把远程医学、显微外科、基因治疗甚至“纳米外科”等亦划入微创外科的范畴。本章仅介绍发展较为成熟且已成规模的前三种技术:即腔镜外科、内镜外科和介入治疗。

微创外科技术的主要特点是，彻底改变了传统的手术入路和操作方法，在保证疗效的同时能满足切口小、创伤少、痛苦轻、恢复快、美容效果好且对机体的生理、心理功能干扰小的要求。但微创技术种类繁多，各自的专业目的性极强，即各自的适应证范围较传统外科手术相对较窄，且并非所有的微创技术应用到任何患者身上都能呈现出微创效果。例如腔镜甲状腺手术施用于老年患者、对患有严重心肺疾病的老年患者实施气腹下较长时间的腹腔镜手术，其结果都是“弊”大于利，会造成严重的不良后果。因此，微创技术亦应强调治疗方法个体化原则，严格把握手术适应证。

第二节　腔镜外科技术在老年疾病中的应用

一、概述

一般将通过人体非自然通道进行工作的硬质影像传导系统称为腔镜，如腹腔镜、关节镜等。但也有利用腔镜通过人体自然通道进行手术的，如用腹腔镜手术器械通过肛门进行高位直肠手术。将通过人体自然通道进行工作的软质影像传导系统称为内镜，如胃镜、十二指肠镜等。而内镜也有通过人体非自然通道工作的，如胆道镜通过人工窦道进行胆管取石手术。总之，腔镜和内镜很难截然分开。特别是最近，国外有应用纤维内镜经口经胃进行腹腔内手术操作，如阑尾切除、组织活检等的动物实验报告，这属于腔镜外科技术还是内镜外科技术，笔者不敢妄加论断。但由此可见，腔镜技术和内镜技术是微创外科中发展最快的技术之一。

二、腔镜的适用范围及分类

腔镜的手术范围目前几乎覆盖了人体全部，包括颅内、颈部、胸腔、纵隔(包括心腔)、腹腔、生殖系统、泌尿系统、脊柱、关节，甚至大隐静脉曲张的腔镜下小腿交通支离断术，可以说从头到脚，无所不及。而腔镜的分类一般是根据其主要工作靶器官而命名。如腹腔镜、胸腔镜、宫腔镜、椎间盘镜、关节镜、脑室镜等。其中腹腔镜发展得最快，其普及程度已达到相当的规模，是微创外科的典型代表。微创外科一词也是因腹腔镜外科手术的发展而被人们逐渐熟悉的。由于篇幅所限，本章着重介绍腹腔镜外科手术对老年外科疾病的适应证及常见并发症的预防措施。

三、腹腔镜外科技术

(一)腹腔镜手术器械及基本设备

1. *手术器械*　最基本的手术器械包括气腹针、穿刺套管(trocar)、把持钳、抓钳、无损伤钳(肠钳)、分离钳、电凝钩、吸引器、各式剪刀、施夹器以及套扎线圈等。较为复杂的手术还需缝合，则需要持针器、打结器、扇形牵拉器和棒形牵拉器(可弯曲)。术中腔道造影钳及造影管，腔镜手术切割闭合器和吻合器以及与之配套用品等。

2. *基本设备*　腹腔镜主机包括摄像系统和数模转换系统；腹腔镜体有多种类型，其外径有10mm、5mm 和 3mm 等，其镜面视角有 0°和 30°等。一般 0°镜比较容易掌握，适合初学者。但 0°镜视野盲区较大，进行复杂手术较为困难。30°镜视野盲区较小，适合各种手术，但对初学者来说使用难度较 0°镜略大。另外还有显示器、冷光源、自动气腹机(气腹一般多用二氧化碳气体)、以及录像机或其他图像存储系统。当然还必须有高频电凝系统。以上只是腹腔镜手术最基本的设备，对一些复杂手术还需要超声刀、激光器、腔镜超声诊断系统等相关设备。

(二)腹腔镜手术分类

一般将腹腔镜手术中术野暴露是用气体暴露法还是腹壁悬吊法暴露而分为两种：一种是气腹法；一种是免气腹法。

1. *气腹法*　向腹腔内注入气体而暴露术野的方法称气腹法腹腔镜手术。目前绝大多数腹腔镜手术采用气腹法。气腹法的最大优点是手术野暴露清楚，制作方便。其缺点是腹腔内压力增高，对循环、呼吸等系统有一定影响，甚至可能造成严重并发症。气腹法根据其制作方法不同又分为开放式气腹法和闭合式气腹法。直视下切开腹壁腹膜向腹腔内充气而形成气腹称为开放式气腹法；用有安全保护装置的气腹针对腹壁穿刺入腹腔而充气形成气腹称闭合式气腹法。

气腹的制作方法在没有特殊标本取出或复杂病情时，采用开放式或闭合式气腹法视术者个人习惯而定。但如果需要由腹腔内取出不能通过1cm长切口的标本时，或有腹部手术史，腹腔内情况不确定而有一定探查性质的腹腔镜手术，建议应用开放式气腹法。开放式气腹法的优点是直视下手术，能避免许多气腹针误穿造成的并发症，缺点是费时较多，易漏气。闭合式气腹法的优点是用时短，不漏气。缺点是有误穿造成并发症的可能，甚至造成严重的并发症，如穿入大血管造成出血甚至气栓。手术中气腹压力在能暴露术野满足手术需要的前提下采用尽可能低的气腹压力。若术中需要高的气腹压才能满足手术需要时，也不要在高气腹压力下一直将手术做完，而是完成了需高压下操作的步骤后立即改回低压下操作，这样可以减少很多并发症，增强老年患者对手术的耐受能力。

2. 免气腹法　通过机械装置将腹壁悬吊起来而暴露术野进行腹腔镜手术的方法称免气腹法。其优点是对心肺系统影响很小，缺点是手术野暴露较差。其悬吊装置有成品生产的，也有自制的，由于应用较少，在此不予介绍。

(三)老年疾病的腹腔镜手术适应证

目前，腹腔镜手术范围已几乎涵盖腹腔内全部器官和绝大多数术式。其中相对比较简单的包括治疗胆囊良性疾病的金标准术式——腹腔镜胆囊切除术(laparoscopic cholecystectomy，LC)、肝囊肿开窗引流术、十二指肠溃疡穿孔修补术；相对复杂困难较大的手术包括胰十二指肠切除术(Whipple手术)、门静脉高压症的脾切除门奇静脉断流术、肝叶切除术等。尽管对恶性肿瘤腹腔镜手术的作用目前尚有争议，但临床已有很多关于胃癌根治术、结直肠癌根治术的报道。由此可见，腹腔镜手术适应证与传统开腹手术适应证理论上几乎是一样的。但大量相关临床报道和经验告诉我们，腹腔镜手术适应证必须因人而异，这个"人"包括患者和医生两方面。医生方面比较简单，就是要根据术者的手术熟练程度能否胜任某种手术以及该单位的设备能否满足某种手术的需要，从而决定有否手术适应证。而患者方面，特别是老年患者，其手术适应证、禁忌证、相对禁忌证等都有许多不同。本节着重讨论老年患者在患有某些并发症时的腹腔镜手术适应证。以目前临床实施最多的腹腔镜胆囊切除术(LC)为例。

1. 关于并发老年心脏病　有资料研究表明，健康老人的左心室射血分数平均只有60%左右，70岁以上者多在50%左右，并且有一半人可查出心脏淀粉样变性。若有心脏疾病其心功能受影响可能更大。行LC老年患者不论合并何种心脏疾病，除需心内科医生的专科意见外，我们外科医生要考虑的主要有如下几点：心功能分级、病人体重或体形、外科疾病的复杂程度。

一般心功能Ⅱ级的老年患者能够耐受各种类型的LC；心功能Ⅲ级者行LC需要考虑患者肥胖程度和胆囊病情。因为气腹法LC的最大缺点就是当腹腔内气压达到一定水平时将对心肺功能造成不良影响，如膈肌抬高、肺顺应性下降、有效通气量减少、回心血量减少、心搏出量减少、下肢静脉淤血等，从而导致一系列并发症。当有原发心肺功能障碍时其受影响程度更甚。而心功能Ⅲ级是LC相对手术禁忌证，若患者体形适中，胆囊疾病不会造成很大的解剖困难，术者估计能在30min左右完成手术，则在低气腹压(8～10mmHg)下行LC是完全可以的。若患者肥胖，需在高气腹压(＞12mmHg)状态下手术，且估计胆囊周围解剖状况不良(如急性胆囊炎或慢性胆囊炎急性发作以及萎缩性胆囊炎等)，手术时间可能较长，就不要行LC，以开腹手术为好。

另有部分老年患者因心律失常等病而在体内埋置永久性起搏器，很多外科医师担心 LC 中高频电凝系统会干扰起搏器工作。笔者曾为 326 例 65 岁以上老年患者行 LC，其中有 7 例胸壁埋藏有永久性起搏器；11 例 LC 术前预置临时食管起搏仪。LC 术中先后分别使用单极高频电凝电刀和超声刀，结果使用电刀和超声刀对永久性起搏器均未发生影响；有 2 例预置食管起搏仪患者在用单极电刀时心率降至 34～47/min，停止使用电刀，并调整起搏心率，约 1 分钟心率恢复 60/min。超声刀对 11 例预置临时起搏器未发生影响。另外朱平增等报告 94 例永久起搏器患者行 LC，术中单极电刀致 2 例起搏器功能失灵并致室性心动过速，停止使用单极电刀，起搏器能自行回到原有起搏程序，后改用双极电凝，则起搏器不受影响。他们同时报道 32 例预置临时食管电极起搏器的患者行 LC，术中有 7 例发生心率减慢至 30～50/min，及时调整起搏心率，均能维持正常心脏功能。由此可见，有心律失常而置心脏起搏器的老年患者，不论是永久性起搏器还是预置临时起搏器，均能耐受 LC，但建议术中使用超声刀或双极电刀为好，尽量避免使用单极电刀。

2. *关于并发老年呼吸功能障碍* 与并发心脏疾病的老年患者行 LC 的并发症常发生在手术中不一样，并发呼吸功能障碍的老年患者在 LC 术中一般都能耐受，但术后并发症常难以克服。因为患有呼吸系统疾病导致呼吸功能障碍的老年患者，在 LC 术中行气腹插管全身麻醉，术中正压纯氧人工呼吸，故短时间 CO_2 气腹压力对其影响不大，特别是Ⅱ型呼吸衰竭患者。但不论Ⅰ型还是Ⅱ型呼吸衰竭患者，都很难避免气管插管拔除时和拔管后由呼吸系统疾病带来的致命性并发症，因此，LC 术后常需要呼吸机辅助呼吸而入 ICU 病房救治，造成高昂的治疗费。因此，一般将轻度呼吸衰竭列为 LC 的相对禁忌证，而中度以上的呼吸衰竭我们不提倡行气腹法 LC。

3. *关于并发老年糖尿病* 因为 LC 的创伤远远小于开腹胆囊切除术（OC），所以接受 LC 的老年糖尿病患者对手术的应激也有很大差别。导致全身炎性反应和促使糖尿病加重的因素也远少于 OC。故老年糖尿病不是 LC 的禁忌证，与 OC 比较，LC 更适合并发糖尿病的老年胆囊疾病患者，但在 LC 围手术期间，仍需要有效控制患者血糖水平。

上述 326 例 65 岁以上老年患者行 LC 样本组中有 42 例并发糖尿病，LC 后无一例发生感染性并发症或胆漏，而且其中有急性（或急性发作）化脓性胆囊炎 6 例，坏疽性胆囊炎穿孔 2 例。当然同时要有效应用抗生素和控制血糖及通畅引流。

4. *关于有腹部手术史* 下腹部手术史一般不影响 LC，除非因下腹空腔脏器穿孔致较大范围腹膜炎而行手术者可对 LC 造成困难。这种情况按有上腹部手术史处理。上腹部手术史列为 LC 的相对禁忌证，术者应根据自身状况和患者具体情况选择手术方式。如患者肥胖、胆囊炎急性期或萎缩性胆囊炎则要慎重选择 LC。如选择 LC，有以下几个注意事项：①建议采用开放式气腹法，第一个切口尽可能远离原手术切口。②不要坚持采用标准的三孔法或四孔法 LC。入镜后若发现腹腔粘连影响胆囊暴露，则选择一个最方便的位置加用一个穿刺套管。首先松解粘连，暴露胆囊。建议应用超声刀松解粘连，可降低损伤肠管的可能性。③一定在胆囊、胆管充分暴露的情况下手术，不要勉强，否则宁可中转开腹手术。

5. *关于老年胆囊炎的特点* 老年胆囊炎除常有心肺等各系统并发症以外，其本身也有某些特点。①老年胆囊炎绝大多数病史很长且经过反复急性发作，造成周围粘连及胆囊三角区解剖关系不清，给手术造成困难。②很多老年患者特别是偏僻地区受教育较少的老年人群认为腹部手术“泄了人的元气”，故不到迫不得已他们绝不接受手术，因此当他们来就医时大多是急性发作，病理分析大多是化脓性或坏疽性胆囊炎，甚至穿孔形成腹膜炎并导致某些并发症，给 LC 带来很多困难。③由于社会变化，生活水平提高，很多老年人都比较胖，即使体型不胖的老年人，由于脂肪代谢失调，很多老年患者在胆囊及胆囊三角区域有较多脂肪堆积，也给 LC 造成解剖困难。

总之，若遇到胆囊三角粘连关系不清，不能解剖出胆囊管、胆囊动脉、胆总管和肝总管时，而又确定胆囊管内无嵌顿结石(腔镜超声检查系统)，我们建议可逆行切除胆囊或部分切除胆囊，将附着于肝床的部分胆囊壁以及胆囊颈部分保留，保留部分的黏膜电灼灭活即可。这种情况胆囊管绝大多数都已炎性闭合，若切开胆囊时见胆囊内无胆汁并反复查看胆囊管口处无胆汁溢出，则在电灼灭活黏膜后用明胶海绵填塞胆囊管并喷涂医用 ZT 胶即可。若发现胆囊管未闭合而又不能夹闭或圈套线结扎，就需要缝闭胆囊管。以上 2 种情况均需放置有效的引流管。

腹腔镜手术中遇到困难，应果断中转开腹手术。究其腹腔镜手术并发症原因，除大意外(初学者)，多由于碰到困难仍勉强操作而导致并发症。强调一种观点：中转开腹手术不是手术失败，而发生并发症才是手术失败。

四、腔镜技术应用的其他老年外科疾病

(一)肝脏手术

腹腔镜肝脏手术应用最多的是肝囊肿开窗引流术。其技术要求简单，有一定腔镜手术基础的医师均可实施。

术前囊肿的准确定位往往决定着手术的成败，故 CT 扫描必不可少，其作用在于：①判断囊肿位置是否部分在肝脏表面，对于肝实质内的囊肿是无法行开窗引流的；②对于位于肝脏后叶、近膈面等囊肿，由于无法在腹腔镜下显露也是腹腔镜手术无法完成的。

操作一般采用三孔法，即脐孔作观察孔，左、右上腹穿刺 5～10mm 套管为操作孔。术中要求尽可能大范围地切除囊壁，避免切入肝实质而引起出血或术后胆漏。对囊壁的处理除开窗部分切除外，残留部分在腹腔镜可显露的条件下用电凝或氩气灼烧，也可用大网膜填塞；若术中发现引流囊液为胆汁性，则预示囊腔与大的肝内胆管相通，应中转开腹以缝扎通道。腹腔镜肝囊肿术后常见的并发症是腹水，严重的可引起感染，术中应注意吸尽囊液，放置引流，当引流量在每日 30ml 以下时拔除。

腹腔镜肝脏切除术国外也早有报道，但由于技术难度较大，目前并无太大的进展。从目前国内外文献所报道的一些病例看，其适应证主要是位于左外叶、右前叶等较容易暴露位置，直径在 6cm 以下的恶性肿瘤或有完整包膜的良性肿瘤。术式主要为肝叶部分切除或肿瘤剜除。由于止血及创面处理困难，手术时间较开腹手术长，对老年患者实施腹腔镜肝切除术要慎之又慎。

(二)脾脏手术

腹腔镜脾切除术适用于各种血液系统疾病导致的病理性脾脏、脾肿瘤，脾直径在 20cm 以下。门脉高压性脾亢切除也有报道，但笔者体会由于其血供极为丰富，脾脏肿大明显，造成手术空间狭小和术中极易出血，老年患者承受能力差，应列为相对禁忌证，但手助法另当别论。腹腔镜脾切除术关键在于处理脾门血管，主要有三种方式：①脾动静脉近脾形成分支，故可紧靠脾门分离，逐个钳夹切断分支血管。此方法在脂肪较多的患者易出血且操作时间较长。②游离出脾动静脉主干，予以结扎切断，再游离脾脏时出血可明显减少。但操作危险性高，一旦发生出血时往往只能中转开腹。③先切断脾周各韧带，采用 Endo GIA 切断脾蒂。此方法简

单快速，安全性高，但费用昂贵。

(三)其他手术

包括胃局部切除术、胃癌根治术、小肠切除术、结直肠手术、腹部疝无张力疝修补术、肾囊肿开窗减压术、肾上腺肿瘤切除术、肺叶切除、胸腺瘤切除术等。骨外科的间盘镜、关节镜，胸外科的胸腔镜，以及神经外科的脑室镜等，都已成功应用。其适应证及使用方法将在各专科详述。

对于诊断不清的腹腔疾病，腹腔镜探查为一种安全、快捷、损伤小，既能诊断又能治疗的有效手段，对于老年患者尤为适用。

第三节 内镜技术在老年疾病中的应用

一、概述

内镜技术的发展，以消化内镜发展最为全面和成熟。消化内镜技术发展中，具有代表意义的技术方法有：1957 年 Hirschowitz 第一个报道了纤维胃镜在临床中的应用，是现代内镜技术的里程碑性标志，随后各种内镜技术尤其是治疗内镜技术不断发展和完善，比如 1968 年 MeCune 开展了内镜下逆行胰胆管造影技术(ERCP)，1974 年 Classen 和 Kawai 分别在德国和日本开展了内镜下十二指肠乳头切开技术，1979 年 Soehendra 在德国开展了内镜下胆道内引流技术，1980 年美国的 Ponaky 和 Gauderer 开展了内镜下经皮胃造瘘术(PEG/PEJ)，1985 年 Soehendra 在德国开展了内镜下组织黏合剂注射治疗食管-胃底曲张静脉破裂止血技术，同年 Fuji 在日本开展了内镜下胰管括约肌切开技术，1986 年 Soehendra 开展了内镜下十二指肠副乳头切开技术。

二、内镜外科技术在老年疾病中的应用

消化内镜作为消化系统疾病最重要的微创诊断、治疗手段之一，已经被广泛地在临床实践中应用。显而易见，对同一种疾病来说，用内镜治疗与传统的外科手术治疗相比，其损伤程度的差别二者是难以相提并论的。比如，对于门静脉高压症的食道胃底静脉曲张破裂出血的治疗，采用内镜下曲张静脉套扎术或注射硬化疗法与断流术或分流术相比，前者的手术打击程度几乎可以忽略不计。由此可见，在某些疾病治疗中，内镜外科技术比传统外科手术更适用于老年患者。

根据内镜的入路不同，消化系统疾病的内镜技术主要包括：经口途径(如胃镜、十二指肠镜)、经肛途径(如结肠镜)、经皮经肝途径(如肝脏内镜——经皮经肝胆道镜)以及经腹窦道途径(如 T 管窦道、腹腔引流管窦道的胆道镜或腹腔内镜)内镜技术；根据内镜技术应用的器官不同，分为胃肠道内镜技术、肝胆胰内镜技术——ERCP 和胆道镜技术；根据内镜种类的不同，可分内镜技术和超声内镜。当然，除消化内镜外，还有气管镜及软式喉镜等。目前，在消化系统无论是食管、胃肠道还是胰胆管疾病内镜治疗技术的应用已经得到了全面开展：在食管，良性狭窄的扩张治疗、癌性狭窄及食管气管瘘的支架置放、食管憩室的内镜成形治疗、食管黏膜下肿瘤的超声内镜层次确定、食管异物的取出、食管曲张静脉的急性出血止血及内镜硬化剂注射治疗、早期食管癌内镜切除治疗、食管癌超声内镜下 TNM 分期、食管旁-纵隔淋巴结或占位超声内镜穿刺等；在胃及十二指肠，胃底曲张静脉出血的栓塞治疗、巨大胃石的内镜碎石-清

除、溃疡出血的止血、经胃壁超声内镜下胰腺假性囊肿或脓肿穿刺引流、经胃壁超声内镜下穿刺—内造瘘引流—清创坏死性胰腺炎局限性病灶、幽门管良性狭窄、十二指肠球部溃疡出血、十二指肠狭窄支架置放等。在十二指肠乳头及胰胆管，十二指肠乳头良性肿瘤的内镜切除、十二指肠乳头良性狭窄的切开术、胆总管结石的内镜清除、胆总管下段狭窄的内引流、肝门胆管癌性狭窄扩张和急、慢性胰腺炎的内镜下乳头切开—胰管扩张—胰管内引流、十二指肠副乳头相对狭窄的治疗等。在肝脏，肝内胆管结石的内镜碎石和清除、胆肠吻合口狭窄的内镜解除、肝移植术后胆道并发症的处置等领域，内镜均发挥了重要作用。

消化内镜及其超声内镜是纤维内镜中技术发展最全面、最复杂的内镜技术。从技术的发展层面上讲，新的技术项目的发展空间和内容已经不多。然而，从技术的全面实际应用和普及上则存在有广阔的空间。上述所列技术在我国具有胃镜的不同医院内都有不同程度的开展，但是系统、全面地开展内镜治疗并将其作为消化疾病的一个重要技术手段的医院并不多，尤其是技术较为复杂的 ERCP 技术、经皮经肝胆道镜技术以及超声内镜技术等更是远远没到普及的程度。因此，未来相当一段时间内培训内镜专业技术人员、积极推广和普及消化内镜技术将是发展消化内镜微创技术的关键。

三、内镜超声技术

内镜超声检查术(EUS)是将微型高频超声探头安置在内镜顶端，当内镜插入体腔后，通过内镜直接观察腔内的形态，同时又可进行实时超声扫描，以获得管道层次的组织学特征及周围邻近脏器的超声图像，从而进一步提高了内镜和超声的诊断水平。

【适应证】

1. 判断消化系肿瘤的侵犯深度及外科手术切除的可能性；
2. 判断有无淋巴结转移；
3. 确定消化道黏膜下肿瘤的起源与性质；
4. 判断食管静脉曲张程度与栓塞治疗的效果；
5. 显示纵隔病变；
6. 判断消化性溃疡的愈合与复发；
7. 诊断十二指肠壶腹肿瘤；
8. 胆囊及胆总管良恶性病变的诊断；
9. 胰腺良恶性病变的诊断；
10. 大肠及直肠良恶性病变的诊断。

【禁忌证】 消化道 EUS 的禁忌证基本上与一般内镜检查相同，主要有：

1. 绝对禁忌证 ①严重心肺疾患不能耐受内镜检查者；②处于休克等危重状态者；③疑有胃穿孔者；④不合作的精神病患者或严重智力障碍者；⑤口腔、咽喉、食管及胃部的急性炎症，特别是腐蚀性炎症；⑥其他：明显的胸主动脉瘤、脑出血等。

2. 相对禁忌证 ①巨大食管憩室、明显的食管静脉曲张或高位食管癌、高度脊柱弯曲畸形者；②有心脏等重要脏器功能不全者；③高血压病未获控制者。

【内镜超声检查术操作方法】

1. 仪器设备

(1)超声胃镜：设备要求类同胃镜室，另设一车(或台)安放超声胃镜。超声胃镜的消毒与普通胃镜相似。

(2)超声仪:设置要求同体表超声仪,应有专人负责操作、测量、摄影与录像。

(3)超声肠镜:设备要求类同肠镜室。

2. *患者准备*　需空腹 4～6h 或以上;①用药:术前 15～30min 口服祛泡剂;肌内注射丁溴东莨菪碱(解痉灵)20mg;精神紧张者可肌内注射或缓慢静脉注射地西泮(安定)5～10mg;咽喉部局部喷雾麻醉(2%丁卡因或 1%达克罗宁)。②体位:通常患者取左侧卧位,双下肢微屈,解开衣领,放松腰带,头稍后仰。③技术准备:通常需 2～3 人,术者操作 EUS,助手操作超声仪。首先术者必须熟练掌握一般消化道内镜的操作技术和内镜下逆行胰胆管造影术的操作要点,并具有一定的体表超声经验和超声解剖知识。④水囊准备:每次插镜前均应仔细检查探头外水囊有无破损及滑脱,并反复注水测试,排尽囊中气泡。原则上水囊为一次性用品,故对多次使用的水囊应及时更换。⑤行超声肠镜检查者,术前应清洁灌肠。

3. *超声探查方式*　较多采用以下 3 种方式:①直接接触法:将内镜顶端超声探头外水囊的空气抽尽后,直接接触消化道黏膜进行扫描。该法偶应用于食管静脉曲张或食管囊性病变的检查。②水囊法:经注水管道向探头外水囊内注入 3～5ml 无气水,使其接触消化道壁以显示壁的层次及其外侧相应的器官。该法最常用,根据需要调节注入水囊内的水量,适合于所有病变的检查。③水囊法合并无气水充盈法:超声胃镜插至检查部位后,先抽尽胃内空气,再注入无气水 300～500ml,使已充水的水囊浸泡在水中。该法适合胃底、胃体中上部及周围邻近脏器的检查,持续注水也可用于十二指肠病变的检查。

4. *并发症*　消化道 EUS 检查较安全,一般无严重并发症。其可能发生的并发症如下。

(1)窒息:发生率极低,主要由于胃内注水过多时变动患者体位所致。避免方法即注水 500ml 以内,术中变动体位前抽尽胃内注入水。

(2)吸入性肺炎:较少发生,常系患者术中误吸胃内液体或注入水量过多所致。

(3)麻醉意外。

(4)器械损伤:咽喉部损伤;食管穿孔;胃穿孔;肠穿孔;消化道管壁擦伤。

(5)出血。

(6)心血管意外。

第四节　介入治疗技术在老年疾病中的应用

一、概述

在微创医学理论指导下,将介入放射技术作为治疗消化系统疾病的微创技术手段之一,将这一古老、有效、微创的技术融入到一个具体疾病系统内,这将不仅有利于促进介入放射技术的发展,更重要的是有利于实现“以人为本”的微创理念。介入放射技术在消化系统疾病中的应用未来可能体现在如何作为现代微创技术之一,合理、辨证地应用于每一个中心。

二、介入治疗技术的分类

在 X 线引导下,肝脏肿瘤的治疗:原发性肝细胞癌、肝脏转移性肿瘤的选择性栓塞(化疗);出血性病变——肝脏自发性出血急诊动脉栓塞治疗技术、消化道出血的血管内药物灌注治疗(经动脉栓塞治疗);门静脉高压症——经颈静脉肝内门-体静脉内支架引流技术(TIPSS)、食管胃底静脉曲张单纯栓塞技术;胆道梗阻——胆道引流技术(PTCD)、胆道内支架置入技术、经皮穿刺胆胃引流技术。

CT 引导下，有肝囊肿穿刺硬化治疗技术和肝肿瘤经皮乙醇注射硬化治疗两种方法。

磁共振(MRI)引导介入技术是未来介入治疗消化系统疾病的一个方向，目前，技术尚不成熟。主要用于夹层动脉瘤、短段的大中动脉狭窄性病变的治疗，以及下腔静脉滤器置放预防致死性肺动脉栓塞等，该方法较传统的血管外科手术有明显的优势。

三、介入治疗操作技术

(一)改良的 Seldinger 血管插管方法

1. 实体性肿瘤的介入治疗：可行选择性或高选择性动脉插管栓塞和化疗，或在 B 型超声的引导下行瘤内药物注射、微波固化、射频消融、氩氦刀靶向冷冻损毁术等。

2. 经皮颈静脉肝内门体分流术(TIPSS)治疗门静脉高压症。

3. 选择性血管造影诊断和栓塞治疗胃肠道出血。

4. 体外聚焦超声等。

(二)常用血管内途径介入治疗方法

主要应用：

1. 实体肿瘤的介入治疗，可行选择性或超选择性动脉插管栓塞和化疗。

2. 经皮颈静脉肝内门体静脉分流术治疗门静脉高压症。

3. 选择性血管造影诊断和栓塞治疗胃肠道出血。

4. 选择性血管造影诊断小肠肿瘤。

(三)常用血管外途径介入治疗方法

肝癌的无水酒精注射治疗、高温蒸馏水内注射治疗、经皮射频消融治疗、腹部囊肿(肝囊肿、肾囊肿、胰腺囊肿等)穿刺抽吸和置管引流、腹部脓肿穿刺抽吸和置管引流、经皮经肝穿刺胆管置管引流等。

(四)介入超声技术

超声引导下穿刺技术的发展始于 20 世纪 90 年代初，穿刺技术的诞生和发展是伴随超声机器和附件的进步不断发展的，其基本的发展方向主要是，运用各种物理的或化学的方法直接破坏病灶的细胞，从而达到治疗的目的。

在消化系统疾病中，超声引导下微创治疗主要是针对肝脏和肝内胆道的情况。超声引导下穿刺技术对肝癌和肝囊肿(脓肿)可以进行有效的微创治疗。对于肝癌，通过穿刺注射酒精、化疗药物或通过微波、激光或射频消融等热能手段实现消灭和缩小肝癌病灶的目的；对于肝囊肿(脓肿)，通过穿刺引流和无水酒精注射囊壁硬化方法达到治疗目的。下位胆道梗阻可以通过在超声引导下对扩张的肝内胆管穿刺，实现胆汁外引流的目的。超声内镜下进行选择性肝内管道系统(胆管系统、静脉系统和动脉系统)穿刺是超声引导下穿刺技术的最大优势，选择性肝内胆管穿刺对已经成熟的经皮经肝胆道镜技术实现所需要的窦道建立有重要价值；选择性肝内血管(静脉)穿刺使未来的“经皮经肝血管镜”进入门静脉系统成为可能。同时，选择性肝内血管(动脉)穿刺行局部化疗也可能是未来超声介入技术的一个发展方向。

第五节 腔镜、内镜、介入(三法)联合应用的微创技术典范——老年胆石症的微创治疗

腹腔镜手术能治疗胆囊结石(LC)，十二指肠镜奥狄括约肌切开取石术(EST)能治疗胆总

管结石，腹腔镜与胆道镜联合可以同时治疗胆囊结石和胆管结石，LC＋EST 也可以治疗胆囊结石和胆管结石，腹腔镜、胆道镜、十二指肠镜联合也可以治疗胆囊结石并胆管结石，它们不同的联合使用可产生不同的效果。介入疗法中的经皮经肝穿刺胆管造影引流(PTCD)并窦道扩张后胆道镜经窦道取石可以治疗因各种并发症不能耐受手术的老年胆石症患者，另外，很多胆管结石的老年患者一生中可能已经历了数次开腹胆管结石取石术，腹腔解剖关系已完全改变，甚至已很难再次开腹手术，这种老年患者也适用 PTCD＋窦道扩张＋胆道镜取石来治疗。

总之，根据不同病情采用不同的微创技术，包括单一技术或联合应用，只要灵活运用，能取得最佳效果。图 2-1 可能对我们如何采用不同的微创技术治疗肝内外胆道结石有一定帮助。

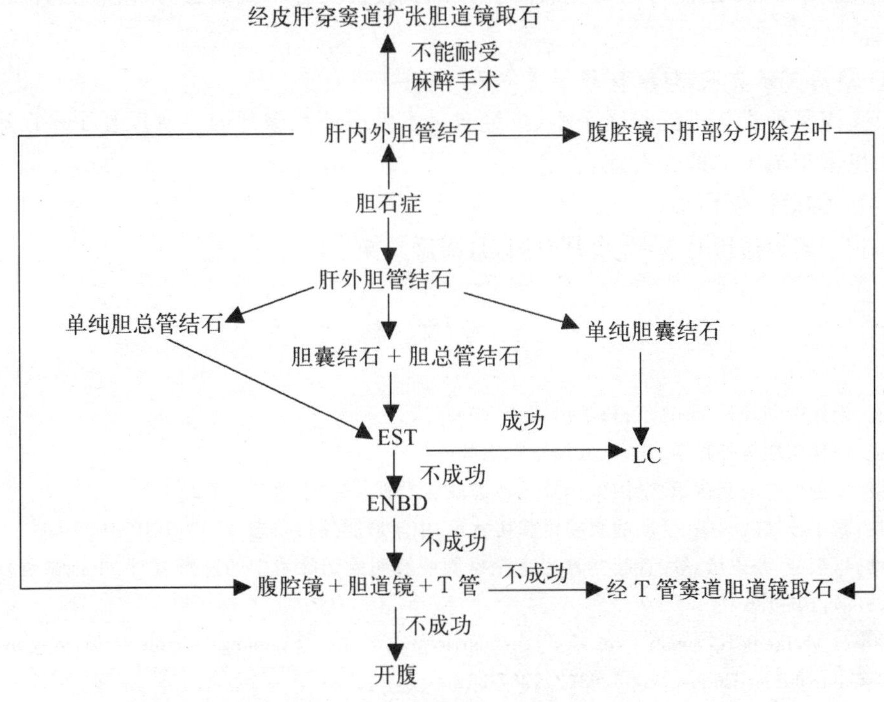

图 2-1　老年胆石症微创治疗程序示意图

1. 腹腔镜与十二指肠镜(LC＋EST)联合

适应证：胆囊疾病合并胆总管结石。要求胆总管结石直径小于 1cm；不超过 3 枚，位置不超过肝总管。

优点：目前认为是最合理的术式，不切开胆总管，不破坏胆总管内膜，结石复发的可能性减少，无“T”管引流。

缺点：需分两次手术，EST 可能诱发胰腺炎。

2. 腹腔镜、十二指肠镜、胆道镜联合

适应证：若前一项在胆总管结石行 EST 失败时，则同时置一鼻引流管或内引流管(ENBD 或 ERBD)，然后行 LC 及腹腔镜下胆总管切开，胆道镜取石术。胆总管一期缝合，不置 T 管引流。

优点：对胆总管结石的大小、位置、个数均不限；手术安全，住院时间短，避免长时间带 T 管的痛苦及营养消耗。

缺点:需切开胆总管,破坏其黏膜完整。

3. 腹腔镜与胆道镜联合 即腹腔镜下胆囊切除,胆总管切开胆道镜取石,"T"管引流术。

适应证:胆囊疾病合并肝内外胆管结石。

优点:一次手术完成,费用低;对胆管结石无限制条件,适应证广泛,安全可靠。若术中结石未能一次取净,日后可经"T"管窦道胆道镜再次取石。

缺点:需带"T"管数周,大量胆汁消耗,增加患者痛苦及负担。

另外,也有腹腔镜胆囊切除,胆总管切开胆道镜取石后一期缝闭胆总管,不置"T"管的做法。该法对患者而言是最经济、住院时间最短、痛苦最轻的胆总管切开取石术。但要求胆总管略扩张,直径大于1.2cm,胆道出口无狭窄。该术式较前几种术式而言,风险较大,需严格把握手术适应证。

4. PTCD后扩张窦道、胆道镜经窦道取石

适应证:因某种疾病不能耐受手术(具绝对手术禁忌证)、腹部因多次反复手术已难以再次开腹手术、患者拒绝手术的胆石症。

优点:不需麻醉,创伤小。

缺点:扩张窦道需历时1~2个月时间,且需反复操作。

参考文献

[1] 刘国礼.现代微创外科学.北京:科学出版社,2003

[2] 黄志强.现代腹腔镜外科学.北京:人民军医出版社,1994:1-4

[3] 傅贤波.微创概念的新认识.全国微创外科新进展学术研讨会.上海,2003:17-20

[4] 朱江帆,张华云,陈江,等.手助的腹腔镜脾切除术.中华肝胆外科杂志,2003,9(10):605-607

[5] 朱平增,赵淑芳,张志敏,等.置起搏器患者全麻腹腔镜胆囊切除术中的麻醉管理.中国微创外科杂志,2006,6(3):195-196

[6] Bergstorm M,Ikeda K,Swain P,et al. Transgastric anastomosis by using flexible endoscopy in a porcine model. Gastrointest Endosc,2006,63(2):307-312

[7] Boughey JC,Nottingham MJ. Choledoxholithiasis in the laparoscopic era. Curr Surg,2003,60:103-107

第3章 围手术期处理

手术是治疗外科疾病的最重要手段。围手术期(perioperative management)包括术前、术中及术后的治疗措施,目的是为病人手术做准备和促进术后康复。接受手术治疗的病人往往都有不同程度的心理压力。手术使病人受到不同程度的创伤,甚至可引起新陈代谢的应激反应。手术后,要采取综合治疗措施,防治可能发生的并发症,尽快地恢复生理功能,促使病人早日康复。围手术期应从病人决定要手术治疗开始。术前期可能短至数分钟,也可能是数周。充分做好术前准备,使病人具有充分的思想准备和良好的身体条件,以便更安全地耐受手术。术后期的长短可因不同疾病及术式而有所不同。如何做好手术前准备、手术中及手术后监测与治疗工作,确保老年患者手术安全顺利康复,在我国人口老龄化趋势愈加明显的今天,已成为老年医学研究者和外科工作者共同重视的问题。

第一节 术前准备

外科手术根据病人的术前准备与疾病的轻重缓急可分为三种:①急症手术:是指病情危急,须进行争分夺秒地抢救病人生命的紧急手术。如外伤性脾破裂伴活动性出血、胸腹腔内大血管破裂等病情十分危急的情况,需在最短时间内进行必要的准备。②限期手术:手术时间虽可选择,但有一定限度,不能拖延过久,应在较短时间内做好术前准备。例如各种恶性肿瘤根治术,需在尽可能短的时间内完成必要的辅助检查,尽快实施手术治疗,避免肿瘤进一步发展。③择期手术:在充分的术前准备后选择最佳时机进行手术,施行手术的迟早,不影响疾病治疗的疗效。例如一般的良性肿瘤切除及腹股沟疝修补手术等。

手术前,不仅要了解需要外科治疗的疾病情况,还要对老年病人的全身情况有足够的了解,查出各种可能影响围手术期过程的潜在因素。除了心、肺、肝、肾、内分泌、血液以及免疫系统功能之外,还应特别重视心理因素及营养状态。因此要详细询问病史,全面系统地进行体格检查,除了常规的检查外,还要进行一些涉及重要器官功能的检查评估,即老年病人各个脏器及全身状态对手术的耐受能力。在术前纠正所发现的问题,待全身状况改善后,方可施行手术。术中及术后积极预防并发症的发生。

一、一般准备

【心理准备】 老年患者入院后易产生焦虑、惶恐不安、过度紧张等情绪,对手术及预后有不详预感,产生多虑情绪。这主要是由于患者对疾病的严重性、手术效果与危险性的认识不足。医务人员应就病情、施行手术的必要性及可能取得的效果,手术的危险性及可能发生的并发症,术后恢复过程和预后,以及清醒状态下施行手术因体位造成的不适等,以恰当的言语和安慰的口气,对患者作适度的解释,使患者树立战胜疾病的信心,并能以积极的心态配合手术和术后治疗。同时,也应向患者家属和(或)单位负责人作详细介绍和解释,取得他们的信任和同意,协助做好患者的心理准备工作,配合整个治疗过程顺利进行。应履行书面知情同意手续,包括手术自愿书、麻醉自愿书等,由患者本人(或委托家属)签署。

【生理准备】 是对老年患者生理状态的调整，使其能在最佳的状态下安全度过手术和术后的治疗。

1. 手术后变化的适应性锻炼　老年患者常伴有心肺疾患，术前2周应停止吸烟。术前应教会患者术后正确的体位及咳嗽、咳痰的方法。对于重大手术，还应让患者练习在床上大小便。

2. 输血和补液　施行大中手术者，术前除应作好血型和交叉配合试验，备好一定数量的全血或成分血外，对贫血较重的病人应将血红蛋白纠正至90g/L以上。如有水、电解质及酸碱平衡失调，术前应予以纠正至正常。

3. 预防感染　老年患者的体质一般较差，机体免疫能力下降。术后容易罹患感染。对已发现的感染灶应及时处理，如咽炎、龋齿；术前与感染者隔离。手术中严格遵循无菌技术原则，操作轻柔。尽可能减少创伤，是防止感染的重要环节。下列情况需预防性使用抗生素：①涉及感染病灶或切口接近感染区域的手术；②肠道手术；③操作时间长、创伤大的手术；④开放性创伤，创面已污染或有广泛软组织损伤，创伤至实施清创的间隔时间较长，或清创所需时间较长以及难以彻底清创者；⑤癌肿手术；⑥涉及大血管的手术；⑦需要置入人工制品的手术；⑧脏器移植术。

4. 热量、蛋白质和维生素　由于手术创伤和术前后的饮食限制，往往会使机体消耗增加，热量、蛋白质和维生素摄入不足，以致影响组织修复和创口愈合，削弱防御感染的能力。因此，对于择期或限期手术的老年患者，应在1～2周内，通过口服或静脉途径，提供充分的热量、蛋白质和维生素，以保障手术的安全和术后的顺利恢复。

5. 肠道准备　为了防止因麻醉或手术过程中的呕吐而引起窒息或吸入性肺炎，一般从术前12小时开始禁食，术前4小时开始禁水，涉及胃肠道手术者，术前1～2d开始进流食。有幽门梗阻的患者，必要时需用胃肠减压，有时需术前进行洗胃。对一般性手术，在术前1日应作肥皂水灌肠。如果施行的是结肠或直肠手术，应在术前1日及手术当天清晨行清洁灌肠或结肠灌洗，并于术前2～3d开始口服肠道制菌药物，以减少术后并发感染的机会。在术前1～2d应给予适当补液，防止因肠道准备导致水电解质的紊乱。

6. 其他　手术前夜，可给予镇静药，保证患者有良好的睡眠。如发现患者有与疾病无关的体温升高，应推迟手术。入手术室前，应排净尿液，估计手术时间长的或者施行的是盆腔手术，应留置导尿管，使膀胱处于空虚状态。由于疾病原因或手术需要，可在术前放置胃管。术前应让患者取下可活动义齿，以免麻醉或手术过程中脱落或造成误咽或误吸。

二、特殊准备

除一般的术前准备外，还应根据老年患者的具体情况，作更多方面的特殊准备，必要时请有关专科医生会诊。

1. 营养不良　老年患者常伴有营养不良的低蛋白血症，往往贫血、血容量减少同时存在，使其耐受失血、低血容量的能力降低。低蛋白状况可引起组织水肿，影响愈合。营养不良的病人抵抗力低下，容易并发感染，因此，术前应尽可能予以纠正。如果血浆白蛋白测定值在30～35g/L，应补充富含蛋白质饮食予以纠正。如果低于30g/L，则需通过输入血浆、人体白蛋白制剂才能在较短的时间内纠正低蛋白血症。

2. 脑血管病　围手术期脑卒中不常见（一般＜1%，心脏手术为2%～5%）。80%的脑血管病都发生在术后，多因低血压、心房纤颤的心源性栓塞所致。危险因素包括高血压、冠状动脉疾病、糖尿病和吸烟等。对无症状的颈动脉杂音，近期有短暂脑缺血发作的患者，应进一步检查与治疗。近期有脑卒中病史者，择期手术应至少推迟 2 周，最好 6 周。

3. *心血管病*　病人血压在 160/100mmHg 以下，可不必作特殊准备。对血压过高者，术前应选用合适的降血压药物，使血压平稳地维持在一定水平，但不要求降至正常后才作手术。对有高血压病史，进入手术室血压急骤升高者，应与麻醉师共同处理，根据病情和手术性质，决定是否立即手术或延期手术。对伴有心脏疾病的老年患者，施行手术的死亡率明显高于非心脏病者。有时甚至需要外科医生、麻醉医生和内科医生共同对心脏危险因素进行评估和处理。

4. *肺功能障碍*　术后肺部并发症和相关的死亡率仅次于心血管系统，居第二位。有肺病史或预期行肺切除术、食道或纵隔肿瘤切除术者，术前尤应对肺功能进行评估。危险因素包括慢性阻塞性肺疾病、吸烟、肥胖、急性呼吸系统感染。无效咳嗽和呼吸道反射减弱，会造成术后分泌物的潴留，增加细菌侵入和肺炎的易感性。胸部 X 线检查可以鉴别肺实质病变或胸膜腔异常，红细胞增多症可能提示慢性低氧血症；PaO_2＜8.0kPa（60mmHg）和 $PaCO_2$＞6.0kPa（40mmHg），围手术期提示肺重度功能不全。如果患者每天吸烟超过 10 支，停止吸烟极为重要。戒烟 1～2 周，黏膜纤毛功能可恢复，痰量减少；戒烟 6 周，可以改善肺活量。术前鼓励病人呼吸训练。增加功能残气量，可以减少肺部并发症。急性呼吸系统感染者，择期手术应推迟至治愈后 1～2 周。如系急症手术需加用抗生素，尽可能避免吸入麻醉。阻塞性呼吸道疾病者，围手术期应用支气管扩张药，喘息正在发作者择期手术应推迟。术前减少哌替啶、吗啡、巴比妥之类的药物，以免抑制呼吸。

5. *肾疾病*　麻醉、手术创伤都会加重肾的负担。老年是急性肾衰竭的危险因素之一，其次还包括术前血尿素氮和肌酐升高，充血性心力衰竭、术中低血压、夹闭腹主动脉、脓毒症、使用肾毒性药物（如氨基糖苷类抗生素和放射性造影剂）等。实验室检查血钠、钾、钙、磷、血尿素氮、肌酐等，对评价肾功能很有帮助。术前准备应最大限度地改善肾功能，如需要透析，应在计划手术后 24h 以内进行。若合并有其他肾衰竭的危险因素，选择对肾有毒性的药物如氨基糖苷类抗生素、非甾体类抗炎药和麻醉药时，应特别慎重。对肾上腺皮质功能不足的患者，在术前 2 日给氢化可的松 100mg/d，手术当日给予 300mg，术后每日 100～200mg，直至手术性应激消除后停用。另外，前列腺肥大排尿困难者，则留置导尿管。

6. *糖尿病*　糖尿病患者在整个围手术期都处于应激状态，其并发症发生率和死亡率较无糖尿病者上升 50%。糖尿病影响伤口愈合，感染并发症增多，常伴发无症状的冠状动脉疾患。对糖尿患者的术前评估包括糖尿病慢性并发症（如心血管、肾疾病）和血糖控制情况，并作相应处理：①仅以饮食控制病情者，术前不需特殊准备。②口服降糖药的患者，应继续服用至手术的前一天晚上；如果服长效降糖药如氯磺丙脲（chlorpropamide），应在术前 2～3 日停服。禁食患者需静脉输注葡萄糖加胰岛素维持血糖轻度升高状态（5.6～11.2mmol/L）较为适宜。③平时用胰岛素者，术前应以葡萄糖和胰岛素维持正常糖代谢。在手术日晨停用胰岛素。④伴有酮症酸中毒的患者，需要接受急症手术，应当尽可能纠正酸中毒、血容量不足、电解质失衡（特别是低血钾）。对糖尿病患者在术中应根据血糖监测结果，静脉滴注胰岛素控制血糖，甚至可以应用胰岛素泵，根据病情需要 1～4U/h 泵入胰岛素。但要时刻注意低血糖的发生，定时监测血糖。

7. *凝血障碍*　常规凝血试验阳性的发现率低，靠凝血酶原时间（prothrombin，PT），活化部分凝血活酶时间（activated partial thromboplastin time，aPTT）及血小板计数，识别严重凝血异常的也仅占 0.2%。所以仔细询问病史和体格检查显得尤为重要。病史中询问患者及家族成员有无出血和血栓栓塞史；是否曾输血，有无出血倾向的表现，如手术和月经有无严重出血，是否易发生皮下瘀斑、鼻出血或牙龈出血等；是否同时存在肝、肾疾病；有无营养不良的饮食习惯，过量饮酒，服用阿司匹林、非甾体抗炎药物或降血脂药（可能导致维生素 K 缺乏），抗凝治疗（如心房纤颤、静脉血栓栓塞、机械心瓣膜时服华法林）等。如果临床确定有凝血障碍，择期手术前应作相应的治疗处理，急症手术时，由于术前没有足够的时间纠正凝血障碍，必须输血浆制品。对于需要抗凝治疗的患者，术前处理较为复杂，这有利于权衡术中出血和术后血栓形成的利与弊。另外，如血友病患者的围手术期相关处理，常需请血液病医生协助。

8. 下肢深静脉血栓形成的预防　由于静脉血栓形成有一定的并发症发生率和死亡率，所以，凡是大手术时应预防这一并发症的发生。围手术期发生静脉血栓形成的危险因素除了年龄因素外，还包括肥胖，有血栓形成病史，静脉曲张，吸烟，大手术（特别是盆腔、泌尿外科、下肢和癌肿手术），长时间全身麻醉和血液检查异常，如抗凝血酶Ⅲ缺乏、血纤维蛋白原异常、C 蛋白缺乏、血小板增多症和超高黏度综合征（hyperviscosity syndrome）。血栓形成常发生在下肢深静脉，一旦血栓脱落可发生致命的肺动脉栓塞。为此，有静脉血栓危险因素者，应预防性使用低分子量肝素，间断气袋加压下肢和口服华法林（近期曾接受神经外科手术或有胃肠道出血的病人慎用）。对于高危病人（如曾有深静脉血栓形成和肺栓塞者），可联合应用多种方法如抗凝，使用间断加压气袋等，对预防静脉血栓形成有积极意义。

第二节 术后处理

术后处理是围手术期处理的一个重要阶段，是连接术前准备、手术与术后康复之间的桥梁。术后处理得当，能使手术应激反应减轻到最小限度。

一、常规处理

1. 术后医嘱　这一医疗文件的书写包括诊断、施行的手术、护理级别、监测方法和治疗措施，例如止痛、抗生素应用、伤口护理、静脉输液及输液速度的限制、各种管道、插管、引流物、吸氧等处理。

2. 监测　手术后多数患者可返回原病房，需要监护的患者可以送进外科重症监测治疗室。常规监测生命体征，包括体温、脉率、血压、呼吸频率、每小时（或数小时）尿量，记录出入水量。有心、肺疾患或有心肌梗死危险的患者应予无创或有创监测中心静脉压（central venous pressure，CVP），肺动脉压（经 Swan-Ganz 导管）及心电监护，采用经皮氧饱和度监测仪动态观察动脉血氧饱和度。

3. 静脉输液　长时间手术过程中，经手术野有很多不显性液体丢失，术中广泛解剖和组织创伤又使大量液体重新分布到第三间隙，因此，患者术后应接受足够量的静脉输液直至恢复进食。术后输液的用量、成分和输注速度，取决于手术的大小、患者器官功能状态和疾病严重程度。肠梗阻、小肠坏死、肠穿孔患者，术后 24h 内需补给较多的晶体。但输液过量又可以导致肺水肿和充血性心力衰竭；休克和脓毒症患者由于液体自血管外渗至组织间隙，会出现全身水肿，此时估计恰当的输液量显得十分重要。

4. 管道及引流　引流的种类较多，可分别置于切口、体腔（如胸、腹腔引流管等），以引流血液、脓液或体腔渗液，插管也可置于空腔器官内（如胃肠减压管、导尿管等）。要经常检查放置的引流物有无阻塞、扭曲等情况，换药时要注意引流物的妥善固定，以防落入体内或脱出，并应记录、观察引流物的量和颜色。待引流量减少后,即可拔除。乳胶片引流一般在术后 1～2d 拔除,烟卷式引流大都在 72h 内拔除。引流管多用于渗液较多者,视具体情况决定拔除的时间。胃肠减压管一般在肠道功能恢复、肛门排气后,即可拔除。

二、卧位

手术后,应根据麻醉及患者的全身状况、术式、疾病的性质等选择卧式,使患者处于舒适和便于活动的体位。全身麻醉尚未清醒的病人应平卧,头转向一侧,使口腔内分泌物或呕吐物易于流出,避免吸入气管。蛛网膜下腔阻滞的患者,亦应平卧或头低卧位 12h,以防止因脑脊液外渗致头痛。全身麻醉清醒后、蛛网膜下腔阻滞 12h 后,以及硬脊膜外腔阻滞、局部麻醉等患者,可根据手术需要安置卧式。

施行颅脑手术后,如无休克或昏迷,可取 15°～30°头足脚低斜坡卧位。施行颈、胸手术后,多采用高半坐位卧式,以便于呼吸及有效引流。腹部手术后,多取低半坐位卧式或斜坡卧位,以减少腹壁张力。脊柱或臀部手术后,可采用俯卧或仰卧位。腹腔内有污染的患者,在病情许可情况下,尽早改为平坐位或头高足低位。休克患者,应取下肢抬高 15°～20°,头部和躯干抬高 20°～30°的特殊体位。肥胖患者可取侧卧位,有利于呼吸和静脉回流。

三、各种不适的处理

1. *疼痛* 麻醉作用消失后,切口受到刺激时会出现疼痛。例如咳嗽、翻身等会加剧切口疼痛,因此,病人往往取比较合适的制动体位不愿移动。术后镇痛不全会影响病人恢复,甚至促成并发症发生。疼痛使病人不愿活动,呼吸表浅,易发生肺膨胀不全,妨碍肺分泌物的排出。疼痛也可致心动过速和血压升高,增加心脏负荷,促成心脏并发症。常用的麻醉类镇痛药有吗啡、哌替啶和芬太尼(fentanyl)。临床应用时,在达到有效镇痛作用的前提下,药物剂量宜小,用药间隔时间应逐渐延长,及早停用镇痛药有利于胃肠动力的恢复。硬膜外阻滞可留置导管数日,连接镇痛泵以缓解疼痛,特别适合于下腹部手术和下肢手术的病人。

2. *恶心、呕吐* 术后恶心、呕吐的常见原因是麻醉反应,待麻醉作用消失后,即自然停止。腹部手术后的胃扩张或肠梗阻可发生不同程度的恶心、呕吐。其他引起恶心、呕吐的原因如颅内压增高、糖尿病酸中毒、尿毒症、低钾、低钠等,应着重查明病因,进行针对性治疗。

3. *腹胀* 术后早期腹胀一般是由于胃肠道蠕动受抑制,肠腔内积气不能排出所致,随着胃肠道蠕动恢复,肛门排气后,即可自行缓解。如手术后数日仍未排气,兼有腹胀,没有肠鸣音,可能是腹膜炎或其他原因所致的肠麻痹。如腹胀伴有阵发性绞痛,肠鸣音亢进,甚至出现气过水声或金属音者,是早期肠粘连或其他原因(如腹内疝等)引起的机械性肠梗阻,应作进一步检查和处理。严重腹胀可使膈肌升高,影响呼吸功能,也可使下腔静脉受压,影响血液回流,并可能影响胃肠吻合口和腹壁切口的愈合,需予及时处理,可应用持续胃肠减压,放置肛管等。如非胃肠道手术,亦可应用促进肠蠕动的药物,直至肛门排气。对于因腹腔内感染引起的肠麻痹或已确定为机械性肠梗阻,在严密观察下,经过非手术治疗不能好砖者,尚需再次手术。

4. *呃逆* 手术后发生呃逆者并不少见,多为暂时性,但有时可为顽固性。呃逆的原因可能是神经中枢或膈肌直接受刺激引起。手术后早期发生者可采用压迫眶上缘,短时间吸入二氧化碳,抽吸胃内积气、积液,给予镇静或解痉药物等措施,施行上腹部手术后,如果出现顽固性呃逆,要特别警惕吻合口或十二指肠残端瘘,导致膈下感染之可能,此时,应作 CT、X 线摄片或 B 超检查,一旦明确有膈下积液或感染,需要及时处理。

5. 尿潴留　手术后尿潴留较为多见，尤其是老年病人。全身麻醉或蛛网膜下腔麻醉后排尿反射受抑制，切口疼痛引起膀胱和后尿道括约肌反射性痉挛，以及病人不习惯床上排尿等，都是常见原因。凡是手术后6～8h尚未排尿，或者虽有排尿，但尿量甚少，次数频繁，都应在下腹部耻骨上区作叩诊检查，如发现明显浊音区，即表明有尿潴留，应及时处理。先可安定病人情绪，如无禁忌，可协助病人坐于床沿或立起排尿。下腹部热敷，轻柔按摩，用止痛镇静药解除切口疼痛或用氨甲酰胆碱等药物，将有利于病人自行排尿。如采用上述措施无效，可在无菌条件下进行导尿。尿潴留时间过长，导尿时尿液量超过500ml者，应留置导尿管1～2d，有利于膀胱壁逼尿肌收缩力的恢复。有器质性病变，如骶前神经损伤、前列腺肥大等，也需要留置导尿管。

四、活动

手术后，如果镇痛效果良好，原则上应该早期床上活动，争取在短期内起床活动。早期活动有利于增加肺活量、减少肺部并发症，改善全身血液循环，促进切口愈合，减少因静脉血流缓慢并发深静脉血栓形成的发生率。此外，尚有利于肠道蠕动和膀胱收缩功能的恢复，从而减少腹胀和尿潴留的发生。有休克、心力衰竭、严重感染、出血、极度衰弱等情况，以及施行过有特殊固定、制动要求的手术病人，则不宜早期活动。

早期起床活动，应根据病人的耐受程度，逐步增加活动量。在病人已清醒、麻醉作用消失后，就应鼓励在床上活动，如深呼吸、四肢主动活动及间歇翻身等。足趾和踝关节伸屈活动，下肢肌松弛和收缩的交替运动，有利于促进静脉回流。痰多者，应定时咳痰，病人可坐在床沿上，作深呼吸和咳嗽。

五、饮食

何时开始进何种饮食，与手术范围大小及是否涉及胃肠道相关，通常可以根据下列两种情况掌握。

1. 非腹部手术　视手术大小、麻醉方法和病人的反应以决定开始饮食的时间。局部麻醉下实施的手术、体表或肢体的手术，全身反应较轻者，术后即可进饮食。手术范围较大，全身反应较明显的，需待2～3d后方可进食。蛛网膜下腔阻滞和硬脊膜外腔阻滞者，术后3～6h即可进饮食。全身麻醉者，应待麻醉清醒，恶心、呕吐反应消失后，方可进食。

2. 腹部手术　择期胃肠道手术，待肠道蠕动恢复(需2～3d)，可以开始饮水，进少量流质饮食，逐步增加到全量流质饮食、半流食，第7～9d可以恢复普通饮食。目前较多采用液状肠内营养制剂以替代普通的流质饮食，前者富含各种营养成分。禁食及少量流质饮食期间，应经静脉输液供给水、电解质和营养。如禁食时间较长，还需通过静脉提供肠外营养，以免内源性能量和蛋白质过度消耗。

六、缝线拆除

缝线的拆除时间，可根据切口部位、局部血液供应情况、病人年龄来决定。一般头、面、颈部在术后4～5d拆线。下腹部、会阴部在术后6～7d拆线。胸部、上腹部、背部、臀部手术7～9d拆线。四肢手术10～12d拆线(近关节处可适当延长)，减张缝线14d拆线。青少年病人可适当缩短拆线时间，年老、营养不良病人可延迟拆线时间，也可根据病人的实际情况采用间隔拆线。电刀切口，也应推迟1～2d拆线。

对于初期完全缝合的切口，拆线时应记录切口愈合情况，可分为三类：①清洁切口（Ⅰ类切口），指缝合的无菌切口，如甲状腺大部切除术等。②可能污染切口（Ⅱ类切口），指手术时可能带有污染的缝合切口，如胃大部切除术等。皮肤不容易彻底消毒的部位、6h 内的伤口经过清创术缝合、新缝合的切口再度切开者，也属此类。③污染切口（Ⅲ类切口），指邻近感染区或组织直接暴露于污染或感染物的切口，如阑尾穿孔的阑尾切除术、肠梗阻坏死的手术等。

切口的愈合也分为三级：①甲级愈合，用“甲”字代表，指愈合优良，无不良反应。②乙级愈合，用“乙”字代表，指愈合处有炎症反应，如红肿、硬结、血肿、积液等，但未化脓。③丙级愈合，用“丙”字代表，指切口化脓，需要作切开引流等处理。

应用上述分类分级方法，观察切口愈合情况并作出记录，如甲状腺大部切除术后愈合优良，则记以“Ⅰ/甲”，胃大部切除术切口血肿，则记以“Ⅱ/乙”，余类推。

第三节　术后并发症的防治

术后并发症可分为两类：一类是无论何种手术都可能发生的并发症；另一类是与手术术式相关的特殊并发症，如胃大部切除术后的倾倒综合征、吻合口漏等。只有在术前掌握并发症发生的原因及临床表现，才能有效地预防并发症的发生。并发症一旦发生，如何采取有效的治疗措施，使并发症的危害降至最低限度，是术后处理的一个重要组成部分。

一、术后出血

凝血障碍，创面渗血未完全控制，术中止血不完善，原痉挛的小动脉断端舒张，结扎线脱落等，都是造成术后出血的原因。

术后出血可以发生在手术切口、空腔脏器及体腔内。如覆盖切口的敷料被多量血液渗湿时，应疑手术切口出血，此时，应立即打开敷料检查伤口，如有血液持续涌出，或在拆除部分缝线后看到出血点，诊断即已明确。体腔手术后，出血位置隐蔽，后果严重，只有通过密切的临床观察，才能明确诊断。腹部手术后腹腔内出血，当出血量不大时，临床表现可不明显，特别是未放置引流物者，必要时进行 B 超检查及腹腔穿刺。为了安全，术后最好放置引流管。胸腔手术后从胸腔引流管内每小时引流出血液量持续超过 100ml，就提示有内出血。拍胸部 X 线片，可显示胸腔积液。当术后早期出现休克的各种临床表现，应警惕有内出血之可能。病人可出现烦躁，无高热、心脏疾患等原因的心率持续增快，往往先于血压下降之前出现；中心静脉压低于 0.49kPa（5cmH_2O）；每小时尿量少于 25ml；在输给足够的血液和液体后，休克征象和监测指标均无好转，或继续加重，或一度好转后又恶化等，都是预示有术后出血。

为了预防术后出血，手术时务必严格止血，结扎务必规范牢靠，切口关闭前务必检查手术野有无出血点，都是预防术后出血的要点。一旦确诊为术后活动性大出血，都需再次手术止血。

二、术后发热与低体温

1. *发热*　是术后最常见的症状，约 72％的病人体温超过 37℃，41％高于 38℃。术后发热一般不一定表示伴发感染。非感染性发热通常比感染性发热来得早（分别平均在术后 1.4d 和 2.7d）。老年人非感染性发热时间往往推迟 1～2d。

非肝胆手术术后 24h 内出现高热（＞39℃），如果能排除输血反应，多考虑链球菌或梭菌感染，吸入性肺炎，或原已存在的感染。

非感染性发热的主要原因：手术时间长（＞2h），广泛组织损伤，术中输血，药物过敏，麻醉药（氟烷或安氟醚）引起的肝中毒等。如体温不超过 38℃，可不予处理。高于 38.5℃，患者感到不适时，可予以物理降温，对症处理，严密观察。感染性发热的危险因素包括病人体弱、高龄、营养状况差、糖尿病、吸烟、肥胖、使用免疫抑制药物或原已存在的感染病灶。手术因素有止血不严密、残留死腔、组织创伤等。拟用的预防性抗生素被忽视也是因素之一。感染性发热除伤口和其他深部组织感染外，其他常见发热病因包括肺膨胀不全、肺炎、尿路感染、化脓性或非化脓性静脉炎等。

2. 低体温　轻度低体温（hypothermia）也是一个常见的术后并发症，多因麻醉药阻断了机体的调节过程，开腹或开胸手术热量散失，输注冷的液体和库存血液。病人对轻度低体温耐受良好，除使周围血管阻力轻微增加和全身耗氧减少之外，对机体无大妨碍。然而明显的低体温会引起一系列的并发症：周围血管阻力明显增加，心脏收缩力减弱，心排出量减少，神经系统受抑制，由于凝血系统酶功能失常可致凝血障碍。深度低体温通常与大手术，特别是多处创伤的手术，输注大量冷的液体和库存血液有关。

术中应监测体温。大量输注冷的液体和库存血液时，应通过加温装置，必要时用温盐水反复灌洗体腔，术后注意保暖，可以预防术后低体温。

三、术后感染

1. 伤口感染　临床表现为伤口局部红、肿、热、痛和触痛，有分泌物（浅表伤口感染），伴有或不伴有发热和白细胞增加。处理原则：在伤口红肿处拆除伤口缝线，使脓液流出，同时行细菌培养。清洁手术，切口感染的常见病原菌为葡萄球菌和链球菌，会阴部或肠道手术切口感染的病原菌可能为肠道菌丛或厌氧菌丛，应选用相应的抗菌药治疗。累及筋膜和肌肉的严重感染，需要急诊切开清创，防治休克和静脉应用广谱抗生素（含抗厌氧菌）。

2. 肺不张、肺炎　常发生在胸、腹部大手术后，多见于老年长期吸烟者和患有急、慢性呼吸道感染者。这些病人肺的弹性回缩功能已有削弱，手术后又由于呼吸活动受到限制，肺泡和支气管内易积聚分泌物，如不能很好咳出，就会堵塞支气管，造成肺不张。临床表现为术后早期发热、呼吸率和心率增快等。颈部气管可能向患侧偏移。胸部叩诊时，常在肺底部可以发现浊音或实音区，听诊时有局限性湿啰音，呼吸音减弱、消失或为管性呼吸音。血气分析中 PaO_2 已下降和 $PaCO_2$ 升高，胸部 X 线检查，出现典型的肺不张征象，就可确定诊断。

预防：①术前锻炼深呼吸。腹部手术者，需练习胸式深呼吸；胸部手术者，练习腹式深呼吸。②术后避免限制呼吸的固定或绑扎。③减少肺泡和支气管内的分泌液。患者如有吸烟习惯，术前 6 周应停止吸烟。④鼓励咳痰，利用体位或药物以利排出支气管内分泌物。⑤防止术后呕吐物或口腔分泌物误吸。保持顺畅的呼吸活动是主要的预防措施。

治疗：要鼓励患者深呼吸，帮助患者多翻身，解除支气管阻塞，使不张的部分肺重新膨胀。教会病人咳痰的方法：用双手按住病人季肋部或切口两侧，限制腹部或胸部活动的幅度，在深吸气后用力咳痰，并作间断深呼吸。痰液黏稠不易咳出时，可使用蒸气吸入、超声雾化器或口服痰液稀释剂等，以利咳出。如痰虽持续较多而不易咳出者，可经支气管镜吸痰，必要时可考虑作气管切开术。同时给予抗生素治疗。

发热，咳嗽和咳出脓痰，白细胞增加，胸部 X 线检查有渗出病变，即可确诊为肺炎。应作痰液细菌培养，同时应用抗生素。患者术后出现肺炎，应视为医院内感染。

3. *腹腔脓肿和腹膜炎*　往往表现为术后高热、腹痛、腹部触痛及白细胞增加。如为弥漫性腹膜炎,应急诊剖腹探查。如感染局限,行腹部和盆腔 B 超或 CT 扫描常能明确诊断。腹腔脓肿定位后可在 B 超引导下作穿刺置管引流,必要时需开腹引流。选用抗生素应针对肠道菌丛和厌氧菌丛。

4. *尿路感染*　尿潴留是术后并发尿路感染的基本原因。尿路感染可起自膀胱炎,上行感染引起肾盂肾炎。急性膀胱炎的主要表现为尿频、尿急、尿痛,有时尚有排尿困难。一般都无全身症状,尿液检查有较多的红细胞和脓细胞。急性肾盂肾炎多见于女性,主要表现为发冷、发热,肾区疼痛,白细胞计数增高,中段尿作镜检可见大量白细胞和细菌。尿液培养不仅可以明确菌种(大多数是革兰阴性菌),而且为选择有效抗生素提供依据。尿路感染的治疗,主要是应用有效抗生素,维持充分的尿量及保持排尿畅通。

5. *真菌感染*　临床上多为假丝酵母菌(念珠菌)所致,常发生在长期应用广谱抗生素的病人,若有持续发热,白细胞及中性粒细胞比例正常,又未找出确凿的病原菌,此时应想到真菌感染的可能性。应行一系列的真菌检查,包括血培养,拔除全部静脉插管,检查视网膜是否有假丝酵母菌眼内炎(candida endophthalmitis)。治疗可选用两性霉素 B(amphotericin B)或氟康唑(fluconazole)等。

四、切口裂开

多见于腹部及肢体邻近关节的部位,主要原因:①营养不良,组织愈合能力差;②切口缝合技术有缺陷,如缝线打结不紧,组织对合不全等;③腹腔内压力突然增高的动作,如剧烈咳嗽,或严重腹胀;④切口感染;⑤切口局部张力过大,切缘缺血。切口裂开常发生于术后 1 周之内。病人多在一次腹部突然用力时,自觉切口剧烈疼痛后突然松开,疼痛减轻并有淡红色液体自切口溢出。除皮肤缝线完整而未裂开外,深层组织全部裂开,称部分裂开;切口全层裂开,有肠或网膜脱出者,为完全裂开。

预防:①在依层缝合腹壁切口的基础上,加用全层腹壁减张缝线;②应在良好麻醉、腹壁松弛条件下缝合切口,避免强行缝合造成腹膜等组织撕裂;③及时处理腹胀;④病人咳嗽时,最好平卧,以减轻咳嗽时横膈突然大幅度下降,骤然增加的腹内压力;⑤适当的腹部加压包扎,也有一定的预防作用;⑥术前尽可能祛除导致腹内压增加的因素。

治疗:当切口完全裂开,要立刻用无菌敷料覆盖切口,在良好的麻醉条件下予以重新缝合,同时加用减张缝线。切口完全裂开再缝合后常有肠麻痹,术后应放置胃肠减压。切口部分裂开的处理,按具体情况而定。

参 考 文 献

[1]　裘法祖.外科学.2 版.北京:人民卫生出版社,1989

[2]　吴在德.外科学.6 版.北京:人民卫生出版社,2003

[3]　黎介寿.围手术期处理学.北京:人民军医出版社,1993

[4]　华积德.现代普通外科学.北京:人民军医出版社,1999

[5]　黄洁夫.腹部外科学.北京:人民卫生出版社,2001

[6]　吴阶平.黄家驷外科学.北京:人民卫生出版社,1996

[7]　杨庆,林群,林财珠.胃癌根治手术对老年病人围术期肾功能的影响.临床麻醉学杂志,2006,(22):332-333

[8] 韩玫.老年急腹症围手术期护理.中国中医急症,2006,5(15):559-560
[9] 卞红磊,赵发,郭伶俐.70岁以上老年结直肠癌50例的围手术期处理.中国临床保健杂志,2006,2(9):118-119
[10] 朱建平,张宗明,陈以安,等.80岁以上老年人外科疾病的围手术期处理.实用老年医学,2006,2(20):123-125
[11] 周新泽,毛勤生.184例高龄胆道疾病围手术期治疗体会.中国现代医学杂志,2006,1(16):90-91
[12] 郭志义,庞明辉,李平.老年胃癌患者合并糖尿病的围手术期处理.中国普外基础与临床杂志,2006,1(13):49-50
[13] 夏军,魏亦兵,黄钢勇,等.高龄股骨颈骨折患者行关节置换术的围手术期处理.中华创伤骨科杂志,2006,1(8):89-90
[14] 张勤,徐婷,王昕.老年腹部手术病人的围手术期处理.中国老年学杂志,2006,12:1543
[15] 张东生.老年病人腹部手术的围手术期处理.中国医师杂志,2006,6(7):803
[16] 李红浪,熊炳贤,王梦龙.老年胃癌合并糖尿病95例的外科治疗.实用癌症杂志,2005,2(20):164-166
[17] 邓展生,向铁城,王欢喜.高危老龄全髋关节置换术围手术期相关问题的探讨.中国医学工程,2005,3(13)3:302-303
[18] 林红燕,洪楚原,陈丽纯,等.老年患者结肠切除围手术期医院感染易感因素分析.中国老年学杂志,2005,9(25):1048-1050
[19] 陈德利,刘弋,刘斌,等.老年人贲门癌的临床病理特点及治疗原则.中华胃肠外科杂志.2004,5(7):360-362
[20] 张广平,冯笑山.老年大肠癌患者的围手术期处理.中国老年学杂志,2004,4(24):360
[21] 程爱群,李翔,朱捷.老年胃癌患者的外科治疗和围手术期处理.中华胃肠外科杂志,2004,2(7):130-133
[22] 张会键,陶凯雄.老年人腹腔镜胆囊切除的临床评价与风险防范.腹腔镜外科杂志,2004,1(9):27-29
[23] 李定纲,赵宁,王宇,等.老年大肠癌的围手术期处理.临床和实验医学杂志,2002,1(1):17-19
[24] 赵玉生,王士雯,马艳梅,等.老年非心脏手术围手术期心血管并发症危险因素分析 .中华老年多器官疾病杂志,2002,2(1):93-96
[25] 程爱群,李翔,翁永强,等.高龄腹部手术患者围手术期处理.腹部外科,2002,3(1):186-187
[26] 唐大年,李永国,苗雄鹰,等.老年急腹症病人围手术期的处理.临床外科杂志,2002,6(10):350-351
[27] 罗东林,张胜本,刘宝华,等.老年急性肠梗阻的临床特点及其治疗(附150例报告).中国普外基础与临床杂志,2002,6(9):436-437
[28] 陆琪,杜卫东,郑卫平.老年大肠癌合并糖尿病37例的外科治疗.中国癌症杂志,2001,4(11):359-360
[29] 马艳梅,周荣斌,王士雯,等.老年心肌梗死患者非心脏手术围手术期心肌缺血及心脏事件的分析.中华老年心脑血管病杂志,2001,2(3):90-92
[30] 吴欣,李朝辉.32例老年患者围手术期心肌缺血的临床分析.中华老年心脑血管病杂志,2001,1(3):21-23
[31] 周荣斌,王士雯,李爱民,等.老年冠心病非心脏手术围手术期血液流变学的变化.中国急救医学,2001,3(21):148-150
[32] 刘文方,孙佩波,蔡同年.老年人大肠癌围手术期处理特点.中国现代医学杂志,2000,12(10):58-59
[33] 汤朝晖,宗明,盛月红,等.老年人腹腔镜胆囊切除术的围手术期处理.肝胆外科杂志,2000,5(8):337-338
[34] 陶国强,李年丰,龚连生.老年人腹部手术围手术期的处理.中国现代医学杂志,1999,9(9):62-63
[35] 崔江云,李晓延,张炳彦.老年人大肠癌围手术期营养支持59例体会.中国普外基础与临床杂志,1999,1(6):51-52

第4章　外科休克

第一节　概　　论

休克(shock)是各种不同的致病因素(如大出血、创伤、感染、过敏等)作用于机体,引起有效循环血量锐减,机体失去代偿,组织血液灌注量严重不足,神经—体液因子失调的一种临床综合征,是临床各科常见的危重病,在老年外科领域尤为常见。

老年人外科休克在临床上有以下特点。

1. 组织血液灌注不足的临床表现出现早,如肢体湿冷、口唇发绀、意识障碍等。由于老年人常有脑动脉硬化,脑组织对缺血缺氧的耐受能力弱,所以,意识障碍往往成为老年休克常见的首发症状。

2. 老年人休克早期有血压心率分离现象。休克早期,由于交感神经兴奋,脉搏常常细而快,多超过100/min,此表现是诊断早期休克的重要特征之一。老年人常有窦房结组织退行性变及功能不全,所以在交感神经兴奋时,休克已经发生,但是心率并不随之加快。

3. 一般认为,当血压下降至80/60mmHg以下,脉压差低于20mmHg时,考虑休克已经发生。但是老年人一般伴有原发性高血压,休克早期血压通常在正常范围内,因此,根据血压值诊断老年休克往往延误诊断。通常根据血压变化的幅度来判断,收缩压降低达到原有血压的30%是诊断老年休克的重要依据之一。

4. 休克早期病人过度通气,出现呼吸性碱中毒,随着休克的发展,体内发生代谢性酸中毒,呼吸变得深快。而老年病人伴有肺气肿、肺功能不全,出现呼吸变浅,呼吸抑制,发生呼吸性酸中毒。

【病因和分类】　目前通常是将休克分为低血容量性休克、感染性休克、心源性休克、神经源性休克和过敏性休克五类。老年休克也遵循此分类方法。

(一)低血容量性休克

1. 失血性休克　急性大量出血导致有效循环血量急剧减少(如急性上消化道大出血,肝脾破裂及外伤性大出血等)引起。

2. 烧伤性休克　由于火、热、化学、光、电、放射线及化学物质等外界环境因素作用于人体导致皮肤及深部组织的损伤,导致毛细血管通透性增加,大量血浆丧失引起,临床上称烧伤休克,其血流动力学特点是低血容量、低心排出量、低胶体渗透压和高外周阻力。

3. 失液性休克　体液的严重丢失(如急性肠梗阻、高位空肠瘘等)造成大量的细胞外液和血浆的丧失,导致有效循环血量的急剧减少。

4. 创伤性休克　机体受到严重创伤(如骨折、挤压伤、大手术等)引起组织灌流不足导致重要器官功能代谢障碍的危急重症。除主要原因为出血外,组织损伤后大量体液渗出,分解毒素的释放以及细菌污染,神经因素等,均是发病的原因。创伤性休克发病急剧,进展迅速,通常在很短的时间内导致不可逆的组织损伤甚至死亡。

(二)感染性休克

感染性休克的病因总的来说是微生物导致的感染,多见于严重的革兰阴性杆菌,也可见于革兰阳性菌,以及真菌、病毒和立克次体的感染。在外科多见于烧伤、急性腹膜炎、急性化脓性胆管炎和重症胰腺炎等。按血流动力学改变将感染性休克分为低排高阻型(低动力型)和高排低阻型(高动力型)两类型。低排高阻型休克在血流动力学方面的改变,与一般低血容量性休克相似,又称为冷休克。高排低阻型休克的主要特点是血压接近正常或略低,心输出量接近正常或略高,外周总阻力降低,中心静脉压接近正常或更高,动静脉血氧分压差缩小等,又称为暖休克。

(三)心源性休克

心源性休克主要是心排血能力减弱,心排出量减少,其特征是静脉压升高,周围血管阻力增加。老年人无明显诱因发生休克者最可能为心源性休克。

(四)神经源性休克

由于剧烈的刺激(如疼痛、外伤等),引起强烈的神经反射性血管扩张,周围阻力锐减,有效循环量相对不足所致。特征是心功能增加,以维持心搏量和保持灌注压。

(五)过敏性休克

某些物质和药物、异体蛋白等,可使人体发生过敏反应致全身血管骤然扩张,引起休克。

【病理生理】 有效循环血量锐减、微循环灌注不足,以及炎症介质的产生是各类休克的共同病理生理基础。所谓有效循环血量,是指单位时间内通过心血管系统进行循环的血量,但不包括贮存于肝、脾和淋巴血窦中或停滞于毛细血管中的血量。而有效循环血量依赖于充足的血容量,有效的心排出量和完整的周围血管张力。这在休克治疗中尤为重要。早在20世纪60年代提出的微循环学说,指微动脉与微静脉之间微血管的血液循环,微循环的血管直径一般小于100μm,广义的微循环还包括淋巴微循环在内。微循环是血液与组织间进行物质代谢交换的最基本单位。随后的深入研究表明,在休克的发生发展过程中伴随着机体释放过量的炎症介质形成“瀑布样”连锁放大反应损伤细胞,而细胞损伤是器官功能不全的基础和休克致死的重要原因。

老年人由于各种脏器的生理功能减退,机体代谢和适应机制改变,休克时其病理生理改变有其特殊性,但基本的病理生理改变与一般成年人基本相同。

(一)微循环变化

休克早期由于交感—肾上腺髓质系统兴奋,微循环系统包括小动脉、微动脉、后微动脉、毛细血管前括约肌、微静脉和小静脉均持续痉挛,其中微动脉、后微动脉和毛细血管前括约肌收缩显著,微循环灌流量急剧减少,压力降低;微静脉和小静脉对儿茶酚胺敏感性较低,收缩较轻;微循环出现“只出不进”,导致组织缺血缺氧。此时机体通过一系列的代偿反应包括动用肝脾储存血,选择性收缩外周小血管,迅速地增加有效循环血量。毛细血管前括约肌收缩和后括约肌相对开放促进组织液回流入血。交感神经兴奋,心率加快,心肌收缩力增强,增加外周血管阻力等来维持血压的正常和心脑等重要器官的血液灌注。

如果休克进一步发展,毛细血管前括约肌对儿茶酚胺的反应性降低,微动脉和毛细血管前括约肌舒张,而毛细血管的小静脉对酸中毒的耐受性较大,仍处于收缩状态,血液经过毛细血管前括约肌大量涌入真毛细血管网,引起大量血液淤滞在毛细血管网内,微循环出现“只进不出”,灌大于流,组织处于严重的低灌注状态,缺氧更加严重,称为淤血缺氧期。在此期内,毛细血管内血容量急剧增加,血流变慢、红细胞发生聚集、白细胞滚动、黏附,血小板聚集、血液黏度增加，回心血量进一步减少，心排出量降低，血压继续下降。

当休克进入淤血缺氧期后，血液进一步浓缩，血液高凝状态，血液流速缓慢，毛细血管内出现微细血栓，出现弥散性血管内凝血，此时血液灌流停止，不灌不流，组织得不到足够的氧气和营养物质，细胞内的溶酶体膜破裂，溶酶体内多种酸性水解酶溢出，引起细胞自溶。微血管平滑肌麻痹，对药物失去反应，进入微循环衰竭期。

(二)代谢改变

当氧释放不能满足细胞对氧的需要时，将发生无氧糖酵解，丙酮酸转变为乳酸，血乳酸浓度升高，乳酸/丙酮酸比率增高，随着细胞氧供减少，乳酸生成增加，发生代谢性酸中毒。因此，休克时往往伴有代谢性酸中毒。休克时引起交感—肾上腺髓质系统的兴奋，大量儿茶酚胺释放入血，除对心血管系统产生重要影响外，还能抑制胰岛素的产生及其外周作用，促进胰高血糖素的生成，加速肌肉和肝内糖原分解，故休克时血糖升高。另外还可刺激垂体分泌促肾上腺皮质激素，从而抑制蛋白合成，促进蛋白分解，为机体提供能量和合成急性期蛋白的原料。因血容量和肾血流量减少的刺激，引起肾上腺分泌醛固酮增加，使机体减少钠的排出，以保存液体及补偿部分血量。代谢性酸中毒和能量代谢障碍还可影响细胞各种膜的屏障功能。如 Na^+-K^+ 泵，钙泵。表现为细胞内外离子及体液分布异常，钠、钙离子进入细胞内不能排出，钾离子在细胞外不能进入细胞内，导致血钠降低，血钾升高，细胞外液随钠离子进入细胞内，引起细胞外液减少，细胞肿胀、死亡。大量钙离子进入细胞内导致线粒体内钙离子升高，破坏线粒体。溶酶体膜破裂后释放多种水解酶，引起细胞自溶和组织损伤，还可产生心肌抑制因子、缓激肽等因子造成组织损伤。

近年研究表明，休克时可刺激机体释放过量炎症介质以及发生缺血再灌注损伤。这些炎症介质包括白介素、肿瘤坏死因子、集落刺激因子、干扰素、血管扩张剂等。

(三)重要器官的变化

由于老年人各种脏器生理功能减退，发生休克时其各器官功能改变有其特殊性。

1. 心脏　老年人心脏功能改变最常见是心搏出量减少，成年后心搏出量每年以1%的速度下降，因此65岁老年人只相当于25岁青年人的60%，窦房结纤维化改变，神经支配改变，使心跳变慢和期外收缩出现，从而引起老年人心脏储备能力和代偿能力下降。心脏冠状动脉内膜增厚、管腔狭窄，无病状态下也造成心肌缺氧。休克时心脏是重要的靶器官，由于交感神经—儿茶酚胺系统兴奋，使心率加快和心肌收缩加强，提高了心输出量，同时老年人血管弹性降低、管腔变窄，外周血管阻力增高，使心脏耗氧量急剧升高。老年休克时，在原有冠心病的基础上，心脏负荷短时间内增大，一方面心肌供血供氧不足，另一方面心肌耗氧量增加，使心肌血氧供需矛盾加重，造成心肌能量代谢障碍，非常容易诱发心力衰竭。

2. 脑　老年人脑动脉硬化是休克时对老年人脑组织影响最大的威胁。休克早期有效循环血量减少，机体通过调节血液的重新分布和脑循环的自身调节，使脑的血液循环得到保证。随着休克的逐渐发展，当血压下降50mmHg以下或脑循环出现DIC时，脑灌注不足，脑组织耗氧量高，易发生脑细胞损伤，脑水肿。而老年人在休克早期即可出现脑血流灌注不足，引起脑组织缺血缺氧，预后差。

3. 肾脏　40岁以前肾血流量基本保持正常，以后每10年减少10%，从而导致了肾功能变化。有试验证实，对菊粉清除率，80岁老年人与20岁相比减少46%。而血中尿素氮通常在50岁以后开始升高。休克时，肾脏反应先于其他器官，使机体保证其他重要器官血供而首先“牺牲”的器官。肾脏血流量减少，肾血管阻力增强，同时肾小管对水钠的重吸收增强，最大限度地维持有效循环血量。但是肾血流量的不足很容易发生少尿、氮质血症、高血钾、代谢性酸中毒。严重的肾缺血或肾毒素可以引发急性肾小球坏死，此时再恢复肾血流量，肾功能不能逆转。由于老年人肾功能的自然减退，休克时又是首先反应的器官，因此老年人休克时易发生急性肾功能衰竭。

4. 肺　老年人肺的总容量减少，解剖死腔增加，青年人约 127cm³，老年人达到 150～160cm³。30～80 岁之间肺活量减少 50%，平均每年减少 0.6%。最大通气量从 30 岁开始，每年减少 0.55%，90 岁时为青年人的一半。老年人肺和血管壁的结构改变，导致呼吸黏膜扩散量减少，氧利用减少，肺动脉血氧分压下降。休克时缺氧使毛细血管内皮细胞和肺泡上皮细胞受损，血管通透性增加，造成肺泡内水肿。肺表面活性物质生成减少，肺泡萎陷，造成肺不张。肺泡内有透明膜形成。另外休克时萎陷的肺泡不能通气，而一部分通气好的肺泡又缺少良好的血液灌流，造成通气血流比例失调。死腔通气和静脉混合血增加，低氧血症加重，出现 ARDS，因休克而死亡的病人中，约 1/3 死于 ARDS。

5. 肝脏　有研究表明，50 岁以上的中老年人肝脏对酚四溴酞钠排泄减少，这提示肝功能受损害，也提示肝脏功能储备及解毒能力下降。

在休克早期，由于交感神经—肾上腺髓质系统兴奋，肝动脉和门静脉血管收缩，使肝脏总血流量减少，肝窦收缩使肝窦血流量减少，肝脏组织缺血缺氧。另外，胃肠道血流量减少，导致门静脉血液回流量减少，肝脏组织缺血缺氧加重，对于老年人受损肝脏解毒和代谢能力进一步下降，引起内毒素血症，并加重已有的代谢紊乱和酸中毒，严重时出现肝功能衰竭。

6. 胃肠道　休克时有效循环血量不足和血液重新分配，肠系膜血管的血管紧张素Ⅱ受体密度较其他部位高，对血管加压物质敏感性高，肠系膜上动脉血流量可减少 70%。可造成肠缺血而发生黏膜损伤，肠壁水肿，胃肠运动减弱，黏膜糜烂、出血，缺血再灌注损伤，应激性溃疡。正常黏膜上皮细胞屏障功能受损，导致肠道内的细菌及毒素经肠黏膜入血侵害机体，引起细菌移位和内毒素移位，形成肠源性感染。同时引起大量致炎介质的释放导致全身性炎症反应综合征，进而形成多器官功能障碍综合征。

【临床表现】　老年人由于器官老化、功能低下，机体的免疫力下降且多伴有多种慢性疾病，其临床表现具有一定的特殊性。因此根据临床表现早诊断、早治疗是提高此类患者存活率的关键。

1. 精神状态　病人的精神状态反映脑组织灌注的情况。由于老年人常有脑动脉硬化，脑组织对缺血缺氧的耐受能力弱，所以意识障碍往往成为老年休克常见的首发症状。休克初期脑组织灌注并未明显减少，脑组织轻度缺氧时，神经细胞处于兴奋状态，患者表现出烦躁不安，不愿回答问题或多语；但是随着病情的发展，患者逐渐反应迟钝、目光暗淡，甚至昏迷，说明休克进入失代偿期，神经细胞由兴奋进入抑制状态。

2. 皮肤黏膜、色泽变化　是体表灌流情况的标志。休克时交感神经兴奋，外周血管收缩，外周组织灌注不足，早期皮肤黏膜苍白，发绀，四肢温度降低，甚至四肢冰冷；后期因组织缺氧、淤血，皮肤出现紫斑或大理石样花纹。正常情况下，压迫患者指甲床或口唇使之变白，2s 内可迅速充盈，而休克的病人毛细血管充盈时间延长。

3. 血压　血压下降是诊断休克的重要指标。老年患者伴有原发性高血压时，血压在正常范围内并不能否认休克的存在，应根据临床表现和血压变化幅度来诊断休克是否存在。

在休克早期，由于交感神经兴奋，外周血管收缩，心率加快，血压往往在正常范围内或偏高，这是机体对急性失血失液的代偿反应；当休克未能及时纠正，有效循环血量持续减少，超出机体代偿能力，血压会进行性下降，一般收缩压降至 90mmHg，脉压差＜20mmHg 时，考虑休克已经发生。平均动脉压(MAP)是反映周围血管阻力、冠状动脉压力的指标，是临床用药的重要参考指标，其正常值 90±5mmHg，当血压持续下降，平均动脉压＜50mmHg 时，心脑血管失去自身调节，冠状动脉和脑血管灌流不足，出现心脑功能障碍。

休克早期脉搏细速，是机体对有效循环血量减少的代偿反应，此时血压在正常范围内，但是当脉率超过 120/min 时，即使血压正常也要警惕休克的发生。在老年人尤为要警惕。

4. 呼吸　休克早期，由于组织灌注不足导致细胞缺氧，机体代偿性的呼吸加快。随着病情的发展，体内发生代谢性酸中毒，表现为呼吸深快，而休克晚期，呼吸衰竭，患者表现为呼吸浅慢，呼吸抑制。老年病人伴有肺气肿、肺功能不全，出现呼吸变浅，呼吸抑制，发生呼吸性酸中毒。

5. 尿量变化　尿量是反映内脏尤其是肾脏灌注的指标，老年人随着年龄的增加，肾脏逐渐萎缩，肾功能减退，在休克早期肾血液灌流不良，尿量会明显减少甚至无尿。但是，老年休克病人尿量增多有时并不意味着肾功能良好，相反它可能是浓缩功能减退的表现。

【老年人休克严重程度的临床估计】　老年人休克严重程度的临床估计见表 4-1。

表 4-1　休克严重程度的临床估计

	临床表现	轻度	中度	重度
一看	神志及表情 唇颊肤色 毛细血管充盈时间	清醒，稍激动 正常或苍白 稍长	烦躁，口渴、苍白	淡漠，模糊，昏迷 灰暗，微发绀显著延长
	四肢浅静脉	轻度收缩	显著萎陷(下肢尤甚)	萎陷如条索
	伤口出血情况	—	—	
二摸	脉搏肢端温度	稍快，＜100/min 稍冷	100～120/min，细弱肢端厥冷	120/min 或摸不清，厥冷到膝肘
三测压	动脉收缩压	稍高、正常或稍低，＞90mmHg	10.7～8.0kPa	8kPa 或测不出明显缩小，＜1.35kPa
	脉压	2.7～4.0kPa	1.35～2.7kPa	或测不到
四尿量	(ml/h)	＜30	＜20	0
	估计血容量减少程度(占全身血容量％)	20％	35％	＞45％

* 中、重度休克应放置导尿管

【实验室检查】

1. 血常规　通过分析血红细胞、血红蛋白和血细胞比容可以了解血液稀释或浓缩情况，反映失血或溶血，严重降低时氧输送能力不足，是及时输血抢救的重要依据。休克 12h 以上者应做血小板计数及凝血酶原时间和纤维蛋白浓度测定。

2. 电解质分析　包括钾、钠、氯、钙、磷等。

3. 血气分析　有两个方面的作用：一方面了解血液氧合情况、二氧化碳潴留，另一方面了解酸碱变化情况。一般根据 pH、$PaCO_2$、BE(或 AB)判断酸碱失衡,根据 PaO_2 及 $PaCO_2$ 判断缺氧及通气情况。酸碱度(pH)参考值 7.35～7.45,＜7.35 为酸血症,＞7.45 为碱血症,但 pH 正常并不能完全排除无酸碱失衡。二氧化碳分压(PCO_2)参考值 4.65～5.98kPa(35～45mmHg),乘 0.03 即为 H_2CO_3 含量,超出或低于参考值称高、低碳酸血症,＞55mmHg 有抑制呼吸中枢危险,是判断各型酸碱中毒主要指标。二氧化碳总量(TCO_2)参考值 24～32mmHg,代表血中 CO_2 和 HCO_3^- 之和,在体内受呼吸和代谢两方面影响,代谢性酸中毒时明显下降,碱中毒时明显上升。氧分压(PO_2)参考值 10.64～13.3kPa(80～100mmHg),低于 55mmHg 即有呼吸衰竭,＜30mmHg 可有生命危险。实际碳酸氢根(AB)正常为 21.4～27.3mmHg,标准碳酸氢根(SB)正常为 21.3～24.8mmol/L,AB 是体内代谢性酸碱失衡重要指标,在特定条件下计算出 SB 也反映代谢因素,二者正常为酸碱内稳正常,二者皆低为代谢性酸中毒(未代偿),二者皆高为代谢性碱中毒(未代偿),AB＞SB 为呼吸性酸中毒,AB＜SB 为呼吸性碱中毒。剩余碱(BE)参考值－3～3mmol/L,正值指示增加,负值为降低。阴离子隙(AG)参考值 8～16mmol/L,是早期发现混合性酸碱中毒重要指标。

4. 乳酸　乳酸盐浓度测定,了解微循环障碍组织细胞缺氧的程度。正常值 1.0～2.0mmol/L,休克时间越长,动脉血乳酸浓度越高,当＞8.0mmol/L 时死亡率在 90%以上。

5. 肝、肾功能检查等

6. 其他检查　如心电图,胸片,胸、腹腔穿刺分泌物细菌学检查等视病情具体情况而定。

【血流动力学检测】

1. 中心静脉压(CVP)测定　老年人心脏功能欠佳,心脏储备能力下降,中心静脉压的监测尤为重要。中心静脉压的检测在休克的诊断和治疗过程中有着重要的临床意义,通过监测中心静脉压可以掌握休克的状态,评价治疗效果和右心功能,为进一步补液、调整输液速度和血管活性药物的应用提供依据。CVP 正常值为 0.49～0.98kPa(5～10cmH_2O),当 CVP 低于 0.49kPa(5cmH_2O)表示血容量不足,高于 1.47kPa(15cmH_2O)表示肺血管阻力增高、静脉血管床过度收缩和心功能不全。中心静脉压受许多因素的影响,包括血容量、静脉回心血量、静脉血管张力、右心室功能、胸腔或心包内压力等。CVP 测定和血压测定一样,是一个连续不断的过程,并将 CVP 值与血压、尿量等结果综合进行分析,才能得出科学正确的结论。

2. 肺动脉楔压(PCWP)测定　该项监测是有创监测,用 Swan-Gans 肺动脉漂浮导管,从锁骨下静脉、颈内静脉插入上腔静脉后,将气囊充气,使其随血流进入肺动脉,较准确测定肺动脉压和肺动脉楔压,可了解肺静脉、左心房和左心室舒张末期的压力,借此反映肺循环阻力的情况。但老年人应慎用。正常值为 6～15mmHg。肺动脉楔压小于 6mmHg,提示血容量不足;肺动脉楔压大于 20mmHg,表示左心室功能衰竭。

【治疗】　对老年休克患者的基本治疗和病因治疗没有特殊性,但由于老年人常有伴有各种不同慢性疾病,所以在补液的液体选择、补液量、补液速度、血管活性药物的选择及药物的用量等方面有其特点。

(一)基本治疗

包括保持呼吸道通畅,及时清除呼吸道分泌物。尽快祛除休克的病因,恢复有效循环血量,改善微循环。迅速建立一两个输液通道。休克患者一般采取平卧位,抬高下肢 20°～30°或头和胸部抬高 20°～30°,下肢抬高 15°～20°的体位,以增加回心血量和减轻呼吸的负担。必要时可作气管插管或气管切开。吸氧 5～6L/min,增加动脉血氧含量,提高动脉血氧分压达到

9.33kPa 以上，同时记录尿量。

(二)病因治疗

针对引起休克的病因作出准确的判断和及时的处理。外出血常是创伤原因，一般小动脉和静脉，进行局部的包扎，抬高出血部位基本可以达到止血目的。大动脉出血可用间接指压法，压迫损伤动脉近心端。应用止血带止血应注意束缚不能过紧，否则容易导致卡压神经而发生瘫痪，以不出血为度。上止血带时间一般夏天不超过 1h，冬天不超过半小时，并且必须在止血带上标记上止血带的时间，以便及时放松或除去。内出血常见有肝脾破裂，胃十二指肠溃疡出血，骨盆骨折等，需要手术处理原发病，应尽快恢复有效循环血量后，及时手术。

(三)补充血容量

老年人常有各种并存疾病，国内外报道中以心血管病占首位，对于老年休克患者，临床补液时不仅要考虑恢复有效循环血量，提高心输出量和改善组织灌流等基本问题，还要结合心肺功能情况，防止补液过多造成心功能衰竭和肺水肿等的发生，补液的方法和量需要根据老年休克病人心肺等重要脏器功能情况、临床表现、尿量和各种理化检查结果综合决定。

1. 液体的选择　用于治疗休克的液体主要有 3 类：①晶体液(包括生理盐水、高渗盐水和林格液等)；②胶体液(包括血浆、白蛋白液、右旋糖酐液、羟乙基淀粉液等)；③携氧液(包括全血、浓缩红细胞液等)。

晶体液能够补充血管内容量也能补充缺失的组织间液。葡萄糖溶液在治疗低血容量性休克时扩容效果差，大部分进入细胞内容易导致细胞水肿，老年人不宜使用。生理盐水为等渗溶液，补液时只有 1/4 能留在血管内，故用量必须是 4 倍失血量，但大量输入可以出现高氯血症和酸中毒；林格液电解质成分与细胞外液相近，具有补充液体和电解质双重作用，但是大量补充能够引起乳酸血症；高渗盐溶液能够迅速扩容而改善微循环，应用于早期休克，常用 7.5% 氯化钠能够使部分液体从细胞内转移到细胞外，从而提高平均动脉压，增加血容量。但是，当血细胞比容为 20%以下时，不宜输入晶体液，因为可以大大减少携氧量。

胶体液可以提高血液的胶体渗透压，使组织间液回收血管内，循环量增加，但同时引起组织间液进一步减少。血浆主要用于丧失血浆的休克病人(大面积烧伤、腹膜炎等)，能增加患者的胶体渗透压、提高患者血液中白蛋白、提供凝血因子纠正体内凝血异常；右旋糖酐除能有效地扩充循环血量外，还具有降低血黏度、改善微循环作用，但大量使用能引起出血倾向，24h 用量一般不超过 1 000～1 500 毫升。携氧液含有能携氧物质血红蛋白，能提高血液的携氧能力，失血量＞1 500 毫升，血细胞比容＜0.3 则考虑输血。大量输血有产生高血钾、低血钙、低血小板和酸中毒的危险。

2. 补液量和速度　老年休克患者的补液的基本原则是“需要多少，补充多少”，一般老年休克病人在无心力衰竭及肾功能不全情况者，均可首先输入平衡盐液 1 500～2 000ml 或右旋糖酐及 706 代血浆 500～1 000ml 以迅速恢复血液灌注，维持血液循环稳定。而老年休克病人在有其他疾病的情况下，补液量的掌握应参考患者的一般状态、动脉血压、脉压、脉搏、尿量、休克指数、中心静脉压、肺动脉楔压等综合分析，量需为入。

血容量补足后，患者应清醒，对外界反应恢复正常，皮肤颜色转为粉红，弹性正常，四肢转暖，出汗停止，甲床毛细血管充盈时间缩短，如果病人神志淡漠或烦躁不安、口渴、四肢发凉，表示循环血量仍然不足。扩容后血压应回升并稳定于一定的水平(80～90mmHg)，脉压＞30mmHg，如果脉搏细速，脉压变小，则表示循环血量不足。休克病人应常规留置导尿，记录每小时尿量，评估肾脏血流，决定输液速度，当每小时尿量＜30ml，需要快速补液，当尿量＞

30ml，说明肾血流量基本正常。

中心静脉压（CVP）是反映右心室舒张期充盈压的指标，反映血容量和右心功能。当 CVP 低于 0.49kPa（5cmH_2O）表示血容量不足，应该快速补液；当 CVP 为 0.49～0.98kPa（5～10cmH_2O）时，表示回心血量接近正常，输液应该以中等速度进行；当 CVP 为 1.177～1.373kPa（12～14cmH_2O）时，应该缓慢补液或不宜再补。PCWP 是反映左心室舒张期充盈压的指标，也反映血容量和左心功能。当 PCWP 值小于 1.33kPa（10mmHg）可以补液，当达到 1.6kPa（12mmHg）停止补液。

休克指数＝脉率/收缩压（mmHg），当休克指数为 0.5，表示血容量正常；如果等于 1，说明 20%～30%血容量丧失，应当以中等速度补液；如果大于 1 说明 30%～50%血容量丧失，应快速补液。

（四）血管活性药物的应用

有效循环血量依赖于充足的血容量、有效的心排出量和完整的血管张力。血管活性药物应用的前提是血容量充足。当血容量充足后，休克无明显好转，是应用血管活性药的指征。因此，血管活性药物的合理应用十分重要。老年人的肝肾功能减退、白蛋白降低，应用成年人剂量可出现较高的血药浓度，另外，老年人衰老、病理损害程度不同、平时用药多少不一，使得个体差异特别突出，尤其是高龄老年人。在治疗老年人休克药物应用上，目前还没有相关的规律可循。选用药物种类应能少则少，按先重、急，后轻缓的原则用药；在用药剂量方面，老年人原则上用药剂量低于中青年人，60 岁以上的老年人，一般用成人普通剂量的 1/2～3/4，并且严格遵循剂量个体化的原则。

1. 血管收缩药

（1）多巴胺：低浓度多巴胺输入量不超过 0.5～2μg/（kg·min）时，以兴奋多巴胺受体（DA）为主，轻度兴奋 $β_1$ 受体，引起内脏血管扩张。若输注速度 2～10μg/（kg·min）时，则兴奋 DA 受体、$β_1$ 受体和 α 受体，使心肌收缩力增强，心排血量增加，肾动脉、肠系膜、冠状动脉扩张和脑血管床扩张，对其他血管影响小，对心率影响小。当＞10μg/（kg·min）时，主要作用于 α 受体，使周围血管收缩。

（2）多巴酚丁胺：多巴酚丁胺是多巴胺的衍生物，兼有多巴胺和异丙肾上腺素结构的特点，它对 $β_1$ 受体有选择性作用，故使心肌收缩力增强。因直接作用于 $β_1$ 受体，对心肌的正性变力作用优于多巴胺，且增加心率和心肌应激性作用不明显，亦可增加心排血量。老年休克病人采用多巴胺＋多巴酚丁胺 1∶1混合液用静脉微量泵入 2～10μg/（kg·min）输注抗休克效果好。

（3）异丙肾上腺素：一般用于治疗各种补充血容量无效，且伴有周围血管阻力增高的休克，主要是感染性休克。异丙肾上腺素对 $β_1$ 和 $β_2$ 受体均有强大的激动作用，故能增强心肌收缩和提高心率作用。一般不用于心源性休克。

2. 血管扩张药

（1）莨菪类药物

①山莨菪碱（anisodamine）：简称 654-2，属于 M 胆碱能受体阻滞药，可解除血管痉挛，改善微循环，临床上用于感染性休克、急性胰腺炎、出血性肠炎和过敏性休克。休克早期 0.5mg/kg、休克中晚期 1mg/kg，应用生理盐水稀释后或 200ml 稀释后静脉滴注，必要时每 10～30min 重复一次。有研究发现山莨菪碱对肺水肿、动脉硬化、急慢性肾功能衰竭、呼吸衰竭和心力衰竭也具有不同程度的治疗作用，因此，对于合并多种疾病的老年休克患者，山莨菪碱具有一定的优越性。

②阿托品(atropine)：为 M 胆碱受体阻滞药，中等剂量的阿托品增加房室传导和心率，临床用于各种心动过缓。大剂量阿托品能解除小血管痉挛，使周围及内脏血管扩张，改善局部血流灌注，从而使休克症状缓解。成人 1～2mg，用生理盐水或 5%葡萄糖液 10～20ml 稀释作静脉注射，病情需要可以每 10～30min 重复一次，患者面色由苍白转为潮红，四肢转暖后可减量或停用，休克伴有心动过速或高热患者禁用。

(2)α 受体阻滞药

①酚妥拉明(pnentolaminl)：为 α 受体阻滞药，可直接舒张血管平滑肌，解除休克时血管痉挛，减轻后负荷，并有微弱的心肌兴奋作用，增加心输出量。临床上用于感染性休克和心源性休克，该药作用迅速而短暂，常用量 0.1～0.5mg/kg。

②酚苄明(phenoxybenzamine)：是作用时间长的 α 受体阻滞药(α_1、α_2)。作用于节后 α 肾上腺素受体，防止或逆转内源性或外源性儿茶酚胺作用，使周围血管扩张，血流量增加。

(3)血管扩张药

①硝普钠(sodium nitroprusside)：注射后与氧合血红蛋白相互作用，随即分解，形成高铁血红蛋白，同时释放氰化物和 NO，激活鸟苷酸环化酶，增加细胞内 cGMP，对小动脉、小静脉都有扩张作用，降低前后负荷，增加组织灌流量。首次剂量 0.3～0.5μg/(kg・min)，并监测血压，避免引起低血压。

②硝酸甘油(nitroglycerin)：作用于血管平滑肌产生血管扩张作用，开始剂量为 5μg/kg，根据情况逐渐增加。

3. 其他药物的使用　休克引起低血流量影响心功能，扩容又增加心脏前负荷，一般在扩容后 CVP 和 PCWP 仍高时，可使用强心药物，如多巴胺、多巴酚丁胺、肾上腺素和西地兰等增强心肌收缩力、增加心输出量。

糖皮质激素有抗炎、抗过敏、抗毒素、抗休克和抑制免疫作用，最常用于感染性休克。主要作用在于扩张血管，增加冠状动脉血量，降低外周阻力，改善微循环；增强心肌收缩力，增加心排出量；促进乳酸转化葡萄糖，纠正酸中毒；减少肺毛细血管渗出，改善肺功能等作用。一般主张大剂量早期应用，氢化可的松 200～500mg 或地塞米松 20～50mg 静脉滴注，疗程不超过 7h，同时应用敏感抗生素，防止免疫抑制加重感染。

第二节　低血容量性休克

低血容量性休克是由于失血、失液后造成血容量丢失，循环血量锐减，超过机体代偿机制的限度，组织细胞灌注不足。引起低血容量性休克的病因有很多，可分为以下两类。失血性：各种原因导致的急性失血，包括大血管破裂、骨盆骨折，急性上消化道出血、肿瘤破裂出血等；失液性：包括剧烈呕吐、腹泻、急性腹膜炎、肠梗阻等。治疗前首先判断失血失液的原因并及时消除，早期快速补充血容量是治疗的关键。

一、失血性休克

失血性休克是外科一种常见的休克，因大失血导致循环血量锐减而发生，常继发于大血管破裂、腹部损伤引起肝脾破裂、门脉高压引起食管、胃底曲张静脉破裂出血等。

【分级】　人体循环血量在成年男子占体重的 7.5%，在成年女子占体重的 6.5%。美国外科协会按照失血量将失血性休克分为四级。

第Ⅰ级 为轻度失血，失去10%～15%的血容量(<750ml)，机体通过动员各种代偿机制可以维持血压和呼吸正常。快速输入3倍失血量的平衡溶液就能有效恢复循环血量，肾血液灌注，末梢血管阻力和肾血管阻力接近正常。

第Ⅱ级 为中度失血，失去15%～30%血容量(750～1 500ml)，伴有心动过速(100～120/min)，毛细血管苍白试验阳性，脉压差减少，肾血管阻力增加，同时滤过率下降，尿量减少至20～30ml/h。早期复苏时快速输入3倍失血量的晶体液，并控制了出血，病人尿量可恢复正常，24h内肾血液灌注和肾小球滤过率都可恢复正常。

第Ⅲ级 为重度出血，病人快速丧失30%～40%的血容量(1 500～2 000ml)。患者神志淡漠，心动过速(>120/min)，末梢血液灌注减少和出现酸血症，呼吸急促(30～35/min)，脉压变小，尿量进一步减少至5～15ml/h。此时需快速输入3倍失血量的晶体液，并准备输血。输平衡溶液效果不明显，可以开始输血或者血浆代用品。

第Ⅳ级 为致命性，急剧失血可达到40%以上的血容量(约2 000ml)，患者昏睡或昏迷，心动过速(>140/min)，呼吸>35/min，不抢救会立即出现心跳停止。此时皮肤表现湿冷、无尿，肾无血液灌注和滤过。

【治疗】 失血性休克的老年病人液体治疗的主要目的是恢复和维持休克机体血管内、细胞内和间质内的液体容积，改善器官和组织毛细血管灌注，恢复和维持正常的氧运输能力，预防炎性介质的激活，预防再灌注所引起的细胞损伤。

对于失血性休克病人，其早期紧急治疗主要在于补充病人的循环血容量以及恢复和维持心脏循环功能，保持其器官和组织的灌注和氧供，特别是控制出血和液体治疗是早期重要措施。

1. 控制出血 及时找出失血性休克的病因，针对病因进行治疗非常关键。对于内出血导致的休克，应积极地应用止血药物，一般应用立止血1 000U静脉注射，同时肌内注射1 000U，或3∶3∶3液(止血敏3.0g，维生素C 3.0g，止血芳酸3.0g加入5%的葡萄糖或生理盐水300ml中)静脉滴注。对于胃出血者还可应用8%肾上腺素冷盐水(8mg肾上腺素加入100ml)。对于外出血患者，一般应用局部加压法，大动脉出血可用间接指压法，必要时应用止血带。

2. 补充血容量 一般当失血量小于全血量的10%不需要治疗，通过机体的自身调节可以代偿。当失血量超过全血量的15%时，常需要输液，一般来讲“先晶体后胶体，先快后慢”的原则，输入量为25～50ml/kg，输液速度为500ml/h，如无明显好转或红细胞数量过低，则需要输血。对于失血性休克不能控制出血的情况下，主张血细胞比容达到20%，MAP达到8kPa(60mmHg)，血红蛋白110～120g/L，才能保证血液的携氧能力。对于已经控制出血的病人，应急时可用小容量高晶体-高胶体渗透压混合液(hypertonic- hyperoncotic solution，HHs，如7.5%氯化钠-10%羟乙基淀粉)，因能够迅速恢复循环血容量、改善心脏循环功能、减轻组织的水肿、降低颅内压并改善组织和器官的氧供以及减少休克后并发症的发生而越来越多地用于临床上创伤及失血性休克病人的早期液体紧急治疗。由于其临床用量较小，仅需3～4ml/kg，故称为“小容量复苏”(small volume resuscitation)。因此，高渗盐水与右旋糖酐合用，结合适当补充全血是抢救老年人创伤失血性休克的最佳选择。对利尿不理想者，应控制液量及速度，使用大量利尿药等。

二、创伤性休克

老年人创伤性休克伤情严重，并发症多而重，救治困难，死亡率很高。死亡原因主要是交通事故及坠落伤所致多发性创伤及严重的并发症。

因老年人脏器老化，功能及代偿低下，其对创伤的反应也较常人特殊。一般来说，老年人多有高血压的倾向，血压下降至 120mmHg 以下时，休克常已比较严重，对这一点应有充分的认识。创伤愈重，休克之低灌流状态愈久，生命器官损害愈难逆转。严重创伤性休克的长期低灌流状态，也是 MOF 的高危因素。大量补液后的少尿是急性肾衰的信号，也可能是 ARDS 及 MOF 的预警。老年人防卫机制较差，轻度感染即可发生及加重休克，而创伤又使感染易于发生。如此的恶性循环使老年人创伤性休克更难救治。

在老年人严重创伤性休克的救治中，应着重注意以下几点。

(1)早期正确的诊断及救治。注意了解基础血压，监测脉搏、脉压等变化，不可照搬常人休克的诊断标准。低血压是诊断休克的重要指标，但不是早期指标。一般收缩压下降至 80mmHg 以下，原有高血压者收缩压下降 20%以上或较基础血压低 30mmHg，脉压小于 30mmHg，并有组织灌流量减少表现者即可诊断为休克。及时纠正休克，处理原发伤，控制活动性出血，处理危及生命的严重并发症是救治的关键。

(2)加强循环呼吸功能支持，以改善组织缺氧状态。主要包括：常规吸氧或机械通气，呼气末正压(PEEP)等维持血氧饱和度大于 0.90；输血或红血球调节血红蛋白浓度(以大于 100～120g/L 为目标)或血细胞比容(以大于 0.30～0.35 为目标)；运用血管收缩药、容量扩张药来改善心输出量。支持的总效果应维持氧输送(DO_2)＝1.38×血红蛋白(Hb)×氧饱和度(SaO_2)×心输出量(CO)在 500ml/分以上。

(3)救治应集中在恢复组织灌流，首先补充循环血量不足，防止细胞脏器功能障碍加重，但输液量要适当。在高危伤员休克期过后 24h 内输液量过多会造成肺功能衰竭和死亡。因此，我们主张有计划地扩容，注意胶晶液体的搭配、输液的速度和总量。7.5%高渗盐水具有输入液量少(4ml/kg)且迅速增加血容量的效应，又有降低颅内压和防止肺水肿的作用。

(4)使用毒性小、效果快、半衰期短的抗感染药物防治感染。

第三节　感染性休克

感染性休克(septic shock)也称败血症性休克或中毒性休克。是由病原微生物及其毒素在人体引起的一种微循环障碍状态，致组织缺氧、代谢紊乱、细胞损害甚至多器官功能衰竭。

其病理生理变化更为复杂，治疗上更为困难，老年人生理功能降低，免疫功能减退，一旦发生感染，易导致感染性休克。

老年外科常见于急性化脓性胆管炎、烧伤、急性弥漫性腹膜炎、急性坏死性胰腺炎、绞窄性肠梗阻等，是老年外科常见重症。一般认为，本病继发于以释放内毒素的革兰阴性杆菌为主的感染，内毒素与体内补体、抗体结合或其他成分结合，可刺激交感神经引起血管痉挛并损伤血管内皮细胞。内毒素还可促使组胺、激肽、前列腺素及溶酶体酶等炎症介质释放，引起全身炎性反应。导致微循环障碍、代谢紊乱、器官功能不全等。但在确诊为感染性休克病人中，仅 1/3 查到内毒素，其含量仅为动物实验中的 1/1 000，但病人却有明显的全身炎症反应综合征。全身炎症反应综合征的表现见表 4-2。

表 4-2 全身炎症反应综合征(SIRS)的表现

指标	标准
体温	＞38℃或＜36℃
心率	＞90/min
呼吸	＞20/min，或 $PaCO_2$＜4.3kPa(32mmHg)
白细胞计数	＞12×10^9/L，或＜4×10^9/L，或未成熟白细胞＞0.10

以上指标中具备 2 项以上者可诊断。

【临床表现】 感染性休克病人其血流动力学临床表现有高动力型(又称高排低阻型)和低动力型(又称低排高阻型)。两者表现有所不同。高动力型外周血管扩张，阻力降低，心排出量正常或增高，有动静脉分流，细胞代谢障碍，能量生成不足。病人皮肤比较干燥，又称暖休克。而低动力型外周血管收缩，微循环淤滞，毛细血管渗出，血容量减少，心排出量减少，病人皮肤湿冷，又称冷休克。实质上这两种类型休克是感染性休克过程中的不同阶段，即从高排低阻(代偿期)发展为低排高阻(失代偿)，最后发展为低排低阻(濒死期)(表 4-3)。

表 4-3 感染性休克的临床表现

临床表现	冷休克	暖休克
神志	躁动、淡漠或嗜睡	清醒
皮肤色泽	苍白、发绀或花斑样发绀	淡红或潮红
皮肤温度	湿冷或冷汗	比较温暖、干燥
毛细血管充盈时间	延长	1～2s
脉搏	细速	慢、搏动清楚
脉压(mmHg)	＜30	＞30
尿量(每小时)	＜25ml	＞30ml

【实验室检查】

1. 血象 白细胞计数大多增高，中性粒细胞增多有中毒颗粒及核左移现象。血细胞比容与血红蛋白增高为血液浓缩的标志。在休克晚期血小板计数下降，出凝血时间延长，提示 DIC 的发生。

2. 尿 尿常规可有少量蛋白，红细胞和管型。发生急性肾功能衰竭时尿比重由初期的偏高转为低而固定，尿渗透压降低，尿/血渗透压之比值小于 1.5，尿血肌酐浓度之比＜10∶1，尿的排泄量正常或偏高。

3. 病原学检查 为明确病因，在应用抗生素前取血、脑脊液、尿、便及化脓性病灶渗出物(包括厌氧培养)进行培养，培养阳性者作药敏试验。

4. 血气分析 休克早期主要表现为动脉血 pH 偏高，氧分压降低(PaO_2)，剩余碱(BE)不变。休克发展至晚期则转为 pH 偏低，PCO_2 降低，BE 负值增大。

5. 血生化检查 血钠多偏低，血钾高低不一。休克晚期尿素氮、ALT 均升高，甚至出现高胆红素血症，提示肝肾功能受损。

6. DIC 的检测指标 主要检查血小板计数，凝血酶原时间。纤维蛋白原定量，血浆鱼精蛋白副凝试验(plasma protamine paracogulatin)，优球蛋白溶解时间，凝血酶凝结时间。如前三项不正常，DIC 诊断成立。有条件时可快速检测 FDP(纤维蛋白溶解产物)，如超过正常则反映有血管内溶血(继发性纤溶)。

【诊断】 必须具备感染及休克综合征这两个条件。

1. 感染依据 大多数可找到感染病灶,并伴有与原发感染相关的症状与体征,如急性腹膜炎有腹痛、腹胀、腹肌紧张;化脓性胆管炎有黄疸、右上腹痛、寒战的表现。

2. 休克的诊断 临床表现血压下降,脉压差小,心率加快,呼吸急促,面色苍白,皮肤湿冷或花斑,唇指发绀,尿量减少,烦躁不安,意识障碍时可以诊断为休克综合征。休克晚期可见皮肤瘀斑、出血不止,甚至抽搐昏迷等症。感染性休克是在重症感染的基础上发展而来,临床表现除了休克和器官组织灌注不足之外,还有全身炎症反应综合征,以及原发感染的表现。

【治疗】

1. 控制感染

(1)处理原发感染病灶:有手术指征者,应紧急手术,如急性梗阻性化脓性胆管炎的胆道减压引流、腹腔内坏死组织(肠坏死、胰腺坏死)及积脓的清除及引流、深部脓肿的切开引流等。

(2)应用抗生素:一般可先按可能感染细菌种类选择抗生素,严重者可经验性选用大剂量广谱抗生素。一旦获得细菌培养及药敏试验结果,立即换用有效抗生素。

(3)加强支持治疗及营养治疗。

2. 补充血容量 一般可先输入低分子右旋糖酐 500ml 及平衡盐液 1 000ml,先快后慢。注意血压是否回升、心率是否减慢、皮肤是否转暖。必要时输给适量血浆或白蛋白。输液总量视病情而定,最好以中心静脉压、肺动脉楔压监测输液。

3. 纠正代谢性酸中毒 感染性休克中,代谢性酸中毒发生早而重。可在补充血容量的同时,从另一途径输注 5%碳酸氢钠溶液 200ml,以后再根据血气分析结果补充。

4. 血管活性药物 在补足血容量、纠正酸中毒的基础上可适当选用。多巴胺或多巴酚丁胺 20～40mg 加入输液 250ml 中静脉滴注,能增加心排出量及降低外周阻力。

5. 肾上腺皮质激素的应用 皮质类固醇有助于救治感染性休克。一般主张大剂量,如地塞米松 1～3mg/kg,加入 5%葡萄糖溶液中静脉滴注,一次滴完。为防止多用皮质类固醇的不良反应,一般只用 1～2 次。

参 考 文 献

[1] 裘法祖.外科学.2 版.北京:人民卫生出版社,1989

[2] 吴在德.外科学.6 版.北京:人民卫生出版社.2003

[3] 黎介寿.围手术期处理学.北京:人民军医出版社.1993

[4] 钱礼.外科病症的诊断思路与处理程序.杭州:浙江科学技术出版社,1994

[5] 华积德.现代普通外科学.北京:人民军医出版社,1999

[6] 徐玉.感染性休克的发病机理与治疗进展.临床内科杂志,1990,7(3):5

[7] 林洪远,盛志勇.全身炎症反应和 MODS 认识的变化及现状.中国危重病急救医学,2001,13(11):643

[8] 杨毅,邱海波,周韶霞,等.多巴酚丁胺联用去甲肾上腺素和多巴胺对感染性休克绵羊内脏器官灌注的影响.中国危重病急救医学,2003,15(11):658

[9] 黄继义.感染性休克的特殊治疗经验.中国实用内科杂志,1998;18(2):74

[10] 王战朝.现代创伤与急救.北京:科学技术出版社,1997:38

[11] 马遂.多脏器功能衰竭.中华外科杂志,1993(31)31:635-637

[12] 陈新.老年人胸外伤 135 例治疗体会.中华老年医学杂志,1997,16(5):296

[13] Moore FA. The role of the gastrointestinal tract in post injury multiple organ failure. Am J Surg,1999,178(6):449

[14] Marik P E,Mohedin M. The contrasting effects of dopamine and norepinephrine on systemic and splanchnic oxygen utilization in hyperdynamic sepsis. JAMA,1994,272(17):1354

[15] Hoogenberg K,Smit A J,Girbes A R J. Effects of low-dose doparnine on renal and systerric hemodynamics during incremental norepinephrine infusion in healthy volunteers. Crit Care Med,1998,26:260

[16] Carlet J. From mega to more reasonable doses of corticosteroids: a decade to recreate hope. Crit Care Med,1999,27(4):672

[17] Bollaert PE,Charpentier C,Levy B,et al. Reversal of late septic shock with supraphysiologic doses of hydrocortisone. Crit Care Med,1998,26(4):645

[18] Mary J, Vasser. Early Fluid Requirements in Trauma Patients -A predictor of Pulmonary Failure and Mortality. Archives of surgery, 1988,123(9):1149-1157

[19] Carlet J. From mega to more reasonable doses of corticosteroids: a decade to recreate hope. Crit Care Med,1999,27(4):672

[20] Bollaert PE,Charpentier C,Levy B,et al. Reversal of late septic shock with supraphysiologic doses of hydrocortisone. Crit Care Med,1998,26(4):645

[21] Rosselet A,Feihl F,Markert M,et al. Selective iNOS inhibition is superior to norepinephrine in the treatment of rat endotoxic shock. Am Respir Crit Care Med,1998,157:162-170

[22] Daughters K,Waxman K,Nguyen H. Increasing nitric oxide production improves survival in experimental hemorrhagic shock. Resuscitation,1996,31:141-144

[23] Jiang JX,Bahrami S,Leichtfried G,et al. Kinetics of endotoxin and tumor necrosis factor appearance in portal and system circulation after hemorrhagic shock in rats. Ann Surg,1995,221:100-106

[24] Kasravi FB,Adawi D,Molin G,et al. Effect of oral supplementation of lactobacilli on bacterial translocation in acute liver injury induced by D- galactosamine. J Hepatol,1997,26:417-424

[25] Bahrami S, Yao YM, Leichtfried G, et al. Monoclonal antibody to endotoxin attenuates hemorrhage-induced lung injury and mortality in rats. Crit Care Med,1997,25:1030-1036

[26] Yao YM,Bahrami S,Leichtfried G,et al. Pathogensis of hemorrhage-induced bacteria/endotoxin translocation in rats:effects of recombinant bactericidal-increasing protein (rBPI21). Ann Surg,1995,221:398-405

[27] Yao YM,Tian HM,Sheng ZY,et al. Inhibitory effects of low-dose polymyxin B on hemorrhage-induced endotoxin / bacterial translocation and cytokine formation. J Trauma,1995,38:924-930

[28] Pruitt JH,Copeland EMI,Moldawer LL. Interleukin-1 and interleukin-1 antagonism in sepsis,systemic inflammation response syndrome and septic shock. Shock,1995,3:235-251

[29] Mikawa K,Nishina K,Tamada M,et al. Aminoguanidine attenuates endotoxin-induced acute lung injury in rabbits. Crit Care Med,1996,26:905-911

第5章 多器官功能障碍综合征

第一节 概 论

多器官功能障碍综合征(multiple organ dysfunction syndrome,MODS)是指急性疾病过程中两个或两个以上的器官或系统同时或序贯发生功能障碍。该综合征最初报道于20世纪70年代,是重症监护病人的主要死亡原因。对其的认识历史过程见表5-1。病人发生一系列的器官功能障碍,需要药物或医疗机械的支持。

表5-1 多器官功能障碍综合征认识的历史概况

1973	Tilney等 序贯性系统衰竭(sequential system failure)
1975	Baue 多发、进行性或序贯性系统或器官衰竭(multiple,progressive or sequential system failure)
1976	Broder等 多系统器官功能衰竭(multiple system organ failure,MSOF)
1977	Eiseman等 多器官衰竭(multiple organ failure,MOF)
1985	Coris 全身炎症反应综合征(systemic Inflammatory Response Syndrome,SIRS)
1986	Schieppati,Bumaschny 多器官系统功能不全综合征(syndrome de insuficencia multiple de organosy sistemas,SIMOS)
1988	Demling等 创伤后多系统器官功能衰竭(post-traumatic multiple organ failure)
1991	ACCP/SCCM 多器官功能障碍综合征(multiple organ dysfunction syndrome,MODS)
1995	全国危重病学术会议 多器官功能障碍综合征(multiple organ dysfunction syndrome,MODS)

一、病理生理学

(一)炎症

MODS被认为是严重的、持久的、广泛的炎症反应的结果。损伤引发了过度的反应,不恰当地激活了炎性因子信号通路,激活巨噬细胞、中性粒细胞、血小板、内皮细胞、补体、凝血和纤溶途径。细胞因子、花生四烯酸、一氧化氮(NO)、内皮素大量释放,破坏了内生防御机制,包括抗凝血酶Ⅲ、反应蛋白C等。肿瘤坏死因子、肾上腺素等受体的表达、亲和力和活性也发生变化。也许炎症反应可以在几天内消散,但由此引起的器官功能障碍可持续几周甚至几个月。具体机制尚有待于进一步阐明。

(二)组织缺氧

组织氧传递(DO_2),与心输出量、血红蛋白含量和动脉血氧饱和度等相关。在正常安静的成人大约为每分钟1 000毫升。正常人体仅消耗DO_2的1/4,储备量将在呼吸加快,组织传递减少时被利用。缺氧是炎症反应的最有力的促进因素,常常造成组织复苏时的再灌注损伤。

(三)微循环障碍

血流发生分流绕过丰富的毛细血管网,可造成组织的进一步缺氧。主要原因是由于微血管控制机制失常,包括NO水平、血栓素水平、肾上腺素受体密度改变、黏附的血小板、白细胞或纤维蛋白凝块等堵塞毛细血管。间质水肿造成了血管内氧气难以向组织细胞内弥散。

(四)细胞功能紊乱

在严重的脓毒血症时,乳酸酸中毒经常发生,并且常造成严重的后果。发生酸中毒的原因除了上述的缺氧外,还包括加速糖酵解、ATP水解等。很多情况下,与其说是缺氧,倒不如说是细胞无法利用氧气。有报道显示,在代谢性酸中毒和器官功能障碍的人或动物组织内,氧分压 PO_2 是增高的,而在心源性休克和出血性休克时,组织内 PO_2 降低。

人体内90%的氧气用于通过氧化磷酸化产生ATP,重症病人氧化磷酸化通路被破坏,是造成器官功能障碍的主要原因。文献报道,在脓毒血症病人体内ATP水平降低,线粒体内关键酶活性降低。

二、诊断标准

MODS的诊断标准尚未统一,一般按表5-2所列标准进行诊断。

表5-2 MODS的诊断标准

器官系统	诊断标准
肺衰竭	发生ARDS
	进行性呼吸困难和发绀
	PaO_2<50mmHg
	必须借助人工呼吸器维持通气5d以上
肾衰竭	血清肌酐>177μmol/L
	血清尿素氮>18mmol/L
肝衰竭	出现黄疸或肝功能不全
	血清总胆红素>34.2μmol/L
	GPT、GOT、LDH、AKP在正常值上限的2倍以上
胃肠衰竭	发生应激性溃疡
	溃疡出血>600ml/24h
心脏衰竭	突然发生低血压
	心脏指数<1.5L/(min·m²)
	对正性肌力药物不起反应
凝血系统衰竭	血小板<50×10⁹/L
	凝血酶原时间延长为正常值的2倍以上
	纤维蛋白原<200mg/dl
	血中出现FDP

（续　表）

器官系统	诊断标准
内分泌衰竭	糖尿病
	肾上腺皮质功能减退
神经系统衰竭	中枢神经系统功能紊乱
	反应迟钝或昏迷

三、临床治疗

支持治疗　对于 MODS 的治疗，最近取得了较好的进展，主要归功于支持治疗。它主要包括：早期营养支持，特别不要忽视维生素和微量元素的补充，皮肤护理，康复治疗（指翻身叩背排痰，下肢被动运动，按摩）等。早期发现感染，并且合理使用抗生素，防止耐药性产生和二重感染的发生。检测生理和生化指标，允许范围内的高碳酸血症和低血压（55～60mmHg），可以减少医源性损伤的发生。

1. 心血管系统　维持心血管系统的正常功能，使之能维持正常的血压和血流，是 MODS 治疗中最基本和最关键的步骤。肾上腺素等药物主要用于低心输出量的治疗，以前对于应用糖皮质激素类药物有颇多争议，最近报道显示，激素类药物可以很好地控制脓毒血症性休克，改善病人的预后。

脓毒血症性休克对儿茶酚胺类药物有抵抗，有必要时可采用抗利尿激素，血浆置换或血液透析治疗。

对有创检查如肺动脉插管的价值，目前争议较大，大规模的随机临床研究即将在英国和美国展开。

2. 呼吸系统　传统的 MODS 病人呼吸系统功能的正常维护依赖于机械通气。最近的一项多中心研究的结果显示，低潮气量（6～12ml/kg）对于维持 MODS 病人的呼吸功能有益。高潮气量的呼气末正压通气（PEEP）、表面活性物质应用、体外氧合、部分液体通气（partial liquid ventilation，PLV）等对肺功能维护的效果正在研究中。临床研究显示，吸入 NO 无助于呼吸功能的恢复。人们对激素类药物在 ARDS 后期病人中的应用又重新认识，激素类药物可以显著地改善气体交换。10 年来，对于神经肌肉阻滞药和镇静药的用量已有明显的减少。机械通气中病人多是清醒和舒适的，并且呼吸机也有了相当发展，精密的仪器和人性化的通气使机械通气的时间大大缩短。

3. 肾脏　保护肾功能的唯一的方法就是维持肾脏有正常的血流量，多巴胺在这方面的作用优于利尿药。肾脏替代治疗包括血液透析和其他透析，生物膜可以在透析的过程中，吸收和去除炎症介质，对于不同的生物膜和高流量透析的研究正在进行中。最适合的肾脏替代治疗时机尚有待数据的积累。

4. 胃肠道　充足的营养（尤其肠内营养支持）对肠道具有直接保护作用，同时可避免医源性感染，改善 MODS 病人的预后。一项多中心研究提出，早期给予标准配比的肠内营养能够显著地改善 MODS 病人的预后。荟萃分析指出，有针对性地、系统地应用抗生素能够显著地减少 MODS 病人感染的发生，尽管如此，这一方法并没有被普遍采用，免疫营养学方面的研究也指出，肠内营养配方中的添加剂，包括 RNA、精氨酸、谷氨酰胺、多不饱和脂肪酸等，有益于增加 MODS 病人的免疫力。应激性溃疡的预防包括维持胃肠道正常的血流量，予以肠内营养和 H_2 受体阻滞药的使用。

5. *凝血系统* 在有出血和有创性操作时，维持 MODS 病人体内血红蛋白的水平，补充凝血因子和血小板，是至关重要的。目前进行了大量向脓毒性 MODS 病人补充抗凝血酶Ⅲ，C 反应蛋白和组织途径凝血抑制物的研究，结果尚有待时日。其他的研究还包括分离牛源性的血红蛋白亚单位、重组技术的应用和定期注射促红素(erythropoietin)以减少输血等。

总之，MODS 病理生理学研究的发展，有利于促进临床对 MODS 病人的治疗，应该避免某些治疗，虽然取得较好的短期疗效却造成长期损害。抗细胞因子治疗和其他免疫调节治疗的失败告诉我们，我们尚未完全了解 MODS 的病理生理过程。

治疗原则是器官支持，减少医源性损伤，如院内感染等。

第二节 急性肾衰竭

急性肾衰竭(acute renal failure，ARF)是指肾小球滤过功能在数小时至数周内迅速降低而引起的以水、电解质和酸碱平衡失调及以含氮废物蓄积为主要特征的一组临床综合征。按尿量多寡分为少尿型和非少尿型，少数 ARF 患者可无症状，仅在常规生化检查中才发现血尿素氮(BUN)和血清肌酐(SCr)升高，非少尿病例早期易漏诊。

【临床表现】 包括原发疾病、ARF 引起代谢紊乱和并发症三方面表现。病因不一，起始表现也不同。一般起病多较急骤，全身症状明显。根据临床表现和病程的共同规律，一般分为少尿期、多尿期和恢复期三个阶段。以急性肾小管坏死(ATN)为例。

(一)少尿或无尿期

1. *尿量减少* 尿量骤减或逐渐减少，每日尿量持续少于 500ml 者称为少尿，少于 100ml 者称无尿。ATN 患者完全无尿者少见，后者主要见于肾外梗阻、双侧肾皮质坏死、肾血管闭塞和严重急性增生性肾小球肾炎，持续无尿者预后较差。少尿持续时间不一致，一般为 1～3 周，但个别危重病例少尿可持续 3 个月以上。非少尿型 ATN，指患者在进行性氮质血症期内每日尿量持续在 500ml 以上，甚至 1 000～2 000ml。非少尿型的 ATN 发生率近年来有增加趋势，高达 30%～60%。

2. *进行性氮质血症* 由于肾小球滤过率降低引起少尿或无尿，致使排出氮质和其他代谢废物减少，SCr 和 BUN 升高，其升高速度与体内蛋白分解状态有关。无并发症且治疗正确的病例，每日 BUN 上升速度较慢，约为 3.6mmol/L(10mg/dl)，SCr 浓度上升仅为 44.2～88.4μmol/L(0.5～1.0mg/dl)，但在高分解状态时，如伴有广泛组织创伤、败血症等，每日 BUN 可升高 7.1mmol/L(20mg/dl)或以上，SCr 每日升高 176.8μmol/L(2mg/dl)或以上。

3. *水、电解质紊乱和酸碱平衡失常*

(1)水过多：见于水分控制不严格，摄入量或补液量过多，出水量如呕吐、出汗、伤口渗透量等估计不准确以及补充液体时忽略计算内生水。随少尿期延长，易发生水过多，表现为稀释性低钠血症、软组织水肿、体重增加、高血压、急性心力衰竭和脑水肿等。

(2)高钾血症：正常人摄入钾盐 90%从肾脏排泄，ATN 少尿期，由于尿液排钾减少，若同时体内存在高分解状态，如挤压伤引起的肌肉坏死、血肿和感染等，热量摄入不足所致体内蛋白分解、释放出钾离子，酸中毒时细胞内钾转移至细胞外，有时可在几小时内发生严重高钾血症。若患者未能被及时诊断，摄入含钾较多的食物或饮料，静脉内滴注大剂量的青霉素钾盐

(每 100 万 U 青霉素钾盐含钾 16mmol);大出血时输入大量库存血(库存 10d 血液每升含钾可达 22mmol);亦可引起或加重高钾血症。高钾血症可无特征性临床表现,或出现恶心、呕吐、四肢麻木等感觉异常、心率减慢,严重者出现神经系统症状,如恐惧、烦躁、意识淡漠,直到后期出现窦室或房室传导阻滞、窦性静止、室内传导阻滞甚至心室颤动。高钾血症的心电图改变可先于高钾临床表现,故心电监护对高钾血症甚为重要。一般血钾浓度在 6mmol/L 时,心电图显示高耸而基底较窄的 T 波,随血钾增高 P 波消失,QRS 增宽,ST 段不能辨认,最后与 T 波融合,继之出现严重心律失常,直至心室颤动。高钾血症是少尿期患者常见的死因之一,早期透析可预防其发生。但严重肌肉组织坏死常出现持续性高钾血症,治疗上应彻底清除坏死组织才能控制高钾血症。

(3)代谢性酸中毒:正常人每日固定酸代谢产物为 50～100mmol,其中 20%与碳酸氢根离子结合,80%由肾脏排泄。ARF 时,由于酸性代谢产物排出减少,肾小管泌酸能力和保存碳酸氢钠能力下降等,致使每日血浆碳酸氢根浓度有不同程度下降,在高分解状态时降低更多更快。内源性固定酸大部分来自蛋白分解,少部分来自糖和脂肪氧化。磷酸根和其他有机阴离子均释放和堆积在体液中,导致本病患者阴离子间隙增高,少尿持续病例若代谢性酸中毒未能充分纠正,则体内肌肉分解较快。此外,酸中毒尚可降低心室颤动阈值,出现异位心律。高钾血症、严重酸中毒和低钙、低钠血症是 ARF 的严重病况,在已接受透析治疗的病例虽已较少见,但部分病例在透析间期仍需药物纠正代谢性酸中毒。

(4)高磷血症和低钙血症:正常人摄入的磷酸盐 60%～80%经尿液排出,ATN 时肾脏排磷显著减少,少尿期血磷常轻度升高,若伴广泛组织创伤、横纹肌溶解等高分解代谢,或有明显代谢性酸中毒者,则高磷血症可较突出。酸中毒纠正后,血磷可有一定程度下降,此时若持续接受全静脉营养治疗的病例应注意发生低磷血症。低钙血症多由于高磷血症引起,ATN 时低钙和高磷血症不如慢性肾衰竭时表现突出,但有报道少尿两天后即可发生低钙血症。由于常同时伴有酸中毒,使细胞外钙离子游离增多,故多不发生低钙常见的临床表现。

(5)低钠血症和低氯血症:两者多同时存在。低钠血症可由于水过多所致稀释性低钠血症,因灼伤或呕吐、腹泻等从皮肤或胃肠道丢失钠盐所致,或对大剂量速尿尚有反应的非少尿型患者出现失钠性低钠血症。严重低钠血症可致血渗透浓度降低,导致水分向细胞内渗透,出现细胞水肿,表现急性脑水肿症状,临床上表现疲乏、软弱、嗜睡或意识障碍、定向力消失,甚至低渗昏迷等。低氯血症常由于呕吐、腹泻或大剂量应用襻利尿药,患者可出现腹胀、呼吸表浅和抽搐等代谢性碱中毒表现。

(6)高镁血症:正常人摄入的镁 60%由粪便排泄,40%从尿液中排泄。由于镁与钾离子均为细胞内主要阳离子,因此,ATN 时血钾与血镁浓度常平行上升,在肌肉损伤时高镁血症较为突出。镁离子对中枢神经系统有抑制作用,严重高镁血症可引起呼吸抑制和心肌抑制,应予警惕。高镁血症的心电图改变亦可表现 P-R 间期延长和 QRS 波增宽。当高钾血症纠正后,心电图仍出现 PR 间期延长和(或)QRS 增宽时应怀疑高镁血症的可能。低钠血症、高钾血症和酸中毒均可增加镁离子对心肌的毒性。

4. 心血管系统表现

(1)高血压:除肾缺血时神经体液因素作用促使收缩血管的活性物质分泌增多因素外,水过多引起容量负荷过多可加重高血压。ATN 早期发生高血压不多见,但若持续少尿,约 1/3 患者发生轻、中度高血压,一般在 140～180/90～110mmHg,有时可更高,甚至出现高血压脑病,伴有妊娠者尤应严密观察。

(2)急性肺水肿和心力衰竭：是少尿期常见死亡原因，主要因体液潴留引起，但高血压、严重感染、心律失常和酸中毒等均为影响因素。早年发生率较高，采取纠正缺氧、控制水分和早期透析措施后发生率已明显下降，但仍是严重型 ATN 的常见死因。

(3)心律失常：除高钾血症引起窦房结暂停、窦性静止、窦室传导阻滞、不同程度房室传导阻滞和束支传导阻滞、室性心动过速、心室颤动外，尚可因病毒感染和洋地黄应用等引起室性早搏和阵发性心房颤动等异位心律。

(4)心包炎：早年发生率为 18%，采取早期透析后降至 1%。多表现为心包摩擦音和胸痛，罕见大量心包积液。

5. 消化系统表现　是 ATN 最早期表现。常见症状为食欲减退、恶心、呕吐、腹胀、呃逆或腹泻等，上消化道出血亦不少见。消化道症状尚与原发疾病和水、电解质紊乱或酸中毒等有关。持续、严重的消化道症状常引起严重的电解质紊乱。早期出现明显的消化道症状提示应尽早施行透析治疗。

6. 神经系统表现　轻型患者可无神经系统症状。部分患者早期表现疲倦、精神较差。若早期出现意识淡漠、嗜睡或烦躁不安甚至昏迷，提示病情重笃，宜尽早透析。严重感染、流行性出血热、某些重金属中毒、严重创伤或多脏器功能衰竭患者，神经系统表现较为常见。

7. 血液系统表现　常有正细胞正色素贫血，主要因血液稀释、胃肠道出血、药物或感染所致的骨髓抑制，贫血程度与原发病因、病程长短、有无出血并发症等密切有关。严重创伤、大手术后失血、溶血性贫血、严重感染和急症 ATN 等情况，贫血可较严重。因骨髓产生血小板减少，在 ATN 的早期常有血小板减少，血小板减少和血小板功能障碍与 ATN 的出血倾向有关。如果临床上有出血倾向、血小板减少、消耗性低凝血症及纤维蛋白溶解征象，应考虑到弥漫性血管内凝血(DIC)。

(二)多尿期

每日尿量达 2.5L 称多尿，ATN 利尿早期常见尿量逐渐增多，进行性尿量增多是肾功能开始恢复的一个标志。每日尿量可成倍增加，利尿期第 3～5 日可达 1 000ml。进入多尿期后，每日尿量可达 3～5L，但肾功能并不立即恢复，多尿期早期 GFR 仍在 10ml/min 或以下，肾脏仍不能充分排出血中的氮质代谢产物、钾和磷，故仍可发生高钾血症。多尿期可持续 2～3 周或更久。持续多尿可发生低钾血症、失水和低钠血症。此外，此期仍易发生感染、心血管并发症和上消化道出血等。多尿期应密切观察水、电解质和酸碱平衡情况。

(三)恢复期

根据病因、病情轻重程度、多尿期持续时间、并发症和年龄等因素，ATN 患者在恢复早期变异较大，可毫无症状，自我感觉良好，或体质虚弱、乏力、消瘦；当 BUN 和 SCr 明显下降时，尿量逐渐恢复正常。除少数外，肾小球滤过功能多在 3～6 个月内恢复正常。但部分病例肾小管浓缩功能不全可持续 1 年以上。若肾功能持久不恢复，可能提示肾脏遗留有永久性损害。

【诊断和鉴别诊断】

(一)病史及体格检查

详细询问和记录 ARF 相关病史，主要为：①肾前性因素如低血压、充血性心力衰竭、严重肝病等；②肾性因素，如严重烧伤、创伤性休克，脓毒血症、误输异型血、肾毒性药物治疗等；③肾后性因素，如尿路结石、盆腔肿瘤、前列腺肿瘤等。

【尿液检查】　患者的尿液检查对诊断和鉴别诊断甚为重要，对疑诊 ATN 者，应立即留尿进行检查。但必须结合临床综合判断其结果：①尿量改变：少尿期每日尿量在 500ml 以下，或每小时小于 17ml。非少尿型尿量可正常或增多，约占 ARF 的一半，完全无尿提示两侧完全性尿路梗阻、肾皮质坏死、严重肾小球肾炎及两侧肾动脉栓塞。无尿与尿量突然增多交替出现是尿路梗阻的有力证据。②尿常规：外观多浑浊，尿色深，有时呈酱油色；尿蛋白多为(＋)～(卄)，常以中、小分子蛋白质为主；尿沉渣检查常有不同程度血尿，以镜下血尿较为多见，但在重金属中毒时常有大量蛋白尿和肉眼血尿。尿沉渣中尚有脱落的肾小管上皮细胞、上皮细胞管型、颗粒管型及不同程度的白细胞等，有时尚见色素管型或白细胞管型。肾小球肾炎或微血管炎可见红细胞和红细胞管型，急性间质性肾炎偶有白细胞管型，尿沉渣中出现较多嗜酸性粒细胞提示药物诱发急性间质性肾炎，急性高尿酸血症肾损害尿中可见尿酸结晶。③因肾小管重吸收功能损害，尿液不能浓缩，故尿比重低且较固定，多在 1.015 以下。④尿渗透浓度低于 350mOsm/kg，尿与血渗透浓度之比低于 1.1。⑤尿钠排出增多，因肾小管对钠重吸收减少。⑥尿尿素与血尿素之比降低，常低于 10。⑦尿肌酐与血肌酐之比降低，常低于 10。⑧肾衰指数常大于 2，该指数为尿钠浓度与尿肌酐、血肌酐比值之比。由于尿钠排出多，尿肌酐排出少而血肌酐升高，故指数增高。⑨滤过钠排泄分数(FeNa)，代表肾脏清除钠的能力，以肾小球滤过率百分比表示，即 FeNa＝(尿钠、血钠之比/尿肌酐、血肌酐之比)×100，ATN 患者常＞1，肾前性少尿者则常＜1。

(三)血液检查

血常规检查、血尿素氮和肌酐检查、血清电解质测定。

(四)影像学检查

主要用于诊断肾后性 ARF。B 超、CT 等可发现泌尿系结石、梗阻、肿瘤等情况。

(五)肾脏穿刺活检

通常用于没有明确致病原因的肾实质性急性肾衰竭。

【鉴别诊断】

(一)与肾前性少尿鉴别

肾前性氮质血症患者常有容量不足或心血管衰竭病史，氮质血症程度一般不严重，扩容后尿量增多，BUN 和 SCr 恢复正常，尿沉渣常无异常改变，尿比重常大于 1.020，尿渗透浓度大于 550mOsm/kg，尿钠浓度低于 15mmol/L，肾衰指数和 FeNa 小于 1，尿、血肌酐和尿素氮之比分别在 40∶1和 20∶1以上。

(二)与肾后性 ARF 鉴别

对于有泌尿系结石、盆腔脏器肿瘤或手术史、突然完全性无尿或间歇性无尿或有肾绞痛病史者，更应警惕肾后性 ARF。

【治疗】

(一)少尿期的治疗

治疗重点为调节水、电解质和酸碱平衡，控制氮质潴留，供给适当营养，防治并发症和治疗原发病。

1. 卧床休息　所有 ATN 患者都应卧床休息。

2. 饮食　能进食者尽量利用胃肠道补充营养，给予清淡流质或半流质食物为主。

3. 维护水平衡　少尿期患者应严格计算 24h 出入水量。24h 补液量为显性失液量及不显性失液量之和减去内生水量。显性失液量系指前一日 24h 内的尿量、粪、呕吐、出汗、引流液及创面渗液等丢失液量的总和；不显性失液量系指每日从呼气失去水分(400～500ml)和从皮肤蒸发失去水分(300～400ml)。但不显性失液量估计常有困难，故亦可按每日 12ml/kg 计算，并考虑体温、气温和湿度等。一般认为体温每升高 1℃，每小时失水量增加 0.1ml/kg；室温超过 30℃，每升高1℃,不显性失液量增加13%,呼吸困难或气管切开均增加呼吸道水分丢失。内生水系指24h内体内组织代谢、食物氧化和补液中葡萄糖氧化所生成的水总和。食物氧化生成水的计算为1g蛋白质产生0.43ml水,1g脂肪产生1.07ml水和1g葡萄糖产生0.55ml水。由于内生水的计算常被忽略,不显性失水量计算常属估计量,致使少尿期补液的准确性受到影响。为此,过去多采用“量出为入,宁少勿多”的补液原则,以防止体液过多。

4. 高钾血症的处理 最有效的方法为血液透析或腹膜透析。若有严重高钾血症或高分解代谢状态,以血液透析为宜。高钾血症是临床危急情况,在准备透析治疗前应予以急症处理:①伴代谢性酸中毒者可给5%碳酸氢钠250ml静脉滴注。②10%葡萄糖酸钙10ml静脉注射,以拮抗钾离子对心肌的毒性作用。③25%葡萄糖液500ml加胰岛素16~20U静脉滴注,可促使葡萄糖和钾离子等转移至细胞内合成糖原。但ATN患者常因少尿需限制液体摄入,此方法常受限制。④钠型或钙型离子交换树脂15~20g加入25%山梨醇溶液100ml口服,每日3~4次。由于离子交换树脂作用较慢,故不能作为紧急降低血钾的治疗措施,只对预防和治疗轻度高钾血症有效。

5. 代谢性酸中毒 对非高分解代谢的少尿期,补充足够热量,减少体内组织分解,一般代谢性酸中毒并不严重。但高分解代谢性酸中毒发生早,程度严重,可加重高钾血症,应及时治疗。

6. 呋塞米(速尿)和甘露醇的应用 ATN少尿病例在判断无血容量不足的因素后,可以试用速尿。速尿可扩张血管、降低肾小血管阻力,增加肾血流量和肾小球滤过率,并调节肾内血流分布,减轻肾小管和间质水肿。早期使用有预防ARF的作用。

7. 感染 开展早期预防性透析以来,少尿期患者死于急性肺水肿和高钾血症者显著减少,而感染则成为少尿期主要死亡原因。常见为血液、肺部、尿路、胆管等部位感染,可根据细菌培养和药物敏感试验合理选用对肾脏无毒性作用的抗生素治疗,并注意调整药物剂量。

8. 营养支持 ARF患者特别是败血症、严重创伤等伴有高分解代谢状态者,每日热量摄入不足易导致氮质血症快速进展。营养支持可提供足够热量,减少体内蛋白分解,从而减缓血氮质升高速度,增加机体抵抗力,降低少尿期病死率,并可能减少透析次数。

9. 血液透析或腹膜透析 对ARF患者进行血液净化的目的包括肾脏替代治疗和肾脏支持治疗两方面。肾脏替代治疗的主要目的为维持水、电解质及酸碱平衡,防止肾脏进一步损伤,促进肾功能恢复,为其他治疗创造条件。肾脏支持治疗的主要目的在于营养补充。可供选择的透析方式包括间歇性血透治疗、腹透(IPD,CAPD)和连续性肾脏替代治疗(CRRT)。

(1)紧急透析指征:①急性肺水肿,或充血性心力衰竭;②严重高钾血症,血钾在6.5mmol/L以上,或心电图已出现明显异位心律,伴QRS波增宽。一般透析指征:①少尿或无尿2d以上;②已出现尿毒症症状如呕吐、神志淡漠、烦躁或嗜睡;③高分解代谢状态;④出现体液潴留现象;⑤血pH在7.25以下,实际重碳酸氢盐在15mmol/L以下或二氧化碳结合力在13mmol/L以下;⑥BUN≥17.8mmol/L,除外肾外因素引起,或SCr≥442μmol/L;⑦对非少尿患者出现体液过多、球结膜水肿、心脏奔马律或中心静脉压高于正常;血钾5.5mmol/L以上;心电图疑有高钾图形等任何一种情况者,亦应透析治疗。

(2)ATN透析方法的选择:原则上应以简便有效且经济为主要选择,故首选血液透析或腹膜透析,腹膜透析适合于伴有活动性出血或创伤、血管通道建立有困难、老年、心血管功能不稳定或儿童病例。伴有心力衰竭、水潴留时根据心衰程度及急需超滤速度可选用2.5%~4.25%葡萄糖透析液。每次灌入2L保留30min,用4.25%葡萄糖透析液者每次虽可清除水分 300～500ml，每日 10 次可在 10h 内超滤 3L，但易造成高血糖症，甚至高渗性昏迷，故只适用于急性肺水肿的抢救。用 2.5％葡萄糖透析液，每小时可超滤 100～300ml，5 次即可超滤 1L 左右，对轻、中度心力衰竭者可采用此浓度。病情危重，脱水量不理想，应即改为单纯超滤或 CVVH。在使用高渗葡萄糖透析液时，应密切观察血糖浓度。对糖尿病、隐性糖尿病或老年病例，尤应注意。当血糖超过 300mg/dl 时，应改用 2％葡萄糖透析液及腹腔内注入胰岛素，对糖尿病患者亦应加用胰岛素腹腔内注射。推荐的使用剂量为 1.5％者加 4～5U/L，2.5％加 5～7U/L，4.25％加 8～10U/L，并应根据血糖浓度调节，最后一次透析不宜加胰岛素。在治疗中，对无高分解状态患者尚应注意低钾血症的发生。特别是纠正代谢性酸中毒之后，即使透析液中加氯化钾 4mmol/L，有时仍会发生体内缺钾。故仍应严密随访心电图和血钾浓度，以免发生缺钾性严重心律失常和心跳骤停。

CRRT 具有持续低流率替代肾小球滤过的特点，并可在床旁进行急救，适用于危重病例的抢救。但费用昂贵，24 小时不间断医护人员监护和持续使用肝素对出血病例不利是一缺点。CRRT 最常用的方式为连续性静脉血液滤过（CVVH）和连续性静脉血液滤过透析（CVVHD）。

（二）多尿期治疗

多尿期开始，威胁生命的并发症依然存在。治疗重点仍为维持水、电解质和酸碱平衡，控制氮质血症，治疗原发病和防止各种并发症。部分 ATN 病例多尿期持续较长，每日尿量多在 4L 以上，补充液体量应逐渐减少（比出量少 500～1 000ml），并尽可能经胃肠道补充，以缩短多尿期。对不能起床的病人，尤应防治肺部感染和尿路感染。

多尿期开始即使尿量超过 2 500ml/d，BUN 仍可继续上升，故已施行透析治疗者，此时仍应继续透析，直至 SCr 降至 265μmol/L 以下并稳定在此水平。临床一般情况明显改善者可试暂停透析观察，病情稳定后停止透析。

（三）恢复期治疗

一般无需特殊处理，定期随访肾功能，避免使用对肾脏有损害的药物。

【预防】　积极治疗引起急性肾小管坏死的原发病，如及时纠正血容量不足、肾血流量不足、缺氧和感染等，彻底清除创伤坏死组织，并密切观察肾功能和尿量，早期解除肾血管痉挛，合理使用氨基糖苷类抗生素和利尿药，对老年、原有肾脏疾患、糖尿病患者等施行静脉尿路 X 线造影检查，特别是造影剂大剂量应用尤应慎重。

第三节　急性呼吸窘迫综合征

急性呼吸窘迫综合征是指发生于严重感染、休克、创伤及烧伤等疾病过程中，肺实质发生急性弥漫性损伤导致的以顽固性低氧血症、呼吸困难为特征的临床综合征。急性呼吸窘迫综合征是临床内、外科重症病人常见的急性肺脏损伤。

【临床、病理、影像学特点】　由于 ARDS 进展较快，根据不同的临床特点，组织病理学表现和影像学特点，可将其分为几个不同阶段。急性期或者叫渗出期，表现为突发的呼吸衰竭。对吸氧治疗无效的低氧血症。影像学表现明显区别于心源性肺水肿。胸片显示双侧的肺浸润杂乱而不对称，可伴有胸腔积液。肺 CT 显示，肺泡充填，实变，下肺野的肺不张。气管肺泡灌洗可显示肺不张之外的部分也为炎症累及。病理学表现为，弥漫的肺泡损伤，肺泡腔被巨噬细胞、中性粒细胞、红细胞、透明膜和大量的蛋白水肿液充填；毛细血管损伤；肺泡上皮破坏。

尽管急性肺损伤和ARDS可在急性期经过妥善的治疗完全缓解，也有部分病人在急性期后转入慢性的纤维肺泡炎，表现为持续性的低氧血症，肺泡死腔通气增加，肺顺应性的进一步降低。广泛的肺毛细血管损伤造成肺动脉高压，可诱发右心衰竭。胸片显示不透明线条状影，提示为肺纤维化形成。10%～13%的ARDS病人可形成气胸，但这与气道压力或PEEP压力无关。CT显示，广泛的肺间质不透明影和肺大疱。组织学显示，肺纤维化，急、慢性炎症细胞浸润和稍有减轻的肺水肿。

恢复期表现为低氧血症的好转和肺顺应性的改善。影像学的异常改变明显消失。尽管病人的肺功能已经恢复正常，但是组织学仍可见到肺纤维化的存在。

【流行病学】

发病率 由于缺乏统一的定义，病因学的多种多样和临床表现的纷繁复杂等，阻碍了对急性肺损伤和ARDS的发病率的准确估计。美国NIH早期估计的发病率为75人/10万人。而最近的研究报道的发病率要低得多，为1.5～8.3人/10万人左右。在斯堪的纳维亚，第一个使用1994年定义的流行病学调查显示，急性肺损伤的发病率为17.9人/10万人，ARDS的发病率为13.5人/10万人。NIH的ARDS网络登记中心的结果则支持他们早期提出的75人/10万人的发病率。关于这个问题尚需要更多的数据积累，这项研究正在西雅图进行。

【原发病和危险因素】 判断病人处于急性肺损伤或ARDS发病的高危期的能力是至关重要的，关系到及时、有效地对病人进行治疗，防患于未然。损伤因素包括直接和间接原因两类(表5-3)。

表5-3 急性肺损伤和ARDS发病的直接和间接原因

直接损伤原因	间接损伤原因
误吸	脓毒血症
弥漫性肺部感染	严重的非胸部创伤
肺钝挫伤	急诊复苏导致高灌注状态
溺水	大面积烧伤
肺栓塞	急性重症胰腺炎
放射性肺损伤	严重中枢性损伤

其中，脓毒血症是急性肺损伤和ARDS发病的高危因素，占40%左右。MODS增加了病人的风险，其他的高危因子主要还有长期酗酒，慢性肺疾病，酸中毒等。

【预后】 近期的研究报道急性肺损伤和ARDS的病死率为40%～60%。大部分病人死于脓毒血症和MODS。随着医学进步，其病死率也逐渐降低。一项来自西雅图的研究报告指出，急性肺损伤和ARDS的病死率已经由1983—1987年的53%～68%降至1993年的36%。来自英国的报告显示，其病死率由1990—1993年的66%下降至1994—1997年的34%。这些数据的改善归功于，对于脓毒血症的积极治疗，机械通气方式的改良，重症病人的支持治疗的进展等。

预后因素包括慢性肝病、肺外脏器功能障碍、脓毒血症和高龄。有趣的是，疾病初期的吸氧治疗的参数如氧分压/吸入氧浓度(PaO_2/FiO_2)和肺损伤评分并不能较好地反映预后。在三项较大规模的研究中，$PaO_2/FiO_2 \leqslant 300$的病人和$PaO_2/FiO_2 \leqslant 200$的病人病死率无明显的差异。在发病第一周对改善肺功能治疗反应不佳的病人预后不良。

大部分存活病人肺功能将在 6～12 个月后恢复正常。其他肺机械性异常，如呼吸轻微受限，气道梗阻、二氧化碳弥散障碍、气体交换异常等，一般无明显症状。疾病愈严重和机械通气的时间愈长，提示今后持续的肺功能异常，生活质量较差。

【发病机制】

(一)内皮和上皮损伤

肺泡毛细血管间有两道屏障，毛细血管内皮和肺泡上皮。急性肺损伤和 ARDS 的急性期以富含蛋白的水肿液流入肺泡腔为特点，肺泡毛细血管屏障通透性增高。毛细血管内皮损伤，血管通透性增加形成肺水肿。

肺泡上皮的损伤在疾病中所起的作用也越来越被人们所认识。肺泡上皮的损伤程度是重要的预后因素之一。正常肺泡上皮有两种细胞构成，Ⅰ型扁平细胞，覆盖 90％的肺泡表面积，疾病中易被损伤；Ⅱ型柱状细胞，覆盖另 10％的肺泡面积，具有一定的抗损伤能力，其生理功能包括产生表面活性物质，离子转运、增殖、分化成Ⅰ型扁平细胞。

急性肺损伤和 ARDS 时，上皮的完整性被破坏为始动因素。首先，在正常条件下，上皮的通透性较血管内皮小，上皮损伤造成大量液体渗入肺泡腔。其次，上皮完整性破坏和Ⅱ型细胞的损伤影响了上皮细胞对水的转运，使细胞去除肺泡腔内的液体能力下降。再其次，Ⅱ型细胞的损伤减少了表面活性物质的产生，肺顺应性下降。后来肺泡上皮屏障功能丧失可减低其对细菌性肺炎发展的阻挡，形成感染性休克。最后，过量的肺泡上皮的损伤如不及时得以恢复，可形成肺纤维化。

(二)中性粒细胞的作用

临床和基础实验研究的大量证据表明，中性粒细胞造成的损伤在急性肺损伤和 ARDS 疾病中占有重要地位。组织学检查发病早期肺组织发现，大量的中性粒细胞聚集。病人的肺泡水肿液和气管肺泡灌洗液中也发现大量中性粒细胞存在。许多动物实验证明，肺损伤是由中性粒细胞造成的。

中性粒细胞炎症是肺损伤的起因还是结果呢？急性肺损伤和 ARDS 可发生于中性粒细胞减少症病人。一些动物模型也证实，肺损伤可以不依赖于中性粒细胞。在临床治疗中，粒细胞集落刺激因子经常用来提升病人血循环中的中性粒细胞，急性肺损伤的发病率和严重程度并没有加重。结论是，中性粒细胞的聚集是宿主对疾病的反应。这或许可以解释为什么大部分的抗炎症治疗对 ARDS 效果不佳。

(三)其他促炎症机制

1. 细胞因子　复杂的细胞因子和其他促炎症化合物在急性肺损伤和 ARDS 中作用不容忽视。促炎症细胞因子由炎症细胞、肺上皮细胞、成纤维细胞等分泌。肺外产生的调节因子也见报道如 MIF(macrophage inhibitory factor)是由垂体后叶前部分泌的调节因子，可促进 IL-8、TNF-α 的分泌，并且可以抵抗激素的抑制炎性细胞因子释放的作用。

最近研究指出，炎性因子分泌增多的同时，炎性因子和抗炎因子的平衡发生了紊乱。IL-10、IL-11、IL-1 受体拮抗药及可溶性 TNF 受体的抗炎作用不断被发现。对于这些的了解有助于对 ARDS 的有效治疗。

2. 呼吸机造成的肺损伤　以往的研究集中于吸入过高浓度氧的毒性研究，目前实验发现，高潮气量和高压力的机械通气可造成肺损伤，主要表现为损伤肺的水肿和未损伤肺的通透性的增高。最初的解释为过度膨胀的肺泡是围绕其外的毛细血管张力下降。后来人们发现，不张的肺泡随着呼吸机不断的开关是造成肺损伤的根本原因，这个过程独立于肺泡过度膨胀。肺泡过度膨胀和不张的肺泡随着呼吸机不断地萎陷、复张启动了炎性因子分泌的级联反应。

对于机械通气的急性肺损伤和 ARDS 患者，传统的潮气量为 10～15ml/kg，这足以使未损伤的肺泡过度膨胀，造成进一步的损伤甚至 MODS。传统的通气方式也不能避免呼气末肺泡的萎陷，这也会损伤肺。低潮气量 PEEP 的通气方式逐渐被人们推崇。

3. 其他损伤机制　凝血功能异常，末端气道的小血管中小血栓形成和纤溶障碍；表面活性物质的产生、组成、功能异常。

【纤维性肺泡炎】　在急性期过后，一些病人很快恢复，而也有一些病人要经历一个长时间的肺纤维化过程。肺泡腔充满间质细胞及其产物，新生毛细血管床。纤维性肺泡炎程度与死亡风险相关，死亡的病人尸检时，肺内可见大量胶原和纤维结合素。

实际上，发病早期即可有纤维性肺泡炎存在，甚至在插管或者上机开始时，即可检测到前胶原Ⅲ肽——一种胶原合成标志物的升高。早期肺泡腔中出现前胶原Ⅲ，提示预后不良。

【缓解】　远端气道上皮主动运输钠离子和氯离子，肺泡腔中的水肿液随着而被动吸收进入肺间质。临床研究显示，在插管和机械通气的早期，即有水肿液开始被廓清。这种廓清能力越强，提示好的氧合功能，上机时间越短，预后越好。

恢复期，肺泡腔中可溶性和不可溶性蛋白必须被清除。不可溶性蛋白的清除尤为重要，因为透明膜的残留会导致今后的肺纤维化形成。可溶性蛋白的吸收主要依赖通过肺泡上皮细胞之间的弥散作用。不可溶性蛋白的清除主要依靠肺泡上皮细胞的胞吞和胞饮作用和巨噬细胞的吞噬作用。

Ⅱ型肺泡上皮细胞是一种肺上皮细胞的干细胞，它可以增殖和覆盖肺泡裸区的基底膜，并且分化成Ⅰ型上皮细胞，恢复正常的肺泡结构，增加肺泡上皮的液体转运能力。这种分化依赖于上皮生长因子，包括角化细胞生长因子和肝细胞生长因子。

炎症细胞浸润和纤维化的恢复机制尚不清楚。炎症区域的中性粒细胞的凋亡一直被人们认为是一种重要的机制。但是一些研究显示，急性肺损伤和 ARDS 病人的气管肺泡灌洗液中，凋亡的中性粒细胞数目很少，这可能是由于肺内抗凋亡因子，如粒细胞集落刺激因子和粒细胞-巨噬细胞集落刺激因子等存在的缘故。这一结果似乎不支持以上的观点。也有一些研究显示，灌洗液中凋亡标志物的浓度较高，体外试验将灌洗液加入上皮细胞培养液中，促使上皮细胞凋亡。因此，肺损伤中，促凋亡因子和抗凋亡因子的相互作用机制尚需要进一步研究。

【治疗】　近年来，急性肺损伤和 ARDS 的死亡率明显下降，这主要归功于支持治疗的进步。临床治疗中要注重对原发病治疗，如及早发现致命性感染，脓毒血症和肺炎等，病人经常死于类似感染。充足的营养支持也较为重要，肠内营养优先于肠外营养，也可避免深静脉置管引起的脓毒血症。另外还要注意防止胃肠道出血和血栓形成。

对急性肺损伤和 ARDS 的发病机制研究的日益系统化，具有对治疗的指导作用。尽管基于此的一些治疗方法并没有取得很好的疗效，但毕竟可以鼓励更进一步的临床研究。一个最大的进步就是，NIH 建立了集合 10 个医疗中心，共 24 家医院的 75 个中心 ICU 的网络登记系统，可以进行大规模的、多中心的、随机的临床研究，评价新的治疗方法。

(一)机械通气

从刚刚发现 ARDS 时，正确的机械通气的方法就一直受到人们关注和争议。尽管一个正常人的潮气量是 6～7ml/kg，但在治疗急性肺损伤和 ARDS，进行机械通气时，经常采用 12～

15ml/kg 的潮气量。直到 1970 年，人们才发现这样一个事实，机械通气中，较高的潮气量会加重肺损伤，并且将潮气量降低至 8～9ml/kg。但是后来的研究表明，这样并没有减少死亡病例的发生。

NIH 比较了传统的潮气量(12ml/kg)和较低潮气量(6ml/kg)的机械通气病人 861 例。在低潮气量组，呼吸的平台压力(吸气停止后 0.5s 的气道压力)不超过 30cmH_2O，同时吸入氧浓度和 PEEP 条件都得到严格控制。传统潮气量组的院内死亡率 39.8%，显著高于低潮气量组死亡率 31%($P=0.007$)，低潮气量的机械通气使病人的死亡率减少了 22%。大规模多中心的随机研究对于评价一种特定的治疗手段具有重要的意义。上述实验就提供了有力的证据，减少了呼吸机造成的医源性肺损伤，并可以规范治疗。

治疗急性肺损伤和 ARDS 的最适 PEEP 条件也是近年来的研究热点之一。早期人们就发现了 PEEP 能够较好地改善肺损伤病人的氧合功能，并且可以降低吸入氧浓度。较好的 PEEP 条件能够增加功能残气量，使萎陷的肺泡复张。

最近，Amato 等提出“open-lung”机械通气方案治疗急性肺损伤和 ARDS 病人，方案采用低潮气量和控制通气压力的反比呼吸，同时在压力容积曲线的低点处升高 PEEP 的压力，保证了肺泡的复张，减少了病人的死亡率。但是这种方案也有一些不足之处。首先，只有 53 例病人列入了观察，样本数较小。其次，对照组采用传统的通气方案，死亡率高达 71%。另外，两组的死亡率仅在观察后 28 天具有差异，出院前两组的死亡率无显著差异。最后，技术上来说，描绘压力容积曲线的最低点是比较困难的，需要病人绝对镇静甚至处于瘫痪状态。

关于这个方面的研究，Amato 等升高了 PEEP 压力，使更多的萎陷肺泡得以复张。NIH 的研究表明，低潮气量、低压力 PEEP 减少了进一步的肺损伤。方案孰优孰劣，NIH 的 ARDS 网络登记中心正在进行临床研究。纳入研究的还有其他通气方案，如俯卧式机械通气等。

(二)液体和血流动力学治疗

限制急性肺损伤和 ARDS 病人的液体输入量，目的在于减轻肺水肿程度。动物实验研究结果表明，心脏左房压力降低可减轻肺水肿。一些临床研究也支持这个结论。NIH 将进行一项随机临床实验显示，比较不同液体治疗方案对肺损伤治疗的实验，血流动力学由肺动脉插管、深静脉置管监测，试验中予以病人能够维持充足的脏器灌流的最低液体量，观察酸碱平衡和肾脏功能情况。如果纠正休克恢复血容量后，不能保证脏器的充分灌流，如脓毒血症感染性休克时，使用血管加压素等药物提高灌注压，改善局部组织供氧。实验的正确结论尚待时日。

(三)表面活性剂治疗

在新生儿呼吸窘迫综合征的治疗中，表面活性剂替代药物的治疗发挥了举足轻重的作用。在成人急性肺损伤和 ARDS 中，人们也尝试使用表面活性剂替代药物。有实验表明，这种方法并不能改善氧合功能、减少上机时间和改善预后。对这种结论的解释是：表面活性剂靠喷雾吸入，不到 5%的药物能够到达远端气道。药物中的无蛋白磷脂成分不一定适用于急性肺损伤和 ARDS 的治疗。新的表面活性剂的药物如重组蛋白，更好的给药途径，如气道内滴注，气管肺泡灌洗等，等待临床评价。

(四)NO 吸入和其他血管扩张药

NO 是一种有效的血管扩张药，吸入可引起肺血管扩张，而且局限于肺脏，对全身血流影响小。尽管有研究提示吸入 NO 对于急性肺损伤和 ARDS 病人有利，但随机的、双盲试验研究并没有得出令人振奋的结论。在一项 2 期临床观察中，吸入 NO 并没有减少病人的死亡率和缩短机械通气的上机时间。吸入前后氧合功能改善不明显。肺-动脉氧分压下降不显著，组织供氧改善不大。另有一项3期临床试验显示同样结论。因此不推荐吸入NO治疗急性肺损伤和ARDS，但可作为顽固性低氧血症的救助治疗。硝普钠、前列腺素E_1、肼苯达嗪和环前列腺素等，目前尚未证实对ARDS病人的治疗有益。

（五）糖皮质激素和其他抗炎药物

对急性肺损伤和ARDS的炎症本质的认识，促使人们将目光集中到抗炎症药物（如糖皮质激素）上。但是临床观察发现在疾病尚未发生或者疾病早期予以糖皮质激素，无益于疾病的治疗。直到最近，糖皮质激素才被应用到疾病后期的治疗，或者被用于治疗纤维肺泡炎。在24例患者中进行疗效观察，初步的结果令人满意。大规模多中心的观察大剂量甲强龙连续应用冲击治疗7d的研究，正在美国开展。由于大剂量应用甲强龙容易增加病人的感染率，目前在结果尚未确定之前，不提倡给予病人甲强龙治疗急性肺损伤和ARDS。

给予重症病人大剂量的糖皮质激素被认为是一种急救疗法。除了糖皮质激素，人们对其他的抗炎症药物治疗急性肺损伤的疗效也进行了研究，并且已经证明无效。治疗的失败提示：第一，急性肺损伤存在着复杂的炎症机制；第二，在疾病早期给予抗炎症药物治疗无效。

（六）加快缓解药物

在疾病恢复期，人们在不断地研究加快肺部病理变化缓解的药物。通过儿茶酚胺依赖途径和儿茶酚胺非依赖途径，去除肺泡腔内水肿液是引种有效的治疗方法，常用的药物包括β受体激动药。临床上它已被广泛应用，并且副作用较小。它的药理作用为增加表面活性物质的产生，还有一定的抗炎症作用，可以恢复肺部血管的通透性。

由于急性肺损伤和ARDS的一个主要病理变化使肺泡Ⅰ型上皮细胞的破坏，肺泡裸露化，因此加速上皮的再覆盖也是一条促进肺损伤缓解的途径。Ⅱ型肺泡上皮细胞的增殖依赖多种上皮生长因子的调节，其中包括角化细胞生长因子。实验证明，角化细胞生长因子能够对肺损伤起到保护作用，可能与其促进Ⅱ型上皮细胞的增殖，抗过氧化损伤等机制有关。这些结果为特异性表皮生长因子治疗急性肺损伤和ARDS提供了理论依据。

【结论】　在急性肺损伤和ARDS的发病机制方面，近年来取得了长足的进步，积累了大量关于疾病流行病学和病理生理学方面的信息，同时对疾病恢复期的病理变化有了近一步的了解，这些进展开辟了对疾病治疗的新的道路。有关于特定的急性肺损伤和ARDS的治疗方法的优劣，还需要大规模的、多中心的、随机的临床研究来提供更多的数据来进行评价。

第四节　急性肝衰竭

急性肝衰竭（acute liver failure，ALF）是一种复杂的涉及多个系统的疾病，是肝脏受到严重损伤后的表现，主要表现为进行性凝血障碍和肝性脑病。

ALF是一种异源性疾病，临床表现为一系列复杂的综合征。主要取决于原发病、病人年龄和疾病发展的时间。ALF的分类标准很多，例如在英国，ALF主要分为超急性、急性和亚急性肝衰竭，分别定义为7d，8～28d和超过28d的肝性脑病。ALF的自然病程变化较大，队列研究表明，未行肝移植的病人存活率在10%～90%。随着肝移植的发展，生存率显著提高，现在已经达到40%～90%，原发病是造成生存率差异的主要因素。

【病因和流行病学】　地域性ALF的病因见表5-4。

表 5-4　地域性 ALF 的病因

	英国	美国	法国	印度	日本
对乙酰氨基酚	54	40	2	—	—
药物反应	7	12	15	5	—
血清反应阴性	17	17	18	24	45
甲型和乙型肝炎	14	12	49	33	55
戊型肝炎	—	—	—	38	—
其他	8	19	16	—	—

肝衰竭患者中，大部分是由病毒和药物引起的，但是也有一部分没有明确的原因，被归为血清学反应阴性或者不确定疾病。在美国和英国，对乙酰氨基酚是造成肝衰竭最常见的原因，特质反应是另一个主要原因。

(一)病毒

病毒性肝炎中，ALF 不常见，大概发生率为 0.2%～4%。甲型肝炎造成 ALF 的可能性较小，主要取决于罹患疾病者的年龄。乙型肝炎造成 ALF 多为再次感染和病毒的自主复制。接种疫苗可以减少甲型肝炎和乙型肝炎的发病率，合理使用抗病毒药物可以减少病毒的复制。丙型肝炎很少造成 ALF。在亚洲和非洲，戊型肝炎是造成 ALF 的常见原因，尤其在孕妇中，发病率高达 20%，尤其在妊娠第三个三月期。罕见的造成 ALF 的病毒有单纯疱疹病毒-1，单纯疱疹病毒-2、疱疹病毒-6、水痘病毒、EB 病毒和巨细胞病毒等。

在一些西方国家，血清学检测阴性的肝炎患者多数是由病毒造成的，但是鲜有病毒感染的证据，受感染者多为中年妇女，且多为偶发，诊断时应除外这种疾病可能。

(二)药物

对乙酰氨基酚过量服用是英国药物性 ALF 的主要原因之一，占 40%左右。自从英国立法限制对乙酰氨基酚购买，ALF 发病率才有所下降。药物性 ALF 多发生于有自杀倾向的病人，但是服用正常治疗剂量时，8%～30%的病人也有发病的可能。值得注意的是，一些因素可致使机体对对乙酰氨基酚毒性敏感度增高，如酗酒、抗癫痫治疗和营养不良等。在服药过量的病人中只有 2%～5%发生 ALF。死亡率与服药剂量之间存在量-效关系，超过 48g 时死亡率最高。

特质性药物反应造成 ALF 常常发生在第一次接触药物时，常见的药物有氟烷、异烟肼、利福平、丙基戊酸钠、卡巴米嗪、酮康唑、别嘌醇和苯妥因等。这种情况要依靠服用的药物和随即发生的肝损伤来进行诊断。特质性药物反应造成的 ALF 发生率不一，非甾体抗炎药为 0.001%，异烟肼/利福平为 0.1%。最近研究表明，安非他明（爱它死——一种摇头丸）可引起一系列的临床症状，如急性进展的 ALF，高热等。

(三)其他原因

1. 急性脂肪肝首先影响怀有男性胎儿的初产妇，同时出现溶血、肝脏酶指标升高、低血小板的被定义为 HELLP 综合征。ALF 伴有惊厥者多出现转氨酶升高。

2. Wilson 病可造成 ALF，症状通常出现在 20 岁左右，表现为溶血性贫血、可见的角膜色素环（Kayser-Fleischer 环）。在中欧、南非以及美洲的西海岸，蘑菇中毒可在进食后 5h 出现呕吐，4～5d 出现 ALF。自身免疫性肝炎也可造成 ALF，多发生在激素治疗失效后或者其他免疫抑制治疗时。

3. Budd-Chiari 综合征可造成 ALF，巨脾和肝静脉血栓可作为诊断依据，提示本病发病可能。恶性浸润性疾病，如淋巴瘤等，也可造成巨脾，注意鉴别诊断。在高龄老人中，缺血性肝炎被列为是造成 ALF 的原因之一。

【诊断和预后】 确定造成 ALF 的原发病是明确诊断的前提。有创的肝脏活检一般不常采用，除非用来鉴别恶性疾病的存在。原发病的情况、肝性脑病的分级决定预后，4 级肝性脑病伴脑水肿，尤其当伴有肾功衰竭时，提示预后不良。

亚急性肝衰竭预后不良，尽管疾病未发展到脑水肿和肾衰竭的程度。预后判断将决定病人是否有肝移植的指征和病人是否需转送到专门治疗机构。由于标本变化较大，组织学检查确定预后的能力有限，此外，亚急性肝衰竭中结节性再生的出现与生存率无关。临床上或影像学上观察到肝脏体积较小或者单位时间内肝脏缩小较快，提示预后不良。这种判断尤适合于亚急性肝炎，同时可结合肝性脑病分级，凝血功能等判断预后。利用 CT 评估肝脏体积和功能，能够更准确预测预后情况。

【治疗原则】 每个 ALF 病人需要制定治疗计划，以判断原发病为开始，包括初步的评估预后。具有指征的病人应该转入专门治疗中心进行肝移植。及时对出现的并发症进行治疗，这将决定病人是死亡、康复、还是进行移植。一些最初不需要移植的病人由于某些预后因子发生了变化，或者由于出现了某种并发症而转入移植中心。对于等待移植的患者，时有发生并发症而因此失去移植机会的，或者出现未预料到的康复征兆。

(一)基本治疗

静脉点滴 N-乙酰半胱氨酸治疗，对对乙酰氨基酚(扑热息痛)摄入过量引起的 ALF，它可以稀释血中的药物浓度。检测病人的 PT、INR、血清肌酐、酸碱平衡状态等。肝功能检测在评估严重肝损伤方面，作用有限。严重酸中毒或少尿病人可进行补液治疗。

其他肝脏疾病患者可进行对症治疗和补液治疗。

连续地检测 PT 和 INR 可评估肝脏功能的发展。拉米呋啶可用来治疗乙型肝炎，青霉胺可治疗 Wilson 病，免疫抑制药可治疗自身免疫性肝炎等。对于重症肝炎病人要检测血糖，避免低血糖的发生，并且尽量避免麻醉药和镇静药的应用。

(二)肝性脑病

肝性脑病是诊断 ALF 的重要组成部分。肝性脑病分级见表 5-5。

表 5-5 肝性脑病分级(改良 Parsons-Smith 评分)

分级	临床特征	神经症状	Glasgow 评分
0/亚临床	正常	仅见于神经科检查	15
1	轻微意识障碍，注意力集中时间缩短	震颤、运用不能、共济失调	15
2	昏睡、定向障碍、性格改变	扑翼样震颤、共济失调、构音障碍	11～15
3	精神混乱、嗜睡、半昏迷	扑翼样震颤、共济失调	8～11
4	昏迷	去脑强直	＜8

进展性肝性脑病可形成脑水肿。急性和超急性肝衰竭病人是 4 级脑病的高危人群。

造成肝性脑病的发病原因尚不清楚。目前认为和一些假定的毒素有关，包括氨、硫醇、丁酸、内生的苯丙胺等。同时伴有假性神经递质分泌增加，受体活性变化等。脑水肿的发病原因主要为脑血流调节紊乱和星形胶质细胞水肿。

一旦发展为 3 级肝性脑病，病人需要呼吸机维持通气，这时可给予镇静药减少对病人的刺激，防止发生脑水肿和脑病发作。有创性颅内压检测需要针对每个病人进行认真评估。检测可以了解准确的颅内压力，进行及时的治疗，但是可造成颅内出血和感染。治疗的目的是将颅内压力维持在 25mmHg，脑灌注压维持在 50mmHg 以上。颈静脉饱和度为 55%～80%。治疗方法包括：甘露醇降低颅内压、巴比妥镇静、降低体温、高渗盐水和血管加压素输注、肝切除和肝移植等。

(三)心血管和呼吸系统

周围血管扩张形成高动力循环，中心血容量过多造成循环衰竭低血压，是 ALF 发生时的特征性表现。低血压可采用补液治疗，但是仍然需要有创的血流动力学检测。肾上腺功能不全可造成顽固性低血压，氢化可的松的应用可起到好的效果。

脓毒血症、出血、胸腔积液、肺不张和肺内分流可造成呼吸困难，大部分病人可发展为严重的肺损伤如 ARDS。因此，要及时发现肺内感染并妥当治疗。如果出现胸腔积液影响呼吸可行引流。重症的低氧血症可采取更换体位、俯卧位呼吸或 NO 吸入等。

(四)肾脏和代谢

肝肾综合征和急性肾小管坏死是肾脏衰竭的主要原因。对乙酰氨基酚引发的 ALF 中，肾脏衰竭最为常见，因为药物的毒性直接作用在肾小管上。补充血容量维持肾脏的灌注和防止肾毒性物质进一步损伤肾脏是防止肾脏衰竭的主要方法。目前应用多巴胺治疗肾脏功能衰竭逐渐减少。腹内高压可影响肾脏血流灌注，因此对于相应病人可检测腹腔内压力。

在发生肾脏功能衰竭后，推荐早期采用肾脏替代治疗。连续治疗比间歇替代治疗效果好，前者可以减少血流动力学和颅内压的波动。肝脏功能衰竭造成其利用乳酸和乙酸缓冲液的能力下降，这时需要输注碳酸氢钠溶液，可以较好地控制体内的酸碱平衡。

(五)脓毒血症

全身炎症反应综合征经常发生于 ALF 时，有时不能得到微生物学的证实。细菌和真菌的感染所占比例为 80%和 32%。这些病人的细胞免疫水平、补体水平和噬菌作用减低。对脓毒血症患者的血液要进行常规的细菌培养，筛选敏感抗生素。预防性应用抗生素可减少感染的发生，但是同时会造成 10%的细菌耐药性的发生。全身的真菌感染诊断较难，而且一旦发生，死亡率较高，因此主张早期预防性应用抗真菌药物。

(六)营养

ALF 病人处于高分解代谢状态。通过胃管或空肠管进行肠内营养，并发症较少，应该成为主要的营养支持方式。对于胃肠引流量较大的病人，应给予红霉素和胃复安，促进胃肠道动力。ALF 病人具有周围性和肝性胰岛素抵抗，对于肠外营养的方法进行评估研究的较少，但是肠外营养可增加脓毒血症发生机会。

(七)凝血异常

凝血异常是 ALF 的另一个重要特征。对于有出血症状的病人或者进行有创性检查和治疗时，应该补充凝血因子。预防性纠正未发生的凝血异常，是凭直觉和经验通常采取的做法，但可导致预后不良，并且未观察到这种治疗有益于临床。要重视血小板减少症同时伴有或不伴有 DIC 的发生，这可以预测临床出血的危险，较 PT 和 INR 更敏感。重组Ⅶ因子的治疗作用正在研究中，尚未有定论。

（八）肝移植

肝移植是近年来治疗 ALF 的重要手段，占肝移植比例的 5%～12%。供体器官分配系统优先向 ALF 病人提供肝脏，45%～50%的病人进行了相应的移植。25%的病人被判定有移植的禁忌证，其他的病人未能在病情恶化前找到相匹配的供肝。在英国早已经制定了肝移植病人的选择标准，进展的肝性脑病和凝血异常是其中重要的选择标准之一。但是不必要的移植将会使病人移植后的生存率降至 39%～67%。另外，可将发生 ALF 的病人均列入移植名单，当获得供肝后，可确定适合移植的病人，这样可以将供肝在整个 ALF 病人人群中进行合理分配，但是也增加了不必要肝移植的机会。

在移植名单中剔除病情发展重，以至于确定肝移植对该病人来说是无效的，这种做法是感性的和没有确切依据的。至今还没有明确的关于 ALF 病人颅内压或者脑的氧代谢的指标，以确定脑组织已经发生了不可逆转的损害，不适合进行肝移植。而不可控制的脓毒血症、重度呼吸衰竭等也只是肝移植的相对禁忌证。

这些禁忌证对于老年人更加需要重视，但是又有很大的弹性空间，可能并不增加肝移植的并发症。

（九）移植手术

大多数移植是尸体来源的全肝移植，辅助性肝移植比较少见，只适用于那些有望恢复原肝脏功能和形态的病人。除了带来移植手术较为方便外，辅助性肝移植后，部分病人的受体肝脏在 6～36 个月恢复功能时，可减少免疫抑制药物的应用和去除移植物。但是，辅助性肝移植不能完全消除病肝对心血管系统和神经系统稳定性的影响，而且也不是所有病人原先的肝脏功能都可恢复。

在进行移植手术前，对于凝血障碍的病人要补充凝血因子和血小板等，这可以显著降低手术中的出血。在切除肝脏时，由于缺血再灌注，脑水肿的发生比较棘手，但是在无肝期，水肿可显著改善。在移植成功完成 48h 后，脑血管的自身调节机制恢复，但是这一时期，对于怀疑存在脑水肿的病人，仍然应该监测颅内压和脑血流灌注压。

对于脓毒血症，包括真菌感染，可以在移植之后持续存在，甚至在免疫抑制药应用的情况下发生恶化。移植后，肾功能恢复，但仍需维持几个星期的肾脏支持治疗。一些免疫抑制药和抗生素均具有肾毒性，为了保护肾功能，可适当调整治疗方案。

ALF 病人移植后的生存率为 60%～65%。有的移植中心报道生存率为 75%～90%。ALF 移植病人平均年龄在 28 岁左右，较其他原因择期性肝移植的病人（平均年龄 44 岁）为年轻。原发病不同，移植后的生存率也有很大变化，据统计，Wilson 病的移植疗效最好，而特质性药物反应引发的 ALF，移植效果较差。在扑热息痛药物反应引发的 ALF 中，4d 内进行肝移植的疗效较好。

肝性脑病的分级越高，肝移植的疗效越差，移植后生存率分别为：1 级 90%，2 级 77%，3 级 79%，4 级 54%。肾脏功能也决定移植的疗效，血清肌酐浓度在 200μmol/L 以上时，移植预后不良。移植时是否存在酸中毒和 APACHE Ⅲ评分也是决定预后的重要因素。但上述均为人群的统计结果，目前尚没有指标能够准确地预测 ALF 病人移植的预后。

（十）肝脏支持系统

肝脏支持系统，俗称人工肝，包括生物人工肝和机械人工肝两种，前者是靠培养的肝脏细胞行使正常肝脏的功能，后者则是利用透析原理。历史上，人们曾经将血流通过活性炭，进行净化，并进行了 75 例病人的实验观察，净化组病人的生存率显著提高。

过去 10 年中，人们评估了两种以肝脏细胞为基础的人工肝的使用价值。其一使用的是 50g 猪的肝脏细胞，最初的结果振奋人心，但是在随后的临床研究中，对于 147 例 ALF 病人和 27 例原发性移植肝无功能病人的 30d 生存率比较中，生存率未有显著性差异。在随后的研究中，这种人工肝对于扑热息痛反应引发的 ALF 病人和黄疸诱发的肝性脑病病人的生存率似乎有所提高。另一种人工肝使用的是肝脏细胞和肝脏胚细胞瘤细胞（C3A 细胞株），这两种细胞生长融合在中空的纤维管内表面。2 期临床试验同样不能验证初步的显著有效的结果。

依靠透析原理的肝脏支持包括白蛋白透析系统（MARS）和血浆置换。MARS 可以除去 ALF 病人体内白蛋白结合的毒素。血浆置换采用生物膜透析，生物膜的孔径为 0.65mm，通过 3 次以上的循环可以交换体重 15%左右的血浆。对于肝性脑病的治疗，透析时脑血流和脑血流灌注压变化不大，不会使颅内压增高恶化。平均动脉压升高，全身血管阻力增高。但是用于临床 ALF 病人的治疗，尚需要进一步研究。

参 考 文 献

[1] Vincent J-L, Fereira F, Moreno R. Scoring systems for assessing organ dysfunction and survival. Crit Care Clin, 2000, 16: 353-366

[2] Uchino S, Kellum JA, Bellomo R, et al. Acute renal failure in critically ill patients: a multinational, multicenter study. JAMA, 2005, 294: 813-818

[3] Ware LB, Matthay MA. The acute respiratory distress syndrome. N Engl J Med, 2000, 342: 1334-1349

[4] O'Grady JG, Schalm SW, Williams R. Acute liver failure: redefining the syndromes. Lancet, 1993, 342: 273-275

第 6 章　外科患者的营养代谢

临床营养包括胃肠外营养(PN)与胃肠内营养(EN)支持。由于历史上是以外科医师为先驱的,故有人称之为外科营养。

胃肠道外、内营养都是适应现代治疗学的需要而发展起来的。由于外、内、儿、妇、神经等科在治疗上的发展,患者的热量、蛋白质和其他营养物质的需要和补充成为突出的问题。许多患者无法进食,不愿进食或经平常的口服普通食物途径不能达到营养需要,故要用胃肠外营养支持或胃肠内营养支持。从静脉输入简单营养物质,发展为胃肠外、内营养,从“静脉高营养”至现代营养支持概念的提出及不断完善,经历了漫长的探索过程。1952 年法国外科医师 Robent Anbanian 首先采用锁骨下静脉插管到上腔静脉内进行输液,解决了用高渗糖的胃肠外营养的途径问题。1995 年哈佛医学院,布里根医院外科的 Francis Moore 首先提出热量与氮的合适比值为 150kcal∶1的理论。1961 年 Karodinska 医学院附属内科的 Arvid Wretlind 首先制定及完全地应用静脉脂肪乳剂于临床。1967—1969 年美国工作者通过动物实验及临床试验证实了肠外营养的有效性,引起了世界重视,1970—1974 年美国外科医师和法国外科医师提出了“人工胃肠”的概念,由此向欧洲、日本、澳洲及中国等国家和地区发展。国内从 20 世纪 70 年代初已有人应用肠外营养,70 年代中期也应用肠内营养。但到 1978 年才有正式的肠外营养报道,1979 年上海吴肇光报告了肠外营养应用经验。此后,天津及武汉等地区相继有报告。临床营养已挽救了无数肠功能衰竭的患者,取得了良好的社会效益。

临床营养支持(clinical nutrition support)近年来有了很大的发展,各种可以在临床上应用的不良反应小,符合生理需要的营养制剂的应用和有关外科患者营养的研究都取得了显著的成果。大量的临床经验和实验表明任何的营养不良和代谢紊乱都是导致死亡率和患病率增加的一个主要原因之一。外科领域的患者都会存在不同程度的营养不良,尤其是老年患者,大多在有外科疾病的同时合并有一些内科疾病,营养不良的程度有所增加。因此,应该重视外科患者营养的管理,并把它作为围手术期中的重点内容进行深入的研究。临床营养包括肠外营养(parenteral nutrition,PN)和肠内营养(enteral nutrition,EN),包括平衡的多种氨基酸成分、长链及中链脂肪乳、糖类、平衡的多种维生素、平衡的多种微量元素等成分。

第一节　饥饿、创伤后的代谢变化

一、外科患者营养缺乏的原因

(一)术前营养不足

大部分患者由于疾病本身的影响,手术前就存在着不同程度的营养障碍。发生的原因:①摄入和吸收不够:急、慢性消化道梗阻时,营养的摄入受到限制;胰腺和小肠的慢性炎症,严重影响营养素的消化和吸收。②消耗和丧失过多:恶性肿瘤和甲状腺功能亢进症时,营养消耗增加;消化道外瘘、慢性失血、大面积烧伤和严重感染时,引起大量营养物不断的丢失。总之,手术前应对每个患者的营养状况作正确的判断,营养严重缺乏者,应及时进行纠正。对住院患者营养状况的估价，目前尚缺乏公认的、方便而准确的统一标准。临床上可采用病人住院时和标准体重的比较法来判断，如病后无水肿而体重丢失 30%以上可认为是重度营养不良，丢失 20%以上为相当重或中度营养不良。

(二)手术过程中和术后的丢失

手术本身就是一种创伤，术中造成的组织损伤和失血，必然会引起蛋白质的丢失。手术愈复杂，创伤就愈大，丢失的蛋白质就愈多，如甲状腺次全切除术的平均丢失蛋白质的量是 75g，而乳腺癌根治术平均丢失蛋白质的量为甲状腺次全切除术的 2 倍。手术后，机体内的代谢立即处于分解期，蛋白质分解加速，同时尿氮的排泄量明显增加，即使给大量的蛋白质，也不能改变病人的负氮平衡状态。

机体在饥饿或创伤的情况下，受神经-内分泌的调控，可发生一系列病理生理变化，包括物质代谢及能量代谢的变化。营养支持治疗时，需适应这些变化。

1. 饥饿时的代谢变化　机体对饥饿的代谢反应是调节机体的能量需要。减少活动和降低基础代谢率。减少能量消耗，从而减少机体组成的分解。单纯饥饿引起的代谢改变与严重创伤或疾病诱发的代谢反应虽有所不同，但其反应的唯一目的均是维持生存。

(1)内分泌及代谢变化：为使机体更好地适应饥饿状态，许多内分泌物质参与了这一反应。其中主要有胰岛素、胰高血糖素、生长激素、儿茶酚胺、甲状腺素、肾上腺皮质激素及抗利尿激素等。这些激素的变化直接影响机体的碳水化合物，蛋白质及脂肪等的代谢。饥饿时，血糖下降。为维持糖代谢恒定，胰岛素分泌立即减少，胰高血糖素、生长激素、儿茶酚胺分泌增加，以加速糖原分解，使糖生成增加。随着饥饿时间延长，上述激素的变化可促使氨基酸自肌肉动员，肝糖异生增加，糖的生成由此增加，但也同时消耗了机体蛋白质。饥饿时，受内分泌的支配，体内脂肪水解增加，逐步成为机体的最主要能源。充分利用脂肪能源，尽量减少糖异生，既减少蛋白质的分解，是饥饿后期机体为生存的自身保护措施。反映在尿氮排出量的变化，初期约 8.5g/d，饥饿后期则减少至 2～4g/d。

(2)机体组成的变化：饥饿可导致机体组成的显著变化，包括水分丢失，大量脂肪分解。蛋白质不可避免地被分解，使组织器官重量减轻，功能下降。这种变化涉及所有器官，例如肾浓缩能力消失，肝蛋白丢失，胃肠排空运动延迟，消化酶分泌减少，肠上皮细胞萎缩等。长期饥饿可使肺的通气及换气能力减弱，心脏萎缩，功能减退，最终可导致死亡。

2. 创伤、感染后的代谢变化

(1)神经，内分泌反应：创伤等外周刺激传导至下丘脑，后者随即通过神经-内分泌发生一系列反应。此时交感神经系统兴奋，胰岛素分泌减少，肾上腺素、去甲肾上腺素、胰高血糖素、促肾上腺皮质激素、肾上腺皮质激素及抗利尿激素分泌均增加。

(2)机体代谢变化：在抗利尿激素及醛固酮的作用下，水钠潴留，以保存血容量。创伤、感染可致水、电解质及酸碱平衡失调。交感神经所致的高代谢状态，使机体的静息能量消耗 REF 增加。正常成人的 REF 约为 104.6kJ/(kg・d)。创伤、感染时视其严重程度 REF 可增加 20%～40%不等，只有大面积烧伤的 REF 才会增加 50%～100%。通常的择期性手术，REF 的增幅不大，约 10%。适量的能源提供是创伤、感染时合成代谢的必备条件。创伤时机体对糖的利用率下降，容易发生高血糖、糖尿。蛋白质分解增加，尿氮排出增加，出现负氮平衡。糖异生过程活跃，脂肪分解明显增加。

第二节 肠内营养

经消化道内的补充有口服和管饲两种方法，饮食种类有普通饮食、管饲饮食和要素饮食三种。

(一)普通饮食

经口腔摄取食物是最常用的方法，最经济、最方便，而且也是比较理想的方法。根据病情的需要，选用流汁、半流食和软食等普通饮食。进食的量不应过分限制，病人食欲不佳时，可适当改变膳食的花色品种和烹调技术，并加服一些对消化有帮助的药物，应鼓励病人尽量多地摄取营养。慢性疾病，还应给以足够的维生素和电解质。

(二)管饲饮食

不能正常进食的昏迷病人和晚期食道癌和胃癌伴有消化道梗阻的病人，可通过胃管、胃或空肠的造瘘管，补充营养物质。目前常用的管饲饮食为流质或半流质的混合奶，每 1 000 毫升混合奶中含糖 140g，脂肪和蛋白质各 35g，热量共 1 015 卡。每日全量分 6 次、定时灌入，两次间隙适当灌注少量其他液体。

(三)要素饮食

近年来临床上已广泛选用要素饮食作为口服和管饲的营养液，效果满意。要素饮食是一种化学成分比较衡定的粉末状无渣食物，经复水后可形成液体式稳定的悬乳液。该液以 L-氨基酸作为氮源，葡萄糖、蔗糖作为能源，并含有适量的脂肪、电解质、多种维生素和微量元素，营养价值较完善。目前常用的商品要素饮食大致分为两大类：①低脂肪型要素饮食：脂肪含量仅占 0.8%～2%；②高脂肪型要素饮食：脂肪含量占 30%。

要素饮食的最大优点是能源和氮源物质不需消化或很少消化即可吸收，由于是无渣饮食，可保持肠道的清洁，由于营养素比较全面，适宜于各种胃肠道疾病，能迅速恢复正氮平衡。采用要素饮食进行营养支持疗法的并发症不严重，但浓度过高，注入速度过快时，可出现恶心、呕吐和腹泻，个别出现腹部绞痛，经改变饮食的浓度和速度后即可转好。长期应用注意必需脂肪酸、维生素和微量元素的补充，以防止这些营养素的缺乏。

第三节 肠外营养

一、肠外营养支持的适应证

自 20 世纪 60 年代肠外营养应用于临床以来，随着医学科学水平的不断提高，人们对肠外营养的认识由 70 年代初的“静脉高营养”(IVH)转变为 70 年代后期以来的“完全胃肠外营养”(TPN)，90 年代又更客观地称之为 PN，随着人们对肠外营养重要性的认识逐步深化，其应用也日益广泛，同时也发现肠外营养仍不完善。下面介绍肠外营养支持的适应证。

(一)疗效显著的强适应证

1. 胃肠道梗阻　如食管癌、幽门梗阻、肠梗阻等。

2. 胃肠道吸收障碍

(1)广泛小肠术后(短肠综合征)。

(2)小肠疾病：一些疾病可影响小肠的运动及吸收功能，如硬皮病、系统性红斑狼疮，其他类胶原血管病，不宜手术的小肠缺血、多发肠瘘、广泛的不易手术切除的克罗恩病等。

(3)严重的放射性肠炎。

(4)严重腹泻。

(5)顽固呕吐。

3. 大剂量放疗，化疗或接受骨髓移植病人。肠外营养可以维持病人的营养状况，避免营养不良并发症的发生，使病人能够接受大剂量放、化疗，而不受其胃肠道反应的影响。

4. 中、重症胰腺炎。

5. 严重营养不良伴胃肠功能障碍。

6. 严重的分解代谢状态。如大面积烧伤、严重复合伤、破伤风、大范围手术、败血症等，若5～7d 内胃肠道不能得到利用，应行胃肠外营养。

(二)肠外营养支持有效的中适应证

1. 大的手术创伤及复合性创伤。大手术及外伤后预计胃肠功能不能于术后 5～7d 恢复者，应及早给予肠外营养支持，一般应于术后 48h 内开始，直至病人已有充足的肠内营养。

2. 过度应激。中度应激状态下，如胃肠功能 7d 内不能恢复，应给予肠外营养支持。

3. 肠瘘。

4. 肠道炎性疾病：肠道炎性疾病肠外营养支持 2～4 周后，可使临床症状明显改善，一部分对药物治疗控制不满意的肠道炎性疾病病人对药物的敏感性增加，从而避免了外科手术。

5. 妊娠剧吐或神经性拒食。

6. 需要大手术或强烈化疗的中度营养不良。

7. 入院后 7～10d 不能建立充足的肠内营养。

8. 炎性粘连性肠梗阻。

(三)肠外营养支持无肯定疗效的弱适应证

肠外营养支持对此类病人无明显益处，但也有例外，需根据具体病人的临床情况决定。

1. 营养良好的病人处于轻度应激及创伤情况下，而消化道功能于 10d 内可恢复。

2. 肝脏、小肠等脏器移植后功能尚未恢复期间。

(四)肠外营养支持的禁忌证

1. 无明确治疗目的，或已确定为不可治愈，无复活希望而继续盲目延长治疗者。

2. 心血管功能紊乱或严重代谢紊乱期间需要控制或纠正者。

3. 病人的胃肠道功能正常或可适应肠内营养。

4. 病人一般情况好，只需短期肠外营养。

5. 原发病须立即行急诊手术者。

6. 预计发生肠外营养并发症的危险性大于其可能带来的益处者。

7. 不能配合者。

二、肠外营养的途径

经消化道外的补充：大体上分为浅静脉途径和深静脉途径两类。

(一)浅静脉途径

通过周围浅静脉滴注提供营养物质。主要用于短期禁食的病人，输入等渗液体，提供一定量的热量和蛋白质。可供输入的营养液有以下数种：①5％或 10％葡萄糖溶液：5％葡萄糖溶液每 1 000ml 可提供热量 200cal。成年人利用葡萄糖的速度是 0.5g/(h・kg)，超过此水平则由尿排出。25％～50％葡萄糖溶液虽可提供更多的热量，但因浓度太高，长期应用可引起静脉炎。②蛋白质类溶液：这类物质包括血浆、白蛋白液、水解蛋白和氨基酸类注射液等，能提供一定数量的蛋白质。靠输血浆或全血来补充蛋白质的缺乏。既不经济，也不是有效方法。5％水解蛋白溶液 500ml 虽可提供蛋白质 25g（相当于 4g 氮），但要完全利用这些蛋白质，必须同时提供非蛋白质热量 800cal（相当于 5％葡萄糖液 4 000ml），另外静脉滴注反应也较大，目前已为复方氨基酸注射液代替。目前生产的商品氨基酸液为 L 型复方结晶氨基酸液，含有 14～18 种氨基酸，但都包含有 8 种必需氨基酸。高支链氨基酸液中含有 45％支链氨基酸，较常用的平衡氨基酸液有更好的节氮效果。③脂肪乳剂：10％脂肪乳剂 1 000ml 可提供热量 900cal，供热数量较为满意。脂肪乳剂同时可以提供足够的必需脂肪酸（亚油酸、亚麻油），能预防必需脂肪酸缺乏。它刺激性较小，较长期经周围静脉输入不会引起静脉炎，也可和葡萄糖或氨基酸混合输入，且无高渗利尿和高糖引起的代谢紊乱。

（二）深静脉途径

经上腔静脉或下腔静脉插管补充营养物质的方法，临床称为完全胃肠道外营养（简称 TPN）。由深静脉内导管匀速滴入大量高价营养液，可给机体补充足够的热量、氨基酸、电解质等，以维持正氮平衡，长期应用可代替口服营养。

1. 插管部位　上腔静脉优于下腔静脉。可由一侧直接穿刺锁骨下静脉或经头静脉、颈外静脉切开，插入硅胶导管。

2. 营养液的配制　营养液的配制应包括基本营养液、主要电解质、维生素和微量元素。①基本营养液：目前配方较多，常用的是 50％（或 25％）葡萄糖 250ml，加复方氨基酸溶液 500ml（或 5％水解蛋白液），共 750ml 计算一个单位，其中氮与卡的比例应保持在 1∶150～1∶200 较好。由每日一个单位营养液开始，逐渐增加到每日 4～6 个单位。②主要电解质：将每日所需的各种电解质平均分别加到各单位营养液中，每日电解质的补充剂量是：钾 80～110 当量、钠 125～150 毫当量、镁 8～16 毫当量、磷 45～60 毫当量。③维生素：目前已有静脉用的多种维生素制剂，包括水溶性与脂溶性维生素共 12 种，每日 1～2 个剂量。成人每日需要量为维生素 A 25 000U，维生素 D 200U，维生素 E 10U，维生素 C 500 毫克，烟酸：150mg，维生素 B_2 10mg，维生素 B_1 15mg，维生素 B_6 40mg，泛酸 15 毫克。④微量元素：长期 TPN 支持的病人，维持微量元素的平衡很重要，微量元素的每日需要量为铜 0.3mg，碘 0.12mg，锌 2.9mg，锰 0.7mg，铬 0.02mg，硒 0.118mg 和铁 1.0mg。目前临床上已有多种微量元素的制剂，使用非常方便。

3. 临床应用时的注意事项　①每日总量要以混合的形式，均匀速度在 24h 内滴完，液体总量如果不够，可补充以 5％或 10％的葡萄糖液；②防止营养管的阻塞，如无禁忌，每单位营养液内可加肝素 5～10mg；③初期阶段，每 10g 葡萄糖可加 1U 胰岛素，根据尿糖的程度，调整胰岛素的用量；④配制营养液时应注意无菌作用，每日更换输液吊瓶和附件，经常更换营养管入口处皮肤的敷料，保持无菌；⑤定期复查各种电解质，血糖和尿糖，肝功和肾功，随时调整各种成分的剂量和比例。

（三）并发症的防治

完全胃肠道外营养应用过程中可发生并发症，有些并发症相当严重，应早期发现，及时处理。

1. 感染方面的并发症　感染是 TPN 的常见并发症之一，感染源可来自导管的皮肤入口处，导管和输入的高糖溶液。常见的病原菌有白色葡萄球菌、金黄色葡萄球菌和真菌，大肠杆菌较少见。临床上感染多以败血症的形式出现，常迫使治疗终止。预防的措施：经常消毒导管的皮肤入口处，每日更换输液外接系统，营养液应在无菌操作下新鲜配制，并在输液时采用空气过滤法和适当给予抗菌药物。

2. *代谢方面的并发症*　长期应用 TPN 时，如营养液配制不当，可发生代谢性障碍。这组并发症中包括糖代谢紊乱而引起的低血糖反应、高血糖和高糖高渗性非酮性昏迷，电解质紊乱所致的代谢性酸中毒、低镁血症、低磷血症等。预防的主要措施在于精确计算并补充病人所需要的各种营养素，同时应在治疗过程中进行较系统和全面的监测，为早期发现和早期处理提供线索。

3. *导管方面的并发症*　在穿刺插管和输注营养液过程中，可发生一些与导管有关的并发症，如穿刺时误伤胸膜引起气胸，插管时导管折断、扭转和导管的位置不当等。空气栓塞是一种严重的情况，可导致病人的死亡，气栓可发生在插管过程中，也可发生在更换输液附件时。因此，必须提高警惕，严格遵守操作程序，预防这类并发症的发生。

(四)临床应用时的注意事项

①每日总量要以混合的形式，均匀速度在 24h 内滴完，液体总量如果不够，可补充以 5% 或 10%的葡萄糖液；②为防止营养管的阻塞，如无禁忌，每单位营养液内可加肝素 5～10mg；③初期阶段，每 10g 葡萄糖可加 1U 胰岛素，根据尿糖的程度，调整胰岛素的用量；④配制营养液时应注意无菌操作，每日更换输液吊瓶和附件，经常更换营养管入口处皮肤的敷料，保持无菌；⑤定期复查各种电解质、血糖、尿糖，肝功和肾功，随时调整各种成分的剂量和比例。

参考文献

[1] 吴在德，吴肇汉. 外科学. 6 版. 北京：人民卫生出版社，2006

[2] Bistriche Giuntini E, Lajolo FM, de Menezes EW. Food Composition: a little bit of history Arch Latinoam Nut, 2006, 56(3): 295-303

[3] Grover Z, Tubman R, McGuire W. Glutamine supplementation for young infants with severe gastrointestinal disease. Cochrane Database Syst Rev, 2007, 63(2): 5947-5949

[4] Guo CB, Ma DQ, Zhang KH, et al. Relation between nutritional state and postoperative complications in patients with oral and maxillofacial malignancy. Br J Oral Maxillofac Surg, 2007, 63(2): 407-412

第7章　外科感染

第一节　概　论

在经济发达与发展较快的国家和地区，老年人口在人群中所占的比例逐渐升高。老年外科手术所占的比例也明显升高。据文献报道，老年外科手术在全部手术中所占的比例由过去的28％上升到42％，而且外科手术高峰组分布在70～79岁，占外科手术总数的30.82％。随着科学技术的发展及外科手术技术的不断改进、提高，过去视为不可能、禁忌的手术已经成为可能、适应证的手术，因而手术的范围逐年扩展。手术领域的进展，使得众多老年病人的疾病得到治疗。因而，伴随的外科感染成为越来越重要的话题。

一、老年外科手术的主要问题

老年外科手术存在的主要问题是：虽然外科手术取得了较高质量，但是手术后的并发症发生率仍然很高，而且最具威胁性的并发症是手术后的感染问题。

据统计，随着年龄的增长，外科手术感染的发生率也明显增加。20世纪80年代一组报告指出，14～35岁年龄组术后感染率为12.6％，36～65岁的发生率为23.6％，而65岁以上手术感染率则高达39.8％。

二、老年外科手术后各种感染的发生率高于年轻人

老年外科手术后常见的感染并发症是切口感染、呼吸道感染、泌尿道感染及腹腔内感染。切口感染是最常发生的手术后感染。

对各组年龄手术后切口感染的分析结果是，在老年人组不管是无菌切口或是污染切口，感染率都高于年轻人组。

三、老年外科手术后切口感染发生的原因

切口及其他部位发生手术后感染的原因较为复杂，外科感染发生的各种基本因素已在前面论及，就临床而言，则有全身因素和局部因素两方面。

【全身因素】　营养不良者容易发生手术后感染，老年病人中营养不良者所占的比例高，是外科感染发生率高于年轻人的基本原因之一。老年人免疫系统功能低下预示外科感染发生率高于年轻人是必然现象。

【局部因素】　老年人切口愈合时间较长，原因在于老年人皮肤中结缔组织水分减少，微循环及组织含氧量降低，弹性组织退行性病变，使得皮肤弹性减弱；皮肤中胶原束周围扭曲，造成皮肤的弹性和水化作用丧失。因而，老年人的皮肤在机械、生化以及营养等生理功能方面下降，致使伤口愈合延迟。

四、老年外科感染分类

外科感染(surgical infection)指需要外科治疗的感染,包括创伤、手术、烧伤等并发的感染。在外科领域中最常见,占所有外科疾病的1/3～1/2。外科感染包括:

1. 非特异性感染(nonspecific infection)　通称化脓性或一般性感染。如疖、痈、丹毒、急性乳腺炎、急性阑尾炎等。有化脓性炎症的共同性特征,即红、肿、热、痛和功能障碍。防治上也有共同性。

2. 特异性感染(specific infection)　是指上述一般性感染的病菌以外的细菌、真菌等引起,如结核病、破伤风、气性坏疽等。它们的致病菌、病程演变和防治方法,都与非特异性感染不同。

按病程长短来分:可分为急性、亚急性和慢性三种。

病程在3周以内者称为急性感染,超过2个月者为慢性感染,介于两者之间者称为亚急性感染。又如按感染的发生情况来分,可分为原发感染、继发感染、混合感染、二重感染(superinfection)、条件性感染和医院内感染(nosocomial infection)等。条件性感染又称机会性感染(opportunistic infection),指平常为非致病或致病力低的病原菌,由于数量增多和毒性增大,或老年人机体抵抗力下降,乘机侵入而引起的感染。医院内感染一般系指在医院内因致病微生物侵入老年人体所引起的感染,通常是指在医院内发生的创伤和烧伤感染,以及呼吸系统和泌尿系统的感染。医院内感染的主要病菌是条件性病原菌。

五、老年外科感染的病因及治疗

【病因】　老年外科感染是由致病菌侵入机体所引起,常见化脓性致病菌有葡萄球菌、链球菌、大肠埃希菌、绿脓杆菌和变形杆菌。从20世纪70年代开始,以大肠埃希菌、肺炎克雷伯菌和铜绿假单胞菌为代表的革兰阴性杆菌逐渐取代了以金黄色葡萄球菌、链球菌为代表的革兰阳性球菌,所占比例为60%～70%,成为急性外科感染的主要病原菌。

(一)与老年外科感染有重要关系的化脓性致病菌

1. 大肠埃希菌　革兰染色阴性。它的单独致病力并不大。纯大肠埃希菌感染产生的脓液并无臭味,但因常和其他致病菌一起造成混合感染,如阑尾周围脓肿、急性胆囊炎等,产生的脓液稠厚,伴有恶臭或粪臭。

2. 铜绿假单胞菌　革兰染色阴性。对大多数抗菌药物不敏感,故成为继发感染的重要致病菌。有时能引起严重的败血症。脓液的特点是淡绿色,有特殊的甜腥臭。

3. 变形杆菌　革兰染色阴性。变形杆菌对大多数抗菌药物有耐药性,故在抗菌药物治疗后,原来的混合感染可以变为单纯的变形杆菌感染,脓液具有特殊的恶臭。

4. 克雷伯菌、肠杆菌、沙雷菌　革兰染色阴性。为医院内感染的致病菌。往往和葡萄球菌、大肠埃希菌或铜绿假单胞菌等一起造成混合感染,甚至形成败血症。

5. 拟杆菌　革兰染色阴性的专性厌氧菌。阑尾穿孔所致的腹膜炎和胃肠道手术后感染的致病菌,常和其他需氧菌和厌氧菌一起形成混合感染。它还可引起浅表感染、深部脓肿、化脓性血栓性静脉炎和败血症等。脓液的特点是有恶臭,涂片可见到革兰染色阴性的杆菌无芽孢,但普通培养无细菌生长。

6. 葡萄球菌　革兰染色阳性。金黄色葡萄球菌的致病力甚强,主要产生溶血素、杀白细胞素和血浆凝固酶等,造成许多种感染,如疖、痈、脓肿、急性骨髓炎、伤口感染等。表皮葡萄球菌也能引起化脓性感染，特别是人造瓣膜、人造血管等置换术后，但致病力较弱。

金黄色葡萄球菌感染的特点是局限性组织坏死，脓液稠厚、黄色、不臭。也能引起全身性感染，由于局限化的特性，常伴有转移性脓肿。

7. 链球菌　革兰染色阳性链球菌的种类很多，溶血性链球菌、绿色链球菌和粪链球菌（肠球菌）是三种常见的致病菌。一些厌氧链球菌和微量嗜氧链球菌也能致病。溶血性链球菌能产生溶血素和多种酶，如透明质酸酶、链激酶等，能溶解细胞间质的透明质酸、纤维蛋白和其他蛋白质，破坏纤维所形成的脓肿壁，使感染容易扩散而缺乏局限化的倾向。脓液的特点是比较稀薄，淡红色，量较多。典型的感染是急性蜂窝织炎、丹毒、淋巴管炎等。也易引起败血症，但一般不并发转移性脓肿。

绿色链球菌是一些胆道感染和亚急性心内膜炎的致病菌。粪链球菌则是肠道和阑尾穿孔引起急性腹膜炎的混合致病菌之一，也常引起泌尿系的感染。

（二）老年外科感染的结局

老年外科感染可以有三种结局：

1. 局限化、吸收或形成脓肿　当老年人机体抵抗力占优势，感染便局限化，有的自行吸收，有的形成脓肿。而小的脓肿也可自行吸收；较大脓肿在破溃或经手术切开排脓后，转为修复过程，病变区逐渐长出肉芽组织，形成瘢痕而愈合。

2. 转为慢性感染　老年人机体抵抗力与致病菌毒力处于相持状态。感染病灶被局限，形成溃疡、窦道、瘘管或硬结，由瘢痕纤维组织包围，不易愈合。病灶内仍有致病菌。在人体抵抗力降低时，感染可以重新急性发作。

3. 感染扩散　在致病菌的毒力超过老年人机体抵抗力的情况下，感染不能局限，可迅速向四周扩散或进入淋巴系统、血液循环，引起严重的全身性感染。由于老年人免疫力较弱，要高度警惕感染的扩散。

【临床表现】

1. 局部症状　红、肿、热、痛和功能障碍是化脓性感染的 5 个典型症状。

2. 全身症状　轻重不一。老年病人感染全身症状多较青年人轻。感染较重的常有发热、头痛、全身不适、乏力、食欲减退等。一般白细胞计数增加和核左移等现象不明显。全身性感染严重的老年病人容易发生感染性休克。

【诊断】　老年外科感染可根据临床表现诊断。波动感是诊断脓肿的主要依据。在浅部脓肿，用示指轻按脓肿一侧，同时在水平线的对侧，用另一示指稍用压力或轻轻叩击，则原来一示指就感到有液体的波动感。在垂直方向再做一次。两个方向均有波动感者为阳性。可用穿刺帮助诊断。

必要时，还可进行一些辅助检查，如化验、超声波、X 线检查和核素检查等。对疑有全身性感染者应抽血作细胞培养检查，但一次阴性结果并不表示不存在全身性感染，应多作几次细菌培养检查，以明确诊断。

【预防】　总的原则是增强老年人机体的全身和局部抵抗力，减少致病菌进入人体的机会。

1. 开展卫生宣传，注意老年人的个人卫生，及时治疗各种瘙痒性皮肤病，以防止体表化脓性感染的发生。

2. 糖尿病、尿毒症、白血病、大剂量激素疗法和抗癌疗法等均可削弱老年人机体防御感染的能力。要加强对老年病人的医疗和护理，以防严重感染的发生。

3. 注意手术时的无菌技术，操作轻柔，爱护组织，彻底止血，防止积液。

4. 换药、气管切开、静脉内插管、留置导尿管，以及烧伤老年病人的护理，均应遵守无菌操作规则，以预防或减少感染的发生。

5. 应用免疫疗法，如破伤风类毒素或抗毒素预防破伤风。

6. 合理使用预防性抗菌药物。

【治疗】 治疗老年外科感染的原则，是消除感染病因和毒性物质(脓液、坏死组织等)，增强老年人机体的抗感染和修复能力。较轻或范围较小的浅部感染可用外用药、热敷和手术等治疗；感染较重或范围较大者，同时内服或注射各种药物。深部感染一般根据疾病种类作治疗。全身性感染更需积极进行全身疗法，必要时应作手术。老年外科感染的治疗方法：

1. *局部疗法*

(1)患部制动、休息：可减轻疼痛，而且有利于炎症局限化和消肿。必要时，可用夹板或石膏夹板固定。

(2)外用药：有改善局部血液循环、散瘀消肿、加速感染局限化，以及促使肉芽生长等作用，大多适用于浅部感染，但有时也用于深部感染。

方法：①新鲜蒲公英、紫花地丁、马齿苋、败酱草等捣烂外敷，在浅部感染初期有效；②硫酸镁溶液湿敷，多用于蜂窝织炎、淋巴结炎等；③金黄散等用醋调外敷，适用于浅部或稍深的感染初期或中期；④鱼石脂软膏，适用于疖等较小的感染中期；⑤已破溃后，可用生肌玉红膏、红油膏等。

(3)物理疗法：有改善局部血液循环，增加局部抵抗力，促进吸收或局限化的作用。较深的感染，可用热敷或湿热敷。耳疖、鼻疖等可用超短波或红外线。

(4)手术治疗：包括脓肿的切开引流和发炎脏器的切除。脓肿虽穿破但引流不畅者，可行扩大引流术。局部炎症剧烈，迅速扩展，或全身中毒症状明显者，亦可切开减压，引流渗出物，以减轻局部和全身症状，阻止感染继续扩展。

2. *全身疗法* 主要用于感染较重，特别是全身性感染的老年病人，包括支持疗法和抗菌药物等。

(1)支持疗法：目的是改善老年病人全身情况和增加抵抗力，使各种疗法可以通过人体防御功能而发挥作用。①保证老年病人有充分的休息和睡眠，必要时用镇静、止痛药物。②高热量和易消化的饮食，补充多种维生素，尤其是维生素 B、C。③高热的老年病人，宜用物理降温法(冷敷、冰袋、酒精擦浴)降温，减少身体的消耗。④高热和不能进食的老年病人，应静脉输液，补充所需的热量，并纠正水、电解质代谢紊乱和酸碱平衡失调；⑤对贫血、低蛋白血症或全身性消耗的老年病人，应予输血。特别是脓毒血症时，多次适量地输入鲜血，可补充抗体、补体和白细胞等，对增强抵抗力、恢复体质有很大帮助。⑥有条件时，严重感染的老年病人可给予甲胎球蛋白、丙种球蛋白或康复期血清肌内注射，以增加免疫能力。⑦对严重感染，可考虑应用肾上腺皮质激素，以改善老年病人的一般情况，减轻中毒症状。但肾上腺皮质激素有使感染扩散的危险，并能掩盖临床症状，使用时必须同时给予足量有效的抗生素并进行严密观察。

(2)抗菌药物：应用抗菌药物必须有一定的适应证。通常可根据各种致病菌引起感染一般规律、临床表现、脓液性状、感染来源等，对致病菌种类作出初步判断，选择药物。如果 2～3d 后疗效仍不明显，则应更换药物种类。如能作细菌培养和敏感试验，则更可作为选用药物的指导。

(3)中药：一般可用清热解毒的金银花等煎剂，或用银黄片、清热消炎片、解毒消炎丸等成药。对较严重的感染应辨证论治。

第二节 浅部组织的化脓性感染

一、疖

【病因和病理】 疖是一个毛囊及其所属皮脂腺的急性化脓性感染,常扩展到皮下组织。致病菌大多为金黄色葡萄球菌和表皮葡萄球菌。人体皮肤的毛囊和皮脂腺通常都有细菌的摩擦和刺激,都可导致疖的发生。

多个疖同时或反复发生在身体各部,称为疖病。常见于糖尿病老年病人。

【临床表现】 最初,局部出现红、肿、痛的小结节,以后逐渐肿大,呈锥形隆起。数日后,结节中央因组织坏死而变软,出现黄白色小脓栓;红、肿、痛范围扩大。再数日后,脓栓脱落,排出脓汁,炎症便逐渐消失而愈。

疖一般无明显的全身症状。但若发生在血液丰富的部位,全身抵抗力减弱时,可引起不适、畏寒、发热、头痛和厌食等毒血症状。预防注意皮肤清洁,特别是在盛夏。疖周围皮肤应保持清洁,并用70%酒精涂抹,以防止感染扩散到附近的毛囊。

【治疗】 对炎症结节可用热敷或物理疗法(透热、红外线或超短波),亦可外敷鱼石脂软膏、红膏药或金黄膏。已有脓头时,可在其顶部点涂石炭酸。有波动时,应及早切开引流。对未成熟的疖,不应任意挤压,以免引起感染扩散。

二、痈

【病因和病理】 痈是多个相邻的毛囊及其所属皮脂腺或汗腺的急性化脓性感染,或由多个疖融合而成。致病菌为金黄色葡萄球菌。中医称为疽。颈部痈俗称“对口疮”,背部底部开始。由于皮肤厚,感染只能沿阻力较弱的皮下脂肪柱蔓延至皮下组织,沿着深筋膜向四周扩散,侵及附近的许多脂肪栓,再向上传入毛囊群而形成具有多个“脓头”的痈。老年人多合并糖尿病,故老年人较易患痈。因为他们的白细胞功能不良,游动迟缓。

【临床表现】 痈呈一片稍隆起的紫红色浸润区,质地坚韧,界限不清,在中央部的表面有多个脓栓,破溃后呈蜂窝状。以后,中央部逐渐坏死、溶解、塌陷,像“火山口”,其内含有脓液和大量坏死组织。痈易向四周和深部发展,周围呈浸润性水肿,局部淋巴结有肿大和疼痛。除有局部剧痛外,常合并畏寒、发热、食欲不佳、白细胞计数增加等。痈不仅局部病变比疖重,且易并发全身性化脓性感染。

【预防】 注意老年个人卫生,保持皮肤清洁,及时治疗疖,以防止感染扩散。

【治疗】

1. *全身治疗* 休息和加强营养。必要时用镇痛药。如合并有糖尿病,应根据病情同时给予胰岛素及控制饮食等治疗。应用抗生素。

2. *局部处理* 初期红肿阶段,治疗与疖同。已有破溃者,可用外敷太乙膏。如红肿范围大,中央部坏死组织多,或全身症状严重,应作手术治疗,但唇痈不宜采用。一般用“十”字或“十十”字形切口,有时亦可作“|||”形。切口的长度要超出炎症范围少许,深达筋膜,尽量剪去所有坏死组织,伤口内用纱布或碘仿纱布填塞止血,每日换药,并注意将纱条填入伤口内每个角落,掀起边缘的皮瓣,以利引流。

三、皮下急性蜂窝织炎

【病因和病理】　急性蜂窝织炎是皮下、筋膜下、肌间隙或深部蜂窝组织的一种急性弥漫性化脓性感染。其特点是病变不易局限，扩散迅速，与正常组织无明显界限。致病菌主要是溶血性链球菌，其次为金黄色葡萄球菌，亦可为厌氧性细菌。

【临床表现】　常因致病菌的种类、毒性和发病的部位、深浅而不同。表浅的急性蜂窝织炎，局部明显红肿、剧痛，并向四周迅速扩大，病变区与正常皮肤无明显分界。深在急性蜂窝织炎，局部红肿多不明显，常只有局部水肿和深部压痛，但病情严重，全身症状剧烈。口底、颌下和颈部的急性蜂窝织炎，可发生喉头水肿和压迫气管，引起呼吸困难，甚至窒息；炎症有时还蔓延到纵隔。由厌氧性链球菌、拟杆菌和多种肠道杆菌所引起的蜂窝织炎，又称捻发音性蜂窝织炎，可发生在被肠道或泌尿道内容物所污染的会阴部、腹部伤口，局部可检出捻发音，蜂窝组织和筋膜有坏死，且伴有进行性皮肤坏死，脓液恶臭，全身症状严重。

【治疗】　患部休息，局部用热敷、中药外敷或理疗。适当加强营养。必要时给止痛、退热药物。应用抗生素。如经上述处理仍不能控制其扩散者，应作广泛的多处切开引流。口底及颌下的急性蜂窝织炎，经短期积极的抗炎治疗无效时，即应及早切开减压，以防喉头水肿，压迫气管而窒息致死；手术中有时会发生喉头痉挛，应提高警惕，并做好急救的准备。对捻发音性蜂窝织炎应及早作广泛的切开引流，清除坏死组织，伤口用3%过氧化氢溶液冲洗和湿敷。

四、丹毒

【病因和病理】　丹毒是皮肤及其网状淋巴管的急性炎症，由β-溶血性链球菌从皮肤、黏膜的细小伤口入侵所致。丹毒蔓延很快，很少有组织坏死或化脓。

【临床表现】　丹毒的好发部位为下肢和面部。起病急，病人常有头痛、畏寒、发热。局部表现为片状红疹，颜色鲜红，中间色较淡，边缘清楚，并略隆起。手指轻压可使红色消退，但在压力除去后，红色即很快恢复。在红肿向四周蔓延时，中央的红色消退、脱屑，颜色转为棕黄。红肿区有时可发生水疱，局部有烧灼样痛。病灶附近淋巴结常肿大，伴疼痛。足癣或血丝虫感染可引起下肢丹毒的反复发作，有时并可导致淋巴水肿，甚至发展为象皮肿。

【治疗】　休息、抬高患处。局部用50%硫酸镁湿热敷，或用青敷膏外敷。全身应用青霉素或一代头孢菌素，并在全身和局部症状消失后仍继续应用3～5d，以免丹毒再发。对下肢丹毒，如同时有足癣，应将足癣治好，以避免丹毒复发。还应防止接触性传染。

五、浅部急性淋巴管炎和淋巴结炎

【病因和病理】　急性淋巴管炎和急性淋巴结炎的致病菌常为金黄色葡萄球菌和溶血性链球菌。

【临床表现】　急性淋巴管炎分为网状淋巴管炎和管状淋巴管炎。丹毒即为网状淋巴管炎。管状淋巴管炎常见于四肢，以下肢为多，因为它常并发于足癣感染。

管状淋巴管炎可分为深、浅两种。浅层淋巴管炎，在伤口近侧出现一条或多条"红线"，硬而有压痛。深层淋巴管炎不出现红线，但患肢出现肿胀，有压痛。两种淋巴管炎都可以产生全身不适、畏寒、发热、头痛、食欲不振等症状。

急性淋巴结炎，轻者仅有局部淋巴结肿大和略有压痛，并常能自愈。较重者，局部有红、肿、热、痛，并伴有全身症状。

【治疗】 本病早期作抗炎治疗。急性淋巴结炎已形成脓肿的,应作切开引流。

六、脓肿

【病因和病理】 急性感染后,组织或器官内病变组织坏死、液化而形成局限性脓液积聚,并有一完整脓壁者,叫作脓肿。致病菌多为金黄色葡萄球菌。

【临床表现】 浅表脓肿,局部隆起,有红、肿、热、痛的典型症状,压之剧痛,有波动感。深部脓肿,局部红肿多不明显,一般无波动感,但局部有疼痛和压痛,并可在疼痛区的某一部位出现凹陷性水肿。患处常有运动障碍。在压痛或水肿明显处,用粗针试行穿刺,抽出脓液,即可确诊。

结核杆菌引起的脓肿,病程长,发展慢,局部无红、痛、热等急性炎症表现,故称为寒性脓肿。常继发于骨关节结核、脊柱结核。

【治疗】 脓肿尚未形成时其治疗与疖、痈相同;如脓肿已有波动或穿刺抽得脓液,即应作切开引流术。切开较大脓肿时,要慎防发生休克,必要时补液、输血。

第三节 手部急性化脓性感染

手部急性化脓性感染比较常见。微小损伤如擦伤、刺伤、逆剥和切伤等,有时也可引起手部的严重感染。

手部感染的特殊性:

1. 手的掌面皮肤表皮层厚,角化明显,当皮下脓肿穿入皮内层时,一般难从表面溃破,而可形成哑铃状脓肿。

2. 手感染化脓后很难向四周扩散,而往往向深部组织蔓延,引起腱鞘炎;在手指末节则直接延及指骨,形成骨髓炎。

3. 掌面组织较致密,手背部皮下组织较松弛,淋巴引流大部分从手掌到手背,故手掌面感染时,手背常明显肿胀,易误诊为手背感染。

4. 手部尤其是手指,组织结构致密,感染后组织内张力很高,神经末梢受压,疼痛剧烈。

5. 手部腱鞘、滑囊与筋膜间隙互相沟通,发生感染后常可蔓延全手,累及前臂。

手部感染的初期,作局部湿热敷,给予抗菌药物后,感染多可治愈。感染已形成脓肿时,应及时作切开引流术。对病情严重的病人应作细菌培养和药物敏感试验,以选用有效的抗菌药物。引流切口用乳胶片或凡士林纱布条引流,至少 48h 后或到没有脓液时才能拔除引流物。

一、甲沟炎

甲沟炎是甲沟及其周围组织的感染。多由微小刺伤、挫伤、倒刺(逆剥)或剪指甲过深等损伤而引起,致病菌多为金黄色葡萄球菌。

【临床表现】 皮下组织发生红、肿、痛,有的可自行消退,有的却迅速化脓。脓液自甲沟一侧蔓延到甲根部的皮下及对侧甲沟,形成半环形脓肿。在指甲下可见到黄白色脓液,使该部指甲与甲床分离。如不及时处理,可成为慢性甲沟炎或慢性指骨骨髓炎。慢性甲沟炎时,甲沟旁有一小脓窦口,有肉芽组织向外突出。慢性甲沟炎有时可继发真菌感染。

【治疗】 早期可用热敷、理疗、外敷鱼石脂软膏或三黄散等,应用抗生素。已有脓液的,可在甲沟处作纵切开引流。感染已累及指甲基部皮下周围时,可切除指甲根部,置凡士林纱布条或乳胶片引流。如甲床下已积脓,指甲拔去,或将脓腔上的指甲剪去。拔甲时,应注意避免损伤甲床,以免日后新生指甲发生畸形。

二、脓性指头炎

脓性指头炎是手指末节掌面的皮下组织化脓性感染,多由刺伤引起。致病菌多为金黄色葡萄球菌。

【病理】 手指末节掌面的皮肤与指骨骨膜间有许多纵形纤维索,将软组织分为许多密闭小腔,腔中含有脂肪组织和丰富的神经末梢网。在发生感染时,脓液不易向四周扩散,故肿胀并不显著。但形成压力很高的脓腔,不仅可以引起非常剧烈的疼痛,还能压迫末节指骨的滋养血管,引起指骨缺血、坏死。此外,脓液直接侵及指骨,也能引起骨髓炎。

【临床表现】 初起,指尖有针刺样疼痛。以后,出现愈来愈剧烈的疼痛,当指动脉被压,疼痛转为搏动性跳痛,患肢下垂时加重。剧痛常使病人烦躁不安,彻夜不眠。多伴有全身症状,如发热、全身不适、白细胞计数增加等。到了晚期,组织缺血坏死,神经末梢因受压和营养障碍而麻痹,疼痛反而减轻,但这并不表示病情好转。脓性指头炎如不及时治疗,常可引起指骨缺血性坏死,形成慢性骨髓炎,伤口经久不愈。

【治疗】 当指尖疼痛,检查发现肿胀并不明显时,可用热盐水浸泡多次,每次约20min;亦可用药外敷。酌情应用抗生素。

经上述处理后,炎症常可消退。如一旦出现跳痛,指头的张力显著增高时,即应切开减压、引流,不能等待波动出现后才手术。切开后脓液虽然很少,或没有脓液,但可降低指头密闭腔的压力,减少痛苦和并发症。

切开引流时,如有死骨片,应将其取出。术后全身治疗按一般化脓性感染处理。

三、急性化脓性腱鞘炎和化脓性滑囊炎

【病因】 手的掌面腱鞘炎多因深部刺伤感染后引起,亦可由附近组织感染蔓延而发生。致病菌多为金黄色葡萄球菌。手背伸指肌腱鞘的感染少见。

【临床表现】 病情发展迅速,24h后,疼痛及局部炎症反应即较明显。典型的腱鞘炎体征为:

1. 患指除末节外,呈明显的均匀性肿胀,皮肤极度紧张。
2. 患指所有的关节轻度弯曲,常处于腱鞘的松弛位置,以减轻疼痛。
3. 任何微小的被动伸指运动,均能引起剧烈疼痛。
4. 检查时,沿整个腱鞘均有压痛。化脓性炎症局限在坚韧的鞘套内,故不出现波动。

由于感染发生在腱鞘内,与脓性指头炎一样,疼痛非常剧烈,多同时有全身症状。

【治疗】 早期治疗与脓性指头炎相同。如经积极治疗仍无好转,应早期切开减压,以防止肌腱受压而坏死。

四、掌深间隙感染

由示指腱鞘感染后引起,也可因直接刺伤而发生感染。其临床表现和治疗如下。

1. 掌中间隙感染 手掌心压痛明显。中指、环指和小指处于半屈曲位,被动伸指可引起剧痛。手背部水肿严重。有全身症状如高热、头痛、脉搏快、白细胞计数增加等。

治疗可用大剂量抗生素。局部早期处理同脓性指头炎。如短期内无好转,应及早切开引

流。

2. 鱼际间隙感染 大鱼际和拇指指蹼明显肿胀，并有压痛，但掌心凹陷仍在；拇指外展略屈，示指半屈，活动受限，特别是拇指不能对掌。伴有全身症状治疗与掌中间隙感染相同。

第四节 全身性外科感染

脓毒症和菌血症都属全身性感染，而以脓毒症为常见。①脓毒症具有全身炎症反应表现，如体温、循环、呼吸等明显改变的外科感染的统称；②菌血症是脓毒症中的一种，即血培养检出病原菌者。

【临床表现】 脓毒症主要表现：骤起寒战，继起高热可达40～41℃，或低温，起病急，病情重，发展迅速。头痛、头晕、恶心、呕吐、腹胀，面色苍白或潮红、出冷汗。神志淡漠或烦躁、谵妄和昏迷。心率加快、脉搏细速，呼吸急促或困难。肝脾可肿大，严重者出现黄疸或皮下出血瘀斑等。

【实验室检查】

1. 白细胞计数明显增高，一般可达(20～30)×10^9/L或以上，或降低核左移、幼稚型白细胞比例增多，严重时可出现毒性颗粒。

2. 可有不同程度的酸中毒、氮质血症、溶血、尿中出现蛋白、血细胞、酮体等，代谢失衡和肝、肾受损征象。

3. 寒战发热时抽血进行细菌培养，较易发现细菌。

【诊断与治疗】 应多次或一天内连续多次、最好在预计将发生寒战、发热前抽血作细菌培养，可提高阳性率。全身性感染应用综合性治疗，主要是处理原发感染灶、抑制和杀灭致病菌和全身支持疗法。

1. 原发感染灶的处理 及早处理原发及迁徙病灶。伤口内坏死或明显挫伤的组织和异物要尽量切除；脓肿应及时切开引流。急性腹膜炎手术处理时，尽可能去除病灶。不能控制其发展的坏疽肢体应迅速截除。留置体内的导管引起毒症感染时，应尽早拔除。

2. 抗菌药物的应用 应早期、大剂量地使用抗生素，不要等待培养结果。可先根据原发感染灶的性质选用估计有效的两种抗生素联合应用。细菌培养阳性者，要及时作抗生素敏感试验，以指导抗生素的选用。对真菌性败血症，应尽可能停止原用的广谱抗生素或换用对原来化脓性感染有效的窄谱抗生素，并开始全身应用抗真菌的药物。

3. 支持疗法 严重病人应反复、多次输鲜血，每日或隔日200ml；纠正水、电解质代谢紊乱及酸碱失衡；给予高热量和易消化的饮食；适当补充维生素B、维生素C。

4. 对症治疗 高热者用药物或物理降温。在严重病人，可用人工冬眠或肾上腺皮质激素，以减轻中毒症状。但应注意人工冬眠对血压有影响，而激素只有在使用大剂量抗生素下才能使用，以免感染扩散。发生休克时，则应积极和迅速地进行抗休克疗法。

第五节 有芽胞厌氧菌感染

一、破伤风

【临床表现】 一般在伤后6～12d发病，也有伤后24h或数周后才发病的。发病时间短，症状越严重，病人的危险性也就越大。起初先有乏力、头晕、头痛、烦躁不安、打呵欠等前驱症状。接着可出现强烈而持续的肌肉收缩。首先是面部肌肉开始，张口困难、牙关紧闭；表情肌痉挛，病人出现“苦笑”面容；背部肌肉痉挛，头后仰出现所谓的“角弓反张”或“侧弓反张”；如发生呼吸肌或喉痉挛，可造成呼吸停止，病人窒息死亡。这种全身肌肉痉挛持续数秒或数分钟不等，间隔一段时间又反复发作。任何轻微的刺激如光线、声响、说话、吹风均可诱发。

【并发症】 除可发生骨折、尿潴留和呼吸停止外，尚可发生以下并发症。

1. 窒息 由于喉头、呼吸肌持续性痉挛和黏痰堵塞气管所致。

2. 肺部感染 喉头痉挛、呼吸道不畅，支气管分泌物淤积，不能经常翻身等，都是导致肺炎、肺不张的原因。

3. 酸中毒 呼吸不畅、换气不足而致呼吸性酸中毒。肌强烈收缩，禁食后体内脂肪不全分解，使酸性代谢产物增加，造成代谢性酸中毒。

4. 循环衰竭 由于缺氧、中毒，可发生心动过速，时间过长后可形成心力衰竭，甚至发生休克或心搏骤停。这些并发症往往是造成病人死亡的重要原因，应加强防治。

【预防】

1. 主动免疫 前后共注射3次，每次0.5ml。第1次皮下注射后，间隔4～8周，再进行第2次皮下注射，即可获得“基础免疫力”。如在0.5～1年后进行第3次注射，就可获得较稳定的免疫力。这种免疫力可保持10年以上，所以，随后如5年追加注射一次(0.5ml)，便能保持足够的免疫力。有基础免疫力的伤员，伤后只要皮下注射类毒素0.5ml，便可迅速强化机体的抗破伤风免疫力，不需要注射破伤风抗毒素。

2. 被动免疫 对伤前未接受自动免疫的伤员，尽早肌内注射破伤风抗毒素(TAT)1 500～3 000U。

抗毒素易发生过敏反应，注射前必须进行皮内敏感试验。如过敏，应按脱敏法注射。

【治疗】 采取积极的综合治疗措施，包括清除毒素来源，中和游离毒素，控制和解除痉挛，保持呼吸道通畅和防治并发症。

1. 清除毒素来源 正确处理伤口，及时、彻底清创所有伤口。对于污染严重的伤口，特别是战伤，要切除一切坏死及无活力的组织，清除异物，切开死腔，敞开伤口，充分引流，不予缝合。如发现接生消毒不严时，须用3%过氧化氢溶液洗涤脐部，然后涂以碘酊消毒。

2. 中和游离毒素 因破伤风抗毒素和人体破伤风免疫球蛋白均无中和已与神经组织结合的毒素的作用，故应尽早使用，以中和游离的毒素。一般用2万～5万U抗毒素加入5%葡萄糖溶液500～1 000ml内，由静脉缓慢滴入，剂量不宜过大，以免引起血清反应。对清创不够彻底的病人及严重病人，以后每日再用1万～2万U抗毒素，作肌内注射或静脉滴注，共3～5d。新生儿破伤风可用2万U抗毒素由静脉滴注，此外也可作脐周注射。还有将抗毒素5 000～1 000U作蛛网膜下腔注射的治疗方法，认为可使抗毒素直接进入脑组织内，效果较好，并可不再全身应用抗毒素。如同时加用强的松龙12.5mg，可减少这种注射所引起的炎症和水肿反应。

3. 控制和解除痉挛 病人应住单人病室，环境应尽量安静，防止光声刺激。注意防止发生褥疮。控制和解除痉挛是治疗过程中很重要的一环，如能做好，在极大程度上可防止窒息和肺部感染的发生，减少死亡。

4. 注意防治并发症 病情较轻者，使用镇静药和安眠药物，以减少病人对外来刺激的敏感性。但忌用大剂量，以免造成病人深度昏迷。用安定(5mg口服，10mg静脉注射，每日3～4

次)控制和解除痉挛,效果较好。也可用苯巴比妥钠(0.1～0.2g,肌内注射)或10%水合氯醛(15ml口服或20～40ml直肠灌注,每日3次)。病情较重者,可用氯丙嗪50～100mg,加入5%葡萄糖溶液250ml静脉缓慢滴入,每日4次。

抽搐严重,甚至不能作治疗和护理者,可用硫喷妥钠0.5g作肌内注射(要警惕发生喉头痉挛,用于已作气管切开的病人,比较安全);副醛2～4ml,肌内注射(副醛有刺激呼吸道的副作用,有肺部感染者不宜使用);或肌松弛药,如氯化琥珀胆碱,氯化筒箭毒碱、三碘季铵酚、氨酰胆碱等(在气管切开及控制呼吸的条件下使用)。如并发高热、昏迷,可加用肾上腺皮质激素,强的松30mg口服或氢化可的松200～400mg,静脉滴注,每日1次。

给予各种药物时,应尽量减少肌内注射的次数,能混合者可混合一次注射,或由静脉滴入,可口服的病人尽量改口服,以减少对病人的刺激。

5. 补充营养和调整水、电解质平衡

二、气性坏疽

【病因】 气性坏疽是由梭状芽胞杆菌所引起的一种严重急性特异性感染。梭状芽胞杆菌为革兰阳性厌氧杆菌,以产气荚膜杆菌(魏氏杆菌)、水肿杆菌和腐败杆菌为主要,其次为产芽胞杆菌和溶组织杆菌等,临床上见到的气性坏疽,常是两种以上致病菌的混合感染。

【临床表现】 潜伏期可短至6～8h,但一般为1～4d。

1. 局部表现 病人自觉患部沉重,有包扎过紧感。以后,突然出现患部“胀裂样”剧痛,不能用一般止痛药缓解。患部肿胀明显,压痛剧烈。伤口周围皮肤水肿、紧张、苍白、发亮,很快变为紫红色,进而变为紫黑色,并出现大小不等的水疱。伤口内肌肉由于坏死,呈暗红色或土灰色,失去弹性,刀割时不收缩,也不出血,犹如煮熟的肉。伤口周围常扪及捻发音,表示组织间有气体存在。轻轻挤压患部,常有气泡从伤口逸出,并有稀薄、恶臭的浆液样血性分泌物流出。

2. 全身症状 早期病人表情淡漠,有头晕、头痛、恶心、呕吐、出冷汗、烦躁不安、高热、脉搏快速(100～120/min),呼吸迫促,并有进行性贫血。晚期有严重中毒症状,血压下降,可出现黄疸、谵妄和昏迷。

【预防】 彻底清创是预防创伤后发生气性坏疽的最可靠方法。在伤后6h内清创,几乎可完全防止气性坏疽的发生。即使受伤已超过6h,在大量抗生素的使用下,清创术仍能起到良好的预防作用。故对一切开放性创伤,特别是有泥土污染和损伤严重、无生活力的肌肉者,都应及时进行彻底的清创术。战伤伤口,在清创后,一般应敞开引流,不作缝合。

对疑有气性坏疽的伤口可用3%过氧化氢或1∶1 000高锰酸钾等溶液冲洗、湿敷;对已缝合的伤口,应将缝线拆去,敞开伤口。

青霉素和四环素族抗生素在预防气性坏疽方面有较好的作用,可根据创伤情况在清创前后应用。但不能代替清创术。

应将病人隔离,病人用过的一切衣物、敷料、器材均应单独收集,进行消毒。煮沸消毒应在1h以上,最好用高压蒸气灭菌,换下的敷料应行销毁,以防交叉感染。

【治疗】 气性坏疽发展迅速,如不及时处理,病人常丧失肢体,甚至死亡。故一旦确诊,应立即积极治疗。

1. 紧急手术处理 在抢救严重休克或其他严重并发症的同时,须紧急进行局部手术处理,手术前静脉滴注抗生素。一般应采用全身麻醉,不用止血带。术中应注意给氧,继续输血、输液和应用抗生素。在病变区作广泛、多处切开(包括伤口及其周围水肿或皮下气肿区),切除已无生活力的肌组织,直到具有正常颜色、弹性和能流出新鲜血的肌肉为止。敞开伤口用大量3%过氧化氢溶液或1:4 000 高锰酸钾溶液反复冲洗。术后保持伤口开放,用过氧化氢液湿敷,每日更换敷料数次。

有下列情况者应考虑截肢:①伤肢各层组织均已受累且发展迅速;②肢体损伤严重,合并粉碎性开放骨折或伴大血管损伤;③经清创处理感染仍不能控制,有严重脓血症者。截肢部位应在肌肉未受累的健康组织处。截肢残端不缝合,用过氧化氢液湿敷,待伤口愈合后再修整。

2. *高压氧疗法*　在 3 个大气压纯氧下,以物理状态溶解在血内的氧比平时增加 20 倍左右,可提高组织的氧含量,抑制气性坏疽杆菌的生长繁殖,并使其停止产生 α 毒素,一般在 3d 内进行 7 次治疗,每 2 小时 1 次,间隔 6~8h。其中第一天作 3 次,第二、第三天各 2 次,在第 1 次治疗后,检查伤口,并将已坏死的组织切除,但不作广泛的清创或切除至健康组织。以后,根据病情需要,可重复进行清创。通过这种治疗方法,不少患肢的功能可得以保留。还观察到,凡能完成最初 48h 内 5 次高压氧治疗的病人,几乎都能存活,但需要有高压氧舱的设备,野战条件下难于应用。

3. *抗生素*　大剂量使用抗生素,兼可控制化脓性感染,减少伤处因其他细菌繁殖消耗氧气所造成的缺氧环境,对青霉素过敏者,可改用红霉素,1.5~1.8g/d,静脉滴注。

4. *全身支持疗法*　少量多次输血,纠正水与电解质代谢紊乱,给予高蛋白、高热量饮食,止痛、镇静、退热等。

气性坏疽抗毒血清对气性坏疽的防治效果不佳,仅能起到暂时缓解脓血症的作用,而且还有使病人发生过敏反应的危险,现已很少应用。

参考文献

[1] 孟承伟.外科感染∥吴阶平、裘法祖.黄家驷外科学.吴阶平,裘法祖主编.人民卫生出版社.67-85

[2] Pessaux P,Kianmanesh R,Regimbeau JM ,et al. Frey procedure in the treatment of chronic pancreatitis:short-term results,2006,33(4):354-358

[3] Atik B,Thanh TT,Luong VQ,et al. Impact of annual targeted treatment on infectious trachoma and susceptibility to reinfection. JAMA,2006 ,296(12):1488-1497

[4] Hall JC,Willsher PC,Hall JL. Randomized clinical trial of single-dose antibiotic prophylaxis for non-reconstructive breast surgery. Br J Surg,2006,93(11):1342-1346

[5] Chang WT,Lee KT,Chuang SC,et al. The impact of prophylactic antibiotics on postoperative infection complication in elective laparoscopic cholecystectomy:a prospective randomized study. Am J Surg,2006 ,191(6):721-725

[6] 肖光夏.外科感染∥黄家驷外科学.吴阶平,裘法祖主编.人民卫生出版社.6 版,87-99

[7] 何亮家.感染∥石美鑫.实用外科学.人民卫生出版社,62-86

[8] 山文良,汤驰祥.老年人的外科感染∥实用临床老年病学.北京:中国医药科技出版社,2001:1,78-710

[9] 《应用抗菌药物防治外科感染指导意见》撰写协作组.应用抗菌药物防治外科感染指导意见.中国实用外科杂志,2005(6)

[10] 夏穗生.重视外科感染的预防和治疗.中国实用外科杂志,2004(6)

[11] 黎沾良.抗感染治疗的现状与前景.中国普外基础与临床杂志,2003(3)

第二篇　普通外科

第8章　甲状腺疾病

老年人甲状腺与其他内分泌系统一样，也会出现衰老性变化。老年期甲状腺组织有一定程度的萎缩、纤维化、炎性细胞浸润及滤泡数目的减少，残余滤泡上皮细胞也变得矮小，滤泡内胶质和分泌颗粒减少，使甲状腺激素的合成、运输、降解发生改变，易发生结节样变，致甲状腺激素分泌减少，甲状腺功能也随之下降。血清甲状腺激素水平降低，并不仅见于甲状腺疾病患者。60岁以上的老年人，可以出现甲状腺激素水平的降低，且有随年龄增长而递减的趋势。其甲状腺激素降低有以下特点，即血清 T_3 降低明显而 T_4 降低不明显，且随年龄增长逐渐降低，尤其在70岁以后更为显著。TSH基本在正常范围内，不随 T_3 降低而升高，这是老年性甲状腺功能减退、老化的表现，也是老年期生理需要和自我保护的一种功能。

甲状腺疾病包括甲状腺功能异常，如甲状腺功能亢进症、甲状腺功能减退症；甲状腺结构异常，如甲状腺肿、甲状腺癌等，其中老年人以甲状腺功能亢进症和甲状腺癌多见，本章将重点阐述。

第一节　老年人甲状腺功能亢进

老年人甲状腺功能亢进症（简称老年甲状腺功能亢进）是指60岁以上的甲状腺功能亢进，包括60岁以前患病延续至60岁之后，以及60岁之后方患病两种情况。老年人甲状腺分泌功能降低，甲状腺功能亢进时甲状腺激素分泌虽然有所增加，但由于血液对甲状腺激素结合力下降、组织对该激素的反应能力减弱以及其他衰老变化等因素影响，老年人甲状腺功能亢进与中青年人甲状腺功能亢进比较有其特殊性，多具有不典型的临床表现，症状轻微，发病较隐匿，又称为淡漠型、隐蔽型或无力型甲状腺功能亢进，容易被误诊、漏诊。其原因可能为老年人甲状腺功能亢进不易被及时诊断、治疗及身体严重消耗；老年人交感神经对甲状腺激素不敏感；儿茶酚胺耗竭以及衰老等因素有关，但其疗效较成年甲状腺功能亢进为好。国外报道60岁以上老年人患病率为0.5%～2.3%，在所有甲状腺功能亢进患者中60岁以上的老年患者占10%～37%。女性为男性的4～5倍，与中青年患者相似。

【病因】

1. *原发性甲状腺功能亢进症*　多发生于年轻人，占甲状腺功能亢进90%左右。老年人少见，是在遗传缺陷基础上因精神刺激等应激因素而诱发自体免疫反应所致。

2. *继发性甲状腺功能亢进症*　中老年多见，是一种在多结节性甲状腺肿基础上发生的甲状腺功能亢进，发生甲状腺功能亢进前多结节性甲状腺肿常已存在多年，给予碘剂或含碘药物时易于诱发或加剧甲状腺功能亢进症状。

3. 自主性高功能性甲状腺腺瘤　中老年多见，甲状腺腺瘤功能自主，不受促甲状腺激素(TSH)调控，血中也不存在异常的甲状腺刺激物。该病发病年龄较继发性甲状腺功能亢进症为早，较多见于老年前期。

4. 碘甲状腺功能亢进　非老年人群的碘甲状腺功能亢进常常发生在非碘缺乏地区的结节性甲状腺肿补碘后，而老年碘甲状腺功能亢进常常与摄入含碘药物或造影剂相联系，引起血循环中甲状腺激素增高而致甲状腺功能亢进。

5. 甲状腺癌或甲状腺炎伴甲状腺功能亢进　老年人少见。

老年甲状腺功能亢进的发病机制尚不明确，有报道认为有甲状腺结节者，60 岁后发生甲状腺功能亢进的危险增加 50%，在缺碘地区尤为明显。患者血中甲状腺免疫球蛋白可阳性，故多认为在甲状腺结节基础上老年自身免疫调节功能低下发生的自身免疫反应可能是本病的原因。

【临床表现】　老年人甲状腺功能亢进有典型症状者少见，大约只有 4%。约有 16%的老年人甲状腺功能亢进表现为淡漠型或隐蔽型，患者多无心悸、多食、多汗等表现，反而表现为厌食、恶心、呕吐、便秘，易被误诊为恶性肿瘤。老年人甲状腺功能亢进易发生心力衰竭、心绞痛、心房颤动和心肌梗死等。老年人甲状腺功能亢进常突出表现为某一系统症状，又称单一系统性。

1. 心血管系统　常发生心律失常，包括房性或室性期前收缩、房室传导阻滞、心房颤动等。心房颤动常见，高达 50%，约是中青年甲状腺功能亢进患者的 8 倍。在老年人不明原因的心房颤动中约有 10%是甲状腺功能亢进引起，老年人甲状腺功能亢进心房颤动与中青年人不同，其心率较慢，多不超过 100/min，而且甲状腺功能亢进控制后转为窦性心律的可能性少。有的患者首发症状为心力衰竭，因此当老年人发生了难以控制的心衰时，应考虑是否有甲状腺功能亢进的可能。约有半数以上的老年甲状腺功能亢进患者有下肢水肿，其中约有 1/2 是由于充血性心力衰竭引起。老年人甲状腺功能亢进心动过速不如年轻人明显，但比平时的心率快。

2. 消化系统　老年甲状腺功能亢进患者食欲亢进者少见，不到患者总数的 1/4。相反厌食者占 1/3～1/2，有些患者以恶心、呕吐、腹痛、消瘦、便秘为主要表现，易误诊为消化系统的恶性肿瘤。

3. 神经系统　表现为活动迟钝，回答问题迟缓，多疑、焦虑、抑郁、无欲、淡漠、幻觉、妄想、精神错乱等精神病样表现。

4. 肌病　肌肉软弱无力和筋疲力尽是老年人甲状腺功能亢进的特点。常见四肢远端肌无力、肌萎缩，表现为行动困难，上、下楼和蹲起时都感困难，有的出现眼肌或低钾周期性麻痹等。腱反射减弱或者消失。

5. 震颤　尤为多见，尤其双手平举向前伸出时，但因老年人震颤可有多种原因引起，因此并不具诊断的特殊性。

6. 眼征　突眼及有眼征者少，大约不到患者总数的 1/2，相反，可出现眼睑下垂，眼神呆滞，甚至眼球凹陷等。

7. 甲状腺肿大　在老年人甲状腺功能亢进中少见，半数以上无甲状腺肿大或仅轻度肿大，有甲状腺肿大者则以毒性结节性甲状腺肿大者多。能闻及血管杂音者也少，大约为 1/4。

8. 其他　老年人甲状腺功能亢进常并存高血压、糖尿病、高钙血症、低钾血症、骨质疏松症等。

【实验室检查】　由于老年人甲状腺功能亢进临床特异性差，因此实验室检查尤为重要。

1. 促甲状腺素(TSH)　降低或为零，血清甲状腺激素［血清游离三碘甲状腺原氨酸(FT_3)、游离四碘甲状腺原氨酸(FT_4)、反三碘甲状腺原氨酸(rT_3)］不如中青年人甲状腺功能亢进升高的明显，常轻度升高，老年人也可仅有 FT_4 或 FT_3 升高，即四碘甲状腺原氨酸(T_4)甲状腺功能亢进、三碘甲状腺原氨酸(T_3)甲状腺功能亢进。

2. 甲状腺摄取^{131}I 率测定　甲状腺功能亢进者三小时吸碘大于 25%，24 小时大于 45%，约半数病人高峰前移。由于其受药物等因素影响较大，而老年人服药机会较多，故该项检查近年除必要情况外已被 T_3、T_4所代替。

3. T_3 抑制试验　呈不抑制反应，但老年人多有心血管疾病，T_3 抑制试验有加重甲状腺功能亢进、高血压和促发心脏病危险，故老年人应酌情考虑。

4. 促甲状腺素释放激素(TRH)刺激试验　是对老年不典型病例特异性较强，且稳妥的检查方法。甲状腺功能亢进病 TSH 基础值多低于正常，注射 TRH 后，TSH 也不能升高，这是因为大量甲状腺激素反馈性地阻断了 TRH 对垂体的兴奋作用。甲状腺功能亢进病人对 TRH 不起反应，这和甲状腺激素抑制试验中吸碘率不能被抑制的情况相符合，而 TRH 试验比较省时，对老年和有心脏受累的甲状腺功能亢进患者较为安全，故很有可能会取代抑制试验。

5. 甲状腺核素扫描　对甲状腺结节性质的判断具有一定的价值，因此对于伴有结节的老年人甲状腺功能亢进应该做此项检查。

6. 甲状腺彩色多普勒检查　无创伤、无辐射、经济、简便、快捷，很适合老年人。

【诊断】　典型病例根据临床表现诊断并不困难，但若甲状腺功能亢进的症状和体征不明显，特别是老年人，应考虑隐匿性甲状腺功能亢进存在。采用放免法测定 T_4、T_3、FT_4、FT_3、TSH 以及放射性碘摄取率和促甲状腺素释放激素试验均有助于甲状腺功能亢进的诊断。

【治疗】　甲状腺功能亢进治疗的方针大多基于把甲状腺激素降至正常水平，目前有三种有效的甲状腺功能亢进症的治疗方法：抗甲状腺药物治疗、手术治疗、放射性^{131}I 治疗。随着对甲状腺功能亢进治疗研究的进展及治疗经验的积累，对于这三种治疗的适应证、治疗效果、并发症及治疗随访等问题有了较明确的认识，因此，在甲状腺功能亢进治疗方法的选择上逐渐发生了变化。老年人甲状腺功能亢进的治疗方法虽与中青年人相同，但因老年人多患有其他疾病，常不宜手术治疗。

1. 药物治疗　他巴唑和丙基硫氧嘧啶是两种主要的治疗甲状腺功能亢进的药物，它们能够抑制甲状腺素的合成，其中丙基硫氧嘧啶能够抑制外周组织中一碘酪氨酸向三碘甲状腺氨酸的转化，是原发性甲状腺功能亢进症的首选药物。药物治疗无明确的疗程，通常 6～24 个月。此外，国外亦将青少年甚至孕妇、哺乳期妇女甲状腺功能亢进列为药物治疗的适应证。怀孕期间治疗的主要目的是用最小的药物剂量维持正常甲状腺功能。由于丙基硫氧嘧啶较他巴唑不易通过胎盘，在母乳中的浓度亦很低，因此丙基硫氧嘧啶在孕妇及哺乳期妇女中使用更多。复发率高是药物治疗的最大缺点，其长期缓解率文献报道差别很大，为 10%～80%。

经药物治疗的甲状腺功能亢进患者必须定期复查甲状腺功能，调整用药。药物治疗的副作用包括常见的瘙痒、荨麻疹样皮疹、关节疼痛、发热等以及少见或很少见但严重的副作用——粒细胞减少、黄疸、肝炎、血管炎、狼疮样综合征等。其中粒细胞减少的发生率大约为

0.13%，他巴唑引起粒细胞减少的发生较丙基硫氧嘧啶少，且低剂量他巴唑比大剂量他巴唑和丙基硫氧嘧啶均安全。

2. *放射性^{131}I治疗*　自从 1941 年 Hertz 和 Roberts 第 1 次利用放射性碘治疗甲状腺功能亢进患者后，经过半个多世纪、近 100 万例患者的治疗，放射性^{131}I治疗甲状腺功能亢进已经成为一种成熟、有效的治疗方法。目前国外，尤其在美国越来越多的医生将其作为成人甲状腺功能亢进特别是原发性甲状腺功能亢进的首选治疗方法。其主要优点表现在疗效好、用药简便、费用低、无明显副作用。绝大多数原发性甲状腺功能亢进症、结节性甲状腺继发性甲状腺功能亢进，特别是老年人甲状腺功能亢进是放射性^{131}I治疗的适应证，但因老年人对核素敏感性比较差，常需要重复治疗。

^{131}I治疗效果满意，大约 90%患者的病情可以得到长期缓解，疾病复发率低，复发的患者可以再次行^{131}I治疗。治疗中有两个重要问题需要注意：一是^{131}I治疗后甲状腺功能减退症的发生与防治，有 50%～80%的患者最终将发生永久性甲状腺功能减退，患者均应长期随诊，定期检查 T_3、T_4、TSH，尤其在^{131}I治疗后的第 1 年内应密切随诊；二是^{131}I治疗原发性甲状腺功能亢进增加眼病发生或使眼病加重的问题，产生这一现象可能与放射性甲状腺炎使甲状腺抗体释放有关。

3. *外科治疗*　甲状腺功能亢进可通过手术切除大部分甲状腺，以减少功能性甲状腺组织来减少甲状腺激素分泌的方法治疗。因老年多合并有其他疾病，常不宜手术治疗，只有以下情况的老年甲状腺功能亢进首选外科手术治疗：甲状腺癌；甲状腺结节怀疑癌变；重度甲状腺肿大引起压迫症状；甲状腺结节虽以良性可能性大，但若以^{131}I治疗随访困难时，患者愿意的前提下主张手术切除。

其术前准备、术中术后注意事项及术后呼吸困难、喉返神经损伤、喉上神经损伤、甲状旁腺功能减退等并发症的临床表现、预防及处理与一般甲状腺功能亢进患者相同。手术后患者应定期随诊，了解甲状腺功能。术后甲状腺功能减退远较甲状腺功能亢进多见，其发生主要取决于残留甲状腺组织的大小。约 10%的患者术后甲状腺功能亢进复发，多出现在手术后 5 年内。5%左右的患者在手术后 1 年内出现永久性甲状腺功能减退，以后甲状腺功能减退患者缓慢增加，随访 20 年左右有 27.5%～50%的患者发生永久性甲状腺功能减退。多项临床研究显示：手术后甲状腺功能亢进缓解率、复发率、眼病加重或发生率、甲状腺功能减退的发生率均好于或类似于药物治疗及^{131}I治疗。

4. *甲状腺功能亢进危象*　老年人甲状腺功能亢进发生危象与中青年人表现不同，缺乏高热、大汗淋漓、心率过速、呕吐、腹泻、谵妄等典型表现，而表现为体温和心率不增高或者增高不多，呈木僵或昏迷状态，甚至安静地死亡。甲状腺功能亢进危象术后 12～36h 内发生，其发病机制尚未完全阐明，目前认为与大量甲状腺素释放入血和应激状态下儿茶酚胺活力增强有关。但也有人认为，持续的甲状腺功能亢进可引起肾上腺皮质功能损伤，肾上腺皮质应激能力降低可能是甲状腺危象发生的重要病理生理基础。因此除手术操作轻柔外，充分的术前准备、术后激素的应用至关重要。对于能够得到及时诊断和治疗的老年甲状腺功能亢进患者，预后与中青年人甲状腺功能亢进相似。

第二节　甲状腺癌

甲状腺恶性肿瘤中，腺癌占绝大多数，而源自甲状腺间质的恶性肿瘤仅占 1%。甲状腺癌约占全身癌肿的1.5%，占甲状腺全部肿瘤的2.7%～17.0%。据国际癌症学会资料统计，各国甲状腺癌的发病率逐年增加。我国上海市1960年发病率为1.02/10万，1972年为2.39/10万，1978年已升高至3.80/10万。据上海医科大学附属中山、华山医院统计，两院于1975－1985年共收治甲状腺疾患6 432例，其中甲状腺肿瘤4 363例，甲状腺癌占435例，为甲状腺全部肿瘤的10.1%。

【病因】 目前尚难肯定，但从流行病学调查、肿瘤实验性研究和临床观察，甲状腺癌的发生可能与下列因素有关。

1. 放射性损伤 用X线照射实验鼠的甲状腺，能促使动物发生甲状腺癌。实验证明^{131}I能使甲状腺细胞的代谢发生变化，细胞核变形，甲状腺素的合成大为减少。可见放射线一方面引起甲状腺细胞的异常分裂，导致癌变；另一方面使甲状腺破坏而不能产生内分泌素，由此引起的促甲状腺激素(TSH)大量分泌也能促发甲状腺细胞癌变。

2. 碘和TSH 摄碘过量或缺碘均可使甲状腺的结构和功能发生改变。如瑞士地方性甲状腺肿流行区的甲状腺癌发病率为2‰，较柏林等非流行区高出20倍。相反，高碘饮食也易诱发甲状腺癌，冰岛和日本是摄碘量最高的国家，其甲状腺癌的发病率较其他国家高。这可能与长期的TSH刺激能促使甲状腺增生，形成结节和癌变有关。

3. 其他甲状腺病变 临床上有甲状腺腺癌、慢性甲状腺炎、结节性甲状腺肿或某些毒性甲状腺肿发生癌变的报道，但这些甲状腺病变与甲状腺癌的关系尚难肯定。

4. 遗传因素 5%～10%甲状腺髓样癌有明显的家族史，而且往往合并有嗜铬细胞瘤等，推测这类癌的发生可能与染色体遗传因素有关。

【病理类型】

1. 乳头状腺癌 有完整的包膜，到后期同样可以穿破包膜而侵及周围组织，播散途径主要是淋巴道，一般以颈淋巴结转移最为常见，约在80%的儿童和2%的成年患者可扪及淋巴结，其次是血液转移到肺或骨。

2. 滤泡状腺癌 较乳头状腺癌少见，约占甲状腺癌的20%，居第二位，其患者的平均年龄较乳头状腺癌者大。癌肿柔软，具弹性，或橡皮样，呈圆形、椭圆形或分叶结节形。切面呈红褐色，可见纤维化、钙化、出血及坏死灶。分化良好的滤泡状腺癌在镜下可见与正常甲状腺相似的组织结构，但有包膜、血管和淋巴管受侵袭的现象；分化差的滤泡状腺癌则见不规则结构，细胞密集成团状或条索状，很少形成滤泡。播散途径虽可经淋巴转移，但主要是通过血液转移到肺、骨和肝。有些滤泡状腺癌可在手术切除后相隔很长时间才见复发，但其预后不及乳头状腺癌。

3. 甲状腺髓样癌 占甲状腺癌的2%～5%，可发生于任何年龄，男女发病率无明显差异，大多数中呈散发性，约10%为家族性。此病由Hazard于1959年首先描述，具有分泌甲状腺降钙素以及伴发嗜铬细胞瘤和甲状腺腺体增生（Ⅱ型多发性内分泌肿瘤，MENⅡ）的特点，约30%患者有慢性腹泻史并伴有面部潮红似类癌综合征，或Cushing综合征，与肿瘤细胞产物有关。肿瘤多为单发结节，偶有多发，质硬而固定，有淀粉样沉积，很少摄取放射性碘。癌细胞形态主要由多边形和梭形细胞组成，排列多样化。

家族性髓样癌有如下特点：发病年龄较轻，诊断时平均年龄33岁，散发性髓样癌诊断时平均年龄超过55岁；家族性髓样癌均为双侧性癌腺叶和多中心病变，肿瘤分布和形态不对称，可能一侧有巨大肿物而对侧仅有组织学征象，但无一例外地均为双侧病变。散发性者多为单侧肿物；家族性髓样癌癌块较小，由于筛查，也有隐性发现。散发性者癌块直径多超过4cm；家族性者较少见淋巴转移，远处转移更少见，可能因发现较早之故；家族性髓样癌多位于滤泡旁细胞集中处，即腺叶上中三分之一交界处；家族性髓样癌常伴有嗜铬细胞瘤或甲状旁腺功能亢进。

4. 甲状腺未分化癌　占甲状腺癌的 5%，主要发生于中年以上患者，男性多见。肿块质硬而不规则，固定，生长迅速，很快弥漫累及甲状腺，一般在短期内就可侵犯气管、肌肉、神经和血管，引起吞咽和呼吸困难。肿瘤局部可有触痛。显微镜下见癌组织主要由分化不良的上皮细胞组成，细胞呈多形性，常见核分裂象。颈部可出现淋巴结肿大，也有肺转移。

【临床表现】　老年性甲状腺癌是头颈部比较常见的恶性肿瘤，占全身恶性肿瘤的 1%～2%，占甲状腺癌的 14.3%～28.6%，居头颈部肿瘤的第 1 位，女性多见。在发病规律、临床病理特征、治疗及预后等方面有其自身的某些特点，并逐渐为临床工作者所注意。它可与多发性甲状腺结节同时存在，多数无症状，偶发现颈前区有一结节或肿块，有的肿块已存在多年而在近期才迅速增大或发生转移。有的患者长期以来无不适主诉，到后期出现颈淋巴结转移、病理性骨折、声音嘶哑、呼吸障碍、吞咽困难甚至 Horner 综合征才引起注意；局部体征也不尽相同，有呈甲状腺不对称结节或肿块，肿块或在腺体内，随吞咽而上下活动，如周围组织或气管受侵时，肿块即固定。

【诊断】　根据甲状腺肿块质硬固定，生长快，或对于有长期甲状腺结节的老年患者，近期肿块突然增大或伴随压迫、局部浸润症状、淋巴结肿大者，均应怀疑为甲状腺癌。甲状腺结节的高危因素存在地方性甲状腺肿非流行区，14 岁以下儿童的甲状腺单个结节，其中 10%～50%是恶性，但都是分化好的甲状腺癌；成年男性甲状腺内的单发结节；多年存在的甲状腺结节，短期内明显增大；滨海居住的患者，单发结节为癌的机会远比来自地方性甲状腺肿流行区的患者为高；儿童期头颈部曾接受过放射治疗的患者，甲状腺单个结节更可疑；查体表现结节质地坚硬，固定不规则或伴同侧颈部淋巴结肿大；声带麻痹；颈部拍片示甲状腺内的钙化阴影为云雾状或颗粒状；边界不规则，甲状腺癌导致的气管狭窄常常是左右径、前后径可以正常；B 超检查呈实性或囊实性，内部回声不均匀，边界不清楚和不规则；穿刺检查发现肿瘤细胞，对囊性肿物抽出液可能逐渐变为暗红色，这是甲状腺乳头状腺癌转移灶的一种特征。

对于柔软，光滑，活动度大者或老年患者病程较长，肿瘤伴有囊性变及钙化者，应注意与甲状腺腺瘤或结节性甲状腺肿鉴别。甲状腺核素扫描，若为冷结节，则可能 10%～20%为癌肿。B 超检查有助于鉴别肿块囊实性，但不能鉴别其良恶性，若 B 超检查示实质不均匀肿块且明显外侵，而甲状腺核素扫描为冷结节，应考虑为恶性，文献报道，其符合率为 70%～95%。细针穿刺细胞学检查准确率为 80%～95%，如在彩超或 B 超引导下进行的细针吸取活检可将诊断的准确率进一步提高，尤其对于肿瘤直径较小、部位深在或较大肿瘤质地不均匀伴液化的患者，但应注意鉴别其假阴性。CT 检查有助于了解肿块外侵及周围血管情况，帮助术者充分估计手术切除的可能性及彻底性，减少术中的副损伤。

【治疗】

(一)外科治疗

甲状腺癌不同的病理类型的生物学特性，决定其治疗方法不同。目前手术切除是除未分化癌以外各型甲状腺癌的主要治疗方式。

1. 乳头状腺癌　如果癌肿局限在一侧的腺体内，可将患侧腺体连同峡部全部切除，同时行对侧腺体大部切除；如果癌肿已侵及左右两叶，则将两侧腺体连同峡部全部切除；如无颈淋巴结肿大的乳头状腺癌不需同时清除患侧颈淋巴结；如颈部有淋巴结转移的患者，需同时进行颈淋巴结清扫术。

2. 滤泡状腺癌　处理原则基本上同甲状腺乳头状腺癌，临床上无颈部淋巴结肿大者，一般不作预防性颈清扫术；有颈淋巴结转移者不一定同时有血行转移，需行治疗性颈清扫术。

3. 髓样癌　甲状腺腺体的处理原则基本上同甲状腺乳头状腺癌，确诊后不论临床能否触及肿大淋巴结，均行颈淋巴结清扫术。伴有嗜铬细胞瘤者，应在甲状腺手术以前处理嗜铬细胞瘤，否则术中会激发高血压，影响手术顺利进行。有报道，甲状腺切除加区域性淋巴结清扫有助于减少髓样甲状腺癌的复发。

4. 未分化癌　由于本病病程短，进展快，首诊时大多数已失去根治机会，预后恶劣，不宜手术治疗或仅能做活检以明确诊断，病灶较小的患者，宜手术治疗，行甲状腺癌根治性手术。

(二)放射治疗

对于年轻、癌肿小、无转移、分化型的低风险患者，如血清甲状腺素结合球蛋白 TBG 阴性，则无全身^{131}I 扫描的必要。各种类型的甲状腺癌对放射线的敏感性差异很大，几乎与甲状腺癌的分化程度成反比，分化越好，敏感性越差，分化越差，敏感性越高。因此，未分化癌的治疗主要是放射治疗。老年人甲状腺癌恶性程度较高，又常因其他原因延误诊治，致使就诊时间晚，大多出现局部浸润及淋巴转移，加之患者常合并有其他老年性疾病(如高血压、冠心病、肺气肿等)，故给予手术根治带来困难或难以耐受根治性手术。这类患者尽可能行姑息性切除术或气管切开，以改善患者症状及为患者今后的辅助治疗创造条件。

(三)内分泌治疗

甲状腺素能抑制 TSH 分泌，从而对甲状腺组织的增生和分化好的癌有抑制作用，对乳头状腺癌和滤泡状腺癌有较好的治疗效果。因此，在上述类型甲状腺癌手术后常规给予抑制 TSH 剂量甲状腺素，对预防癌复发和有转移灶的治疗均有一定效果，但对未分化癌无效。国内一般每天用干燥甲状腺片 80～120mg，以维持高水准的甲状腺激素的水平。在手术及放射碘治疗后的一年内，应每 3 个月检查一次甲状腺素、TSH 水平，一年后每 6 个月检查一次。有研究表明，甲状腺切除术后 2 年使用 T_4 抑制 TSH 治疗时，血清甲状腺球蛋白(Tg)水平对判断乳头状甲状腺癌复发或病变的持续存在(带瘤)具有预测价值。

(四)化学治疗

分化型甲状腺癌对化疗反应差，化疗仅与其他治疗方法联用于一些晚期局部无法切除或远处转移的病人。以阿霉素最有效，反应率可达 30%～45%，可延长生命，甚至在癌灶无缩小时长期生存。未分化癌对化疗则较敏感，多采用联合化疗，如 COA 方案，常用药物有阿霉素(ADM)、环磷酰胺(CTX)、丝裂霉素(MMC)、长春新碱(VCR)等。

(五)基因治疗

由于 p53 基因的突变是造成滤泡型甲状腺癌细胞转化为分化差细胞的诱因，体外试验中将正常的 p53 基因植入分化差的甲状腺癌细胞中，可使分化不良的细胞转化为可分泌甲状腺球蛋白及摄取碘的分化程度高的癌细胞，且减缓细胞的增生，将来可能应用于临床。

【预后】　恶性肿瘤中，甲状腺癌的预后总的说来是好的，不少甲状腺癌已有转移，但病人仍能存活十余年。涉及预后的因素很多，诸如年龄、性别、病理类型、病变的范围、转移情况和手术方式等，其中以病理类型最为重要。甲状腺乳头状腺癌、滤泡状腺癌又称分化型甲状腺癌，占 86.5%，治愈率很高，10 年生存率可达 80%～95%，是所有癌肿中治疗效果最好的，即使甲状腺癌侵犯气管和食管，只要手术彻底，10 年生存率仍可达 84.45%；甲状腺髓样癌占 4.2%，其 10 年生存率为 41.1%；甲状腺未分化癌属于恶性程度高的肿瘤，占 9.2%，5 年生存率仅为7.4%。因此老年人甲状腺癌的预后较其他年龄段稍差,这可能与老年人甲状腺癌病理分化差及病情延误导致手术时机尚失有关。

参考文献

[1] 刘广钊,何飞屏,秦映芬,等.甲状腺激素在人类衰老过程中的意义.中国老年学杂志,2001,21:190-192

[2] 陆佩芳,马永兴,韩瑞萍,等.老年增龄性甲状腺功能改变纵向研究.中国老年学杂志,2005,25(5);504-506

[3] 刘幼硕.老年人甲状腺功能亢进症.中华老年医学杂志,2005,24(11):810-878

[4] 孙美珍.老年人甲状腺功能亢进症的特点.中华老年医学杂志,2003,22 (6):332-333

[5] Pacini F, Molinaro E, Lippi F, et al. Prediction of disease status by recombinant human TSH-stimulated serum Tgin the postsur gical follow-up of differentiated thyroid carcinoma[J]. J clin Endocrinol Metab, 2001,86(12):5686-5690

[6] Yen TW, Shapiro SE ,Gagel RF ,et al . Medullary thyroid carcinoma :results of a standardized surgical approach in a contemporary series of 80 consecutive patients[J] . Surgery ,2003 ,134 (6) :890-899

[7] Mackenzie EJ ,Mortimer RH. Thyroid nodules and thyroid cancer [J] . Med J Aust ,2004 ,180(6) :242-247

[8] Schlumberger M, Berg G, Cohen O, et al . Follow up of low risk patients with differentiated thyroid carcinoma :a European perspective[J] . Eur J Endocrinol ,2004 ,150 (2) :105-112

第9章　胃十二指肠疾病

第一节　胃十二指肠溃疡的外科治疗

胃十二指肠溃疡统称为消化性溃疡，泛指发生在与胃液接触的胃肠道部分的溃疡，包括食管下部、胃、十二指肠、胃肠吻合术后的空肠、卓-艾综合征患者的下部十二指肠和空肠的溃疡等。老年人消化性溃疡是指60岁以上的胃、十二指肠溃疡。其中老年发病的溃疡，也有从中壮年起病而迁延至老年的慢性溃疡。

胃十二指肠溃疡是世界上最常见的多发病之一，呈世界性分布，发病率在10％～12％，而老年溃疡病的发生率，据文献报道，一般在7％～19％。近来老年消化性溃疡有逐年稳步升高的倾向，胃溃疡和十二指肠溃疡的发病率同时升高。临床上十二指肠溃疡较胃溃疡多见，两者之比在西方为4～5∶1，国内为2～4∶1。十二指肠溃疡多发于青壮年，胃溃疡的发病年龄较迟。在我国，老年十二指肠溃疡与胃溃疡的比例约为1∶1.7，男女比例为2～3∶1。老年人胃溃疡的住院人数呈逐年升高趋势，而十二指肠溃疡未见明显变化。胃溃疡的发病率随年龄的增高而增高，65岁以上胃溃疡的发病率为5.2％，75岁以上增至8.5％。

老年人消化性溃疡具有临床表现不典型，病程迁延，复发率高，并发出血者多而严重，伴随疾病多、死亡率高的特点。

1. 胃溃疡较十二指肠溃疡多见，并且常合并有胃炎，故老年溃疡病的胃酸排出量较青壮年为低。

2. 不论是胃还是十二指肠溃疡，疼痛症状不明显或不典型。由于老年人反应比较迟钝，有时虽有穿孔等并发症，症状与体征也不如年轻人明显，因此易被误诊。

3. 合并出血者较多。有报道，老年患者有明显出血者较青壮年多2倍，出血也不易自止。

4. 病程迁延，不易治愈。这是由于高酸病人多有动脉硬化，局部血流减少，以及黏膜抵抗力降低所造成。

5. 常合并有其他系统器官的疾病，如心血管疾病或呼吸系统疾病。

由于上述特点，老年患者一经明确诊断消化性溃疡，即应采取积极的治疗方法。其外科治疗的适应证与一般溃疡病外科治疗的适应证相同，但应在术前全面了解各系统器官的功能情况，以预防和减少并发症。

高龄并非手术的禁忌，但在术前、术中及术后均应该想到老年患者对创伤的应激能力差，伤口愈合慢，各器官的功能均有减退，故在手术操作及术后处理上均应根据老年人的特点慎重考虑。

【病因和发病机制】　老年人消化性溃疡的发病机制与中青年人相比，有相同点，也有不同之处。归纳其相同点，不外乎以下三点：①损害因素的作用（化学性、药物性等）；②保护因素减弱；③易感因素（遗传体制、营养因素等）。目前认为，胃溃疡的发病以保护因素减弱为主，而十二指肠的发病以损害因素的作用为主。

(一)损害因素

1. 胃酸和胃蛋白酶 胃酸和胃蛋白酶是胃内的主要损害因素。所有消化性溃疡均发生在可以接触到胃酸的部位。“无酸无溃疡(no acid,no ulcer)”。造成高酸可有以下原因:①产生胃酸的壁细胞以及促进壁细胞产生胃酸的 G 细胞增多。十二指肠溃疡患者的胃酸排出量最大,同时壁细胞对各种刺激的敏感性增高,胃窦部的 G 细胞群也有增殖。②胃酸化时反馈性抑制障碍。正常情况下,胃泌素的分泌与胃的酸化有明显关系。如果胃液 pH 值降到 3 以下,胃泌素的分泌即开始减少,说明 pH 值的下降可以反馈性地抑制胃泌素的分泌。而十二指肠溃疡活动性溃疡患者的胃液 pH 值常在 2.5 以下,但胃泌素水平并不降低,反映这些患者的反馈机制可能有障碍。③胃排空和幽门括约肌功能失常。胃的排空运动和幽门括约肌功能与胃酸和胃泌素的分泌密切相关。迷走神经兴奋及胃泌素的释放可以增强胃窦部的收缩,幽门括约肌松弛、胃排空加快。如有幽门梗阻,胃排空障碍,胃窦内压力增高,刺激 G 细胞,使血清胃泌素的分泌增加。

胃蛋白酶的分泌和活化与胃酸密切相关,因而胃酸是溃疡的首要因素。

2. 药物性因素 糖皮质激素与非甾体类抗炎药(non-steroidal antiinflammatory drugs,NSAID)均认为与消化性溃疡的发生有关。由于老年人心血管疾病和骨关节疾病的发病率增高,NSAID 药物生用增加,消化性溃疡的发生率也随之增加。NSAID 药物通过抑制胃十二指肠黏膜前列腺素的生成,使胃上皮细胞失去前列腺素的保护作用。老年人的代偿和修复能力降低,更容易受到损伤。

3. 幽门螺杆菌 幽门螺杆菌(helicobactor pylory ,HP)是慢性胃窦炎的主要病因,而慢性胃窦炎与消化性溃疡密切相关。HP 感染根治后能防止其复发是最有力的证据。有研究表明,与中青年组相比老年人对 HP 的清除能力明显降低,携带时间长。

4. 胆汁 胃溃疡的病人常有幽门括约肌功能不全和胃排空延迟。幽门括约肌的功能失调,可使胆汁和十二指肠内的碱性液体反流至胃内。胃的排空延迟则可使胆汁等碱性十二指肠液体在胃内的潴留时间较长。胆酸盐为去垢剂,可溶解黏着于胃黏膜上的黏液,高浓度的胆酸盐、溶血磷脂酰胆碱还可对细胞膜产生毒性,直接损伤胃黏膜屏障,导致溃疡形成。

5. 其他因素 应激和心理因素、胃运动功能障碍、饮食不节和失调均可破坏胃黏膜的保护作用,诱发溃疡。老年吸烟患者,吸烟史较长,吸烟增加了胃酸的分泌,减少胰腺和十二指肠碳酸氢盐的分泌胃黏膜的血流,也是老年性溃疡的常见因素。

(二)保护因素

1. 胃黏膜屏障 主要由黏液和黏膜屏障所组成。它们对机械性和化学性损伤有较强的抵抗力。

(1)黏液屏障:由表面上皮的柱状细胞、胃体部腺体的黏液颈细胞、贲门及幽门腺细胞所分泌,在胃腔的表面覆盖一层连续层,1.0～1.5mm 厚。黏液具有润滑、中和及缓冲作用。其黏度随酸度的增加而增加。如 pH＜5 时黏液沉淀,形成一层保护膜,起屏障作用。如果酸度下降(pH＞5),则黏液即变为水样,屏障保护作用降低。

(2)黏膜屏障:为屏障之重要部分,主要由细胞表面的类脂质及蛋白质形成,它主要是防止 H^+ 的逆向弥散。

2. 胃黏膜血流 胃黏膜的血流供应是上皮细胞新生和代谢功能,以及维持黏液和碳酸氢盐分泌的重要保证。老年人的胃黏膜血流明显低于年轻人,因此其屏障作用较差。

3. 胃肠道激素 多种胃肠道激素在消化性溃疡的发生发展过程中起调节作用。

当胃内的酸性胃内容物进入十二指肠内,使其 pH<2 时,十二指肠的 S 细胞就释放促胰液素,它可以阻止胃泌素对壁细胞的泌酸作用,使胃酸分泌减少;同时兴奋胰腺,分泌碱性消化液中和胃酸,是天然的抗酸剂。

生长抑素由 D 细胞分泌,能抑制胃酸和胃蛋白酶的分泌。

其他肠肽激素,如胃抑肽、舒血管肠肽、高血糖素、神经紧张素、球抑胃素、尿抑胃素等对胃酸的分泌均有不同程度的影响和调节作用。

4. 前列腺素　具有促进胃及十二指肠上皮细胞分泌黏液和碳酸氢盐,加强血液循环,增强黏膜上皮的更新,维持黏膜的完整性的作用。前列腺素的缺乏会使黏膜对胃酸侵袭的易患性增加。

【病理】 老年人溃疡除了具有青壮年溃疡的普遍性以外,还有其自身的特点。青壮年消化性溃疡以十二指肠溃疡为多,胃溃疡好发于胃角;而老年人消化性溃疡的发病倾向部位是十二指肠向胃底部上移,因而老年人胃溃疡比青壮年多。老年人发生于贲门下方、胃底和胃体小弯垂直部位以上的高位溃疡较多,良性巨大溃疡(>2cm)较多,迁延不愈的难治性溃疡较多,溃疡的相应并发症较多。

【诊断】

(一)十二指肠溃疡

1. 临床表现　主要症状为上腹部疼痛,具有明显的节律性、季节性。部位多在上腹中线偏右,较为局限,性质可以是烧灼痛、隐痛或钝痛。与饮食有关,一般在餐后 2～4h 疼痛发作,或呈饥饿痛、夜间痛。进食或服用碱性药物或制酸药物后可缓解。此症状可长期反复发作,多在秋末春初。体格检查可在上腹正中偏右,有轻压痛。

2. X 线钡剂检查　多数为间接 X 线征象,如球部激惹、球部畸形、幽门痉挛或变形。少数可见龛影及周围黏膜向龛影集中表现。

3. 纤维胃镜检查　十二指肠溃疡大多发生于十二指肠球部,最多见于球前壁,其次为后壁、小弯及大弯侧,距幽门 2cm 以内。常为单个,也可在前壁和后壁出现对吻溃疡。溃疡直径多在 1cm 之内,有时溃疡底部可见哆开的血管和血凝块。溃疡瘢痕收缩可引起十二指肠球部变形,也可产生继发性憩室。胃镜下可见溃疡的大小形态、活动期或愈合期,并可取活检。如有出血,还可在胃镜下确定出血的部位和原因,并在胃镜下止血治疗。

4. 胃液分析或胃分泌功能检查　测定每小时基础胃酸分泌量(BAO)和胃酸最大分泌量(MAO),计算 BAO/MAO 的比值。BAO 的正常值为 2～5mmol/h,MAO 为 3～23mmol/h,最高胃酸分泌量 21mmol/h,正常 BAO/MAO 的比值为 0.2。十二指肠溃疡 BAO 常大于 5mmol/h,MAO 或 PAO 常大于 40mmol/h,BAO/MAO 的比值为 0.4 左右。

(二)胃溃疡

1. 临床表现　主要症状为上腹部疼痛,但其节律性不如十二指肠明显。进食后疼痛多不明显,多为餐后 0.5～1h 开始,持续 1～2h 不等。不少患者进食减少,常伴恶心、食欲不振,甚至呕吐,以致体重下降。发作的周期较长。体检可无特殊发现,有时上腹部有轻压痛。

2. X 线钡剂检查　主要表现为周围光滑而整齐的龛影,龛影的轮廓位于胃腔之外,溃疡的深度和宽度几乎相等,其周围黏膜呈放射状集中。龛影的切面可见到"项圈征"、"狭颈征"和黏膜线征(Hampton 征)。龛影直径以 1～1.5cm 多见,一般在 2.5cm 以内。X 线检查的敏感性由溃疡的位置和大小影响。位于小弯侧的溃疡易被发现,而胃底和大弯侧的同样大小的溃疡则不易被发现。

3. *纤维胃镜检查*　胃镜是胃溃疡的必需检查，可以区分溃疡的分期。镜下活检更可以鉴别良性或恶性溃疡。镜下胃溃疡形状多为圆形或椭圆形，边缘稍呈红色，很少隆起，基底部可见白色纤维蛋白沉积。病灶周围有放射状黏膜皱襞延伸至溃疡边缘。

4. *超声内镜检查*　将微型超声探头置于内镜前端，随胃镜送入胃肠腔内，从黏膜外向外层探查，可显示出消化管道壁的组织结构及邻近器官的断层图像，有助于判断溃疡深度和愈合情况。在溃疡的良恶性鉴别及恶性溃疡的分期、术后预后估计方面有重要意义。

【外科治疗】　绝大多数的胃十二指肠溃疡经内科治疗效果良好，属内科治疗范畴，仅有一小部分患者需要外科治疗。外科治疗胃十二指肠的适应证为：①顽固性溃疡，经内科治疗无效，或停药后很快复发；②胃十二指肠溃疡急性穿孔；③胃十二指肠溃疡大出血；④胃十二指肠溃疡伴瘢痕性幽门梗阻；⑤胃十二指肠溃疡癌变；⑥应激性溃疡；⑦胰源性溃疡。

原则上胃溃疡的手术适应证较十二指肠溃疡放宽。其理由有：①胃溃疡的临床症状较为剧烈，对内科治疗较差且易复发；②胃溃疡患者大多年龄较大，体弱，一旦发生大出血、急性穿孔等严重并发症，手术危险性较大；③胃溃疡可发生恶变，和早期胃癌难以鉴别。

消化性溃疡的手术治疗方法的选择和多种因素有关，如患者的一般状况，尤其是老年患者往往伴随疾病较多，手术耐受能力较差；病变的部位、程度及与周围脏器的关系；手术者的经验及对某种手术的评价等。

(一)胃溃疡的手术选择

1. *胃部分切除术*　胃溃疡、幽门管溃疡和幽门前溃疡常与十二指肠溃疡、幽门狭窄并存，手术选择上无太大的差别。胃溃疡患者 BAO 及 MAO 多数正常或低于正常，血清胃泌素水平则较高，因此应该选择包括溃疡在内的胃大部切除术。胃溃疡患者的十二指肠多较游离，可行 Billroth Ⅰ式手术重建胃肠道。这一手术手术死亡率低，术后并发症少，复发率低，还可以避免遗漏早期胃癌病灶。因此对于单纯胃溃疡患者，Billroth Ⅰ式可作为首选术式。

但胃大部切除术破坏了幽门的完整性，可引起与幽门功能相关的多种并发症，由此 Maki 提出保留幽门的胃部分切除术，该手术不仅切除了溃疡和大部胃组织，同时保留了幽门的完整性，较为理想。

2. *迷走神经切断术*　该术式几经变化，总结起来主要有以下几种：迷走神经干切断术；选择性迷走神经切断术；高选择性迷走神经切断术；迷走神经干切断加胃窦部切除术；腹腔镜下迷走神经切断术。

但在胃溃疡患者中行迷走神经切断术，尤其是高选择性迷走神经切断术，技术操作上比较困难，有时因胃小弯溃疡处的粘连而致手术无法进行。

(二)十二指肠溃疡的手术选择

概括起来主要有以下两类：

1. *不同范围的胃大部切除术*　即 Billroth Ⅰ式，Billroth Ⅱ式及 Maki 手术(保留幽门的胃切除术)，或称胃泌酸细胞密集区切除术。

所有十二指肠溃疡患者除病人本身一般情况太差不能耐受手术外，不论有无并发症均能用胃大部切除术治疗。对有幽门梗阻或曾行迷走神经切除术后又复发的病人也都主张用胃大部切除术治疗。胃大部切除术后胃肠道的重建，可随病变情况及手术者的习惯而定。可采用胃十二指肠吻合术(Billroth Ⅰ式)或胃空肠吻合术(Billroth Ⅱ式)。Maki 手术的特点是保留幽门括约肌的功能，避免食物排出过快致十二指肠液反流，从而减少术后并发症。

2. *迷走神经切断术*　包括迷走神经干切除术、选择性胃迷走神经切除术和高选择性迷走神经切除术。

【并发症的治疗】

(一)出血

1. 发病情况 出血是消化性溃疡最常见的并发症，也是上消化道大出血最常见的原因。15%～25%的溃疡病患者可出现较明显的出血。男性比女性多见。男∶女约为5.5∶1。十二指肠溃疡并发出血者比胃溃疡出血者多见，为胃溃疡的3～4倍，其中以十二指肠球部后壁溃疡及球后溃疡更易发生出血。在并发出血之前，大多数患者有长期反复发作上腹痛病史，但10%～15%的患者以出血为消化性溃疡的首发症状，尤其以老年人多见。第一次出血后易发生再出血，十二指肠溃疡再次出血率为30%～50%，胃溃疡再次出血率为6%～40%。如因溃疡出血而行胃部分切除术，以后5年内约有30%患者可再发出血。

2. 病因与病理解剖基础 溃疡并发出血多由于溃疡基底或其周围血管破裂所致。饮食失调、精神过度紧张、疲劳、服用对胃肠黏膜有损害的药物或伴随疾病恶化均可使溃疡活动而引起出血。

出血量和速度与被侵蚀血管的种类、内径、血管的收缩状态和患者的凝血功能有关。溃疡的病期、类型、部位、大小、深浅等均与出血有一定关系。溃疡底部肉芽组织中的小血管受侵蚀所致的出血，常表现为渗血，多为小量而短暂的出血。溃疡周围糜烂引起的出血，一般量也不大，球部溃疡引起的大出血常常为十二指肠动脉破裂，出血量较大。胃小弯溃疡大出血多为胃左动脉的分支破裂。十二指肠球部后壁溃疡及球后溃疡易并发大出血。老年溃疡患者常伴有动脉硬化，由于动脉收缩不良而易引起大出血。十二指肠前壁因缺乏较大的血管，不易并发大出血。

3. 临床表现 消化性溃疡并发出血的临床表现与出血的速度有关，小量而缓慢的出血，常常表现为大便隐血阳性和小细胞低色素性贫血。急性大出血则表现为呕血和黑粪。十二指肠溃疡出血的患者，黑粪比呕血更多见，而胃溃疡出血的患者，呕血与黑粪的比例大致相同。十二指肠溃疡大量而急速的出血，血液常反流进入胃腔。可由呕血，但以便血为主。由于血液在胃内存留时间长，经胃酸的作用，血红蛋白变为正铁血红蛋白，呕出的的内容物呈现咖啡色。胃出血时，如血液未经过胃酸的作用，则可呕出鲜血或带有血块。在出血量较小，出血速度较慢的病人中，常常只有黑粪，而不表现呕血。缓慢少量的出血引起的黑粪，可呈现柏油样便，而大量快速的出血，刺激肠道，使肠蠕动加快，血液在肠道内停留时间较短，则可出现新鲜血便。

溃疡合并出血的患者，其全身状态与失血量、失血速度、持续时间、有无继续出血、出血前的血红蛋白的水平、年龄及有无伴发其他疾病等有关。健康成年人，其出血量不超过500ml，可以无明显症状。大量出血常常出现休克症状。超过1 000ml以上者，可伴有心悸、乏力等。超过1 500ml时，可发生低血压、眩晕、昏厥等。在15min内出血超过2 000ml，将出现严重休克甚至死亡。大出血的患者常常表现为低血容量性休克，脉率加快、收缩压降低、四肢发白、潮湿发凉、呼吸表浅、烦躁不安、恶心等。持续大量的出血，可降低脑的血流量，导致出现精神症状，神志淡漠、反应迟钝，严重心肌缺氧可导致心力衰竭，肾血流量减少可导致少尿，甚至发生急性肾功能衰竭，老年患者冠状动脉供血不足可激发出现心梗。

溃疡并发出血前，常常出现因溃疡局部的充血而导致的上腹疼痛加重，出血后则因充血减轻以及血液对胃酸的中和与稀释作用，腹痛随之缓解。但部分患者缺乏典型的疼痛症状。

4. 辅助检查

(1)实验室检查：出血患者一般在3～4h后开始出现贫血、血红蛋白水平、血细胞数、红细胞比容下降，贫血的程度主要取决于失血量。此外，与出血前的血红蛋白水平、出血后体液平衡等均有关。大出血后 2～5h，白细胞计数升高可达 $1\sim2\times10^{10}$/L，一般不超过 2×10^{10}/L，出血停止 2～3d 后恢复正常。血尿素氮在出血数小时后开始升高，24～48h 达到高峰，但一般不超过 14mmol/L。

(2)胃镜检查：不仅可以观察到病变性质，还可以看到活动或近期出血的征象，根据胃腔内血液的性状，判断出血的时间。急诊胃镜检查并不增加大出血的危险性，一般主张在出血后 24～48h 内进行。检查前，先用冷盐水洗胃，以保证胃内视野清晰。对于伴有休克的患者，应积极抗休克治疗，待休克好转，血压稳定，争取尽早行胃镜检查。其诊断准确率可达 90%以上，还可以在内镜下进行止血治疗以及活组织检查。目前认为，胃镜检查是诊断上消化道出血的首选方法。对于病情危重患者，在积极输血、补液等治疗下，待病情好转，均应积极争取胃镜检查。

(3)选择性腹腔动脉造影：对于胃镜未能发现出血原因，而又急需手术的患者，采用此方法对于术前定位很有意义。活动性出血速度大于每分钟 0.5ml，可以发现造影剂溢出的部位，由此确定出血的位置。

(4)放射性核素检查：常用静脉注射 ^{99m}Tc 标记的红细胞，进行腹部扫描，出血速度每分钟达到 0.05～0.1ml，即有诊断价值。其对于胃肠道出血相当敏感，但定位的准确性有限。

5. *诊断*　根据消化性溃疡病史和出血的临床表现，以及出血前后腹痛性质的变化，一般可以做出正确诊断。对于临床表现不典型而诊断有一定困难的患者，争取尽早行胃镜检查，胃镜检查的同时，要注意非消化性溃疡引起上消化道出血的病变及胃癌等情况的存在。

6. *治疗*　原则是止血、补充血容量、防止休克和防止复发。

(1)非手术治疗：主要是对失血性休克的治疗。

①补充血容量：迅速建立可靠的静脉输液通道，并根据病人的临床表现判断其失血量。如病人的失血量占全身总血量的 20%，可选择血浆代用品；如病人出血量较大时，应输注浓缩红细胞或全血，保持血细胞比容不低于 30%。输入液体中晶体与胶体之比为 3∶1。血容量的补充应根据病人的血压、脉搏、尿量、周围循环状况、中心静脉压等进行调整。

②其他用药：经胃肠减压管灌注冰生理盐水 200ml 加去甲肾上腺素 8mg；静脉给予 H_2 受体拮抗药或质子泵抑制药；静脉应用生长抑素等。

③急诊胃镜治疗：通过电凝、激光、注射药物等措施止血。

④介入治疗：常用的方法是经选择性动脉造影导管灌注药物及栓塞治疗。最常用的药物是血管加压素，当在血管造影时发现出血部位后，尽量把导管头部插入出血所在部位所在动脉分支，经造影导管灌注血管加压素。有效率在 50%～90%。

(2)手术治疗：大多数病人经过非手术治疗后，出血可以停止，但有 5%～10%的病人需要手术治疗才能止血。当病人存在下列情况时，出血不易停止的可能性较大，可考虑急诊手术治疗：出血后短时间内出现休克，说明出血来自较大动脉，非手术治疗难以止血；在 6～8h 内输入 600～800ml 血液后，血压、脉搏即全身情况不见好转或一度好转后又迅速恶化，说明出血仍在继续并且速度较快；近期曾发生过大出血，这种病人多难以止血并且止血后再出血的可能性大；内科治疗期间发生的大出血，说明溃疡侵蚀性强，非手术治疗效果不佳；年龄在 60 岁以上伴有动脉硬化症的病人，出血多不易停止；并存瘢痕性幽门溃疡或急性穿孔的病人；已经明确溃疡位于胃小弯或十二指肠后壁、基底部瘢痕较多，其出血来自较大动脉的可能性大，出血不易停止。

手术治疗的方法:①胃大部切除术,一般应作包括溃疡在内的胃大部切除术,十二指肠溃疡病人切除溃疡有困难时,应在溃疡底部贯穿缝扎后再行旷置术。高位溃疡可先行局部切除,缝合后再行胃大部切除术;②溃疡底部贯穿缝扎加迷走神经切断及胃引流术;③单纯溃疡底部贯穿缝扎,用于重症难以耐受大手术的病人。

(二)溃疡穿孔

1. 发病情况　溃疡急性穿孔是消化性溃疡最严重的并发症。为十二指肠溃疡病变向深度发展,胃肠壁变薄,或加上胃肠腔内压突然增加,可向腹腔穿破,胃和(或)肠的内容物流入腹腔,称为急性穿孔,进一步发展成为急性弥漫性腹膜炎。

十二指肠溃疡穿孔较胃溃疡穿孔多见,且以发生在十二指肠前壁者多见。慢性穿孔也以十二指肠溃疡穿孔多见,但更多发生于十二指肠后壁。后壁溃疡穿入胰腺,侵蚀血管,并发出血。

2. 病因与病理　急性溃疡穿孔的主要原因是活动性溃疡基底组织坏死,穿透浆膜层,导致胃或十二指肠腔与腹腔相通,主要诱因有:饮食过饱、剧烈呕吐或咳嗽导致腹内压急剧增高;过度劳累、精神过度紧张;吸烟与饮酒;免疫抑制药的应用;其他因素包括高龄慢性阻塞性肺病、创伤、大面积烧伤和多发性器官功能衰竭等。偶尔发生于洗胃、胃肠钡剂检查、胃镜检查和腹部外伤等情况。

穿孔后,含有食物、胃液、胆汁、胰液等的十二指肠内容物流入腹腔,首先引起化学性腹膜炎,产生剧烈的持续性腹痛。数小时后,胃肠内容物流出减少,腹膜因刺激所致渗出液增加,胃肠流出的内容物被稀释,腹痛可暂时减轻。8～12h后,由于腹腔内细菌的生长和繁殖,形成细菌性腹膜炎,引起肠麻痹、脓毒血症和感染性休克等。空腹穿孔加之穿孔孔径又小者,病情常较轻,可形成局限性腹膜炎,或炎症局限形成腹腔内脓肿。

3. 诊断

(1)临床表现:多有长期溃疡病史和近期加重病史。典型的溃疡急性穿孔表现为骤然发生的剧烈腹痛,如刀割样,呈持续性或阵发性加重。疼痛初始位于上腹部或剑突下,很快波及全腹,但仍以上腹部为重,有时伴有肩部或肩胛部牵扯痛,有时消化液沿右结肠旁沟流入右下腹,可引起右下腹疼痛。由于腹痛剧烈,病人可出现面色苍白、出冷汗、脉搏加快、呼吸急促等,经常伴有恶心、呕吐。如未得到及时诊治,病情可进一步发展,出现发热、心跳加快、血压下降、白细胞计数增高等全身感染中毒症状,并可出现腹胀、肠麻痹、腹水等。体格检查时可见病人为急性痛苦面容,仰卧拒动,腹式呼吸减弱,全腹有压痛、反跳痛,腹肌紧张呈“木板样”强直。大部分病人肝浊音界不清或消失,移动性浊音可呈阳性。肠鸣音减弱或消失。

(2)立位腹部X线检查:75％～80％可见到膈下游离气体,呈新月形透亮区。对高度怀疑游离穿孔,而未观察到气腹者,可由胃管抽尽胃内容物后注入空气150～300ml,作立位X线检查或摄片检查。实验室检查:白细胞计数升高,中性粒细胞增多,血红蛋白与红细胞计数可因脱水而升高。严重穿孔或溃疡穿透累及胰腺时,可有血清淀粉酶升高。腹腔穿刺液淀粉酶也可升高。

4. 鉴别诊断　溃疡穿孔须与急性阑尾炎穿孔鉴别,前者起病急骤,开始即有腹膜炎的体征,甚至出现休克,多有溃疡病史,如X线发现膈下有游离气体即可确诊;后者病情逐渐加重,即使阑尾穿孔引起弥漫性腹膜炎,上腹部肌紧张和压痛仍较轻,绝大多数无气腹征。此外,溃疡穿孔还应与急性胰腺炎、急性胆囊炎、肠系膜动脉栓塞、宫外孕破裂、卵巢囊肿蒂扭转、急性心梗等相鉴别。

5. *治疗*　溃疡穿孔的治疗原则是尽快实施外科手术治疗。对于一般状况较好，或诊断尚未明确的患者，可先行非手术治疗，并密切观察病情变化。即使有手术指征，也应先行一般处理，做好术前准备。

(1)非手术治疗：约一半病人的溃疡穿孔可自行愈合，或经非手术治疗而闭合。其适应证如下：临床表现轻；空腹穿孔；不属于顽固性溃疡，不伴有溃疡出血、幽门梗阻或可疑恶变等情况；全身条件差，难以耐受麻醉与手术者。

非手术治疗的主要方法包括持续胃肠减压，目的在于减少胃肠内容物继续外渗，有利于穿孔的闭合和腹膜炎的消退；维持水、电解质和酸碱平衡，加强营养代谢支持；静脉应用抑酸剂；全身应用广谱抗生素；非手术治疗期间必须严格观察病人的症状和腹部体征的变化，如治疗6～8h后病情无好转甚至加重，应及时转为手术治疗。

(2)手术治疗

①穿孔修补术：穿孔修补术简便易行、耗时短、创伤轻、安全性高。穿孔修补后，胃十二指肠内容物不再外渗，加上彻底清除了腹腔内污染物，可使穿孔很快愈合。因此，对于一般状态较差、伴心肺肝肾等重要脏器严重疾病，穿孔时间超过8～12h，腹腔内炎症重以及胃十二指肠严重水肿，估计行根治手术风险较大的病人应选择穿孔修补术。因穿孔修补术未能将溃疡病灶切除，故手术后仍可因溃疡未愈合而反复发作、合并出血、幽门梗阻等情况需要再次手术治疗。

穿孔修补的方法有开腹修补，横向间断丝线缝合，再用大网膜覆盖；经腹腔镜修补，按补片技术闭合穿孔，插入网膜，用不吸收线缝合2～3针。修补时气腹压力宜维持在11mmHg以下，以免因压力过高发生细菌移位和内毒素血症。

②根治性手术：根治性手术的优点在于手术同时解决了穿孔和溃疡两个问题。如果病人一般情况较好，穿孔在8～12h内，腹腔内感染和胃十二指肠水肿较轻，且无重要器官并存疾病，可考虑行根治性手术。其适应证：病史长、反复发作；曾有过溃疡穿孔或出血病史；此次穿孔伴有出血、幽门梗阻；怀疑有恶变。

根治性手术包括胃大部切除术，穿孔修补加壁细胞迷走神经切断术，穿孔修补、迷走神经切断加胃窦部切除或幽门成形术。

(三)幽门梗阻

1. *发病情况*　近年来，由于治疗消化性溃疡的药物的涌现和对溃疡病的并发症有更有效的治疗以及较早的选择性手术，明显的幽门狭窄发生率显著降低。溃疡病并发幽门梗阻常见于老年人，以男性居多。

2. *病因与病理*　消化性溃疡引起幽门梗阻的原因主要有：①幽门括约肌痉挛，梗阻为间歇性；②幽门附近溃疡炎症水肿使幽门狭窄，炎症水肿消退或减轻后梗阻即可缓解；③幽门附近溃疡在愈合过程中，过多瘢痕组织形成，使幽门狭窄，梗阻为持续性。少数病人可因恶变的癌细胞浸润而使幽门狭窄，导致幽门梗阻的原因很多，常常是多因素的，而且胃潴留的程度与幽门的狭窄程度可不相并行。梗阻的部位通常发生在十二指肠，较少在幽门管或在幽门前胃窦部。

3. *诊断*

(1)临床表现：主要表现为呕吐，呕吐量很大，一次可达1 000～2 000ml。呕吐物多为隔夜食，甚至有前1～2日所进的食物，呕吐物内含有大量的黏液并有酸臭味，但不含有胆汁。呕吐后病人自感腹胀明显缓解。

(2)辅助检查:X线钡剂检查有助于了解梗阻的部位、程度和病因,并可了解十二指肠球部以下有无梗阻性疾病,X线钡剂检查可表现为胃排空困难及胃扩张。如果幽门管形态不规则,偏心性或持续性狭窄,提示存在器质性病变。在狭窄的管腔内存在龛影则表示幽门管溃疡,如梗阻伴有幽门前胃窦的充盈缺损,则需考虑恶变可能。

(3)胃镜检查:胃镜检查可以明确幽门梗阻的部位和病因,胃镜下可以清楚地看到溃疡的位置、大小与形态,对于可疑恶变的病例,还可以取活组织检查。梗阻明显的病人,检查前应洗胃。

4. *鉴别诊断*　根据溃疡病史、典型症状以及辅助检查的结果,不难作出幽门梗阻的诊断,对器质性幽门梗阻的病人,应尤其考虑到梗阻是由于消化性溃疡还是幽门前恶性病变所致。一般来说,消化性溃疡的病人比较年轻,过去有溃疡病疼痛的病史,胃扩张较大,常出现低钾、低氯性碱中毒等。胃镜活组织检查对排除恶性肿瘤很有帮助。此外,还应与其他可引起幽门梗阻表现的疾病相鉴别,如胃黏膜脱垂、幽门肌肉肥厚、胃扭转、胰十二指肠肿瘤以及肝胆道疾病等。

5. *治疗*

(1)内科治疗:一般幽门梗阻的病人,不急于进行外科手术。多数病人经过3～5d的内科治疗后,幽门梗阻的症状可得到缓解。其治疗包括胃减压,纠正水电解质、酸碱平衡紊乱,治疗活动性溃疡等。

(2)外科治疗:手术治疗的目的在于解除梗阻、消除病因。

①瘢痕性完全幽门梗阻是外科手术的绝对适应证。手术方式是行远端胃部分切除术或胃窦切除加迷走神经切断,若十二指肠瘢痕过多,行十二指肠切断是不安全的,应施行迷走神经切断及胃空肠吻合术。若十二指肠球部变形不严重,施行迷走神经切断加胃窦切除或胃远端切除,不仅能有效防止溃疡复发,还能减少术后胃功能性排空障碍的发生率。胃窦切除后,如有可能,应尽量行胃十二指肠吻合。当胃张力明显缺乏和扩张时,须放置胃造瘘管。对于年老体弱、胃酸低、全身状态较差的病人,胃肠吻合术也是一种可选择的术式。该术式对病人的创伤小,也能有效地解决梗阻的问题。

②十二指肠残端的处理:十二指肠残端破裂是BillrothⅡ式胃切除术最严重的并发症,当十二指肠球部有严重变形时,应尽量避免施行胃切除术。当十二指肠切断后发现严重的十二指肠炎症,应行十二指肠造瘘,再于肝下间隙网膜孔附近放置引流管。Nissen方法是闭合困难的十二指肠残端的一种较好的方式。具体操作是将十二指肠前壁间断缝合于后壁溃疡的远侧,闭合十二指肠腔,将溃疡旷置在肠腔外的胰腺上,再将十二指肠前壁掩盖溃疡底,缝合于溃疡边缘及胰腺的假包膜上。缝合处再用大网膜缝合覆盖加强。

③术后处理:幽门梗阻手术后最主要的问题是胃排空迟缓,大多数病人在术后5～10d内可恢复良好的胃排空。但少数病人,尤其是长期幽门梗阻的病人,胃排空迟缓可达数周甚至几个月。若胃排空障碍超过10～14d,须吞服水溶性造影剂以排除机械性梗阻的发生。3周后行胃镜检查吻合口。多数病人的胃排空迟缓是由于胃的张力降低而并不是由于吻合口的机械梗阻所造成的。其发生原因可能与长期梗阻所致肠腔内水肿有关。胃肠动力药物的作用并不显著。唯一方法是等待其自行恢复。

(四)溃疡恶变

1. *发病情况*　消化性溃疡恶变多发生于胃溃疡,十二指肠溃疡恶变是很罕见的。胃溃疡病人中,由胼胝性溃疡发生恶变者居多,由单纯性溃疡发展而来的少见。发病年龄多在45～

55岁。

2. *病因与病理* 在消化性溃疡的基础上,溃疡边缘黏膜上皮由于反复的破坏与修复,在慢性炎症等因素的长期刺激下,由不典型增生发生恶变进而形成胃癌,慢性炎症的刺激和胃内致癌物质的作用,是溃疡恶变的主要因素。

其组织类型以腺癌多见,尤其以胃窦部小弯侧居多。发生恶变后,溃疡边缘因癌组织浸润变硬隆起,原有溃疡增大,直径多在2cm以上。溃疡发生恶变的特点是可见原有溃疡底部肌肉完全破坏,肉芽组织及纤维瘢痕形成,有动脉内膜炎和增生性血栓静脉炎,溃疡边缘可见黏膜肌与肌层融合,溃疡边缘的部分组织可见癌组织浸润。

3. *诊断*

(1)临床表现:溃疡发生恶变缺乏特异性的临床表现,有以下情况出现,应考虑有恶变的可能:上腹疼痛失去原有的节律性,代之为持续性的上腹不适或疼痛;食欲和体重明显下降或伴有乏力;大便隐血试验持续阳性;长期低热;胃酸分泌量下降;胃镜检查发现溃疡较原有溃疡增大,边缘不齐,溃疡底部附有污秽。

(2)辅助检查:胃镜是诊断溃疡恶变的最有效和最可靠的方法,除可以直接观察病变部位的形态外,还可以取活组织检查。为提高活检的阳性率,应多点取材,溃疡边缘内侧、基底部及发生结节病变处阳性率较高。对于病理检查未见癌性病变胃镜下高度怀疑者,应定期复查,以免遗漏,从而避免丧失早期治疗时机的情况发生。

4. *治疗* 胃溃疡恶变的治疗同胃癌的治疗。按其临床分期,施行根治性手术。

参考文献

[1] 黄洁夫.腹部外科学.北京:人民卫生出版社,2001

[2] 郑芝田.消化性溃疡病.北京:人民卫生出版社,1998:627

[3] 王吉甫.消化性溃疡的外科治疗问题//邝贺龄.消化性溃疡.北京:人民卫生出版社,1990:288

[4] 吴阶平.黄家驷外科学.北京:人民卫生出版社:1996.1124

[5] 姜广智,孟庆斌.老年胃溃疡穿孔的临床特点及外科治疗.中国老年学杂志,2004,24:859-860

[6] 牟卫平,许春华,陈传福,等.中青年与老年胃溃疡差异分析.滨州医学院学报,2002,25(4):252-253

[7] 姜建平,余成仿,詹文华,等.老年消化性溃疡合并大出血的临床特点及治疗探讨.中国实用外科杂志,1996,16(6):337

[8] 沈宗力,吴文溪,华一兵,等.老年胃溃疡的外科治疗.江苏医药杂志,2002,28(2):53

[9] 陈浩,林李淼,郑君杰.老年胃溃疡抗幽门螺杆菌治疗的预后观察.实用老年医学,2003,17(3):144-145

[10] 罗倩,陈隆典.老年胃溃疡75例内镜检查与临床分析.南京医科大学学报,2003,23(4):412-413

[11] 张玫,汤哲,张泰昌,等.北京市部分地区老年人消化性溃疡患病率及相关因素分析.中华流行病学杂志,1998,19:162-164

[12] 詹文华.消化性溃疡外科治疗的沿革.中国实用外科杂志,1998,18:49

[13] 谢鹏雁,黄莛庭.胃十二指肠溃疡病基础研究的新进展.中国普外基础与临床杂志,1998,5:165

[14] Glinsky N H. Peptic ulcer disease in the elderly. Gastroenterol Clin North Am,1990,19:255

[15] Altman DF. Changes in gastrointestinal pancreatic,biliary and hepatic function with aging. Gastroenterol Clin North Am,1998,19:227-234

[16] Blechman MB,Gelb AM. Aging and gastrointestinal physiology. Clinics in Geriatric Medicine,1999,15:429-438

[17] Borum ML. Peptrc-ulcer disease in the elderly. Clin Geriatr Med,1999,15:457-47

[18] Fock KM. Peptic ulcer disease in the 1990s: an Asian perspective. J Gastroenterol Hepatol, 1997, 12: S23-28

[19] Kemppainen H, Raiha I Sourander L. Clinical presention of peptic ulcer in the elderly. Gerontology, 1997, 43: 283-288

[20] Pilotto A. Aging and the gastrointestinal tract. Ital J Gastroenterol Hepatol, 1999, 31: 137-153

[21] Saltzman JR, Russell RM. The aging gut. Gastroenterol Clin North Am, 1998, 27: 309-324.

第二节 胃癌及其他胃肿瘤

一、胃癌

【胃癌流行病学】 胃癌是我国主要恶性肿瘤之一。据我国29个省市、自治区死因调查结果显示，恶性肿瘤死亡占男性和女性死亡原因的第二位和第三位，其中胃癌在恶性肿瘤中占首位。每年死亡约16万人，占恶性肿瘤死亡的23.03%。胃癌好发年龄为40～59岁；男女性别之比为2.06:1。近10多年来，总体发病率和死亡率呈略微下降趋势。我国疾病预防控制中心的调查结果显示，胃癌发病率和死亡率随年龄增长而升高，经对数转换后，发病(死亡)年龄一性别曲线接近直线。60岁以上各年龄组的发病率均急剧上升，超过了100/10万；该年龄段发病病例占发病总数的78.5%，死亡病例占死亡总数的比例大于81.11%，60岁以上人口是胃癌发病和死亡的高危人群。55岁以前，女性发病率和死亡率与男性十分接近，55岁以后，男性发病率明显高于女性。有的学者就70岁以上老年胃癌病例进行回顾性研究，结果提示，老年胃癌病例占收治胃癌总病例数的比例逐年增高，男女比接近3:1。

【病因】

1. 癌前疾病

(1)慢性萎缩性胃炎：慢性萎缩性胃窦炎发展成胃癌的可能性更大，但所需要的时间较长。有人曾随访观察在慢性萎缩性胃炎中约有10%发生胃癌，尤其是萎缩性胃窦炎伴有肠化生和不典型增生，该处易发生癌变。慢性萎缩性胃炎病程迁延，部分患者有消化不良表现，即有上腹部饱胀不适(特别在餐后)，无规律性的腹痛、嗳气、反酸、恶心、呕吐等，这些症状并无特异性。其大多无明显体征，有时可有上腹部轻压痛等。胃体胃炎严重者可有舌炎及贫血。有报道说，在无症状的老人中常具有胃黏膜变化，其中以萎缩性胃炎最为多见，它的主要组织学特征之一是胃黏膜肠上皮化生，这种病变是老年性变化。究竟胃黏膜萎缩和肠上皮化生是生后就存在的，还是发育到一定年龄才出现的，尚不完全了解。但据内镜的病理检查肠化生改变结果，在11～22岁组未发现，21～30岁组有15%，31～40岁组有54%，41～50岁组为60%，51～60岁组为86%，61岁以上为100%。可见肠化生有随年龄增长的趋势，同时还发现肠化部位亦随年龄增长由幽门窦向胃体上部沿小弯而扩大。这与老年人随年龄增长，消化道的结构及功能均有改变，萎缩性胃炎发病亦随之增加的提法相符。有人把萎缩性胃炎胃黏膜萎缩区与非萎缩区的交界连接处叫做萎缩边界，并指出萎缩边界的位置与年龄密切相关，随年龄增长，萎缩边界逐渐上移。正常30岁左右健康人，萎缩边界通常位于胃角上方附近，50岁以上萎缩边界可延伸至胃体中上部。有人依据萎缩边界位置高低不一提出“胃年龄”这一名称。如受检查胃年龄与其实际年龄萎缩边界相当，则认为这种胃黏膜萎缩属生理范围，若受检者胃年龄超过其实际年龄的萎缩边界，则认为属于病理改变。

金冠球、肖树东等将 30 名无病史的 60 岁以上老年人与 25 岁以下健康青年人 9 名作对照，所得到的老年人胃黏膜组织病理学特点是除浅表性胃炎、萎缩性胃炎及肠化生等变化外，尚可见到组织病理学既非正常范围，又非萎缩性胃炎或浅表性胃炎者，特称为退行性变。30 名中的 4 名胃窦、胃体均为退行性变，2 名胃体呈退行性变、胃窦部为萎缩性胃炎。同时，报道了在全部 25 名萎缩性胃炎例子中亦有不同程度的退行性变。这种现象在健康青年组中未曾见到。据此，他们提出老年人胃黏膜退行性变是全身性退行性变的一种表现。认为老年人胃黏膜小血管扭曲、血管壁增厚、血管腔狭窄，这种循环改变可使黏膜营养不良，分泌功能低下，屏障功能低下，成为其他组织病理学改变的基础。据此认为，老年人胃黏膜退行性变可能是老年人慢性萎缩性胃炎形成的重要因素。

(2)胃息肉：主要有增生型和腺瘤型两种。其后者是罕见的，据有关资料统计，在 8 735 例尸检中，其发生率为 0.29%，在 8 000 例胃手术中，仅发现 1 例。胃腺瘤型息肉易恶变，文献统计约有 20%腺瘤型息肉转变为胃癌，尤其是多发性息肉或 2cm 以上的息肉癌变的倾向随之增多，常被认为是癌前疾病。息肉通常发病年龄较大，在 55～75 岁较多，多见于男性，早期症状常常是上腹部轻微疼痛与不适，如较大的息肉阻塞于幽门管或滑入十二指肠，则出现幽门梗阻症状，因为此类病人常伴有胃酸缺乏或低下，因此恶心、厌食、消化不良、体重下降、腹泻等常较明显。如息肉表面有糜烂、溃疡可发生间歇出血。

(3)胃溃疡：多数临床及病理工作者认为，部分胃癌可由胃溃疡恶变而来，但发生率低，据上海和北京某些病理科的报告，由胃溃疡恶变的胃癌为 1%～5%。癌变发生于溃疡边缘。慢性胃溃疡，年龄在 45 岁以上，症状变得顽固，而经一个月左右之严格的内科治疗无效，且同时粪便隐血试验转为阳性者，应考虑溃疡有癌变可能，需要作进一步检查，在溃疡边缘作多点活检，明确溃疡的性质。

(4)残胃：胃切除术后的残胃其癌变率较正常人群高 2 倍，一般需要 15～30 年时间，因为术后的胆汁反流多引起胃萎缩性胃炎，构成癌变基础，加之因缺酸而细胞异常繁殖，助长致癌物质如二级胺或亚硝酸盐转变成亚硝胺的形式，胆汁中的胆酸盐本身也有致癌作用。因此，残胃亦视为癌前疾病。

(5)恶性贫血：可以导致萎缩性胃炎，其中胃体萎缩性胃炎与胃癌发病有一定的关系，有人定期观察 211 例恶性贫血者，发现胃癌的发病率达 8%，也有报道称，恶性贫血发生胃癌的较同龄没有此病的高 4 倍。

(6)胃血吸虫病：我国南方血吸虫病流行区，偶可见到此病癌变。由于虫的沉积在幽门能引起肉芽肿和溃疡，可以如结肠血吸虫病一样癌变。

(7)黏膜上皮异型增生：我们将与胃癌发生有关的胃黏膜上皮病变称为胃黏膜上皮异型增生，它与胃癌的组织发生有直接关系，就是说，这类异型上皮细胞已经具有了转变为癌细胞的细胞内、外部环境，在其不断增殖的过程中有可能转变为癌细胞。

2. 环境因素

(1)N-亚硝基化合物：近年来，人们对 N-亚硝基化合物致癌问题十分重视，胃癌的亚硝胺病因研究工作获得了重要进展。N-亚硝基化合物包括亚硝胺和亚硝酰胺两大类。亚硝酸盐在 pH 1～4 时和胃内胺类物质极易形成亚硝酰胺，不需要任何代谢激活就能在胃中直接诱发肿瘤。如 N-甲基-N 亚硝基-N-乙酰脲对大鼠胃腺癌诱发率高达 100%，亚硝酰胺的直接致癌活性在胃癌病因中有着特殊的意义。

(2)人格特征：胃癌患者具有“性格内向，爱生闷气”的特点。北京市肿瘤研究所流行病组采用自编的个性量表对胃癌等癌症患者进行测试,发现癌症患者有抑郁、内向、不灵活的个性特点。浙江医科大学采用艾森克个性(成人)问卷调查,得出类似的结果,癌症病人 E 分(内外向)较对照组为低,提示癌症病人性格内向较明显。

(3)C 型行为:C 型行为是一种容易发生癌症的行为模式。C 是 Cancer 一词的第一个字母。C 型行为的特征在气质上好压抑自己的情绪,特别是怒而不发,不善于发泄自己的情绪;在性格上好克服自己,忍让,过分谦虚,过分依从社会,回避矛盾,好调和矛盾。研究发现,C 型行为的人肿瘤发生率比一般人高 3 倍以上。

3. 遗传因素　胃癌有家庭性聚集的倾向。以往研究提示,环境因素可能是胃癌发生和流行的主要原因,但遗传和免疫在胃癌形成中起着一定作用。我国北京、上海、西安、福州等九城市 752 例胃癌病例对照研究的结果表明,有家族肿瘤史者患胃癌的发病受环境因素影响较大,而弥漫型胃癌与家族的关系密切。目前许多国家胃癌呈下降趋势,调查分析认为,肠型胃癌随时间的推移而迅速下降,而弥漫型则下降缓慢。癌症的家族遗传现象,目前认为,可能由染色体畸变引起,这种染色体畸变有时会遗传给后代,但这种遗传并不是直接的癌症遗传,而是个体易发生癌症的倾向。当机体免疫功能低下或有缺陷时,可增加对胃癌的易感性,不能及时把突变细胞消灭在萌芽阶段,导致胃癌发生。

4. 胃癌的干细胞起源学说　随着对胃黏膜上皮细胞动力学、胃癌前病变、微小胃癌以及各种形态胃癌细胞的深入研究,有人提出胃癌的发生可能起源于一种细胞——胃腺颈部的原始干细胞。由于原始干细胞具有多向分化的潜能,在加之致癌因素及癌变过程的多样化,而使得最终发生的胃癌呈现了多种多样的形态差异和不同生物学行为。综合各种资料和研究结果,认为在各种类型胃癌的组织发生上,用胃腺颈部干细胞起源来解释比较合理。干细胞包括两种,即原始干细胞和定向干细胞,癌变过程既可能起始于原始干细胞,也可能起始于定向干细胞。

【病理】

1. 大体类型

(1)早期胃癌:是指不论癌的大小,不管有无淋巴结转移,凡癌组织浸润限于胃黏膜层内或黏膜下层内的胃癌。

1962 年日本内镜学会规定的早期胃癌大体分型方案。

Ⅰ型(隆起型,protruded type):癌肿明显高出周围正常黏膜(约 2 倍以上),或呈息肉状外观。

Ⅱ型(浅表型,superficial type):癌灶比较平坦,不形成明显的隆起或凹陷。此型按凸凹程度又分为三个亚型,即:

Ⅱa(浅表隆起型,elevated type):癌灶较周围黏膜稍隆起,但不超过黏膜厚度 2 倍。

Ⅱb 型(浅表平坦型,flat type):癌灶与周围黏膜几乎同高,既不隆起也不凹陷。

Ⅱc 型(浅表凹陷型,depressed type):癌灶较周围黏膜稍凹陷,其深度不超过黏膜厚度。

Ⅲ型(凹陷型,excavted type):癌灶较周围黏膜明显凹陷(主要为较深的溃疡),癌组织不得超过黏膜下层。

我国分型:

A. 隆起型:癌肿呈息肉样隆起,高出胃黏膜 5mm 以上,有蒂或无蒂,原发或继发于黏膜息肉者。

B. 浅表型:没有明显的隆起或凹陷,也称平坦型或胃炎型。此型又分为两个亚型:即①浅表局限型:癌肿直径在 4cm 以下,比较局限,境界清楚;②浅表广泛型:癌肿直径超过 4cm 以上,境界多不清楚。

C.凹陷型:指溃疡深达黏膜下层以下,而癌组织不超过黏膜层者,包括溃疡癌变与其他型早期胃癌发展而来的。

(2)早期胃癌的特殊类型:早期胃癌的病理形态除前述的一般特征以外,胃癌病理研究者在多年实践中看到,有些类型的早期胃癌,不同于一般的早期胃癌,各有特殊的生物学特性。所以,中国医科大学肿瘤研究所于 1985 年提出特殊型早期胃癌这一名称,但它不同于既往文献上提到的特殊型早期胃癌(即病理组织学上的鳞癌、腺鳞癌、类癌、绒毛膜上皮癌、巨细胞癌等)。近年来,随着胃癌病理的深入研究,这一领域的研究亦日趋深入和广泛,将对研究胃癌的起源和生物学特性具有重要意义和价值。

①微小胃癌、小胃癌:微小胃癌是指癌病灶最大直径在 5.0mm 以下的胃癌。小胃癌是指癌病灶最大直径在 6～10mm 内的胃癌。微小胃癌与小胃癌都属于特殊型早期胃癌。关于微小胃癌与小胃癌的概念,在认识上具有一定的历史演变过程。日本作者于 1966 年把 20mm 以下的表面积型早期胃癌称为微细病变。1969 年把 10mm 以下的病变称为小胃癌。1978 年 10 月日本消化器、内镜联合会讨论规定,癌病灶最大直径在 5.0mm 以下者称为微小胃癌,10mm 以下者称为小胃癌。自此之后,大部分按照这种概念进行沿用,但仍有不同认识。如有的提出将 10mm 以下的癌分为三部分:7～10mm 者临床检查容易诊断,4～6mm 者良恶性难以鉴别,3mm 以下者临床检查不容易发现诊断。如从临床诊断角度认为规定的 5.0mm 以下的微小胃癌,用 X 线、内镜检查不容易查到的,绝大部分是在切除标本上发现的,临床上所能发现诊断者是 5～10mm 的小胃癌。

②胃黏膜"一点癌":胃黏膜"一点癌"是指胃黏膜活检时诊断为胃癌,但在切除之胃标本上却找不到癌组织的病例。胃黏膜"一点癌"早在 1981 年第二届全国胃癌学术会议中曾经提出少数病例报道,1984 年中国医科大学胃癌研究室曾提出定名为"一点癌"的病例报告。1987 年成立了胃黏膜"一点癌"研究协作组,至第四届全国胃癌学术会议前,收集到 14 个单位提供的 25 例。胃黏膜"一点癌"虽属于微小胃癌的范畴,但有其独特之处,应单独进行临床病理研究以提高对它的认识。

③多发性早期胃癌:多发性早期胃癌是指在同一胃内发生的各自独立的 2 个以上的原发性癌病灶。判定多发性胃癌的标准目前一般都按照 Warren 及 Cates(1932)提出的规定,即各病灶肯定是恶性的,各病灶间有正常的胃壁间隔,以及必须严格除外一个癌灶有从另一癌灶发展或转移而来的可能性。多发性胃癌多属进行期胃癌,近年来随着对早期胃癌研究的深入,早期胃癌病例明显增多,而多发性早期胃癌也相应增加,并把它列为一种特殊型早期胃癌。北冈报道日本国立癌中心 800 例早期胃癌中有 62 例(7.8%)为多发癌。我国 1 477 例早期胃癌有 78 例(5.3%)。多发性早期胃癌病灶好发于胃窦小弯(45.5%),其次为胃体小弯侧,胃窦前后壁。

④平坦型早期胃癌

Ⅰ.平坦弥漫型早期胃癌:又称浅表广泛型,简称 super 型。是指癌灶最大直径在 4cm 以上的黏膜内癌、黏膜肌无破坏或黏膜肌轻度破坏的黏膜下癌。这一名称最初是由 Stout(1942)提出的,称为表面扩散型癌(superficial spreading type of carcinoma),但他当时不是指癌的浸润限于黏膜下层,也不是由一定的宽度范围下的定义。以后相继有些作者用"表层扩大型"、"表层浸润型"、"表层扩大发育型"、"胃炎广泛型"等描述此病。作者们用的名称虽不同,但都注意到了癌表浅的早期特点，看到病变面积大小与其浸润深度并不一定有平行关系，即病灶面积很大，但累及深度可能很浅，且进展相当缓慢，有的经几年仍停止在黏膜内。因为此型癌有在黏膜内(有的也可达黏膜下层)广泛扩延的倾向，所以称为“浅表广泛型”更为恰当。近年来，此型癌的报道和研究逐渐增多，国内为统一起见仍用全国胃癌协作组规定的名称，即平坦弥散型早期胃癌，并把癌灶直径 4cm 作为区分平坦弥漫型和平坦局限型的界限。

A. 发生率：此型癌的发生频率报道不一。安井报道 195 例早期胃癌中有 36 例(18.5%)。张荫昌等报道 81 例早期胃癌中有 24 例(29.6%)。全国胃癌协作组报道 1 477 例早期胃癌中有 112 例(7.6%)，低于前者报道，说明国内对此型癌还认识不够，不过近年已受到人们的注意。

B. 临床病理学特点：主要是病变广泛而表浅，有的病例直径达 11cm×11.5cm，但深度仍未侵及肌层，甚至有的病例只限于黏膜层，说明此型癌组织在侵及黏膜下层以前向侧方扩延能力强。而向深层浸润时是从某一局部或少数部位突破黏膜肌，向下浸润的范围特别窄，形如图钉状。因此，此型癌淋巴结转移少，预后较好。

Ⅱ. 平坦局限型早期胃癌：又称浅表局限型(penetrating growthtype)，简称 pen 型。是指癌灶最大直径在 4cm 以内的黏膜下癌。

A. 发生率：此型癌发生频率亦报道不一。中国医科大学肿瘤研究所张佩范报道 119 例早期胃癌中检出 pen 型 12 例(10.6%)，全国胃癌协作组 1 477 例早期胃癌中检出 pen 型 126 例(8.5%)。

B. 临床病理特点：此型癌病灶虽小，但向胃壁深部浸润的倾向却较强，并因黏膜肌可有广泛破坏，容易较早出现黏膜下浸润或淋巴结、脏器转移。

⑤残胃早期癌：作为一种癌前状态，虽然其癌变率据文献报道不过 1%～5%，但经历一次胃大部切除术后，残胃的内环境毕竟会有许多变化，如胃泌素减少，激素平衡失调，胃肠吻合更易引起胆汁反流，胃内的碱性环境进一步破坏了胃黏膜的屏障作用，促进了细菌繁殖增长，使胃炎加重。如同时反复有致癌因素作用，则极易发生癌变。残胃早期胃癌的发生率较低，我国 1 477 例早期胃癌中见有 8 例(0.05%)。癌灶多位于体小弯，大小以 2.0cm 以上为多，大体形态以平坦型为多，组织学类型以管状腺癌为多。癌旁黏膜病变中，中-重度肠上皮化生、异型增生和萎缩性胃炎的发生率较多，这说明残胃和一般早期胃癌除有同样的癌前病变外，应比一般胃病患者更多一重危险因素。因此，残胃癌也有早期发现问题，如能根据残胃黏膜病变特点，定期随访，残胃癌可以早期发现，甚至可以发现在“一点癌”阶段。

(3)进行期胃癌：是指癌组织浸润到黏膜下层以下的胃癌。亦是中期胃癌和晚期胃癌的总称，所以进行期胃癌又称中晚期胃癌。临床上所看到的胃癌，多半是进展期胃癌。目前国内外较常见引用的进行期胃癌大体分型方案有以下几种。

①Bormann 分型：Bormann 分型(1923)是国际上最广泛采用的一种进行期胃癌分型法，它是根据癌瘤在黏膜面的形态特征和在胃壁内浸润方式进行分类的。

A. BormannⅠ型(结节或息肉型)：癌瘤主要向胃腔内凸出生长，可呈息肉状、蕈伞状或结节状。表面也可以呈乳头状或菜花状，常可见不太明显的糜烂或溃疡。肿物的基底较宽，浸润现象不明显，界限清楚。此型胃癌，生长较缓慢，转移发生也较晚，在 X 线检查和胃镜检查时，因有明显隆起性肿块而易被发现和做出诊断。

B. BormannⅡ型(局部溃疡型)：癌瘤表面有明显的溃疡形成，溃疡边缘明显隆起，呈堤状，境界较清楚、局限，向周围浸润现象不明显。

C. BormannⅢ型(浸润溃疡型):癌瘤表面也有明显的溃疡形成,但溃疡边缘呈坡状隆起,溃疡底部向深层及周围作浸润性生长,使癌瘤界限不清。

D. BormannⅣ型(弥漫浸润型):癌瘤向胃壁各层呈弥漫性浸润生长,黏膜面没有明显的肿块状隆起,也没有深溃疡形成,有的黏膜可完整或有浅溃疡、糜烂。此型胃癌的特点是,胃壁增厚变硬,黏膜变平,皱襞多消失或不整,胃腔扩大,但多数缩小,称"革囊胃"或 Linitis plastica(塑形胃炎)。根据浸润的范围,若累及全胃则称弥漫浸润型或全胃革囊胃,若仅累及胃窦部则称局限浸润型或局部革囊胃。

在 Bormann 的 4 个型中,以Ⅳ型及Ⅱ型最多见,Ⅰ型最少见。Bormann 分型与癌的组织学类型有一定的联系。一般分化较高的乳头状、乳头管状或管状腺癌多呈现 BormannⅠ型或Ⅱ型,而分化较低的腺癌、未分化癌及印戒细胞癌往往呈Ⅳ型或Ⅲ型。

近年来,在 Bormann 分型原四型的基础上又增添了两型,即将全部早期胃癌叫做 Bormann 0 型,而把不能归入以上四型者叫做 BormannⅤ型。

②全国胃癌协作组分型:全国胃癌协作组病理组制订的《胃癌病理检查及诊断规范》中规定,进行期胃癌的大体形态分为以下几型。

A. 结节蕈伞型:肿物主要向腔内生长,呈结节状,息肉状,中央可有溃疡,但溃疡较浅,切面界限清楚。

B. 盘状蕈伞型:肿瘤呈盘状,边缘高起外翻,中央有溃疡,切面界限清楚。

C. 局部溃疡型:似慢性胃溃疡,但溃疡较深,边缘隆起,界限清楚。

D. 浸润溃疡型:溃疡底盘大,浸润范围广泛,切面界限不清。

E. 局部浸润型:即局部革囊胃,肿物向周围扩展呈浸润性生长,表面可有糜烂或浅表溃疡。

F. 弥漫浸润型:即革囊胃,此型特点为癌组织累及大部胃或全胃,使胃壁僵硬,胃腔变小。

G. 表面扩散型:肿瘤主要在黏膜或黏膜下层浸润,范围较大,有小区浸润肌层或肌层以外。

H. 混合型:有上述几型中之两种或两种以上病变者。

③梶谷分型:梶谷(1950)将进展期胃癌的大体形态分为限局型、中间型及浸润型三型。这是一种为了临床适用而简化的分型,是在 Bormann 分型的基础上进一步归类,将 BormannⅠ型、Ⅱ型划为局限型,BormannⅢ、Ⅳ划为浸润型,BormannⅡ、Ⅲ型混合或过渡者划为中间型。这种分型在日本较有影响,已订入日本的《胃癌外科病理处理规约》中,被日本广泛应用,并认为这种分型与术后 5 年生存率之间有明显的关系。

另外还有中村分型,Ming 分型等。

2. 组织类型

(1)世界卫生组织(WHO)的分类

腺癌(Adenocarcinoma)

乳头状腺癌(Papillary adenosrcinoma)

管状腺癌(Tubular adenocarcinoma)

黏液腺癌(Mucinous adenocarcinoma)

印戒细胞癌(Signet-ring cell carcinoma)

鳞状细胞癌(Squamous cell carcinoma)

腺鳞癌(Adeno acathoma)

未分化癌(Undifferentiated carcinoma)

未分类癌(Unclassified carcinoma)

类癌(carcinoid tumor)

非上皮性肿瘤

(2)日本胃癌研究会的分类(1973)

普通型

a. 乳头状腺癌(Papillary adenocarcinoma)

b. 管状腺癌(Tubular adenocarcinoma)

高分化型(Highly differentiated)

中分化型(Moderately differentiated)

c. 低分化腺癌(Poorly differentiated adenocarcinoma)

d. 黏液腺癌(Mucinous adenocarcinoma)

e. 印戒细胞癌(Signet-ring cell carcinoma)

f. 未分化癌(Undifferentiated carcinoma)

特殊型

A. 腺鳞癌(Adeno acathoma)

B. 鳞状细胞癌(Squamous cell carcinoma)

C. 类癌(Carcinoid tumor)

其他(Miscellaneous)

a. 乳头状腺癌:癌细胞构成很多乳头状结构,向癌组织表面或向癌组织内扩张的腺腔内呈分支的乳头状突起。乳头的形态不一,可呈细长、粗短、逐级分支。大多数乳头中心有纤维性轴心,外围被覆的癌细胞呈柱状或立方形,常保持着一定的极性,这是一种分化较好的腺癌。有的乳头仅有癌细胞构成,无纤维性轴心,此即假乳头。也有的呈乳头状和管头混合的腺癌,称为乳头管状腺癌。乳头管状腺癌的典型结构常常见于癌组织的浅表部,越向深部浸润其分化越低,在胃切除标本常见表面为乳头状腺癌,越向深层则逐渐移行为管状或低分化腺癌。此型胃癌的生长方式常呈外生性息肉状的肿块向胃腔内突入,当向深部浸润时,呈膨胀性生长,与周围组织界线明显,癌周常伴有较多的淋巴样细胞反应或纤维包裹现象。但其血行转移似其他型胃癌多见。

b. 管状腺癌:癌细胞形成较明显的分支状腺管,管腔大小不一,有的呈囊状扩张,有的很少呈腺泡状结构。癌细胞呈柱状、立方形或扁平状。根据其分化程度可分为两型:高分化型腺管较大而明显,排列较规则,癌细胞呈高柱状或立方形,排列整齐,极性明显;中分化型腺管较小而排列不甚规则,癌细胞多为立方形或矮柱状。此型胃癌的生长方式,或向胃腔内突出,或伴有较明显的深部浸润,溃疡型癌中多见这类腺癌。

c. 低分化腺癌:癌细胞形成不甚明显的腺管,其形状很不规则,数目较少。多数癌细胞呈矮柱状、立方或不定形,大小形态不一,排列多呈条索状、片块状。间质多少不等,如果纤维间质较丰富,而癌细胞较少时,即形成硬癌。反之则形成髓样癌。间质和癌细胞数量相当时则形成单纯癌。

d. 黏液腺癌:癌细胞形成管腔,能分泌大量的黏液排出胞质外到腺腔内,由于黏液物质的堆积,可使许多腺腔扩张或破裂,黏液物质浸润间质,即形成黏液湖。HE 染色的切片中,为一大片淡蓝色物质，见有单个或呈索状、团块状的癌细胞漂浮于黏液湖中。间质相对较少，有时两个癌巢间仅见纤细的纤维间隔。此型胃癌大体形态往往呈半透明胶冻样，也有“胶样癌”或“黏液癌”之称。

e. 印戒细胞癌：又称黏液细胞癌。癌细胞不形成腺管，能分泌黏液但多不排出到细胞外，由于胞质内黏液的增多，细胞核被挤压到细胞的一侧周边，使整个癌细胞呈印戒状。印戒状癌细胞在间质内呈弥漫浸润性生长，当浸至黏膜下层以下时，常伴有明显的纤维化，易形成革囊胃。

f. 未分化癌：癌细胞不形成腺样结构，癌细胞体积较小，呈圆形、卵圆形或不整形，排列呈实性条索或片状，在间质内呈弥漫浸润性生长。此型与低分化腺癌区分的关键是无腺样结构的癌巢。当癌细胞小而圆时，应与恶性淋巴瘤鉴别。

特殊型癌

A. 腺鳞癌：也称腺棘癌。是指原发于胃黏膜，同时具有腺癌和鳞癌两种组织成分的恶性间桥，一般认为，是由于胃腺上皮发生鳞状化生而癌变后形成的。但不包括食管鳞癌向胃壁浸润而来的肿瘤。

B. 鳞状细胞癌：是指原发于胃黏膜的鳞状细胞癌。癌巢内可有角化珠和细胞间桥，一般认为，是由于胃腺上皮发生鳞状化生而癌变后形成的。但不包括食管鳞癌向胃壁浸润而来的肿瘤。

C. 类癌：为来自消化管腺体底部嗜银细胞的一种低度恶性的肿瘤。癌细胞较小且大小均一，呈圆形或立方形、矮柱状，核为圆形，位于细胞中央。癌细胞密集，排列呈条索状、滤泡状、实体性或腺样结构。间质多少不一。银染色可见胞质内有黑褐色的嗜银颗粒。

(3)Lauren 分型：Lauren 于 1965 年根据在芬兰 Turku 大学收集的 1 344 例胃癌手术标本的组织结构和组织化学特性的观察，将胃癌分为肠型胃癌和弥漫性胃癌两型。这一分型对胃癌的流行病学和临床研究都有一定的价值。

a. 肠型胃癌：癌细胞形成明显的腺管或腺样结构，柱状癌细胞排列整齐，极性清楚，相似于肠的柱状上皮细胞。偶见潘氏细胞。AB/PAS 染色显示浆内 AB 阳性蓝染的肠型黏液（酸性糖蛋白），癌周黏膜常伴有广泛的肠化生和萎缩性胃炎。此型胃癌多属分化程度较高的管状或乳头状腺癌，预后相对较好。

b. 弥漫性胃癌：癌细胞呈弥漫性生长，不形成腺管，或偶有不甚清楚的小腺管样结构。癌细胞小而分散，多数癌细胞胞质含有黏液，含黏液丰富者即形态典型的印戒细胞癌。间质内如有大量纤维组织增生，则呈硬部图像。AB/PAS 染色可显示浆内 PAS 阳性紫色胃型黏液（中性糖蛋白）。癌周黏膜少有肠化生和萎缩性胃炎。

c. 中间型：癌组织的结构不同于以上两型者都属此型。

(4)胃癌的超微结构病理：胃癌细胞的超微结构具有一般癌细胞的特征。

胃癌细胞形态不规则，异型性明显。胃癌细胞核体积增大，核浆比例大（嗜银细胞及部分黏液性癌细胞例外），核形极不规则，分化差的癌细胞常呈扇形或花边状；核膜内陷增多；核周围间隙有不同程度加宽；核内常染色质十分显著，有的核内几乎全为常染色质，异染色质一般较少，分布在近核膜处或呈岛状散在分布于核中；核仁明显增大，呈海绵状或实体状，并常常靠向核膜，多为单个，亦可见双核仁的癌细胞；核内常见到核内小体及假包物。胃癌细胞胞质量相对减少，游离核糖体特别是多聚核糖体增多，粗面内质网等细胞器相对较少，并可伴有畸变。如线粒体一般较肿胀，嵴形态排列不规则且数量较稀少，粗面内质网的量和高尔基体的发育程度则随胃癌的分化而异。细胞之间的连接装置不如正常上皮细胞发达,可少或缺如。

【好发部位】

1. *早期胃癌* 早期胃癌好发于胃窦部位及胃体部,特别是小弯侧为多。全国胃癌协作组病理组 1 477 例早期胃癌统计,早期胃癌单发癌 1 397 例以胃窦小弯最多,占 43.7%,其次为胃体小弯,占 19.5%,贲门部占 9.0%,胃角部占 6.5%,胃体大弯与胃底部最少见。日本川岛 1 890 例早期胃癌统计,中部(M)为 52.1%,下部(A)为 42.0%,上部(C)仅为 45%。北村等报道微小胃癌以胃中部(M)为多,其次是下部(A)小弯侧多。广田认为单发凹陷型以中部小弯侧多,隆起型以下部小弯侧多。我国胃癌病理协作组报道微小胃癌则以窦小弯最多(45.5%),其次是体小弯(13.0%)、贲门(10.8%)和窦后、窦前壁;小胃癌的好发部位与微小胃癌有所不同,体小弯(18.2%)高于微小胃癌组(13.0%),而胃窦后壁及分布广泛两处微小胃癌又高于小胃癌组($P<0.05$)。

2. *进展期胃癌* 好发于胃窦部,其次是胃底贲门部及胃体部。全国胃癌病理协作组 8523 例进行期胃癌手术标本统计,肿瘤部位以胃窦部最多,占 55.9%,以下依次为胃底贲门部(23.0%)、胃体部(15.0%)和广泛型(6.1%);360 例胃癌尸检材料统计,以胃窦部为最多,占 47.8%,以下依次为广泛(17.20%)、胃底贲门部(16.4%)、胃体部(15.9%)。胃内不同的部位发生的进行期胃癌与患者的性别、年龄、预后和癌肿的组织学类型、生物学行为有关。研究资料表明:胃癌发生部位愈高,男女比例的差别愈大,即男女总比为 2.6∶1,胃窦部男女之比为 2.9∶1,胃体部为 3.4∶1,贲门部为 8∶1。但这种男女间部位分布的明显差别仅见于 50 岁以上的年龄组。胃型及肠型胃癌均以胃窦和小弯最多,而贲门部肠型胃癌少于胃型胃癌。胃癌发生部位与患者的生存率显著相关,以胃体部生存率最高,贲门胃底与广泛型最低,胃窦部居其间。胃癌部位分布与直接蔓延、转移也有关,贲门胃底部癌以侵犯食管(50.8%)、肝(25.4%)及大网膜(23.7%)为主,胃体及胃窦部癌均以侵犯大网膜(分别为 24.6%,25.0%)、肝(分别为 15.8%,19.2%),及胰(分别为 14.0%,16.9%)为主,但胃窦部侵犯十二指肠(13.4%)较其他部位为高。

【胃癌的扩散转移方式】

1. *直接蔓延* 当胃黏膜某一处或几处发生癌变之后,癌细胞就不断增殖生长扩大,与此同时,癌细胞可连续不断地沿着胃壁组织的组织间隙、淋巴管、血管或神经束侵入并破坏癌灶周围的组织,使癌灶在胃壁组织内逐渐增大,严重者可穿透胃壁向毗邻器官内侵入,使癌灶与相邻器官粘连融合在一起。据全国胃癌病理协作组 360 例胃癌尸检材料统计,侵犯周围脏器者占 60.7%,以大网膜最常见,其次是肝、胰及横结肠等。直接蔓延与癌瘤的发生部位有关,贲门胃底以侵犯食管、肝及胰为主,但胃窦者侵犯十二指肠较其他部位明显为高(13.4%)。

2. *胃壁内癌组织扩散的方向和范围* 胃癌细胞在胃壁内的直接扩散具有一定的方向和范围,可沿水平方向与垂直方向或两者同时进行向胃壁各层扩散。癌向水平方向扩散使胃壁内的癌灶逐渐增大,其范围又与癌的生长方式有关,一般弥漫浸润生长的癌范围最广,如革囊胃。癌向胃壁深部的垂直方向扩散要比水平扩散显得重要。大量实践证明,胃癌的预后的好坏不是取决于癌的面积,而是取决于癌的浸润深度,不同浸润深度的胃癌其预后、淋巴结转移等特性都不同,癌组织浸润越深,其淋巴结转移、腹膜种植转移、器官转移越多,预后较差。

3. *胃壁内癌组织的生长方式* 癌在胃壁内的生长方式主要看癌组织向胃壁浸润的前沿状态,根据癌细胞排列的结构形态与间质的关系,中国医科大学肿瘤研究所张荫昌将其分为即团块状浸润、弥漫性浸润和巢状浸润。这种分型不但能反映出胃癌的生长浸润和转移的特点,而且有利于临床应用。

4. 淋巴道转移　胃壁各层均存在淋巴管网，特别是黏膜下及浆膜下层的淋巴管网尤为丰富，这为胃癌的淋巴道转移提供了条件。经对胃癌切除标本及转移淋巴结的研究结果证实，胃癌淋巴道转移的具体过程如下。

(1)癌细胞侵入淋巴管：从癌组织中释出的癌细胞通过一定的方式侵入癌灶附近的毛细胞淋巴管。侵入的过程是，癌细胞首先穿过上皮细胞基底膜和结缔组织间隙，使癌细胞与毛细淋巴管内皮细胞紧密接触，随后癌细胞以阿米巴样运动穿过毛细淋巴管内皮细胞间隙进入淋巴管，或被组织中强大的淋巴流冲进"开放"状态的毛细胞淋巴管内。

(2)癌细胞在淋巴管内运行：癌细胞进入淋巴管后，随流动着的淋巴液运行，运行的方式有两种，即癌细胞在淋巴管内呈连续性增殖和蔓延的连续性癌栓和癌细胞以分散的漂浮的栓子形式转移的漂浮性癌栓。

(3)癌细胞在淋巴结内形成转移灶：在淋巴管内运行的癌栓到达局部淋巴结，先聚集于边缘窦，然后生长繁殖并破坏淋巴结结构，形成淋巴结内转移癌灶。

胃癌的淋巴道转移，多按淋巴引流顺序，由近及远，由浅及深。有时可因淋巴道受阻出现逆行转移。有时还可以出现跳跃式转移，即近处淋巴结尚未出现转移灶时，远处淋巴结已发现有转移。以上现象提请临床医生在手术时注意对淋巴结的检查和确定清除的范围有重要意义。

5. 血道转移　胃癌的血道转移较淋巴道转移为少，而且大多发生在胃癌晚期。据全国胃癌病理协作组 360 例胃癌尸检材料统计，器官转移率为 62.4%(淋巴转移率 86.7%)，以肝脏(38.1%)，肺脏(32.2%)最多，其次为胰、肾上腺、骨、肾等部位。胃癌的血道转移过程与淋巴道转移相类似。即胃癌细胞首先从癌瘤上脱落下来，浸润和破坏癌瘤旁的小血管(通常是小静脉或毛细血管)并侵入血管。癌细胞侵入血管后或者被血流带到别处，或者留在所浸润的血管部位增殖，并不断释出微小的癌栓至循环中。进入循环中的癌细胞并非都能存活，因此在血循环中出现癌细胞并不意味着一定有转移发生，但血液中循环着的癌细胞栓当达到一定的部位可在血管内停滞、浸润至血管外，癌细胞继续增殖生长形成转移灶，癌细胞进入血循环中的运行途径与一般血栓栓子运行途径一样。胃癌的血道转移中，常常见到肝转移同时也有肺转移，肺转移也多伴有肝转移。全国胃癌病理协作组统计，胃癌肺转移伴肝转移者为 70.6%，不伴肝转移者仅 29.4%。

6. 种植性转移　当胃癌组织浸出浆膜或浸润至相连的腹膜或转移淋巴结破裂时，由于胃肠的不断蠕动以及与其他脏器的互相摩擦，使癌细胞脱落至腹腔或在腹膜或在胃下方的腹腔脏器浆膜形成种植性转移癌灶。常见有以下几种。

(1)腹膜种植性转移：也称腹膜播种。其发生频率我国统计为 28.6%(103/360)，国外文献报道为 30.5%～40%。如癌在腹腔内广泛播散，临床上则称之为癌性腹膜炎，常伴有大量血性腹水。

(2)卵巢种植性转移：在女性胃癌患者中，发生卵巢转移较多见，据我国统计，其发生率为 15.6%，占女性胃癌病人的 43.6%。伴腹膜种植者为 52.7%，伴淋巴或血道转移为 43.6%。临床表现多为两侧卵巢同时受累。肉眼观卵巢增大，包膜完整，切面呈实体性或黏液样，镜下多为印戒细胞癌，也称 krukenberg 瘤。关于胃癌转移至卵巢的途径尚不完全清楚。Willis 认为，卵巢转移可通过血道及淋巴逆流，但主要由腹膜种植性转移所致。

(3)盆腔种植性转移：在胃癌组织浸出浆膜或有腹膜播种时，由于重力的原因，腹膜腔的癌细胞易下沉到盆腔内，于直肠膀胱陷凹内或直肠子宫陷凹内发生种植性转移。我国统计，胃癌的盆腔种植性转移发生率为8.6%(31/360)。由此可见临床医生对可疑胃癌患者进行肛门指诊是非常必要的。

上述的胃癌扩散转移方式，互相之间并不能截然分开，对每一病例可能以某一种方式为主。如在发生转移的同时，癌灶附近可伴有直接蔓延；淋巴道转移可变为血道转移。

【胃癌的分期】 UICC(1997)颁发的胃癌 TNM 分期系统(表9-1)

表9-1 UICC(1997)胃癌分期

分期	分期	原发肿瘤	淋巴结转移	远处转移
0	0	Tis	N0	M0
Ⅰ	Ⅰa	T1	N0	M0
	Ⅰb	T2	N1	M0
		T3	N0	M0
Ⅱ	Ⅱ	T1	N2	M0
		T2	N1	M0
		T3	N0	M0
Ⅲ	Ⅲa	T2	N2	M0
		T3	N1	M0
		T4	N0	M0
	Ⅲb	T3	N2	M0
		T4	N1	M0
Ⅵ	Ⅵ	T4	N2	M0
		T(任)	N(任)	M1

T:原发肿瘤。决定分期的主要因素是癌穿透胃壁的深度。

Tx:确定原发肿瘤的资料不足。

T0:无原发肿瘤的证据。

Tis:原位癌。肿瘤限于黏膜腺体上皮内，未侵犯黏膜固有层。

T1:肿瘤侵入黏膜层或黏膜下层，不论其范围或部位。

T2:肿瘤侵入肌层或浆膜下层(包括累及胃结肠韧带或肝胃韧带或大小网膜)，未穿透覆盖这些结构的脏层腹膜者为T2，已穿透者则为T3。

T3:肿瘤穿透浆膜(脏层浆膜)，但未侵犯相邻结构。

T4:肿瘤穿透浆膜，并直接侵犯相邻结构如横结肠或脾脏。癌由胃壁内蔓延至十二指肠或食管者仍按胃壁浸润最深分期。更广泛扩散时，可累及肝、横膈、胰、腹壁、肾上腺、肾、后腹膜及小肠。

N:局部淋巴结转移。

Nx:确定局部淋巴结是否受累的资料不足。

N0:无局部淋巴结转移。

N1:1～6 组区域淋巴结转移。

N2:7～15 组区域淋巴结转移。

N3:15 组以上区域淋巴结转移。

注:胃局部淋巴结包括胃小弯和大弯的胃周淋巴结,及沿胃左动脉、肝总动脉、脾动脉及腹腔动脉分布的淋巴结。主动脉旁、胰后、肝十二指肠韧带、肠系膜淋巴结不属于胃局部淋巴结,累及这些淋巴结者列为远处转移(M1)。

M:远处转移。

Mx:确定是否存在远处转移的资料不足。

M0:无(已知的)远处转移。

M1:有远处转移,具体说明转移部位。

【临床表现】

1. 症状

(1)上腹胀痛:是胃癌最常见的症状,但无特异性易被忽视。该症状出现较早,是大部分胃癌患者均有的症状,在马霄等 2 065 例胃癌统计中此症占 84.3%。初起时仅感上腹部不适,或有膨胀、沉重感,有时心窝部隐隐疼痛,常常被认为是饮食不节、胃炎、消化性溃疡等,给以相应的对症治疗,症状暂缓。胃部癌肿常常可引起十二指肠的功能改变,而出现节律性疼痛,更易被误认为溃疡而被忽视,当病情进一步发展,疼痛发作频繁、症状持续,疼痛加重甚至出现黑粪或发生呕吐时,才会引起重视,但此时多已是胃癌中晚期,失去了最佳根治的时机。因此,对 40 岁以上者,必须警惕上腹痛这一常见而又无特异的症状,应积极进行进一步检查。当临床上出现疼痛持续加重且向腰背部放散时,则常是癌肿波及胰腺的症状。一旦疼痛性质发生变化,剧烈难忍,面色苍白,心悸气短,以及被迫卧床,疼痛可向后背或右肩部放散且伴随有恶心、呕吐或出物中带有鲜血等症状时提示因肿瘤可致胃穿孔。

消瘦、乏力、食欲减退是胃癌另一组常见而又不特异的症状。有时这些也是胃癌的首先症状,在排除肝炎的情况下,与上腹痛结合起来容易联想到此病的可能,不少病人厌油,或餐后饱胀不通,嗳气等而自动限制饮食,消瘦可日渐明显,并相继伴有乏力、贫血、恶病质等。

(2)恶心、呕吐:初时仅有食后不适,饱胀及轻度恶心感,随着病程的进展肿瘤引起的梗阻及胃功能紊乱的症状日渐加重,贲门部癌可导致幽门梗阻等,可出现频繁呕吐、吐前疼痛、起包、吐后疼痛缓解,呕吐物中有隔液食糜,并有腐败臭味。

(3)出血和黑粪:此症状的出现有迟有早,大约有 20%的病例出现在早期表浅型胃癌,出血量在 30ml 以下者仅有大便潜血阳性,出血量较大量可有呕血和黑粪。必须警惕一些平常没有胃病史的中老年病人一旦出现黑粪时应考虑到胃恶性瘤的可能,要作进一步的检查。

(4)其他症状:病人有时可能有腹泻和(或)便秘及下腹部不适,也可有发热等。有些病例可先出现转移灶的症状,如卵巢或脾周围肿块等。

2. 胃癌的体征　早期胃癌常无明显体征,唯一值得注意的是上腹部的深压痛有时伴有轻度的肌抵抗感。上腹部包块,直肠前陷凹肿物、脐部肿块、左锁骨上淋巴结肿大等均是胃癌晚期转移灶的体征,这些表现颇为重要,它不但有诊断意义且对决定治疗方案有实际意义。尤其是左锁上淋巴结的转移最为常见(9.9%)。

高龄患者由于生理功能逐渐衰退,反应迟钝,患病后因症状隐匿及个人因素而就诊较晚,病期偏晚。有统计报道高龄胃癌患者平均病程 23.2 个月,中晚期胃癌占 80.7%(71/88),晚期病例占44.3%(39/88)。预后均欠佳。故对遇可疑患者应动员行胃镜或钡剂检查以明确诊断。

3. 伴癌综合征

(1)皮肤综合征：黑棘皮病；牛肚征；Leser-Trelat 征；Muir-Torre 综合征；Pentz-Jeghers 综合征。

(2)血液学综合征：肿瘤产生粒细胞集落刺激因子，粒细胞-巨噬细胞集落刺激因子等可出现粒细胞增多症，常表现为白细胞计数超过 15×10^9/L，而无感染。血小板生成素过高可出现血小板增多症。

(3)皮肌炎：是一种少见的严重的炎症性肌病，伴有典型的皮疹。

(4)肾病综合征：最早报道的101例肾病综合征中，肿瘤相关者占11%。在所有伴发肾病综合征的肿瘤患者中，半数为肺癌和胃肠道肿瘤。肿瘤伴发的肾病综合征部分为可逆性病变，有效抗肿瘤治疗可好转。

(5)内分泌综合征：胃癌可产生异位肾上腺皮质激素，抗利尿激素和胰岛素样活性物质，临床上表现为 Cushing 综合征，抗利尿激素不适当分泌综合征和低血糖症。

【诊断】

(1)实验室诊断：胃癌的免疫组化标记物：癌胚抗原(CEA)；碱性磷酸酶(LDH)；甲胎蛋白(AFP)；CA19-9；CA72-4；CA242；VEGF 等。解放军总医院统计报道，CA19-9、CEA 及 CA72-4 联合检测可提高老年人胃癌的阳性检出率。

(2)X 线钡剂检查：胃钡剂造影检查简便易行，常用气钡双重造影法。配合使用低张药物可提高细微结构和病变的显示能力。对于早期胃癌国内外多采用日本内镜学会提出的早期胃癌定义和分型。良好的双对比造影像，并结合充盈像和加压像，可能检出和诊断早期胃癌。进行期胃癌的形态与胃癌大体分型基本一致。

(3)胃癌的 CT 诊断：常规 CT 诊断依据主要根据胃壁的增厚变化。早期胃癌的胃壁不增厚或增厚不明显，常规 CT 往往不能发现。螺旋 CT 由于采用动态增强扫描技术和容积扫描技术，提高了早期胃癌的检出率。文献报道早期胃癌的检出敏感性为26%～56%。早期胃癌的增强多表现为局灶性强化。采用合理的检查技术，进行期胃癌的检出率可达100%。进行期胃癌的形态学改变，包括胃壁肿块、表面轮廓、内部结构、密度变化、溃疡形成、黏膜破坏、增强特点、胃壁浸润、肿瘤外侵及转移等均可发现。

(4)胃癌的内镜检查：胃癌的内镜检查作为胃癌的首选检查手段，其准确性较高，绝大多数患者可以很好耐受。内镜检查与活检联合应用其诊断准确率可达97.4%。活检标本必须采7块，7块活检诊断准确率为98%，10块活检可使诊断准确率为99.8%。

(5)胃癌的超声内镜检查：超声内镜对于应用 TNM 系统进行胃癌的局部分期优于常规超声和 CT，但检查费用较高，影响其在临床工作中的应用。

(6)胃癌的核医学诊断(PET)：PET 对胃癌转移灶的诊断具有重要优势，一次检查可提供全身或半身的信息。目前全身 PET 检查已被认为是探测肿瘤远处转移最有效、最精确的方法。另外 PET 检查在诊断肿瘤术后复发方面具有明显优势。PET 能有效鉴别瘢痕和肿瘤复发。

【胃癌的外科综合治疗】 随着现代医学的发展，人们已逐渐认识到，即使对晚期胃癌亦应该采用积极治疗的新观念来代替消极等待的旧意识，高龄本身并不属手术禁忌证。从外科综合治疗角度来说，主要内容包括：

(1)决不轻易放弃手术治疗机会，对某些无法达到根治切除的病例，也应酌情采用肿瘤去负荷手术，以期降低瘤荷、减少晚期肿瘤相关并发症，为施行其他综合治疗创造便利条件。

(2)对确已手术切除无望的患者，可试行新辅助化疗，待肿瘤降期后，再次评价肿瘤情况以决定是否可行肿瘤切除。对部分化疗疗效不佳，且出现消化道梗阻等严重并发症的病人，则应尽可能采用非手术或微创治疗方法，以缓解并发症，改善生活质量。如应用自动扩张型金属支架。对难以放置支架的极晚期胃近端肿瘤梗阻病例或消化道多处严重梗阻的病例，可采用经皮内镜引导下胃造瘘或经皮经食管胃管置入的方法引流消化液，使患者免受长期留置鼻胃管之苦，还可辅以肠外营养等以缓解症状和改善生活质量。

(3)合理施行包括化疗、放疗、营养支持治疗乃至免疫基因治疗在内的综合治疗手段，但需针对老年病人的特点加以调整，尤其是在化疗中加强对骨髓及肝肾功能的监测，及时处理不良反应；积极开展临终照料，诸如镇痛、镇静、调节饮食、补充营养、精神和心理护理等最大限度减少临终患者的痛苦，以满足患者平静死亡的要求。

(一)胃癌的手术治疗

手术治疗仍是老年人胃癌的首选方法，应根据胃癌自身的生物学行为、肿瘤分期、肿瘤生长的部位等来决定胃癌切除的范围。Guchi 等对 182 例老年胃癌限制性手术和扩大淋巴结切除术进行比较，发现扩大淋巴结切除手术死亡率达 10%，而限制性手术仅 2%，从而认为老年人早期胃癌不宜行扩大淋巴结切除术。另外有人研究发现单灶(pN1)早期胃癌 5 年成存率为 100%，而多灶(pN1)早期胃癌的术后 2 年左右即复发，说明对多灶(pN1)早期胃癌行常规胃切除及 D1 淋巴结清扫效果不尽满意。总之，对于老年人早期胃癌制定一个合理的手术方案十分必要，胃癌根治性切除是获得治愈的关键手段，随意扩大或缩小手术范围均是不恰当的。

(1)早期胃癌可行缩小切除手术，如内镜下黏膜切除术、胃楔形切除术、保留幽门的胃癌切除术(PPG)及节段胃切除术、单纯远端胃切除术等。PPG 是制约胃排空功能和防止十二指肠内容物反流为目的保留幽门的胃切除手术(图 9-1)。胃癌的 PPG 手术在保证根治性的前提下，保留迷走神经和幽门，对于控制胃排空功能，防止倾倒综合征，减少胆汁反流，降低胆石症发生具有重要作用。大连医科大学普外一科自 1995 年以来，对早期胃癌实施了按照根治度要求的伴随淋巴结廓清的 PPG。早期胃癌的 PPG 手术的基本原则是在不失根治性的基础上，保留幽门和迷走神经的肝支、幽门支和腹腔支及肝丛腹腔丛，其手术适应证各家意见不完全统一，但基本原则是距幽门>5cm 以上的早期胃癌，No. 5 无淋巴结转移的病例。

胃切除范围和保留的迷走神经如图 9-1 所示，淋巴结清除的范围第 2 站的有，腹腔动脉周围的 No. 7 胃左动脉干淋巴结、No. 8a 肝总动脉前部淋巴结、No. 9 腹腔动脉周围淋巴结、No. 11p 脾动脉干淋巴结、14V 肠系膜上静脉周围淋巴结和第 1 站的淋巴结(No. 5 幽门上淋巴结不完全清除)。

(2)对于胃癌病变只累及胃前壁及大小弯，可行腹腔镜胃局部切除术，并可将胃大小弯的淋巴结进行清除。随着腹腔镜技术的发展，在满足无淋巴结转移的黏膜癌，无淋巴结转移的组织为分化型，瘤径在 1.5cm 以下的黏膜下癌前提下，均可行全腹腔镜胃癌切除术，毕Ⅱ式消化道重建。但患者如有上腹部手术史，心肺疾病不能耐受长时间的二氧化碳气腹，无论患者的胃癌是不是早期或非常晚期，都不适宜行此术式。

符合我国国情的腹腔镜辅助的胃切除手术加 D_0-D_1 手术适应证为：①无淋巴结转移的黏膜癌；②无淋巴结转移，组织分未分化型，瘤径在 1.5cm 以下的黏膜下癌。

(3)胃癌的根治术有多种，常用远端胃癌根治术，近端胃癌根治术和全胃切除术。

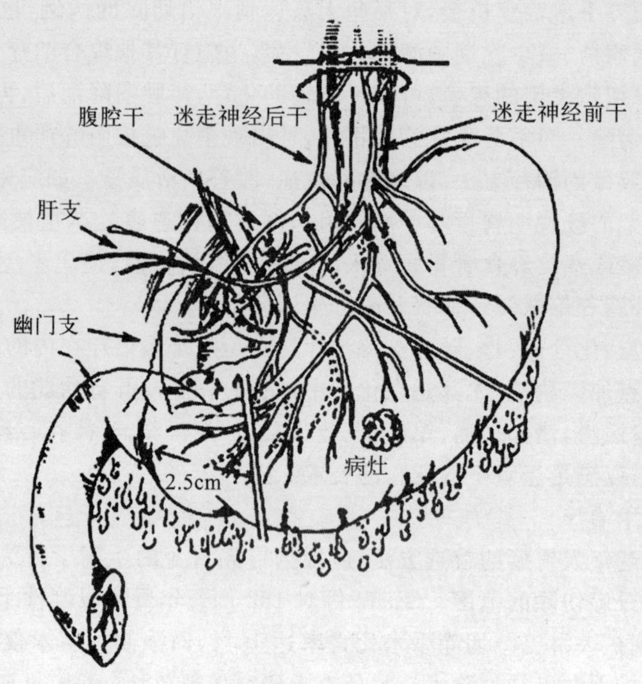

图 9-1 保留迷走神经、幽门的胃部分切除术

①远端胃癌根治术的适应证为早期胃癌或进行期胃癌第Ⅱ、Ⅲa 期和癌肿位于胃下部及胃下部癌侵及胃中部、淋巴结转移在Ⅲ站内。

②近端胃癌根治术的适应证为胃上部的早期胃癌和胃上部 BorrmannⅠ及Ⅱ型局限型癌、癌上下径为 2～3cm、癌下缘距贲门应在 4.0cm 左右。

③全胃切除术适应证为全胃癌、多发性胃癌、胃体癌浸润性、胃窦癌侵及胃体，残胃癌和残胃复发癌。胃上部癌除限局型的进端期胃癌直径 2～3cm 以内，无淋巴结转移或仅有胃上中部淋巴结转移者可行近段胃切除术外，均应行全胃切除术。

实施根治术前提均须无远处转移。全身状况无严重心、肺、肝、肾、脑等重要脏器疾病，无明显低蛋白血症，贫血和水、电解质及酸碱平衡紊乱。

视情况可行进行期胃癌的联合脏器切除术，如联合脾脏切除、联合胰腺切除术等。

(4)进行期胃癌的姑息性手术：还有相当多的进行期胃癌无法通过手术达到彻底清除的目的，但只要患者的全身状况允许，均应争取做姑息性胃癌切除。一方面可以减少和缓和出血、穿孔和梗阻等并发症，另一方面又能减少机体的肿瘤负荷，有利于提高术后辅助治疗的疗效。日本的胃癌研究会将姑息性胃癌切除术分为绝对姑息性胃癌切除术和相对姑息性胃癌切除术，绝对姑息性切除是指肯定有癌肿残留的胃癌切除术，相对姑息性胃癌切除术是指 D=N 的胃癌切除术。姑息性胃癌切除术的疗效是值得肯定的，其中 70 岁以上的高龄胃癌患者的术后 5 年生存率要高于中青年的胃癌患者，远端胃切除患者的 5 年生存率要优于近端胃切除和全胃切除术(13%，6.3%，5%)。

姑息性切除术的切除范围应包括胃肿瘤，周围受累淋巴结，邻近受累器官和组织。

当晚期胃癌造成幽门梗阻，而种种原因又使原发灶无法切除时可行胃-空肠吻合术，以解除幽门梗阻和改善胃癌患者的生活质量，但该手术并不能延长生存期。手术采用距 Treitz 韧带 40cm 的空肠经结肠前与胃大弯最低位进行侧侧吻合，同时可加做空肠侧侧吻合（Braun 吻合）。

（5）进行期胃癌淋巴结清扫范围的选择：胃癌的手术设计主要以淋巴结转移及肿瘤外侵情况决定。胃的淋巴常沿主要脏器供应动脉回流至动脉根部。因此根据肿瘤清扫的原则，必须整块切除所属的淋巴结，并将血管骨骼化，结扎血管需在根部进行。必要时切除胰体尾及脾脏以达根治。同时要剥除小网膜囊，以清扫胃后方的腹膜转移可能。胃癌根治术的淋巴结清扫以 D 相称，根据所清扫的淋巴结组站将其分为 4 级：

①D_1：清扫胃周淋巴结（第 1 站淋巴结）。

②D_2：D_1＋No7，No8，No9，No11p，No12，No13 淋巴结，有些学者将清扫第 2 站基础上增加 No11p，No12，No13 淋巴结的清扫称为 D_{2+}。

③D_3：D_2＋No10 和 No11＋脾切除＋胰体尾切除。

④D_4：D_2＋No16 淋巴结或 D_3＋No16 淋巴结。

目前将 D_2 根治术定位为标准根治术，D_3 为扩大根治术，D_4 为超扩大根治术。为达到胃癌切除手术的根治性，要求做到淋巴结清扫范围大于转移范围（D＞N）。根据不同分期的淋巴结转移情况，选择对进行期胃癌的手术方式，大多数学者认为Ⅰb 期以 D_2 为主，Ⅱ、Ⅲa 期胃癌多数适于 D_{2+}，选择性 D_3 的术式，Ⅲb 和Ⅵ期单纯手术治疗并不能显著改善预后，需综合治疗。

（6）胃癌手术的无瘤操作原则：实施胃癌根治术时应遵循无瘤操作原则。目的是为防止医源性扩散，这包括经血道、淋巴道和种植造成的转移。无瘤操作的技术及方法如下。

①充分合理的手术切口，良好的显露可以避免术中因视野不清而对肿瘤直接挤压和牵拉，并有利于术中出血等紧急情况的处理。

②避免对肿瘤的机械刺激，开腹探查要轻柔，尽量使肿瘤处于一个相对静止的状态。探查后要更换手套。

③当肿瘤侵及胃的浆膜需用 4～6 层纱布覆盖或应用癌浆膜面封闭胶（F-TH）涂于受累及的浆膜表面，以防止癌细胞脱落。

④手术区域外的腹膜保护及腹腔液引流，手术中空气，纱布，器械所致的腹膜损伤可造成癌细胞着床基础。术中应避免用干纱布等刺激手术区域外的腹膜，同时注意腹腔液的引流。

⑤腹腔游离胃癌细胞的处理，对术中可能造成的腹腔内存在游离胃癌细胞者或肿瘤侵及浆膜或浆膜外者，可以在术中进行腹腔灌注温热化疗。

（二）胃癌的化学治疗

文献报道胃癌仅有 1/3 患者可行根治性手术，而 2/3 患者因局部晚期或出现转移而失去手术机会。目前以化疗为主的综合治疗已经成为中晚期胃癌的主要治疗方法。

（1）胃癌的新辅助化疗：又称术前化疗。多数学者不但主张术后辅助化疗，并以逐渐趋向于对中晚期尚有手术机会的胃癌患者进行术前化疗，以期降低复发率和转移率，达到提高 5 年成存率的目的。Ajani 等对 48 例手术的胃癌患者不设对照组进行了Ⅱ期临床试验。术前给予足叶乙苷和环磷酰胺的化疗，77％的患者获得手术治愈，1 例患者死亡与化疗有关。Kelsen 等报道了对胃癌高危患者应用 5-FU、阿霉素、甲氨蝶呤方案行术前化疗的结果。此研究中，术前给 3 个疗程的甲氨蝶呤，术后给予氟尿嘧啶核顺铂腹腔化疗，同时给予氟尿嘧啶静脉注射，56 例可评价的胃癌患者经内镜超声诊断为进行期胃癌，大部分为Ⅲa、Ⅲb 期。而化疗的毒性作用可以耐受。可根治性切除患者平均生存期为 31 个月。

目前主张对临床中属中、晚期胃癌的患者，可在术前 1～2 天和手术当天选用毒副作用反应较轻微的5-FU或MMC单药，前者每次500～750mg，后者每次用6～8mg。患者出现全身状况不佳或周围血白细胞计数偏低时则不宜应用。

(2)胃癌手术后的辅助化疗

胃癌术后辅助化疗原则：早期胃癌术后无需辅助化疗，但遇到下列情况可考虑单一用药化疗：

①病理类型恶性度高。

②有淋巴结转移或静脉癌栓。

③浅表广泛型胃癌面积大于5cm²。

④多发早期病灶。

⑤40岁以下胃癌。

对癌灶侵及深肌层以下，无论淋巴结有无转移均采用联合化疗。

化疗应及早进行，一般以术后第2～3周为宜。传统的术后化疗应作1～2年，第1年3～5个疗程，第2年2～3个疗程。目前较积极的方法则是，如果患者的身体状况允许，术后连续给予6～8周期的联合化疗，而不采取两年的疗程，有的学者临床研究发现两种方法比较无统计学差异，一旦后者能完成则减少了长期的化疗负担，但往往化疗毒性较大，需要较好的身体状况来支持。

用药量要充分足量，其药量大小与疗效有直接关系。

对高度进行期胃癌应考虑其他方法，如术中，术后腹腔化疗、热疗等，同时应配合免疫学治疗。

术后辅助化疗常用化疗方案：

①MF方案

MMC 8～10mg＋生理盐水40～50ml静脉注射，第一天；5-FU 500～750mg＋5％葡萄糖液500ml静脉滴注，第1～5日，每21～28日为一周期。4～5周期为一疗程。传统的方法是两年内用3～6个疗程。

②FAM方案

MMC 8～10mg＋生理盐水40～50ml静脉注射，第一日；ADM 50mg＋生理盐水40～50ml静脉注射，第1,29日；5-FU 500～750mg＋5％葡萄糖液500ml静脉滴注，第1,8,29,36日，序贯用药，6个月为一个疗程。注意ADM总量不要超过550mg，以免造成对心肌的毒性。

③FLP方案

甲酰四氢叶酸钙(LV)200mg/m²＋生理盐水250ml静脉注射，第1～5日；5-FU 400mg/m²＋5％葡萄糖液500ml静脉滴注，第1～5日或总量放置化疗泵中持续静脉灌注120h；DDP 75mg/m²＋生理盐水500ml静脉滴注，第2日，28日为一周期。

另外有ELP方案，FLEP方案，PFC方案，LFEP方案，HLFP方案等。

(3)胃癌的腹腔内化疗：目前常用有腹腔单纯热疗，腹腔单纯化疗及二者相结合的腹腔温热化疗。腹腔癌扩散是消化道肿瘤常见的扩散形式，历史回顾性研究表明腹腔癌扩散的预后皆不良，平均生存期为6～8个月。对于恶性肿瘤患者的治疗应采用综合治疗。20多年来研究表明IHCP能有效杀灭腹腔内游离的肿瘤细胞和腹膜、浆膜表面的肿瘤细胞，成为外科减瘤手术后最有效的局部控制肿瘤复发的方法之一。

腹腔给药后，通过表面弥漫药物可直接进入肿瘤结节，并且由于腹膜-血浆屏障的存在，使得药液可以在腹腔中维持高浓度、长时间的作用。其后，药液经脏层腹膜吸收，经淋巴管及小静脉进入门静脉后入肝。利用腹腔药物浓度/时间曲线下面积(AUCc)和血浆药物浓度/时间曲线下面积(AUCp)的比值来综合考察药物代谢能力。5-氟尿嘧啶比值为 250～1 400;顺铂比值为 12～20;丝裂霉素 C 比值为 75～80。腹腔化疗的疗效依赖腹腔局部的有效药物浓度,由于高亲水性药物如 5-氟尿嘧啶,顺铂,丝裂霉素 C 的腹膜表面吸收效率非常低,因此可以把它们作为 IHCP 的理想应用药物。

IHCP 应用范围:①IHCP 只能用于只发生腹腔内转移的病例,如果有腹膜外转移则是 IHCP 应用的禁忌证;②在实施 IHCP 之前,必须行外科减瘤手术治疗,残留病灶和腹腔内瘤体最大径必须小于 5mm;③用于灌注的细胞毒性药物不能黏附在腹膜腔内,应具有分布的均一性。

Fujimoto 等指出,进行期胃癌出现浆膜浸润的患者,即使实施了根治性胃切除术,大部分死于腹腔肿瘤复发。在临床研究中,分为行减瘤手术合并腹腔温热化疗治疗组和单纯减瘤手术治疗组,上腹部腹腔已有转移的患者分为转移可以计数组和无法计数组,研究发现腹腔转移可以计数并实施了减瘤外科手术合并腹腔温热化疗联合治疗的患者 5 年生存率为 41.6%,而单纯减瘤手术组平均生存期为 110d;腹腔转移无法计数组的患者无论其是否接受了腹腔温热化疗都在年内死亡。在研究腹腔温热化疗对胃癌腹腔转移的影响中发现,腹腔温热化疗组 59 例患者中只有一例出现腹腔转移。而单纯减瘤手术组的 67 例患者中有 17 例出现了腹腔转移。提示应用腹腔温热化疗可以有效抑制胃癌术后的腹腔转移。

虽然有部分患者可出现发热、呕吐、腹痛、胸腔积液、肺栓塞、肺炎、少尿、心律失常、心功能衰竭、胃肠吻合口瘘、泌尿系感染、白细胞计数增高或降低、血浆蛋白和血小板的降低、暂时性的骨髓抑制等主要的细胞毒性作用和并发症,少数患者会出现肝功能的变化,但由于腹腔化疗引起的全身细胞毒性作用远远低于全身传统化疗,而且在腹腔局部具有较高的有效药物浓度,腹腔温热化疗受到广泛关注。

(三)胃癌的放射治疗

(1)术前放疗

适应证:适用于Ⅱ期和Ⅲ期胃癌,病变直径≤6cm,估计肿瘤切除困难者。对于低分化腺癌或未分化癌,术前放疗可使肿瘤明显缩小。

我国曾协作对 161 例胃癌患者行术前放疗,使Ⅲ期胃癌的根治切除率由 56.9%提高到 75.9%,提高了 19%。

(2)术中放疗

适应证:适用于Ⅱ期和Ⅲ期胃癌,估计手术能切除,而无远处转移。Takahashi 和 Abe 报道了一项日本的临床研究结果。211 例Ⅱ～Ⅳ期的患者随机分为单纯手术治疗或手术加术中放疗。术中放疗组的 5 年生存率比单纯手术组提高 15%～25%。

(3)术后放疗

适应证:常用于胃癌姑息切除后,有局限性病灶或转移淋巴结残留或术后切缘有癌残留者,皆宜行术后放疗。对高度可疑或病灶处做银夹标记,以便术后放疗定位。

另外,还有胃癌的光动力学治疗,导向治疗及放射免疫导向手术,介入治疗,基因治疗及生物治疗。目前胃癌的中医治疗及中西医结合治疗受到各界广泛关注。

(四)胃癌患者营养治疗

围手术期的营养支持对老年胃肠道手术病人非常重要,老年胃癌病人一般就诊较晚,常常伴有消化功能障碍或消化道梗阻,均有不同程度的营养不良及免疫功能低下。由于有效摄入减少，肿瘤负荷、围手术期禁食以及手术创伤应激及高分解状态导致代谢增强，使原有的营养不良及免疫功能低下进一步加重，易出现感染、胃瘫及吻合口瘘等并发症。围手术期的营养支持能改善病人的营养状况，但长期使用肠外营养，有导致肠黏膜萎缩和肠道功能异常现象，并可损伤免疫系统。临床研究证明，由于疾病本身及术前禁食的影响，约有半数的病人术前存在营养不良，特别是消化道肿瘤的病人，此比例高达70%以上。围手术期即给予肠内营养，有助于纠正负氮平衡、改善细胞免疫功能和全身营养状况、减少体重丢失、缩短住院时间。此外，还能促进胃肠道功能恢复。肠内营养在创伤后2～3d内开始，可减少肠道菌群移位，降低感染性并发症的发生率，并有助于维持肠黏膜细胞结构与功能的完整性，维护肠道黏膜屏障功能，明显减少肠源性感染的发生；刺激消化液和胃肠道激素的分泌，促进胆囊收缩、胃肠蠕动，增加内脏血流量，使代谢更符合生理需求，减少肝、胆并发症的发生。因此，近年来主张给予喂养。肠内营养支持具有以下优点：营养物质经门静脉吸收有利于内脏特别是肝蛋白质合成和代谢；调节维持肠黏膜细胞结构和功能的完整性，防止肠道细菌移位；营养物质代谢所消耗能量较肠外营养低，在供给同等热量和氮的前提下，体重增加和氮储存均高于肠外营养。研究表明，围手术期的营养支持能使胃肠功能恢复明显加快，减少术后并发症的发生。血浆前清蛋白、清蛋白是经常被用来评价短期营养支持效果的指标，血浆前清蛋白浓度的变化能够早期而敏感地反映肝蛋白质合成功能，而血清清蛋白半衰期较长(20d)，宜作为营养支持中长期疗效的参考指标。

【胃癌的预后】 随着人口的老龄化和医疗水平的提高，高龄胃癌患者及其手术日益增多。日本的资料显示，80岁以上胃癌患者根治术后5年生存率可达44.4%～65.0%。尽管老年人合并症较多，常伴有重要脏器功能障碍，对手术的耐受力较差，需要充分的术前准备和较为密切的术后监护，总住院时间较长，但随着手术技术的进步和围手术期处理方法的完善，老年患者的手术并发症并没有明显增高。因此，老年胃癌患者能否行根治性手术，关键看临床分期和患者重要脏器的功能状态，高龄并不是手术的禁忌证。对老年胃癌患者仍应采取积极的处理态度，因为手术治疗是提高其生存期的关键。经大量研究证明，进行期胃癌预后的影响因素如下。

(1)性别：谭卫民等观察术后病理证实为胃癌的病例，老年组(≥60岁)373例，青年组(≤35岁)52例，结果：老年组男∶女为3.32∶1，青年组为1∶1.89。

(2)年龄：Kubota研究了601例40岁以上胃癌切除术的患者，将其分为年轻组(40～79岁)和年长组(≥80岁)，发现年长组多为肠型及混合性胃癌，进行期胃癌多见，广泛淋巴结清扫率低，肝转移率高，10年无病生存率为53.2%，远低于年轻组的79.9%，从而认为≥80岁可作为预后不良的指标。但也有人报道将48例年龄≤35岁的胃癌患者与162例中老年胃癌患者进行比较，虽然青年胃癌具有更为恶性的生物学行为，但其术前合并症少，营养状况较好，两者的术后5年生存率无明显差别：青年组为54.94%，中老年组为48.26%。

(3)术前病程：术前病程长短常与肿瘤的生物学特性有关，肿瘤的恶性程度愈高，产生的症状就愈早也愈明显。反之则产生的症状愈晚愈不明显。所以，绝不能因术前病程较长而对治疗采取消极态度，有时病程长短反映了肿瘤本身的恶性程度及机体的免疫反应性，所以反而常可能是预后较好的指标之一。

(4)胃癌分期：文献报道早期胃癌经治疗后5年成存率常在90%以上。我国胃癌患者研究资料表明，各期胃癌的5年成存率，分别为Ⅰ期83.3%，Ⅱ期59.3%，Ⅲ期22.1%，Ⅳ期1.8%。

(5)胃癌的部位：Pacelli 等观察 707 例胃癌患者，187 例为近侧部胃癌，520 例为远侧部胃癌，多因素分析表明近侧胃癌与远侧胃癌相比，往往肿瘤分期晚，患者年龄大，手术广泛切除率高。近侧胃癌与远侧胃癌的总 5 年生存率分别为 17.7%和 36.8%，根治术后分别为 35.9%和 57.6%，姑息术后分别为 3.7%和 7.6%，从而提示近侧胃癌较远侧胃癌预后差。

(6)胃癌大小：研究表明，胃癌最大直径在 4cm 以下时预后较好，不同病理类型的 3 年、5 年生存率均相仿，与胃癌直径大于 4cm 的各组有显著性差异。而胃癌直径大于 4cm 各病理类型之间，或小于 4cm 各病理类型之间均无明显差异。所以胃癌最大直径在 4cm 以下时可能是预后较好的指标之一。

(7)胃癌的浸润深度：病变局限于黏膜及黏膜下层者，其 5 年生存率可达 90%以上；侵犯肌层的 5 年生存率约为 70%；侵犯浆膜及浆膜下者，其 5 年生存率为 20%左右；经浆膜侵及邻近器官的 5 年生存率为 5%左右。

(8)病理类型：从大体分型，其中 Bormann Ⅰ型胃癌的 5 年生存率为 60%，Ⅱ型为 52%，Ⅲ型为 40%，Ⅳ型为 25%。若以组织学类型分析，溃疡癌变的预后最佳，分化型腺癌及低分化腺癌次之，黏液癌的预后最差。有研究表明，分化好的管状腺癌及印戒细胞癌淋巴转移率低，预后好。乳头状腺癌及低分化腺癌淋巴结转移率高。

(9)手术方式：胃癌根治性切除是获取治愈的基本手段，对黏膜内癌，须在排除淋巴管受侵、胃癌镜下溃疡形成和体积较大这些单独危险因素时方可作局部切除或内径切除，否则均需做淋巴结清扫。Ikeguchi 等对 771 例行根治性胃癌切除术的患者作回顾性分析，其 5 年生存率：Ⅰ期患者为 89.3%，施 D_1术者为 85.8%，D_2术者为 90.3%，D_3术者为 88.1%，Ⅱ期患者为 77.8%，D_2术者为 82.7%，D_3术者为 74.0%，Ⅲ期患者为 50.2%，D_2术者为 39.0%，D_3术者为 56.1%，Ⅳ期患者为 8.9%，D_2术者为 0，D_3术者为 11.4%，表明 D_3术对Ⅲ期和Ⅳ期患者可提高生存率，改善预后。

胃癌的切除范围不是越大越好，还要考虑手术带来的并发症、免疫抑制等不利因素。日本一项研究报告了 182 例 75 岁以上行胃癌切除术的患者，其中 161 例行局部淋巴结切除，21 例行广泛淋巴切除，5 年生存率两组无显著性差异，但术后复发率和死亡率，广泛淋巴结切除组为 57%和 10%，高于局部淋巴结切除组的 27%和 1%，表明尤其对老年患者，手术防卫的扩大并无益处。陈国林等报道 146 例已侵犯周围脏器的Ⅳ期胃癌患者中行根治性手术占 78.8%，姑息性手术占 21.2%，总的术后 1，3，5 年生存率分别为 70.6%，38.8% 和 23.9%。表明当肿瘤侵犯邻近脏器时，如果不存在不可治愈因素(如腹腔种植转移、血行转移等)，应力求行根治性手术。但要掌握好适应证和禁忌证。

(10)淋巴结转移：胃癌的手术疗效与淋巴结有无转移有密切的关系。有报道第 1 组淋巴结有转移的 5 年生存率为 48%，第 2 组淋巴结有转移的 5 年生存率为 24%，第 3 组淋巴结有转移的 5 年生存率为 8%。所以认为影响生存率更重要的因素是淋巴结转移程度。

(11)机体免疫状态：随着肿瘤免疫学的进展，人们逐渐改变了过去只单纯偏重肿瘤的分化类型和机体的侵袭程度来判断预后的倾向，不少人发现胃癌肿瘤间质淋巴细胞浸润和滤泡化生，淋巴结滤泡增生及窦性组织细胞增生对患者的预后起相当有利的作用，淋巴细胞浸润增生明显者，存活时间长，相反则短。

【胃癌的预防】　胃癌的预防措施可分为三级。

(1)胃癌的病因预防(初级预防)：①预防癌前病变。②饮食预防：少吃或不吃熏制，油炸，烟熏和烘烤的食物，不吃霉变的食物，避免食用富含硝酸盐和亚硝酸盐的食物，提倡低盐饮食，多吃新鲜蔬菜和水果，增加膳食中蛋白质的成分，增加新鲜肉、蛋、鱼、牛奶和各种大豆制品的食用。按时进餐，不暴饮暴食，少吸烟，少饮烈性酒，保持情绪开朗、乐观，不生闷气。③抗感染预防：包括抗幽门螺杆菌，EB病毒和HBV感染。④化学预防。

(2)胃癌的二级预防：即早发现，早诊断，早治疗。目前进行的措施就是对高危人群进行筛检。胃癌高危人群的确定，多数人认为应具以下特征：①男性；②年龄50岁以上；③社会经济地位低下；④有胃癌家族史；⑤具有慢性萎缩性胃炎，胃手术后的残胃，胃溃疡，胃息肉，地中海贫血，胃黏膜肠上皮化生，胃黏膜不典型增生；⑥胃部长期暴露于放射线下；⑦饮食习惯不良者。

(3)胃癌的三级预防：主要为对症治疗，防止病情恶化，减少疾病的不良作用，防止复发转移，预防并发症和伤残，提高患者生存质量。

二、胃的其他恶性肿瘤

(一)胃恶性淋巴瘤

也称胃淋巴瘤，较少见。分为原发性和继发性两大类。后者比前者病变多近10倍。原发性胃淋巴瘤90%左右为非霍奇金型B细胞淋巴瘤，可发生于任何年龄，主要是50岁以后，70岁为发病高峰，男女比为1.7:1。

临床表现主要为上腹痛，体重下降，贫血，恶心，呕吐，但恶病质较胃癌少见。肿瘤较大可引起上消化道出血，出现呕血、黑粪。内镜检查配合组织活检可增大检出率，部分患者只有靠剖腹手术才能获得适当的组织标本而确诊。目前原发性胃淋巴瘤诊断采用Dawson提出的5条标准：

1. 无浅表淋巴结肿大。
2. 白细胞总数及分类均正常。
3. 胸片中未见纵膈有肿大淋巴结。
4. 手术中除胃及周围区淋巴结累及外，无其他肉眼所见的侵犯。
5. 肝脾正常。

首选手术治疗，手术应尽可能根除肿瘤。术后辅以放化疗，因为淋巴瘤对放疗和化疗的敏感性较高，甚至一些须做全胃切除的，术后5年生存率仍可达50%。

(二)胃间质瘤

1. *胃平滑肌肉瘤*　占胃恶性肿瘤的1%～3%。多见于成人，半数在50岁以上。肿瘤小于2cm时，临床多无特异性症状，缓慢生长过程中可出现溃疡或伴出血。上消化道出血是最具特征的症状，占全部病例的59%。

实验室检查可出现缺铁性贫血，血沉快和大便隐血试验阳性。内镜下活检可以使一些病例获得确诊，但确诊率不高，曾报道为30%。

手术治疗是首选，酌情选择局部楔形切除胃部分或全部切除等。术后10年存活也不等于痊愈，需随访20年以上。

2. *胃横纹肌肉瘤*　极为罕见，肿瘤以胃窦及体部多见，临床重要表现为上腹疼痛。手术治疗为主，仅行胃大部切除术即可，无需淋巴结清扫，不需放化疗。

3. *脂肪肉瘤*　起源于原始间叶组织，极少从皮下脂肪层发生，这与脂肪瘤相反，多发生于40岁以上成人。临床表现与脂肪瘤相似，主要表现为病灶的溃疡出血。该瘤恶性度高，易复发和转移。手术切除要广泛。

4. 胃类癌　是一组发生于胃肠道和其他器官的细胞的新生物，其临床组织化学和生化特征可因原发部位不用而异。此种肿瘤能分泌 5-羟色胺激肽类、组胺等生物学活性因子，引起血管运动障碍，胃肠症状，心脏和肺部病变等，称为类癌综合症。本病在胃肠道肿瘤中占 1.5%。可发生于任何年龄，胃类癌诊断平均年龄 52 岁。类癌患者 80%以上并无症状，少数有腹痛，烧灼痛，恶心呕吐或出血。类癌的主要治疗方法是手术切除。

参考文献

[1] Sai to H, Osaki T, Murakami D. Effect of age on prognosis in patients with gastric cancer. ANZ J Surg. 2006 Jun, 76(6): 458-461

[2] Takashi Yao, Takashi Utsunomiya, Masafumi Oya, et al, Masazumi Tsuneyoshi. Extremely well-differentiated adenocarcinoma of the stomach: Clinicopathological and immunohistochemical features. World J Gastroenterol, 2006, 12(16): 2510-2516

[3] 薛建元，尹浩然，朱正纲，等. 高龄老年胃癌的外科治疗. 中国肿瘤临床，2000，27：352-355

[4] Matsushita I, Hanai H, Kajimura M, et al. Should gastric cancer patients more than 80 years of age undergo surgery? Comparison with patients not treated surgically concerning prognosis and quality of life. J Clin Gastroenterol, 2002, 35: 29-34

[5] Ono H, Konda H, Gotoda T, et al. Endoscopic mucosal resection for treatment of early gastric cancer. Gut, 2001, 48(2): 225-229

[6] Donati D, Nabo M. The role of lymphadenectomy in gastric cancer in elderly pations. Minerva Chir, 2003, 58(3): 281-289

[7] Lewis WG, Edwards P, Barry JD, et al. D_2 or not D_2? The gastrectomy question. Gastric Cancer, 2002, 5 (1): 29-34

[8] 木村正次，荒中邦佳など. 胃癌おける大動脈周囲リンパ節廓清の成績とその功罪. 外科治療，1995，73 (2)：301

[9] 詹文华. 进展期胃癌手术生活质量的评价. 中华胃肠外科杂志，2001，4(2)：74-75

[10] 薛建元，尹浩然，朱正纲，等. 高龄老年胃癌的外科治疗. 中国肿瘤临床，2000，27(5)：352-355

[11] Eguchi T, Takashi Y, IKarashi M, et al. Is eatended lymph node dissection necessary for gastric cancer in elderly patients. Eur J Surg, 2000, 166: 949-953

[12] 王安峰，刘斌，赵玉华，等. 中晚期胃癌中医辨证分型与组织病理学分型的关系及疗效观察. 中国中西医结合外科杂志，2000，6(3)：165-166

[13] 林言箴. 胃癌的合理手术范围探讨. 中国实用外科杂志，1993，13(4)：224

[14] 詹文华. 规范胃恶性肿瘤的外科治疗. 中国普通外科杂志，2000，9(5)：291-299

第10章 小肠与阑尾疾病

第一节 肠炎性疾病

临床上，将以炎性病变为主要表现的各种肠道疾病统称为肠道炎症性疾病（inflammatory bowel disease，IBD）。广义上说，包括许多种疾病，如：克隆病（Crohn's Disease）、溃疡性结肠炎（ulcerative colitis）、急性出血性肠炎、感染（中毒）性肠炎、肠结核及肠伤寒等。但在狭义上就仅指两种不同类型，目前仍不明病因的慢性肠道炎性疾病，即是克罗恩病和溃疡性结肠炎。对于上述疾病也可分为特异性肠炎性疾病如肠结核、肠伤寒和非特异性肠炎性疾病，包括克隆病和溃疡性结肠炎。在老年人，肠炎性疾病主要为后者。

一、克隆病

1932年Crohn等介绍了一种好发于末段回肠的炎性疾病，称之为末段回肠炎，但也可在消化道的其他部位发生，因此，在文献上曾沿用多种病名，如局限性肠炎、节段性肠炎、回肠结肠炎、肉芽肿性肠炎等名称。直到1973年世界卫生组织（WHO）开始将其定名为Crohn病（Crohn's Disease，CD）。其临床特点是病变呈节段性或跳跃式分布，病情进展缓慢，临床表现多样化，容易出现肠穿孔或肠梗阻等各种并发症，并且手术后的复发率高。

【病因病理】 克隆病的病因尚未完全明了。从Crohn等1932年首次报道这一疾病以来，有各种学说讨论发病的原因，其中包括食物、化学物质、损伤、遗传、供血不足等，但均没有得到证实。目前突出的研究主要集中在感染因素和免疫机制两个主要方面。

1. 感染因素。克隆病患者的特征性非干酪化肉芽肿导致广泛的细菌学方面研究来寻找其致病的感染因素。有认为是副结核杆菌所致，也有认为是其他细菌，如小肠结肠炎耶尔森菌（Yersinia enterocolitica）感染，其可引起急性末段回肠炎，局部肠系膜淋巴结有肿大，可自行缓解，而不发生CD。也有认为由麻疹病毒、巨细胞病毒、EB病毒和螺旋病毒等所引起，但均未能得到进一步的证实及作肯定的结论。

2. 免疫机制。克隆病显示有免疫障碍，与之相关的免疫机制包括自身免疫、免疫复合物、速发型超敏反应、淋巴细胞介导反应及细胞免疫功能低下等。CD病人因为同时可具有虹膜炎、葡萄膜炎、结节性红斑、坏疽性脓皮病或关节病变、口腔溃疡等表现，激素治疗又可缓解其症状，根据这些方面推测，本病的发病可能与自身免疫功能有关系，但尚未能证实其发病机制。

3. 克隆病可发生在胃肠道从口腔到肛门的任何部位，但以末段回肠和右半结肠处最常见，病变可以是单发也可以多发。典型的好发部位是距回盲瓣15～25cm的末段回肠。克隆病是肉芽肿性炎性病变，可急性发病，也可是经过一持续的缓慢的过程。可合并有不同程度的纤维化。炎性病变累及全层肠壁且均侵及局部淋巴结。

克隆病的肠壁增厚有纤维组织增生及水肿，造成肠腔狭窄，其近段肠管扩张，形成不规则的囊状膨胀。病变常是不连续性或跳跃性的，其间有正常肠段。常有单个或多个狭窄，可合并部分或完全梗阻。浆膜常为颗粒状，表面有不同程充血扩张的血管、淋巴管、渗出物及细小的淋巴颗粒，病变肠管的相应系膜通常有水肿、炎症以及肿大的淋巴结，系膜为之缩短。病变造成的深的裂隙可穿透肠壁造成窦道和瘘管。这些窦道可扩展至肠系膜，其盲端可形成脓肿，加上炎症可形成包块。腹膜后的炎症作用可包绕输尿管引起输尿管和肾积水。病变肠管常与邻近肠襻或其他脏器发生粘连，并可与其他脏器产生内瘘或皮肤外瘘，常见的有回盲肠瘘、回结肠瘘与回肠外瘘。当瘘管发生在病变小肠和邻近内脏如乙状结肠或十二指肠时，克隆病不会传播到这些内脏，因此在处理这些瘘管时，切除病变小肠和缝合邻近小肠的瘘孔是安全妥当的。

急性期时，黏膜表面表现为充血水肿，并有口疮样溃疡，是克隆病的早期病理改变，这些溃疡开始时淋巴滤泡的细小脓肿，以后形成为浅表溃疡，慢性期常为匍匐性溃疡，可伸展至整个肠壁的不同深度，也可形成瘘管、穿孔和脓疡，在镜下可见。同时慢性期的溃疡和黏膜下层高度充血、水肿增厚致黏膜隆起，外观呈“鹅卵石表现”。由于慢性炎症刺激，黏膜可增生成假性息肉。

显微镜下，可见克隆病是全壁肉芽肿样炎症，包括黏膜下层阻塞性淋巴水肿和淋巴细胞、浆细胞浸润，致使肠壁增厚，该炎症也可表现为在无黏膜溃疡区域及淋巴结中，黏膜溃疡可穿透肠壁的各层，因而出现瘘、脓肿、穿孔。在严重的病例中，黏膜下层及肌层有广泛的纤维组织增生，而发生肠腔狭窄。约 60%的克隆病的病人中，可见非干酪性肉芽肿，包括上皮细胞和郎汉斯细胞，因为无干酪性变，这点与结核性的上皮样巨细胞性肉芽肿不同。

【临床表现】　本病可发生在任何年龄，但 60%病例发生在 40 岁以前，性别无明显差别。克隆病的临床表现多种多样，千变万化，以起病缓急、病变范围、严重程度以及有无并发症而异。病程常为慢性，可反复发作，逐渐进展，缺乏特异性。本病起病症状不明显，可发病几年未引起患者的注意。一般来说，估计出现症状后平均 2.5 年才得到诊断，亦有急性发作症状严重时才作出诊断。早期不明确的症状包括全身不适、食欲减退和原因不明的发热。慢性期病人多数难以明确发病时间，症状隐匿，病程较长，发展到后来缓解期越来越短，症状越来越重。最明显的症状是呈间歇发作的腹部不适、疼痛，是由于部分小肠梗阻造成，待急性期或者活动期后，腹痛可以减轻。但以后因为肠腔狭窄腹痛会越来越频繁和加重。约 10%左右的患者，发病急，类似急性阑尾炎，有中腹或右下腹疼痛伴有压痛，并有发热、恶心、呕吐、食欲减退、腹泻、白细胞升高等。临床上很难与急性阑尾炎相区分，大多以急性阑尾炎接受手术，术中发现阑尾正常而见 到末段回肠局限性充血、水肿、肠系膜增厚伴淋巴结肿大而才得以确诊。

1. 克隆病的常见症状

(1)腹痛：常见是中腹(脐周围)或上腹部间歇性腹痛。由于部分肠壁增厚，肠腔环行狭窄引起肠梗阻所致，为间歇性和绞痛性质，腹痛进餐后加重可伴有肠鸣音，排便后可缓解。当炎症波及壁层腹膜时则可产生腹部持续性、局限性疼痛且伴触痛。如果累及肠系膜可出现腰背部的酸痛，易被误诊为肾脏或腰部病变。

(2)腹泻：约 90%患者有腹泻，每日 3～5 次，同时伴有不同程度的腹绞痛，一般为水样便，每次量很少且不含脓血或黏液，腹泻以夜间为主。腹泻的产生是因为小肠广泛的炎症影响正常的吸收功能；部分小肠梗阻、远段回肠疾病的胆盐吸收不良的继发表现；在部分梗阻小肠细菌过度繁殖引起盲襻综合征及存在乳糖吸收不良症等 。乳糜便可发生在小肠切除术后或小肠的广泛病变。

(3)腹块：大多是有病变的肠管与增厚的肠系膜或与邻近的器官粘连形成的炎性肿物或脓

肿。

2. *全身症状* 发热,多为活动性肠道炎症时出现的,为间歇性。如伴有腹腔脓肿,可出现高热及毒血症状。因慢性腹泻及肠吸收功能降低,加以厌食等原因都可造成营养不良、乏力、贫血、低蛋白血症、电解质紊乱、消瘦等。

【并发症】 克隆病发展可使症状更加严重,此外常伴有一些并发症,有时这可成为克隆病的首发症状,通过这可以帮助诊断。

1. *肠瘘* 克隆病容易形成瘘管。病变肠管溃疡可直接穿透邻近器官,或者是先形成脓肿再破溃到邻近脏器而形成内瘘,如回肠乙状结肠瘘、回肠回肠瘘及小肠膀胱瘘。但肠间瘘很少产生临床重要症状,除非合并腹腔内脓肿或是高低瘘管。肠膀胱瘘通常来自回肠病变,其典型表现为排尿困难、血尿、尿痛而尿气、尿脓(粪)较少见。切除病变肠段是肠膀胱瘘最好的处理方法。肠皮肤瘘通常发生于手术瘢痕处,尤其是阑尾切除术后。可在术后数周或数年后自发发生,从肠皮肤瘘管排出粪性的黏液脓性液,可持续或间歇发生,高排出量瘘(每天大于500ml)常合并远端梗阻。瘘口周围皮肤常见糜烂。

2. *腹腔脓肿* 在克隆病患者中也是较多见的一种并发症,国外报道约有20%的发生率,国内相比较低。腹腔脓肿是由邻近肠襻或肠系膜包围病变肠管形成。好发部位多在相当于末段回肠,其次是肝、脾曲处。临床表现为发热、腹痛和白细胞增高,可出现具有压痛的腹块和腹壁肌紧张。偶然这些症状和体征均没有或明显减轻,患者被误诊为急性发作。腹部B超和CT检查有助于脓肿的诊断,但对于所发现仍需剖腹探查证明,对脓汁培养多为大肠埃希菌、肠球菌等革兰阴性杆菌属。脓肿的腹膜后发展可引起腰大肌脓肿,可造成髋关节屈曲和跛行。腹膜后的炎症过程亦可包绕输尿管,导致输尿管积水和肾积水。克隆病病人手术后再出现症状表明疾病复发。

3. *肠穿孔* 游离穿孔并发弥漫性腹膜炎占克隆病患者的1%~2%;90%穿孔发生在末段回肠,最常见于系膜对侧缘,10%发生在空肠。多数患者有长期病史,但也有以穿孔为首发症状的。克隆病合并穿孔患者气腹少见,一旦发现必须行急诊手术切除病变小肠,近端处置作回肠造瘘,远端做黏膜瘘,如果条件允许作一期切除吻合。穿孔单纯缝合常合并高的死亡率和并发症,因此不宜施行。

4. *肠梗阻* 克隆病的后期肠腔狭窄,部分肠梗阻成为主要症状。

5. *肛周病变* 发生率约25%,我国克隆病的患者合并肛周病变的少见。肛周病变常有症状,在肠道病变证实前几年已出现,包括肛周脓肿、肛裂、肛瘘等。

6. *消化道大出血* 发生率低,为1%~2%,通常是深在的溃疡侵蚀血管后引起。

7. *肠道外疾病* 不多见,有很多种如游走性关节炎、口疮性溃疡、结节性红斑、虹膜睫状体炎、坏疽性脓皮症、硬化性胆管炎、杵状指、泌尿系结石等。这些症状虽不具有特异性,但有时某一或某些征象表现突出,可为诊断提供线索。

【诊断】 诊断的基本要求:①是否克隆病;②其病变部位、范围,是否多发;③判断疾病的严重程度,活动性,有否并发症。主要根据临床表现和X检查与结肠镜检查所见进行综合分析,表现典型者可作出临床诊断(如活检黏膜固有层见非干酪坏死性肉芽肿或大量淋巴细胞聚集更支持诊断),但必须排除各种肠道感染性疾病或非感染性炎症疾病及肠道肿瘤。鉴别有困难时需要通过手术探查确定病理诊断。WHO提出的以下克隆病诊断要点作为诊断本病的参考(表10-1)。

表 10-1　克隆病诊断要点

	临床	X 线	内镜	活检	切除标本
①非连续性或节段性病变		+	+		+
②铺路石样表现或纵行溃疡		+	+		+
③全壁性炎症病变	+ (腹块)	+ (狭窄)	+ (狭窄)		+
④非干酪性肉芽肿				+	+
⑤裂沟、瘘管	+	+			+
⑥肛门病变	+			+	+

具有上述①②③者为疑诊，再加上④⑤⑥三项中任何一项者可确诊。有第④项者，只需要再加上①②③三项中的任何两项亦可确诊。

急性发作时应除外急性阑尾炎，慢性反复发作时应除外肠结核及肠道淋巴瘤，病变单纯累及结肠者需要除外溃疡性结肠炎。

【治疗】　无论是内科治疗或外科治疗均不可能治愈克隆病。治疗的目的是控制病情活动，维持缓解及防治并发症。

1. *内科治疗*　内科治疗是经验性和针对某个个体的。腹痛、腹泻和贫血的症状处理是可起到症状缓解目的的，柳氮磺胺吡啶、激素、免疫抑制药和抗菌药物是治疗上常用的药物。

(1)一般治疗：强调饮食调理和营养补充，一般给高营养低渣饮食，适当给予叶酸、维生素 B_{12} 等多种维生素及微量元素。近年来应用的要素饮食(完全胃肠内营养)，在给患者补充营养的同时，还能控制病变的活动性，适用于几乎所有病例，特别适用于无局部并发症的小肠克隆病。完全胃肠外营养仅适用于严重营养不良、肠瘘及短肠综合征者，应用时间不宜太长。

(2)药物治疗

①氨基水杨酸制剂：柳氮磺胺吡啶(SASP)对控制轻、中型患者的活动性有一定的疗效，但仅适用于病变位于结肠者。用药方法：4g/d，分 4 次口服；用药 3～4 周后病情缓解可减量使用 3～4 周，然后改为维持量 2g/d，分次口服，维持 1～2 年。其副作用发生率达 20%，分两类：一类是剂量相关副作用如恶心、呕吐、食欲减退、头痛、可逆性男性不孕等，餐后服药可减轻该类副作用；另一类副作用属于过敏，有皮疹、粒细胞减少、自身免疫性溶血、再生障碍性贫血等，因此服药期间要定期复查血象，一旦出现该类副作用立即改用其他药物。5-氨基水杨酸(5-ASA)是柳氮磺胺吡啶的分解产物和有效成分，近年已研制成 5-ASA 的特殊制剂，能到达远端回肠和结肠靶向释放而发挥作用，如美沙拉嗪(mesalaming)、奥沙拉嗪(olsalazine)和巴柳氮(balsalazide)。其疗效与柳氮磺胺吡啶相仿而副作用明显减少，正在替代柳氮磺胺吡啶成为治疗克隆病的有效药物。

②糖皮质激素：已公认对急性期有较好的疗效。基本机制为非特异性抗炎和抑制免疫反应，许多临床医师用激素作为“桥”先抑制急性发作直到免疫抑制药的作用达到为止。适用于使用氨基水杨酸制剂疗效不佳的轻、中型患者，特别适用于重型活动期患者及暴发型患者。一般给予口服泼尼松，30～40mg/d，重者可达 60mg/d，病情缓解后一般以每周递减 5mg 的速度减量至停用。减药速度不能太快以防反跳，减量期间加用氨基水杨酸制剂逐渐替代激素治疗。目前临床研究表明激素并不能减少复发，且长期应用副作用太大，因此不主张激素长期维持治疗。目前布地奈德(budesonide)是一种新型皮质激素，口服主要在肠道起局部作用，吸收后首

次经肝迅速灭活，故全身副作用大为减少，但短期和长期疗效与传统皮质激素相仿。

③免疫抑制药：近年来免疫抑制药在克隆病的应用价值得到了肯定。硫唑嘌呤（azathioprine）或巯嘌呤（6-mercaptopuring，6-MP）适用于对激素治疗效果不佳或对激素依赖的慢性活动性病例，使用此类药物后可逐渐减少激素用量乃至停用。剂量一般为硫唑嘌呤 2～2.5mg/（kg·d）或巯嘌呤 1.5mg/（kg·d）。该类药物显效时间 3～6 个月，维持用药一般1～2年。严重副作用主要是白细胞减少等骨髓抑制表现，发生率约 4%。环孢霉素的应用有报道，但疗效未肯定。

④抗菌药物：如甲硝唑、喹诺酮类药物应用于本病有一定疗效。甲硝唑对肛周瘘管疾病疗效较好，喹诺酮类药物对瘘有效。虽然上述药物单独应用有一定效果，但长期应用副作用大，临床上一般情况下与其他药物联合应用，以增强疗效，减少其副作用。

2. *外科治疗* 本病大多为慢性，病程长，易反复发作，约 70% 的克隆病患者，在患病的过程中需一次或一次以上的手术治疗。

（1）手术适应证：主要针对并发症，手术必须是安全的并可能保留更多的肠管。包括：①持续存在的肠梗阻或肠狭窄；②有症状的瘘管，经过内科治疗失败的无法愈合者。诸如：肠道间或其与膀胱、阴道及皮肤等形成的瘘管；③肛周脓肿或经内科治疗不能愈合的肛周瘘管；④急性穿孔或不能控制的大量出血；⑤腹腔脓肿、中毒性巨结肠；⑥癌肿。注意：对肠梗阻要区分炎症活动引起的功能性痉挛与纤维狭窄引起的机械梗阻，前者可经过禁食、积极内科治疗缓解而不需要手术；对于没有合并脓肿形成的瘘管积极的内科治疗亦可使其闭合，内科治疗失败的或合并脓肿形成的瘘管才具手术治疗指征。

（2）术前准备和术后处理：除需要改善全身营养状况，合理选用抗菌药物治疗，预防可能出现的并发症之外，特别强调：①在明确诊断前，需要对全部消化道的情况有所了解，可选用消化道的造影、内镜检查、B 超、CT 等影像学的检查，对于尿路等受累者可行肾盂造影、膀胱造影等；②交代病情时，应该告知患者术后复发、癌变及多次手术的可能性；腹腔内的脓肿切开引流者，还有可能出现肠瘘等。

（3）手术时机的选择：克隆病患者可发生在任何年龄上，对于急性期的老年病人，其状态多较差，全身情况不佳，同时多使用激素作为“桥”抑制急性发作，如果这时贸然采取手术治疗，存在手术难度大，手术并发症多，预后不佳等弊端，应需要改善患者一般状态，缓解急性期的病变，平稳度过急性期，同时进行充分的术前准备，在此基础上进行必要的手术治疗，会取得更为理想的治疗效果。

（4）手术方式的选择和处理要点：本病的术式选择，应该根据病情（全身情况、腹腔内的炎症等）。

① 肠段切除术：适用于局限性病变。切除多少正常肠管才合适，目前不少学者提议切除很少正常肠管，2～5cm，但也有学者认为切除端应离肉眼观察到的病变边缘 10cm，以免吻合口病变复发。对于是否术中对切断边缘进行快速冰冻病理切片检查，普遍认为无助于判断亦无必需。因本病病变常呈多发性，多处的肠段切除可导致短肠综合征和营养不良，应该尽量避免。肿大的淋巴结也不需要全部切除，因为并不能改变复发率，相反容易损伤肠系膜的血管。手术中对肠系膜血管的的处理是最困难的，对增厚、水肿、发硬的系膜在结扎血管时要加小心。

② 捷径手术：适用于老年人、高危、全身状况差、病变广泛者。为缓解梗阻状况可先行肠捷径吻合术。这种手术可使克隆病的病变肠段免除粪汁经过，并可以保留肠段、解除梗阻且降低手术的死亡率，3 个月后如情况好转再行二期切除吻合手术。但手术 5 年后的复发率可高

达 44%～89%，而肠切除术则为 18%～26%。由于复发率高，病变虽能静止但不愈合，旷置的肠段内细菌滋生，有发生持续性瘘、代谢紊乱甚至恶变的可能。目前除了对胃十二指肠克隆病作胃空肠吻合较切除为好外，大多数医生不主张捷径手术。

③ 内瘘的手术：多数内瘘，被穿入的器官或者组织并无 Crohn 病变，如受累及的是十二指肠或乙状结肠等不必切除，只需要处理原发病变。当内瘘造成严重腹泻、营养障碍时就需要尽早手术。原则上切除瘘口处的病变肠管，修补被穿透的脏器。对于外瘘病人，同样需要切除病变肠管和瘘管。

④ 十二指肠 Crohn 病：发病率为 2%～4%，一般伴有回肠炎或空肠炎，主要表现为：溃疡病症状，即出血、疼痛，甚或有狭窄，并且约 1/3 的病例有慢性梗阻症状而需手术治疗。手术指征为大出血，梗阻。常用的手术方式为胃空肠吻合和迷走神经切断术(选择性或高选择性)，这样保留后支(即腹腔支)，以免使已存在的回肠炎所致腹泻加重。

老年人体质逐渐衰弱，机体反应迟钝，耐受性差，其消化、吸收、分泌以及免疫功能都较中青年人差，对外界侵袭的抵抗能力也大为降低，对各种异常刺激的反应差异大，对药物的吸收、分布、代谢和排泄也不稳定，用药后容易出现各种各样的毒副作用。因此，各种各样的病因引起的肠炎性疾病的表现也是多种多样的。同时，老年人又常合并有内科疾病，往往病变程度表现严重，临床表现不典型，病变过程复杂，误诊率高，并发症多并且顽固，在治疗上困难并且效果差，容易复发，有很高的死亡率。这些都应该引起医护工作者的高度重视。

二、肠结核

肠结核(intestinal tuberculosis)是结核杆菌侵犯肠道引起的一种慢性特异性感染，是较常见的结核并发症之一，好发部位是回肠末端和回盲部，其临床表现与 Crohn 病和某些肿瘤性疾病相似，容易误诊。近些年来，结核病的发病率又在世界范围内出现上升趋势，肠结核的发病率也随之上升。

【病因病理】 结核杆菌属分支杆菌，用苯胺类染色后不易为酸性脱色剂脱色，所以也称为抗酸杆菌。结核杆菌对外界的抵抗力较强。结核菌含有类脂质、蛋白质和多糖类。类脂质能引起单核细胞、上皮样细胞和淋巴细胞浸润形成结核结节，蛋白质具有抗原性可引起过敏反应、组织坏死和全身中毒症状，以及中性粒细胞和单核细胞浸润，多糖类则可引起某些免疫反应。

肠结核有原发性和继发性二种不同类型。原发性者少见，其首次感染发生在肠道，系食入含有牛型结核杆菌的牛乳而感染。继发者较多见，首次感染发生在肠外，肠结核是继发。约 90%的肠结核病人可找到肠外的结核病灶，主要是肺结核。有三种感染途径：①来自肺结核，是肠结核最常见的感染途径，大约 80%的肠结核病人合并有肺结核。患者咽下含有大量结核杆菌的痰或者是通过与肺结核的患者共进饮食，因没有采取相应的消毒和隔离措施导致结核杆菌直接进入肠道而感染。②血行播散。全身结核病人，特别是粟粒性结核病人，其中的结核杆菌可经过血行播散而感染肠道，肠结核只是全身结核病的一部分。③直接蔓延。腹腔内邻近脏器结核病灶可直接侵入或累及肠道，如盆腔结核、肾结核等。也有结核性腹膜炎、肠系膜淋巴结结核、肠结核等同时存在的情况，肠结核也可以是通过这种途径相互累及所致。

临床上 85%～90%的肠结核病发生在回盲部及回肠末段，这是由于：①回盲部及末段回肠蠕动和逆蠕动较为剧烈，易引起局部组织的机械性损伤，致病菌容易借此门户侵入。②结核杆菌最先入侵淋巴组织，而回盲部淋巴组织最为丰富。③正常情况下，回肠末端有生理性食物潴留作用,同时肠内容物到达末端时已经成为均匀食糜,结核杆菌与肠黏膜有较长时间及较多机会接触。

本病病理根据机体对结核杆菌的免疫力和过敏反应而定。若机体过敏反应强,病变以渗出为主。当感染菌的毒力大、数量多,可有干酪样坏死及溃疡,而形成溃疡型肠结核;机体免疫力好,感染较轻微则表现为肉芽组织增生及纤维组织增生,这称为增生型肠结核。这两类病理变化常在同一病人不同程度的同时存在,在一定条件下相互转化。

(1)溃疡型:此型肠结核较多见,常合并有活动性肺结核。感染肠黏膜的结核杆菌进入肠壁的集合淋巴结和孤立淋巴滤泡,形成上皮组织和淋巴组织的结核结节。结核结节增大时影响邻近肠管的血供,造成黏膜水肿和局灶性坏死,之后脱落而形成小的溃疡,常绕肠周径扩展,可融合增大而成为深浅不一的潜行溃疡。溃疡边缘和基底部多有闭塞性动脉内膜炎,因此少有出血。受累部位常有腹膜粘连,故很少急性穿孔。晚期可有慢性穿孔,形成包裹性脓肿,并可穿透而形成肠瘘。溃疡愈合后形成环状瘢痕而引起肠腔狭窄。如为散在多发则可形成多处狭窄,其间有扩张肠管,形成串状腊肠。

(2)增生型:如果患者免疫力较强而入侵细菌的毒力低,病变多局限于回盲部。虽可同时累及邻近的盲肠和升结肠,但多数病人仅一处受累。其病理特征是镜下黏膜下层高度纤维增生和大量结核性肉芽肿高度增生,有时可见小而浅的溃疡和息肉样肿物。大量的结核肉芽肿和纤维组织增生,可导致肠壁局限性增厚和变硬,有息肉或肿瘤样肿物突入肠腔使肠腔变窄,而造成肠梗阻。

【临床表现】 肠结核青少年多见,女性多于男性。多数是起病缓慢,慢性过程,病程较长。但约10%患者以肠梗阻、肠穿孔等急腹症而来就诊。

1. *全身症状* 一般起病缓慢,病程较长。溃疡型肠结核常有结核的毒血症状,其表现为午后低热、不规则热、弛张热或者出现稽留高热,伴有盗汗、乏力、消瘦、苍白、食欲减退及维生素缺乏、营养不良性水肿等表现。同时可以有肠外结核特别是肠结核的临床表现。增生型肠结核的病程较长,全身情况一般较好,常无毒血症状,无发热或有时低热,肠外结核的临床表现也较少伴有。

2. *腹痛* 位于回盲部的病变腹痛多位于右下腹,有向上腹部或脐周围发散的牵涉痛。腹痛性质为隐痛或者钝痛,进食可以促进病变肠管痉挛、变形及蠕动增加,从而加重腹痛和排便。便后腹痛可缓解。增生型肠结核或合并有肠梗阻时,早期多有上腹部不适,并伴有腹泻,肠梗阻的症状随着肠狭窄的程度逐渐明显,常表现为脐周或右下腹阵发性逐渐加重的绞痛,伴腹胀、肠鸣音亢进等症状。如肠襻慢性增厚及蠕动亢进可出现肠型和蠕动波,当亢进的肠管蠕动缓解后腹痛缓解,肠型及腹部包块也可消失。肠系膜淋巴结在急性炎症伴肿大也可出现明显的腹痛。当有腹膜刺激征时腹痛情况与急性阑尾炎相似。

3. *腹泻和便秘* 肠结核的患者常出现腹泻,它是溃疡型肠结核的主要临床症状之一,多为水泻或是稀便,每日排便2～3次,少有黏液和脓血便以及里急后重感。病变严重,范围广泛或累及结肠时腹泻的次数增多,腹泻可能是单纯溃疡、部分肠梗阻或肠壁的交感神经丛受累导致胃肠功能紊乱结果。病变严重,范围广泛或累及结肠时腹泻的次数增多,有时多达十余次,可有里急后重,有时在大便中有黏液和脓液,极少有便血。在多次腹泻之后出现便秘,大便几乎成羊粪样,隔几天再腹泻,如此反复交替。腹泻和便秘交替曾被认为是肠结核临床特征,其实是胃肠功能紊乱的一种表现,在其他肠道疾病中也可见。增生型肠结核以便秘为主。

4. *腹部肿块* 病变早期,腹部缺乏阳性体征。腹部肿块主要见于增生型肠结核,发生肠狭窄后出现不完全性低位性小肠梗阻症状，大多数在右下腹部可触及稍可活动的类肠管状肿块，中等硬度，略伴有轻压痛。当溃疡性肠结核肠壁有穿孔或有结核瘤，同时合并有局限性腹膜炎，病变肠曲与周围组织粘连，或同时有肠系膜淋巴结结核时也可以出现腹部肿块，肿块的位置一般比较固定，压痛较明显。

并发症多见于肠结核的晚期患者，常出现肠梗阻、结核性腹膜炎、肠瘘，偶有急性肠穿孔，肠出血较少见。

【诊断】 肠结核的临床表现以及体征均无特异性，不易确诊。

1. 有肠外结核，主要是肺结核，尤其是当肺部病变好转或稳定，但患者的一般状况和毒血症状表现反而加重。

2. 主要临床表现为腹痛、腹泻、便秘、发热、盗汗及乏力、消瘦等。

3. 具有右下腹压痛、肿块或者原因不明的肠梗阻。

4. X 线检查发现回盲部有激惹，钡剂充盈缺损或者肠腔狭窄等征象。

肠结核的最后确诊还必须符合下述条件之一：①手术中发现确切病变，肠系膜淋巴结活检证实有结核病变；②病变组织细菌培养或动物接种结核菌阳性；③病变组织病理检查发现证实有结核结节或干酪样坏死；④在病变组织中找到结核杆菌。

【治疗】 肠结核要以内科治疗为主，外科治疗则是针对肠结核并发症的治疗。

1. *内科治疗* 通常包括药物抗结核治疗和支持治疗，其适用的范围：①需要接受外科选择性手术治疗的肠结核；②没有外科并发症的肠结核；③合并活动性肺结核或肠外结核；④出现危重外科合并症需要紧急手术的肠结核；⑤需要内科治疗创造条件延缓手术时机，待一般状况好转后接受手术治疗的肠结核。

(1)常用的抗结核的化疗药物：有利福平、异烟肼、链霉素、乙胺丁醇及吡嗪酰胺等。用药的原则是：早期、规律、全程、联合、适量。有时毒性症状过于严重，可加用糖皮质激素，待症状改善后逐步减量，至 6～8 周后应该停药。

(2)症状治疗：对不完全性肠梗阻的患者应进行有效的胃肠减压，缓解梗阻近端肠曲的膨胀及内容物的潴留。腹泻的次数较多的可使用次碳酸铋或硝酸铋 0.6g，每日 3 次。对于腹痛可用阿托品或 654-2。

(3)支持疗法：食用容易消化吸收及富有营养的食物，必要时补充能量合剂。对于腹泻较多者注意补充水分，并维持水、电解质和酸碱平衡。

2. *手术治疗* 手术指征：①病变部位发生穿孔合并急性腹膜炎；②慢性穿孔造成局限性脓肿或者肠瘘；③溃疡型病变伴有瘢痕形成或是增生型病变导致肠梗阻；④经内科治疗难以控制的大出血；⑤虽然经过长时间的抗结核治疗，结核症状没有明显改善，有持续的腹泻、腹痛及腹胀；⑥腹部包块不能与恶性肿瘤相鉴别的。

手术方法

(1)急性肠穿孔：千方百计抓紧时间行急诊手术可以降低肠穿孔的死亡率。对于需要修复的肠管往往是存在严重病变，目前大多主张根据患者的全身状况和局部情况选择病灶肠段切除或者腹腔引流术。慢性小肠穿孔形成局限性脓肿可行脓肿切开引流术，待患者病情稳定好转后形成瘘管再行进一步处理。对于没有肠梗阻的病变不要做广泛的肠松解术，以免因为该松解操作形成更紧密黏连、包裹成团而造成更广泛黏连，从而出现新的梗阻或肠瘘。

(2)肠外瘘：要依据其部位先按照一般肠外瘘的治疗原则处理，通常是维持水电解质平衡、营养支持、对瘘管周围皮肤进行保护，为彻底治疗、尽早切除病变的肠管创造条件。

(3)小肠结核：行病变肠段切除后行端端吻合。存在多发性病变者应设法保留足够长度的小肠。

(4)回盲部结核：对于增殖型回盲部结核伴有梗阻者可行回盲部切除术，如累及升结肠可行右半结肠切除术；如果病变切除有困难可于病变肠段近侧切断回肠，缝闭远侧断端，再行近侧断端与横结肠端侧吻合术，如果当时条件不允许则可日后行二期手术切除病变肠襻。对于单纯回肠横结肠侧侧吻合术已经基本不采用。

(5)肠系膜淋巴结的处理：术中对于较大的肠系膜淋巴结和容易破溃的应予以切除或者将其内的干酪样物质清除，避免今后形成肠梗阻。

(6)慢性小肠梗阻：尤其是那些粘连广泛者，宜将粘连的肠段充分游离、松解行肠排列术，优先选用肠内置管排列方法。

三、肠伤寒穿孔

肠伤寒穿孔(intestinal typhoid with perforation)是伤寒病的严重并发症之一，其发生率为2%～6%，多见于伤寒流行季节和地区。目前在我国城市医院中已经很少见到。但近年来各地有所散发，卫生条件差，温带及热带地区的农村贫困地区或大的自然灾害如水灾、地震等灾害后发病较多。在世界上一些热带地区国家仍有伤寒病的流行。国外文献报道，自有氯霉素等抗生素治疗本病以来，伤寒病的死亡率已经明显降低，但是肠伤寒穿孔的发病率并没有减少。接受手术的患者即使在发生穿孔后得到及时的手术治疗，但由于正处于疾病发展的高峰期，患者机体十分虚弱、抵抗力低下、一般状况较差，加之手术也是个创伤过程，术后伤寒病继续存在，故肠伤寒穿孔的死亡率仍然较高。目前我国流动人口较大，外科工作者仍需随时警惕本病的发生。

【病因病理】　伤寒病是由沙门菌属伤寒杆菌所引起。人如果食用了被伤寒杆菌污染的水和食物后，伤寒杆菌在胃内大部分被胃酸杀灭，剩余的残存进入小肠，侵入距回盲部大约100cm的末段回肠的淋巴滤泡和集合淋巴结，而引起炎性水肿。同时细菌繁殖后菌体分解产生的内毒素亦可经淋巴进入血液，引起伤寒的初期症状，此期相当于病程的第一周。在发病的第二、三周时肠壁上的集合淋巴结开始发生坏死，肠黏膜脱落形成椭圆形溃疡，其长径与肠管长轴平行，溃疡多位于肠管的肠系膜的对侧，一般达黏膜下层，有的深达肌层及浆膜层，这时如果肠腔内的压力增高时，可引起肠穿孔。通常肠伤寒极少引起腹膜反应与粘连，因此发生穿孔后会立即造成急性弥漫性腹膜炎而不被包裹局限或者形成内瘘。穿孔多为单发，约10%为多发，一般是2～4个，个别可达10个以上，溃疡直径约0.5cm，也可达1～2cm，但罕见。由于回肠下段的淋巴组织丰富，故溃疡多集中于此处。据统计，约90%的穿孔发生在距回盲瓣100cm，但也有个别病例的穿孔发生在空肠、阑尾、盲肠等处。溃疡腐蚀血管可引起消化道出血。

【临床表现】　肠伤寒多发生在夏秋季节，所以肠伤寒穿孔也多在此时出现。据统计，肠伤寒病中肠伤寒穿孔发生率一般在5%左右，有60%～70%的穿孔发生在病程的第2周或第3周内，10%～20%发生在第1周，个别的发生在第4周或第4周以后。

典型的临床表现包括两组：一组是伤寒病本身的症状，另一组是肠伤寒穿孔引起的急腹症。

1. 伤寒本身的症状　典型的肠伤寒有持续高热、腹痛、便秘或者腹泻、肝脾大、相对缓脉和白细胞减少等。

2. 肠伤寒穿孔引起的急腹症　肠穿孔是肠伤寒最严重的并发症，常发生在出现症状的第

2～3 周。病人多有持续高热、腹痛，便秘或者腹泻等明显的伤寒病表现，在治疗过程中突发右下腹疼痛，随后在短时间内遍及全腹并伴有呕吐、腹胀。检查可见急性腹膜炎的表现，全腹有肌紧张与压痛，以右下腹明显，并有游离气腹的征象，叩诊肝浊音界缩小，肠鸣音消失，腹部透视可见膈下游离气体，白细胞计数在原有基础上增高，约 1/3 以上的病人超过 10×10^9/L，个别的可达 20×10^9/L 以上。有的病人，尤其是老年人对腹痛反应能力差，腹膜炎的体征如肌紧张、反跳痛不如年轻人敏感，同时由于长期卧床，身体虚弱，反应迟钝，并且一直有腹胀不适，对于穿孔常不能迅速觉察，而是逐渐感到腹痛加重，对于这类病人要提高警惕避免误诊。少数病人发生穿孔后表现为休克的表现，或有缓脉、体温高、白细胞计数下降，在穿孔后反而有脉率升高、白细胞计数增加、体温高，腹腔穿刺可抽到脓性分泌物。故当明确有肠伤寒的病人出现较为典型的腹膜炎症状时是不难作出诊断的。肠伤寒溃疡的数目、大小、深度并不一定与伤寒症状的严重程度一致。有时，存在少数患者虽是伤寒患者，但症状不明显，仅有轻度发热、头痛、四肢酸痛、食欲减退、全身不适等前驱表现，病人常不重视，仍能工作和正常，至来医院时已经发生了穿孔，即所谓逍遥型伤寒。逍遥型伤寒肠伤寒病人发生穿孔时，多表现为右下腹疼痛伴恶心，腹部有腹膜炎的体征，易被误认为阑尾炎、阑尾穿孔。手术时始发现阑尾仅有周围炎，而回肠存在穿孔。还有些患者在穿孔前有服用泻药、接受钡灌肠或饮食不洁史。在伤寒流行的地方与季节，应警惕发生肠伤寒的可能性。

【诊断】　对于已经确诊为肠伤寒的病人，在突然出现上述典型的症状和体征时，并通过结合 X 线及白细胞计数等辅助检查，多能作出正确的判断。但诊断肠伤寒穿孔常受一些因素影响。多数患者常常就诊较晚，发生穿孔时间较长，出现了严重的腹膜炎表现。中毒症状明显，反应比较迟钝。又因精神因素的影响，患者常不能明确叙述病情，体检时仅有轻度的腹壁压痛和轻度肌紧张，难以做出伤寒的诊断。逍遥型肠伤寒病人右下腹体征，则易与急性阑尾炎混淆，出现了穿孔的症状和体征表现也不典型。

诊断要点：

1. *了解病史*　对于已经明确为肠伤寒的患者，在其诊疗过程中发生腹膜炎症者诊断为肠伤寒穿孔较容易。

(1)是否在疫区生活过、有无伤寒的接触史。

(2)出现原因不明的持续高热(38～40℃)并伴有头痛、腹胀、腹部绞痛、腹泻及食欲不振时考虑是肠伤寒的可能。

(3)有无伤寒病的特征性临床表现和特异性实验室检查发现，血中白细胞计数较低、肥达反应阳性。

2. *剖腹探查诊断*　对于缺乏典型病史、临床症状不典型、诊断上比较困难的患者，如果出现了腹膜炎的体征则可进行剖腹探查，术中发现有典型的伤寒溃疡穿孔，腹腔渗出液检出伤寒杆菌即可在术中及术后做出明确诊断。

对于老年人，由于长期卧床，身体衰弱，反应迟钝，并一直有腹胀不适，缺乏典型的症状和体征，易引起误诊。此时，应注意以下三点有助于诊断：①细致并重复检查腹部，观察压痛范围以及腹壁肌紧张的变化，在肠内容物渗漏入腹腔较多时腹膜刺激征可能更为明显；②注意肠鸣音是否存在，有肠鸣音并且正常则可排除肠伤寒穿孔的可能性；③诊断性腹腔穿刺有的时候对于确诊有很大帮助，如吸出米汤样或脓性液体则说明已经出现肠穿孔。

【治疗】　肠伤寒穿孔一经诊断明确即应在条件允许的情况下行积极的术前准备，以便及时进行剖腹探查和手术治疗。手术是越早效果越好，穿孔距手术时间越长并发症越多，死亡率越高。尤其是老年人,由于组织、器官功能衰退,病情发展往往并不典型,初期症状可能很轻微,容易被忽略,然而一旦发展为弥漫性腹膜炎,腹腔渗液大量增加,由于老年人耐受性差,可在短期内出现较为严重的脱水和电解质紊乱,酸碱平衡失调,血浆蛋白降低和贫血,加上发热呕吐等,可使循环血量进一步减少,直接影响心肺功能,故会很快进入休克状态,加之老年人可能已有的疾病,易出现多器官衰竭征象,故手术易采用时间短、操作简单对机体干扰小并且对组织破坏少的术式,穿孔修补及腹腔引流术多能达到上述要求。特别注意的是不要轻易采取肠切除,除非肠穿孔过多,以及并发有不易控制的大量肠道出血。如果患者病情极为严重,不具备手术条件,进行床旁腹腔引流术较适宜,同时给予足量高效的抗生素控制感染,加强胃肠外营养支持,有效的对症处理,以争取病情稳定后再行手术治疗。

一般采用右下腹腹直肌切口或斜切口,探查必须以彻底为原则,不应满足与一处穿孔的发现,探查必须遍及全部肠道,要注意多发穿孔。在排除阑尾与盲肠病变后即可探查末端回肠,一般在100cm以内即可以找到穿孔,穿孔多位于末端回肠的对系膜缘,穿孔形状上多为圆形或椭圆形,周围肠管充血肿胀,表面常附有纤维素脓苔。一般情况下穿孔多为单发,见到穿孔后即可进行简单的缝合修补术。如果穿孔较大,进行单纯的缝合后预计愈合有问题时,可于其近段肠管行插管造口减压。为了提高手术的疗效,除了进行可靠的穿孔缝合以外,还强调必须清除腹腔内凹陷和隐窝内以及系膜间隙中可能残留的脓汁,以减少细菌的残留。必要时放置腹腔引流以减少细菌感染和毒素的吸收,同时给予高效的抗生素和对症支持治疗以提高机体的抗病能力。如果手术中采用右下腹切口暴露不充分,可以及时采用腹部探查切口,原切口部分缝合,留部分作腹腔引流用,凡是采用剖腹探查大切口者,在手术结束时应很好地清洗腹腔,这可起到进一步清除腹腔内污染物,减少细菌和毒素吸收而引起的周身反应,放置有效的引流,在术后可及时发现肠瘘,并能持续引出腹腔内积液以减少脓肿的发生。现在,治疗伤寒的药物如氯霉素、复方新诺明、氨苄青霉素、羟氨苄青霉素、氟哌酸、环丙沙星等的效果很好,术后适当加强药物治疗能达到控制病变的继续发展,少有再穿孔的发生。

第二节 小肠肿瘤

一、概 论

小肠包括十二指肠、空肠、回肠3大部分,在本章叙述的小肠肿瘤只限于空、回肠部位的肿瘤。空回肠占有整个胃肠道长度的70%~80%,其黏膜的面积占胃肠道黏膜的90%,但却是胃肠道发生肿瘤较少的器官。原发性小肠肿瘤发生率为全身各部肿瘤的0.2%,占消化道肿瘤的1%~4%,占胃肠道肿瘤的3%~6%。胃肠道恶性肿瘤中的1%~2%源于小肠。小肠肿瘤发生以中老年多见,在性别上无区别。

【病因、病理类型】 小肠肿瘤的病因目前尚不明确,与消化道其他器官(如食管、胃及大肠)相比,小肠肿瘤的发病率很低的原因可能与下述因素有关。

1. 小肠内容为碱性,不适合于肿瘤生长。

2. 小肠黏膜能分泌一些致癌物质解毒酶,如苯并芘羟化酶,浓度是胃、结肠的10倍,能转化食物中的致癌物质苯并芘类,保护小肠黏膜。

3. 小肠内细菌数量远较大肠内少,需要细菌参与代谢转化的致癌物质(如胆盐等)对小肠黏膜的影响较少。

4. 小肠壁内有密集的淋巴组织，是 IgA 主要产生场所，同时小肠集合淋巴结含有 T 细胞和 B 细胞，它们有能中和致癌性病毒，防止癌肿发生的免疫防御机制。

5. 小肠蠕动频繁，排空较快，这样减少了对肠壁的机械性刺激，同时缩短食物中潜在致癌物质与小肠接触时间。

6. 肠内容物呈液状，稀释癌原物质，降低其浓度。

7. 小肠在胚胎发育过程中形成较晚，含有胚胎残留组织少，产生和演变的肿瘤较少。

在胃和大肠肿瘤中，以腺癌占绝对多数；而小肠肿瘤的种类繁多，已报道的小肠肿瘤类型达 40 种以上，可来自小肠的各类组织，如上皮结缔组织、血管组织、淋巴组织、平滑肌、神经组织、脂肪等，因此，小肠肿瘤可以是各种类型。见表 10-2。

表 10-2　小肠肿瘤的病理类型及组织起源

组织起源	良性	恶性
上皮性	腺瘤	腺癌
非上皮性	（小肠黏膜腺体的嗜银细胞）	类癌（嗜银细胞瘤）
结缔组织	纤维瘤	纤维肉瘤
血管组织	血管瘤	血管肉瘤
淋巴组织	免疫增生性小肠疾病	恶性淋巴瘤
平滑肌	平滑肌瘤	平滑肌肉瘤
脂肪组织	脂肪瘤	脂肪肉瘤
淋巴管	淋巴管瘤	淋巴管肉瘤
神经组织	神经纤维瘤	神经纤维肉瘤
	神经鞘瘤	恶性神经鞘瘤
	节细胞神经瘤	恶性节细胞神经瘤
其他	黑斑息肉病	转移病灶-恶性黑色素瘤

良性肿瘤以平滑肌瘤与腺瘤较多见，恶性肿瘤中以恶性淋巴瘤、腺癌及平滑肌肉瘤为主，在一组 1 261 例小肠良性肿瘤中，平滑肌瘤占 483 例，腺瘤占 286 例，平滑肌瘤和腺瘤均以回肠为多见，空肠次之。在 4 725 例小肠恶性肿瘤中以恶性淋巴瘤最多（1 774 例），其次是腺癌（1 644 例）及平滑肌肉瘤（1 113 例），恶性淋巴瘤和平滑肌肉瘤多位于空、回肠，而腺癌则多位于十二指肠。

小肠肿瘤在肠壁的部位可分为腔内、壁间或腔外三型。以突入小肠腔内的腔内型为多见，肿瘤多为单发，大小不等。较大的肿瘤组织内可因为血液循环障碍而出现坏死，并引起溃疡及肠道出血或者穿孔。

【临床表现】　小肠肿瘤缺乏特异性的临床表现，早期诊断较为困难。良性肿瘤大多生长缓慢，在较长时间内可以不出现症状，仅 50%左右产生并发症时才出现比较明显的症状，如以急腹症或者腹部包块前来就诊，过去主要依靠尸检和手术发现。而恶性肿瘤到了中晚期出现症状时，才引起患者和医生注意，其临床表现复杂、多样并且无规律。故小肠肿瘤术前正确诊断率仅为21%～53%。小肠肿瘤的常见的临床表现如下。

1. 腹痛　是最为常见的症状，70%左右的病例均可表现为不同程度的腹痛。早期多为肿瘤牵拉压迫或者肠蠕动失调所致，一般为隐痛、钝痛、胀痛或痉挛性疼痛。疼痛的部位与肿瘤位置相应。若发生肠梗阻时则表现为阵发性绞痛，肠穿孔时为剧烈急腹痛。小肠肿瘤的腹痛具有慢性间歇性和进行性加重的特点。有时可经过一般治疗而得到一段时间的缓解,常误认为肠炎、肠管痉挛及肠功能的紊乱而延误治疗。

2. **腹部肿块** 近半数的小肠肿瘤患者可触及腹部肿块。空肠肿瘤常在左上腹部触及肿块,回肠肿瘤的肿块则多于下腹或右下腹可以触及。体积大,腔外型生长的肿块易触及;体积小,腔内型生长的肿块则不易扪及。良性肿块表面光滑,边界清楚活动度较大。恶性肿块多数边界不清,边缘不规则,表面不光滑、硬、多较固定,可有压痛,多见于淋巴肉瘤或平滑肌肉瘤。如果肿块时隐时现,出现时伴有腹部阵发性绞痛,可触及条索状肿块者,在成年人应要考虑为肿瘤引起的肠套叠。

3. **消化道出血** 有1/2～1/3的病人因肿瘤表面溃烂溃疡或坏死引起出血,多为长期便隐血阳性导致贫血。有大量出血时,则以柏油便、暗红色血便甚至大量新鲜血便为主。大量出血时先伴有阵发性腹痛、肠鸣,继而排新鲜血便。常见引起出血的小肠肿瘤以平滑肌肿瘤、血管瘤、腺癌和恶性淋巴瘤等。

4. **肠梗阻** 近1/3患者主要表现为肠梗阻,多为慢性不全性肠梗阻。肠梗阻可因肠腔狭窄、堵塞引起,也可为肠套叠、肠腔受压或者肠管扭转所致。肠梗阻的发生与肿瘤的生长方式有关,小肠肿瘤的生长方式包括:①向腔内生长:小的息肉样肿瘤例如小肠腺瘤、纤维瘤、脂肪瘤等都是腔内生长,多诱发肠套叠,出现阵发性腹痛、呕吐、腹部包块,包块消失后症状可缓解,上述症状常反复出现。大的肿瘤常会阻塞肠腔,从而出现慢性不全梗阻或急性肠梗阻症状。②沿肠壁浸润生长:引起肠腔环状狭窄,多见于腺癌,病程进展较快。③向肠壁外生长:肿瘤多增长较大时才开始症状,可以引起小肠扭转、折叠,并肿瘤常与大网膜粘连压迫肠管,或侵犯周围肠管引起肠腔狭窄、梗阻,多见于小肠恶性淋巴瘤。

5. **肠穿孔** 少数恶性肿瘤发展到晚期可形成肠穿孔,以平滑肌肉瘤和恶性淋巴瘤居多。肿瘤破溃引起急性穿孔,可出现急性腹膜炎症状。如果破溃前已经被大网膜或者周围肠管包裹,可形成炎性包块、腹腔脓肿,病人常表现为持续腹痛、腹胀等消化道症状,伴发热可触及腹部痛性包块,消炎治疗症状可减轻,但不能完全消退。脓肿破溃内容物进入腹腔,则出现弥漫性腹膜炎。如穿破至邻近肠管则发生肠内瘘,出现腹泻症状。穿破至膀胱、子宫时则出现小肠膀胱瘘和小肠子宫瘘的症状。

6. **腹泻** 起病初期排便次数并不增加,仅有粪便形状的改变,由成形变为不成形,无明显黏液和血便。随着病情的发展,逐渐出现排便次数增加,黏液增多,但血便不常见。

7. **全身症状** 肿瘤反复出血可导致贫血,还可引起低热、消瘦、乏力或者消化不良等全身症状,这些症状多见于小肠恶性肿瘤。

上述小肠肿瘤的临床表现并无特异性,并且起病隐蔽,进展多为缓慢,所以对正确及时的诊断造成困难。

【诊断】 小肠肿瘤的早期诊断颇为困难,术前正确的诊断率仅为21%～53%。常见正确诊断率低下的原因:①小肠肿瘤缺少特征性的症状,十二指肠近段空肠肿瘤引起的腹痛、出血与消化道溃疡病、慢性胃炎等的症状相似,回肠末端肿瘤引起的腹痛常常容易被误诊为阑尾炎、肠结核或者妇科疾病;②为急腹症的症状和体征所掩盖,大多数病人是在出现急腹症时始去医院就诊,同时术前不能全面地收集资料和详细的检查也造成诊断率低下;③目前暂无理想的检查方法;④医生对本病的认识不足,常常忽视病人的早期症状,导致延误诊断。基于上述原因,对于因腹痛腹部包块或消化道出血等症状来诊的患者,如初步检查排除了常见的病因,或者不能作出明确诊断时,应考虑小肠肿瘤的可能性,需要进一步的检查,尤其患者伴随以下症状、体征时：①不明原因的脐周或者右下腹疼痛，进食后加重，呕吐及排便后缓解；②成人肠套叠；③不明原因的肠梗阻；④间歇性柏油便、便血或者腹泻，结肠镜或者胃镜未见异常。应进行下列辅助检查。

1. 实验室检查　小肠肿瘤慢性失血时出现贫血（血常规可见红细胞计数及血红蛋白降低）。如大便隐血试验反复阳性，且原因不明时一定要提高警惕，作进一步的检查。伴有梗阻性黄疸的病人血中胆红素等可见增高。出现类癌综合征时尿中 5-羟吲哚乙酸含量增高，同时血中 5-羟色胺水平升高。

2. 肠道 X 线检查　凡是怀疑有小肠肿瘤者，首先应拍摄腹部平片，了解有无液平及肠管扩张等肠梗阻的征象，偶可以见到肿块阴影。钡剂检查是诊断小肠肿瘤最常用的方法，传统的钡剂造影由于钡剂在小肠内充盈不连续，影像重叠和小肠蠕动快等原因，其正确诊断率仅 50%左右。自从小肠气钡双重造影应用于临床后，小肠肿瘤的诊断有了明显提高。本办法是从十二指肠直接注入钡剂和空气，使小肠充分扩张，黏膜展平，有利于病变的观察。这种检查是目前较为理想的检查方法，有 35%～73%的病例可得到确诊。对于末端回肠肿瘤可采用结肠气钡逆行灌注回肠法检查，有助于诊断。造影所见的表现有黏膜破坏充盈缺损、肠腔狭窄、肠曲推移、软组织阴影、溃疡形成、肠壁僵硬、肠套叠及肠管受压等。由于老年性肠梗阻易并发肠穿孔，所以对于完全性或者接近完全性梗阻的患者，禁止钡剂检查，以免因为该项检查促发完全梗阻的发生。

3. 纤维内镜检查　纤维胃镜可见十二指肠球部及降部的病变。纤维十二指肠内镜则可检查十二指肠的全部，直接了解病变部位、大小、形态并可以作活组织检查，对于诊断十二指肠部的肿瘤正确率很高。探头型小肠镜插入胃后可随胃肠的蠕动将小肠镜带到小肠，约 50%可到达回肠的远端，因视野限制仅能窥视 50%～70%的小肠黏膜，其诊断率仍不满意。

4. 选择性肠系膜血管造影　其诊断符合率为 50%～90%，适用于有消化道出血的患者，也可显示出在肠壁上占有较大部位的病变，通过血管异常分布的影像推断肿瘤的性质和出血部位。对经内镜检查排除来自食管胃结肠的消化道出血的病例，出血量＞0.5ml/min 者，可以行紧急肠系膜上动脉造影，可以见到出血部位造影剂的异常浓集或动、静脉分布异常。恶性肿瘤动脉造影的影像特征是：①肿瘤浸润或推移血管；②肿瘤新生血管的形成；③肿瘤血管狭窄或阻塞；④肿瘤呈囊性变或坏死时，造影剂充盈呈糊状、池状或窦状；⑤动静脉分流；⑥毛细血管灌注时间延长或通透性增高，出现肿瘤染色影。

5. 腹部 CT 和磁共振（MRI）检查　能显示小肠肿瘤的大致部位、大小和与肠壁的关系，对于某些小肠肿瘤如脂肪瘤、平滑肌肿瘤及恶性淋巴瘤等有特定的 CT 和 MRI 影像学所见。同时能判断小肠肿瘤是否浸润周围脏器组织，有无腹腔淋巴结及腹膜后淋巴结转移，有无肝、脾等器官的转移。但对于较小的肿瘤，直径在 1.5cm 以下者往往难以发现。

6. B 超检查　为使检查时不受肠内容物的干扰，超声检查应在钡剂检查以前进行。空腹状态下对全腹进行常规扫查后，饮水 500ml，30min 后每隔 15min 进行检查一次，通过水的流动能较好地显示肿瘤的部位、大小、形态、内部结构、与肠壁的关系、浸润程度、周围淋巴结和远处转移情况。

7. ^{99}Tc 标记红细胞扫描　适用于慢性、少量出血的病例，通过核素 ^{99}Tc 在肠道内的聚集，推断胃肠道的出血部位。其诊断价值优于动脉造影。

8. 剖腹探查　如果经过上述检查仍不能明确诊断者，可进行剖腹探查。手术中要仔细扪诊全程小肠。近年也可采用腹腔镜探查小肠有无病变。

【治疗】 小肠肿瘤诊断一旦确立,应早期手术切除。

1. 术中探查 对于小的肿瘤或出血已经停止的肠管病变,在术中仍难以发现并且小肠肿瘤有的时候是多发性的,病灶大小不一,故与术中必须进行全面细致的探查。探查方法有触摸法、透照法、术中内镜检查和肠系膜血管内注射美蓝等几种方法,可以联合应用。

探查时应自十二指肠悬韧带开始向远端仔细触摸肠壁直至到回盲部。触摸时要触知肠壁有无结节、增厚、肠腔内有无肿物,尤其是良性肿物多比较柔软,容易被遗漏。对于异常的肠壁可以进行透射检查,即是于手术中提起可疑的肠段,将强光源置与对侧,对肠管进行照射,病变的肠壁透光性差。这时再对病变肠段进行仔细触摸,若仍没有发现病灶,而手术前确定出血是来自小肠,则应行术中内镜检查。可经口或经空肠近端造口处插入内镜,内镜医师在台上外科医师配合下将小肠镜向前推进,内镜医师可将观察到的肠道黏膜病变告知给外科医生;同时外科医师借助于内镜光源对肠壁透射,较好的观察肠壁有无局限增厚和肿块,两者配合下能提高病灶的检出率。

术前行紧急选择性肠系膜上动脉造影的消化道大出血的病例,在造影完毕后宜留置导管,术中经导管注入美蓝 1ml,被蓝染的肠段则为病灶部位,但仍需要结合探查和肠壁透照判定,以免因留置的导管位置移动,导致误诊。

如怀疑为恶性肿瘤时,术中应常规探查肝脏和腹主动脉旁淋巴结。

2. 小肠良性肿瘤的治疗 唯一有效的治疗方法是手术切除病灶。这样可以预防因肿瘤引起的肠套叠、肠梗阻等并发症。手术要根据肿瘤大小和在肠壁的位置确定切除的范围。对于肿瘤小、带蒂,位于系膜对侧缘者,可以行肠壁楔行切除,或者切开肠壁,将肿瘤切除,然后横行缝合肠壁切口。对于肿瘤较大或位于肠壁系膜缘,可行肠段切除。对于距回盲瓣 5cm 以上的回肠良性肿瘤,可以保留回盲瓣;对于不足 5cm 者可作回盲瓣切除。肠套叠的病例如果无明显粘连,复位后肠管没有出现血液循环障碍,则按上述原则处理。如果套叠的肠段粘连严重,不要勉强复位,应该将套叠肠段连同肿瘤一并切除。对于较大的肿瘤,有坏死或合并有溃疡者,并且该区肠系膜淋巴结有肿大,难以与恶性肿瘤鉴别时,按照恶性肿瘤处理。

3. 小肠恶性肿瘤的治疗 手术切除为主,切除范围应该包括肿瘤两侧各 20cm 的肠管,并要清扫区域淋巴结。对于位于距回盲瓣 20cm 以内的回肠恶性肿瘤,行右半结肠切除,以利于清除该区域引流淋巴结。对有腹腔内转移的病例,只要病灶可以被切除,病人全身情况允许,仍应该切除原发病灶。复发的病例,也不要轻易放弃切除的机会。如小肠肿瘤局部固定无法切除,可行短路手术以解除或预防梗阻。

4. 其他 放疗、化疗对小肠恶性淋巴瘤有较好疗效,但对其他恶性肿瘤疗效不肯定。一般状况差的病例,手术前后应进行营养支持,纠正水、电解质失衡,对提高病人耐受手术的能力,减少术后并发症,降低手术的死亡率有重要意义。

二、小肠恶性肿瘤

小肠恶性肿瘤虽然占小肠肿瘤的多数,但远远比大肠恶性肿瘤的发生率低。空回肠的恶性肿瘤的发生率依次为恶性淋巴瘤、腺癌、平滑肌肉瘤、类癌。

(一)原发性恶性淋巴瘤

小肠原发性恶性淋巴瘤起源于小肠黏膜下的淋巴滤泡,其诊断标准:①体检无浅表淋巴结肿大;②末梢血中白细胞总数和分类正常;③胸部 X 线检查无纵隔淋巴结肿大;④术中探查除肠管外其他部位未发现病变和肿大淋巴结;⑤肝脾无肿瘤转移。

小肠原发性恶性淋巴瘤绝大多数为非霍奇金淋巴瘤，属于 B 型淋巴细胞类型。消化道是淋巴结外淋巴瘤最常发生的部位，以回肠最多见(40%～50%)，这与该段淋巴组织丰富相一致。发病原因目前不清，可能与机体细胞免疫功能失调有关，艾滋病病人和长期应用免疫抑制药的器官移植的病人，其小肠恶性淋巴瘤的发病率明显增高，特别是应用环孢霉素 A 的患者较应用传统免疫抑制药者小肠恶性淋巴瘤的发病率高、出现早，前者发生于用药平均 12 个月后，后者平均 44 个月。

小肠原发性恶性淋巴瘤约 20%为多发，大体标本上所见有 4 型，即浸润型(又称扩张型)、溃疡型、缩窄型和息肉型。浸润型肿瘤沿着肠壁下生长，肠壁增厚变硬，弹性消失，造成肠壁逐渐地扩张，最终形成局限性膨大，呈现为动脉瘤样。溃疡型易发生出血和穿孔。缩窄型是肿瘤浸润肠壁，导致肠腔狭窄，引起肠梗阻。息肉型常引起肠套叠。淋巴管的转移是小肠原发性恶性淋巴瘤的主要转移途径，常较早出现，最先转移至病变肠管周围的淋巴结，然后沿肠系膜淋巴管至区域淋巴结，最后再向远处转移。血行转移少见，并且出现较晚，可转移至肝、肺、脾、肾等远处脏器。病灶也可直接浸润到肠系膜、腹膜后、腹膜和周围脏器，偶尔可穿透至邻近的肠管或者空腔脏器而出现内瘘。

小肠原发性恶性淋巴瘤病程比较短，多在半年以内，无特异性的临床表现。70%～80%的患者主诉腹痛，伴有低热、乏力、近期内体重明显下降、消化道出血，大多数病例出血量少，可伴有贫血。40%～60%患者腹部可触及肿块，肿块质硬，大小不一，结节状，有压痛，活动度差。30%患者体重下降，消瘦。尚可伴有恶心呕吐，大便习惯的改变，低热等。为数不少的病例因穿孔、梗阻及肠套叠而急诊入院。儿童型小肠原发性恶性淋巴瘤半数以上以急腹症入院，常拟诊为肠梗阻、阑尾炎及腹膜炎等，急诊手术时才明确诊断。

全消化道钡剂造影有助于定位诊断，但难以明确病变的性质。钡剂造影下可见肠壁增厚、肠管变形、肠腔扩张等动脉瘤样改变，通常病变部位范围较长，变形的肠道边缘不整齐，邻近的肠襻可有移位，肠管粘连固定，肠壁增厚，肠腔出现狭窄，肠段僵硬，肠管的蠕动减弱或者消失，黏膜粗糙，紊乱和破坏，一般不显示龛影。腹部 CT 可以显示肠管间有结节状团块，在造影剂对比下，肠腔不规则，可有扩张或狭窄。腹部超声检查则有助于疾病的分期，腹部 CT 和超声检查还可以判断肿瘤是否扩散转移。

手术切除是治疗小肠淋巴瘤的主要治疗方法。但手术时所见多为较晚期的病例，即使这样仍应争取姑息切除，末端回肠病变宜行右半结肠切除术。如果晚期病人术中发现腹主动脉瘤旁已经有淋巴结肿大转移，肿瘤直接浸润邻近的脏器和组织，或有晚期转移，若患者全身状况和局部条件允许，应争取把原发肿瘤姑息性切除。这样有利于随后的辅助治疗，并可预防辅助治疗期间发生肠穿孔及出血。术后应及时化疗(2 周内)，若因手术并发症或者衰弱等不能及时进行化疗，残余的肿瘤可能将迅速增长，对患者预后有重要的影响。对于不能切除者，可应用直线加速器进行照射，待肿块缩小后再行手术治疗。全腹放疗因可引起严重的肠穿孔、肠出血和狭窄等放射性肠炎的并发症，已经被放弃。局部放疗对控制局部肿瘤有效果，但局部射线以外区域的复发率可高达 60%。故对有较广泛扩散转移者，放疗有可能延误必需的化疗，但对于化疗后和手术后仍有局部肿瘤残留者，可给予局部放疗。

常用的有效的化疗药物有环磷酰胺、长春新碱、氮芥、甲基苄肼、阿霉素、博来霉素及甲氨蝶呤等，常选择几种药物联合应用。化疗的药物剂量需根据个人情况调整，以避免严重的免疫抑制而导致死亡。围手术期及化疗期间需要营养支持以提高患者的耐受手术和化疗的能力。

(二)小肠腺癌

小肠癌在整个消化道癌中发生率低,最多发生于十二指肠,其次为近端空肠和末端回肠。病理学上将小肠癌分为腺癌、黏液癌和未分化癌三种,以腺癌居多,故在病例统计中多只列出腺癌。小肠腺癌多见于50～70岁年龄组,男性稍多于女性。

小肠腺癌的起因尚不清楚,其发生可能与免疫功能障碍有关,长期应用免疫抑制药物和IgA缺陷的病人小肠腺癌的发生率增高。十二指肠和近端空肠腺癌相对多见可能与局部胰液胆汁的长期反复刺激有关。小肠腺癌与小肠Crohn病关系密切,Crohn病的患者的小肠腺癌的发生率为3%～6%,比正常人群高出300～1 000倍。好发于Crohn病狭窄的肠段和行旷置或狭窄肠段成形术后的肠段内。家族性结肠息肉病及Gardner综合征的患者,其小肠腺癌的发生率也明显增高。

小肠腺癌大体形态可以分为:①肿块型(息肉型):肿瘤向肠腔内生长,当肿瘤较大并且浸润肠壁范围较广泛时可引起肠梗阻;②缩窄型:肿瘤细胞环状浸润肠壁,造成肠管僵硬,肠腔缩小,易形成肠梗阻。空回肠腺癌以缩窄型最多见(60%);③浸润溃疡型:肿瘤中央坏死形成溃疡,同时沿着肠壁浸润和向深部浸润,形成的溃疡易出血,少数可导致肠穿孔;④弥漫型:肿瘤细胞沿着黏膜下层和肌层广泛浸润,无明显的肿块和溃疡,使得一段肠管僵硬,界限不清楚。该类型癌细胞分化程度低,易扩散转移。

肿瘤穿透肠管浆膜层直接浸润邻近的脏器组织。如果癌细胞脱落可形成种植转移。淋巴结转移多见,小肠腺癌先转移至相应的肠系膜区域淋巴结,然后至肠系膜上动脉根部淋巴结和腹主动脉旁淋巴结。血行转移多转移至肝脏。

小肠腺癌按照Astler Coller修订的Duckes分期法,可分为四期六级:

A. 癌肿限于黏膜和黏膜下层,无淋巴结转移。

B_1 癌肿浸润固有肌层,无淋巴结转移。

B_2 癌肿穿透固有肌层,无淋巴结转移。

C_1 癌肿浸润固有肌层,区域淋巴结转移。

C_2 癌肿穿透固有肌层,区域淋巴结转移。

D. 远处转移(包括血行转移、腹主动脉旁淋巴结转移、腹腔内种植以及广泛浸润邻近脏器组织)。

小肠腺癌的临床表现与肿瘤部位、肿瘤类型以及进展程度有关。

1. **腹痛** 最常见的症状。空回肠腺癌常因为出现梗阻而引起疼痛,表现为脐周疼痛,可为阵发性绞痛,浸润邻近脏器组织可引起相应部位疼痛。十二指肠腺癌则表现为上腹部隐痛、钝痛或呈烧灼样疼痛,酷似十二指肠溃疡,进食及服用制酸药不能缓解疼痛。若癌肿浸润至胰腺或后腹壁则可出现腰背部疼痛。

2. **出血** 大部分小肠腺癌的患者有消化道出血的表现。60%～90%的病例大便隐血试验阳性,20%～30%的病例出现明显的黑粪,少数可发生大出血,常伴有明显贫血。

3. **梗阻** 肿块型和缩窄型小肠腺癌容易出现肠梗阻。大约2/3空回肠患者以肠梗阻为首发症状来院就诊。近端空肠梗阻时呕吐频繁,内容物为胆汁性肠液,而腹胀不明显。为高位小肠梗阻的表现。远端空肠梗阻时腹胀明显,肠型和肠蠕动波可见,常闻及气过水音,呕吐内容物中为粪汁样肠液,表现为典型的低位小肠梗阻。十二指肠乳头上部癌肿引起的梗阻酷似幽门梗阻,多有上腹部饱胀,恶心呕吐,呕吐物不含有胆汁。查体可见胃型及有胃震水音。十二指肠乳头下部梗阻亦可表现出上述症状,但呕吐物中多含有胆汁。

4. 腹部包块　大约 25%的小肠腺癌可以触及腹部包块。空回肠癌肿块的位置依肿瘤部位而异。肿块多质硬，边界不清楚，表面不光滑，因浸润周围脏器组织而多固定。十二指肠腺癌则多位于右上腹。

5. 穿孔　部分浸润溃疡型腺癌可以穿透肠壁引起腹膜炎，或者侵入邻近的脏器而形成内瘘。

6. 黄疸　十二指肠乳头周围癌肿患者可发生阻塞性黄疸，初期有波动，继而呈进行性加重。

7. 其他症状　进展期小肠腺癌的患者常有全身乏力，食欲减退 消瘦及体重下降等非特异性症状。部分患者因其初期症状为排便习惯改变，便秘和腹泻交替，有时伴有黏液，难以与慢性结肠炎相鉴别，而易被误诊为慢性结肠炎。晚期患者各种压迫症状多见，如癌肿浸润压迫髂血管可导致会阴部和下肢水肿，累及输尿管则可引起肾盂积水，压迫膀胱则出现排尿困难，压迫直肠则有排便困难。

肠道 X 线和内镜检查是诊断小肠腺癌最重要的辅助检查。小肠低张气钡双重造影可显示病变肠道充盈缺损，呈息肉样或菜花样，黏膜破坏、消失，腔内龛影，局部狭窄，肠壁僵硬，病变部位和正常肠管间的界限甚清楚。腹部 X 线片可以证实小肠梗阻。纤维十二指肠镜和纤维小肠镜可以直接观察到十二指肠以及近端空肠，并可取材进行病理活检。同时也可以行插管逆行胰胆管造影，判断胆道梗阻部位，有利于指导手术。选择性肠系膜上动脉造影变化较大，表现为癌肿部位血管增多，染色深，引流静脉出现早并且增深。常见瘤周动脉受侵犯，动脉粗细不均，闭塞，或呈多血管性表现。癌肿较大时 CT 可显示肿块阴影，并且有助于判断肿瘤向外侵犯范围，是否腹主动脉旁淋巴结被累及和肝脏有无转移。怀疑为小肠肿瘤者大便隐血试验应作为常规检查，血常规检查可以明确有无贫血及贫血的程度。血胆红素及尿胆红素在有黄疸的患者中增高。

小肠腺癌的治疗以手术为主，争取早期行根治性手术切除。手术的基本原则是整块切除肿瘤所在的肠段、相应肠系膜及所属淋巴结。小肠腺癌对放疗不敏感，对化疗也不甚敏感，仅有少数的病例化疗可控制进展。常用的有效药物：5-氟尿嘧啶(5-FU)，丝裂霉素(MMC)或者顺铂(DDP)。

(三)小肠平滑肌肉瘤

小肠平滑肌肉瘤是小肠恶性肿瘤中比较多见的一种，综合国内文献报道，其占小肠恶性肿瘤的第三位，是小肠结缔组织恶性肿瘤中最常见的一种。在小肠平滑肌肿瘤中，平滑肌肉瘤与平滑肌瘤之比为 2～4∶1，发病年龄较为平均，但以 50～60 岁之间多见，好发于空肠。它起源于小肠壁肌层、黏膜下肌层和肠壁血管壁的平滑肌。大体病理上肿瘤呈结节状，边界清楚，无纤维包膜，偏心性生长，切面上为灰白色，质地软，易碎，个别的有蒂。多为单发，多灶性生长仅占 1%～3%。生长方式分为四型：①腔外型，最多见，占 50%，肿瘤向肠壁外生长。因为肿瘤本身的重量常压迫周围肠管或致小肠折叠而引起肠梗阻：②腔内型，此类型约占 28%，肿瘤向肠腔内生长。易诱发肠套叠或者直接堵塞肠腔导致肠梗阻；③壁间型，此类型不多见，肿瘤位于肠壁内扩张性生长，其直径≤4cm；④腔内外型，肿瘤向管壁两侧明显隆起，其直径＞4cm。腔外型和腔内型平滑肌肉瘤将黏膜拉直，从而导致黏膜的血供不足，常形成坏死，形成溃疡或肿瘤破溃形成脐状或憩室状，导致出血，可继发感染。肿瘤生长迅速者可导致中央部位缺血、坏死，形成囊肿，或者引起囊内出血发生。少数情况下肿瘤或囊肿可向肠腔内破溃而与肠腔相通。如发生穿孔则引起腹膜炎，或形成内瘘。腔内腔外型亦可形成深大的溃疡，形成憩室样。

平滑肌肉瘤除直接向周围脏器浸润扩散外，主要通过血行转移，好转移的脏器是肝脏、肺以及骨，肝脏转移率7%，腹膜转移也不少见，腹膜种植率为10%～15%，腹膜种植的肿瘤常有完整的包膜，较易切除。小肠平滑肌肉瘤极少有淋巴结转移。

区分平滑肌肿瘤是良性还是恶性主要依据是组织学检查。平滑肌瘤由分化良好的梭形平滑肌细胞构成，无核分裂象、核异形型，其中含有数量大小不等的结缔组织及成纤维细胞。而平滑肌肉瘤镜下可见大量增殖的梭形细胞，与不同程度的间质细胞相交织。形态上细胞大小不一，核大深染呈多形型及异形型。关于定为恶性的核分裂象的数目目前尚无统一标准，一般认为≥5个核分裂象/10个高倍镜(HPF)定为恶性，但只有60%左右的平滑肌肉瘤达到≥5个核分裂象标准，少数低于此标准，甚至无核分裂象者也可发生浸润转移。故亦有将>2个/50个高倍镜(HPF)定为恶性。肿瘤的大小对于鉴别平滑肌肿瘤的良恶性也很重要，肿瘤直径≥10cm或者有转移者，肯定为恶性。直径为8～10cm，质地脆、血供丰富者，肉瘤的可能性大。<5 cm多为良性。少数情况下有的肿瘤直径>5 cm，甚至达到8 cm以上，组织学上仍可为良性，但手术切除后易复发和转移。所以，区别小肠平滑肌肿瘤的良恶性，不仅肉眼上判断困难，有时候镜下检查判断亦困难。特别注意：手术中快速病理切片不能确定肿瘤的性质，必须根据石蜡切片与镜下的核分裂象的数目而定。

小肠平滑肌肉瘤患者求治时多有贫血消瘦、乏力及体重下降等现象，约2/3的患者可扪及腹内肿块，其临床表现根据肿瘤大小、部位和生长方式不同而异。症状初起时一般较为缓慢，表现为身体虚弱、贫血消瘦、食欲不振、消化不良等现象。下消化道出血最为常见，其发生率为70%～80%。其次为腹部包块、腹痛。下消化道出血为肿瘤破溃所致，由黑粪至急性大量出血，可反复发生，病人多有贫血。腹部包块于腔外型多见，少引起肠梗阻，肿块表面光滑、囊性感，偶尔表面呈大结节状、硬、无明显压痛。腔内型多以肠梗阻来诊，伴有消化道的出血，肿块一般较小，不易被触及。壁间型及腔内外型可早期出现肠梗阻，亦可发生消化道出血和内瘘。发生内瘘的患者此时多有发热、腹痛、腹泻、腹部炎性包块，经过抗感染治疗后可缩小，随后再增大。腹痛也常见，为轻度绞痛或钝痛，常于进食后加重，并伴有肠蠕动亢进现象，是慢性肠梗阻的表现。有时可因突发肠套叠或者肠穿孔而有急性腹痛及恶心、呕吐等症状。

X线钡剂检查：①正位呈圆形或椭圆形充盈缺损，切线位呈偏心性半月形的切迹，在腔内可形成"3"字形轮廓；②肿瘤区(充盈缺损区)黏膜皱襞消失，而其周围黏膜皱襞正常，邻近的肠壁无僵硬；③充盈缺损区中央可以见到龛影，有时平滑肌肉瘤龛影较大并且不规则；④腔外型生长的肿瘤，则可出现附近肠曲被推压移位，但与周围组织无粘连的征象；⑤腔内型生长的平滑肌肉瘤可表现为肠梗阻的征象。选择性肠系膜上动脉造影见供瘤动脉增粗，瘤内血管增生，血管被推压移位，染色增深，引流静脉显像早且增粗。如果瘤周血管粗细不均，出现包裹征或者被阻塞，则更有诊断意义。在盆腔内小肠相互重叠，钡剂造影显示不良的情况下，血管造影对发现病变有更大的帮助。

B型超声检查肿瘤呈圆形或椭圆形低回声区，包膜完整，边界清楚、规整，内部回声呈均匀性低回声、等回声，液化时则出现无回声区。肿块移动度较大。

典型CT影像可作为诊断依据，可以见到边界清楚的实质性肿瘤，周围小肠被推移，较大的肿瘤内有中心性、不规则、较大的低密度区。若与肠道相通，低密度区内可见气体和造影剂存在，具有特征性。增强扫描显示多数肿瘤组织强化明显，而中央坏死的低密度区无强化，肿瘤呈中等或较丰富血供。CT上可以见到肝转移征象，转移灶中心也有较大的坏死。一般不会有淋巴结转移。

MRI 检查因血供丰富，动态扫描具有特征性。增强早期肿瘤可明显强化，实质期肿瘤仍可明显强化，持续时间较长。采用脂肪抑制技术时，在脂肪抑制的背景上面，肿瘤强化更清楚明显。在肿瘤坏死区无强化，仍为低信号。MRI 检查应包括肝脏，以发现有无肝脏的转移。

治疗上以手术切除为主。平滑肌肉瘤呈膨胀性生长，虽然侵犯周围组织，但并非浸润性生长，极少有淋巴结的转移，故其切除原则与癌不同，仅需切除肿瘤周围 2～3cm 的正常组织，不必要常规行区域淋巴结廓清术。如果术中见肿瘤与周围组织粘连或者已经穿透周围脏器时，不要勉强分离，应将粘连的邻近脏器一并切除，避免分破瘤体包膜而引起肿瘤种植和术后复发。手术过程中要强调无瘤原则，游离肿瘤或者切除肠管时，最好将肿瘤置于无菌手套内或者用纱布包裹，手术结束时用无菌蒸馏水浸泡腹腔。同时因小肠平滑肌肉瘤与小肠良性肿瘤或者小肠癌等在术前的鉴别较为困难，故剖腹探查很有必要。探查结果大约有 1/3 的病例因肿瘤已经很大，与周围组织粘连过多，肠系膜根部的淋巴结累及范围过广，或者已经有肝脏等脏器的转移，不可能进行根治性切除，在这种情况下，如果局部条件允许，应争取作姑息切除，有时可获得较长期生存，也可作肿瘤上、下端肠襻间的侧侧吻合以解决梗阻，或许是唯一可行办法。肝转移并非手术切除的禁忌，对于孤立的肝转移灶可行剜出或不规则肝叶切除。不能切除或者肝脏两叶均有转移者，行门静脉插管化疗或选择性肝动脉插管化疗或栓塞。

化学治疗有一定的效果，但放疗效果不明显。

三、小肠良性肿瘤

在消化道良性肿瘤中，小肠良性肿瘤发生率仅次于大肠。

(一)小肠平滑肌瘤

小肠平滑肌瘤是最常见的小肠良性肿瘤，起源于小肠固有肌层，少部分来自黏膜肌层，多发生在空肠和回肠。镜下见分化良好的梭形平滑肌细胞，无核分裂象，无核异性型。含有数量不等的结缔组织和成纤维细胞。肿块较硬，质地坚韧。平滑肌瘤外观上可呈球形、蕈状结节状、分叶状或者是哑铃状，多有蒂如息肉状。肿瘤大小不一，单发，边界清楚，有包膜，切面呈灰白鱼肉状，可见编织样纤维束。可因血供不足致中心部缺血、坏死或囊性变，亦可出现囊内出血。小肠平滑肌瘤大体形态上可分为：①腔内型(65%)，肿块向肠腔内突出，可呈半球形或者球形，表面黏膜常有溃疡形成。少数可为有蒂肿物，易引起肠套叠。②壁内型(15%)，于肠壁内生长，多数较小，突起不明显。③哑铃型(10%)，向肠腔内及肠腔外突起，形成哑铃状结构。④腔外型(8%)，多数较大，中央可发生变性坏死，形成溃疡，而导致出血。

早期病人多无症状，肿块直径 4cm 以上时开始出现症状。主要表现为消化道出血，出血量多少不等，多数为反复黑粪，少数可引起大出血，偶尔可出血进入腹腔。病人可因长期失血而导致贫血，约 50%病例大便隐血试验阳性。部分病例可触及腹部肿块，肿块表面光滑，质地较硬、有弹性感，无压痛，活动度良好，偶尔可形成囊肿而出现囊内出血，此时腹部肿块突然增大，有疼痛感和局部压痛。约 1/4 患者可引发肠梗阻，多数为不完全性肠梗阻，少数可发生肠套叠。

诊断上主要依靠 X 线钡剂检查，小肠低张气钡双重造影显示病变部位黏膜变平、充盈缺损、中央偶有龛影，形态规则，切面观时肿块在腔内形成“3”字形轮廓大而深的龛影。腔内型肿块可呈卵圆形充盈缺损。如果见到钡剂进入肿块的坏死腔内，则为典型表现。腔外型可见到附近肠曲被推压。肿瘤所在区域的黏膜形态固定，邻近肠壁无僵硬，有助于和恶性淋巴瘤区别。选择性肠系膜上动脉造影对出血的病变甚有诊断价值。对于较大的平滑肌瘤，CT 和超声检查可发现突向肠外的肿块。

手术切除是主要的治疗方法，手术中应注意平滑肌瘤是否有恶性变。如果术中见肿块>5cm，特别是肿块与周围组织有粘连时应考虑为肉瘤，需要将肿块完整切除，包括肿块两端足够长度的正常肠管及局部肠系膜，一般不需要清扫肠系膜根部淋巴结。如果肿块已经浸润至周围的脏器组织，应该联合切除受累的脏器组织。

小肠平滑肌瘤虽然在组织学上表现为良性，但手术后仍有约3%的病例复发或者发生转移。因此有学者认为：平滑肌瘤组织学上为良性，生物学行为可以是良性，也可以是恶性，进行手术切除后仍需要定期随访。

(二)小肠腺瘤

腺瘤是小肠良性肿瘤中比较常见的一类，在小肠良性肿瘤中其发生率占第二位。好发于十二指肠和回肠。组织学结构可分为管状腺瘤、绒毛状腺瘤及 Brunner 腺瘤(十二指肠腺瘤)三类。小肠腺瘤是起源于肠黏膜或肠腺的良性上皮肿瘤，向肠腔内突出，表面覆盖有黏膜和黏膜下组织，大多数较小，小的腺瘤直径仅数毫米，大的可达3～4cm，带蒂，蒂多细长，可单发也可为多发，这时往往被称为肠息肉。亦可与全胃肠道息肉病同时存在。对于胃肠道有多发息肉的病例，同时在口唇及周围和口腔黏膜有色素沉着者，称为黑斑息肉病(Peutz-Jeghers syndrome)，在小肠内同时有错构瘤和腺瘤两种病理改变，腺瘤可以发生恶变。可因腺瘤内含有的绒毛成分和腺管成分的多少不等，小肠腺瘤的发展和预后各不相同。其恶变趋向与大肠腺瘤相同。含有绒毛成分多的绒毛状腺瘤恶变率最高，一般恶变率约30%，>5cm者，恶变率达50%以上。以管状成分为主的管状腺瘤恶变率较则低。

小肠腺瘤较小时多无症状。最常见的临床表现则是肠套叠，其发生率约为50%，这也是引起成人肠套叠的最常见原因。临床表现为阵发性腹痛、恶心、呕吐，疼痛发作时可于腹部出现肿块，肿块为长圆形，有压痛，沿小肠纵轴垂直方向可左右推动，可自行缩小或消失，肿块消失后症状可好转。首次发病时如果症状轻微，多不引起病人的重视，以后反复多次发作病人开始就诊，详细地询问病史对诊断有帮助。有时首次发作时是以严重的肠梗阻症状前来就诊，甚至出现腹膜炎，诊断为绞窄性肠梗阻而行急诊手术，在术中明确诊断。约30%病人可产生不同轻重程度的消化道出血，偶有发生大出血者。

小肠多发腺瘤也可以是家族性结肠息肉病在小肠的表现。小肠腺瘤因可随着年龄增长而恶变率增高，所以，一旦发现应手术切除，同时对切下的腺瘤表面黏膜是否完整、有无糜烂或溃疡进行仔细检查，必要时行术中快速病理检查，确定其性质，如果怀疑或已证实为恶性，应按照腺癌的治疗原则进行处理。对于易诱发肠套叠致肠段有坏死者，应行部分肠段切除术。

参考文献

[1] 王吉甫.胃肠外科学.北京:人民卫生出版社,2000;448-590

[2] 张启瑜.钱礼腹部外科学.北京:人民卫生出版社,2006:317-322

[3] 吴阶平 裘法祖.黄家泗外科学.6版.北京:人民卫生出版社,2000;1063-1109

[4] 黄洁夫.腹部外科学.北京:人民卫生出版社,2001:913-942

[5] 石美鑫.实用外科学.2版.北京:人民卫生出版社,2002:828-838

[6] 王中易,等.老年普通外科学.北京:学苑出版社,2001:201-218

[7] 李法琦 司良毅.老年医学.北京:科学出版社,2002:349-359

[8] 王吉耀.七年制内科学.北京:人民卫生出版社,2001:450-454

[9] Greig,JD,Miled WFA,Nixon SJ. Laparoscopic tecknique for small bowel biopsy. Am J Surg,1992:163:90

[10] Ress AM,Benacci JC,Starr MG. Efficacy of intraoperative enteroscopy in dignosis and prevention of re-curren,occult gastrointestinal bleeding. AM J Surg,1992:163-194

[11] Kornbluth, A, Salomon, P, SacherDB. Crohn′sDisease. In: SleisengerMH, FordtranJS. Gastrointesti-nalDesease,5thed. Philadephia:W. B. Saunders company,1993:1270

[12] Crohn BB,Ginzburg L,Oppenheimer GD. Reginal ileitis:a pathologic and clinical entity. JAMA,1932,99:1323-1329

[13] Persson S,Danielsson D,Kjellander J,et al. Studies on Crohn′ disease I:the relationship between Yersinia enterocolitica infection and terminal ileitis. Acta Chir Scand,1976,142:84

[14] Abascal J,Rojas FD,Jorge J,et al. Free perforation of the small bowel with Crohn′s disease. World J Sueg,1982,6:216

[15] Tonelli F,Facari F. Pathological features of Crohn′s disease determining perforation. J Clim Gastroen-terol,1991,13:226

[16] Mekhjian HS,Swiz DM,Melnyk CS,el at. Clinical features and natural history of Crohn′s disease. Gastro-enterology,1979,77:898

[17] Williams JG,Wrong WD,Rothenberger DA,el at. Recurrence of Cronhn′s disease after resection. Br J Surg,1991,78:10-19

[18] Alexander-Williams J,Haynes IG. Conservative operation for Crohn′s disease of the small bowel. World J Surg,1985,9:945-951

[19] Fisa A,Belletti J,Crazats,et al. Intestinal tuberculosis:analysis of clinical and autopsy. Rev Med Chil,1991,119:1153-1159

[20] Rangabashyam N. Abdominal tuberculosis. In:Morris PJ,Mait RA,Oxford textbook of surgery. New York:Oxford University,1994:2484-2487

[21] Talwar S,Shama RK,Mittal DK,et al. Typhoid enteric perforation. Aust N Z J Surg,1997,67:351-353

[22] Akoh JA. Prognostic factors in typhoid perforation. East Afr Med J,1993,70:18-21

[23] Butgos AA,Martinez ME,Jaffe BM. Tumor of the small intestine. In:Zinner MJ,et al. Maingot′s Abdom-inal Operations. 10th ed. Stamford:Appleton and Lange,1997:1173

[24] Mason GR. tumors of the duodenum and small intestine. In:Sabiston DC,Lyerly HK. Textbook of sue-gery:The biological basis of morden surgicalpractice. 15thed. Philadelphia: W. B. SaundersCompany,1997:882

[25] Manardi AJ,Zibari GB,Aultman DE,et al. Small-bowel tumors. J Am Coll Surgy,1998,186:1086

[26] Cunningham JD ,Aleali R,Aleali M,et al. Maligmant small bowel neoplasms. Ann Surg,1997,225:300

[27] Waye JD. Endoscopy of the small bowel:push,sonda and intra-operative. Endocopy,1994,26:60

[28] Szold A,Katz LB,Lewis BS. Surgical approach to occult gastrointestinal bleeding. Am J Surg,1992,163:90

[29] He LJ,Wang BS,Chen CC. Smooth muscle tumours of the digestive tract:report of 160 cases. Br J Surg,1988,75:184

第三节 肠 梗 阻

一、概 论

肠内容物不能顺利通过肠道,称为肠梗阻。肠梗阻是外科常见的急腹症,仅次于急性阑尾炎和胆道疾病，占第三位。肠梗阻通常诊断困难，发展快速、病情严重，常需急诊处置，目前绞窄性肠梗阻的死亡率仍可达10%～12.7%。随着我国人口年龄的老化，老年人肠梗阻也不断增加。老年人肠梗阻常因临床经过不典型容易造成诊断延误，而且，老年患者由于在生理上各器官代偿功能的衰退，免疫功能下降，合并各种内科疾病等，容易发生术后并发症，病死率较高。

【分类】 对肠梗阻进行分类，使复杂的肠梗阻归纳为各种亚类，有助于对老年肠梗阻进行诊断和治疗。

(一)按发病原因

1. 机械性肠梗阻 此类肠梗阻在老年人中最常见，因肠壁空间结构又分成：①肠壁病变，如肠道肿瘤、肠套叠、炎症、狭窄等；②肠管受外压，如粘连带卡压、肠管扭转、嵌顿疝、腹腔肿瘤压迫等；③肠腔堵塞，如粪块、胆石、异物等。

2. 动力性肠梗阻 可分为麻痹性和痉挛性两类。麻痹性肠梗阻是肠管蠕动功能减弱或消失，可以发生于腹膜炎、腹部手术后、腹膜后血肿、低钾血症、衰竭的病人，在临床上常见。痉挛性肠梗阻少见。

3. 血供性肠梗阻 少见，老年人有逐渐增多趋势，指由于肠系膜血管栓塞或血栓形成，使肠管血供发生障碍而失去动力，导致肠麻痹，失去蠕动功能，引起肠梗阻。

(二)按有无肠管血供障碍

分为单纯性肠梗阻与绞窄性肠梗阻。①单纯性肠梗阻：肠壁血供正常，仅内容物不能通过。②绞窄性肠梗阻：肠梗阻伴有肠壁血供障碍，如乙状结肠扭转、小肠套叠等，常合并肠系膜血管受压，如不及时解除，将迅速导致肠坏死、穿孔，进而造成严重的腹腔感染、全身中毒、发生中毒性休克，甚至死亡。

(三)按梗阻部位

可分为高位肠梗阻和低位肠梗阻。如果梗阻肠段两端肠襻均受压造成梗阻又称为闭襻型肠梗阻，结肠梗阻(低位肠梗阻)由于回盲瓣的存在常为闭襻型肠梗阻。这类梗阻肠腔液体和气体不能上下运行，造成肠腔高度膨胀扩张，肠壁变薄，张力大，容易发生肠壁血供障碍，如不紧急处理可造成坏死、穿孔。

(四)按梗阻程度

分为部分性(不完全性)肠梗阻与完全性肠梗阻。

(五)按发病缓急

分为慢性肠梗阻与急性肠梗阻。

对肠梗阻进行分类，有助于对老年肠梗阻进行诊断和治疗，使复杂的肠梗阻归纳为各种亚类型，是各种亚类型的组合。肠梗阻不能得到及时的处理，各种亚类型在一定条件下可以转化。单纯性肠梗阻可变为绞窄性肠梗阻，不完全肠梗阻可变成完全性肠梗阻，机械性肠梗阻可变为麻痹性肠梗阻。

【老年肠梗阻特点】

(一)病因

男性多于女性 。老年人肠梗阻主要是粘连性、肿瘤性和腹外疝三种。刘宝华总结国内22篇文献报道2 542例老年人肠梗阻，其中2165例详细记录了发病原因，肠粘连1022例(47.21%)，腹内恶性肿瘤696例(32.15%)，腹外疝265例(12.24%)。我院一组306例老年人肠梗阻，其中男性171例，女性135例。肠粘连122例(32.97%)，腹内恶性肿瘤103例(27.84%)，腹外疝82例(26.71%)。肠梗阻其他原因诸如肠扭转、便秘、肠套叠、肠结核、肠外占位、麻痹性肠梗阻等。

(二)合并其他系统疾病

老年人肠梗阻多合并有其他系统疾病，其中最多见为心血管疾病、糖尿病、脑血管疾病、肺部疾病和高血压病。另外，合并一种以上疾病也常见。我院一组 307 例老年人肠梗阻，其中 169 例(45.68%)合并有其他系统疾病，合并一种以上其他系统疾病 81 例(26.38%)，合并的疾病中最多见为心血管疾病、糖尿病、脑血管疾病、高血压病和肺疾病。随着年龄增加，其他系统疾病发生率显著增加可加重老年人肠梗阻病情，使老年人手术风险加大，术后并发症和死亡率增加。

【病理生理】　肠梗阻主要病理生理变化有局部肠管变化和肠梗阻引起的全身变化。

(一)局部肠管变化

肠梗阻后梗阻以上的肠段扩张，这是由于肠液和气体因梗阻无法向下运行，肠液主要是肠道分泌的消化液，如胃液、胆汁、胰液、肠液等，每天达 8 000ml，正常时消化液是边分泌边吸收，当肠梗阻肠管压力升高后，肠道吸收消化液减少甚至停止，肠内压增高可以刺激肠黏膜，促使腺体分泌更多的消化液。肠管内的气体 70%是咽下的，余下 30%是肠管代谢产生的气体。研究表明，肠内压过大时，肠壁血流明显减少，肠壁缺血，缺氧使毛细血管通透性增高，大量液体渗入腹腔和肠腔，加之肠段扩张，引起腹胀，腹压上升，膈肌升高，腹式呼吸减弱，并影响下腔静脉的回流，影响病人的呼吸和循环功能。

(二)全身变化

1. *体液和电解质的丢失*　胃肠道的分泌液在正常情况下绝大部分被再吸收。急性肠梗阻病人，胃肠液体不能被吸收而潴留在肠腔内，肠腔内积留液体，有时多达 5～10L，内含大量碳酸氢钠，这些液体虽未被排出体外，但封闭在肠腔内不能进入血液，也等于体液的丢失；不能进食及频繁呕吐，大量丢失胃肠道液，使水分及电解质大量丢失。肠管膨胀，影响肠壁静脉回流，使肠壁水肿和血浆向肠壁、肠腔和腹腔渗出，患者多发生脱水，并可导致血容量减少和血液浓缩，以及酸碱平衡失调。如为幽门和十二指肠第一段梗阻，呕出过多胃酸，易产生脱水和低氯低钾性碱中毒。如梗阻位于十二指肠下段或空肠上段，则重碳酸盐的丢失严重，可因丢失大量氯离子和酸性胃液而产生碱中毒。低位梗阻，丧失的体液多为碱性或中性，钠、钾离子的丢失，以及脱水和缺氧情况下酸性代谢物剧增，肾排 H^+ 和再吸收 $NaHCO_3$ 障碍，可引起严重的代谢性酸中毒，严重的缺钾可加重肠扩张，并可引起肌肉无力和心律失常。

2. *感染和毒血症*　单纯性机械性小肠梗阻时，肠腔内细菌数量显著增多，毒性产物生成增多，一般不能通过正常的肠黏膜屏障。当肠管极度扩张，尤其当肠管绞窄时，静脉血流被阻断，肠壁缺血坏死，肠壁的通透性增加，正常的肠黏膜屏障受到破坏，毒素和细菌可通过肠壁到腹腔内，引起腹膜炎和腹腔感染。毒素通过腹膜吸收，进入血液，产生严重的毒血症甚至发生中毒性休克，是病人死亡的主要原因。

【临床表现】

(一)症状

尽管肠梗阻因其原因、部位、肠腔堵塞的程度及起病急缓不同，临床表现可有不同，但肠内容物不能通过肠腔则是一致的。其共同表现有腹痛、呕吐、腹胀和肛门停止排便排气。

1. *腹痛*　单纯性机械性肠梗阻一般为阵发性剧烈绞痛是由于要克服梗阻，梗阻以上部位的肠管强烈蠕动所致。腹痛发作时可出现肠型或肠蠕动，病人自觉似有包块移动，腹痛时可听到肠鸣音亢进；如果腹痛的间歇期不断缩短，甚至成为持续性腹痛，腹痛加剧，可能是绞窄性肠梗阻的表现。绞窄性肠梗阻时,腹痛较剧烈,往往为持续性腹痛伴有阵发性加重。

老年人因机体反应性差,急性肠梗阻的症状常是腹痛程度远不如青壮年剧烈,有的仅表现为腹部隐痛不适,因病情很快恶化,阵发性腹痛很快转为持续性腹痛。

2. 呕吐 高位梗阻呕吐出现时间相对早,梗阻部位越高,呕吐出现越早、越频繁,呕吐物为胃液、十二指肠液和胆汁。而低位梗阻和结肠梗阻,呕吐出现迟而少,吐出物可呈粪样。如为绞窄性梗阻,呕吐物可呈棕褐色或血性。老年人呕吐一般不如年轻人频繁。

3. 腹胀 总的来说,老年肠梗阻腹胀相对明显。腹胀一般在梗阻发生较晚一段时间后开始出现,腹胀程度与梗阻部位及梗阻程度有关。高位小肠梗阻时腹胀不明显,但可有胃型。低位梗阻则表现全腹膨胀明显,有时常伴有肠型。不完全性肠梗阻腹胀不明显,完全性肠梗阻腹胀明显;麻痹性肠梗阻时全腹膨胀显著,但不伴有肠型。闭襻型肠梗阻可以出现局部膨胀,叩诊鼓音。结肠梗阻因回盲瓣关闭形成闭襻型肠梗阻,闭襻结肠段极度扩张,可以显示腹部高度膨胀而且往往不对称。

4. 排便排气停止 大多数完全性梗阻发生后排便排气即停止,少数完全性梗阻发生后梗阻以下部位残留的气体和粪便仍可排出,不能因此而排除肠梗阻的诊断。不完全性肠梗阻排便排气困难,在某些绞窄性肠梗阻如肠套叠、肠系膜血管栓塞或血栓形成,可排出血性粪便或果酱样便;结肠恶性梗阻时亦可有血性粪便。

(二)查体

1. 全身所见 肠梗阻早期,全身情况可无明显变化,后期因呕吐,水、电解质紊乱,全身消耗,可出现发热、眼球凹陷、皮肤弹性减退、面色苍白、脉搏细速、血压下降、四肢发凉等休克和中毒表现,尤其出现绞窄性肠梗阻时更为严重,全身情况可迅速恶化。老年肠梗阻全身情况恶化早,有明显脱水、电解质和酸碱平衡紊乱,可有显著中毒症状,全身变化往往重于腹部表现。

2. 腹部体征 腹部膨隆,肠扭转时腹胀多不对称,麻痹性肠梗阻腹胀均匀,肠型和蠕动波可见于机械性肠梗阻,但老年人典型的肠型及肠蠕动波少见;单纯性肠梗阻因肠管扩张,可有轻度压痛;绞窄性肠梗阻,可有固定压痛和肌紧张,少数病员可触及包块,为扩张的肠襻;梗阻时间长或出现绞窄性肠梗阻时,腹腔出现渗液,可出现移动性浊音。肠梗阻并发肠坏死、穿孔时出现腹膜刺激征。肠鸣音亢进,有气过水声、金属音。可引起麻痹性肠梗阻,则肠鸣音减弱或消失。

3. 直肠指检 为常规检查,如触及肿块,可能为直肠肿瘤,肠套叠的头部(儿童常见)或肠腔外的肿瘤。如有染血,提示结直肠肿瘤,肠套叠,肠坏死可能。

4. 诊断性腹穿 可发现血性腹水和粪性腹水,提示肠绞窄和肠坏死,腹穿阴性不能排除肠绞窄的可能。

(三)实验室检查

反复呕吐、梗阻时间长时,由于脱水,血液浓缩,白细胞计数、血红蛋白、红细胞比容均可增高,尿量减少,尿比重增高,晚期可出现代谢性酸中毒,离子紊乱,肾功异常,可检查血气分析、离子、肾功情况。

(四)X线检查

腹部X线片检查为肠梗阻常规检查,摄片时一般取直立位,如体弱不能直立可取左侧卧位。通常认为在梗阻发生4～6h后即可出现变化,可见到有充气的肠襻,小肠肠襻内有多个液面出现,空肠黏膜的环状皱襞在空肠充气时呈“鱼骨刺”样,有时可见腹部周边扩张的结肠襻,是结肠梗阻表现。

(五)CT 检查

笔者认为,CT 检查是急性肠梗阻最有价值的诊断方法之一,CT 检查能发现肠襻扩张及其程度,尤其结肠的扩张程度,肠壁的厚度及其他改变,肠襻积液和液气平,腹腔积液情况,判明梗阻部位和梗阻原因。因此,CT 检查可推荐作为肠梗阻常规检查。

其他检查如 MRI、钡剂灌肠、碘剂造影、超声、腹腔镜检查也可用于肠梗阻的诊断。

【诊断】　在临床上,出现典型肠梗阻症状和体征,X 线检查及 CT 检查有典型表现即可以作出临床诊断。因此,详细地询问病史及发展过程,系统地体格检查,完善的辅助检查极为重要,但在老年患者肠梗阻这些典型症状不可能完全表现出来。由于合并其他系统疾病,一方面有可能与其他一些疾病混淆,另一方面极易延误诊断治疗,造成老年肠梗阻治疗的高并发症和高死亡率。因此,准确地诊断对老年肠梗阻十分重要。

在诊断中必须明确以下几个问题:

(一)是否有肠梗阻存在

出现典型肠梗阻症状和体征,X 线检查及 CT 检查有典型表现即可以作出临床诊断。但在老年肠梗阻往往不可能完全表现出来这些典型症状,而且老年人体质弱,器官功能减退,反应不敏感,常造成就诊延误。尤其在绞窄性肠梗阻早期,更不易明确肠梗阻存在,在临床上需于其他疾病如:急性胃肠炎、暴发性食物中毒、心绞痛、急性胰腺炎、输尿管结石、卵巢囊肿蒂扭转鉴别。

(二)是机械性梗阻还是麻痹性梗阻

机械性肠梗阻出现典型肠梗阻症状和体征,如阵发性腹痛,呕吐伴有肠鸣音亢进,腹部腹部 X 线片检查及 CT 检查见扩大的肠腔内有液平面;麻痹性肠梗阻有持续性腹胀痛但不明显,肠鸣音消失,可以发生于腹膜炎、腹部手术后、腹膜后血肿、低钾血症、衰竭的病人 X 线检查见全部小肠和结肠都均匀胀气。老年人机械性肠梗阻如果没有经过及时处理,梗阻近段的肠管过度扩张,最终可导致麻痹,因而表现为腹痛减轻腹胀反而有所增加,肠鸣音减弱或消失。另外老年人因反应不敏感,梗阻上段肠管坏死穿孔,腹痛可能减轻,其形成的腹膜炎引起继发性的肠麻痹。以上继发于机械性肠梗阻的肠麻痹和原发的麻痹性肠梗阻的鉴别非常重要,如果老年病人发病之初有阵发性腹部绞痛,腹腔内有肠鸣音,后期腹痛转为持续性胀痛、腹腔内肠鸣音随之消失,可诊断为继发于机械性肠梗阻的肠麻痹,前者多须手术,后者常不必手术。

(三)是单纯性梗阻还是绞窄性梗阻

两者鉴别极为重要,绞窄性肠梗阻预后严重,必须立即手术治疗,而单纯性肠梗阻部分可不必手术,部分则可先用非手术治疗,一般状况改善后手术。有下列临床表现者应考虑为绞窄性肠梗阻可能。

1. 腹痛发作急骤、剧烈,在阵发性疼痛间歇期,仍有腹痛或发作即为持续性腹痛伴阵发性加剧,有腰背部疼痛,呕吐较早出现,频繁。部分老年人上述可不剧烈。

2. 腹膜刺激征明显,体温、脉搏和白细胞计数升高。

3. 病程发展迅速,早期即出现休克,并逐渐加重,经抗休克治疗后,改善不显著。

4. 胃肠减压液、呕吐物或自肛门排出物为血性液体,腹腔穿刺抽出血性液体。

5. 腹胀不对称,腹部一侧隆起或可触及压痛的胀大肠襻。

6. 经过非手术治疗症状和体征不改善或加重。

7. X 线检查及 CT 检查提示孤立宽大肠襻,此段肠襻肠壁厚薄和周围肠壁不一样;腹腔积液征象。

应该承认，有一部分肠绞窄的病人未能及时确诊，一方面说明肠绞窄诊断的困难性，另一方面要求临床工作时对此类疾病的高度责任感和重视程度。

（四）是高位梗阻还是低位梗阻

高位小肠梗阻，呕吐出现较早而频繁，较早出现水、电解质与酸碱平衡失调，腹胀不明显；低位小肠梗阻，呕吐出现晚，一次呕吐量较大，常有粪臭味，腹胀明显，X线检查及CT检查结肠内无胀气；结肠梗阻可能为闭襻性，腹痛常不显著，肛闭较早出现，呕吐发生很迟，X线检查及CT检查结肠内胀气明显，且在梗阻处突然中止，CT检查可发现此处结肠肿瘤。

（五）是不完全性肠梗阻还是完全性肠梗阻

不完全性肠梗阻者，病情发展较慢，腹痛、呕吐、腹胀较轻，可有排便、排气；完全性肠梗阻，病情发展急而重，腹痛、呕吐、腹胀较重，多无排便、排气。

（六）确定梗阻的原因

须根据病史、症状、体征、辅助检查等综合手段判定梗阻原因。老年人的单纯性结肠梗阻，以结肠癌或粪块梗阻多见。曾有手术、外伤或腹腔感染史者，多为粘连性肠梗阻。应注意检查腹外疝的好发部位，看有无嵌顿性疝。有心血管病，应考虑肠系膜血管栓塞可能。

【预防】　依据肠梗阻发生的原因，对老年人有针对性采取某些预防措施，可有效地防止、减少肠梗阻的发生。

1. 对患有腹壁疝的老年病人，应予以及时手术治疗，避免因嵌顿、绞窄造成肠梗阻。

2. 对曾有粘连性肠梗阻老年人应注意饮食，勿暴饮暴食，饮食以软稀食为主，勿进食较硬的食物。一些易形成团块的食物，如糯米、山楂要禁食。

3. 腹部手术后及腹膜炎病员应很好地胃肠减压，手术操作要轻柔，尽力减轻或避免腹腔感染，术后早期活动。

4. 早期发现和治疗结肠肿瘤。

5. 积极治疗心血管疾病，预防肠道血管并发症。

6. 防治便秘适当应用药物调节肠道分泌功能，以帮助粪便软化，预防粪石性肠梗阻。

【治疗】　老年人因器官功能及免疫功能减退，多合并其他系统疾病，临床表现不典型，而且相当一部分就诊较晚，而失去早期治疗时机，术后易发多器官功能衰竭而死亡，以上老年肠梗阻特点致使老年肠梗阻术后高并发症、高死亡率。因而，随着老年人口增加，降低老年肠梗阻术后并发症和死亡率已成为老年肠梗阻的治疗的重点。老年肠梗阻治疗原则是纠正因肠梗阻所引起的全身生理紊乱和解除梗阻。具体措施包括非手术治疗和手术治疗。

（一）非手术治疗

1. *纠正水、电解质紊乱和酸碱失衡*　不论采用手术和非手术治疗，纠正水、电解质紊乱和酸碱失衡是极其重要的措施。最常用的是静脉输注葡萄糖液、等渗盐水；有尿时需补钾离子，老年人也需适当补钾离子和钙离子，老年人需警惕补液过多过快，以免引起肺水肿和心力衰竭。根据呕吐情况、肠道积液和脱水程度、血液浓缩程度、尿量和尿比重，并结合血清钾、钠、氯和二氧化碳结合力监测结果可推算出脱水、离子紊乱和酸碱失衡的程度，从而决定输液所需液体总量和各种离子、胶体和碱性物质。单纯性肠梗阻晚期和绞窄性肠梗阻，尚须输给血浆、全血或血浆代用品，以补偿丧失至肠腔或腹腔内的血浆和血液。老年肠梗阻特别是全身状况差、衰竭的病人，须注意能量给予。

2. *胃肠减压*　是治疗肠梗阻的重要方法。通过胃肠减压，吸出胃肠道内的气体和液体，可以减轻腹胀，降低肠腔内压力，减少肠腔内的细菌和毒素，改善肠壁血循环，有利于改善局部病变和全身情况，使部分肠梗阻可得到解除，也可为手术治疗和非手术治疗创造条件。胃肠减压管有两种，一种为较短的单腔胃管，对高位肠梗阻效果较佳；另一种为较长的双腔 Miller-Abott(M-A)管和新近应用的三腔肠梗阻长导管，其远端带有可注水的胶囊，但安放有一定技术要求，有时需要胃镜的帮助，只要越过胃幽门进入十二指肠既可能借肠蠕动推动胶囊将导管推至梗阻部位，对低位肠梗阻减压效果较好。

3. *生油疗法*　对粘连性、粪块阻塞性和麻痹性肠梗阻等病人，用生香油、生豆油或生花生油 50～100ml，每日 1 次，口服或经胃管注入，一般在胃肠减压尽可能吸尽胃肠内积液后应用最佳。

4. *其他系统疾病的治疗*　老年肠梗阻病人常合并心血管疾病、糖尿病、脑血管疾病、肺部疾病和高血压病等疾病，肠梗阻时可引发上述疾病发作或加重，加重老年肠梗阻复杂性，应积极治疗。

5. *其他*　单纯性肠梗阻后期，特别是绞窄性肠梗阻病人应用抗生素可防治细菌移位和感染，可减少毒素的产生。应用复方大承气汤、肠粘连松解汤等中药治疗肠梗阻。此外，还可应用镇静药、解痉药等对症治疗。

(二)手术治疗

绞窄性肠梗阻、肿瘤引起的肠梗阻，以及非手术治疗无效的各种肠梗阻老年病人，应手术治疗。由于急性肠梗阻老年病人的全身情况常比较严重，所以手术的原则和目的是首先用最短手术时间，以最简单的方法解除梗阻和恢复肠道的通畅，其次在病情允许时，祛除病因。肠梗阻手术属剖腹探查性质，具体术式要根据梗阻的病因、部位及全身情况而定。手术步骤可参考以下要点。

1. *切口*　就近、暴露充分原则，一般取正中切口或右经腹直肌切口。

2. *探查*　明确梗阻病因和程度。

3. *解除病因*　急性小肠梗阻，一般能直接解除梗阻的原因。肠粘连可松解，肠异物取出，肠扭转、肠套叠复位，小肠肿瘤可做小肠切除术，小肠绞窄，应争取在肠坏死以前解除梗阻，恢复肠管血液循环，若肠管已无生机，应作肠切除术。急性结肠梗阻：结肠完全性梗阻时多形成闭襻性梗阻：结肠扩张明显，容易引起肠壁血供障碍，且细菌多存于结肠内。右半结肠癌并肠梗阻；如果局部和全身条件允许，可一期肠切除，行回肠、横结肠一期吻合，否则，行肠造瘘术；左半结肠癌并肠梗阻；如果局部和全身条件允许可一期肠切除，行结肠造瘘术，如局部和全身条件不允许，一般采用梗阻近侧造瘘，以后二期手术再解决结肠病变。

小肠扩张，积液积气，术中可行小肠减压。严重小肠粘连，可行小肠排列术，包括小肠内排列术和小肠外排列术。

二、粘连性肠梗阻

粘连性肠梗阻在临床上常见，在老年组更为常见，占老年肠梗阻首位，接近 50%。这可能是由于腹部手术的增加的结果。

【病因病理】　引起肠梗阻的肠粘连常见有两大类，一种为广泛性粘连，包括片状、膜状粘连，另一种为索带状粘连。粘连最常见的部位是小肠，病因为先天性和后天性二种。先天性可因胎粪性腹膜炎等所致，少见。后天性常见，原因为腹腔手术、创伤、炎症、腹膜后血肿和异物等，而又以腹腔手术居多。

粘连和粘连带虽然是肠梗阻的常见原因，但粘连并不等于必然会产生肠梗阻，必须在一定条件下转变为肠梗阻。肠襻彼此紧密粘连成团、并固定，肠腔狭小，肠蠕动受到影响，容易发生梗阻。由于粘连牵拉肠襻使其成一锐角，容易发生梗阻，索带状粘连将肠管压迫造成梗阻，索带状粘连形成一环孔，肠襻穿过孔后，形成内疝。肠襻可以粘连处为支点而扭转，引起绞窄性肠梗阻。

肠梗阻的发生原因还需外界因素诱发，如暴饮暴食，突然改变体位，粘连部位发生炎症。

【诊断】 除了典型肠梗阻症状和体征，X线检查及CT检查有典型表现外，粘连性肠梗阻还有既往腹部手术史，腹腔感染史，腹部外伤史等。查体腹部可见手术瘢痕等特征。须注意没有上述特征的，不能排除粘连性肠梗阻的诊断，老年人须警惕肠道恶性肿瘤梗阻的可能。

【预防】

1. 和手术有关因素应做到：腹腔手术止血可靠；肠管不要暴露在腹腔外过久；手套洗净，以防止滑石粉等异物带入腹腔；保持腹膜、浆膜面的完整；避免大块结扎组织；手术结束时冲洗腹腔；腹腔引流物的适时拔除等。

2. 控制腹腔感染。

3. 术后早期下床活动和应用促进肠蠕动药物等。腹腔注入药物以预防肠梗阻的方法，目前效果尚不肯定。

【治疗】 因粘连性肠梗阻大多数为单纯性肠梗阻，可首先选用非手术治疗的方法，一般用生植物油，中药治疗可用复方大承气汤或肠粘连松解汤，但应斟酌使用，同时可配合针刺疗法。术后早期粘连性肠梗阻，多为单纯性肠梗阻，且这种新粘连，以后可部分或全部吸收，对非手术治疗效果佳。另外对低位肠梗阻应用较长的双腔 Miller-Abott(M-A)管和新近应用的三腔肠梗阻长导管，其远端带有可注水的胶囊，但安放有一定技术要求，有时需要胃镜的帮助，只要越过胃幽门进入十二指肠即可能借肠蠕动推动胶囊将导管推至梗阻部位，同时吸出大量肠腔液体，使腹胀得到缓解，然后注入液状石蜡或生植物油，常可达到疏通肠道的目的。

对反复发作的粘连性肠梗阻、粘连性肠梗阻如经非手术治疗不见好转甚至病情加重；怀疑为绞窄性肠梗阻的，宜行手术治疗。

手术的目的是解除梗阻并防止复发。对粘连带和小片粘连可施行简单的切断和分离，如肠襻粘连成团难以分离且累及肠段不多时，可将此段肠切除做一期肠吻合。若粘连严重无法切除，可作梗阻肠段近、远端肠吻合的捷径手术。如果粘连广泛，粘连分离后为防止再次粘连梗阻，可采用小肠排列固定的手术。小肠排列固定的手术可分为外排列和内排列。

外排列有 Noble 折叠术和 Child 手术两种，Noble 折叠术为将全部或部分小肠按腹腔阔度来回折叠排成平行肠段，缝合相邻肠段的肠壁浆肌层，两端各留 3cm 不予缝合以防止形成锐角，Noble 术后肠功能恢复较慢，现已很少应用。Child 手术是排列好肠曲然后用一长针和丝线在距肠管约 3mm 处依次穿过各层肠系膜，然后在旁开 2～3cm 处穿回各层系膜，松松结扎，一般固定 3 针。Child 手术操作简单，并发症相对少，但丝线有损伤系膜血管的可能。

内排列 Backer 先报道，是将一根塑料或橡胶导管放置在整个小肠肠腔内，进行折叠排列，由于导管的支架作用，弯曲部保持在钝角状态，术后 10～15d 拔除，此时肠襻已固定。目前应用的导管为 Miller-Abott(M-A)管和新近应用的三腔肠梗阻长导管。我们应用三腔肠梗阻长导管已 3 年，简便有效。

三、大肠癌性梗阻

腹腔内恶性肿瘤引起的肠梗阻已占老年肠梗阻的第二位，其发病率呈上升趋势，其中大肠癌性梗阻占大多数。大肠癌性梗阻目前在向老年化发展。据统计,我院近 10 年大肠癌性梗阻发生最多的年龄段为 61～73 岁,占 51%左右。

【临床表现】 大肠癌性梗阻一般表现为慢性低位不完全性肠梗阻的表现,后期出现完全性肠梗阻的表现。慢性低位不完全性肠梗阻的表现为慢性间歇性腹痛和腹胀,食欲减退、恶心呕吐,排便习惯改变,经常性腹泻、大便带血、脓血便或便血史。后期出现完全性肠梗阻时表现为典型肠梗阻。这类病人多伴有不明原因的贫血、消瘦、乏力、低热、腹部肿块等。后期可出现水肿、腹水、全身转移、恶病质等。老年大肠癌性梗阻表现有以下特点:

1. 老年人机体反应力低,对疼痛的敏感性差,腹痛程度不剧烈,有的仅表现为腹部隐痛。

2. 早期不出现呕吐,只有到后期才会发生呕吐,一般不频繁,呕出粪水样物。

3. 明显的腹胀,肠鸣音亢进不显著,有时出现肠绞窄、腹膜炎时亦无明显腹肌紧张。

4. 完全停止排气排便较少,常有排便习惯改变,腹泻、大便带血、脓血便的表现。

5. 有明显脱水、电解质和酸碱平衡紊乱和中毒症状。

6. X 线多表现低位肠梗阻表现,CT 常提示结肠肿瘤。

【诊断】 出现典型肠梗阻表现老年人多能明确诊断。早期的表现为慢性低位不完全性肠梗阻时误诊率很高。误诊原因分析如下:

1. 由于老年人体质弱,反应能力低,肠梗阻的症状和体征不典型。

2. 常与其他腹部疾病同时存在,易误诊为其他腹部疾病,忽视了大肠癌的存在。

因而,提高大肠癌的警惕性最为关键,同时需仔细询问病史,认真体检,采取必要的辅助检查。

【治疗】 大肠癌性梗阻应遵循老年肠梗阻治疗原则,即纠正因肠梗阻所引起的全身生理紊乱和解除梗阻。具体措施包括非手术治疗和手术治疗。非手术治疗参考总论,本节重点讨论手术治疗。

1. *手术时机* 手术治疗是解除老年大肠癌性梗阻的根本方法。大部分大肠癌性梗阻经过一段时间的禁食和胃肠减压等非手术治疗,病情缓解,进行肠道准备后手术,安全性可大大提高。可是,由于大肠癌性梗阻为闭襻肠梗阻,一部分老年大肠癌性梗阻入院时病情即危重,出现感染性休克和心肺功能衰竭,处理不及时易导致肠破裂、腹膜炎等;或在非手术治疗过程中出现症状和体征加重,出现感染性休克和中毒症状等情况,应及早手术治疗。

2. *手术方法*

(1)经过肠道准备的大肠癌可行癌根治术,一期肠吻合。

(2)梗阻未解除,急诊手术的老年人,需根据病人的全身情况、梗阻部位和程度采取不同的方法。

①右半结肠癌:可行右半结肠癌切除、一期肠吻合术。小肠扩张,积液积气,需行小肠减压。

②左半结肠癌:可行左半结肠癌切除、肠造口术或仅行肠造口术、左半结肠癌二期切除。小肠扩张,积液积气,需行小肠减压。

③直肠癌:可行直肠癌切除、肠造口术或仅行肠造口术、直肠肠癌二期切除。小肠扩张,积液积气,需行小肠减压。

近来有人主张在左半结肠癌和直肠癌梗阻中采用结肠一期吻合术。在切除癌肿后,采用经回盲部向远端结肠大量生理盐水进行灌洗,彻底清洗结肠,最后用灭滴灵和庆大霉素盐水进冲洗肠腔,再作肠道重建吻合。经统计,吻合口瘘发生率低。结肠一期吻合术避免了分期手术住院时间长,承受多次痛苦,再次手术时已难以达到根治治疗的目的。目前主张一期切除吻合越来越多。

四、腹外疝性肠梗阻

各种腹外疝嵌顿引起肠梗阻占老年肠梗阻的第三位，约占12%。其中腹股沟斜疝和股疝最常见。

【病因】 腹外疝是引起肠梗阻的最常见原因之一，老年人肌肉萎缩，腹壁强度减弱，同时多存有腹压增高的因素，如慢性咳嗽(慢性支气管炎)、便秘、排尿困难(前列腺肥大)、腹水、腹腔大肿瘤等。因而，老年人极易出现腹外疝，进而出现嵌顿，甚至绞窄。引起老年肠梗阻的腹外疝有腹股沟斜疝、股疝、切口疝、白线疝、闭孔疝、腰疝等。腹外疝发生嵌顿或绞窄后出现不同程度的机械性肠梗阻。最易造成肠梗阻的腹外疝是股疝和腹股沟斜疝。嵌顿性腹股沟疝多见于男性，几乎都为腹股沟斜疝，股疝病人常为女性。

【临床表现和诊断】 腹外疝在急性嵌顿、绞窄后引起肠梗阻。许多嵌顿疝的患者，患病前有强体力劳动，用力咳嗽或便秘后用力排便等使腹内压突然增高的诱因。嵌顿腹外疝发病时疝块常突然出现，并很快胀大，伴有持续性胀痛并进行性加重。疝如不还纳，数小时后，可出现阵发性腹痛，恶心、呕吐，腹胀，停止排便排气等急性肠梗阻的征象。嵌顿腹外疝转变为绞窄后，可出现疝块周围组织和全身感染征象，甚至中毒症状。

查体，局部可见疝块，股疝疝块较小，从腹股沟韧带下方膨出。腹股沟斜疝疝块较大，占据腹股沟韧带上方和阴囊。疝块张力高，触痛明显。腹胀明显，腹部有压痛，反跳痛和肌紧张，肠鸣音亢进。

超声检查提示疝囊内充气和积液的肠管。X线检查和CT检查提示典型小肠梗阻的表现。

出现上述典型临床表现时，诊断一般不难。事实上，临床上出现延误诊断病例很多，尤其是老年人。经总结可归纳下面几方面原因。

1. 老年人对疾病反应力降低，急性嵌顿时局部疼痛不剧烈。部分老年人就诊时主诉不清。

2. 医生查体不全面，由肠梗阻表现掩盖而忽视了对腹股沟区等特殊部位的检查。

3. 腹股沟肿物较小，易误诊为其他肿块(脂肪瘤)、脓肿和腹股沟淋巴结炎等。

4. 闭孔疝嵌顿因疝块较小，不易在腹部查及，其隐匿性强。因而，对所有的急性肠梗阻老年病人均应仔细检查有无腹外疝嵌顿的情况。

【治疗】 诊断清楚的各种嵌顿性腹外疝均急诊手术治疗。手法复位因效果不确切而又有挤破肠管的危险，应慎重，特别是嵌顿时间长、疝块周围出现炎症老年人，不应手法复位。

术前有水、电解质和酸碱平衡失调的应尽量纠正，给予抗生素，胃肠减压。

术中判断嵌顿的肠管生机十分重要。解除压迫后，如肠管淤血减轻，有弹性，恢复蠕动，并有动脉搏动时，可认为肠管具有生机，可纳入腹腔内。若判断困难，可用温盐水纱垫覆盖或将此段肠管送入腹腔，15～20min后再仔细检查。如还纳有困难，可切开疝环，或将膨胀的肠管内容物慢慢向近远端肠管推送，如仍判断困难或可疑坏死时，可按坏死切除。如肠管已经坏死，行坏死肠段切除，一期吻合小肠，然后行疝囊高位结扎，一般情况下，肠段切除后一般不做疝修补，待情况好转稳定时再进行二期手术修补。未做肠段切除可以行疝修补术。近年来已广泛应用各种补片进行无张力疝修补技术，可用于嵌顿疝修补术中，效果更好。

第四节　老年急性阑尾炎

【病理特点】　老年人的各个脏器都在不断退化，生理储备下降，整个机体的免疫防御能力降低。老年人阑尾壁萎缩变薄，淋巴滤泡逐渐退化消失，阑尾腔变细，甚至完全闭锁，加之老年人血管大多硬化，阑尾动脉在硬化基础上易因炎症而栓塞，因此阑尾一旦感染，发展较年轻人快，穿孔也较早，并易发展成坏疽性阑尾炎。再加上老年人大网膜萎缩，炎症不易局限，阑尾一旦穿孔，易致弥漫性腹膜炎。

【临床特点】　老年人机体反应能力差，阑尾炎的症状常不典型，其临床表现常比病变程度轻，也缺乏典型的转移性腹痛。虽然全身情况较重，但腹部阳性体征较少，起病时甚至腹部可无任何表现，以后才查出右下腹的压痛，由于腹壁肌肉萎缩或脂肪过多，腹肌紧张常不明显，可有明显的腹胀，甚至可有类似小肠机械性肠梗阻的体征。约 25％的老年阑尾炎可无发热，白细胞计数也无明显升高。也有表现为原因不明的弥漫性腹膜炎而住院者。因老年人急性阑尾炎的临床表现不明显，手术往往被延迟，阑尾穿孔、腹膜炎的发生率较高，约 32％左右的阑尾在手术时已穿孔，故老年人阑尾炎的病死率比年轻人高几倍，死于阑尾炎的病人中，老年人占一半以上。当然，这和老年人常合并有其他系统疾病，耐受力较差等也有关。因此在诊断时不应因老年人自觉症状不重而忽视。阑尾区压痛和腹肌紧张在老年人急性阑尾炎中虽不如年轻人明显，但仍然是诊断中的重要依据。

老年人急性阑尾炎可能是结肠癌临床表现的一个信号，对此必须予以足够重视。

【诊断】　尽管老年人反应弱，临床表现不典型，但右下腹压痛仍是急性阑尾炎存在的最可靠体征，45％～60％患者肛门指诊时也可有直肠右侧压痛。白细胞计数增加或核左移对于帮助诊断有指导意义，但白细胞计数无特异性，不能单凭它来明确或排除急性阑尾炎的诊断。如有可疑应短期观察反复检查。对已出现弥漫性腹膜炎征象的患者，腹腔穿刺抽液可以帮助明确诊断。B 型超声及计算机体层扫描（CT）检查在协助诊断中有一定的作用。腹平片对阑尾炎的诊断可能有一定帮助。

【鉴别诊断】

1. *局限性回肠炎*　虽然典型的局限性回肠炎常有多次腹痛发作及腹泻史，病人发热、贫血、一般情况差，因此不难与急性阑尾炎相区别。但不典型急性发作时，右下腹痛、压痛及血白细胞增多与急性阑尾炎相似，必须通过细致临床观察，发现局限性回肠炎所致的部分肠梗阻的症状与体征（如阵发性绞痛和可触及条状肿胀肠襻），才能分辨。

2. *Meckel 憩室炎*　多数 Meckel 憩室炎有类似阑尾炎的临床表现，不易鉴别。但憩室炎往往无转移性腹痛，局部压痛点也在阑尾点之内侧，多见于儿童，有或曾有黑粪史，因为1/3 Meckel 憩室中有胃黏膜存在。所以细致分析，可与急性阑尾炎相区别。

3. *其他回盲部疾病*　如肠伤寒穿孔、回盲部结核、盲肠癌等均可出现与急性阑尾炎相似的临床现象。但只要细致分析，可以辨明。

4. *溃疡病急性穿孔*　为常见急腹症，发病突然，腹痛起自右上腹偏中，当穿孔漏出的胃肠液沿右结肠旁沟流至右下腹时，可出现类似阑尾炎的转移性腹痛和局部压痛、反跳痛，如不细致检查，易误为急性阑尾炎，但溃疡病急性穿孔常有明显溃疡病史，临床表现与周身情况均较阑尾炎严重，出现板状腹和中毒性休克时，诊断可以明确，X 线平片发现气腹，更有助于诊断。

5. *急性胆囊炎*　当胆囊肿胀下垂至右下腹，腹痛放散至右下腹时，易与急性阑尾炎相混淆，但急性胆囊炎的症状与体征均以右上腹为主，常可扪到肿大和有压痛的胆囊，Murphy 征阳性，再加以超声检查，一般鉴别不难。

6. *急性胰腺炎* 当急性胰腺炎引起弥漫性腹膜炎时与坏疽穿孔性阑尾炎有相似之处，稍有疏忽，即可误为阑尾炎。不过此两类疾病严重程度不一，胰腺炎尚有血淀粉酶升高，CT 也有发现，因此易于鉴别。

7. *内科疾病* 不少内科疾病有与急性阑尾炎相似的临床表现。如急性胃肠炎可以有腹痛及全腹轻压痛，但呕吐、腹泻较重，有进不洁食物史，无转移痛和右下腹局限性压痛，因此稍加分辨即可得出正确结论。再如右侧胸膜炎、右下肺炎或心包炎，均可有反射性右侧腹痛，甚至出现右侧腹肌反射性紧张，但缺乏典型急性阑尾炎的腹痛与压痛，并且呼吸循环系统的改变明显，进一步详细检查，可以与阑尾炎区别。再如过敏性紫癜、铅中毒等均可有类似急性阑尾炎的腹痛，但细致观察，即可鉴别。不少内科疾病具有急腹症的临床表现，在诊断急性阑尾炎时必须慎重考虑。一旦误诊而行不必要的手术，可使病情加重，甚至危及病人生命。

【治疗】 只要没有禁忌证，老年人急性阑尾炎的治疗应及早手术，切除阑尾。如诊断明确、预计手术难度不大，应首选麦氏切口可减小手术创伤、降低切口感染及切口疝的发生率。如诊断不清、预计手术难度大可选择右侧旁正中切口或正中线切口以便术野暴露不合适时方便扩大切口。

如果没有发现明确的脓腔，引流会增加并发症的发生率，不提倡常规放置引流管，如须进行引流，引流管不应经手术切口放置。

延迟缝合手术切口曾是穿孔性或坏疽性阑尾炎患者的手术治疗原则，然而近期研究表明：通过提高手术技巧、可吸收细线缝合皮下、应用广谱抗生素，一期缝合穿孔性或坏疽性阑尾炎患者的切口感染率仅为 1%。故切口是否延期缝合应慎重考虑，多数情况无此必要。对于切口缝合后肯定要感染者，可先放置缝线而不结扎，敞开切口，引流包扎，24～48h 后渗液不多时，再将缝线结扎作为二期缝合。目前尚无明确证据证实局部抗生素冲洗可降低切口感染的发生率。

急症手术治疗时，应注意病人全身状况，有无其他系统疾病，注意作好术前准备和术后并发症的预防。年龄并非手术禁忌的条件，在目前的良好麻醉、先进的加强治疗（ICU）的条件下，无重要并发症的高龄病人完全能耐受阑尾手术。重要的是在围手术期控制和管理好并发症所产生的影响，使老年人安全度过手术期。

参考文献

[1] 吴阶平，裘法祖．黄家驷外科学．6 版．北京：人民卫生出版社，1999

[2] 黄洁夫．腹部外科学．北京：人民卫生出版社，2001

[3] 王怀经．局部解剖学，北京：人民卫生出版社，2003

[4] 王吉甫．胃肠外科学．北京：人民卫生出版社，2000

[5] 皮执民．消化外科学．北京：人民卫生出版社，2002

[6] ［美］Mark B. Taylor．胃肠急症学．北京：中国协和医科大学出版社，2000

第11章　结、直肠与肛管疾病

第一节　乙状结肠扭转

肠扭转是一种较严重的肠梗阻类型，常可在短时期内发生肠绞窄、坏死。肠扭转最常见扭转部位为乙状结肠，占60%～75%。乙状结肠扭转常见于老年人，又以男性为多见，占老年肠梗阻2%左右。乙状结肠扭转是乙状肠襻沿肠系膜长轴旋转而造成闭襻性肠梗阻。常因为乙状结肠襻及其系膜过长。扭转后乙状结肠腔受压而变窄，引起梗阻，同时，扭转肠管易发生血液供应障碍，因此，乙状结肠扭转所引起的肠梗阻多为绞窄性。

【病因及病理】　乙状结肠襻和其系膜的长度过长而肠襻两端根部间系膜相对地过短，即容易发生扭转；当肠襻本身的重量增加，常见于食物内纤维残渣多、大便秘结，肠壁上有较大肿瘤等由于重力的关系容易导致扭转发生；另外体位的突然改变，如身体体位突然改变，如旋转、用力弯腰、跳跃等，也能促使肠扭转的发生。

乙状结肠肠襻扭转部位在其系膜根部，多数为逆时针方向扭转，大都为180°～720°。超过180°扭转部位的肠腔即可发生狭窄和梗阻，肠管因系膜血管旋转而发生绞窄。一般扭转越重肠管梗阻及绞窄程度越重。肠扭转后，肠襻形成闭襻性梗阻，乙状结肠肠段内气体、液体都不能排出，肠段明显膨胀，内压迅速增高，压迫肠壁，加重肠壁缺血，早期可造成乙状结肠坏死，进而引起中毒性休克。

二、临床症状和诊断

乙状结肠扭转多见于老年男性，常有便秘病史。临床表现为低位肠梗阻表现，左腹或左下腹部持续绞痛，腹胀，而呕吐一般后期出现。立位X线检查可见巨大充气肠襻，其下两处宽液平。钡剂灌肠X线检查见扭转部位呈“鸟嘴”形改变。

【治疗】　乙状结肠扭转是一种较严重的肠梗阻类型，极易在短时期内发生肠绞窄、坏死，死亡率为10%。主要原因为诊治延误，应及时手术治疗。

1. 乙状结肠扭转复位　将扭转的肠襻按其扭转的相反方向回转复位。复位后如肠系膜血液循环恢复，可将过长的乙状结肠平行折叠，缝合固定于降结肠内侧，也可行二期手术将过长的乙状结肠切除。

2. 乙状结肠切除术　切除乙状结肠坏死肠段，乙状结肠造瘘术，以后再二期手术作肠吻合。也有人采用结肠一期吻合术，但需进行结肠灌洗。

3. 非手术治疗　全身情况较好，确定为非绞窄性乙状结肠扭转可试行。如乙状结肠镜或直肠插管扭转复位，颠簸疗法，推拿疗法等。

第二节　结　肠　癌

结肠癌是常见的恶性肿瘤之一。随着人民生活水平的提高，饮食结构的改变，人口的日益老龄化，结肠癌的发病率呈迅速上升趋势。流行病学调查显示，在北美、西欧结肠癌的发病率是内脏恶性肿瘤的第二位，在我国是全部恶性肿瘤的第三位。而年龄因素是结肠癌的危险因素之一，老年人大肠癌检出率是非老年人的4倍，随着年龄的增加，其发病危险性每7～10年增加一倍，至75岁达发病高峰。在性别方面，男女发病率大致相等，男女比为1.5～2∶1

【病因】 结肠癌的病因尚未明确，流行病学特点显示受环境因素影响较大，与生活习惯、饮食方式有关，受遗传因素影响较小。

1. 生活方式　流行病学调查统计，世界范围内结肠癌发病率差异较大，北美、西欧及澳大利亚发病率较高，在我国，长江中下游及沿海地区为高发区，但较北美、西欧仍有差距。而移民美国的第二、三代华人，结肠癌发病率近似当地人种，移居澳大利亚的波兰人，结肠癌死亡率明显高于本土居民，这可能与生活方式、饮食习惯有关。高脂肪、高蛋白、低纤维类饮食导致结肠癌发病，被认为是改变肠道中胆汁酸和胆固醇含量，而其代谢产物类似多环芳香烃是致癌物质。

2. 癌前病变　文献报道80%的结肠癌系腺瘤演变，平均时间为10～15年。目前公认，绒毛状腺瘤与家族性腺瘤性息肉病是结肠癌前病变，其癌变的发生与基因变化的累积相关。直径小于1cm的腺瘤恶变率仅1%，而大于2cm的绒毛状腺瘤高达40%～50%

3. 慢性炎症刺激　慢性溃疡性结肠炎病程达30年，癌变率可达40%，是正常人的5～10倍。炎症刺激时间越长，癌变概率越高。目前，我国慢性溃疡性结肠炎呈上升趋势，故应予以重视。

4. 环境因素　土壤中钼缺乏，导致硝酸盐在农作物内积聚，而人体硒的缺少，导致机体不能抑制过氧化反应，细胞增殖、癌变。

【病理】

1. 好发部位　右侧结肠癌比例较高，占32.9%～47%，存在近端分布趋势，年龄每增加1岁，分布近端的概率上升2.2%，并随年龄增高，发生梗阻机会较多，近端结肠癌较远端结肠癌趋于晚期的概率高10%，这与近、远段结肠不同的胚胎学起源，生理和功能不同，致癌物质对其作用存在不同潜伏期有关。

2. 大体分类

①肿块型：最多见，占50%左右，以右半结肠多见，肿瘤向肠腔内生长，瘤体较大，表面缺血坏死，形成溃疡、出血，易感染，生长较慢，预后较好。②溃疡型：占30%左右，溃疡局灶型和溃疡浸润型，多为肿瘤坏死，形成大溃疡，区别在于溃疡边缘是否外翻，边界是否清晰。③浸润型：占15%左右，多见左半结肠，肿瘤沿肠壁浸润生长，伴较多纤维组织反应，易致肠腔狭窄形成梗阻。④胶样型：少见，肿瘤外观及切面呈半透明胶冻状，预后差。

3. 组织学分类　老年人以腺癌为主，80%分化程度较好。①乳头状腺癌，肿瘤细胞排列成粗细不等的乳头样结构。②管状腺癌，肿瘤组织呈腺管样或腺泡状结构，依细胞分化程度，分高、中和低分化三种。③黏液腺癌，癌组织中出现大量黏液。④未分化癌，肿瘤细胞弥散成片状或团块状，不形成组织结构，预后最差。

4. 临床病理分期　1984年，我国大肠癌协作组织提出改良Dukes分期：A期：癌肿浸润尝试未穿出肌层，且无淋巴结转移。分为三个亚期：A1期是癌肿局限于黏膜层或黏膜下层；A2期是癌肿侵犯浅肌层；A3期是癌肿侵犯深肌层。B期，癌肿穿出，可侵犯深膜层，黏膜外或邻近组织但无淋巴结转移。C期：癌肿伴淋巴结转移。D期：癌肿伴远处转移或腹腔转移或广泛侵及邻近脏器，无法切除者。TNM分期法见相关章节。

5. 扩散和转移途径　①直接浸润：癌组织由黏膜层向深层浸润，穿透浆膜层向邻近组织或器官侵犯，如十二指肠、子宫附件等；②淋巴转移：是结肠癌最主要的转移途径。多由结肠旁淋巴结→中央淋巴结→肠系膜上、下动脉根部淋巴结→腹主动脉旁淋巴结→左锁骨淋巴结；③血行转移：多由门静脉系统至肝脏，亦可经体循环达肺、肝等；④种植转移：多是晚期病变，癌细胞脱落种植脏、壁层腹膜及网膜上，形成癌结节，广泛腹腔种植可发生癌性腹水。

【临床表现】　老年人组织结构退化，反应迟钝，肿瘤生长较缓慢，早期症状比较隐蔽，一定阶段时才产生一系列症状，故就诊时 1/3 患者已属晚期。

1. 便血、便秘　大便带血、黏液血便是其较早期表现，随病情发展，腹泻与便秘交替出现，至不全梗阻时以便秘为主。

2. 腹痛　多为不确切隐痛，至肿瘤阻塞肠腔时，引起阵发性绞痛。

3. 肠梗阻　结肠癌发生梗阻，多属晚期，左侧结肠发生率较高，易形成闭袢式肠梗阻，进展较快，肠管易坏死穿孔。

4. 贫血、消瘦　多由癌肿破溃出血引起，多易发生右侧结肠，便隐血多阳性，至晚期形成低蛋白败血症，营养不良，消瘦等症状。

全部结肠以脾曲为界，分为左侧结肠和右侧结肠，老年人右侧结肠癌发生率明显呈上升趋势，主要表现便血、腹痛、合并贫血、大便隐血阳性，而左半结肠癌多以梗阻，便秘为其特点。

【诊断】　老年人起病隐匿，症状多不典型，故应警觉早期症状，详细询问病史，全面体格检查，对有大便习惯改变，不明原因的贫血、消瘦，不确切部位的腹痛，大便隐血、便血或便秘。应进一步检查。①大便隐血试验，结肠癌患者多为阳性。②腹部平片，对结肠癌伴梗阻者，可见液气平。③纤维结肠镜，是结肠癌最可靠的检查手段，不仅直接观察病变位置、大小、形态，亦可进行病理学检查，明确诊断。④对不能耐受纤维结肠镜或肿瘤较大形成梗阻者，采用三维 CT、CTVE 检查，多能获得满意结果。⑤老年体弱，耐受力差，目前钡灌肠较少使用。⑥血 CEA 升高对诊断有一定价值。

【治疗】

1. 手术综合治疗　结肠癌宜采用手术为主的综合治疗。手术方式和切除范围应根据肿瘤部位、病变浸润程度和转移范围，是否伴有梗阻等情况而定。病变早期局限者应行根治性切除，对于高龄，体弱者，可选用腹腔镜下根治性结肠癌切除手术。对于病变局部浸润范围较大者，宜采用术前化疗缩小肿瘤，降低分期，再根治切除的办法。对于局部病变无法切除或广泛转移者，为防止梗阻，宜行内转流术或近段结肠造瘘手术。对于合并肝转移者，条件合适，转移单发或一叶多个病灶，患者可耐受，建议一期同时切除。对于合并肠梗阻，急诊手术者，右半结肠术中充分减压，一期切除、吻合为主。左半结肠宜采用肿瘤切除，近端结肠造瘘，条件适合，二期造瘘还纳肠吻合的办法。

结肠癌手术范围是肿瘤所属肠襻及淋巴结引流区域一并切除。

(1)右半结肠切除术：适用于回盲部至结肠肝曲部位癌，应切除回肠末端 15cm、盲肠、升结肠、右半横结肠、大网膜、胃网膜血管，切断并切除回结肠动脉、右结肠动脉、结肠中动脉右侧支及所属淋巴区域。扩大切除范围还包括结肠中动脉左支及所属淋巴结。

(2)横结肠切除术：适用于横结肠中段癌，切除范围包括肝、脾曲的全部横结肠及系膜段淋巴结和全部大网膜。

(3)左半结肠切除术：适用于结肠脾曲和降结肠癌，切除范围包括降结肠，部分或全部乙状结肠和左半横结肠及其肠系膜下动脉淋巴区域和大网膜。

(4)乙状结肠切除术:适用于乙状结肠癌,切除范围包括全部乙状结肠,部分降结肠,上段直肠及系膜淋巴结。

2. 围术期准备 术前重视心、肺、肾等重要脏器功能的判断及改善,术后注意生命指征的监测及合并症的治疗。

(1)对于慢性肺部疾患如支气管炎、肺气肿,术前控制肺部感染,改善心、肺功能。术后加强叩背推痰,雾化吸入。

(2)对于高血压、冠心病、心功能不全者,术前控制血压,纠正心功能,术后补液速度均匀,容量适当,有效镇痛,减少心脏负担,防止心衰发生。

(3)糖尿病患者术前期控制血糖小于11.1mmol/L,急诊控制血糖小于13.9mmol/L,术后应用胰岛素泵控制血糖,避免酮症酸中毒、高渗性昏迷发生。

(4)营养不良者,术前予充分营养支持。

(5)急诊合并肠梗阻者,术前纠正水电解质紊乱,术中谨慎麻醉,心电监护,仔细操作,减少出血,避免不必要损伤。

(6)术前充分肠道准备,减轻术中污染,保证肠创口良好愈合。术前三天,低渣半流食,果导片口服。术前2天,33%硫酸镁口服液30ml分别10时、14时、18时口服,20时0.2%肥皂水灌肠。术前1天33%硫酸镁口服液30ml分别10时、14时口服。同时,术前2天始,分别于10时、14时、23时新红康0.5,灭滴灵0.2口服。

(7)术后加强ICU生命指征监测,控制合并疾病。

(8)术后使用广谱抗生素,加快创口愈合,防范感染发生。

3. 化疗 老年人体弱,选择化疗应视患者体质及肿瘤分期慎重决定,Dukes A、B期结肠癌根治切除术后,不需化疗;Dukes C患者选用辅助化疗,一般采用5-FU+四氢叶酸方案。目前,随着口服化疗药的发展,对于老年人,推荐口服希罗达治疗。

【预后】 老年人结肠癌预后较好,5年生存率达50%。

参考文献

[1] 汤钊猷.现代肿瘤学.2版.上海:上海医科大学出版社,2000:775-818

[2] 戴自英.实用内科学.9版.北京:人民卫生出版社,1994:1274-1379

[3] 喻德洪.现代肛肠外科学期学.北京:人民军医出版社,1997:367-375

[4] Davila J, El-Scrag H. Raoeneck r. A6012. there. true “shlft” to the right in the inadence of colorecral caller Ann. Epidemiol, 2002:120-515

[5] 栾大立.青年人与中老年人结肠癌临床病理及预后对照研究.中华胃肠外科杂志,2001,4(2):91

[6] Ghahre mani GG, Dowlatshahi K. Colorectal carn carcinomas: diagnostic implications of thair changing freguency and anatomic distribution world . J Surg ,1989,13:321-324

[7] Gonzalez EC, Roetzheim RG, Ferrante JM, et al, Predictors of proximal US, Distal Colorectal cancers. Dis colon Rctum, 2001, 44:251

[8] Greenlee R, Murray T, Boldden S, et al. Cancer statistics, 2000. Cancer J Clin, 2000, 50:7-33

[9] Margjie CJF, Jansen H, Bas BM, et al . Dietary fiber and plant foods in relation to colorectal cancer. Mortality: Seven Countries study . Int J Cancer, 1999, 81:174-179

[10] 刘宝善,许玉成.大肠肛门肿瘤学.成都:四川科学技术出版社,1998:75-86

[11] Nilsson D, Johansson C, Glimelins B, et al. Sensitivity and specitivity of CA242 in gastrointestinal cancer.

A comparison with CEA. CA50 and CA199. Br J Cancer,1992,65(2):215
[12] Greenburg AG,Salk RP,Pridham D. Infuence of age on moetality of colon surgery . Am J Surg,1985,150:65-69
[13] Avital S,Kashtan H,Hadad R,et al. Survival of colorectal carcinoma in the elderly . Dis Colon REctum ,1997,40:523-529
[14] 黄家驷外科学.6 版.北京:人民卫生出版社,1999
[15] Ghahremani GG,Dowlatshahi K. Colorectal carcinomas:diagnostic implications of their changing frequency and anatomic distribution . World J Surg,1998,13:321-324
[16] Gonzalez EC,Roetzheim RG,Ferrante JM,et al. Predictors of proximal vs distal colorectal cancer. Dis Colon Rectum,2001,44:251-258
[17] Gervaz P,Bouzourene H,Cerottini JP,et al. Dukes B colorectal cancer:distinct genetic categories and clinical outcome based on proximal or distal tumor location . Dis Colon Rectum,2001,44:364-373

第三节　直　肠　癌

直肠癌是常见的恶性肿瘤之一,随着人口的老龄化,直肠癌的发病率呈上升趋势,70%的直肠癌发生在 65 岁以上,据国际癌症研究会统计,老年女性直肠癌发病率为 64/10 万,仅次于乳腺癌居第二位,男性略多于女性,男女之比为 1.1～1.4:1.0,且直肠癌多发生于直肠中下段,则是我国老年直肠癌流行病学特点。

【病因】

1. 饮食因素　流行病学证实高脂肪、高蛋白和低纤维素饮食是直肠癌高发因素,机制可能是大量胆汁进入大肠,低纤维饮食导致短链脂肪酸缺乏,大肠 pH 值上升及肠道菌群改变引起。而食物中微量元素,硒、锌和维生素 A、维生素 C、维生素 E、叶酸的缺少,患者易患直肠癌。

2. 息肉　直肠腺瘤性息肉属癌前病变,从正常腺细胞→早期腺瘤→晚期腺瘤→腺癌发展缓慢,需 10～15 年的时间,资料显示,老年直肠癌患者同时合并腺瘤病变高达 40%,故腺瘤性息肉恶变在老年直肠癌病因中具有重要意义。

3. 炎性肠病　炎性肠病多发于中、青年,长期慢性刺激导致不典型增生发生恶变,文献报道 3%～5%的 Crohn 病发生恶变,演变的总时间可达 10 年,之后,癌变率以每年 1.0%速度递增,30 年时高达 34%。

4. 其他　老年人直肠癌还可能与老年人基因突变,或激素代谢紊乱有关。

【病理学和临床分型】　老年人直肠癌发展相对缓慢,病情多属中晚期,大体类型以浸润型为主,病理类型以高分化腺癌多见。

1. 中晚期直肠癌的大体分型　①隆起型:肿瘤腔内生长,呈结节状、息肉状或菜花状,界清,可有蒂或广基,质硬,剖面均质、灰白或灰黄色。②局限溃疡型:肿瘤外观呈火山口状,肿瘤底部溃疡向肠壁深层浸润,溃疡边缘围堤状隆起。③ 溃疡浸润型:肿瘤状似溃疡,向肠壁深层及周围浸润生长,分界不清。④浸润型:肿瘤沿肠壁各层浸润生长,肠壁增厚,表面无明显隆起或溃疡,易致肠腔狭窄。

2. 组织学分型　①管状腺癌,癌组织主要有腺管状结构组成,以高、中分化腺癌多见;②黏液腺,癌组织中大量黏液为其特征;③印戒细胞癌症,癌细胞似印戒状,呈中、小圆形细胞,内充满黏液,核偏于一侧;④乳头状腺癌,癌细胞呈柱状,有不同分化程度,排列不齐;⑤未分化癌症，癌细胞弥漫成片，不形成结构，浸润明显，易侵入小血管及淋巴管，预后最坏；⑥腺鳞癌，少见。

3. 临床分期 Dukes分期简单实用，是临床工作中常用的直肠癌分期方法。A期：癌肿局限于直肠壁内。B期：癌肿侵出直肠壁外。C期：只要淋巴结转移均属于C期。肠周淋巴结转移属C1期。肠系膜淋巴结或肠系膜下血管根部淋巴结转移属C2期。D期：癌肿无法切除或伴远处转移。1998年我国学者提出了改良的Dukes分期法，即A期分A0期：癌肿局限于黏膜层，未侵犯黏膜肌层。A1期：癌侵犯黏膜下层。A2期：癌肿侵犯肌层。

4. 转移和扩散 ①直接蔓延，直肠癌可向上、下及环腔生长，据肿瘤生物学特点不同，绕肠一周需1～2年，浆膜层有防止癌肿向外扩散的能力，而腹膜外直肠癌可向周围浸润生长，侵及邻近脏器，如前列腺、膀胱、阴道、子宫等，手术切除较为困难。②种植转移，腹腔内直肠癌侵透浆膜层可发生盆腔种植，亦可种植于大网膜、肠系膜上，但临床工作中并不多见。③淋巴转移，直肠癌淋巴转移有上、中、下三个方向，向上沿直肠上动脉，肠系膜下动脉至主动脉周围淋巴结是其主要转移途径。当此途径受阻后，可逆向转移至低于癌肿的淋巴结，直肠中下段癌也可经侧方途径转移至髂内淋巴结，达腹股沟区淋巴结。④血行转移，直肠癌经门静脉系统转移至肝脏是最常见部位，老年人高分化癌多见，此转移途径并不少见。

【临床表现】

1. 排便习惯改变 老年直肠癌最常见症状，当癌肿刺激肠道引起肠功能紊乱，引起大便习惯改变，如大便次数增多，里急后重，腹泻，排便不尽感等。但老年人多合并痔疮，慢性结肠炎，功能性便秘，且痛觉反应低下，较易引起误诊。

2. 便血 当癌肿较大，坏死脱落形成溃疡或伴感染时，可出现大便带血，脓血便和黏液血便。而早期少量出血，由于老年人反应迟钝，视力差，极易忽视。

3. 梗阻症状 中晚期直肠癌易形成肠腔狭窄，腹痛，腹胀。晚期癌肿侵犯周围组织，引起尿频、尿血、阴道流血等症状，侵犯骶前或闭孔神经时，引起剧烈性疼痛，亦可穿透膀胱或阴道形成直肠膀胱瘘或直肠阴道瘘。发生肝转移时可发生腹水，黄疸，贫血等。

【诊断】 老年人生理功能退化，反应迟钝，肿瘤生长缓慢，起病隐匿，症状不典型，发病早期不能自察而延误就诊，且合并症多，误诊率较高。

1. 直肠指诊 是中低位直肠癌简单、实用、可靠的检查方法。患者可取蹲位或左侧卧位，检查者示指轻按肛门，缓慢进入，明确肿痛的形态、范围、侵犯程度及距肛缘距离。如肿瘤位于直肠前壁，应查明与前列腺或阴道后壁关系，对婚后妇女应双合诊检查，检查应细致，轻柔，避免微小癌灶的遗漏。

2. 内镜检查 内镜检查进一步明确肿痛形状、大小、范围，活组织病理检查明确诊断，并能排队或诊断大肠其他部位的同时性多原发性大肠癌。

3. 钡剂灌肠 较少采用，主要为了排除多发性大肠病变，了解病灶大小、形态。

4. 盆腔CT(三维CT) 盆腔CT明确肿瘤部位、大小、形态、浸润深度与周围邻近脏器的关系及周围淋巴结的转移程度。三维CT还可以行大肠的仿真内镜检查及癌肿供应血管的三维重建，对外科手术有一定的指导意义。

5. 超声内镜 据文献报道对直肠浸润深度、肠壁外浸润程度及肠周淋巴结状态的诊断有重要意义。目前超声内镜被认为是直肠癌手术前分期的标准方法。大量资料显示超声内镜比CT、MRI在判断肿瘤的侵犯深度方面有明显优势，且简单、重复性好。

6. 光电子发射断层(PET) 通过将肿瘤细胞代谢活动中的特异成分进行标记来对肿瘤

的行为进行体内评价，在体外通过对这种成分的显示来评价肿瘤。用来标记的发射性同位素应用最广的是DOG。多用于肿瘤的良恶性判断，病程分期与预后，肿瘤疗效及残留、复发的定位。

【治疗】 手术切除是老年直肠癌的主要治疗手段，手术方式的选择要权衡患者的全身情况，解决主要问题，延长生命，提高生活质量为前提，全面估计手术的必要性和危险性，应用新型吻合器吻合技术，缩短手术时间，不应因高龄、合并症多而放弃根治性切除手术，而高龄也不应成为中低位直肠癌保肛手术的禁忌证。对于全身情况差、体弱、耐受根治性切除者可采用Hartmann手术。

1. 腹会阴联合切除术(Miles手术) 适用于距离肛门7cm以内直肠癌，切除范围包括乙状结肠下部及其系膜和全部直肠，肠系膜下动脉和周围淋巴结，肛提肌，坐骨直肠窝内脂肪，肛管和肛门周围皮肤约5.0cm以及全部肛管括约肌，乙状结肠左下腹壁永久性人工肛门造瘘，缺点手术创伤大，老年人自理能力较差，人工肛门护理较难。

2. 直肠前切除术(Dixon手术) 适用于直肠癌下缘距肛门7.0～10.0cm以上，基于直肠全系膜切除理论和吻合器的使用，此类手术比例逐年上升。缺点是术后一定难度的便失禁难于避免，但多为短期，经一定处理后多有改善。

3. 经腹直肠切除，永久性结肠造口(Hartmann) 适用于不能一期切除者，经腹直肠肿瘤切除，远端直肠封闭，近端结肠造口，缺点是根治性差。

4. 内镜手术 随着手术技术的发展，器械的不断改进及腹腔化疗的进展，肿瘤切除，术后复发，切口种植转移的发生率，腹腔镜直肠癌手术已取得了与开腹手术相似的手术效果。我院自2003年始共施行腹腔镜辅助下中低位直肠癌保肛手术32例，术后随访无切口种植，术后复发及术中淋巴结清除数目较同期开腹手术无明显差别。

5. 围手术期处理 老年人生理功能减退，耐受力下降，手术风险大，对于合并呼吸系统，心血管系统，糖尿病患者，围术期处理甚为重要。①全面了解病情，评估预后。②纠正低蛋白血症、贫血。③肠道准备。④抗生素使用遵循广谱、高效、短期的原则。⑤高血压的处理，术前使用降压药物至手术日晨，血压降至18.7/12kPa左右。⑥冠心病的处理，术前β受体阻滞药、钙拮抗药和硝酸酯类药物，常规使用至手术日晨，阿司匹林术前1周停用，术后充分给氧，防范低血钾发生。对心衰患者，控制心衰4周后方可手术，术前后静脉应用西地兰、多巴胺等。⑦慢性支气管炎、肺气肿处理，术前评价肺功能，术后预防肺内感染、肺不张，保证氧供，加强肺部护理，防范ARDS发生。一旦发生呼衰，保证机械通气。⑧糖尿病处理：术前3天应用胰岛素治疗，控制血糖7.2～8.9mmol/L，尿糖(＋)以下，酮体阴性，术后根据血糖变化，应用胰岛素泵控制血糖，同时防范酮症酸中毒，纠正低钾，低磷等。

【预防】 老年人作为直肠癌高危人群，应建立良好的饮食习惯，合理膳食，避免高脂肪、高蛋白饮食，易富含纤维、维生素饮食，及时处理慢性炎性肠病，注意药物副作用，定期便隐血检查，早期发现肿痛。

参考文献

[1] Phillips PS, Farquharson SM, Saxton R, et al. Rectal cancer in the elderly: patients' perception of bowel control after restorative surgery. Dis Conlon Rectum, 2004, 47(3): 287-290

[2] Chiang JM, Chen MC, Changchien CR, et al. Favorable influence of age on tumor characteristics of spo-

radic colorectal distinct patient group. Dis Colon Rectum,2003,46:904-910

[3] 蔡醒华.临床老年病学.天津:科学技术出版社,1986

[4] Matzel KE,Stadelmaier U,Muehldorfer S,et al. Contience after colorectal reconstruction following resection:impact of level of anastomosis. Int J Colorectal Dis,1997,12:80-87

[5] Honecker F,Kohne CH,Bokeeyer C. Colorectal cancer in the elderly is palliative chemotherapy of value. Drugs Aging,2003,20:1-11

[6] 黄定九.老年病学.上海:科学技术文献出版社,1991

[7] Gao JD,Shao YF,Bi JJ,et al. Local excision carcinoma in early stage. World J Gastroenterol,2003,9(4):871-873

[8] San-hua Qing,Karyun Rao,Huryong Jiang,et al. Racial differences in the anatomical distribution of colorectal cancer:a study of differences between American and Chinese patients. World J Gastroenterology,2003,9(4):721-725

[9] Barrir A,Ferrol,Houry S,et al. Rectal cancer surgery in patients more than 80 years of age. Am J Surgery,2003,185(1):57-77

[10] Monfardini S,Balducci L. A comprehensive geriatric assessment is necessary for the study and the management of cancer in the elderly. Eur Jcancer. 1999,35:1771-1772

[11] 汤钊猷.现代肿瘤学.上海:上海医科大学出版社,2000

[12] Catena F,Pasqualini E,Tonini V,et al. Emergency surgery for patients with colorectal cancer over 90 years of age. Hepatogastroenterology,2002,49:1538-1539

[13] 吕厚山,译.结肠与直肠外科学.4 版.北京:人民卫生出版社,2002:632-635

[14] Blook G,Enker W. Survival after operation for rectal carcinoma in ptient over 70 years of age. Ann Surg,1971,174(4):521-529

第四节 直肠肛管周围脓肿

直肠肛管周围脓肿是指直肠肛管周围软组织内或其周围间隙发生的急性化脓性感染,并形成脓肿。脓肿是直肠肛管周围感染的急性期表现,一旦自行破溃或切开引流,形成肛瘘,则呈慢性期表现。老年人生理功能减退,体质弱,疼痛刺激差,表现多种病症的混合感染。

【病因和病理】 大多数直肠肛管周围脓肿来自肛腺感染,老年人直肠松弛,加之肛窦开放,开口向上,多于腹泻、便秘时诱发肛窦炎,感染延及肛腺,并通过腺体的管状分支或联合纵肌纤维向上、下、外三处扩散至直肠肛管周围疏松的结缔脂肪间隙。向下达肛管开口处形成肛周脓肿,最为常见;向上达括约肌间隙形成高位肌间脓肿或骨盆直肠脓肿;向外穿透联合纵肌和外括约肌达坐骨直肠间隙形成脓肿;向后则形成直肠或肛管后间隙脓肿。此外,少数直肠肛管周围脓肿也可来源于老年人肛周皮肤感染、压疮、肛裂、内痔、溃疡性结肠炎等。

国内多以肛提肌为界将直肠肛管周围脓肿分为肛提肌下部脓肿或肛提肌上部脓肿。前者包括肛周脓肿、坐骨直肠窦脓肿,较多见;后者包括骨盆直肠脓肿,直肠后窦脓肿及高位肌间脓肿。

【临床表现和诊断】

1. 肛周脓肿 最常见。多由肛腺感染经外括约肌皮下部向外扩散而成。常位于肛门周围皮下部,一般不大。主要症状是肛周持续性剧痛、行走不便、不能端坐,局部症状多呈明显红肿,触痛,脓肿形成可有波动感。穿刺抽出脓汁证实。而全身感染症状多不明显。

2. 直肠坐骨间隙脓肿 亦较常见。多由感染向外穿透外括约肌形成,脓肿位置深而广,容量高达 90ml,发病时患侧出现持续性疼痛,渐加重,可伴里急后重和排尿困难,全身症状明显,如乏力、发热、头痛、食欲缺乏、畏寒、恶心等。局部症状出现肛门患侧红肿,深压痛,直肠指诊患侧压痛性包块,可有波动感。如不及时切开引流,脓肿多扩散穿透皮肤形成肛瘘。

3. 骨盆直肠脓肿　较少见,老年人痛感高,反应迟钝,加之此病局部症状不明显,发病缓慢,多易漏、误诊。早期局部症状仅为直肠内坠胀不适,排便时加重。检查仅在肛诊触及直肠上部的前侧壁外压痛性包块,可有波动感。穿刺抽脓明确诊断,内镜超声协助诊断作用。

4. 直肠后脓肿　患者局部症状自觉肛门内坠胀感,骶尾部钝痛,可放射至下肢,局部体征肛门后深压痛,直肠指诊直肠后壁波动性包块,可穿刺证实。

5. 高位肌间脓肿　位置深后,发病隐匿,多数患者脓肿破溃,肛门排出脓液为首发症状,直肠镜检查,可见直肠破口,并见脓液溢出。

【治疗】

1. 非手术治疗　原则通便、止痛,使创面愈合。①口服管泻剂或液状石蜡,保持大便通畅。②局部温水坐浴。③应用抗生素。

2. 手术治疗　脓肿切开引流是治疗直肠肛管周围脓肿的主要方法。手术方式因脓肿的部位不同而异。①肛周脓肿在局麻下,放射状切开,充分引流即可。如脓腔与肛瘘相通,可行脓肿切开,切开瘘管及内口周围组织,引流通畅,对于急性期患者,可仅切开排脓,肛瘘二期手术切除的原则。②直肠坐骨间隙脓肿应早期切开排脓,切口应距肛缘 3～5cm,前后方向切口,避免损伤肛门括约肌。引流脓汁超过 90ml,多提示脓肿蔓延对侧直肠坐骨间隙,应仔细探查,充分引流。③骨盆直肠间隙脓肿,手术切口同直肠坐骨间隙脓肿,直肠内手指或超声引导下,经切口置钳穿透肛提肌进入脓腔,扩大创口,胶管引流。④直肠后脓肿,手术操作同直肠骨盆间隙脓肿,注意动作忌粗暴,以免损伤骶前血管。⑤高位肌间脓肿,肛镜下显露脓肿部位,切开直肠壁,充分引流,切缘应缝扎止血。总之,对于直肠肛管周围脓肿,位置高者,直肠壁切开引流;位置低者,肛周切开引流。

参 考 文 献

[1]　黄乃健.中国肛肠病学.济南:山东科学技术出版社,1998

[2]　黄家驷外科学.6 版.北京:人民卫生出版社,1999

[3]　喻德洪.现代肛肠外科学.北京:人民军医出版社,1997

第五节　直 肠 脱 垂

直肠脱垂是指直肠黏膜、肛管、直肠,甚至乙状结肠下端向下移位,脱出肛门外的一种疾病。多见于 60 岁以上老年人,女性较常见。占 80%～90%。只有黏膜脱出者,称不完全脱垂;直肠全层脱出者,称完全脱垂。临床上,完全性直肠脱垂并不多见,长期的完全性直肠脱垂将导致阴部神经损伤,产生肛门失禁、溃疡、肛周皮肤感染,脱垂肠段出血、狭窄及坏死,甚至危及生命。

【病因及病理】

1. 盆底组织软弱　老年人肌肉松弛,经产妇生育过频、过多及分娩时会阴撕裂,均可致盆底筋膜和肛提肌松弛、萎缩,不能支持直肠于正常位置。

2. *长期腹内压增加* 老年人长期便秘、惯性腹泻、前列腺肥大引起排尿困难，慢性支气管炎引起慢性咳嗽等因素，均致腹内压增高，引起直肠脱垂。

3. *解剖因素* 某些人盆底处(Douglas 腔)腹膜较正常低，当腹内压增高时，小肠坠入其中压迫直肠前壁引起脱垂。

目前直肠脱垂病因有滑动疝学说，肠套叠学说，盆腔组织和肛管松弛无力学说等。较为公认的有两种：1912 年 Moschcowitz 提出的滑动疝学说：指在腹腔内脏的压力下，盆腔陷凹处腹膜皱襞逐渐下垂，使覆盖于腹膜部分的直肠前壁压于直肠壶腹内形成套叠，经肛门脱出；另一种学说是 1968 年 Broden 和 Snellman 提出的直肠上段和直乙交界部大肠的环状套叠理论。其共同基础是，手术和造影检查发现较深的直肠团块或较深直肠膀胱陷凹，肠坠入压迫直肠引起脱垂。其典型解剖特征：①直肠自身套叠；②深陷凹的 Douglas 腔；③直肠与骶骨岬松弛；④直肠乙状结肠及系膜过长；⑤盆底肌和肛门括约肌软弱无力。

【分类】 根据脱垂程度，分不完全性和完全性两种。

1. *不完全脱垂(黏膜脱垂)* 脱出部仅为直肠下端黏膜，一般脱出长度不超过 3cm，圆形、红色、表面光滑肿物，黏膜皱襞呈放射状，由两层黏膜组成，与肛门之间无间隙。

2. *完全脱垂* 直肠全层由肛门脱出，脱出长度常超过 10cm，黏膜表面“同心环”皱襞，脱出部为两层肠壁折叠，两层肠壁间有腹膜间隙。

【临床表现】 发病缓慢。初起症状常有便秘，排便习惯改变，里急后重，排便时有肿物自肛门脱出，便后自行复位。随病情发展，肿物脱出次数增加，体积渐大，甚至便后多用手托回肛内。严重者，于咳嗽、行走时即可脱出，多伴有肛门失禁，便液失控，污染内裤。肠黏膜受损溃疡时，可引起出血和腹泻。有时伴有腰骶部坠胀、拖曳，会阴部及股后部酸胀、钝痛。

直肠脱垂可同时伴有其他盆底异常及糖尿病、脊髓膜膨出、马尾综合征、腰间盘脱出症等。

【诊断和鉴别诊断】 直肠脱垂多有长期便秘、慢性咳嗽、前列腺肥大等诱发因素。外脱垂诊断不难，肛门外多见脱垂肠黏膜，部分脱垂肠黏膜呈“放射状”皱襞，质软，便后回缩。完全脱垂呈宝塔样，可见环形直肠黏膜皱襞。直肠指诊肛门括约肌松弛无力。

直肠不完全脱垂多与内痔鉴别。内痔多有反复大便带血、新鲜、量少，时伴内痔脱出，呈梅花状，痔块间正常肠黏膜，肛门括约肌收缩有力，多呈钳闭状态。

直肠内脱垂诊断较难，病史结合直肠指诊诊断率仅为 30％～40％，动态排粪造型可协助诊断。

【治疗】 直肠脱垂的治疗依脱垂的严重程度不同而不同，不完全脱垂多采用保守治疗，完全脱垂则以手术治疗为主。其目的是修复直肠壁薄弱区及松弛的括约肌，提升直肠膀胱陷凹，处理过长的直肠及系膜。

1. *一般治疗* 积极治疗慢性咳嗽、便秘等腹内压增高因素，注意缩短排便时间，便后立即复位。

2. *注射疗法* 将脱垂的直肠黏膜充分暴露肛外，在齿状线上方 0.5 cm 开始选择 1～3 个平面，每个平面选择 3～4 个注射点，再点 0.5～1ml，黏膜下层交叉注入硬化剂，使黏膜和肌层粘连固定。常用药物：① 5％碳酸植物油；② 复方明矾注射液；③ 医用胶；④分别抽取消痔灵注射液、2％利多卡因注射液和灭菌注射液用水，2∶1∶1比例，多用于不完全脱垂患者，具有操作简单，疗程短，效果佳，复发率低，反复使用等优点。

3. *手术治疗* 完全性直肠脱垂手术方法繁多，手术途径有五种：经腹部；经会阴部；经腹腔镜；经会阴和经骶部。目前，后两种途径较少使用。

(1)经腹直肠悬吊及固定术:手术原则:①提拉直肠悬吊、固定;②提升直肠膀胱陷凹,重建盆底;③必要时切除脱垂肠段;④加强肛直环。主要有 Ripstein 手术,将直肠游离至尾骨尖并上提,将 5cmTeflon 网片包绕直肠上部,两端固定骶岬下方的骶前筋膜及骨膜上,网片边缘缝合于直肠前、侧壁,提升盆底陷凹。其他直肠固定术还有 Ivalon Sponge 手术,骶骨上直肠悬吊术,乙状结肠切除术以及 Frykman 手术。

(2)经会阴部手术:该手术优点是不经腹腔,从而避免了骶前出血、盆腔感染、肠粘连等并发症。手术直视下进行,止血彻底,全身干扰小,对年老体弱或合并心肺疾病者尤具优点。其常用术式,Delorme 手术(直肠黏膜袖状切除肠壁折叠术),将脱垂直肠拉出肛外,齿状线上1~1.5cm 环形切开直肠黏膜,黏膜下向上分离至高点,切除黏膜管,将直肠环肌纵行折叠缝合后,远近端肠黏膜对端吻合,而对于预期寿命较短者,亦可选用 Theirsch 环扎术。

(3)经腹腔镜途径:目前,腹腔镜治疗直肠脱垂的手术方式应以临床症状为基础,对有腹泻或肛门失禁者施行腹腔镜 Wells 手术(LWP),而对于无便失禁者应用腹腔镜直肠切除固定术(LRR),术中注意充分游离直肠,避免副交感神经损伤,优点是简化手术,创作小,手术时间短。

参 考 文 献

[1] Bremmer S,Mellgren A,Holmstrom B,et al. Pelvic anatomy and pathology is influenced by distention of the retum:defecoperitography before and after rectal filling with contrast medium. Dis Colon Rectum, 1997,40:1477-1483

[2] Watts AML,Thompson MR. Evaluation of Delome's procedure as a treatment for full-thickness rectal prolapse. BR J Surg,2000,87:218-222

[3] Liberman H,Hughes C,Dippolito A. Evalution and outcome of the Delorme procedure in the treatment of rectal outlet obstruction. Dis colon Rectun,2000,43:188-192

[4] Schultz L,Mwllgren A,Dolk A,et al. long-term results and functional outcome after Ripstein rectopexy. Dis Rectum,2000,43(1):35-43

[5] Heah SM,Hartley JE,et al. Laparoscopic suture rectopexy without resection is effective t reatment for full-thickness rectal prolapse. Dis Colon Rectum,2000,43(5):638-643

[6] Brown AJ,Anderson JH,Mckee RF,et al. Stratery for selection of type of operation for rectal prolapse based on clinical criteria. Dis Colon Rectum,2004,47:103-107

[7] Yamana T,Iwadare J,Mucosal placation with anal encircling for rectal prolape-areview of the Japanese experience. Dis Colon Rectum,2003,46(10):94-99

[8] Madbouly KM,Senagore AJ,Delaney CP,et al. Clinically based management of rectal prolapse. Surg Endose,2003,17:99-103

[9] Tsunoda A,Yasuda N,koyama N,et al. Delorme's procedure for rectal prolapse :clinical and physiological analysis,Dis Colon Rectum,2003,46:1260-1265

[10] Schutz G. Extracorporal resection of the rectum in the treatment of complete rectal prolapse using a circular staping device. Dig Surg,2001,18:274-278

[11] 黄乃健. 中国肛肠病学. 济南:山东科学技术出版社,1998

[12] Richard E,Karalf. et al. Rectal prolapse. Current Problems in Surgery,2001,38(10):771

[13] Beer-Gabel M,Teshler M,Schechtmn E,et al. Dynamic transperineal ultrasound vs defecography in patients with evacuatory difficulty :a pilot study. Int J Colorecyal Dis,2004,19:60-67

[14] Lechaux JP, Atienza P, Goasguen N, et al. Prosthetic rectopexy to the pelvic floor and sigmoidectomy for rectal prolapse . Am J Surg, 2001, 182:465-469

第六节 慢性功能性便秘

便秘不仅是各种消化道疾病的一个症状，亦是一种疾病。流行病学调查显示：60 岁以上老年人便秘发生率高达成 15%～20%。男女比约为 1:4。发病率随年龄增长而升高。

慢性便秘：根椐罗马Ⅱ标准，是指自然条件下，在过去 12 个月中至少 12 周连续或间断出现以下 2 个或 2 个以上症状：① >1/4 时间排便费力；②>1/4 时间粪便是团块或硬结；③>1/4 时间排便不尽感；④>1/4 时间每周排便少于 3 次；⑤>1/4 时间排便梗阻；⑥>1/4 时间排便需手法协助。如能除外全身及消化道器官性疾病，而以功能性改变为特征，则称慢性功能性便秘。

【病因与发病机制】

1. *精神神经因素* 情绪紧张，忧愁焦虑，注意力高度集中或精神遭受刺激，以及一些肛门疾病如肛裂、痔疮等，导致排便时间过长或便意消失，均导致直肠壁上的神经细胞对粪便于直肠内产生的压力感受器变迟钝，形成习惯性便秘。

2. *胃肠道蠕动减慢* 营养缺乏，特别 B 族维生素缺乏，阿片中毒，甲减等，均导致胃肠功能异常。

3. *排便动力障碍* 老年人腹壁松弛，膈肌、腹肌、提肛肌收缩力减弱，排便动力不足，引起便秘。

4. *肠壁神经反射异常* 经常服用泻药，灌肠或肠壁神经细胞受腹泻刺激，应激性减少排便活动，均导致肠壁神经反射降低，虽受足够刺激，亦不能引起适当排便。

5. *肠壁刺激不足* 吃得少，水分不足，纤维成分不足，直肠内容量少，不能产生足够压力，刺激直肠壁神经感受器产生排便反射。

目前，根据排便动力学特点，将慢性功能性便秘分类：①结肠运输功能障碍型，指直肠肛管功能正常，结肠动力障碍，肠内空物滞留结肠及结肠运动缓慢导致便秘。常包括结肠无力性、排便动力缺乏性、肠壁刺激匮乏性便秘。②功能性出口梗阻型便秘。指结肠传输功能正常，由于直肠肛管功能异常所致便秘。包括直肠前突，直肠黏膜脱垂，耻骨直肠肌综合征，盆底痉挛综合征。③综合型，即上述两种便秘的特征均不典型。

【诊断】 首先询问病史，包括发病诱因，周排便次数及量、粪便性质，排除解剖性、器质性、肿瘤性疾病等原因，方可诊断功能性便秘。然后进行结直肠生理学评估，动力学检查以协助诊断。①结肠传输功能试验，定时拍摄腹部平片，了解不透 X 线标志物在肠道内运行情况，区分直肠性或结肠性便秘。②排粪造影，进行排粪动作动、静态结合的检查方法，有助于直肠、肛管解剖及功能性障碍的诊断。③肛管直肠压力测定，判断直肠、盆底功能异常或直肠感觉阈值异常。④球囊逼出试验，有利于判断直肠及盆底肌功能异常。⑤盆底肌电图，可以判断肌源性和神经源性病变。

【治疗】 非手术治疗：①调整心理状态；②改善生活方式，纠正不正确的排便习惯；③积极治疗原发/继发疾病；④ 饮水充足，补充维生素或高纤维素食；⑤各种泻剂的应用。如 PEG4000，液状石蜡，番泻叶等；⑥促动力药应用。如 5-羟色胺$_4$（5-HT$_4$）受体激动药，西沙比利，莫沙必利等；⑦微生态制剂，如丽珠肠乐，整肠生等；⑧中医中药，常用治则有：泻下通腑，扶正攻下，补中益气等。

手术治疗：手术治疗原则是各种非手术治疗无效，各种检查明确病理解剖和功能异常部位，方可手术。

1. 慢传输性便秘

(1)全结肠切除，回－直肠吻合术。

(2)结肠次全切除术，回肠乙状结肠吻合术，盲肠乙状结肠或盲肠－直肠吻合术。

(3)左半结肠切除或乙状结肠切除术仅适用左半结肠通过缓慢或乙状结肠冗长病例。

(4)全结肠切除回肠贮袋－肛管吻合术适用于同时合并直肠无力症病例。

2. 出口阻塞性便秘　①直肠前突手术：轻症黏膜下柱状注射法，以硬化剂呈柱状注入前突的直肠黏膜下层，使其硬化粘连。②经肛门手术：分为松弛黏膜折叠缝合，切除缝合，纵切缝合等术式，一般 1～2cm。方式简单，术后尿潴留为常见并发症。③经会阴手术，包括分离直肠阴道隔，直肠黏膜荷包缝合闭锁，切开阴道后壁，缝叠前突肠壁等。

3. 直肠黏膜脱垂手术

(1)硬化剂注射术，肛外注射法：适于环状直肠黏膜脱垂，黏膜下柱状注射，适用于直肠黏膜前壁脱垂。

(2)排列组合套扎手术：齿状线上套叠处每行套扎 2～3 处，共 3 行，造成瘢痕固定，纠正套叠。

(3)Delorme 手术：经肛环形切除套叠直肠黏膜(4～10cm)，同时修补直肠前突。

(4)经腹固定术：将松弛直肠固定或悬吊于骶前筋膜，适用于骶骨与直肠分离病例。

4. 耻骨直肠肌综合征手术

(1)耻骨直肠肌后方部分切断术，切断部分位置勿过低，否则骶曲加深，疗效不佳。

(2)肛门后位切开挂线术，近尾骨尖处切口，耻骨直肠肌肥厚边缘下方置线拉紧结扎。

5. 会阴下降盆底松弛综合征手术　首先治疗并发症加直肠前突，直肠黏膜脱垂等，然后行盆腔固定手术。①抬高盆底：纠正过深直肠子宫(膀胱)陷凹；②直肠悬吊固定：悬吊于骶岬部位，两侧与侧腹膜固定；③切除冗长乙状结肠；④悬吊后倾之子宫于耻骨后。

参 考 文 献

[1] Wedel T, Robllck UJ, Ott V, et al. Oligoneuronal hypoganglionsis in patients with idiopathic slow-transit constipation . Dis Colon Rectum, 2002 , 45(1): 54

[2] Hecl, Burgart L, Decreased interstitial cell of cajalvclame in patients with slow-transit constipation . Gastroenterology, 2000, 118(1): 14

[3] Elsally M, Norrgar DO. Colonic neuroendocrine peptidellowels in patients with chronic idiopathtic slow transit constipation . UPS J Med Sci, 1998, 103(3): 223

[4] Agachan F, Chen T, Pfeifer J, et al. Constipation scoring system to simplify evaluation and management of constipated patients. Dis Colon Rectum, 1996, 39(6): 681-685

[5] Schiefer B, Stange EF. Motolity diagnosis in chronic constipation . Zntralbl Chir, 1999, 124(9): 775-783

[6] Mason HJ, Serrano-Ikkos E, Kamm MA. Psychological morbidity in women with idiopathic conetipation . Am J Gastroenterol. 2000, 95(10): 2852-2857

[7] Michalets EL, Williams CR. Drug interactions with cisapride: clinic implication. Clin Pharmacokinet, 2000, 39(1): 49-75

[8] Nicholas J, Definitition, Epidemiology, and Impact of Chronic Constipation. Rev Gastroenterol Disord, 2004, 4:3-10

[9] Bouhnik Y, Neut C, Raskine L, et al . Prospective, randomized, parallel-group trial to evaluate the effects of lactulose and polyethylene glycol4000 on colonic flora in chronic idiopathic constipation . Alime Pharm Thera, 2004, 19(8):889-899

[10] Bassotti G, Chiarioni G, Vantini I, et al. Anorectal manometric abnormalities and colonic propulsive impaiment in patients with severe chronic idiopathic constipation . Dig Dis Sci, 1994, 39:1558-1564

[11] Crowell MD, Lacy BE, Schettler VA, et al. Subtypes of annal incontinence associated with bowel dysfunction :clinical physiologic and psychosocial characterization. Dis Colon Retum, 2004, 47:1627-1635

[12] Thompson WG, Longstreth G, Drossman DA, et al. Functionnnal bowel disorders and functional abdominal pain. in: Drossman DA, Talley NJ, Thompson WG, eds. RomeII: Funtional gastrointestinal disorders: diagnosis, pathopysiology, and treatment , 2nd. melan, VA: Degnon Associates, Inc, 2000:351-342

[13] Ronghua Zhao, Enterochromaffinmid serotonin cells are abnormal for patients with colonicinertia. Dis Colon Rectum, 2000, 43:858

[14] Elsally M, Norrgar DO. Colonic neuroendocrine peptidellowels in patients with chronic idiopathic slow transit constipation , UPS J Med Sci, 1998, 103(3):223

第12章　肝脏疾病

第一节　肝　脓　肿

一、细菌性肝脓肿

细菌性肝脓肿是由于化脓性细菌侵入肝细胞所引起的继发性感染。由于肝脏门静脉收集整个消化道的血液及肝动脉的双重血液供应，身体任何消化道及体表感染，均可引发肝脏感染及脓肿形成。另外，胆道末端与十二指肠相通也增加了肝脏感染的可能性。尽管对本病的病因、诊断和治疗方法都有进步，但是临床上仍有一定程度的病死率，其中多发肝脓肿及脓肿引发的合并症是影响生存率的主要原因。而单发性肝脓肿由于早期诊断和合理治疗，其生存率已明显提高。

【病因和发病机制】　全身细菌性感染，特别是腹腔内感染时，细菌侵入肝脏，引起炎症反应。如人体抵抗力弱时，入侵的化脓性细菌会引起脓肿形成。最常见的致病菌是大肠埃希菌和金黄色葡萄球菌，其次为链球菌、类杆菌，偶有放射菌的报道。胆管源性以及门静脉感染以大肠埃希菌为常见，其次为厌氧性链球菌。

1. 胆道系统　是最主要的侵入系统。常见胆囊炎、胆管炎、胆管结石、胆管狭窄或肿瘤阻塞等所引发的胆道梗阻并发急性化脓性胆管炎。细菌沿胆道上行感染肝脏引发肝脓肿。统计国内资料，21.6%～51.5%细菌性肝脓肿是由胆道疾病引发的，其中肝胆管结石并发肝脓肿更为常见。胆道疾病引发肝脓肿常为多发，多发生于肝左叶。

2. 门静脉　坏疽性阑尾炎、痔核感染、胰腺脓肿、菌痢均可引起门静脉属支的化脓性门静脉炎，脱落脓毒性栓子进入肝脏，形成肝脓肿，其发病率国内报道为10%，国外为17.1%。

3. 肝动脉　机体任何部位的化脓性病变，如急性上呼吸道感染、亚急性细菌性心内膜炎、化脓性骨髓炎等并发菌血症时，细菌经体循环经肝动脉入肝，当机体抵抗力下降时，特别是老年人免疫功能低下更易发肝脓肿。

4. 邻近脏器感染直接蔓延　如化脓性胆囊炎，急性胃十二指肠溃疡穿孔脓肿形成，开放性肝外伤等，细菌均可通过淋巴系统或经开放性伤口直接进入肝脏，引起感染，形成脓肿。另外，闭合性肝外伤，特别当肝中央破裂血肿形成后，容易引发细菌感染，若同时伴肝内小胆管破裂时，感染的可能性更大。

5. 其他　有一些原因不明的肝脓肿，约占20.4%，如隐源性肝脓肿，此病可能与肝内已存在的隐匿病变有关。这种隐匿病变在机体抵抗力下降时，特别对于老年人更易引发病原菌在肝内繁殖，发生肝脓肿，隐匿性肝脓肿病人中25%合并有糖尿病。

【病理生理学改变】　化脓性细菌入肝脏后，发生炎症改变的程度与细菌侵入途径、种类、毒性、机体抵抗力强弱和治疗是否及时有效等因素密切相关。对于老年病人，由于机体抵抗力下降，更易发生肝脓肿。化脓菌入肝后，首先形成许多小脓肿，在适当治疗下这些小脓肿多数可吸收或机化。但在病灶密集部位，由于肝脏组织破坏，这些小脓肿可融合成一个或数个大脓肿。细菌性肝脓肿可多发,也可单发。血源性肝脓肿常为多发灶,病灶多见右叶或累及全肝;如感染来自胆道系统,则有胆道扩张管壁增厚,脓肿为多发且与胆管相通,由于反复发作导致纤维增生。肝外伤血肿感染和隐匿性肝脓肿,多数单发性。肝脏血供丰富,在脓肿形成和发展过程中,大量细菌毒素进入血液循环引起严重的菌血症,这一点对老年病人发生更早、后果更严重。病人出现寒颤、高热、表情淡漠、谵妄和昏迷等剧烈全身反应。当脓肿发展至慢性期后,脓肿周围组织肉芽增生,纤维化,此时临床上毒性症状也可减轻或消失。脓肿也可向膈下、腹腔和胸腔破溃。胆道感染引起的肝脓肿还可发生胆道出血等严重的并发症。

【临床表现】

1. 症状　细菌性肝脓肿并无典型的临床表现,急性期间常被原发疾病症状所掩盖。临床上常在某种先驱性疾病(如胆道蛔虫病)以后突然出现寒战、高热和右上腹肝区痛等。

(1)寒战和高热:多为最早的症状,也是最突出症状。体温可高达39～40℃,多为弛张热,伴有大汗、寒热往来、反复发作。

(2)肝区疼痛:由于肝大,肝被膜呈急性膨胀,肝区多表现为持续性钝痛。有时因炎症刺激膈肌或感染向胸膜、肺扩散而引起病人右肩部牵涉痛及刺激性咳嗽和呼吸困难等症状。

(3)全身乏力、食欲缺乏、恶心呕吐:这主要是脓毒性反应及全身消耗结果。病人在短期内出现严重病容,少数还可以出现腹泻、腹胀和难以忍受的呃逆等症状。

2. 体征　肝区疼痛和肝大是最常见体征。右下胸及肝区叩击痛,若脓肿移行于肝表面,其相同部位可出现皮肤红肿,凹陷水肿。若脓肿位于右肝下部,可见右季肋或右上腹饱满,且能触及肿大肝脏或波动性肿块,可有明显触痛和腹肌紧张等。左肝脓肿时,上述体征出现在剑突下。并发胆道梗阻,病人常见有黄疸。病人出现黄疸,但不是其他胆总管梗阻引起的肝脓肿,常表示病情严重,预后不良征象。有的病人可发现右肺底呼吸音减弱、啰音和叩诊呈浊音等。

【诊断与鉴别诊断】

1. 诊断　根据急性胆道和肠道感染或体内、体表化脓性感染或开放性肝损伤的病史,临床上突然发生寒战、高热以及肝区压痛、叩击痛和肝大等,应考虑肝脏内脓肿形成。必要时作进一步详细检查。大部分细菌性肝脓肿血中白细胞计数明显升高,总数为10×10^9～20×10^9/L,中性在90%以上,有核左移现象或中毒性颗粒。肝功能检查也可出现异常,谷丙转氨酶、碱性磷酸酶升高,约10%病人血清胆红素升高。X线检查可见肝脏阴影增大或有局限性隆起。右叶肝脓肿可是膈肌抬高、运动受限、右侧反应性胸膜炎或胸腔积液,右下肺不张,以及膈下有液气平面。左叶脓肿X线钡剂检查有时可见胃小弯受压。B超能分辨肝内2cm脓肿病变,且可以测定脓肿部位、大小及体表深度,为确定脓肿穿刺点或手术入路提供方便。此外,超声还可为非手术治疗及术后的动态观察进行追踪随诊。CT、MRI和肝动脉造影对定位诊断有帮助,特别对多发性肝脓肿的诊断帮助较大。

老年性肝脓肿除与中青年有相似临床表现外还有其自身特点:①多见于老年男性;②因老年敏感性低,上腹痛常不明显,而畏寒、发热较为常见;③常合并低蛋白血症及胸腔积液和腹水。

2. 细菌性肝脓肿须与下列疾病鉴别

(1)阿米巴性肝脓肿:常有阿米巴性肠炎和脓血便史;病程长,全身症状轻,贫血明显;肝大,局部隆起及压痛明显。如粪便中找到阿米巴包囊或滋养体,有助于诊断。

(2)胆囊炎、胆石症:常有反复发作病史,全身反应轻,可有右上腹绞痛伴放射右背或肩胛部，并伴有恶心呕吐；胆囊区压痛、肌紧张，触及肿大胆囊；B 超检查肝脏无液性暗区。

(3)右膈下脓肿：多有腹腔化脓性感染病史，如急性阑尾炎穿孔、胃十二指肠溃疡穿孔后弥漫性腹膜炎或上腹部手术后感染史等。膈下脓肿出现畏寒、发热等全身中毒症状或局部体征不如肝脓肿明显。X 线检查膈肌普遍提高、运动受限，或膈下有液气平面。

(4)肝囊肿合并感染：肝包虫病和先天性肝囊肿合并感染时不易与肝脓肿鉴别，只有详细询问病史和检查才能加以鉴别。

(5)原发性肝癌：巨块型肝癌中心区液化坏死，继发感染易与独立性肝脓肿混淆。但肝癌病史、体征与肝脓肿不同，再结合甲胎蛋白(AFP)检测和 B 超检查，一般不难鉴别。

(6)右下肺炎：肝脓肿史胸部 X 线检查一般无实变的症状。

【治疗】

1. *非手术治疗*　对于急性期尚未局限的脓肿或小脓肿，宜采取非手术治疗。对于细菌性肝脓肿病人中毒症状重、全身状况差，采用大量抗生素控制感染的同时，应积极补液，纠正水电解质紊乱，这一点对于老年病人更为重要。给予维生素 C、维生素 B、维生素 K，必要时少量多次输新鲜血和血浆。抗生素首先选用氨苄西林(或先锋霉素)，待细菌培养及抗生素敏感试验结果再选用有效抗菌药物。对单个较大单发脓肿可在 B 超引导下长针穿刺引流。

2. *手术治疗*

(1)脓肿切开引流术：对于较大脓肿，估计有穿破或已穿破可能，以及胆源性肝脓肿，应在抗生素治疗的同时，进行手术切开引流术。

①经腹腔切开引流术：目前广泛采用的手术方法，适用于多数病人。一般右叶脓肿采用右肋缘下切口，左叶脓肿可上腹部经腹直肌切口。进腹部纱布保护手术野四周，切开脓肿后用手指伸进脓腔，分离腔内间隔组织，用生理盐水冲洗脓腔，腔内放入一根双套管引流进行负压吸引。

②腹膜外脓肿切开引流术：位于右叶前侧和左外叶脓肿，与前腹膜已发生密切粘连，可采用此种术式。

(2)肝叶切除术：适用于慢性厚壁性肝脓肿，引流后长期留有死腔，切口经久不愈；肝内胆管结石合并左外叶多发性肝脓肿。

【预防】　细菌性肝脓肿为一继发病变，早期治疗原发病灶和加强腹部手术后处理，肝脓肿是可以防止的。对于肝脏早期感染，及时加强全身支持疗法，合理应用抗菌素，也可防止肝脓肿形成。近年胆道感染成为肝脓肿重要原因，故应加强对胆道疾病合理正确治疗，这对减少肝脓肿有一定帮助。

二、阿米巴性肝脓肿

阿米巴性肝脓肿是阿米巴肠病最常见的并发症。多数在阿米巴痢疾期间形成，部分发生在痢疾愈合后数周数月。农村高于城市。好发于温、热带地区，在热带和亚热带国家较为常见。

【病因和发病机制】　溶血性阿米巴是人体唯一致病型阿米巴，其生活史中主要有滋养体型和包囊型。滋养体型通常寄生于肠壁组织和肠腔内，在自然环境中极易破坏，不易引起感染。包囊型仅在肠腔内形成，可随粪便排出体外，对外界环境抵抗力强，是重要的传染源。阿米巴包囊污染的食物或饮水被吞食后，在肠道内释放原虫并大量繁殖，侵犯结肠黏膜形成溃疡。阿米巴滋养体经小静脉和淋巴管进入肝脏，在门静脉内繁殖并阻塞门静脉小分支，造成肝组织缺血坏死。同时分泌的溶组织酶，致使肝组织呈点状或斑片状坏死。以后斑点逐渐融合成团块状病变，即形成阿米巴肝脓肿前期。如得不到及时治疗，病变发展急剧，坏死的肝组织进一步溶解液化而形成肝脓肿。

脓肿常见于肝右叶，顶部最常见。典型阿米巴肝脓肿多为单发，极少数为多发。脓肿如不及时治疗，逐渐增大。脓肿可容纳数百毫升脓液，典型脓液为果酱色或巧克力色，黏稠、无臭，一般是无菌的。

慢性阿米巴性肝脓肿常招致葡萄球菌、链球菌、肺炎双球菌、大肠埃希菌的继发感染，形成混合性脓肿。感染后脓液呈黄色或黄绿色，有臭味，白细胞及脓细胞增多。

【临床表现】 本病发展过程较为缓慢，可发生于阿米巴肠病后数周至数年内。病人60%有脓血等痢疾病史。体温多持续在38～39℃，多为弛张热或间歇热。如继发细菌感染，体温可达40℃以上。病人常有食欲缺乏、腹胀、恶心、呕吐、消瘦，病人常出现贫血，10%～20%的病人有轻度黄疸。局部症状以肝区疼痛为主，常为持续性胀痛，深呼吸、咳嗽可加重。病人可出现肋间隙饱满，局部皮肤水肿。较大脓肿可出现右上腹膨隆，可有压痛、肌紧张，肝区叩击痛明显。

【诊断与鉴别诊断】 中年人尤其男性长期有不规则发热、食欲缺乏、贫血、肝区痛或叩击痛，特别同时伴有痢疾病史时，应考虑为阿米巴肝脓肿。下列检查对确诊有重要意义：①反复检查新鲜大便，寻找阿米巴包囊和滋养体；②乙状结肠镜检刮去肠黏膜溃疡组织，寻找阿米巴滋养体；③B超检查见脓肿为不均质的液化暗区，与周围肝组织分界清；④肝穿刺吸脓见典型果酱色无臭脓液，诊断即可确立；⑤X线检查见肝脏阴影增大，右膈肌抬高，运动受限。有时可伴有胸腔渗出、肺实质变或肺不张；⑥可用抗阿米巴药物如用甲硝唑或氯喹啉试验治疗。如治疗后体温下降，肝肿块缩小，诊断即可确立。

阿米巴性肝脓肿需注意与下列疾病鉴别：

1. *细菌性肝脓肿* 细菌性肝脓肿起病急，脓肿常为多发，全身中毒症状明显，呈弛张热。

2. *原发性肝癌* 多有乙型肝炎病史，80%合并有肝硬化。肝质硬并有结节。结合AFP检测、超声、CT或肝动脉造影检查不难鉴别。

3. *膈下脓肿* 常继发于胃十二指肠穿孔、阑尾穿孔或腹腔手术后。X线检查可见患侧膈肌抬高、活动受限或消失。如膈下发现液气面，则对膈下脓肿诊断更有价值。

【并发症】

1. *胸膜炎、肺炎和胸膜炎* 除发热和胸痛外，可有咳嗽、气促，听诊可闻及湿啰音。

2. *继发细菌感染* 多发生慢性病例，常见于葡萄球菌、链球菌、大肠埃希菌或肺炎双球菌。症状明显重于阿米巴肝脓肿，中毒症状明显，体温高达40℃以上，呈弛张热。抽出脓液呈黄色或黄绿色，镜检可见大量脓细胞。

3. *脓液破溃* 根据不同部位脓肿，向上可穿入膈下形成膈下脓肿；也可穿破至肺、支气管，形成肺脓肿或支气管胆管瘘。左肝脓肿可穿入心包，引起心包积脓，向下穿破形成急性腹膜炎，破入门静脉、胆管或胃肠者少见。

【治疗】 首先考虑非手术治疗。对营养不良及贫血病人应加强营养支持，可少量输新鲜血。常用抗阿米巴药物为甲硝唑、氯喹啉盐酸吐根碱。

对脓肿较大病情较重病人，应在抗阿米巴药物治疗下行肝穿刺吸脓。穿刺应在CT或B超定位下进行，如合并有细菌感染，穿刺吸脓后，可于脓腔内注入抗菌素。

有下列情况可考虑手术切开引流：

(1)脓肿有继发细菌感染,综合治疗无效。

(2)脓肿穿破胸腔或腹腔,并发脓胸或腹膜炎。

(3)左外叶肝脓肿,抗阿米巴治疗无效,穿刺容易损伤腹腔脏器或污染腹腔。

对于慢性厚壁脓肿,药物治疗无效,切开引流壁不易塌陷者,或脓肿切开引流后形成难以治愈的残留死腔和窦道者,可考虑行肝部分切除或肝叶切除。

第二节 肝囊肿

肝囊肿是一种常见肝脏良性疾病。可分为寄生虫和非寄生虫囊肿。寄生虫肝囊肿以肝包虫为多见。非寄生虫性肝囊肿又可分为先天性、创伤性和肿瘤性囊肿。其中以先天性囊肿最常见。通常人们称肝囊肿就是指先天性肝囊肿。

先天性肝囊肿常为多发,中年女性多见。常伴多囊肾,发病部位常见肝右叶。囊肿壁由上皮细胞组成,囊肿可大也可以很小。囊液多呈无色或透明,有出血者可呈棕色,多发囊肿常较小,遍布整个肝脏。多发性肝囊肿很少引起门静脉高压和食管静脉曲张,但可合并胆管狭窄、胆管炎和肝炎,晚期可引起肝功能损坏,出现腹水、黄疸、脾大、食道静脉曲张,约有19%的肝海绵状血管瘤合并多囊肝。此外,极少数病人可癌变。

先天性小肝囊肿常无症状,通常增大至相当大后才出现症状。病人常出现上腹痛、腹块、肝大,如合并感染者有发热、疼痛等炎症表现。诊断较容易。病人多无肝炎、肝硬化病史,AFP阴性,肝功能正常。超声检查提示典型液性占位,壁薄。CT检查对肝囊肿诊断帮助很大,可以发现1～2cm囊肿。巨大孤立性肝囊肿应注意与卵巢囊肿、肠系膜囊肿、肝包虫囊肿、胆囊积水、胰腺囊肿、肾囊肿以及肾盂积水相鉴别。多囊肝还应与肝海绵状血管瘤、肝癌鉴别。

凡无明显症状和肝功能受损者可不予治疗。如病人症状不能耐受,或已影响肝功能,则可手术治疗。常行部分囊肿切除术或称开窗术。凡囊液清无胆汁可切除浅表囊壁而保留肝实质内囊壁,使囊液引流至腹腔而吸收。近年来对单纯性肝囊肿采用囊肿穿刺、注入无水酒精,以破坏囊内壁,消除囊液分泌,而达到治愈目的。对并发感染囊内出血或囊液有胆汁时,如病变局限于肝一叶,可做肝叶切除。对多发性肝囊肿仅处理引起症状的大囊肿。对囊壁厚的囊肿可做囊肿空肠Y型吻合,同时应注意预防反流而引起继发感染。

第三节 肝肿瘤

一、肝血管瘤

肝血管瘤是一种较为常见的肝脏良性肿瘤。它是由被覆正常内皮血管腔组成的肝脏良性肿瘤。

本病多见女性,可发生于任何年龄,但多见于30～50岁。本病可单发,也可多发,以右肝叶多见,肿瘤大小不一。

【病因】 肝血管瘤病因不明,多位先天性。可能由胚胎性肝内血管错构所致,雌激素可能促进其发展,在女性月经期和孕期可增大。

【病理解剖】 肿瘤紫红色、境界清楚、质地柔软、有囊性感。切面为海绵状,可见部分纤维化或钙化。镜下见大小不一的血管腔隙衬以扁平核的内皮细胞,腔内常有血栓,但多缺乏纤维组织支持。亦有纤维组织较多的血管腔隙受压或消失，称硬化血管瘤。

【临床表现】 多数无症状，常在体格检查时发现。当肿瘤逐渐增大后，主要表现肝脏肿大或压迫胃、肠等邻近器官：引起上腹不适、腹胀、腹痛、食欲减退、恶心、嗳气等症状。如肿瘤破裂则出现失血性休克或急腹症症状。检查可发现上腹肿块，质软，表面光滑，有囊性感，可压陷。

【诊断与鉴别诊断】 实验室检查：乙肝、丙肝标记和 AFP 多阴性。超声显像：小的血管瘤表现为强回声、边界清楚的占位病变；增强后呈水墨样强化，由周边向中心扩展，延迟扫描时病变等密度或高密度充填。MRI 在 T_1 呈低信号，而 T_2 呈明显高信号。肝血管造影静脉期仍见填充，但瘤体中心常不染色。放射性核素血池扫描，延迟期出现过度充填。

肝血管瘤在临床鉴别诊断上应与肝癌鉴别。临床上有些不十分典型的血管瘤误诊为肝癌，特别是小血管瘤和小肝癌更易混淆，应给予充分重视。一般详细询问病史，仔细进行检查，并借助 AFP 检测、B 超、CT、MRI 以及肝血管造影等，是可以相鉴别的。

【治疗】 手术肝切除是治疗肝血管瘤的有效方法，但应严格掌握适应证。特别是巨大血管瘤或在特殊部位的血管瘤，手术切除有一定难度，应有充分保证，全面考虑手术风险，权衡利弊。一般的血管瘤常采取剥离术。此法手术简单，安全，出血少，还可以达到尽量保留肝实质最佳效果。肝血管瘤另一种手术方法为捆扎术，此方法用于阻断肝动脉后或压迫瘤体能使之缩小者，也适用于分布在右肝叶多发性血管瘤，剥离切除有困难的。肝血管瘤的另一种治疗方法为栓塞术，此法是利用栓塞剂使肝血窦腔内皮细胞受到物理化学刺激，使之血管内膜遭到破坏，造成血窦腔内广泛血栓形成，并发生广泛纤维化。此法适用于术中发现无法切除或剥离者，切除瘤体需损失过多肝组织者，有心、肺等疾病不能接受手术者。另外，最近对肝血管瘤还有采用微波固化治疗，待血管瘤体缩小后，再手术切除。

二、原发性肝癌

肝脏恶性肿瘤可以分为原发性和继发性两大类。原发性肿瘤发生于上皮和间叶组织，其来源上皮组织者称肝癌；源于间叶组织者称肉瘤，如血管内皮细胞肉瘤、恶性淋巴瘤、纤维肉瘤等。原发性肝肿瘤中以原发性肝癌最常见。继发性肝癌指全身各器官的原发瘤或肉瘤转移至肝脏所致。

肝癌发病率男性高于女性，其性别比例约为 2∶1，肝癌高发区男女比例为 3∶1～4∶1。我国肿瘤分布沿海高于内地，东南和东北部高于西北、华北和西南部。近年来我国原发性肝癌有上升趋势，其中城市肿瘤病死率仅次于肺癌，农村病死率仅次于胃癌。

【病因和病理解剖】 原发性肝癌的病因迄今尚不清楚，根据临床观察和试验研究，可能与以下因素有关：

1. *肝炎病毒* 主要为乙型(HBV)与丙型(HCV)肝炎。在我国不少有 HBV 感染的母亲直接传给胎儿，如婴儿乙型肝炎表面抗原(HBsAg)持续阳性，则发生肿瘤的概率达 4%。我国肿瘤病人 HBV 标记阳性者达 90%左右，但抗 HCV 阳性则仅 10%～30%。人群 HBsAg 阳性者，其肝癌的相对危险性为 HBsAg 阴性者的 10～50 倍。HCV 与 HBV 感染如何导致肝癌，研究的最多的为 HBV 的 X 蛋白 HBV-X 蛋白能与 P53 基因结合，抑制 P53 诱发的转录，阻止 P53 进入细胞核，HCV 与 HBV 合并感染者，其肝癌的相对危险性高于两者单独的相对危险性。我国 HBV 感染者患肝癌的相对危险性为 HCV 感染者的 4 倍。

2. *黄曲霉毒素* 黄曲霉菌产生黄曲霉毒素已成为近年来研究肝癌化学病因重要因素之

一。采集肝癌高发区居民常用的含黄曲霉毒素的玉米、花生等饲养动物能诱发动物肝癌，国内报道诱发率高达80%。

3. 肝硬化 我国原发性肝癌合并肝硬化的发生率为53.9%～85%，有的报告高达90%以上。原发性肝癌合并肝硬化的类型以结节型多见，其中大结节型肝硬化占40%～50%。可见肿瘤发生于肝硬变，特别是与大结节型肝癌有密切的关系，提示大结节性肝硬变有较高的肝癌发生的危险性。肝硬变演变成肝癌过程先为肝细胞变化坏死，间质结缔组织增生，假小叶形成。在反复肝细胞损害和增生过程中，增生肝细胞可能发生间变或癌变，损害越重，增生越明显，癌变的机会越高。

4. 水土因素 我国肝癌高发农村地区与饮水污染有密切关系。饮用污染严重的塘水肝癌病死率高。最近发现，塘水中的水藻毒素是一种强的促癌因素。

此外，如寄生虫、营养、饮酒、遗传等因素与人类肝癌的关系看法尚不一致。

肝癌的病理形态巨块型、结节型和弥漫型。巨块型可由多数结节汇集成一大块，癌块直径一般在10cm以上，有假包膜形成，中心区因供血不足，易发生坏死、出血，此型较少伴肝硬变。结节型多见，与周边组织分界不清，多个癌结节形成，可能是癌细胞经门静脉播散或癌组织多中心的结果，此型多见，恶性度高。弥漫性少见，灰白色，布散全肝，病变发展快，预后差。

原发性肝癌组织学分型主要包括肝细胞癌、胆管细胞癌和混合型三类。其中肝细胞癌最多见。肝细胞癌的癌细胞仍多少保留肝细胞形态特点，呈多边形，核大而核仁明显，胞质丰富，癌细胞排列成巢状或索状，癌巢间有丰富血窦，故易发生肝内播散。胆管细胞癌的癌细胞多呈低立方形或长柱状，癌细胞排列成腺腔，类似胆管，但腺腔内不分泌胆汁，而分泌黏液。混合型肝癌少见，其特点是癌块内含有肝细胞和胆管细胞，两种细胞有时混杂，界限不清。肝细胞癌在发展过程中很容易侵犯门静脉分支，形成门静脉癌栓，引起肝内播散。

【临床表现】

1. 临床症状 常见临床症状有腹痛、纳差、腹胀、乏力、消瘦、腹块、发热、黄疸等，但这些多已属中晚期症状。部分病人有消化道出血，肝癌破裂后出现急腹症症状等。也有症状不明显或仅表现为转移灶的症状。

(1)肝区疼痛：多为持续性隐痛，胀痛或刺痛。疼痛多因癌肿迅速增长使肝包膜紧张所致。病变位于右肝，可表现右上腹和右季肋痛，位于左肝表现胃痛，位于膈顶靠后，表现为肩胛或腰背部痛。而老年人反应迟钝，这些症状可不典型。

(2)消化道症状：食欲减退、腹胀、恶心、呕吐、腹泻。当出现顽固性消化道症状，同时进行性肝大，又不能以其他肝病解释时，应警惕肝癌可能。

(3)发热：呈弛张热，其特点使用抗生素往往无效，而内服消炎痛可退热，发生可能与癌组织出血坏死毒素吸收或癌肿压迫胆管而发生胆管炎有关。

(4) 癌旁综合征：低血糖、红细胞增多症、高血钙和高胆固醇血症。罕见有女性化、类癌综合征、肥大性骨关节病。

2. 体征

(1)肝大：为中晚期肝癌常见体征，表面有结节，质硬，有压痛。

(2)黄疸：多见于弥漫性肝癌或胆管细胞癌。常由于癌肿侵及肝内主要胆管，或肝门外转移淋巴结压迫肝外胆管所致。另外，肿瘤广泛破坏肝脏可引起肝细胞性黄疸。

(3)腹水：草黄色或血性。腹水主要是由于腹膜受浸润，门脉或肝静脉癌栓形成，门静脉受压以及合并肝硬变等因素有关。

【诊断与鉴别诊断】 原发性肝癌诊断由于电子计算机与各种新技术的结合，分子生物学与各项基础医学发展，更新了它的诊断概念。从 20 世纪 30 年代的“死亡诊断”进展到“临床诊断”以及目前的“亚临床诊断”，大大提高了原发性肝癌的早期诊断率。

1. 定性诊断

(1)甲胎蛋白(AFP)：是一种癌胚蛋白，为目前公认的简便、诊断率高的定性诊断方法。AFP 诊断标准是对流法阳性或＞500μg/L 持续 1 个月以上，或定量≥200μg/L 持续 8 周以上，排除妊娠、活动性肝病、生殖腺胚胎癌即可诊断。常用方法有琼脂扩散法、对流法、血凝法、火箭法、放免法、酶联法等。AFP 虽然为一种较理想的诊断方法，但多组资料表明，AFP 对老年人组原发性肝癌的阳性率为 46.3%，而青年人为 67.37%，所以诊断老年人原发性肝癌时应考虑到这个因素。

(2)甲胎蛋白异质体：随分子生物学的进展及高灵敏度分析技术的应用发现外源性凝集素结合的 AFP 分子具有各种不均一的分子异质体。它的检测方法很多，临床常用的 LcA 和 Con A 凝集素和交叉免疫电泳自显影检测法，其阳性率可达 84%。若同时检测 AFP 和 AFP 异质体则可使肝癌的阳性率提高到 92%，从而提高了肝癌的早期诊断。

(3)血清酶学检查：各种血清酶学对原发性肝癌的诊断均缺乏专一性或特异性。酶学检查职能作为肝癌诊断的一种辅助方法。肝癌病人血清转氨酶升高占 36.4%，碱性磷酸酶(ARP)升高占 15.6%。γ-谷氨酰转肽酶(γ-GT)增高占 93.5%，需要特别指出，老年人原发性肝癌病人碱性磷酸酶和 γ-谷氨酰转肽酶明显地高于其他肝癌病人。

2. 定位诊断

(1)超声显像：是肝癌最常用的影像学检查方法。超声可以明确肝癌在肝内位置，尤其是与肝内重要血管的关系。超声显像还有助于了解门静脉及其分支、肝静脉和下腔静脉内有无癌栓。术中超声有助于检查术前遗漏的小肝癌，可更清楚地反映肿瘤与重要管道的相互关系，指导肝段或亚肝段切除，由于它为非侵入性，易重复应用、价格相对低等优点，为肝癌检查首选。

(2)电子计算机断层扫描(CT)：除了解肿瘤大小、部位、数目外，还可了解肿瘤内的出血与坏死，其增强后有助于鉴别血管瘤、炎性假瘤等。通常肝癌多呈低密度占位，增强扫描后期病灶更为清晰，CT-动脉碘油造影可能显示 0.5cm 肝癌。CT 还有助于了解肝周围组织器官是否有病灶。

(3)磁共振成像(MRI)：通常肝癌结节在 T_1 加权图呈低信号强度，T_2 加权图示高信号强度，肝癌有包膜者在 T_1 加权图示肿瘤周围有一低信号强度环，而血管瘤、继发性肝癌则无此包膜。MRI 优点为可同时获得横断面、冠状面和矢状面三维图像。

(4)放射性核素显像：近年来由于单光发射计算机断层仪(SPECT)出现，使放射性核素显影又重新受到重视，血池扫描有助于肝血管瘤与肝癌的鉴别。正电子发射计算机断层显像(PET)有助于了解肿瘤代谢，研究细胞增殖，进行抗癌药物的评价，以及预测复发。

(5)肝血管造影：由于属侵入性检查，近年已不如超声显像与 CT 常用，通常仅在超声与 CT 仍未能定位的情况下使用。其通常指征为，临床疑肝癌或 AFP 阳性，而其他影像学检查阴性；多种显像方法结果不一，疑有已显灶需作 CTA 者；需作经导管化疗栓塞者。

(6)腹腔镜和经皮细针穿刺活检：腹腔镜因其为侵入性方法外，还因腹腔镜有不少观察不到的盲区，现已很少使用。对于无手术指征病人，经皮细针穿刺活检可获得病理诊断，为其他治疗提供依据。

3. 鉴别诊断 原发性肝癌须与下列疾病鉴别：

(1)继发性肝癌：常有原发病史，无肝炎背景，如 HBV、HCV 均为阴性。各种显像常示肝内大小相仿，散在的，多发类圆形占位。AFP 多阴性。

(2)肝硬变：多有肝炎病史，有肝硬化体征，脾大，食管胃底静脉曲张，蜘蛛痣，肝掌等，AFP 为阴性。对鉴别有困难时，密切观察 AFP 动态变化和 AFP 与肝功能的关系，作 AAT、ACD-A 和 AFP 异位体检查，必要时作肝动脉造影。

(3)肝脓肿：慢性肝脓肿有时鉴别诊断比较困难，但肝脓肿多有感染史及相应的临床表现。B 超检查为液性暗区，肝穿刺吸脓作最后确诊。

(4)肝包虫病：多见于牧区，有牛、羊、犬接触史，病史长，全身情况好，AFP 为阴性。

(5)肝脏良性肿瘤：病程长，全身情况好，多不伴肝硬化，AFP 为阴性。

4. 老年人肝癌诊断应注意的问题 由于老年人生理特点，对于老年人肝癌诊断应注意以下问题：

(1)由于老年人的机体抵抗力差，反应较迟钝，起病隐匿，症状轻微，起初临床症状及体征不明显，这往往导致就诊时间相对较晚，有时容易造成误诊。

(2)HBV-M、AFP 阳性表达率低，可能与老年人细胞生长减退-机体代谢率降低、肿瘤细胞恶性程度相对较低、HBV 复制缺陷等有关。所以对可疑老年人应采用影像学如 B 超、CT 为主，ARP、γ-GT 等酶学检查为辅的定期检查，已达到早期诊断，及时治疗为目的。

【治疗】 原发性肝癌治疗有三个目标，即根治、延长生存期和减轻痛苦。原发性肝癌得治疗同其他恶性肿瘤一样，需采取综合疗法，包括手术、放射治疗、化疗、中医中药和免疫疗法等。

1. 手术治疗 主要包括癌肿切除和不能切除的其他手术治疗。

(1)手术切除：是目前治疗肝癌的最有效方法。老年人由于其特有的病理生理特点，往往可能存在着心、肺功能不全或低蛋白血症、糖尿病、高血压。这些疾病的存在，增加了手术的风险和术后并发症的发生率。另外，临床医师、患者及其家属过多地考虑年龄对手术及预后的影响，使一些能手术切除的患者丧失了手术切除的时机。这些因素的存在，使临床老年人组原发性肝癌的切除率明显地低于非老年人组。如何降低老年人原发性肝癌的外科手术风险，减少术后并发症，要注意以下几个问题：

①严格掌握手术适应证。对合并有严重的心、肺、肾功能障碍的或肝功能分级达 Child C 级的病人，一般不考虑外科手术。对肝功能分级为 Child B 级的病人术前予以护肝治疗，争取肝功能有效改善后再手术。

②老年人手术危险性的增加与多种病理生理改变以及伴随的病情加重有关，而不是年龄本身。应针对其特点使病人接受更多的围术期保护治疗。术前纠正低蛋白血症，补充新鲜血浆，维生素 K、维生素 C 等。

③注重手术中的外科操作技巧。主张行局部根治性不规则切除，不作规则的肝叶切除，以尽量保存正常的肝组织。尽可能缩短手术操作时间，尽量不作肝门阻断或尽可能减少阻断时间。

手术切除主要用于病人全身情况良好，肿瘤局限于肝的一叶或半肝以内而无肝硬变或第一、第二肝门及下腔静脉等受侵犯患者。临床上有明显黄疸、腹水、下肢水肿或肝外癌转移应为手术禁忌。肝癌手术切除有肝叶切除、半肝切除、中肝切除、肝三叶切除或局部肝切除。如癌肿局限于一个肝叶内，可做肝叶切除；已累及一叶或波及邻近肝叶者可做半肝切除。如已累及半肝，但没有肝硬化者，可考虑做肝三叶切除。肿瘤位于肝边缘或瘤体较小，可选用肝段切除，次肝段切除或局部切除。对于伴肝硬化的小肝癌，在肿瘤边缘外2cm切肝，为根治性局部肝切除术。对于合并肝硬化病人，肝切除量不能超过全肝的50%，而对于肝组织正常病人，手术切除可达70%～80%，剩余肝仍能维持正常生理功能。

(2)不能切除的肝癌治疗：可采取肝动脉结扎或肝动脉栓塞、激光气化、微波治疗、液氮冷冻等都有一定疗效。

2. *放射治疗* 对于无黄疸、腹水、无脾功亢进、肿瘤小而局限、尚无远处转移而不能手术切除，或手术切除后复发者，可采用放射治疗为主的综合治疗。常用为^{60}Co、深部X线或其他高能射线外照射。

3. *化学药物治疗* 全身化疗常选用氟尿嘧啶250mg，每日1次或500mg，每周2～3次，疗程总量为6～8g；也可用丝裂霉素，每次4～6mg，每周2次，疗程总量40～60mg。

对于术中见癌肿不能切除者可采用肝动脉插管化疗。常用氟尿嘧啶、塞替派等药，每日经导管给药一次，给药前先推注0.5%普鲁卡因5ml，缓解肝动脉痉挛引发的疼痛。此外也可将肝动脉导管连接微型注射泵上，连续微量肝动脉灌注给药。目前多采用放射介入治疗，经股动脉插管至肝内超选病变肝脏部位，经导管注入栓塞剂和抗癌药物，每1～3个月给药1次。

4. *局部注射无水酒精* 经B超引导下经皮肝穿刺后，注射无水酒精。此种方法适于病灶小不宜手术切除病人。瘤内注入无水酒精后，肿瘤发生脱水、凝固及坏死。此法安全简便，费用低。

5. *免疫疗法* 只能作为原发性肝癌的一种辅助治疗，常用制剂有卡介苗、自体或异体瘤苗、转移因子、干扰素、免疫核糖核酸等。最近开展过继免疫治疗已成为肝癌治疗的又一热点，并有望成为原发性肝癌的一个重要治疗手段。

6. *中医中药治疗* 主要与其他疗法配合使用。中医中药有助于减轻其他治疗的不良反应，保护肝肾功能，提高机体的免疫力。

【预后】 根据统计表明，肝癌住院病人的5年生存率已有明显提高，但以人群为基础统计则肝癌的总预后仍险恶，5年生存率为2.1%～2.3%。

1. *影响预后的因素*

(1)临床因素：病人病期早晚成为影响临床重要因素。亚临床肝癌5年生存期为53.5%，中期病人为28.2%，而晚期病人为0。同时发现，临床化验γ-谷氨酰转肽酶(γ-GT)高的病人预后较差。

(2)病理因素：小肝癌与大肝癌的比较发现，由于前者切除率、术后合并症及病死率均好于后者，故5年生存率小肝癌为60%，大肝癌仅为22.2%。肿瘤单发5年生存率为46%，多发者仅为24.4%，另外包膜完整5年生存率为54.5%，包膜不完整仅为21.4%。

2. *治疗方法与预后* 5年生存率中手术切除为最高，为47.8%，切除以外的姑息外科治疗次之，为21.5%，非手术治疗最差，为13.9%。

3. *肝癌生物学特性与预后* 肿瘤无癌栓者优于有癌栓者。与癌细胞浸润有关癌基因、生长因子与预后明显相关，二倍体肝癌优于异倍体肝癌，分裂细胞核抗原(PCNA)阳性率低者优于阳性率高者，单个肿瘤优于多个肿瘤。此外，雌激素受体阳性者肝癌切除后生存率低于阴性者。

三、继发性肝癌

继发性肝癌是指其他脏器恶性肿瘤转移到肝脏。全身各脏器组织的恶性肿瘤均可通过血行、淋巴或直接浸润转移至肝，但主要通过门静脉或肝动脉。转移到肝脏的原发器官，腹内脏器多见，主要有胃癌、结肠癌、胆囊癌、胰腺癌、子宫癌、卵巢癌等。此外，乳腺、肺、肾脏、鼻咽等部位肿瘤也可转移到肝脏。

转移性肝癌可以出现于原发性肝癌相仿的临床表现，但转移性肝癌多无肝病背景，多不合并肝硬化。病人可出现肝区不适、上腹胀、乏力消瘦、发热及上腹肿块等。其中不少病人有不明原因低热，晚期可出现黄疸、腹水、恶病质。继发性肝癌的诊断，关键在于查出原发病灶，如发现肝区疼痛同时查到其他脏器由原发病灶存在，则诊断多可确立。

继发性肝癌病人由于多无肝病背景，故乙型和丙型肝炎病毒标记常阴性。早期肝功能检查大多正常，晚期可出现胆红素升高，甲胎蛋白(AFP)检查常阴性。大肠癌肝转移者，癌胚抗原(CEA)常异常升高。

超声显像发现转移性肝癌常表现为散在多发的类圆形病灶。小的转移癌多为低回声灶，大的多为高回声灶，有时可见中心为低回声称“牛眼征”。转移性肝癌 CT 常表现为多发散在类圆形低密度灶，由于多数转移癌的血管不如原发性肝癌丰富，病灶增强不如原发性肝癌明显，有时仅见病灶周围略增强。

对于肝脏仅为孤立转移癌或癌肿局限于一叶，而原发灶又可被切除时，则可切除原发癌的同时切除肝的转移癌。如果原发病灶已切除一定时期后才出现孤立的或局限肝一叶的转移癌结节，又无其他部位转移的表现时，也可行手术切除。对不能切除的继发性肝癌可根据病人身体情况及原发癌病理性质，可做肝动脉插管灌注化疗药物或肝动脉结扎术。对转移性肝癌数目较少，肿瘤较小者可选用经皮瘤内无水乙醇注射。近年来出现的射频治疗，其肿瘤坏死程度优于无水乙醇注射，对转移性肝癌数目不多，肿瘤不大者可选用。

（李　冰）

参考文献

[1]　罗时敏. 原发性肝癌术后复发机制及其影响因素. 实用癌症杂志，2001，16：108-109

[2]　孙惠川，汤钊猷，马曾辰，等. 影响肝癌根治性切除后复发率的因素. 中华肝胆外科杂志，2000，6：7-9

[3]　Ercolani G，Grazi GL，Ravaioli M，et al. The role of lymphadenectomy for liver tumors：turther consideration on the appropriateness of treatment strategy. Ann Surg. 2004，239：202-209

[4]　Jaeck D. The signiticance of hepatic pedicle lymph nodes netastases in surgical management of colorectal Liver netastases and of other Liver malignancies. Ann Surg oncol. 2003，10：1007-1011

[5]　Farges O，Relghitic J，Kianmanesh R，et al . Portal vein embolization befue right hepatectomy：prospective clinical trial. Ann Surg. 2003，237：208-217

第13章 胆道疾病

第一节 胆道感染

胆道感染是临床上常见外科疾病，也是老年人常见疾病，老年人重症胆道感染的临床诊治过程具有高风险性和复杂性，具有高病死率。胆道感染按部位分为胆囊炎和胆管炎，按病程分为急性胆囊炎和慢性胆囊炎，急性胆管炎和慢性胆管炎。

一、急性胆囊炎

急性胆囊炎是临床上常见的外科急症。随着我国人口构成向老年化发展和由生活水平提高引起的胆囊结石发病率的上升，老年急性胆囊炎发病率很高并呈上升趋势。合并胆囊结石的急性胆囊炎称为急性结石性胆囊炎，占80%～95%，而不合并胆囊结石的急性胆囊炎称为急性非结石性胆囊炎。

(一)急性结石性胆囊炎

【病因】 急性结石性胆囊炎的主要发病原因主要是：

(1)胆囊管梗阻：小结石常嵌顿于胆囊管，大结石嵌顿于胆囊颈部而阻塞胆囊管，引起胆囊内的胆汁排出不畅，而此时胆囊收缩加强，胆囊黏液继续分泌，胆囊内压力大，可引起胆囊壁血供障碍、淋巴回流障碍和黏膜损伤。胆囊黏膜吸收水分使胆汁浓缩，高浓度胆盐可损伤胆囊黏膜，出现胆囊黏膜炎症、水肿，渗出增加，这种反应称为化学性炎症。

(2)继发细菌感染：如果胆囊管梗阻持续不解除，胆囊壁或胆囊内可产生细菌感染，细菌来源主要是十二指肠进入胆管内的细菌，细菌也可能经过血液循环(肝动脉和门静脉)或淋巴系统进入胆囊，引起急性结石性胆囊炎的细菌多为肠道致病菌，其中以大肠埃希菌最为常见，其次为克雷伯杆菌、肠球菌和厌氧菌等。

【病理】 胆囊管梗阻之后，胆囊收缩，胆囊肿大，压力增高，胆囊黏膜损伤，黏膜出血，水肿，渗出，称为急性单纯性胆囊炎。病变进一步演变，胆囊炎症加重，肿胀更明显，张力大，胆囊壁全层均有炎症，黏膜可发生溃疡，胆囊壁增厚并有小脓肿，胆囊腔内积脓，浆膜面有脓性渗出物，胆囊表面呈灰红色或灰白色，出现腹膜炎但局限于右上腹，这个阶段称为急性化脓性胆囊炎。如果胆囊管梗阻不解除，胆囊内压力进一步增高，胆囊壁血供发生障碍，老年人常有胆囊动脉硬化，更易引起胆囊壁发生缺血坏疽，进而引起胆囊穿孔，大体上胆囊壁可发生一处或多处局灶坏疽或大片坏疽，并可见胆囊穿孔，胆囊周围和腹腔内可见脓液或脓性胆液，引起弥漫性腹膜炎，这个阶段称为急性坏疽性胆囊炎和胆囊穿孔。

【临床表现】

(1)症状：急性结石性胆囊炎随年龄的增长发病率上升，老年女性多见，典型发作病史为突发右上腹或上腹部绞痛，疼痛可放射到胸前、右肩部、右背部。常有恶心、呕吐等消化道症状，常有诱因，如进油腻食物、饱食等，常夜间发生。患者俯卧或胸膝卧有时能够缓解，因嵌顿于胆囊颈部结石因体位还入胆囊而梗阻解除。病情持续发展，病痛持续加重，出现发热，后期胆囊化脓时可出现高热、寒战。胆囊出现坏疽，疼痛可能减轻。胆囊穿孔，腹部疼痛范围可扩大、广泛。某些患者可能出现黄疸和胆管炎，也有一部分病人合并出现急性胰腺炎的表现。老年人因身体反应不敏感，机体抵抗力降低，又有其他内科疾病，通常缺乏典型的临床表现，病情进展迅速而又可能被其他内科疾病掩盖，易出现胆囊化脓、坏疽和穿孔，需警惕。

(2)体检检查：病人初始发病时右上腹压痛，进而可有反跳痛，腹肌紧张等腹膜炎体征，腹膜炎范围随病情发展而扩大，Murphy 征阳性，右上腹可能触到肿大的胆囊，触痛明显。如病变超过 72 小时，胆囊可能被大网膜与周围肠管包裹，右上腹部胆囊区饱满，甚至可能触到包裹性肿块。胆囊穿孔后，腹膜炎范围扩大，甚至出现弥漫性腹膜炎。老年急性胆囊炎后期易出现感染性休克和多脏器衰竭的表现，部分老年人因消瘦、体质弱、腹肌薄弱而无明显肌抵抗，腹膜炎体征不典型或和实际病情不符合。

(3)实验室检查：病人的白细胞可升高，极高的白细胞常提示严重的感染，中性粒细胞比例升高。老年人白细胞有时不升高甚至降低，往往中粒性细胞比例升高更有诊断意义。血清转氨酶可能轻度升高，血清总胆红素和直接胆红素可升高，有些病人血清和尿淀粉酶可升高。

(4)影像学检查：超声检查提示胆囊胀大，胆囊结石光团及声影，胆囊壁厚，胆囊床及周围渗出和积液。CT 是目前诊断急性结石性胆囊炎最有价值的方法，可直接显示胆囊大小形态，胆囊壁增厚程度，胆囊周围渗出及积液的多少，胆囊内结石，同时也能检查肝内外胆管及胰腺的情况和胸腔内的情况。另外还有 MRI，^{99m}Tc-HIDA 等检查方式，也可协助诊断，但临床上不常用。

【诊断】 有典型症状、体征及辅助检查的结石性胆囊炎可明确诊断。但老年人临床表现往往不典型，极易延误诊断，需与其他疾病鉴别，如消化性溃疡与穿孔，高位或肝下阑尾炎，结肠肝区曲癌，肝炎，肝脓肿，原发性肝癌，右肺炎，急性心梗，右上腹带状疱疹等。

【治疗】 急性结石性胆囊炎一经诊断清楚，手术切除胆囊为最佳最终治疗目的。老年人，尤其是合并心、脑、肺、肾等脏器损害和糖尿病、高血压病的老年病人，手术风险大，病情复杂，选择手术时机极为重要。

(1) 老年人，尤其合并重要脏器疾病的老年病人，因急诊手术的并发症高，大部分急性结石性胆囊炎经非手术治疗后，病情平稳后择期手术，是目前认可的选择。非手术疗法包括禁食水，胃肠减压，输液，抗生素治疗，支持疗法，解痉，对症等治疗，同时治疗并发疾病。

(2) 发病在 72 小时之内，一般状况佳，无重要脏器疾病的老年人，可急诊手术切除胆囊，熟练医师可采用腹腔镜胆囊切除术。

(3) 经非手术治疗病情恶化，或患者入院时病情较重的老年病人，需根据患者具体情况选择治疗方法：如果病人全身状态佳，无合并心，脑，肺，肾损害的，可以手术治疗，一期切除胆囊。如果病人全身状态差，或合并心，脑，肺，肾损害，可根据医院条件，可选择采用胆囊造口术或采用经皮经肝胆囊穿刺引流术(PTGD)，这种情况下，即使采用胆囊造口术也有相当的风险，因而 PTGD 是一种治疗老年高危急性胆囊炎度过危险期的安全、简便、有效的方法。采用胆囊造口术或 PTGD 后，一般状态改善，病情平稳 2 周～3 月后即可择期手术，切除胆囊。

(4) 胆囊穿孔引起弥慢性腹膜炎，这类老年病人原则上采用急诊手术治疗，全身状况差和有重要脏器损害的老年病人，手术风险大。

(5)合并胆总管结石引起黄疸的老年病人，黄疸严重或进行性加深，应急诊手术，行胆囊切除加胆总管切开取石 T 管引流术。如果黄疸轻且逐渐减退，不影响急性胆囊炎的治疗决策。近来，内镜技术进步使胆总管结石可通过内镜取出，临床医师越来越倾向选择内镜取出胆总管结石+胆囊切除术(腹腔镜胆囊切除最佳)。

(6)合并梗阻性化脓性胆管炎的老年病人,可急诊手术处理胆囊和胆管。全身状况差和有重要脏器损害的老年病人,医院条件允许可采用PTGD、经皮经肝胆管穿刺引流术(PTCD)双引流方式或采用PTGD、经内镜鼻胆管引流(ENBD)双引流方式治疗,病情平稳后择期处理病因。

(7)合并急性胆源性胰腺炎的老年病人,大多数为轻型胰腺炎,无胆道结石梗阻可采取非手术治疗,不影响胆囊炎的治疗;如果合并胆道结石梗阻,老年病人病情可迅速恶化,需处理,可手术取石引流胆道,同时切除胆囊,也可内镜下取石。

(二)急性非结石性胆囊炎

急性非结石性胆囊炎临床上少见,大部分发生于男性老年人,临床上诊断困难,易恶化,病死率高。

【病因】 病因尚不十分清楚,一部分急性非结石性胆囊炎是由于非结石因素引起的胆囊管梗阻引起,如胆囊肿瘤或胆囊管周围肿瘤阻塞或压迫胆囊管,胆管寄生虫如胆道蛔虫等阻塞胆囊管。另一部分急性非结石性胆囊炎认为是机体严重疾病的一个并发疾病,如严重创伤,烧伤和大手术后,严重全身疾病,长期禁食及TPN之后,这类病人多合并严重的糖尿病,脱水,长期发热,低血压,病人机体抵抗力降低,免疫功能下降。这类疾病导致胆囊不收缩及收缩乏力,胆囊充盈扩张,胆汁淤积、浓缩,胆囊黏膜出现炎症,细菌繁殖,同时这类疾病常引起胆囊低灌注损害,引起急性胆囊炎发作。病理发现本病极易出现化脓、坏疽及胆囊穿孔。

【临床表现和诊断】 右上腹疼痛,疼痛向右肩部,右背部放射,伴随发热,寒战,极度肿大的胆囊有时引起黄疸,恶心,呕吐,脉率快,可有明显口唇干燥的脱水征,治疗不及时,病情很快恶化。由于这类老年人合并有严重的全身性疾病,机体反应能力差,症状往往不典型,或者被以上的全身性疾病掩盖,因而极易延误诊断和治疗,临床上较常出现胆囊化脓、坏疽和穿孔。因而,临床上如果有严重创伤、大手术后和患有严重全身疾病的老年病人,出现上腹尤其是右上腹疼痛,不明原因的发热和全身状态的恶化,均应想到本病的可能。

查体右上腹存在腹膜炎,但有时不确切,可能触到肿大的胆囊。病人的白细胞和中性粒细胞比例升高,老年人白细胞有时不升高甚至降低。行腹部超声和CT检查,可看到胆囊大,胆囊壁厚,胆囊床及胆囊周围渗出,积液,胆囊内积气,胆囊内含有高钙胆汁,均能提供诊断依据。

【治疗】 急性非结石性胆囊炎治疗要综合考虑老年人的病情和全身状态,首选外科治疗,尤其当胆囊坏疽和穿孔时,可采用胆囊切除术和胆囊造口术。一方面可对胆囊的原发感染予以清除,另一方面可以对腹腔内的脓性渗液和胆液进行清除。全身状态差,衰竭的老年病人不能耐受手术,宜采用经皮经肝胆囊穿刺引流手术(PTGD),一般多能度过危险期。全身状态好,病情轻的老年人,可进行非手术治疗,如果病情加重,应及时处理。

二、慢性胆囊炎

慢性胆囊炎绝大多数是由急性胆囊炎转变而来的,可反复急性发作。少部分一开始即呈慢性过程,病理改变较轻。慢性胆囊炎常合并胆囊结石,以老年女性多见。

【病理】 慢性胆囊炎的主要病理改变为胆囊壁慢性炎症细胞浸润,胆囊壁结构破坏和纤维组织增生。胆囊黏膜破坏,功能降低甚至消失,胆囊形态异常,胆囊萎缩,胆囊壁瘢痕形成,增厚,坚硬成为瓷瓶胆囊。有的胆囊管完全阻塞,胆囊内胆汁中的胆色素被吸收,胆囊黏膜不断分泌黏液形成“白胆汁”。

【临床表现】 多表现上腹部不适或隐痛，尤以进食后表现明显。厌油腻食物，进油腻食物后出现恶心、呕吐、嗳气等消化道症状。出现急性发作时表现急性胆囊炎症状，有右上腹疼痛，发热表现。查体：右上腹压痛，有时Murphy征可呈阳性，肝区叩痛可阳性。

【诊断】 既往有急性胆囊炎或反复急性胆囊炎的发作病史。查体，右上腹压痛，Murphy征阳性。超声检查提示胆囊收缩功能减弱或消失；CT提示胆囊壁厚，胆囊缩小，形态异常，胆囊结石。另外，口服法胆囊造影胆囊不显影，胆囊收缩功能减弱或消失可明确诊断。

鉴别诊断：老年人需于胆囊癌，原发性肝癌，消化性溃疡，慢性肝炎，胃炎鉴别。

【治疗】 老年人慢性结石胆囊炎可手术治疗。无结石的慢性胆囊炎，胆囊收缩功能减退或消失者，胆囊有明确慢性胆囊炎形态改变的可手术切除。胆囊收缩功能存在的病人需与其他疾病鉴别，选择手术切除时应慎重。

三、急性梗阻性化脓性胆管炎

急性梗阻性化脓性胆管炎是急性胆管炎严重类型，亦称急性重症胆管炎，二者在文献上互相通用。本病在老年人发病率高，并且呈上升趋势。本病发病急，进展快，病死率高，是老年人病死的重要原因之一。

【病因】 老年人急性梗阻性化脓性胆管炎胆管梗阻的重要原因是胆道结石，其次是胆道恶性肿瘤，另外胆道狭窄及胆道寄生虫病如胆道蛔虫也是梗阻的原因，PTC胆道支架术后，ERCP术后及胆肠吻合术后亦可引起本病。

【病理】 急性梗阻性化脓性胆管炎病理改变为胆道梗阻和胆道的细菌感染，胆道梗阻引起细菌感染，而细菌感染是引起胆管炎恶化的继发因素。

胆管梗阻之后，胆管内压力升高，胆管扩张，胆囊内压力升高，可有急性胆囊炎表现。胆管壁出现炎症改变，黏膜充血水肿，胆管壁增厚并有炎症细胞浸润，黏膜糜烂甚至溃疡。胆管内含有脓性胆汁，胆管炎症可波及周围，出现肝十二指肠韧带水肿和炎症渗出。肝大，充血。镜下肝细胞肿胀，坏死，肝窦扩张，内皮细胞肿胀，肝内胆管胆汁淤积，炎症细胞浸润，后期肝细胞大量坏死，肝脏内出现多灶性脓肿。胆管内压力持续升高，胆小管破裂，胆小管-肝静脉或门静脉分支瘘。胆道压力的变化决定细菌是否入血及入血数量的多少，当胆道压力＞1.96kPa就可出现细菌入血，胆道压力越高，血液中的细菌量越多。含有大量细菌和毒素的脓性胆汁可逆流进入血液循环，引起脓毒症和多脏器衰竭(MOF)。近年来，大量研究表明，全身炎症反应综合征(SIRS)是急性梗阻性化脓性胆管炎时多器官功能障碍综合征(MODS)进而转变为多器官衰竭(MOF)的重要病理生理基础。

引起急性梗阻性化脓性胆管炎胆道感染的细菌主要是革兰阴性杆菌，如大肠埃希菌、肺炎克雷伯菌、产气肠杆菌、假单胞菌属，革兰阳性菌为肠球菌，厌氧菌主要是拟杆菌。其中两种以上细菌感染的混合感染占多数，以上细菌均来自肠道。

【临床表现】 急性梗阻性化脓性胆管炎典型表现为上腹部突发疼痛、寒战、高热、黄疸称为夏科三联征(Charcot triad)和后期出现血压降低、休克，神经系统障碍表现，称为雷诺五联症(Reynold pentad)。

(1)症状：上腹和右上腹痛一般为初始症状，开始为持续性钝痛或阵发性绞痛，伴有恶心、呕吐等消化道症状，伴有寒战，高热，体温高达39～40℃，一般出现稍晚。部分老年人开始即有寒战，高热，腹痛不严重或仅有上腹部不适。黄疸是胆道梗阻的表现，本病肝外梗阻时黄疸明显，如果是一侧肝内胆管阻塞，病人或无黄疸或黄疸轻微。老年人早期可出现休克表现，脉搏细速，可达120/min以上，烦躁不安，呼吸急促。神经系统症状表现为谵妄，神情淡漠，恍惚，昏迷，甚至死亡。

(2)体格检查：腹部剑突下及右上腹压痛，反跳痛及肌紧张，肝外胆管梗阻，肝大、胆囊大而有压痛，肝区叩击痛。若梗阻为一侧肝内胆管，相应肝叶发生肿大并有触痛。

(3)实验室检查：白细胞急剧升高，20×10^9/L以上，极度衰竭的老年人白细胞可不升高，中性粒细胞比例升高。血清转氨酶升高，血清总胆红素和直接胆红素升高，凝血功能障碍，代谢性酸中毒，肾功损害和电解质紊乱。

(4)影像学检查：超声检查可提示胆管扩张及胆囊大，胆管梗阻的部位和性质。CT和MRCP可提供直接有价值的依据，同时也可检查胰腺。

【诊断】 根据上述典型症状，实验室检查和影像学检查可确诊。但相当一部分老年人常常表现不出典型的五联症，而老年人病情恶化迅速，往往失去诊疗时机。1983年中华外科学会确定出急性重症胆管炎的诊断标准，依据这个标准，临床上出现休克或下列六项指标中的两项即可界定为重症急性胆管炎：①精神症状；②脉率＞120/min；③白细胞计数＞20×10^9/L；④体温＞39℃或＜35℃；⑤胆汁为脓性，切开胆管时胆管内压力明显增高；⑥血培养阳性。由于老年人的特点，目前如何界定老年人急性梗阻性化脓性胆管炎尚无一个金标准。在临床上，诊断老年人急性梗阻性化脓性胆管炎时应更多地顾及到病人的年龄，全身状态和其合并的基础疾病。避免因为达到几个指定的标准而延误诊断，从而错失外科介入的最佳时机。

【治疗】 老年人急性梗阻性化脓性胆管炎治疗原则是尽早减压引流胆道和解除胆道梗阻。经验表明，胆道未能有效减压引流，病情不可能缓解或治愈。其他治疗绝不可代替胆道的有效减压引流，当然急性梗阻性化脓性胆管炎的治疗是一个胆道有效减压引流前提下的系统治疗过程。

(1) 非手术治疗：①抗生素治疗，强调广谱联合足量有效，一般应用三代以上头孢类抗生素加用甲硝唑或替硝唑，抗生素并不能完全代替外科处理。②补充水、电解质、碱性物质和能量，纠正水、电解质紊乱和酸中毒，营养支持。③对抗毒素和炎症介质，给予大剂量皮质激素。④缓解胆道和括约肌痉挛，肠道应用33%硫酸镁50～60ml，隔天可反复应用；静脉或肌内注射东莨菪碱或山莨菪碱。经验表明，可有效解除部分早期梗阻病例，同时也可疏通肠道。⑤其他，如供氧，禁食水，胃肠减压和应用血管活性药物等。非手术治疗同时应作好术前准备，短期病情不见好转可紧急手术。

(2) 微创技术非手术胆道引流：技术已成熟，目前已成为高龄重危急性梗阻性化脓性胆管炎首选，包括PTCD引流和内镜技术ENBD或ERBD引流。PTCD可引流肝内胆管，但PTCD治疗时可出现导管阻塞、出血、胆漏和感染，目前应用减少并部分被内镜技术ENBD或ERBD替代。应用内镜技术也可同时行括约肌切开处理小结石，可避免二次手术。PTCD和内镜技术ENBD或ERBD(未取净结石)引流后多需二期处理原发病。

(3)手术治疗：手术要达到引流胆道和解除胆道梗阻，力求简单、有效。肝外胆道梗阻采用胆总管切开、T管引流，术中尽量取净结石，切除胆囊，一般不考虑行胆肠吻合术。术中也应探查肝内胆管，如有梗阻也应予以解除，以达到充分引流。

四、原发性硬化性胆管炎

【病因】 原发性硬化性胆管炎(primary sclerosing cholangitis，PSC)多见于男性，是一种以肝内外胆管慢性纤维化，管壁增厚致胆管狭窄或闭塞的炎症性疾病。病因尚不十分明确，可能与慢性炎性肠病、自身免疫性疾病、病毒或细菌等感染有关。由于其治疗效果差，进行性加重可导致肝硬化、门静脉高压和肝功能衰竭，预后极差。

【临床表现】 主要表现为慢性进行性胆管梗阻及胆管炎，为持续性无痛性黄疸，有时起病之初亦可表现为急性腹痛，同时伴有间歇性不规则的发热。黄疸逐渐加重，有时可以在一定范围内波动，伴有瘙痒、恶心、乏力、神志淡漠等。

【诊断和鉴别诊断】

1. 体检 黄疸严重，肝脾大。晚期有严重的肝功损害、门静脉高压症、胆汁淤积性肝硬变的表现。

2. 实验室检查 血清总胆红素明显升高，以直接胆红素升高为主。并且伴有血清转氨酶、碱性磷酸酶的升高。血浆铜和铜蓝蛋白及尿铜增加，大多数病人血浆 IgM 水平升高。

3. 影像学检查 ERCP、MRCP、PTC 可作为诊断的主要依据。总体表现为“细、硬、直、疏”。胆管成不规则的多发性狭窄，胆管分支僵硬或呈轻度扩张改变，表现为枯树枝样，胆管有时呈串珠样改变。有时需与硬化性胆管癌相鉴别，最终依赖于病理检查。B 超为首选检查方法，诊断准确率高。也可行 CT 检查证实。

【治疗】 缺乏有效的治疗方法。

1. 免疫抑制药，如环孢素 A、皮质激素等可暂时使病情得到稳定，熊去氧胆酸可改善临床症状。但药物对有的患者无明显的治疗效果。

2. 手术效果不满意，肝移植术是本病的首选适应证。

参考文献

[1] 吴阶平，裘法祖. 黄家驷外科学. 6 版. 北京：人民卫生出版社，2002：1257-1295

[2] 黄志强，黄晓强. 肝胆胰外科聚集. 北京：人民军医出版社，2005：280-323

[3] 刘国礼. 现代微创外科学. 北京：科学出版社，2003：113-138

[4] 吴咸中. 中西医结合急腹症方药诠释. 天津：天津科学技术出版社，2001：446-462

[5] 胡冰，周岱云，龚彪. ERCP 临床诊疗图解. 上海：上海科学技术出版社，2005：280-323

[6] 陈孝平. 外科学. 北京：人民卫生出版社，2002：680-684

[7] 周汉新，屈新才. 老年病人行腹腔镜胆囊切除术经验. 腹部外科，1997，10(1)：14

[8] 费庆铨. 老年胆道疾病的外科治疗. 中华外科杂志，1989，3(3)：150

[9] 黄志强. 现代腹腔镜外科学. 北京：人民军医出版社，1994：56

[10] 秦明放. 内镜腹腔镜联合治疗肝外胆管结石的思考. 中国实用外科杂志，2005，25(6)：336-337

[11] 秦明放，赵宏志，王庆，等. 微创治疗肝外胆管结石阶梯性方案研究. 中国实用外科杂志，2004，24(2)：88-90

[12] 继震. 老年人胆道外科疾病. 新消化病学杂志，1996，4(5)：241-242

[13] 侯淑英，初航，张玉洁. 溶石Ⅰ号治疗胆石症 48 例临床观察. 新消化病学杂志，1995，3(1)：56

[14] 李宁. 高龄胆道疾病 235 例治疗的临床经验. 中国普外基础与临床，2000，7(6)：401-402

[15] Lygidakis NJ. Operative risk factors cholecystectomy choledochestomy in the elderly. Surg Gynecol Obster，1983，157(1)：15-19

[16] 邱辉忠，钟守先. 老年人胆囊炎胆石症. 中华老年医学杂志，1994，13(4)：215

第二节 胆石症

一、胆囊结石

【病因】 胆囊结石为老年人常见病。近年来，随着生活水平的提高，老年胆囊结石患病率有增多趋势，以女性多见。胆囊结石大部分为胆固醇性结石，其形成原因与胆囊收缩运动减弱、胆汁中胆固醇过饱和及胆汁中成核因子的存在等因素有关。

【临床表现】 少数大于1cm的结石在胆囊内自由存在，不易发生嵌顿，病人无明显症状，个别体检时偶被发现，称为无症状性胆囊结石或静止性结石。部分病人有时伴胃区不适，尤以饱食或进食油腻食物之后为重，常误以为是胃病而耽误诊治。有时伴有右季肋区胀闷感或右肩背部不适感。当胆囊内结石小于0.5cm时，经常可嵌顿于胆囊颈部，尤其是在进油腻食物后，或体位的突然改变，引起临床症状。典型的症状是胆绞痛，为右上腹阵发性剧痛，向右肩背部放散，常伴恶心、呕吐。如果胆囊结石由胆囊颈部回到胆囊体，或胆囊结石较小，小于0.3cm，可通过胆囊管排入胆总管，则临床症状可逐渐自行缓解；如胆囊结石嵌顿不缓解，则胆囊增大、积液，可有Murphy征，有时可扪及肿大的胆囊；继发感染时则可发展为急性化脓性胆囊炎或胆囊坏疽，右上腹出现腹膜炎体征。

【诊断和鉴别诊断】 依据病史和体检，辅助检查首选B超检查，CT对胆囊阳性结石的诊断有意义。有时需与胆囊息肉样病变或胆囊癌相鉴别。B超检查可发现胆囊内阴性和阳性结石，有结石光团和声影，并随体位改变而移动，老年胆囊结石患者常常发现为胆囊充满型结石。胆囊息肉样病变或胆囊癌的声影不随体位改变而移动。若怀疑有胆囊癌的可能时，应行CT检查。

【治疗】 胆囊结石的治疗方法较多，对于老年患者应根据全身情况制定治疗方案，如果全身状况允许，仍以外科手术治疗为主。

1. *手术治疗* 胆囊切除术是首选治疗方法。因为老年胆囊结石患者如果引起急性化脓性胆囊炎或坏疽穿孔时行手术，则手术危险性增大；胆囊结石排入胆总管内易引起急性胆管炎或急性胰腺炎；结石长期刺激胆囊，易引起胆囊癌。

手术治疗包括腹腔镜胆囊切除术和开腹胆囊切除术，目前以腹腔镜胆囊切除术为主，尤其对于患有糖尿病、较肥胖的患者。但有以下因素为腹腔镜胆囊切除术禁忌证：①重要脏器功能紊乱不能耐受全麻和手术者；②凝血功能障碍者；③曾行广泛的上腹部手术者；④疑为胆囊癌者。

老年胆囊结石患者常常有结石嵌顿于胆囊管或为充满型结石，手术时应注意胆囊管的显露，需辨认胆总管、肝总管、胆囊管，于胆囊管根部结扎，以防止误伤胆总管、肝总管。对于胆囊结石小于0.5cm者，应注意是否有排入胆总管内的可能，必要时可行术中经胆囊管造影或经胆囊管的胆道镜检查，术后应注意有无胆总管内结石残留或胆源性胰腺炎的发生。对于可疑胆囊癌的患者术中应行术中冰冻，如果为癌变则应按胆囊癌的手术原则处理。

保留胆囊的胆囊结石取出术因复发率高已弃用。

2. *非手术治疗* 包括口服溶石治疗、灌注溶石治疗、体外冲击波碎石治疗等方法，但是各有所限，主要是复发率高。应与“溶石、碎石、排石、防石”相结合，中西医相结合，进行综合性的非手术治疗，可提高疗效。

(1)口服溶石治疗:包括西药溶石和中药溶石。对于胆固醇结石可口服鹅去氧胆酸(CDCA)和熊去氧胆酸(UDCA)。但是 CDCA 副作用较大,有肝毒性,并且有潜在形成动脉粥样硬化的危险。CDCA 的临床效果不够满意,CDCA 在肠道细菌作用下造成的肝胆酸有肝毒性,长期服用 3%CDCA 有潜在形成动脉粥样硬化的脂质代谢变化。目前以 UDCA 应用较多,因其副作用较 CDCA 小。发现使用薄荷醇、薄荷酮等环状单帖合剂治疗 CS 病人,也得到了较好的疗效。但是口服溶石的总体治疗效果尚不理想,原因有:口服溶石疗程长,费用高,疗效不佳,患者在治疗过程中可能出现各种中毒反应,且复发率较高。

口服中药溶石、排石治疗有一定的疗效,但是有其适应证:胆囊收缩功能不良不能进行排石治疗;较大结石不宜施行溶石、排石;胆道梗阻不宜行排石治疗。溶石、排石治疗主要以疏肝利胆、活血化瘀为治疗原则,使肝胆调和、气血通畅,使胆汁得以疏泄、湿热得以清除,再辅以活血化瘀、通里攻下之法,即能起到防止胆汁淤积,又达到溶石、排石的目的。主要中药为柴胡、枳壳、川楝子、大黄、郁金、金钱草等。口服中药溶石、排石疗程长,疗效不稳定,患者在治疗过程中可能出现排石反应,有诱发急性胆管炎或急性胆源性胰腺炎的可能,且复发率较高。

(2)灌注溶石治疗:经皮经肝胆囊置管或经鼻胆管(ENBD 管)灌注甲基叔丁醚、辛酸甘油单酯及复方橘皮乳剂等溶石药物,其中复方橘皮乳剂溶石的效果较好,副作用较少。

(3)体外冲击波碎石治疗(ESWL):受限于胆囊结石的数量、质地、大小及胆囊的功能,碎石后排除率低,易引起急性胆管炎或急性胆源性胰腺炎,且复发率较高,费用较昂贵。

二、肝内胆管结石

【病因】 肝内胆管结石主要与胆道蛔虫感染、胆管狭窄变异、胆汁淤滞、胆管引流不畅等因素有关,其中以蛔虫残体为成石核心形成的胆石多见。肝内胆管结石绝大多数为胆色素混合性结石,近十余年来由于生活、卫生水平的提高,原发性肝内胆管结石有明显减少的趋势。由于左肝管分支角度比右侧大,所以左侧肝内胆管结石明显多于右侧。肝内胆管结石常常合并各肝内分支胆管的狭窄、局部扩张、窝巢和感染灶,甚至形成肝脓肿,窝巢内存有大量的结石。肝内胆管结石与肝内胆管狭窄、感染往往是互为因果,长期并存。由于肝内胆管结石长期积存,造成肝内胆管胆汁引流不畅,反复的肝内胆管炎症,导致结石存在的肝段甚至肝叶的萎缩、硬化,造成健侧肝代偿增大,肝门向患侧方向不同程度地旋转。经常因炎症与膈肌粘连,老年患者由于长期的反复炎症刺激,合并胆管癌的概率大大增加。

【临床表现】 肝内胆管结石由于所在部位的不同,其临床表现亦不同。结石位于Ⅰ、Ⅱ级胆管或整个肝内胆管充满结石者,会有肝区的胀痛,一般无黄疸,也无胆绞痛。只有结石阻塞于左右肝管的汇合处时会有急性梗阻化脓性胆管炎的表现,而位于Ⅲ、Ⅳ胆管的结石平时只有肝区的不适或轻微胀痛。病人有时常合并肝脓肿,脓肿破溃至肝动脉或门静脉分支,可以造成肝内胆管的出血,有的脓肿甚至穿破至膈下、胸腔,甚至穿破至肺,形成胆管气管瘘。病史长者,可出现胆汁淤积性肝硬化、门静脉高压症及肝功能障碍。

【诊断和鉴别诊断】 依据病史、体检、实验室检查及特殊的影像学检查可进行诊断。

1. 体检:往往无特异的临床体征,有的可以只有上腹的轻度压痛或肝区叩击痛。合并门静脉高压症者可触及肿大的脾脏。急性期合并梗阻和感染者,可出现急性梗阻化脓性肝胆管炎(acute obstructive suppurative hepatocholangitis,AOSHC)症状,即寒战、高热、轻度黄疸,甚至休克,出现败血症的表现。

2. 实验室检查：血清总胆红素轻度升高，并且伴有血清转氨酶、碱性磷酸酶的升高。

3. 影像学检查：B超为首选检查方法，诊断准确率高。也可行CT检查证实。

4. 对于老年患者，应注意合并胆管癌或肝癌的可能性。术前应检查血清AFP，必要时应行增强CT或MRI检查，术中如果怀疑有癌变可能，应行术中快速冰冻病理切片检查。

【治疗】 治疗原则为解除胆道梗阻，祛除狭窄、窝巢，取净结石，畅通引流胆道，切除病灶，预防结石复发。肝内胆管结石的治疗是胆道外科中的困难问题，治疗方式以手术为主，但治疗效果尚不十分满意，主要是结石残留率、复发率高。应根据不同的病情，选择不同的处理方法。

1. *外科手术治疗*

(1)无明显的临床症状的周围型肝内胆管结石，由于较局限，一般不需外科处理，可口服溶石、利胆中药治疗。

(2)病灶局限于肝叶或肝段的肝内胆管结石，如肝左外叶肝内胆管结石等。有临床症状，如肝区的疼痛或并发肝脓肿、急性梗阻化脓性肝胆管炎等，可行肝叶或肝段的切除。合并胆总管结石或胆总管扩张者，同时胆总管切开探查取石，T形管引流术。

(3)有Ⅰ、Ⅱ级或Ⅲ级胆管狭窄者，应充分显露肝门部及其所属分支胆管，彻底、充分解决狭窄、窝巢，取尽结石，同时行肝胆管的成形，行肝胆管空肠Roux-en-Y吻合术。

(4)肝内大部分胆管充满结石，无法取净者，可行肝移植术。

2. *机械取石*　包括经PTCD窦道胆道镜取石和经T形管胆道镜取石。对于较局限的肝内胆管结石，不适于手术者，可采用PTCD，减轻胆管炎症状后，逐渐扩张PTCD的孔道，采用胆道镜经PTCD窦道取石。对于T形管引流术后结石残留的患者，可行经T形管胆道镜取石。

3. *灌注溶石治疗*　经T形管或经PTCD管灌注甲基叔丁醚、辛酸甘油单酯及复方橘皮乳剂等溶石药物。

三、肝外胆管结石

【病因】 肝外胆管结石分为原发性肝外胆管结石和继发性肝外胆管结石两种类型。原发性肝外胆管结石主要是由于胆道蛔虫感染，蛔虫残体为结石核心形成，绝大多数为胆色素结石或混合性结石，近十余年来由于生活、卫生水平的提高，原发性肝外胆管结石有明显减少的趋势。一部分病人的结石是由胆囊结石排出进入胆总管，称为继发性肝外胆管结石，即胆总管结石，多为胆固醇结石或混合性结石，胆石的外层因胆红素钙的沉积而增大，往往形成混合性结石。近来由于胆囊结石发病率的升高，继发性肝外胆管结石的发病率亦逐年升高。

【临床表现】 常见的症状主要是胆管炎，为反复的腹痛、寒战高热和黄疸，称为夏科三联征(Charcot’s triad)。

1. *腹痛*　为剧烈的胆绞痛，疼痛部位多位于剑突下或右上腹，常向右肩背部发射，伴恶心、呕吐。这是由于结石下移，嵌顿于胆总管下端壶腹部，引起胆道括约肌痉挛所致。但是老年患者往往胆绞痛不很明显。

2. *寒战高热*　由于结石阻塞肝外胆管，胆汁引流不畅，胆管内压升高，并发感染，引起菌血症。一部分老年患者可以无高热，但是仍然有感染的其他表现。

3. *黄疸*　结石阻塞肝外胆管不缓解，24～48h之后可出现梗阻性黄疸。部分病人可因结石嵌顿、阻塞不完全，阻塞的近侧胆管扩张后，结石可漂浮上移，或者小结石通过Oddi括约肌排入十二指肠，使腹痛、发热、黄疸减轻。间歇性黄疸是肝外胆管结石的特点。如果长期或反复出现黄疸，将会导致肝功能损害，可引起胆汁淤积性肝硬化等。

一部分病人可以有胆源性胰腺炎的表现，出现左上腹的疼痛和左肩及腰背的放射痛，是由于胆结石嵌顿于壶腹部或小结石通过 Oddi 括约肌排入十二指肠从而引发胰腺炎。部分老年患者只有上腹不适、闷胀，而无胆管炎表现。

【诊断和鉴别诊断】 依据病史、体检、实验室检查及特殊的影像学检查可进行诊断。

1. 体检　可发现巩膜及皮肤黄染，可有剑突下或右上腹的压痛、肌紧张，但是老年患者往往胆绞痛不很明显，腹部体征也因体质的不同而出现不同的表现，有的可以只有剑突下或右上腹的轻度压痛。如果胆总管下端梗阻可触及胀大的胆囊。

2. 实验室检查　尿胆红素阳性或升高，尿胆原降低或阴性，但是如果反复出现胆管炎的老年患者可以因肝细胞的损害而同时出现尿胆原的阳性或升高。血白细胞升高，有的老年患者因体质原因可能血白细胞正常或降低，但是中性粒细胞比例升高，甚至有的患者可以出现血小板的降低和凝血机制的障碍。血清总胆红素升高，以直接胆红素升高为主，并且伴有碱性磷酸酶的升高。

3. 影像学检查　B 超为首选检查方法。可行 ERCP、CT（特别是多层螺旋 CT 的薄层扫描）、MRCP、PTC 或内镜超声对 B 超诊断困难的肝外胆管结石的诊断有帮助。有时需与壶腹周围癌相鉴别，特别是低位胆管癌、胰头癌、十二指肠乳头癌。低位胆管癌、胰头癌的黄疸一般是逐渐加重，无黄疸波动，无腹痛，可以选用 ERCP、MRCP 或内镜超声进行鉴别诊断。十二指肠乳头癌在十二指肠镜下可以看到十二指肠乳头质脆、触之易出血、溃烂、菜花样改变，镜下活组织病理检查可证实。

【治疗】 肝外胆管结石的治疗原则：解除胆道梗阻，取净结石，畅通引流胆道，预防结石复发。治疗方式包括传统的开腹手术和微创治疗，同时可以在围术期辅以中药治疗，疏肝理气，通里下热，预防结石复发。

1. 传统的开腹手术　包括肝外胆管切开探查、取石，T 形管引流术、Oddi 括约肌成形术和肝外胆管与空肠 Roux-en-Y 吻合术。胆总管十二指肠吻合术由于反流性胆管炎的发生率高现已基本弃用。

(1)肝外胆管切开探查、取石，T 形管引流术：应用较广泛，手术相对简单，特别适用于急诊手术。应用取石钳、胆道刮匙或金属胆道探子时，手法应轻柔，防止造成十二指肠降部后壁的损伤。应尽量采用术中胆道镜探查取石，可以防止结石的残留。如果结石嵌顿于胆总管下端，取出困难或胆总管下段狭窄时，可以采用 Koch 手法游离十二指肠降部，以手推挤结石协助取石或以手触摸到 Oddi 括约肌引导金属胆道探子扩张狭窄段。置入 T 形管前，应以导尿管通过 Oddi 括约肌进行注水试验，观察十二指肠球、降部的充盈情况，同时观察十二指肠降部侧腹膜有无肿胀，如果十二指肠降部侧腹膜有肿胀，则可能存在十二指肠降部后壁的损伤，应予以修补。

(2)肝外胆管与空肠 Roux-en-Y 吻合术：适用于肝外胆管扩张明显，或胆总管下段严重狭窄、梗阻，无法局部解除梗阻者或合并肝内胆管结石者，但是由于手术较复杂、手术时间相对较长，对于体质弱的老年患者不适用。肝外胆管与空肠 Roux-en-Y 吻合术的胆肠吻合口应足够大，引流应通畅，可采用 3-0 或 4-0 的可吸收线连续或间断缝合，防止术后吻合口内线结残留，引起结石的复发。胆肠吻合的空肠盲端可置于皮下，为以后结石的复发采用胆道镜取石创造条件。

(3)Oddi 括约肌成形术：适用于胆总管下端狭窄或结石嵌顿于 Oddi 括约肌无法取出者，但是术后可引起反流性胆管炎。

2. *微创治疗*　肝外胆管结石微创治疗随着十二指肠镜、胆道镜、腹腔镜诊治技术的提高和普及，因为其创伤小、恢复快，避免了因结石的复发而需行多次开腹手术，特别适用于老年胆道疾病患者。近十余年来逐渐有取代传统开腹手术的趋势。

(1)多镜联合治疗

①单镜治疗：对于结石数量不多可行 Oddi 括约肌切开者，可采用 EST 或球囊扩张 Oddi 括约肌，应用取石网篮取出结石，对于较大的结石可采用碎石网篮或激光、液电、等离子体冲击波等碎石后取出。同时可放置内镜鼻胆管引流(endoscopic nasobiliary drainage，ENBD)预防胆道感染和胰腺炎。特别适用于因高龄、体质差、伴有重要脏器疾病无法耐受手术的老年患者。

对于行肝外胆管切开探查、取石，T 形管引流术后复发结石者，可应用胆道镜经 T 形管窦道取石。

②两镜联合治疗：即腹腔镜联合胆道镜治疗。对于因解剖结构改变或异常而无法行 ERCP 的患者，可以采用腹腔镜胆总管探查，T 形管引流，术中联合应用胆道镜取石。

③三镜联合治疗：对于结石较多或较大者，先行 ERCP 造影，明确胆道情况，确定结石分布、数量、大小。行 EST，ENBD 引流，缓解胆道压力，引流胆汁，控制胆道感染后，行腹腔镜胆总管探查术，术中胆道镜取石及检查，确保无残余结石。在内衬 ENBD 导管下直接缝合胆总管，不放置 T 形管。

(2)PTCD：对于因解剖结构改变或异常而无法行 ERCP 及无法耐受十二指肠镜或手术治疗的患者，可采用 PTCD，减轻胆管炎症状后，逐渐扩张 PTCD 的孔道，采用胆道镜经 PTCD 窦道取石。

3. *口服中药溶石、排石治疗*　口服中药溶石、排石治疗有一定的疗效，但是胆道结石嵌顿时不宜行排石治疗。溶石、排石治疗主要以理气开郁、利胆止痛、通里下热为治疗原则，使肝胆调和、气血通畅，使胆汁得以疏泄、湿热得以清除，再辅以活血化瘀、通里攻下之法，即能起到防止胆汁淤积，又达到溶石、排石的目的。主要中药为柴胡、黄芩、茵陈、栀子、枳壳、川楝子、大黄、郁金、金钱草等。口服中药溶石、排石疗程长，疗效不稳定，患者在治疗过程中可能出现排石反应，有诱发急性胆管炎或急性胆源性胰腺炎的可能，且复发率较高。

对于肝外胆管结石，可采用中西医结合微创外科治疗，在 EST、ENBD 的基础上，联合应用清热利胆、通里攻下中药，既能加快胆管炎症的消除，清除结石残渣，又能预防结石的复发。

4. *灌注溶石治疗*　经 T 形管、PTCD 管或 ENBD 管灌注甲基叔丁醚、辛酸甘油单酯及复方橘皮乳剂等溶石药物，其中复方橘皮乳剂溶石的效果较好，副作用较少。此方法应联合应用外科手术或微创治疗方法，才能发挥其功效。

第三节　原发性硬化性胆管炎

【病因】　原发性硬化性胆管炎(primary sclerosing cholangitis，PSC)多见于男性，是一种以肝内外胆管慢性纤维化，管壁增厚致胆管狭窄或闭塞的炎症性疾病。病因尚不十分明确，可能与慢性炎性肠病、自身免疫性疾病、病毒或细菌等感染有关。由于其治疗效果差，进行性加重可导致肝硬化、门静脉高压和肝衰竭，预后极差。

【临床表现】　主要表现为慢性进行性胆管梗阻及胆管炎，为持续性无痛性黄疸，有时起病之初亦可表现为急性腹痛，同时伴有间歇性不规则的发热。黄疸逐渐加重，有时可以在一定范围内波动，伴有瘙痒、恶心、乏力、神志淡漠等。

【诊断和鉴别诊断】

1. 体检　黄疸严重，肝、脾大。晚期有严重的肝功能损害、门静脉高压症、胆汁淤积性肝硬变的表现。

2. 实验室检查　血清总胆红素明显升高，以直接胆红素升高为主。并且伴有血清转氨酶、碱性磷酸酶的升高。血浆铜和铜蓝蛋白及尿铜增加，大多数病人血浆 IgM 水平升高。

3. 影像学检查　ERCP、MRCP、PTC 可作为诊断的主要依据。总体表现为"细、硬、直、疏"。胆管成不规则的多发性狭窄；胆管分支僵硬或呈轻度扩张改变，表现为枯树枝样；胆管有时呈串珠样改变。有时需与硬化性胆管癌相鉴别，最终依赖于病理检查。其 B 超为首选检查方法，诊断准确率高。也可行 CT 检查证实。

【治疗】　缺乏有效的治疗方法。

1. 免疫抑制药　如环孢素 A、皮质激素等可暂时使病情得到稳定，熊去氧胆酸可改善临床症状。但药物对有的患者无明显的治疗效果。

2. 手术　效果不满意，肝移植术是本病的首选适应证。

第四节　胆道肿瘤

一、胆囊息肉

胆囊息肉样病变(polypoid lesion of gallbladder)是指胆囊壁向腔内呈息肉状突起的一类病变的总称。胆囊息肉样病变以中老年病人为多，部分有癌变的倾向并随着病史的延长和年龄的增长癌变可能性增加。随着人们保健意识的增强和超声检查用于常规体检胆囊息肉样病变的发现率有增高的趋势。

【分类】

1. 胆固醇息肉　因胆固醇代谢紊乱而导致胆固醇大量沉积在胆囊固有层并突入胆囊腔，其上覆盖正常的胆囊上皮。在胆囊息肉样病变中胆固醇息肉最为常见，占整个胆囊息肉样病变的 1/2 以上。该病属良性，无恶变倾向。

2. 腺瘤　由胆囊黏膜上皮腺瘤样增生而形成。特点是有蒂、单发或多发、外形似乳头、直径多为 0.5～2.0cm，有的合并胆囊结石。组织学分为乳头状腺瘤、管状腺瘤和混合性腺瘤。腺瘤有恶变倾向，癌变率约为 10%，其中胆囊颈部腺瘤癌变率更高一些，可达 20%。

3. 腺肌瘤　是胆囊腺肌增生症的局限型，其形成的机制尚不清楚。绝大多数胆囊腺肌瘤位于胆囊底部，部分继发胆囊炎或胆囊胆色素结石。

4. 炎性息肉　是长期炎性而引发的肉芽肿。大小不等、单发或多发、多为广基表面可以有上皮，也可以没有上皮。

5. 其他　更为少见的胆囊息肉样病变包括平滑肌瘤、脂肪瘤、纤维瘤、血管瘤、神经纤维瘤、纤维脂肪瘤、纤维黄色肉芽肿等。

【临床表现】　多数胆囊息肉样病变病人临床上可以无症状，仅在常规体检中发现胆囊有占位或在其他原因胆囊切除时偶然发现。小部分病人可表现出非特异性症状，如消化不良、右上腹痛，对诊断和鉴别诊断一般帮助不大。

【诊断】

1. 超声　对于胆囊疾病来说，超声检查具有准确、无创、经济等优点，是目前诊断胆囊息肉样病变的主要检查方法。超声检查灵敏度较高，可以判断出胆囊壁上 2mm 大小的病变，因此能准确地提供出胆囊息肉样病变的部位、大小、数目、回声强度、有无蒂等方面的信息，但在有无癌变方面则帮助不大。胆囊结石是最常见需要鉴别的胆囊疾病，主要鉴别特征为：胆囊息肉样病变不伴有声影、不随体位变化而移动、中低回声为主。

2. 其他　口服法胆囊造影对胆囊囊腺肌增生症有一定的价值。CT、MR、EUS 等影像学检查因其缺少特征性影像学变化，对诊断和鉴别诊断帮助较小，临床上一般不作为首选检查方法。

【治疗】　药物治疗无效，对于有症状、伴有胆囊结石或有癌变倾向的病人可考虑手术切除胆囊。胆固醇息肉不引起癌变，对胆囊的功能影响也不大，因此除了有症状的少数病人外，一般不需要手术治疗，可随诊观察。直径超过 10mm 的胆囊腺瘤因其癌变的可能性加大，应尽早手术切除胆囊。其他胆囊息肉样病变如症状较重、伴有胆囊结石或鉴别困难，也可考虑切除胆囊。对切除的标本应于术中剖开仔细检查，有可疑处应送术中冰冻病理检查，以免漏诊胆囊癌。手术的方法有经腹腔镜和开腹切除胆囊 2 种，现多选择前 1 种。

二、胆囊癌

胆囊癌是最为常见的胆道系统恶性肿瘤，占消化道肿瘤的第 5 位，近年发病率有逐渐增加的趋势。在所有的胆囊切除病例中，胆囊癌约占 2%。在美国等肝癌发病率较低的国家，胆囊癌发病率却较高。发病率除和地域有关外，与种族不同也有关系，西南美洲印第安人的发病率比其他人种高出 6 倍。尸检资料表明胆囊癌的平均发病率为 0.55%～1.91%。国内一份调查证实胆囊癌的发病年龄为 20～85 岁，平均年龄为 57 岁，发病年龄 50 岁以上者占 70%～85%，所以也是老年人的常见恶性肿瘤之一，男女比为 1∶2或 1∶3。

【病因】　病因不十分清楚，但下例疾病和其发生有一定的关系。

1. 胆囊结石和胆囊炎　临床调查发现 74%～92%的胆囊癌病人同时并有胆囊结石，结石越大其发生胆囊癌的风险也越高，结石直径为 2.0～2.9cm 时患胆囊癌的概率为常人的 2.4 倍；而结石直径达 3.0cm 以上是则为常人的 10.1 倍。胆囊结石和胆囊炎致癌的机制一般认为与长期慢性炎症刺激促使黏膜沿着单纯性增生→轻、中、重不典型增生→原位癌→浸润性癌的方向发展。此外感染胆汁中一种厌氧的梭状芽胞杆菌能促使胆酸发生脱氢反应，产生具有致癌性的去氧胆酸和石胆酸与胆囊癌的发病可能也有一定的关系。因此对于高危胆囊结石病人如病史 5 年以上、腹痛转为持续性且伴有消瘦、影像学检查发现结石＞2.0cm 或胆囊壁有限局性增厚及瓷胆囊者应尽早行胆囊切除，对于老年人尤应如此，不要因为症状较轻而认为无大碍或伴有其他疾病而顾虑重重延误了治疗的最佳时机。

2. 胆囊黏膜腺瘤样息肉　＜1.0cm 的息肉一般不癌变，但≥1.0cm 的息肉 23%的病人合并胆囊癌，尤其是粗蒂、多发的息肉癌变的机会增多，应予尽早切除。

3. 胆囊腺肌病　节段型腺肌病合并胆囊癌较非腺肌病者为高，因此也是胆囊癌发生的危险因素之一，一旦诊断明确也应手术切除胆囊。

4. 胰胆管汇合部异常　胆囊癌的病人 16%合并有胰胆管汇合部异常。

【病理】

1. 大体类型　以胆囊底部最为多见、其次为颈部，可分为：① 肿块型：多见，表现为大小不等的息肉样或乳头状赘生物样病变，向胆囊腔内生长为主；② 浸润型：主要表现为胆囊壁增厚，较早累及周围组织。

2. 组织学类型　胆囊癌组织学类型分为：①腺癌，占全部胆囊癌的 90%以上，根据癌细胞形态可分为高分化、低分化和未分化癌；②鳞癌，约占 4%；③腺鳞癌，约占 1%；④类癌等更为少见的癌。

3. 扩散转移途径　主要有如下途径：①直接浸润随着肿瘤的生长较晚期的胆囊癌可侵及肝脏、十二指肠、胃以及其他邻近器官，其中以肝脏受累最为常见；②淋巴转移：常见的淋巴转移途径依次为肿瘤旁、肝外胆管旁、肝十二指肠韧带、胰腺周围、腹腔动脉周围及腹主动脉和肠系膜上动脉周围淋巴结；③血行转移：最常见的为肝脏，约占全部血行转移的 2/3，其次为肺和骨骼系统。

【临床分期】　胆囊癌分期方法较多，包括 Nevin 分期、UICC 分期、日本胆道外科协会(JSBS)分期、美国癌症联合会(AICC)分期等，其中影响较大、应用较广泛的为前两种分期方法，分别介绍如下。

1. Nevin 分期　1976 年 Nevin 主要依据癌的浸润深度和扩展范围将胆囊癌分为以下Ⅴ期。

Ⅰ期：癌位于黏膜内，即原位癌。

Ⅱ 期：癌侵及黏膜和肌层。

Ⅲ 期：癌侵及胆囊壁的全层。

Ⅳ 期：癌侵及胆囊壁的全层，并伴有胆囊淋巴转移。

Ⅴ 期：癌直接侵及肝、胆管、邻近脏器或有远隔器官转移。

2. 国际抗癌联盟(UICC)分期　UICC 根据癌侵及的深度、淋巴结有无转移及部位和有无远隔转移将胆囊癌分为如下Ⅳ期(2002 年第 6 版)。

T_癌浸润的深度。

x：无法确定。

is：原位癌。

1a：黏膜固有层。

1b：肌层。

2：肌层周围的结缔组织，但未突破浆膜或侵及肝脏。

3：浆膜层或直接侵及 1 个邻近器官、肝侵及深度＜2cm。

4：侵及肝深度＞2cm 或侵及器官(胃、十二指肠、结肠、胰腺、网膜等)2 个或以上。

N_淋巴结转移情况。

x：无法确定。

0：无区域淋巴结转移。

1：胆囊管、胆总管和(或)肝门淋巴结转移。

2：胰头周围、十二指肠旁、门静脉周围、腹腔动脉和(或)肠系膜上动脉周围淋巴结转移。

M_远隔转移情况。

x：无法确定。

1:无远隔转移。

2:有远隔转移。

也有人把胆囊的区域淋巴结分为三站,胆囊管、胆总管周围和肝门淋巴结(包括肝动脉、门静脉周围淋巴结)为第一站,胰头、十二指肠、肠系膜上血管和腹腔动脉周围淋巴结为第二站,腹主动脉和下腔静脉周围淋巴结为第三站。

根据胆囊癌的 TNM 分期情况临床将胆囊癌分为 0～Ⅵ期,二者的对应关系见表 13-1。

表 13-1 胆囊癌的分期(UICC)

分期	T	N	M
0	Tis	N_0	M_0
Ⅰ	T 1	N 0	M 0
Ⅱ	T 2	N 0	M 0
Ⅲ	T 3	N 0-1	M 0
	T 1-2	N 1	M 0
Ⅳa	T 4	N 0-1	M 0
Ⅳb	任何 T	N 2	M0
	任何 T	任何 N	M 1

【临床表现】 早期胆囊癌无任何特异性临床表现,相对早期的临床表现为右上腹部痛并于早餐后加重(占 75%～97%),但令人遗憾的是这往往并不被病人或医生所重视,因此早期诊断极为困难。老年人一方面由于对症状不够敏感,常常将腹痛等归因于已知的胆囊结石或息肉,另一方面因怕连累家人而放弃去医院就诊,又未养成定期体检的习惯,故待作出诊断时多为晚期病人,文献统计Ⅳ期病人占全部诊断病人的 43.6%。其他主要临床表现还有黄疸(占就诊病人的 45%)和上腹部包块,随着病情的进展还可以出现体重下降、上消化道出血、贫血、腹水等。

【诊断】 根据上述临床表现再选择下列检查做出正确诊断一般不难。

1. 实验室检查 主要有血胆红素、酶学和肿瘤标志物。①血胆红素:根据病人就诊的早晚可有不同程度地升高,但 70%的病人就诊时血胆红素已超过正常的 2 倍以上;②酶学:血清碱性磷酸酶、丙氨酸转氨酶、天冬氨酸转氨酶等可能升高;③ 肿瘤标志物:晚期病例可由 CEA 的明显增高。

2. 影像学检查 ①超声检查:其诊断符合率为 83.3%,高于 CT、ERCP、血管造影等影像学检查方法。早期胆囊癌主要表现为限局性胆囊壁增厚与黏膜隆起,或二者混合存在。采用内镜超声(EUS)法可获得胆囊壁结构的清晰图像,对早期胆囊癌的诊断有很大的帮助。晚期则可见息肉样或菜花样肿物以及周围浸润或转移影像。②CT:一般扫描方法的诊断符合率不如超声检查,但动态增强 CT 扫描可明显提高诊断符合率,文献报道可达 93%。此外,CT 在判定有无肝、腹腔淋巴结转移方面和判定手术切除性方面有一定的优势。③ERCP:对于胆囊能够显影的胆囊癌有较高的诊断价值,可同时观察胰胆管情况是该检查方法的另一大优点,但因其为有创检查以及约 50%的病人胆囊显影不良,现以较少用于胆囊癌的诊断。

【治疗】

1. 手术治疗 手术切除是治愈胆囊癌的唯一可能，胆囊癌的手术方法有多种，临床上应根据临床分期和病人的实际情况选择术式。因为胆囊癌缺乏临床特异症状，作出诊断多为晚期，故胆囊癌手术切除率较低，一般在 10%～30%之间。

(1)手术方法与选择：手术方法主要包括单纯胆囊切除术、根治性胆囊癌切除术、扩大胆囊癌根治术和姑息性手术。

①单纯胆囊切除术：对Ⅰ期侵及深度为 Tis 和 T1a 的胆囊癌病人，单纯胆囊切除即可达到根治目的，5 年生存率可达到 99%～100%。

②根治性胆囊切除术：对Ⅰ期侵及深度为 T1b、和Ⅱ期的胆囊癌单纯胆囊切除已达不到根治的目的，需要在此基础上再行区域淋巴结清除(如清除胆囊管、胆总管和肝门部等第一站淋巴结，胰头周围、十二指肠旁等第二站淋巴结)和(或)切除胆囊床周围 2cm 的肝组织(如胆囊底体部癌侵及肝脏)。根治性切除术后 5 年生存率为 80%～90%。

③扩大胆囊癌根治术：Ⅲ和Ⅳa 期的胆囊癌侵及范围比较广，如仍有可能根治应行扩大胆囊癌根治术。这类手术包括较多，如胆囊颈、管部癌若癌已经侵犯胆总管，胆囊管切缘仍有癌浸润，应切除部分肝外胆管后行肝管空肠 Roux-en-Y 吻合术；如肝脏受累一般情况下Ⅳ、Ⅴ段肝切除就已足够，但当有肝门受侵犯需考虑行右半肝切除或右肝三叶切除才有可能达到根治目的。如结肠或十二指肠与胰头部等邻近脏器受侵，可行结肠部分切除或胰头十二指肠切除术。若肠系膜上动脉、腹腔动脉、主动脉周围淋巴结已有转移一般认为已无根治可能，属禁忌证。

④姑息性手术：适于已经失去根治性手术的可能但又因胆囊癌的存在引起梗阻性黄疸的病人。主要的解决方法有：肝总管空肠 Roux-en-Y 吻合术；经十二指肠镜置入胆管内支架；经皮经肝穿刺胆管引流或内支架置入术。

(2)手术禁忌证：概括地讲有 3 点：① 有远隔转移的病人，如伴肝或腹膜多发转移灶、大量腹水等；② 局部浸润严重的病人，如癌肿已广泛侵犯肝十二指肠韧带或肿块已包绕肝门部血管；③高龄、全身状况差的病人，拟行扩大根治性手术的老年人尤其要注意这一点。

(3)意外胆囊癌(unexpected gallbladder carcinoma)的处理：是指因胆囊息肉或胆囊结石等胆囊良性病行胆囊切除时术中或术后意外发现的胆囊癌。随着腹腔镜胆囊切除术的广泛开展，意外胆囊癌的发现也随之增多，国内外报道发生率为 0.17%～1.00%。因此如何术中及时发现和正确处理意外胆囊癌就显得十分重要了。一般认为，对切除标本应常规剖检胆囊，仔细检查胆囊壁有无硬结、肿块或局限性增厚，胆囊黏膜有无隆起或乳头状赘生物，对可疑病例应行术中冰冻病理检查以明确诊断。未超过 T1a 期的病人可不再做处理随诊观察，而 T1b 以上的病例若为腹腔镜手术应中转开腹行根治或扩大根治术，对手术后发现的胆囊癌也应根据上述原则做出相应处理。

2. 化疗 疗效不如胃肠道肿瘤佳，应用也不广泛。常用化疗药物有氟尿嘧啶、丝裂霉素、阿霉素等，有效率较低在 10%左右。

3. 放疗 胆囊癌对放疗有一定的敏感性，可于术前、术中和术后应用，对于提高手术切除率、减少术后复发有一定的效果。术前放疗剂量一般为 30Gy，术中放疗具有定位准确、周围组织损伤小的优点，剂量一般为 20Gy，术后放疗范围为原发灶和区域淋巴结，剂量为 50～70Gy。

4. 介入治疗 包括介入性区域化疗和放疗。对于癌灶限于胆囊壁内的病人，高选择区域化疗效果尚好，一旦侵及胆囊壁以外，区域化疗起不到控制肿瘤生长的作用。介入性区域放疗主要是利用 PTCD 导管将^{226}Ra等密闭的小放射源送到相应的部位，其优点是局部放射剂量大、周围组织损伤小；缺点是放射半径过小，手术部位照射剂量不足。

5. 其他治疗　包括免疫治疗、温热治疗和中药治疗等都有一定的缓解病情的作用。

三、胆管癌

胆管癌是指发生在左、右肝管至胆总管下端的恶性肿瘤。较少见，在尸检资料中，国外占 0.01％～0.46％，国内 1 979 例尸检占 0.07％～0.32％。多见于 50～70 岁的中、老年人，男女无明显差异。

【病因】　病因不清，但有一些因素与胆管癌的发病可能有关。①胆管结石：临床上约 1/3 的胆管癌病人与胆管结石病共存，由此有人认为两者关系密切，推测长期的胆管结石与慢性炎症的刺激可能会引起胆管上皮脱落、糜烂和溃疡，进一步引起上皮细胞的不典型增生并最终癌变，但是否如此尚需进一步证实。②寄生虫感染：中华分支睾吸虫寄生于胆管系统内，虫体的感染和代谢产物通过对胆管黏膜的刺激，有可能通过增生、瘤样变等诱发胆管癌。③先天性胆管囊肿：先天性胆总管囊肿病人发生癌变的机会是正常人的 20 倍。据统计先天性胆管囊肿的癌变率为 2.5％～17.5％，其机制可能与先天性胆胰管汇合异常、胆管上皮化生、胆肠 Roux-en-Y 手术后肠、胰液的刺激、合并胆管结石以及长期的胆汁排出不畅导致胆汁成分的分解和反复的感染，形成致癌物质（如胆汁酸分解产物甲基胆蒽）等因素有关。④硬化性胆管炎：因硬化性胆管炎行肝移植的病人，9％～36％被证明是胆管癌，所以，一般认为，硬化性胆管炎与胆管癌有关。⑤慢性溃疡性结肠炎：该病病人其患胆管癌的危险性较无此病者高 400 倍。

【病理】

1. 大体类型　当胆管发生癌变后，癌组织可以向管腔内生长，呈乳头状或息肉样将管腔堵塞，癌表面呈细颗粒状。癌组织也难与硬化性胆管炎相鉴别，可沿胆管壁内浸润性生长，使管壁明显增厚并向上下蔓延，肉眼和触之管壁变硬但一般触不到肿块。癌组织进一步向周围组织浸润，在局部形成结节性肿块。胆管癌大体上可以分为以下 3 型：①管壁浸润型：最为多见，可见于肝外胆管的任何部位。受累管壁先是增厚变硬，管腔逐渐变小狭窄，最后完全堵塞。②结节型：较少见，多为较晚期的胆管癌，结节直径可在 1.5～5.0cm。③ 腔内乳头状型：最少见，可见于胆管的任何部位。

2. 组织学分型　可以分为以下 6 种类型：①乳头状腺癌：较多见。②高分化腺癌：最多见，可占 2/3 以上，可见于胆管的任何部位。癌组织在管壁内浸润性生长，镜下可见大小不等、形态不规则的腺体结构，有的扩大成囊腔。③低分化腺癌：也在管腔内浸润性生长。④未分化癌：较少见。⑤印戒细胞癌：由分化程度不等的含有黏液的癌细胞构成，弥漫浸润，也较少见。⑥鳞状细胞癌：罕见。更为罕见的是腺鳞癌、黑色素瘤。

3. 转移途径　①直接扩散：早期癌主要是沿胆管壁上下浸润扩散，若整个胆管受累则难以判断原发灶所在。随着癌的生长逐渐向周围器官或组织直接扩散，如胰腺、胆囊的直接浸润。②淋巴转移：最常见的是肝门部淋巴结转移，至晚期也可转移到腹腔其他部位的淋巴结。③血行转移：血行转移出现在晚期，以肝转移最为多见，可侵犯门静脉形成癌性血栓。其他远隔转移如肺转移则为少见。④神经浸润转移：指胆管癌细胞对神经有高度的亲和性，可在神经周围发生浸润并沿神经转移。神经浸润和转移是胆管癌的一种较为常见的转移方式，Nakagohri 等证实 26 例肝门部胆管癌发生神经浸润转移为 100％，Murakawa 则进一步证实神经浸润阳性和阴性标本之间存在着明显的差别，可以用此来评估手术切除的范围以减少术后复发和判断预后。目前认为与胆管癌神经浸润转移有关的因子有神经生长因子、神经黏附因子、表皮生长因子、转化生长因子-α 和金属基质蛋白酶等。

【临床分型】 因为不同部位胆管发生的癌其治疗方法不尽相同，所以临床上按肝外胆管的解剖部位将肝外胆管癌分为上、中、下三段。

1. *上段癌* 也称肝门部胆管癌或高位胆管癌，指肝总管和左右肝管发生的癌变，约占全部肝外胆管癌的 3/5。1965 年 Klatskin 对肝外胆管汇合部的胆管癌进行了研究，详细地描述了该类病变的特征，故肝门部胆管癌也称 Klatskin 瘤。临床上按 Bismuth 的提议将肝门部胆管癌分成Ⅳ型，Ⅰ型：肿瘤位于肝总管范围内，最为常见占全部肝门部胆管癌的近 1/2；Ⅱ型：肿瘤位于左、右肝管汇合处；Ⅲa 型：肿瘤除侵犯肝总管和汇合部外，还累及右肝管；Ⅲb 型：肿瘤侵犯肝总管、汇合部和左肝管；Ⅳ 型：肿瘤侵犯左右肝管。

2. *中段癌* 指胆囊管开口至胰腺上缘的胆管发生的癌叫做胆总管中段癌，占全部肝外胆管癌的 1/5 多。

3. *下端癌* 胰腺内段胆总管发生的癌称之为胆总管下段癌，占全部肝外胆管癌的近 1/5。

【临床表现】 较为早期的临床表现为食欲不振、上腹饱胀、恶心、呕吐等消化系统症状。但这些症状往往不被医生或病人重视，常被误认为胃病而延误了进一步检查和治疗，尤其是老年人，一则认为只是消化不好，过几天就会好。二则怕子女受牵累而不愿意主动讲述自己的感受。随着病情的进展，逐渐出现黄疸，主要有巩膜和皮肤的黄染并渐进性加深，尿色加深、便色变浅甚至出现陶土样变，其特点是黄疸为无痛性且一旦出现便迅速进行性加深，很少有反复。此外，还可以出现上腹痛、发热、体重下降等。

【诊断】

1. *B 超* 因其对人体无害，对于任何年龄的人群都可以作为首选或初筛的方法，B 超主要可以发现肝内胆管明显扩张，但胆囊根据受累胆管部位可以扩张、也可以不扩张，即胆囊管开口的近肝侧癌胆囊空虚，远肝侧癌则胆囊扩张。肝门部或其他部位有强或较强的光团，形态不规则，其后不伴声影。肝外胆管有截断现象。肝动脉和门静脉受累情况，有无门静脉癌栓等。

2. CT 可以得到与 B 超类似的结果，但 CT 检查不受肥胖、肠道气体和检查医师主观性的影响，增强 CT 可使组织结构更加清晰，两种检查联合应用可以互相印证。

3. *经皮肝穿胆管造影(PTC)* 曾是诊断胆管癌的主要方法之一，此法可以清晰地显示阻塞以上部位肝内外胆管的形态和阻塞的部位，但是该法为有创检查，有可能引发胆道或腹腔出血、胆汁漏与胆汁性腹膜炎、败血症、气胸等合并症，对体弱多病的老年人尤显不合适；此外随着更为理想的影像检查方法(下述)的开发，对于老年人来说不宜用该法作为诊断老年人胆管癌的首选方法。

4. *经内镜逆行胆胰管造影(ERCP)* 主要用于显示肿瘤的阻塞部位和其下胆管的情况，其优点在于对低位胆管癌可以同时行活检明确诊断。缺点为该法也为有创性检查，合并症的发生率约 4%，主要有急性胰腺炎、急性胆管炎、消化道穿孔、出血等，成功率不是很高以及影像有时不够理想，因此该法也不宜作为诊断老年人胆管癌的首选方法。

5. *磁共振胆胰管成像(MRCP)* 能清楚地同时显示梗阻远近端肝内、外胆管的影像和病变的部位、大小和浸润范围，诊断符合率可达 91%。因其方法简便、不需造影剂、图像清晰且无创伤性，所以临床应用日益广泛。老年人体弱、常常伴发各种心肺等实质性脏器疾病，有创检查往往难以耐受，因此 MRCP 对于老年人来讲更为适宜，可以取代 ERCP 法作为判断病情的首选检查。

【治疗】

1. *手术治疗* 手术治疗是有可能根治本病的唯一有效方法，即便是姑息手术也较非手术病人生存期明显延长。肿瘤的部位不同选择的手术方式也不同。

(1)上部胆管癌：根治性手术切除范围包括十二指肠以上部位的胆总管、胆囊、肝总管、左右肝管和肝十二指肠韧带内的所有软组织，即所谓的骨骼化处理，然后再行肝门部胆管和空肠之间的 Roux-en-Y 吻合术。术中应作可切除性判断，仔细探查门静脉有无受侵，若门静脉主干已受侵犯且范围较广泛，根治性切除已不可能，应及时改变手术计划。根治性手术对于Ⅰ、Ⅱ型肝门部胆管癌难度一般不大。对于Ⅲ、Ⅳ型肝门部胆管癌则有可能需要切除左肝或肝方叶方能完成手术，手术创伤还是比较大的。因此，对于高龄病人，一般状态差，已有肝、腹膜转移或侵犯范围较广的病人要慎行之。上部胆管癌的手术切除率的报道从 10%左右到 92%不等，近年一般多在 50%～60%。手术死亡率各家报道也高低不同，一般在 5%以下。手术后 5 年生存率在 10%～44%。

对于不能行根治性切除的病人应行姑息性手术以缓解病人的症状，提高病人的生存质量。姑息手术的术式包括肝内胆管和空肠吻合术、胆道内支架引流术(包括开腹手术置入和介入置入两种方法)、T 形管或 U 形管引流术等。除非过晚期和过重的病人一般不主张单纯行 PTCD 外引流。以上各种治疗的 3 年生存率为 0～4%。

(2)中下部胆管癌：中部胆管癌根据术中情况可选择胰头十二指肠切除术或肿瘤局部切除、肝十二指肠韧带骨骼化清扫、肝门部胆管空肠 Roux-en-Y 吻合术。下部胆管癌一般选择胰头十二指肠切除术，术式多选择 Whipple 法。因为中下部胆管癌黄疸出现的比较早，故手术切除率和术后 5 年生存率都较上部胆管癌好。对于个别年高体弱不能耐受胰头十二指肠切除术的病人可行十二指肠乳头局部切除术，部分较早期病例也可以达到根治的目的。

2. *辅助治疗* 包括放射治疗、化学治疗、中药治疗、免疫治疗等。

(1)放射治疗：放射治疗在胆管癌治疗中的地位尚有很大的争议，方法主要包括腔内照射和外照射。腔内照射可延长病人的生存期达 16 个月，个别病例有存活 5 年以上的报道。对于无法手术的上部胆管癌，单独外照射不能提高总生存率。有学者认为，对有外引流管的病人腔内照射联合外照射效果可能更好一些。

(2)化学疗法：由于不能明显改善生存情况，且化疗药物又有很大的副作用，故一般不主张行全身化疗。通过介入的方法进行区域化疗有一定的疗效，一组 46 例病人行区域化疗部分缓解率达 43%。总体来说胆管癌对化疗药物不敏感，因而报道也较少，尚需进一步总结。

参考文献

[1] 石景森. 我国胆囊癌的发病情况及外科处理. 中国外科专家经验文集. 沈阳：沈阳出版社，2000：986-988

[2] 王炳生. 胆道癌诊治的若干问题. 外科理论与实践，2005，10(4)：306-308

[3] Diehl AK. Gallstone size and the risk of gallbladder cancer. JAMA，1983，250：2323

[4] Karani J，Flecher M，Brinkley D，et al. Internal biliary drainage and local radiotherapy with iridium -192 wire in treatment of hilar cholangiocarcinoma. Clin Radiol，1985，33：603

[5] Konda S，Nimura Y，Hayakawa N，et al. Reginal and paraaortic lymphadenectomy in radical surgery for advanced gallbladder carcinoma. Br J Surg，2000，87：418-422

[6] Chijiiwa K，Noshiro H，Nakano K，et al. Role of surgery for gallbladder carcinoma with special reference to lymph node metastasis and stage using western and japanse classification. World J Surg，2000，24：

1271-1277

[7] kagohri T,Asano T,Kinoshita H,et al. Aggressive surgical resection for hilar-invasive and peripheral intrahepatic cholangiocarcinoma. World J Surg,2003,27(3):289-293

[8] Murakawa K,Tada M,Takada M,et al. Pridiction of lymph node metastasis and perineural invasion of biliary tract cancer by selected features from cDNA array data. J Surg Ses,2004,122(2):184-194

[9] Lin HT,Liu GJ,Wu D,et al. Metastasis of primary gallbladder carcinoma in lymph node and liver. World J Gastroenterol,2005,11:748-751

第14章 胰腺疾病

第一节 胰 腺 炎

一、急性胰腺炎

进入老年后，胰腺的位置可降低，胰腺萎缩，间质增多，胰管不同程度扩张，内外分泌功能有所减退。急性胰腺炎是老年人常见的胰腺疾病。近10年来，老年急性胰腺炎有上升的趋势。据统计，老年急性胰腺炎的平均发病年龄为67岁，女性多于男性。说明老年急性胰腺炎值得重视。老年急性胰腺炎的特点是症状和体征不典型、腹痛不重、呕吐和腹胀明显，易于发展为重型胰腺炎和发生并发症。治疗应加强支持疗法，采用中西药物治疗。一旦发生弥漫性胰膜炎，胰腺感染，应及时手术处理。胰腺癌早期症状不典型，对进行性上腹痛伴腰背痛，胆总管扩张者，要提高警惕，应同胰腺炎相鉴别。

胰腺的衰老表现与其他器官一样，随着年龄增加，胰腺也发生老化改变。进入老年前，胰腺位于上腹部腹膜后，以脊椎作标志，胰头处于第2至第3腰椎之间，胰体位在第一腰椎水平，尾部可达第12胸椎处。胰腺长12～15cm，宽3～4cm，厚1.5～2.5cm，重60～100g。进入老年后，胰腺及十二指肠环可逐渐降低，其中胰头甚至低达第2骶椎水平。因此发生胰腺疾病时，疼痛的位置亦相应发生改变。在作胰腺B型超声和CT检查时，应注意这种改变，以免遗漏扫描。胰腺重量随年龄增加而萎缩变轻，变薄，前后径变小。至70岁时，可降低至40g，到85岁时更轻。这种改变利于发现胰腺的细小肿块。

衰老对胰管亦有明显的影响。衰老前，主胰管在胰头部的直径小于0.5cm，长约3cm，胰体处直径在0.4cm以下，长约7cm，达胰尾部时直径在0.2cm以下，长约5cm。进入老年后，胰管直径增加，从尸体上作胰管逆行造影发现，胰管直径从头至尾部每10年以8%的比例增加。因此，主胰管最大直径可达0.7～0.8cm。胰管老化扩张呈均匀性变化，边缘光滑，也可有散在间断性分支胰管扩张。在扩张的胰管周围，可有单个或多个成簇的胰腺小囊肿。目前发现，胰管的这种变化与胰腺小叶周围纤维化，胰腺体萎缩和胰管上皮增生有关。

正常状态下，胰腺外被以纤维组织，其伸入胰实质内，将胰腺分为许多小叶，故胰腺内结缔组织较少。胰小叶由大量胰腺泡及其导管构成，是胰腺的外分泌部分。胰腺泡是胰腺外分泌的功能单位，其外包以网状纤维组织，之内为腺细胞。最内一层是泡心细胞排列形成腺泡腔，是导管起始部。胰管老化后，胰管上皮增生，约10%发生鳞状上皮化生，使上皮细胞形成一条固体细胞索。在小叶间导管内，导管上皮细胞最后变为单层扁平上皮。这些变化使胰管腔形成空泡化并扩大。胰组织方面，胰体组织79%有脂肪浸润，60%发生纤维化，脂肪组织中心为残留的小腺体组织。结果是间质增多，小叶间隔增宽，纤维化呈小的斑块状。因此，老年人的胰腺常呈黄棕色。此外，胰腺小动脉也可发生硬化。有人推测上述组织改变与血管病变有关，故在老年人的胰腺CT图像上，胰腺表现为羽毛分叶状结构增宽，但规则，诸间隔宽度基本一致。也有发现胰腺呈现不均匀的斑块状表现。

【病因及发病机制】

1. 病因 急性胰腺炎最常见的原因是胆道疾病和饮食因素，约占 70%～80%。因为胆石随年龄增加发病率逐渐上升，胆道疾病中胆石是老年急性胰腺炎的首要诱发原因。暴饮暴食，饮食不节也是重要诱因。在老年人中值得注意的是胰腺缺血和胰腺癌也可引起胰管梗阻。有研究发现，腹主动脉瘤破裂所致失血性休克中，竟有 50%发生急性胰腺炎，胰腺癌发生急性胰腺炎者约为 30%。因此，有人指出，对超过 60 岁新近发生的急性胰腺炎，若无胆道疾病，应警惕是否存在胰腺癌。胰胆管异常是少见原因，主要见于壶腹部周围十二指肠憩室，十二指肠乳头狭窄和胰胆管汇合异常。内分泌代谢异常和药物与胰腺炎的关系有待证明。目前发现，前者主要见于高脂血症和高钙血症，后者有硫唑嘌呤、磺胺、速尿、雌激素、四环素等。虽然上述药物与胰腺炎的联系尚需研究，但在老年人中，若发现胰腺炎与这些药物有关，则应尽量避免使用。

2. 发病机制 急性胰腺炎的发病机理仍未完全阐明。目前研究认为，主要与下列环节有关：胰液排出受阻，使胰管压升高，胰蛋白酶原被激活后，引起其他胰酶及血管活性物质序列激活。胰酶及毒素溢出胰管、消化胰组织并引起系列反应。其中，胆石阻塞或损伤壶腹部，胰腺肿瘤阻塞胰管，暴饮暴食等使胰液分泌剧增，十二指肠乳头水肿，均可导致胰管高压，胰管上皮受伤，甚或胰管末梢破裂，胰液外溢。胆汁或肠液逆入胰管，可使无活性的胰蛋白酶原被激活为有活性的胰蛋白酶，后者又激活胰糜蛋白酶原，弹力蛋白酶原，氨基肽酶原，羧基肽酶原，磷脂酶原 A 和激肽原等。此外，新近研究发现，胰蛋白酶亦可在胰腺泡细胞内激活（intra-acinous activation of digestive enzymes ）。其过程是，当合成的胰酶蛋白原从腺泡细胞分泌受阻时，酶颗粒积聚。随着时间延长，这种颗粒与溶酶体酶通过称为内吞噬（crinaphagy）的过程发生融合，形成含有酶原颗粒和溶酶体水解酶的大泡（large cytoplasmic vacuoles）。其中溶酶体酶含有可激活胰蛋白酶原的组织蛋白酶 B（cathepsin B）。也有认为缩胆囊素与低亲和力受体结合，导致细胞内第二信使异常改变，使胰蛋白酶原在腺泡内自动激活，然后再按上述方式激活其他胰酶。其中尤为重要的是，被激活的弹力蛋白酶消化弹力纤维，引起血管壁弹力纤维溶解，导致胰腺血管坏死、破裂、出血。磷脂酶原 A 被激活后，将逆流入胰腺内的胆汁中的卵磷脂转变为溶血卵磷脂和溶血脑磷脂，引起胰腺细胞膜离解和破坏，导致脂肪和胰腺变质坏死。此外，激活的磷脂酶 A，可水解腺泡细胞膜的卵磷脂，先后产生前列环素（PGI）、血栓素 A（TXA ）和白三烯（LTS）等。其中 LTS 是最强烈的炎症介质，可使毛细血管通透性增加，血管收缩，内脏血流减少。TXA 可导致血小板黏附、聚集、肾血管收缩。结果使包括胰腺在内的内脏血液循环障碍。激活的激肽酶原转变为激肽，使血管通透性和胰液渗出增加。脂肪酶在胆酸参与下，引起脂肪坏死。同时，在胰腺炎时产生的氧自由基，肿瘤坏死因子和肠源性内毒素增加，可诱发产生系列炎症介质，加重上述反应。综合结果是，胰腺发生自身消化的炎症反应，出现水肿渗出，出血，甚至坏死。此外，胰酶及血管活性物质亦可通过腹腔吸收，或因胰管高压使之释入血内，循环全身，引起其他器官损害及全身症状。

急性胰腺炎的主要病理改变是水肿，出血和坏死，三种病理改变可同时存在，或其中一种为主，另外两种次之。目前根据病理改变不同，分为三种类型。

(1)急性水肿性胰腺炎：胰腺弥漫或局部充血，水肿，质地变硬，可有轻度出血及灶性坏死，一般无腹腔渗液或仅有少量清亮渗液。

(2)急性出血性胰腺炎：胰腺明显充血、水肿、散在出血，呈红色，腹腔内大量血性渗液。

(3)急性坏死性胰腺炎：除充血、水肿外，胰腺大片坏死，呈紫黑色或黑绿色，腹腔内有浑浊、发臭渗液。

【临床表现】

1. *腹痛*　是急性胰腺炎首发和最常见的症状，但约5%的老年人腹痛往往不明显，可能为老年人痛阈较高之故。疼痛呈持续性，亦可有阵发性加剧，且呕吐后亦不能缓解。腹痛位置与病理改变有关，病变以胰头为主或同时有胆道疾病者，主要表现为右上腹痛，并放射至右肩部。这是因为胰头的感觉传入第8至第10胸脊椎后根节段（T_8～T_{10}）的右侧，胰腺炎症主要发生于胰颈、体部位时，则腹痛重点在上腹正中部。病变累及胰尾部时，左上腹痛则为主诉。由于胰尾感觉传入T_8～T_{10}的左侧，可牵涉左肩部。病变累及全胰时，上腹痛可呈腰带状。疼痛原因主要是：胰管压上升、胰管扩张、胰腺水肿、渗出、出血、牵拉胰包膜、刺激腹腔神经丛和腹膜、引起化学性腹膜炎等。这也可能是腹痛不为呕吐所缓解的原因。

2. *恶心、呕吐*　是急性胰腺炎另一常见症状，发生率常达80%以上，其与腹痛合称为急性胰腺炎的三大症状。轻型急性胰腺炎者，此症较轻，重型者，此症较重。有观察发现，老年急性胰腺炎发生此症为100%，而青壮年组为47.2%。故有人提出，老年人若出现恶心，呕吐伴腹痛时，应警惕发生胰腺炎，要及时测定血、尿淀粉酶。恶心、呕吐的发生，除了与胰腺炎时疼痛传入冲动经内脏神经刺激呕吐中枢，引起的反射作用有关外，还与胰腺炎时产生的介质刺激第四脑室底部的化学感受器触发区，兴奋产生的冲动作用于呕吐中枢有关。

3. *腹胀*　在轻型胰腺炎不明显，但在重症时较为突出，和炎症波及腹腔神经丛，肠系膜根部，引起肠麻痹有关。

4. *发热*　早期为低热，与炎症物质吸收入血和白细胞吞噬坏死组织释放致热原，作用于体温调节中枢有关。若一周后仍发热不退，伴持续加重的腹痛，淀粉酶升高，提示有胰腺及胰周感染的可能。尤其是老年人发生胰腺及胰周感染明显多于中青年。

5. *黄疸*　约20%的急性胰腺炎发生巩膜和皮肤黄染，常在病后2～3天出现，非老年组发生此征仅5.8%。老年急性胰腺炎黄疸较多见，往往与老年急性胰腺炎同时存在胆道病或较易发生急性胰腺炎的并发症，如胰头水肿，胰腺假性囊肿或脓肿形成压迫胆总管等有关。

【检查】

1. *一般检查*　上腹压痛，反跳痛。因为老年人一般痛阈较高，腹肌较薄弱，常无明显腹肌紧张。严重者全腹压痛、出现腹膜炎体征，腹腔渗液较多时，可出现移动性浊音，肠音减弱或消失。严重病人在脐周围皮肤出现蓝色瘀斑，称为Cullen征；两侧或一侧腰部皮肤出现蓝-绿-棕色大片不规则瘀斑，称为Grey-Turner征。这是因为含有胰酶及其毒素的渗液作用于较薄弱的脐部或沿后腹膜间隙渗入皮下之故。较重病人可做诊断性腹腔穿刺，左下腹或右下腹可抽出淡黄色甚或淡红色血性渗液。

2. *实验室检查*

(1)淀粉酶测定：血清淀粉酶升高较早，90%以上的病人发病3～8h血清淀粉酶可升高。尿淀粉酶升高较晚，病后8～12h可增高，但较明显升高是病后24h。若血淀粉酶大于温氏法128单位或苏氏法500单位，或尿淀粉酶超过温氏法256单位有诊断价值。但应注意，若胰腺发生严重坏死时，血尿淀粉酶升高亦不明显，或老年人由于肾功能不全时，尿淀粉酶升高不明显。严重者抽出腹水，腹水淀粉酶较血尿淀粉酶明显增高。

(2)血脂肪酶测定：病后24h升高，可持续5～10d，超过1 Cherry-Grandall单位或Comfort法1.5单位，或＞240U/L(滴定法)有诊断价值。

(3)血清钙测定：病后2d开始下降，若低于1.87mmol/L(7.5mg%)，提示病情严重。

(4)血糖测定:25%～60%的病人出现暂时性血糖升高。若血糖显著升高达 33.3mmol/L (600mg%)并出现糖尿病,提示胰腺有广泛坏死,胰岛细胞明显减少。

3. *心电图检查*　可有心肌缺血或电解质紊乱的表现,通常是 S-T 段改变,亦有病人出现酷似心肌梗死的图形。因此老年人更应注意与原发性心肌梗死相区别。急性胰腺炎心电图改变的原因是心肌抑制因子(MDF)、休克等对心脏损害,电解质紊乱影响心肌生物电,剧烈疼痛对冠状循环的影响及血浆中的胰蛋白酶和肽类对心脏的作用等。

4. *X 线检查*　①胸腹平片:胸片可见胸膜反应,胸腔积液、肺炎、肺不张等。腹部平片:左上腹局限性肠麻痹,即有一扩张的小肠襻,称哨兵襻(sentinel loop),发生率为 10%～55%。或有结肠阻断征(colon cut-off sign):右半横结肠和中段小肠积气,左半横结肠和降结肠无充气。这可能系胰酶及其渗液经横结肠系膜,刺激横结肠壁痉挛所致。②CT 检查:是一种对胰腺炎有较高诊断价值的方法,正确率为 70%～80%,尤其强化 CT 对区别胰腺是否有坏死有较好的鉴别作用,正确率可达 88%。急性胰腺炎时,CT 图像表现为胰腺弥漫性增大;胰腺周围脂肪间隙消失,增强时胰腺碘密度降低,可呈不均匀的影像,胰腺坏死区呈明显低密度或不被增强。若有胰腺周围积液、脓肿或囊肿时,表现为胰腺周围的液性暗区,并不能被增强;如脓肿中有多发性气泡,提示为产气性细菌感染。

5. *超声检查*　B 型超声发现胰腺呈弥漫性均匀性肿大,界限清晰,内有稀少光点反射。若有胰腺周围积液或脓肿或囊肿可出现明显的液性暗区,其中前两者在液性暗区中有反射光点,系坏死组织所致。

【并发症与原因】　轻型急性胰腺炎一般无并发症,但在老年人,轻型急性胰腺炎可使原来其他并存慢性疾病加重,并发症主要见于重型急性胰腺炎。并发症可发生在全身重要器官,也可出现在局部,主要有以下几种。

1. *休克*　多在重症胰腺炎时出现,尤其是老年人更易发生。原因是:①胰腺炎时释放的血管活性物质,使末梢血管扩张和血管渗出增加,有效血容量减少;②炎症渗出或出血进入腹腔和腹膜后间隙。此外,呕吐亦可脱水。据估计,急性胰腺炎时血容量可减少 30%以上,因而有人将之称为"胰源性烧伤"(pancreatic burn),比喻液体的丧失。尤其是老年人体液储备少,一旦发生液体丧失,更易发生休克;③摄入不足:由于胰腺炎时不能进食,加之肠麻痹,消化液潴留于肠腔,使有效循环量进一步减少。

2. *肺部并发症*　据报道,超过 55 岁的急性胰腺炎 70%左右发生肺部并发症,而年轻者为 20%。肺部并发症包括约 50%肺水肿、约 30%左侧胸腔积液、肺不张和约 20%的肺炎。尤其以急性呼吸道窘迫综合征(acute respiratory distress syndrome,ARDS)最为重要,一般发生率为 4%～30%,且与胰腺炎的病变改变有关。胰腺呈灶状坏死时,ARDS 发生率为 25%,胰腺为广泛坏死者可达 40%,几乎或全胰腺坏死者高达 60%。ARDS 一旦发生,死亡率可达 60%。

ARDS 是一种在严重感染、创伤等病程中发生的急性、进行性、缺氧性呼吸衰竭。病理特点为肺微血管壁通透性增强,肺泡群萎缩,肺透明膜形成,使肺内血液分流量增加和肺顺应性降低,出现不易缓解的低氧征和呼吸困难。

急性胰腺炎发生 ARDS 的机制,目前认为与下列有关:①血容量剧减,血管活性物质(儿茶酚胺、组胺、激肽类物质等)释放,引起肺小血管痉挛、收缩、使肺循环发生障碍,之后肺灌注恢复,又可导致再灌注损伤;②消化酶(胰蛋白酶、糜蛋白酶和弹力蛋白酶等)进入血液循环,损害肺毛细血管床,缓激肽增加毛细血管的通透性,导致肺水肿;③可能出现血液高凝状态,诱发肺微血管栓塞；④磷脂酶 A_2 被激活后，破坏肺泡表面活性物质使肺泡气体交换功能明显损害。

3. 急性肾功能不全　是老年急性胰腺炎最常见的并发症。有报道，未并发感染者发生率为21.7％，并发感染者高达42.2％。主要表现为少尿或无尿，血肌酐大于265.2μmol/L，尿素氨大于14.3mmol/L，常发生于病后2～5d内。原因是：①血容量锐减，肾血流灌注不足；②激肽酶、血管活性物质及胰腺坏死物质等，影响毛细血管通透性，并使肾小管对氧的摄入利用减少。尤其是老年人，由于肾组织老化使肾小球滤过率下降，肾储备能力降低。在上述因素的诱发下，更易发生急性肾功不全。尸检观察显示，急性胰腺炎时，肾脏呈肾缺血性改变，近端肾曲小管上皮营养障碍和渐进性坏死。

4. 心功能不全　是老年急性胰腺炎又一多见并发症。有报道老年急性胰腺炎合并高血压和冠心病者近一半。发病一小时出现不同程度的心力衰竭，30％发生心律紊乱。发生急性胰腺炎，尤其重症胰腺炎时，易于诱发心功能不全。其主要表现是，持续心动过速，血压下降，收缩压＜10.7kPa持续1h以上，中心静脉压升高，有效循环血量减少，尿量减少，心电图QRS波电压降低，S-T段下降，有时T波倒置。发生心功能不全的机制是：胰酶及其毒性产物可使冠状动脉痉挛、心肌损伤，心电图呈现心肌梗死表现。若老年合并有冠心病或高血压心脏病时，更易发生心功能不全。

5. 胰性脑病　发生率在3.1％～27％，与胰腺炎的类型有关。多见于坏死性胰腺炎和老年人，非老年组仅为1.7％。临床表现呈多样化，有弥漫性头痛，脑膜刺激征，意识迟钝，谵妄、兴奋、抽搐，半昏迷或昏迷，脑电图为广泛性慢波，同步性 θ 和 δ 波爆发。特点是病愈后脑电图迅速恢复正常。上述症状多在病后3～5d或急性胰腺炎的恶化期出现，持续24h或数周。与胰酶进入血液循环，引起脑血管病变和神经细胞中毒、水肿、代谢障碍等有关，老年人脑动脉硬化可能是其发生神智改变发生率较高的原因。

6. 麻痹性肠梗阻　主要发生于重型急性胰腺炎，多于病后12～34h出现，是最常见的局部并发症，发病率可达52％。主要表现为明显腹胀，停止肛门排气、排便，肠鸣音明显减弱或消失。原因是腹腔及腹膜后炎性渗液刺激腹腔神经丛和肠壁，使肠蠕动呈抑制状态。麻痹性肠梗阻可导致肠内压和腹腔内压升高，肠壁通透性增强，肠壁黏膜屏障功能破坏，使肠道内细菌及毒素迁移，促使肠管腔内或腹腔中的细菌、炎性介质及其毒素吸收入血，进一步加重急性胰腺炎的全身反应。

7. 腹部室间隔综合征（abdominal compartment syndrome，ACS）　腹腔内压力随着器官体积的增大而升高，一旦腹腔内压力达到一个临界水平。若再出现相对较小的腹腔压力升高即可迅速出现机体对腹腔高压的失代偿，进而造成腹壁、肠腔、盆腔、膈肌和后腹膜持续压力升高。导致全胃肠道和腹膜内外脏器功能障碍的临床征象，即为ACS。主要的临床表现为胃肠道胀气、呼吸道阻力增加，肺顺应性下降导致进行性缺氧，心排血量下降，周围循环阻力增加、少尿和酸中毒。ACS病理生理：①对血流动力学影响：腹内高压（＞25cmH_2O）可使平均动脉压下降，心率增加，心排血量减少，肾灌注不足，下腔静脉压升高。下腔静脉淤血，可致下肢静脉血栓形成，肺栓塞，内脏血流减少，氧自由基增多。②对呼吸的影响：膈肌压力增加，胸腔顺应性下降，肺血管阻力增加，呼吸道峰压上升，可出现下肺萎缩、肺不张。③对中枢的影响：腹内高压可使大脑缺血、水肿，颅内压增加。

8. 胰腺感染与脓肿　发生率为10％左右，老年人明显多于中青年人。胰腺炎越重，病程越长，脓肿发生率越高，坏死性胰腺炎可达40％。病程一周时为25％，3～4周时达60％，是重型胰腺炎最多见的局部并发症。多发生于病后 2 周左右。临床表现为发热不退，伴持续加重的腹痛，淀粉酶和白细胞增高，B 型超声或 CT 发现胰腺周围有液性暗区。亦可在 B 型超声或 CT 引导下经皮穿刺抽液检查和治疗。发生脓肿的原因是，胰腺及其周围腹膜后脂肪坏死积液，坏死组织和积液是一种细菌良好的培养基，肠道内细菌可通过肠壁，尤其是结肠壁的淋巴管移行至胰腺周围的腹膜后间隙生长繁殖。感染细菌多数为大肠埃希菌和变形杆菌、也有肠球菌、假膜杆菌、金黄色葡萄球菌、链球菌和肺炎杆菌等。

9. 假性胰腺囊肿　一般发生率为 5%～10%，主要多见于酗酒引起的胰腺炎，故在老年人中不十分常见。急性胰腺炎时，约 50%的胰腺周围有积液，但多数可自行吸收而不形成囊肿，少数患者在病后数周于积液周围发生纤维组织包裹形成囊肿。若囊肿超过 6 周，壁厚大于5～6mm 时，则大多数不能自行消失。临床表现可有上腹部持续性胀痛，或无明显症状。部分患者可触及包块，或出现邻近器官压迫征。B 超或 CT 检查见胰腺周围有液性囊肿，或 X 线胃肠检查发现胃肠受压的表现。

10. 肠瘘　胰腺炎时，胰酶溢出引起胰腺周围组织消化及炎症反应，病变可沿结肠系膜达结肠壁。并可在肠壁周围形成炎症反应区或形成肠壁外脓肿，进而压迫肠壁血管及肠壁，使肠壁坏死穿孔，形成肠瘘。因此肠瘘多发生于结肠，尤其是左半结肠，少见于十二指肠。瘘的发生多在病后 1～3 个月内，常发生于重症胰腺炎。脓肿可向肠腔内穿透，形成肠内瘘。

11. 消化道出血　少数病人发生，一般在 5.2%左右，多于病后一周后并发。主要表现为便血或大便隐血、呕血，少数有肠外瘘者，出现瘘道内出血。其原因主要有重症胰腺炎时并发应激性溃疡出血或因为胰腺炎渗液并发感染累及肠壁，形成肠瘘，腐蚀肠壁出血，以及原有消化性溃疡出血等。

12. 弥散性血管内凝血(DIC)　DIC 是急性胰腺炎较严重的并发症，坏死性胰腺炎发生率可达 30%。主要表现为黏膜、皮下及伤口出血不止，血尿、血便、呕血，甚至颅内出血，或出现肺、心、肝、肾等器官栓塞症状。实验室检查：若血小板计数＜50×10^9/L(＜5 万)，凝血酶原时间正常延长 3 秒以上，纤维蛋白原定量＜200mg%，三项均异常，或两项异常者需加 1 次纤维蛋白溶解指标异常(3P 试验阳性)，可诊断为 DIC。

【诊断与鉴别诊断】　急性胰腺炎患者多数诊断并不困难，但少数情况难于同上腹部发生的急腹症相鉴别。尤其是老年人急性胰腺炎症状不典型时，更值得注意。在诊断过程中，应注意下列问题，这是决定治疗方案的基础。

1. 是否是急性胰腺炎　根据病人突然发生的上腹持续性疼痛，伴恶心、呕吐、吐后腹痛不缓解，上腹压痛，肠音减弱，血或尿淀粉酶明显升高，多数即能诊断。必要时辅以 B 型超声或 CT 检查，亦易于诊断。

在急性胰腺炎的早期或轻型胰腺炎，易与急性胆囊炎、胆囊结石、胆管疾病、胆道蛔虫、左侧肾绞痛等混淆。胆囊炎和胆囊结石的特点是右上腹呈阵发性疼痛，多有反复发作史，B 型超声检查即可明确。胆管结石或胆道蛔虫病多为剑突下阵发性疼痛，症状重，体征轻。可伴畏寒、发热及黄疸，结合 B 型超声结果，亦易区别。但在老年人，急性胆囊炎和胆囊结石发病随年龄增加而增加。故在诊断上述两种病时，不可忽视可能存在的胆源性急性胰腺炎。因为老年人急性胰腺炎的半数左右与胆道疾病有关。若同时存在上腹或左上腹持续性疼痛，伴频发的恶心、呕吐，腹痛并不为呕吐所缓解，应警惕合并有急性胰腺炎的可能。左侧肾绞痛呈阵发性，且以腰部为重，尿检即可明确。在老年人，还应与急性心肌梗死相鉴别，因为有时急性胰腺炎亦可出现心肌梗死样心电图改变。心肌梗死的特点是，有冠心病史和胸前压迫感，无腹痛和腹部体征，肌酸磷酸激酶升高，脂肪酶和淀粉酶正常，心电图有各种梗死征象。

在急性胰腺炎的中、后期就诊或重型胰腺炎，常表现为全腹痛，伴麻痹性肠梗阻。故不易与肠系膜血管栓塞、急性消化性溃疡穿孔和急性绞窄性肠梗阻相区别。肠系膜血管栓塞也多于老年人，但有心血管病史，腹痛较轻，腹胀较重，常伴休克，腹腔穿刺液呈粪臭味和大肠埃希菌检查阳性。胃十二指肠溃疡急性穿孔者，常有空腹痛、饭后缓解的病史。腹痛先由上腹迅速发展为全腹痛，伴出冷汗，腹部呈板状，压痛及反跳痛明显，肝肺浊音界缩小或消失。X线立位、腹平片检查可见膈下游离气体，血清淀粉酶多不超过苏氏法500单位。急性绞窄性肠梗阻也可有剧烈腹痛和血尿淀粉酶升高，但与急性胰腺炎不同，其腹痛多呈阵发性，呕吐明显，不均匀性腹胀，停止肛门排气及排便。腹痛时肠鸣音亢进，X线腹平片见肠襻扩张伴多个液平、尿淀粉酶一般不超过苏氏法500单位。全面检查分析，亦可区别。

2. 是否存在重要器官合并症和并发症 由于老年人重要器官老化，其组织结构和功能不同程度地发生改变，储备能力低。在急性胰腺炎发生以前可能存在病变，在胰腺炎发作后原有疾病明显化或加重。一组老年急性胰腺炎报道，高血压冠心病合并症高达40.7%。因此，在诊断中要对各重要器官进行全面检查，以便作好预防和选择适合的治疗方法。

3. 是何种类型的急性胰腺炎 急性胰腺炎分类有多种。按病理分类有急性水肿型胰腺炎、急性出血性胰腺炎和急性坏死性胰腺炎。以病因分为胆源性胰腺炎、酒精性胰腺炎、创伤性胰腺炎、药物性胰腺炎、代谢性胰腺炎、特发性胰腺炎等。前者分类中，各型病理改变往往有交错的现象，如水肿型也可能存在点状出血，出血型也可发生灶状坏死。故上述两种分类法在临床上较难区别胰腺炎的轻重。为更好地指导临床，国内现在多数应用中华医学会外科分会推荐的二型分类法：急性轻型胰腺炎和急性重型胰腺炎。

急性轻型胰腺炎，一般情况好，局限上腹压痛，体温在38℃左右，相当于水肿型胰腺炎。重型胰腺炎的诊断标准为轻型表现加重，具下列指标之一者：①休克；②腹腔穿刺液为血性或脓性；③出血征象或化验有凝血功能障碍；④年龄＞55岁，体温高于39℃，白细胞$>20\times10^9/L$；⑤血钙＜1.87mmol/L(7.5mg%)，血糖＞11.1mmol/L(200mg%)，血LDH＞350U/L；⑥重要器官损害的表现：ARDS、急性肾功能不全、急性心功能不全、意识障碍或肝功能明显改变。值得注意的是，老年急性胰腺炎时，常存在胰腺血管硬化和血栓，故胰腺缺血是老年急性胰腺炎的特点，并易发展为重型胰腺炎。胰腺坏死程度与腹水量、胰腺外坏死范围、细菌感染率和治疗时间长短有关。

【判定急性胰腺炎严重性的指标】 急性胰腺炎的临床表现千差万别，患病的程度轻重不一。极轻者可只是短暂的腹痛而无全身症状，无需任何治疗而痊愈，极重者可突然暴发，几小时患者即死亡，无法采取治疗措施。在临床工作中，最常见到的是这两个极端之间的病例。正确地对急性胰腺炎的患者进行评估，可帮助我们判断预后，对患者进行分类，然后采取相应的治疗方法，比较不同治疗方法的疗效。

从20世纪70年代后期，急性胰腺炎的治疗发生了很大的变化。病情严重程度的评估系统从建立到逐步完善，能从疾病的一开始就较正确地对急性胰腺炎的严重程度进行判断。对重症患者进行加强治疗措施使严重并发症(如休克、ARDS、消化道出血、胰性脑病、肾衰等)的发生率明显下降，治愈率大大提高。

多指标病情严重程度评估系统

(1)Ranson评估急性胰腺炎预后指标：根据病人的临床表现，如早期休克，心动过速、腹胀、Cullen和Grey-Turner征、全腹压痛、反跳痛等可在某种程度上反映病情的变化，但其敏感性和特异性都比较低，所以寻找一个综合评估系统势在必行。1974 年美国纽约大学医疗中心的 Ranson 首先进行了这方面探索。开始，他对 100 例急性胰腺炎患者进行了回顾性分析，记录了入院时和入院 48h 的 18 项临床和实验室指标，其中 13 项和急性胰腺炎的严重程度有关。除去容易重复应用的几项指标，提出了具有 11 项指标的评估系统。Ranson 利用这个系统对治疗的急性胰腺炎患者进行了分析，结果显示，2 项以上阳性者 11%为重型胰腺炎，死亡率是 3%，3 项以上阳性者，重型胰腺炎为 62%，死亡率达 33%。11 项指标见表 14-1。

表 14-1　Ranson 评估急性胰腺炎的 11 项指标

入院时	入院后 48h
(1)　年龄＞55 岁	(6)　血细胞比容下降＞10%
(2)　WBC＞16×10^9/L	(7)　血尿素氮上升＞1.0mmol/L
(3)　血糖＞11mmol/L	(8)　血钙＜2.0 mmol/L
(4)　乳酸脱氢酶＞350U/L	(9)　动脉氧分压＜7.5kPa
(5)　谷草转氨酶＞120U/L	(10)　碱缺乏＞4mmol/L
	(11)　估计液体丢失＞6 000ml

(2)Glasgow 评估急性胰腺炎预后指标(表 14-2)。

表 14-2　Glasgow 判定预后指标

	1978	1981	1984
年龄	＞55	—	＞55
天冬氨酸转氨酶(U/L)	＞100	＞200	—
白细胞计数 /ml	＞15 000	＞15 000	＞15 000
血糖(mg/dl)	＞180	＞180	＞180
血清尿素氮(mg/dl)	＞96	＞96	＞96
动脉氧分压(mmHg)	＜60	＜60	＜60
血钙(mg/dl)	＜8	＜8	＜8
血清白蛋白(g/dl)	＜3.2	＜3.2	＜3.2
乳酸脱氢酶(U/L)	＞600	＞600	＞600

英国 Glasgow 的 Imrie 等人修改了 Ranson 的评估系统。其主要的变化是入院 48h 内的各种变化，而不是 Ranson 仅仅为入院时和入院 48h 的改变，增加了血清白蛋白(＜3.2g/dl)，删除了血细胞比容和液体丢失 2 项指标。通过这些变更，其准确性和 Ranson 相同，但更加实用。

(3)日本厚生省急性胰腺炎严重程度的诊断标准：1988 年日本厚生省难治性胰腺疾病调查研究班制定了急性胰腺炎严重程度的诊断标准，并在 1988 年 11 月北京召开的中日难治性胰腺疾病讨论会上作了介绍。该标准的临床检验异常所见参照了 Ranson 的评估系统，补充了全身症状方面的表现，并增加了 B 超和 CT 影像学所见。故该标准是临床症状、血液学检查及影像学所见的综合诊断标准。日本厚生省难治性胰腺疾病调查研究班的诊断标准如下：

［重度］

Ⅰ全身状态不良，有明显循环障碍或重要脏器功能不全（休克、呼吸困难、少尿或无尿及精神症状等）。

Ⅱ有腹膜刺激征，麻痹性肠梗阻及大量腹水（腹部X线平片示广泛性肠梗阻，超声及CT检查示胰腺肿大，炎症侵及周围组织及渗出液体潴留）。

Ⅲ下列临床检查有两项以上异常：①WBC $>2.0\times10^9$/L；②Ht≥50%（输液前）或≤30%（输液后）；③BUN≥35mg/dl或肌酐≥2mg/dl；④FBS（空腹血糖）≥200mg/dl；⑤Ca（7.5mg/dl；⑥PaO_2≤60mmHg；⑦BE≤−5mEq/L；⑧LDH≥700U/L。

［中度］

Ⅰ全身状态尚可，无明显循环障碍及重要脏器功能不全。

Ⅱ腹膜刺激征或麻痹性肠梗阻局限在上腹部，如为全腹性则体征较轻（腹部X线平片示局限性麻痹性肠梗阻，超声及CT检查示胰腺轻度肿大，周围有少量液体潴留）。

(3)前述“重度”所属8项临床检查中仅有1项异常。

［轻度］

Ⅰ全身状态良好，无重要脏器功能不全。

Ⅱ腹痛、压痛及轻度的腹膜刺激征局限在上腹部（超声及CT检查仅提示胰腺肿大）。

上述病情程度判定标准仅适用于急性胰腺炎发病5d以内者。发病超过5d，伴有下述并发症者为重度：①伴有消化道出血，腹腔内出血，严重感染（败血症）或DIC（出血倾向）；②超声及CT检查示胰腺脓肿或腹腔内脓肿。

(4)姚榛祥判定预后指标：1989年我国学者姚榛祥等在分析了1041例急性胰腺炎之后，提出了入院24h内判定预后的15项指标。它们是：年龄>60岁，高脂肪饮食史，上腹剧痛伴呕吐，脉率>100/min，脉压差<2.6kPa，腹膜刺激征，肠鸣音消失，腹腔穿刺呈血性，电解质紊乱，酸中毒，入院24h输液>4 000ml，血钙<1.9mmol/L，血糖>8.3mmol/L，血尿素氮>7.0mmol/L，肝功能差。其中阳性指标少于4项者，多属急性水肿性胰腺炎，预后较好。5～8项指标为阳性者，临床多属于急性出血坏死性胰腺炎，其预后欠佳，死亡率可随阳性指标而增加。8项指标以上者预后极差，死亡率达95%左右。

(5)黄志强判定急性胰腺炎预后指标：1992年黄志强等提出了判定预后的手术前的10项和手术中发现的4项指标。手术前检查：①年龄>60岁；②女性，肥胖病人；③Hb>150g/L；④WBC>20×10^9/L；⑤血糖>11.2mmol/L；⑥血清胆红素>88.5mmol/L；⑦BUN>7.14 mmol/L；⑧血钙<1.75 mmol/L；⑨CT扫描坏死区占大部分胰腺；⑩PaO_2<9.33kPa。手术中发现：①腹腔内液体为血性或浑浊；②病变范围达胰腺的75%；③有2处以上的胰外侵犯；④需要做胰腺的大部分切除者。

(6)齐清会判定重型胰腺炎预后指标：作者本人在总结了84例重型胰腺炎的诊治经验的基础上，提出了影响重型胰腺炎预后的10项指标。它们是：年龄>60岁；严重的伴随疾病；WBC>20×10^9/L；血钙<1.9mmol/L；BUN>7.14mmol/L；血糖>8.3mmol/L；PaO_2<8.0kPa；BE的绝对值>4mmol/L；重度肠麻痹；入院第1天输液量>5 000ml。用这10项指标对重型胰腺炎患者的预后进行了评估，结果显示，本评估系统的灵敏度、特异度、预测阳性率、预测阴性率和准确率分别为93.3%、92.6%、87.5%、96.2%和92.9%。优于国外的常用的Ranson，Imrie及国内的姚榛祥，黄志强等评估系统。

【通过腹腔液体的性质和术中发现判定胰腺炎预后】 某些英国学者主张通过腹腔液体的

性质来判定急性胰腺炎的严重程度。具体的方法是，入院时在正中线脐下方安置一导管于腹腔内，定时抽取腹腔内液体，观察液体的颜色，气味和数量，并做细菌学检查。若液体的颜色很深，呈血色或酱油色，说明胰腺炎很严重。一次抽吸出 20ml 以上液体，或腹腔灌入 1 000ml 的液体后，抽吸出的液体颜色较深也表明是很严重的胰腺炎，需要进行 ICU 治疗。这种方法的优点是能通过腹腔液体的多少和性状，动态地反映病情的变化。比 Ranson，Imrie 的指标要准确。另外还可以帮助鉴别诊断，如腹腔内液体检查发现大量的细菌和异物，提示为消化道穿孔或肠系膜血管栓塞。如一大组急性胰腺炎病例中，用这种方法发现约 2％的患者误诊为急性胰腺炎。本方法主要的缺点是安放腹腔导管是损伤性操作，如处理不当可造成腹腔的感染。

1985 年德国的 Beger 等人对 205 例做过手术的重型胰腺炎进行了分析。认为胰性腹水、腹腔内感染和胰外组织的坏死是反映急性胰腺炎严重程度的重要指标。根据术中观察到的胰腺坏死范围和刮取的坏死组织重量，对胰腺的坏死程度进行评估，对预后作出判断。

(1)30％坏死：坏死范围 3cm×5cm，坏死组织＜50g，死亡率为 7.6％。

(2)50％坏死：坏死范围 5cm×8cm，坏死组织＜120g，死亡率为 24％。

(3)次全坏死：大片紫红色坏死区，仅留少量黄色组织区，坏死组织＞120g。

(4)全坏死：全胰腺坏死，未见到有活力的胰组织，坏死组织＞190g。次全坏死和全胰腺坏死的死亡率为 51％。

【APACHE 评估系统】　早在 1981 年，Knaus 等创立了急性生理学和慢性健康评估系统(acute physiological and chronic health evaluation，APACHE)。根据具体 4 种潜在的生理和实验室数据，分别按其异常程度进行评分，数据正常者计 0 分，随着数据变异逐步加分，极度异常者计 4 分。计分总合代表急性生理学评分，评分越高，病情越重。在此基数上，添加发病前患者原有的健康状况定级，由此可以预测患者的预后。上述 APACHE 系统包含的变数太多，计算烦琐，使用不便。Knaus 于 1985 年对该系统进行了简化，仅选用 12 项常规进行的生理学和实验室数据，称为 APACHE Ⅱ评分系统。近年又推出了 APACHE Ⅲ评分系统，但应用较少。因 APACHE Ⅱ评分系统使用方便，能在任何时刻都能对患者的状态做出评估，所以，有些学者用 APACHE Ⅱ评分系统对急性胰腺炎的严重程度做出判断。以下重点介绍 APACHE Ⅱ评分系统。

APACHE Ⅱ评分系统由下列 A、B 和 C 三项组成。A 项：急性生理学评分。由 12 项最常用的生命体征、血常规和血气分析指标构成，各项指标偏离正常值程度分别计 1～4 分。B 项：年龄评分(44 岁为 0 分，45～54 岁为 2 分，55～64 岁为 3 分，65～74 岁为 5 分，＞75 岁为 6 分)。C 项：慢性健康评分：详细询问以往病史，包括心、肺、肝、肾功能等。如有某系统严重器官功能不全或免疫功能抑制者采用非手术治疗或急症手术均加 5 分，采用择期手术加 2 分。

总的 APACHE Ⅱ评分＝A＋B＋C。

【治疗】　急性轻型胰腺炎占急性胰腺炎的 75％以上，一般采用非手术治疗。入院后经 48～72h 药物治疗后症状即有改善。急性重型胰腺炎所占比例为 8％～15％，曾经采用手术治疗，死亡率居高不下。近些年来普遍认为急性重型胰腺炎应以非手术治疗方法为基础，少数病例选择性手术治疗。

1. *解痉、镇痛*　疼痛既对全身有影响又可能反射性加重 Oddi 括约肌痉挛。因此，选择性的使用既有镇痛效果，又可松弛 Oddi 括约肌的镇痛剂，有利于急性胰腺炎的恢复。一般用 654-2 10mg 或阿托品 0.5～1mg 联合应用地西泮 10mg 或布桂嗪 50mg 肌注，或哌替啶50～100mg 肌注。若恶心，呕吐严重者，也可用氯丙嗪 12.5～25mg 肌注。

2. 减少胰腺分泌 目的是降低胰管压力,减少胰液外溢。①禁食:直至腹痛消失,以减少胰液分泌,以后逐渐进不含脂肪的流质食物。②胃肠减压:目的是减少胃液刺激小肠引起的胰腺分泌,减轻肠麻痹时消化液潴留引起的腹胀。③应用生长抑制素,常用的制剂为善宁,施他宁等。可明显减少胰腺在内的消化道系统的分泌。

3. 支持治疗 目的是稳定内环境,保持细胞正常功能。静脉补液量应根据日需量、已失量等计算给予,并注意补充电解质、维生素及微量元素。因为老年人这些物质储备少,易于缺乏,尤其是急性胰腺炎易出现低钙,应注意补充。

4. 抗生素的应用 早期用于预防感染,中期以后控制感染。对一般轻型并无感染者,可不用抗生素。但对有胰腺出血或坏死者,应常规使用抗生素,因为此时易继发感染。急性胰腺炎继发感染的细菌种类较多,常见为大肠埃希菌、产气杆菌、α-链球菌。此外,变形杆菌,铜绿假单胞菌和金黄色葡萄球菌亦可致病,但较少见。因此,选择抗生素应以培养结果为佳。但多数情况下难以得到细菌培养结果,此时应选择针对革兰阴性菌和厌氧菌的抗生素为主。对老年人应注意肾功能状态,抗生素适当减量。

5. 糖皮质激素的应用 因该激素具有抗炎、中和毒素和抗休克作用,故对急性胰腺炎出现中毒症状,如明显严重呼吸困难,有肾上腺皮质功能减退表现和病情突然变化者,可短期大剂量应用。一般每日使用氢化考的松200～300mg或地塞米松10～30mg,连用2～3日。在下列情况下不宜应用此激素:有DIC表现、应激性溃疡或消化道出血;严重霉菌感染和感染不易控制者。

6. 介入治疗 内窥镜下十二指肠乳头括约肌切开术(endoscopic sphinc terotomy,EST):应用EST治疗急性胆源性胰腺炎是近年逐渐受到重视的一项技术。在EST前先行ERCP(endoscopic retrograde cholangiopancreatography)可诱发急性胰腺炎。因此,EST一直未能被广泛接受。近年来的实践表明,对急性胰腺炎EST,并未增加并发症,且明显降低胰腺炎的并发症和死亡率,因而日渐受到重视。尤其是EST不需开腹,对老年人尤为适宜。一组18例EST报道,18例急性胆源性胰腺炎均有乳头水肿,张力增高。EST 2～4d后,体温、白细胞和尿淀粉酶降至正常。EST的作用在于立即解除胰胆管梗阻,降低胰胆管压力,迅速缓解急性胰腺炎症状。EST的指征:急性胆源性胰腺炎伴结石嵌顿于壶腹部或为急性复发性胰腺炎,Oddi括约肌测压＞3.99kPa者。禁忌证:凝血功能不正常,年老体弱伴高血压、冠心病,对碘过敏。主要并发症为:切开处出血、穿孔,继发胆管炎或胰腺炎。

7. 手术治疗

(1)手术指征:过去主张一旦诊断为急性出血坏死性胰腺炎,即立即手术。由于早期手术对胰腺炎坏死界限难于鉴定和胰腺亦可发生延迟性坏死。因此,早期手术效果不令人满意,死亡率仍高达50%以上,故现多数学者不主张早期手术。但对怀疑为其他急腹症和伴有重症胆管炎时,应早期手术。前者在于避免贻误其他急腹症的手术时机,后者是解除胆道梗阻后利于胰腺炎恢复。除上述两种情况之外,近年大多数学者主张延期手术,或个体化治疗方案。一般认为,重症胰腺炎在治疗中出现下列情况应手术。①坏死组织继发不可控制性感染:表现为体温升高、肠麻痹、腹腔脓肿;②无菌性坏死出现并发症:严重休克、弥漫性腹膜炎、持续性肠麻痹、消化道大出血等;③发生胰腺假性囊肿及并发症;④大量腹水难于控制;⑤合并胆道疾病:胆道结石、急性胆管炎。

Beger提出了急性坏死性胰腺炎手术的临床标准和形态学标准。①临床标准为:加强治疗(在ICU治疗超过3d)后发生严重局部及全身并发症、肺功能不全(在机械通气下PaO_2＜

7.98kPa)、肾功能衰竭(肌酐＞120mol/L)、休克(BP＜10.64kPa,持续时间＞15min)、败血症(肛温＞38.5℃,白细胞＞1.2×10^9/L,血小板减少,碱剩余＞4mmol/L)、持续腹痛;②形态学标准为:增强 CT 发现广泛(＞50%)胰腺坏死,感染性胰腺坏死,胰腺及胰周组织坏死,肠穿孔,结肠狭窄。

(2)手术时机:重症胰腺炎的手术时机,亦意见不统一。多数主张,重症胰腺炎发生严重的并发症,如弥漫性腹膜炎、休克、肺或肾功能衰竭、败血症、麻痹性肠梗阻、消化道大出血,或胰腺严重感染或形成脓肿发热不退,在全身支持下应急诊手术。除上述外,对其他重型胰腺炎一般病后 10～14d 手术为宜。因过早手术难于鉴别胰腺的坏死界限,且手术后可持续发生胰腺坏死,使手术效果不佳;过早手术,胰腺坏死渗出液吸收,引起全身反应或向胰外扩散,引起周围组织炎症反应,直至坏死。一组报道急性坏死性胰腺炎病后的手术中位时间,因为难于与其他外科急腹症区别而手术者为 3.5d,伴休克者为 6d,伴全身器官并发症手术者为 6.5d,胰腺炎伴败血病手术时间为 15.5d,伴局部并发症者为 24d。

(3)手术方式:急性胰腺炎的手术方式,最初多采用单纯胰腺引流的手术方式。由于手术后死亡率较高,因此部分学者随后提出对重症急性胰腺炎(主要为出血坏死型)选用规则胰腺切除作为主要治疗手段。近年来,随着对急性胰腺炎病理生理的认识加深以及规则胰腺切除手术经验的积累,发现急性胰腺炎死亡率较高的主要原因是:急性胰腺炎可引起血液循环障碍及多器官衰竭,尤其是 ARDS,规则性胰腺切除术仍未改善重症胰腺炎的死亡率,国内一组报道达 50%,明显高于其他手术。因此,目前国内外多数学者主张采用胰腺坏死清除术和胰腺周围小网膜腔局部灌洗术。至于是否同时做附加手术,则根据病情而定。

①胰腺被膜切开和腹腔引流术:适用于胰腺水肿明显,并有胰腺点状或片状出血者。手术中切开胃结肠韧带,可见胰腺肿胀、被膜紧张,有点状或片状出血。一般主张沿胰腺长轴切开以引流胰腺背侧,并钝性分离胰组织引流。但过深分离组织谨防发生出血及胰瘘。然后分别于胰腺前后和经右肝下至胃后壁小网膜腔处各置一根腹腔引流管。胃结肠韧带是否缝合,各家意见不一。主张不闭合者,认为此方式可充分引流小网膜腔;提出闭合小网膜腔者,发现此法有利于术后作局部小网膜腔灌洗,防止腹腔继发感染。若腹腔渗液较多,亦可在左右髂窝各放置一根引流管。

②胰腺坏死切除术(necrosectomy)与腹腔灌洗术(lavage):适宜胰腺及其周围发生坏死或并发感染者。对术中发现胰腺及周围组织呈现灰色、变黑,刺之无出血的坏死组织,予清除。然后用 3～6L 生理盐水冲洗胰腺及其周围,并在结肠后左肾前、脾下和胃壁之后小网膜腔各置一根 28～34F 腹腔引流管,缝合胃结肠韧带。术后每日以约 7L 生理盐水做小网膜局部灌洗,亦可在灌洗液中加入少量抗生素和肝素。有报道以此法治疗 74 例坏死性胰腺炎,死亡率仅为 8.1%。当灌洗液淀粉酶、胰蛋白酶正常,无细菌感染和每日灌液坏死组织小于 7g 时,即可停止灌洗。此术发生全身并发症罕见,腹腔脓肿和肠瘘等局部并发症主要与胰腺炎的坏死程度有关。局灶性胰腺坏死时发生率为 18%,广泛胰腺坏死为 28%,几乎全胰腺坏死时达 42%。术中若发现腹膜后间隙坏死或感染严重,亦同时在左腰部作切口,探查并清除坏死感染组织,置入引流管经腰大肌前引出。

③胰腺切除术:在 20 世纪 70～80 年代曾较广泛应用胰腺切除治疗急性胰腺炎。由于发现急性胰腺炎可诱发全身序列反应,部分或全部切除出血坏死的胰腺炎并未阻止这些反应。且胰腺切除死亡率在 50%以上,远高于其他术式,已很少采用。目前仅用于胰腺坏死较局限者。一般距坏死边缘 1～1.5cm 处切除,胰管可适当保留长些,以便双重结扎。胰腺残端用双

U字形缝合,切缘附近置腹腔引流。

④封闭式网膜囊造袋术和延期袋形开放术:前者是将大网膜自中部剪开后,分别将上,下两侧缝合于腹壁切口上,使小网膜腔直接与切口相通,以利坏死组织脱落引流。后者是在胰腺及其周围坏死组织清除后,用抗生素浸泡的纱布填塞于胰周间隙,24～48h后,再入手术室取出填塞敷料,进一步清除坏死组织,最后清除坏死组织亦可在监护室内完成。此术目的在于预防复发性脓肿,故仅适宜于严重胰腺坏死并感染者。据报道,应用此术可使死亡率降低至9%～15%,明显低于仅作清除坏死组织和多管引流术的20%～50%。

8. 附加手术

(1)胆总管探查引流术:重症胰腺炎时,由于胰头及周围水肿,出血甚或坏死,可压迫胆总管末端,或胆石嵌于胆总管末端诱发胰腺炎,使胆总管发生不同程度的梗阻。胆压因而上升,并有可能使胆汁逆入胰管内,使胰腺炎加重或不易缓解。此外,胆管梗阻亦可发生胆管炎,进而使胰腺炎加重。因此,在为重症胰腺炎手术时,同时行胆管探查引流,有利于胰腺炎的缓解。

(2)Oddi括约肌切开或形成术:如重症胰腺炎部分病因为Oddi括肌狭窄或结石嵌顿时,同时作此手术可解除胰胆管梗阻,利于急性胰腺炎的恢复。但对非胆源性胰腺炎,是否常规作此手术,尚有分歧。尤其是老年人,在为重症胰腺炎手术时再做此术,可增加手术创伤,应谨慎选择。

(3)胆囊切除术:对于胆囊疾病而引起的急性轻型胰腺炎,一般在胰腺炎缓解后,再择期进行腹腔镜或开腹胆囊切除术。因为老年人急诊胆囊切除术的并发症和死亡率明显高于择期手术。但对老年急性重型胰腺炎,若同时合并胆囊结石,行胰腺炎手术时,不应同时将胆囊切除为常规,以免增加病人的危险。

(4)三腔造瘘术:指胆囊造瘘、胃造瘘及空肠造瘘术。前两者的目的在于胆道和胃减压,若胆囊管不通畅,以胆总管引流为宜,后者旨在解决术后营养。故此术仅在较为严重的重症胰腺炎需较长时间禁食时使用。

参考文献

[1] 姚榛祥,吴凯南,涂天喜,等.急性胰腺炎的类型和预后判断.中华外科杂志,1989,27:264

[2] 齐清会,张武刚,鲁淑英.重型胰腺炎高危因素和预后.中华消化杂志,1995,15:364

[3] 黄志强.急性坏死性胰腺炎的危险因素分析.中华外科杂志,1992,30:27

[4] 张延龄.APACHE疾病严重度评分、监护质量与预后判断.中国实用外科杂志,1996,16:709

[5] Ronson, J. H. C, et al. Observative early identification of severe acute pancreatitis. Am J Gastroenterol, 1974, 61:443

[6] Ronson, J. H. C. The timing of biliary surgery in acute pancreatitis. Ann Surg, 1979, 189:654

[7] Blamey S L, Imrie CW, O'neill J, et al. Prognostic factors in acute pancreatitis. Gut, 1984, 25:1340

[8] Osborne DH, Imrie CW, Carter DC. Biliary surgery in the same admission for gallstone-associated pancreatitis. Br J Surg, 1981, 68:758

[9] Steinberg WM. Predictors of severity of acute panreatitis. Gastroenterol Clin N Am, 1990, 19:849

[10] Beger HG, et al. Results of surgical treatment of necrotizing pancreatitis. World J Surg, 1985, 972

[11] Steinberg W, Tenner S. Acute panreatitis. N Eng J Med, 1994, 330(17):1198

[12] Knaus WA, Draper EA, Wagner DP, et al. APACHE Ⅱ: A severity of disease classification system. Crit Care Med, 1985, 13:818

[13] Wilson C, Heath DI and Imriecw. Prediction of outcome in acute pancreatitis: a comparative study of APACHE II, clinical assessment and multiple factor scoring systems. Br J Surg, 1990, 77: 1260

[14] 中华医学会胰腺组. 急性胰腺炎的临床诊断及分级标准(1996第二次方案). 中华外科杂志, 1997, 35(12): 773

[15] 李宝华. 非手术治疗重症胰腺炎//何三光, 夏志平, 田利国, 等. 中国外科专家经验文集第二辑. 2000, 1版. 沈阳: 沈阳出版社, 2000. 1070-1071

[16] 赵玉沛, 陈革. 手术在重症急性胰腺炎治疗中的地位. 中国实用外科杂志, 2003, 23(9): 518

[17] 张圣道, 雷诺庆. 重症急性胰腺炎治疗的争论、进展和发展趋势. 中国实用外科杂志, 2002, 22(1): 22

[18] Keely TR, Wagner DS. Gallstone pancreatitis: a prospective randomized trial of timing of surgery. Surgery, 1988, 92(104): 600

[19] Bradley EL, Allen K. A prospective longitudinal study of observation versus surgical intervention in the management of necrotizing pancreatitis. Am J Surg, 1991, 157: 19

[20] 冯变喜. 主编. 肝胆胰外科理论与实践. 北京: 科技出版社, 2001, 543-558

[21] 孙备, 姜洪池, 许军, 等. 重症胰腺炎外科干预的时机、指征与方式选择. 中国实用外科杂志, 2005, 25(7): 414

[22] 刘德宣, 张达, 严律楠, 等. 重症急性胰腺炎中西结合治疗研究. 中国实用外科杂志, 2005, 25(3): 164

[23] 张延龄. 重新认识重症急性胰腺炎发病机制的意义. 中国实用外科杂志, 2003, 23(1): 29

[24] 毛恩强, 汤耀卿, 张圣道, 等. 高脂血症重症急性胰腺炎规范化治疗反感的探讨. 中国实用外科杂志, 2003, 23(9): 542

[25] Yadav D, Pitchyrnoni CS. Issues in hyperlipidemic pancreatitis. J Clin Gastroenterol, 2003, 36(1): 54

[26] Nair S, Yadav D, Pitchumoni CS. Association of diabetic ketoacidosis and acute pancreatitis: observations in 100 consecutive episodes of DKA. Am J Gastroenterol, 2000, 95(10): 2795-2800

[27] 汤耀卿. 重症急性胰腺炎的监测与治疗. 中国实用外科杂志, 2004, 23(11): 62

[28] Berger Z, Quera R, Poniachik J, et al. Heparin and insulin treatment of acute pancreatitis used by hypertrigly ceridemia. Experience of 5 cases. Rev Med Chil, 2001, 129(12): 1373

[29] Furuya T, Komatsu M, Takahashi K, et al. Plasma exchange for hupertriglyceridemic acute necrotizing pancteatitis: report of two cases. Ther Apher, 2002, 6(6): 454

[30] Chen HH, Lin LH. Recurrent pancreatitis secondary to type V hyperlipidemia: report of one case. Acta Paediatr Taiwan, 2000, 41(5): 276

[31] Ibrahim EH, Sherman G, Ward S, et al. The influence of inadequate antimicrobial treatment of bloodstream infections on patient out-comes in the ICU setting. Chest, 2000, 118(1): 145

[32] Hartwig W, Muller CA. Surgical management of severe pancreatitis including sterile necrosis. J Hepatobiliary Pancreat Surg, 2002, 9(4): 429

[33] 闵东, 汤耀卿, 翟洪平, 等. 抗生素降阶梯治疗在重症急性胰腺炎非手术治疗中的应用. 中国实用外科杂志, 2003, 23(9): 526

二、慢性胰腺炎

慢性胰腺炎是由于多种因素造成的胰腺组织和功能持续性的损害。慢性胰腺炎时可有不同程度的腺泡萎缩或胰管变形，有部分或广泛的渐进性胰腺坏死，纤维化或钙化，有轻重不一的胰腺外分泌功能障碍。

近些年来，我国老年慢性胰腺炎有逐渐增多的趋势，这与生活水平的提高，酒精饮料食用增多，高血脂，发病年龄升高等因素密切相关。由于临床酶学诊断、超声检查、CT、ERCP、MRCP和放射性同位素检查技术的迅速发展，慢性胰腺炎的诊断水平也有了明显的提高，对胰腺疾病的治疗也有很大帮助。

慢性胰腺炎按病因分类可分为酒精性慢性胰腺炎，胆道疾病相关性慢性胰腺炎，遗传性营养不良性慢性胰腺炎，胰腺外伤或急性出血坏死性胰腺炎后引起的慢性胰腺炎，甲状旁腺功能亢进引起高钙血症所致慢性胰腺炎，还有其他许多少见病因引起的慢性胰腺炎。临床根据有无疼痛症状可分为疼痛慢性胰腺炎和无疼痛慢性胰腺炎。

【病因病理】

1. 胆道系统疾病　在我国慢性胰腺炎的主要发病因素为胆道疾病，约占慢性胰腺炎病因的60%～80%。引起慢性胰腺炎的各种胆道系统疾病有急性或慢性胆囊炎、胆管炎、胆石症、胆道蛔虫症和Oddi括约肌痉挛或功能障碍等。发病机制主要是炎症感染或结石所引起的胆总管开口部或胰管胆管交界处狭窄或梗阻。使胰管胰液流出道梗阻，胰管内压力增高，导致胰腺腺泡，胰腺小导管破裂。胰腺组织损伤及胰管系统，使胰管扭曲变形，造成炎症、梗阻。胆道疾病引起的慢性胰腺炎特点为，病变主要在胰头部，胰头部增大，纤维化，腹痛常在中上腹和右上腹。引起胰腺钙化较少见。但合并梗阻性黄疸的较多见，这些是我国慢性胰腺炎的临床特点。

2. 慢性酒精中毒　饮酒引起的慢性胰腺炎约占我国慢性胰腺炎发病的6%～17%。酒精引起慢性胰腺炎的确切机制尚不完全清楚。主要原因可能为酒精刺激胰腺的分泌，增加胰腺对胆囊的收缩素(CCK)刺激的敏感性，酒精使胰液中胰酶和蛋白质含量增高，钙离子浓度也增加，易形成胰管内蛋白栓子(protein plugs)造成胰管梗阻，使胰腺组织损害及反复炎症形成纤维化。此外，酒精也会直接损伤胰腺细胞，导致细胞脱落，形成小栓子；酒精还会引起Oddi括约肌痉挛，十二指肠乳头部炎症肿胀加剧，胰液流出道梗阻。酒精对胰腺的损害常易使钙质沉着于脂肪坏死区形成钙化，所以酒精性慢性胰腺炎中胰腺钙化较多见。

3. 急性胰腺炎和胰腺外伤　大部分轻症急性胰腺炎发作后，胰腺组织和功能可能完全恢复正常，不一定会引起慢性胰腺炎。但重症胰腺炎，特别是出血坏死性胰腺炎或急性胰腺炎合并有胰腺假性囊肿或胰腺脓肿，可造成胰腺不可逆损伤，以后逐渐形成慢性胰腺炎。如引起急性胰腺炎的病因持续存在，反复发作使胰腺组织与功能受到损害，也可形成慢性胰腺炎。此外，腺外伤、胰腺钝器损伤或腹部手术中损伤胰腺等因素都可引起胰腺及胰管组织破坏，产生慢性炎症及胰腺外分泌功能减退。

4. 胰腺分裂症和胆胰管合流异常　胰腺分裂症(pancreas divisum)是常见的胰腺先天性发育异常。由于胚胎发育过程中腹侧胰腺和背侧融合不良，分裂的背侧胰腺通过副乳头开口于十二指肠，腹侧胰腺和胆管一起经Vater壶腹开口于乳头。分裂的背侧胰腺的胰液通过副乳头引流，但常由于副乳头较狭小易引起炎症狭窄造成梗阻，会引起胰腺及梗阻性疼痛，反复发作可形成慢性胰腺炎。

近年来研究认识到，胰腺分裂症是引起胰腺炎常见原因之一。过去原因不明的特发性胰腺炎中有10%～30%是胰腺分裂症造成的。Cotton等报道经ERCP证实特发性胰腺炎中有25.6%存在胰腺分裂症。

胆胰管合流异常是指胆总管和胰管在十二指肠壁外汇合再进入十二指肠。由于这种解剖的先进异常，当胆管压力升高时胆汁较易进入胰管，引起胰酶的激活，产生胰腺的炎症表现。由于ERCP和MRCP的广泛使用，很多原因不明的慢性胰腺炎得到合理的诊断和治疗。

5. 代谢障碍

(1)高钙血症：甲状旁腺功能亢进、维生素D中毒、甲状旁腺肿瘤或腺瘤和多发性骨髓瘤等都可以出现高钙血症,常并发胰腺炎。

研究表明,血液中钙浓度升高可刺激胰腺分泌胰酶,持续的高钙血症会过度刺激胰腺腺泡导致胰腺炎。高钙血症会降低胰管和组织间隙中屏障作用,使钙更多地渗入胰液中,胰液中钙浓度的升高易在碱性胰液中形成沉积,造成胰管结石。胰腺实质中钙浓度升高也易激活胰酶造成胰腺炎反复发作,所以高钙血症是慢性胰腺炎好发因素。

(2)高脂血症:Farmez 等报道 10 例非酒精性,非家族性合并高脂血症的慢性胰腺炎。国外文献还报道,家族性高脂蛋白血症Ⅰ、Ⅳ、Ⅴ型病人常患复发性胰腺炎。有人认为,高脂蛋白血症时胰腺毛细血管内存在的高浓度胰脂酶急剧地水解,由乳糜微粒或前β脂蛋白所携带的三酰甘油所产生的大量游离脂肪酸,引起栓塞或损伤毛细血管内膜,从而导致局部水肿的胰腺炎。另一方面胰腺炎也可能是高脂血症的原因。胰腺α细胞能产生胰高血糖素,静脉注射氯化钴选择性损坏胰腺α细胞后,产生乳糜样血清和胆固醇增高。说明胰腺炎引起高脂血症,可能是炎症过程损伤胰腺α细胞所致。

6. *遗传性胰腺炎* 遗传性胰腺炎(hereditary pancreatitis)在我国较少见,患者常有家族史,是一种常染色体显性遗传性疾病,男女均可发病。Le Bodic 等,1996 年发现大部分家族胰腺炎患者第七对染色体的长臂发生了突变。最近对家族性胰腺炎研究又找到了突破点,患者家族中有阳离子胰蛋白的酶厚基因突变。

特点:①自幼年起反复发作胰腺炎;②男女患者概率均等;③患者家族中至少有两名胰腺炎患者;④常出现胰管结石;⑤ 家族成员发病率是正常人群的 53 倍;⑥可排除常见的胰腺炎诱因,如酗酒,结石,创伤,药物,感染及代谢异常。

7. *其他因素* 近年认为慢性胰腺炎可能与某些免疫疾病有关,系统性红斑狼疮、结节性多动脉炎、干燥综合征患者也可合并有慢性胰腺炎,有时可有自身抗体阳性。胰腺血管性病变、高脂血症都可造成胰腺损害形成慢性胰腺炎。血液病患者铁易沉积于胰腺而造成胰腺纤维化。有一部分至今病因不明的胰腺炎,统称为特发性慢性胰腺炎(idiopathic chronic pancreatitis)。近年来原因不明性胰腺炎发病率有增高趋势,国内有资料指出原因不明性胰腺炎占 4.8%,而国外统计的 1 778 例慢性胰腺炎中占 36.2%。

【临床表现】 慢性胰腺炎患者年龄较大,老年人易发病,男多于女。临床上分为两类:①慢性复发性胰腺炎,有剧烈腹痛者占 90%;②慢性无痛性胰腺炎占 10%,以体重减轻,脂肪泄及胰分泌功能不全为主。慢性胰腺炎的发病率及严重程度与胰腺病理改变的性质及程度有关。

慢性胰腺炎的临床表现轻重可不一,因胰腺有较大的储备代偿功能。轻度慢性胰腺炎可无明显临床症状或仅有轻度消化不良症状,而中度慢性胰腺炎可有多种临床表现,主要有三方面症状与体征:①由慢性胰腺炎本身或急性发作所引起的,如腹痛,腹胀,腹部包块或黄疸等;②胰腺外分泌和内分泌功能不全表现,如腹泻,吸收不良,纳差,消瘦等;③是慢性胰腺炎并发症的表现,如腹水,感染,溃疡出血等。这三方面症状与体征又相互交叉影响。

1. *腹痛* 是本病最常见、最主要的表现,据佐藤统计腹痛发生率高达 98%。腹痛多与急性胰腺炎相似,可极为严重,多呈间歇性发作,每年发作 1~2 次或 5~6 次。以后发作更加频繁,最后转为持续性腹痛,并出现胰功能不全。疼痛以剑突下或中上腹部为主,其次为脐上,左上腹痛,沿胸$_{10\sim12}$向背部放射者约 50%。在间歇期有隐痛或无痛,发作期呈绞痛或剧痛,病人往往采取坐起弯腰屈膝或胸膝位来减轻疼痛。走路、坐车、下楼时疼痛加重,饮酒、饱食、劳累可诱发疼痛。60%以上的病例在左上腹有压痛,并向左肩放射。Mallet-Guy 征可为阳性。腹痛发生的机制可为:①胰腺组织内神经受炎症产物如激肽类的刺激;②胰管梗阻,胰管内压增高;③腹膜炎性反应;④胰腺周围神经末梢受炎症刺激产生疼痛。

2. 消化不良症状 慢性胰腺炎大都有腹胀、食欲减退、恶心、嗳气、乏力、消瘦等消化不良症状。由于胰腺外分泌功能不全,分泌的胰消化酶减少,食物消化吸收功能减退。另一方面因进食后加剧腹痛,病人食欲下降,加之患者常伴脂肪和蛋白质丢失,长期就会有体重下降,明显消瘦。但慢性胰腺炎早期消化不良症状并不特异,有时难与慢性胆囊炎,慢性胃炎及迁延性肝炎相鉴别,有时被笼统地诊为非溃疡性消化不良而忽视了慢性胰腺炎的存在。

3. 腹泻 腹泻是慢性胰腺炎的晚期表现,是由于胰管梗阻,腺泡细胞破坏,胰腺外分泌功能严重减退等因素引起。病程越长者腹泻发生率越高,一般腹泻发生率为20%~60%。典型的慢性胰腺炎病人的腹泻是大便次数增多,每日3~5次,粪不成型,粪量多而有油光,色浅有恶臭,有时可见油滴浮在粪便表面上。粪便可呈酸性反应,镜下可见脂肪球。用摄入排泄法定量分析显示粪便中的中性脂肪量增加,称为脂肪泻,伴有含氮过多,称为氮溢。此外,镜下可发现未完全消化的肌肉纤维,称肉质泻。腹泻一般在进油腻食物或饮酒后诱发或加重,用胰酶药物治疗后可减轻。胰腺具有较强的代偿能力,出现腹泻则说明病变较重,病程较长。由于脂肪吸收不良,患者常可伴有脂溶性维生素K、维生素A及维生素D缺乏的表现,如皮肤粗糙,出血倾向等。

胰腺有较大储备代谢能力,一般要至胰酶分泌量下降到10%以下时才会有明显脂肪排泄量异常。所以轻度慢性胰腺炎常无明显脂肪泻,仅是一般消化不良的腹泻。我国慢性胰腺炎腹泻的发生率较低,典型的脂肪泻更比国外少见。

4. 黄疸 慢性胰腺炎可出现黄疸,引起黄疸的原因主要有:①合并胆石或蛔虫;②Vater乳头炎性水肿;③胆总管下端瘢痕性狭窄;④胰头部瘢痕或炎性水肿或形成囊肿压迫胆总管下端,合并胆道感染。阻塞性黄疸的程度多为不完全性黄疸。黄疸一般为轻到中度,常见以直接胆红素升高为主。

5. 腹部肿块 有胰腺囊肿形成的病例,可有腹部肿块出现,多位于胰腺体尾部,少数位于胰头部。肿块多为单个发生,呈圆形或椭圆形。体检可发现肿块表面光滑,有囊性感。若为假性囊肿,其直径可达30cm以上。由胰石梗阻或胰管纤维性狭窄,致使狭窄或梗阻的胰管远端及所属腺泡扩张形成潴留囊肿,若胰管腺泡破裂则可形成假性囊肿。

6. 腹水 慢性胰腺炎患者可出现腹水,常是由于胰腺囊肿及炎症刺激腹膜所致。腹水量多少不一,蛋白质含量常较高,腹水淀粉酶可明显升高。如显著高于血淀粉酶可诊为胰性腹水。慢性胰腺炎临床合并肝硬化发病率比一般人高,有时也可合并有门脉高压性的腹水。这类腹水以漏出液为主,少数病人可合并有胸腔积液,多在左侧。长期重症慢性胰腺炎营养状况差,可出现低蛋白血症及全身水肿。

胰性腹水产生的主要原因:①胰管和(或)胰腺假性囊肿破裂;②胰液漏入腹腔;③胰酶刺激腹膜产生渗液;④硬化胰头或胰腺囊肿压迫门静脉而引起门静脉高压等因素。腹水多为非血性,顽固性,应用利尿药无效。腹水内含蛋白量常大于2.5g%。淀粉酶、脂肪酶和蛋白酶的浓度较高,炎性细胞较少。血清淀粉酶低于腹水淀粉酶。

7. 其他表现 慢性胰腺炎可合并上消化道出血,主要原因:①胰腺纤维化或胰腺囊肿,或压迫脾静脉,或有门静脉血栓形成造成门静脉高压症;②慢性胰腺炎合并消化性溃疡概率较高(5%~15%),除有疼痛反酸症状外,有的可合并出血;③酒精性慢性胰腺炎者因酗酒易形成恶心,呕吐,常合并有酒精性、出血糜烂性胃炎或贲门撕裂症引起出血。

慢性胰腺炎患者偶有骨髓脂肪坏死引起骨痛，股骨头无菌性坏死引起跛行。慢性胰腺炎皮下脂肪坏死可酷似筋膜炎，有的病人可能有心包和胸腔积液，肺部可有炎性浸润与出血。还有少数病人有性格改变或精神症状。慢性胰腺炎并发胰腺癌者占 3.6%。慢性胰腺炎患者可并发脾静脉血栓形成、消化性溃疡等。

【诊断与鉴别诊断】　早期，轻型、不典型病例以及病程晚期且合并症突出者诊断存在一定困难。有下列情况时应考虑到慢性胰腺炎的可能，并应进行相应的检查：①长期上腹部钝性疼痛，伴有胰区压痛的嗜酒者；②长期反复发作性上腹疼痛，伴有消化不良及脂肪痢者；③原因不明的梗阻性黄疸，各项检查与临床过程不符合胆系结石与胰腺肿瘤者；④尿糖病病因不明者；⑤左上腹部包块伴有腹痛而无其他恶性肿瘤表现者。慢性胰腺炎诊断主要依据患者临床表现，胰腺外分泌功能检查和胰腺影象学检查结果判断，如有胰腺组织病理学检查便可确诊。

1. 诊断　1987 年 5 月在广西桂林召开的全国胰腺疾病座谈会上提出了我国慢性胰腺炎的诊断标准。慢性胰腺炎的诊断主要依据以下几方面：

(1)症状：上腹疼痛或无痛，消化不良等。

(2)体症：上腹压痛，消瘦等。

(3)实验室检查

①血尿淀粉酶活性，急性发作时可升高。

②粪苏丹Ⅲ染色查中性脂肪：进正常膳食(脂肪含量大于 80g/d)，每低倍显微镜视野超过 10 个脂肪球有意义。轻度脂肪痢时阴性，中度脂肪痢时阳性。

③粪脂肪定量：进固定脂肪膳食(脂肪含量 100g/d)，收集 72 小时粪便进行脂肪定量，脂肪排出时间大于 6g/24 小时有意义。

④N-苯甲酰-L-酪氨酰-对氨基苯甲酸(BT-PABA)试验：口服 0.5g．正常时 6 小时内尿中 PABA 回收率大于 60%。若小于 55%有意义；口服 1.0g，正常时服后 2 小时血中 PABA 浓度为$(36.9 \pm 8.1)\mu mol/L$，若小于 $20\mu mol/L$ 有意义。

(4)影像学检查

①腹平片：胰腺钙化和导管结石。

②胰腺超声扫描：为非侵入性检查，可显示胰腺钙化，胰管结石，胰管扩张，胰腺局限性或弥漫性增大或萎缩，胰腺假囊肿。

③CT 扫描，MRCP：也是一种非侵入性检查，可提示慢性胰腺炎的图象：胰腺的体积增大或缩小，边缘不清，密度降低；胰腺钙化影及其分布情况，对胰腺钙化的检查远较 X 线平片敏感；了解胰腺内有否圆形或椭圆形，边界清楚的低透光区，提示有否胰腺假性囊肿的存在。

④ERCP：胰管扭曲，扩张和狭窄，囊状扩张。

⑤活组织检查：与胰腺癌难以鉴别时，可做经皮针吸活组织检查，必要时剖腹探查做活组织检查。

结合以上诊断标准在临床实践中，患者凡具备以下任何一项者可诊断为慢性胰腺炎。①有胰腺组织病理学检查符合慢性胰腺炎者；②有明确胰腺钙化或胰腺结石；③有典型慢性胰腺炎症状体征，外分泌功能检查明显异常，ERCP 等影像学检查有典型慢性胰腺炎特征，并能除外胰腺癌者。

目前临床上诊断的慢性胰腺炎大多是中度至重度胰腺结构异常与外分泌功能障碍者，因为胰腺有较大的储备代谢功能，早期轻型的慢性胰腺炎目前诊断仍较困难。尚需要探索更敏感有效的检查方法。

2. 鉴别诊断

(1)溃疡病、慢性胃炎与慢性胰腺炎有时从症状表现不易区别，但可通过病史、胃肠道钡剂检查、胃镜直视观察以及组织活检可以鉴别。

(2)卓-艾综合征(Zollinger-Ellison syndrome)与慢性胰腺炎区别：在脂肪痢时注意区别尤为重要。卓-艾综合征是由胃泌素瘤引起的，有多发性溃疡与腹泻。胰腺功能正常。而慢性胰腺炎是由于胰腺实质坏死和纤维化致胰腺外分泌功能降低，引起的脂肪消化障碍而发生脂肪痢。胃钡剂检查、CT和胃镜检查对其鉴别有重要意义。

(3)胆道疾病与慢性胰腺炎的鉴别：胆道疾病常与慢性胰腺炎同时存在或互为因果，有时鉴别困难。除依赖病史外，胆系造影、ERCP检查胰管、胆管和胆囊是否有异常改变；做胰腺外分泌功能试验，以证实慢性胰腺炎是否存在。若胰腺外分泌功能减退或胰管有扩张和狭窄征象，可确诊为慢性胰腺炎。

(4)慢性胰腺炎与胰腺癌鉴别(表14-3)：在慢性胰腺诊断中，最重要但也是最困难的是要与胰腺癌鉴别。由于胰腺癌临床表现与慢性胰腺炎相似，胰腺外分泌功能通常同时有损害，影像学检查可有许多相近之处，但一些检查对鉴别诊断仍有重要参考价值。①胰腺组织穿刺检查；②胰液细胞学检查；③胰液中乳铁蛋白测定；④肿瘤标记物CA19-9。

表14-3 慢性胰腺炎、胰腺癌、胰腺囊肿鉴别

项目	慢性胰腺炎	胰腺囊肿	胰腺癌
病史及临床表现	曾有急性胰腺炎、胆道疾病史；持续性腹痛、消瘦、脂肪泻、黄疸等	有胆道、胰腺病史、手术史、上腹部外伤史；上腹部不适饱胀、腹部有囊性肿块	早期症状不明显或上腹部持续性闷胀痛，逐渐加重，持续性黄疸，消瘦明显，腹部扪及肿块已属晚期
胃肠钡剂造影及十二指肠低张造影	①十二指肠内侧变平，黏膜消失 ②有双边征但无结节影 ③有反“3”字征等	①胃肠推压、移位、边缘光整、黏膜正常 ② 无双边征 ③无反“3”字征等	①胃十二指肠压迹不规则，黏膜破坏 ②双边正中可见结节影 ③有反“3”字征
胰管造影	①主胰管扩张可呈串珠状粗细不均 ②主胰管狭窄范围广泛可多发 ③偶见腺泡充盈 ④可见结石或假性囊肿形成	①胰管受压移位呈弧状 ②有时胰腺管与囊肿相通	①主胰腺管狭窄、纤细，有腔内不规则充盈缺损，有时造成闭塞 ②主胰管不规则、僵直狭窄，远段扩张 ③造影剂排空迟缓
胰动脉造影	①血管不规则增粗、弯曲和伸直，但血管壁光滑 ②毛细血管相出现早、密度大 ③萎缩性胰腺炎可见血管减少	①血管不增粗 ②动脉移位环抱囊肿而行	①营养肿瘤的血管可增粗，肿瘤区血管壁边缘不规则，可狭窄、中断 ②可见肿瘤区网状血管、动静脉瘘 ③毛细血管相有充盈缺损

（续 表）

项目	慢性胰腺炎	胰腺囊肿	胰腺癌
CT	胰腺可有增长或缩小，如果粘连则分界不清	胰腺明显增大，边缘清楚光滑	胰腺增大、边缘凹凸不平，边界不清
超声检查	有局限性结节形成，胰腺内布满回声，可见扩张的胰管及结石	肿块出现明显的液性暗区，其间无光点，边缘光滑且清晰	胰腺呈不规则肿大边缘不清晰，胰腺内有许多回声光点，邻近组织有改变

【治疗】 慢性胰腺炎的治疗目的为：① 解除病因；②减轻病人痛苦(腹痛，脂肪泻等)；③促进胰液引流通畅；④改善胰腺的内，外分泌功能；⑤防止胰腺炎的复发及加重；⑥改善由于消化不良所导致的营养障碍。分为非手术治疗和手术治疗两种方法。

1. 非手术治疗

(1)一般治疗：首先要戒酒，大量研究表明，慢性胰腺炎患者如继续酗酒其他治疗都不会有收效。饮食治疗要低脂、高蛋白、高碳水化合物食物以提供足够的热量。对长期重症患者多伴有营养不良和维生素缺乏，在补充营养和脂溶性维生素及微量元素同时，可考虑补充中链三酰甘油(MTC)，它既提高热卡又促进脂溶性维生素吸收和减少脂肪泻。

胰液分泌增多使胰管内压增加是诱发疼痛的重要原因。戒酒、低脂高蛋白高碳水化合物饮食治疗对胰腺外分泌刺激作用最小。TPN 能在提供营养的同时使胃肠道完全休息减少了胰腺的分泌，从而降低了胰管压力，对胰腺炎有一定的缓解疼痛效果。

(2)药物治疗：主要是缓解疼痛、改善胰腺外分泌功能不足所致的腹胀、腹泻。

①胰酶替代治疗：主要是补充胰脂肪酶。由于脂肪酶的功能减弱或丧失造成脂肪泻，出现营养不良、脂溶性维生素缺乏症状。小肠脂肪的吸收完全靠胰脂酶及其辅酶(脂肪酶和胆盐)，没有其他代偿机制，其合成、分泌障碍出现更早。同时在慢性胰腺炎时 HCO_3^- 分泌减少使十二指肠呈酸性，酶失活较快，因此脂肪吸收不良出现更早。目前认为无论患者是否合并腹胀、腹泻，无论是早期还是晚期慢性胰腺炎，一旦确定诊断均应服用胰酶制剂，有助于延缓病情进展，同时保证患者营养摄取。在临床脂酶替代疗法问题较多。胰酶剂型和酶活性影响疗效。目前推荐应用肠溶(防止胃酸破坏)、微粒型(直径 1.4mm±0.3mm，以使其与食糜同步进入肠腔)，高酶含量(餐后十二指肠内脂肪酶释放量 25 000～40 000U)、不含胆酸的胰酶制剂。临床常用的胰酶制剂有 Creon(苏威制药)和 Combizym(慷彼申，Luitpold)等。

由于替代治疗中胰酶中的胰蛋白酶可反馈抑制胰腺分泌，使受损胰腺“休息”，从而可减轻和防止餐后腹痛。

正常条件下，CCK 受近段小肠的 CCK 释放肽(CCK-RP)调节，后者为蛋白酶分解。当胰腺外分泌功能下降时其分解减少，CCK 释放增加，刺激胰腺分泌而引起疼痛。因此增加十二指肠内蛋白酶含量可能通过胰腺外分泌负反馈调节机制使 CCK 分泌减少，缓解疼痛。不少临床研究证明外源的胰酶治疗在早期和轻度胰腺炎有一定的缓解疼痛效果。

由于胰酶安全可靠，1999 年美国消化病学会(AGA)推荐其为慢性胰腺炎疼痛治疗的最初选择药物。

②抑酸药：因为胃酸影响酶活性，同时应用抑酸药和 H_2 受体阻断药等抑制胃酸分泌，使 pH 大于 4，减少胰酶、尤其是脂肪酶失活，可增强胰酶制剂疗效。同时使十二指肠 pH 升高，

减少对胰液分泌的刺激作用。

③镇痛药：大多数患者需要止痛药治疗，常用的是非甾体类抗炎药（NSAIDs）或麻醉药。按世界卫生组织推荐的三阶梯疗法：按需服用和按时服用。第一阶段表示疼痛轻微给予非麻醉药：阿司匹林、吲哚美辛等；二阶段表示中等疼痛，给予非麻醉药和弱作用的麻醉药：可待因；三阶段为剧烈疼痛，要给强的镇痛药：吗啡、美沙酮、哌替啶等。但需要注意在长期应用后的成瘾性、药物依赖性和耐药性问题，不能滥用。联合用药效果好，如氯丙嗪和曲马朵，吗啡加芬妥拉明，用 Baxter 管给药效果明显。

④其他：也有应用生长抑素、CCK 拮抗药的报道，其认为可以抑制胰液分泌，减轻胰管压力从而减轻疼痛。Toskes 报道应用皮下注射奥曲肽（Octreotide）200μg，每日 3 次使重型患者疼痛减轻。但欧洲对 100 例患者研究显示其并无统计学显著性。因此有学者提出可能奥曲肽需长期大剂量应用。由于可引起注射部位疼痛且价格昂贵，尚未在临床推广。

也有认为氧自由基衍生物在慢性胰腺炎的疼痛中起重要作用。Braganza 研究发现酒精性胰腺炎患者抗氧化剂水平低于正常。因此不能抵御某些异生化合物冲击，后者可加重由自由基介导的组织损伤。因此设想用氧自由基清除剂和抗氧化剂治疗。研究显示补充抗氧化剂可减少酒精性胰腺炎的镇痛剂用量。印度的一项研究显示抗氧化剂治疗可减轻热带胰腺炎（tropical pancreatitis，TP）患者的疼痛。

对自身免疫胰腺炎的研究发现胰管的进行性狭窄是自身免疫性慢性胰腺炎的特征性改变，可有高球蛋白血，自身免疫抗体阳性。日本文献和我国研究报道用类固醇治疗 38 例自身免疫性慢性胰腺炎效果极佳。

（3）疼痛的非药物治疗：顽固性疼痛是影响慢性胰腺炎生活质量的主要因素。对慢性胰腺炎的疼痛机制目前尚未完全明了，可能呈多因素，主要包括炎症、胰管和（或）胰组织高压、感觉神经纤维包绕、胰内感觉神经增多和增大、神经鞘炎性损伤使神经暴露于毒性物质等。因此，现有的治疗主要针对已知的病理机制，但由于缺乏对各种疗法的前瞻性对照研究，因此疗法的选择主要依靠治疗医生的经验。

①神经阻滞：酒精用作腹腔神经丛阻滞应用得较早，由 Copping 于 1969 年首先应用。但由于所造成的损伤不可逆且并发症较多，因此近来只用作治疗癌症疼痛。现在推荐的是类固醇激素注射，其疗效已得到一些研究的证实。对近年开展的超声内镜引导腹腔神经丛阻滞和 CT 下引导下阻滞，Gress 经对比后发现两者均较安全、经济，但内镜超声引导的腹腔神经丛阻滞能获得更持久的止痛效果。

②介入治疗：近年来内镜技术发展迅速，在胰腺疾病的应用上也取得一定进展，它既能使胰管恢复通畅、又能避免重大手术创伤。既可以缓解因胰管内压力升高引发的疼痛、恢复胰腺外分泌功能，又能阻止炎症加剧及内外分泌功能的进一步损害。同时降低了医疗费用、并发症和死亡率，具有独特的优势，对传统的手术疗法提出挑战。对于 Oddi 括约肌功能失调、胰管结石、胰管狭窄和阻塞伴远端胰管扩张的慢性胰腺炎患者内镜治疗应为最佳选择。内镜治疗疗效与外科疗效相当。

Ⅰ．胰管括约肌切开术（endoscopic pancreatic sphincterotomy，EPST）取胰石：1976 年开发 EPST 用网篮取胰石，1986 年开展体外震波碎石（extracorporeal shock wave lithotripsy，ESWL）治疗胰石。多数报道 ESWL 和 PDE 治疗慢性胰腺炎外分泌功能改善，内分泌功能无变化。Suga 用内镜和 ESWL 治疗胰管结石 43 例，结石裂解 83.8%，完全清除 44.1%，疼痛缓解 93%，用 PFD 评价外分泌功能改善 52.56%。但大原弘隆和山口报道治疗后内分泌功能明显改善。任旭对经内镜治疗后 13 例慢性胰腺炎患者治疗前、后检测胰腺内分泌功能的检测也观察到类似现象。

Ⅱ. 副乳头切开术：1978 年 Cotton 首先应用在胰腺分裂症(pancreas divisum，PD)所致的慢性胰腺炎，也有报道在副乳头切开术后作胰管内引流(pancreatic duct endoprothesis，PDE)，Seigel 用 PDE 治疗 31 例 PD 随访 2 年，84%症状缓解。任旭在治疗慢性胰腺炎中行副乳头切开 8 例，治疗后腹痛消失或明显减轻。

Ⅲ. 胰管内引流(PDE)：1983 年 Seigel 首次报道 PDE 可有效缓解慢性胰腺炎的症状。Smits 报道 51 例中 49 例成功，随访 34 个月，80%病情缓解。Cremer 用 10F 支架治疗 75 例并在术前行 EPST，94%营养状态和疼痛改善，34 例长期支架治疗，平均随访 37 个月疗效满意。Bimmoeller 等随访 4～9 年 87%慢性胰腺炎患者获得疼痛持续缓解。李兆申对 14 例慢性胰腺炎伴胰管狭窄患者在内镜下用 5～10F 进行了胰管内支架引流术均成功，随访平均 210 天，腹痛缓解率近期(＜3 个月)为 92.9%(13/14)，远期(≥3 个月)为 84.6%(11/13)；腹痛缓解者中胃纳、脂肪泻等症状均有不同程度的改善，体重增加(2～5kg)；其内支架持续引流时间平均 286d，仅 3 例术后出现一过性高淀粉酶血症，2 例因支架移位或阻塞而行外科手术或支架更换术外未见其他严重并发症。

Ⅳ. 鼻胰管引流(nasopancreatic drainage，NPD)，乳头括约肌切开术(EST)，探条及球囊导管扩张是近来开展的术式。任旭对慢性阻塞性胰腺炎患者乳头括约肌切开术 5 例、鼻胰管引流 3 例，辅助探条或球囊扩张共 14 例，治疗后腹痛消失或明显减轻。

(4)中医中药治疗：慢性胰腺炎急性发作时，可运用辨证与辨病相结合，以清胰汤为主加减治疗。当慢性胰腺炎以痉挛性疼痛为主要表现。可用清胰汤去大黄、芒硝，重用木香、元胡等药物理气止痛，或加穿山甲，皂刺，蒲黄，五灵脂等。当由于胰腺外分泌功能不足出现食后闷胀、纳呆、腹泻等症，或恶心、不欲饮，胸腔痞满、大便稀，头晕、四肢无力、舌苔白腻或黄腻。可在清胰汤中去大黄、芒硝，胡黄连，加茯苓、白术、苍术、藿香、佩兰、半夏等，或用平胃散加减治疗。若舌苔薄白或少苔，可用养胃汤加减治疗。

(清胰汤：柴胡，黄芩，胡黄连，白芍，木香，元胡，大黄，芒硝)

总之，对慢性胰腺炎非手术治疗目前仍局限于控制症状和并发症，需要根据对生活质量的预期而制定个体化最佳治疗方案。要求医生全面仔细地了解每一个患者的具体情况，选择最适宜的治疗方法和时机，需要继续研究病理机制以寻找更有效的治疗方案，需要对胰酶制剂改进以改善病人的生活质量，需要大样本、随机、前瞻性对照研究来确定安全有效的介入或手术方式。对于病人重要的是戒酒、去除病因，否则无论是药物，还是内镜、外科手术均是徒劳无益的。

2. *手术治疗*

(1)手术适应证：手术在慢性胰腺炎的治疗中占有重要地位，手术方式较多，但却必须严格选择适应证。其适应证：①合并胆石症；②胰管结石，胰管炎等有胰管的机械性狭窄；③合并胆道狭窄引起黄疸；④合并胰腺囊肿，胰腺脓肿；⑤ 合并胰瘘(手术和外伤所致的胰外瘘)；⑥ 顽固性疼痛反复发作，经非手术治疗无效；⑦ 临床不能区别良性炎症还是恶性肿瘤者。

(2)手术方法：分直接手术方法和间接手术方法。

直接手术方法。①胰腺囊肿切除或引流术(包括内，外引流)；②胰瘘管切除或瘘管肠管吻合术；胰管切开取石，胰管肠管吻合术；③胰管结扎或胰管堵塞术；④胰腺部分切除或加胰腺空肠吻合术；⑤全胰切除术。

间接手术。胆道手术:①胆囊切除术,胆总管引流术;②胆管空肠吻合术;③Oddi 括约肌切开或成形术。胃肠手术:①胃窦部切除术;②胃空肠吻合术。交感神经手术:①交感神经切除术(包括内脏神经,左腹腔神经节,胰头神经丛等);②迷走神经切断术。下面介绍几种手术方法。

Ⅰ.胰管取石术,胰管肠管吻合术。适应证:胰管内结石,因为胰管内结石是慢性胰腺炎后期的病变之一。结石阻塞胰管而加重胰腺炎症。手术步骤:①取右腹直肌切口或右上腹旁正中切口入腹腔。②探查胆道系统及全胰腺,若发现胰腺有病变时,应切开胃结肠韧带,将胃向上方牵拉,横结肠拉向下方,充分暴露胰腺。③剪开胰腺下缘的后腹膜,沿胰管走行方向,仔细扪摸胰管内有无结石存在,检查注意胰管结石的数目(单发或多发)大小和部位,少数病例自胰头至胰尾部结石塞满整个胰管。④确定胰管内结石部位后,术者用左手固定胰腺,沿胰管走行方向切开胰腺组织直至胰管,仔细用不吸收线结扎或缝扎出血处。⑤取石:切开胰管后将取石钳插入胰管内轻轻夹住结石取出,若结石位于胰头部可用刮匙取石。⑥取出结石后,用细导尿管或比胰管细的塑料管,分别向胰管远、近两端伸入,探查是否还有结石存在,同时做胰管造影,了解胰管的形态,扩张和狭窄的情况,造影剂能否进入十二指肠,以及胰管与胆总管的关系,胰管有无狭窄处,有无残留结石。造影剂顺利进入十二指肠,则证实胰管近端是通畅的。⑦缝合胰腺组织和被膜:用细丝线间断式缝合胰腺组织和被膜。缝线应贯穿已切开胰腺组织的全层,使之不留有残腔,结扎缝线应适度,以免丝线将胰腺组织割裂。⑧胰腺缝合部位放置负压引流经切口旁另行截口引出腹腔。

Ⅱ.Puestow 手术:即整段胰管空肠吻合(split pancreatojejunostomy)术:Puestow 和 Gillesby 在 1958 年报道提出。在某些慢性胰腺炎病例中,胰管被多数不规则狭窄分隔成一系列扩张段。这种情况下,可纵行切开胰管,从尾端直到胰头部接近胃十二指肠动脉处。劈开胰管后,若有结石可将其取出,用空肠与之吻合。其方法有三:①胰腺空肠 Roux-Y 式吻合。②把整个胰腺套入空肠内,将脾切除后再将纵行切开胰管的胰腺由胰尾部到胰颈完全套入空肠内。Smith 认为这种手术游离广泛,操作复杂,并发症多,主张切除胰尾部为宜。但 Gillesby 及 Puestow 在 29 例病例报道中,得到 75%的优良效果,Jordan 认为纵行切开胰管行胰空腔吻合法对胰管梗阻的慢性胰腺炎,特别是有钙化存在的病人最为适合。③胰腺空肠侧侧吻合,Partington 和 Pochelle 在 1960 年将其胰腺套入空肠内法加以改进,将胰管全部彻底切开和空肠襻作侧侧吻合。此法较简便,缩小了手术范围,更主要的是保留了胰尾部。减少了术后糖尿病的发病率,也保存了具有抗感染潜力的脾脏。胰液进入肠道,可减轻脂痢发生。

Ⅲ.胰腺远端的切除术

①DuVal 手术:切除胰尾部胰管-空肠逆行内引流(1954)。适应于胰腺尾部有结石或胰管狭窄者,保留之胰腺管逆行引流通畅者。其方法是将胰尾部切除后,自屈氏韧带以下 25cm 处,切断空肠并由结肠系膜剪孔提至结肠上方,与胰尾部吻合,使胰液逆行流向空肠,达到引流目的,此种手术可使 70%~80%的病人症状缓解。

②Whipple 手术(胰十二指肠切除术)一般慢性胰腺炎需要胰十二指肠切除者不多,除非胰头部已严重破坏,伴有感染性囊肿或大片钙化。慢性胰腺炎作胰十二指肠切除比胰头癌行施的同样手术更为复杂,死亡率相当高,但远期效果尚比胰头癌好。

③Oddi 括约肌切开术和形成术:Oddi 括约肌切开适用于壶腹部确有梗阻,如壶腹部纤维化,结石嵌顿,而引起的慢性胰腺炎,胰腺管本身病变尚不明显的病例。对反复性胰腺炎,伴有胆道结石或有 Vater 壶腹部狭窄,实施括约肌成形术效果优于括约肌切开术。有人认为 Oddi

括约肌切开后短期内又可闭合，故主张做 Oddi 括约肌成形术，使十二指肠乳头部不再发生梗阻。

④胆囊切除或胆总管引流术：因胆道疾病引起的慢性胰腺炎病人应进行肝外胆道手术，去除胆道疾病后(胆石，感染)80%的病人可使胰腺炎症得到控制。手术包括胆囊切除，胆总管引流，胆总管-空肠吻合术。但不主张胆总管-十二指肠吻合术，因易发生逆行胆道感染。

⑤内脏神经切除术：在慢性胰腺炎剧烈持续性疼痛，无法实施胰腺手术时，才考虑内脏神经切除术，以解除其剧烈疼痛。此系间接手术，远期效果差，现在已较少采用。其方法为剖腹后，先切开十二指肠降段外侧腹膜，游离十二指肠及胰头并将其翻向左侧暴露下腔静脉及左肾静脉，将十二指肠及胰头向左牵拉把左肾平面以上的下腔静脉向右侧牵拉在左肾静脉与下静脉连接部的上方，可见到右侧腹腔神经及由此神经节向胰头背侧发出的神经纤维。仔细解剖游离后用两把止血钳夹住全部神经纤维束，剪断后结扎防止并行的小血管出血。检查无出血后，将十二指肠复位，间断缝合侧腹膜，再切开胃结肠韧带，将胃拉向上方，将横结肠向下拉，暴露胰腺下缘。在横结肠系膜根部胰腺下缘可触到肠系膜上动脉跳动。剪开后腹膜显露肠系膜上血管，仔细分离肠系膜上动、静脉。从动、静脉间轻轻游离肠系膜上静脉(静脉在右，动脉在左侧)，并将其向右侧拉开，在肠系膜上动脉周围可见一扇形神经纤维束。此神经纤维束沿肠系膜上动脉到胰头钩突部，在神经纤维束的下缘有胰十二指肠下动脉通过。应将神经纤维束和十二指肠下动脉分别剪断结扎。注意点：要求完全切断神经纤维，否则效果不满意。因手术操作复杂，易损伤血管出血，术者要熟练解剖，操作仔细，轻柔。

Ⅳ. 联合手术：近来 Chahow 及 Hayes 认为在慢性胰腺炎有顽固性腹痛的病例，采用内脏神经切除术附加迷走神经切断术、胃窦部切除术和胃空腔吻合术四种手术联合应用取得良好的效果，其理由：①腹腔神经节切除术，中断从胰腺来的内脏感觉传入神经，而使疼痛减轻。②迷走神经切断术：直接消除迷走神经对胰腺的刺激作用；降低胰腺对分泌素的敏感性，减少胃液分泌，从而降低胃液对十二指肠分泌素的刺激作用。消除“胃胰反射”，从而降低胰腺分泌的刺激作用。③胃窦部切除术：消除或减少胃内分泌素对胰腺的刺激作用，降低胃盐酸的产生，因而可减少刺激十二指肠产生胰泌素的作用。④胃空腔吻合术：由于改道手术，使盐酸，蛋白胶，皂类，多肽类不经十二指肠及空腔近端，以减少对这些区域的刺激，从而减少分泌素的释放；胃空腔吻合后，防止十二指肠炎及壶腹部痉挛或十二指肠内容物反流入胰腺管内。

参考文献

[1] 史海安. 慢性胰腺炎的诊治现状. 世界华人消化杂志，2000，09. 15，8(S:S)：76

[2] 马良，孙小丰，林佩娣，等. 肠外营养在老年糖尿病合并胰腺炎治疗中的应用. 上海医药，1999，10. 08，20(10)：11-12

[3] Greenberger NJ. Enzymatic therapy in patients in chronic pancreatitis. Gastroenterol Clin North Am，1999，28：687-693

[4] Toskes PP，Forsmark CE，Demeo MT，et al. An open-lable trial of octreotide for the pain of chronic pancreatitis. Gastroenterology，1994，106：326

[5] McCloy R. Chronic pancreatitis at Manchester，UK. Focus on antioxidant therapy. Digestion，1998，59，supp14：36-48

[6] Choudhary A，Garg PK，Tandon RK. Role of antioxidant in chronic pancreatitis (Abstract). Asia Pacific Digestive Disease，Sydney 23-27，Sep. ，2001

[7] Akira Horiuchi,Shigeyuki Kawa,Taiji Akamatsu,顾良军,等.自身免疫性慢性胰腺炎特征性的胰管外观:1例病例报告和日本文献综述.世界医学杂志,2000,4(5):68-70

[8] Gress F,Schmitt C,Sherman S,et al. A prospective randomized comparison of endoscopic ultrasound and computed tomography-guide celiac plexus block for managing chronic pancreatitis pain. Am J Gastroenterol,1999,94:900-905

[9] Ammann RW,Muellhaupt B. The natural history of pain in alcoholic chronic pancreatitis. Gastroenterology,1999,116:1132-1140

[10] 薛平,胡以则,卢海武,等.慢性胰腺炎合并胰腺结石的内镜诊断和治疗.中国内镜杂志,1999,5(4):31-32

[11] 山口武人,土屋正一,税所弘光.膵石の内镜的治疗とESWL.诊断と治疗,1997,85:101-105

[12] 任旭,朱春兰,唐秀芬,等.内镜治疗慢性胰腺炎的探讨.中华消化内镜杂志,2000,7(5):271-273

[13] Rubenstein JN,Parsons WG,Kim SC,et al. Nadler RB Extracorporeal shock wave lithotripsy of pancreatic duct stones using the Healthtronics LithoTron lithotriptor and the Dornier HM3 lithotripsy machine. J Urol 2002 Feb;167(2 Pt 1):485-487

[14] Suga T Non-surgical treatments for chronic pancreatitis. Hokkaido Igaku Zasshi 1999 Mar;74(2):105-111

[15] 大原弘隆,伊藤诚,安藤百二,等.膵石の体外冲击波破碎疗法(ESWL),综合临床,1999,48:1759-1764

[16] Seigel JH. Evaluation and treatment of acquired and congenital pancreatic disorders:endoscopic dilatation and insertion of endoprosthsis. Am J Gastroenterol,1983,78:696A-701A

[17] Smits ME,Badiga SM,Rauws EA,et al. Long-term results of pancreatic stents in chtonic pancreatitis. Gastrointest Endosc,1995,42:461-467

[18] Cremer M,Deriere J,Delhaye M,et al. Stenting in severe chronic pancreatitis:results of medium-term follow up in seventy-six patients. Endoscopy,1991,23:171-176

[19] Bimmoeller KF,Jue P,Seifert H,et al Endoscopy pancreatic stent drainage in chronic pancreatitis and a dominant stricture:Long-term results. Endoscopy,1995,27:638-644

[20] 李兆申,许国铭,孙振兴,等.胰管内支架治疗慢性胰腺炎.中华消化内镜杂志,2000,17(5):263-265

三、胰腺假性囊肿

胰腺假性囊肿是由于多种原因所致的胰腺囊性病变,可分为两大类(即真性囊肿和假性囊肿)。真性囊肿较少见,一般囊肿较小,有时不引起临床症状,往往在尸体解剖和手术中才被发现。假性囊肿比真性囊肿多见,假性囊肿大部分发生在胰腺外伤和急性胰腺炎的基础上,由外渗的胰液,渗血和血液包裹而形成的囊肿,常因体积较大而引起不同症状。

胰腺囊肿主要临床表现为上腹部痛、囊性肿块、饱胀不适、恶心和呕吐等消化道症状。对本病的治疗方法较多,但对较大的囊肿以内引流效果较好。

【分类】 胰腺囊性肿物以囊内表面有无上皮衬覆而分为真性囊肿和假性囊肿。Howard 和 Jordan 等将真性囊肿分为先天性和后天获得两类,后者又分为潴留性、寄生虫性和囊肿三种。假性囊肿是指有完整非上皮性包膜包裹的液体积聚,内含胰液分泌物、肉芽组织、纤维组织等。经典的胰腺假性囊肿在组织学上的定义是指含有胰液或丰富胰酶而囊壁缺乏上皮层的一种胰腺囊肿。

胰腺假性囊肿的分类主要有亚特兰大分类法、Sarles 分类法 Nealon 和 Walser 分类法,而以亚特兰大分类法最具有临床意义。最常用于鉴别胰周液体积聚、胰腺假性囊肿、胰腺脓肿。①急性液体积聚:在急性胰腺炎早期积聚在胰腺内部或周围,但缺乏肉芽或纤维组织包裹的液体。②急性胰腺囊肿：是因急性胰腺炎或胰腺外伤引起，由肉芽或纤维组织构成囊壁，内含胰液的一种囊肿。③慢性假性囊肿：是因慢性胰腺炎引起的，内含胰液外由肉芽或纤维组织构成囊壁，并且缺乏急性胰腺炎征兆的一种囊肿。④胰腺囊肿：是一种因急性或慢性胰腺炎、胰腺外伤引起的局限性的腹腔脓液，常位于胰腺周围，含或不含胰腺的坏死组织。“急性”和“慢性”是针对于引起囊肿的胰腺炎而言，而非囊肿本身。一般来说，急性胰腺炎的病程在 4 周以内时，胰周的液体积聚尚缺乏确定的囊壁，即所谓的急性液体积聚。4 周以后，囊壁生成。囊内含丰富的胰酶且无细菌生长，即形成急性囊肿，相比之下，慢性假性囊肿虽拥有确定的囊壁，但是由慢性胰腺炎发展而来，尚缺乏急性胰腺炎的一系列症状。

【病因病理】

1. *真性囊肿*　是由胰腺组织发生，即囊肿至少在初起时是在胰腺内，囊壁常来自腺管或腺胞上皮组织。囊壁内层有胰腺上皮细泡衬里，但当囊肿逐渐长大，大部分囊体突出于胰腺外，而囊壁衬里的上皮细胞因囊内压力过高、炎症或胰酶的消化作用，其上皮细胞也可逐渐失去原来的机构，致使在临床上不易与假性囊肿区别。真性囊肿内常有胰液存在。属于真性囊肿范围内者，又可分为下列几种：

(1)先天性囊肿(congenital cyst)：由胰腺导管、腺泡的发育异常所致。囊肿较小，呈单房或多房，腔内含浅黄色液体，液体中胰酶活性不高，囊壁多由单层柱状或立方型上皮被覆，囊肿周围的胰腺组织无炎症和粘连。如囊壁被覆上皮层为鳞状上皮，而囊壁又有皮肤附属器及其他胚叶成分时，则为皮样囊肿。先天性多囊胰常伴有其他脏器，如肝、肾、肾上腺、附睾等的多囊性病变。胰腺的另一种先天性多囊性疾病，为囊性纤维增生病(cystic fibrosis)，是一种遗传性全身黏液腺分泌异常性疾病，不但在胰，而且同时在呼吸道、胃肠、胆道均有黏液分泌亢进，分泌物堵塞管腔并引起周围纤维组织增生。

(2)潴留性囊肿(retention cyst)或称阻塞性囊肿：是临床常见的一种真性囊肿，约占总数的 20%。其发病原因有四：因急性或慢性炎症使胰腺管狭窄或阻塞，引起分泌液潴留形成囊肿多为单发性，也可呈多数小囊肿；因胰腺管内有结石、寄生虫或肿瘤，阻塞胰管，胰液排出障碍、潴留、使胰腺管远端逐渐扩张而发生囊肿；因胰腺管周围瘢痕收缩或肿瘤压迫所致胰腺管阻塞、狭窄，而引起胰液潴积形成囊肿；因胆总管下端结石，或结石嵌于胰管开口处，阻塞胰管或使胰液排出部分受阻，远端胰管及腺泡可发生扩大，形成潴留性囊肿。

在动物实验中，发现在短时间内使胰管完全梗阻，则产生胰腺萎缩，并不形成潴留囊肿。而这类真性囊肿，是由于胰管逐渐发生梗阻或不完全性梗阻，分泌液排出障碍而滞留，形成单个或多个囊肿。其体积一般较小，且囊肿以时大时小为其特点。当分泌物排出后，则囊肿变小。囊壁由单层立方或扁平上皮被覆。个别较大的囊肿，壁内层的上皮细胞可被囊肿内高压、炎症及酶的消化作用，完全失去了上皮细胞的结构，此时与假性囊肿相似。但在潴留囊肿附近或其他区域，可见到部分腺泡和导管呈不同程度的囊性扩张，这一特点即可以与假性囊肿区别。另外潴留液的炎性渗出成分不多，常呈胰蛋白酶、淀粉酶的高度阳性反应。

(3)寄生虫性囊肿(parasitic cyst)：包虫(棘球蚴)囊肿偶尔发生在胰腺，蛔虫及中华分支睾吸虫引起的慢性胰腺炎后，使胰腺管狭窄及渐进性阻塞而继发潴留囊肿或假性囊肿。

(4)增生性囊肿(proliferous cyst)：此类囊肿是由于胰腺管或腺泡组织内上皮细胞增生，以致分泌物潴留而发生瘤样囊性变，如先天性囊性变、囊性畸胎瘤和混合瘤、囊性腺瘤、囊性上皮癌、囊性腺癌等。

2. *假性囊肿*　急性假性囊肿的形成是在急性炎症反应的成熟时期，胰腺分泌的液体积聚，伴或不伴胰管的破裂。腺体表面液体渗漏可引起胰周围液体的积聚，渗出的液体可在胰管破裂处形成局部包块。积液最常见积聚于前至胃壁的小网膜，下至横结肠系膜，两侧至脾脏、脾曲和十二指肠。起初，液体积聚无边界，无固定结构，并沿着胰腺周围和肾旁间隙分布，因此可称为急性液体积聚。如果无继发感染或含大量坏死组织，大多数液体会自行吸收。当急性液体积聚超过4周或6周以上，并被纤维或肉芽组织包围时，则形成急性假性囊肿。关于慢性假性囊肿的发病机制知之甚少。但是至少有两种机制参与其中：①囊肿是基础疾病急性加重的结果，这一机制迎合了慢性复发性胰腺炎后所生成的囊肿的发病；②蛋白栓子、结石或局部的纤维化阻塞胰管的主要分支，促进了囊肿的形成。当阻塞时，近端胰管扩张形成潴留性液性囊肿。形成的微小囊肿最后融合，上皮分隔消失。当囊肿继续增大，顶破胰腺被膜后，就形成了单发或多发的胰瘘。如果胰管破裂持续存在，胰腺假性囊肿则增大，这一过程发展隐匿，直到囊肿达到一定大小后才引起疼痛的症状。

【临床表现】 胰腺囊肿的临床表现与囊肿的类型、部位和大小有关。有些囊肿因体积过小，无任何症状，较大囊肿则可出现压迫症状，但早期症状表现可为多种多样。

1. *上腹疼痛* 上腹部疼痛为胰腺囊肿的重要症状之一，占80%～90%。疼痛的范围与囊肿生长的位置有关，常牵涉左腰背部。疼痛的性质多为持续性钝痛、胀痛，但有时可有阵发性绞痛。一般认为产生疼痛的原因是由于囊肿压迫胃肠道、腹膜后及腹腔神经丛所致。囊肿本身合并炎症也可发生疼痛，阵发性痛可能系胆绞痛所致。

2. *胃肠道症状* 常见的胃肠道症状为上腹部不适、饱胀、饭后加重，恶心、呕吐，食欲不振及腹泻或大便秘结等。这些症状一方面是由于囊肿逐渐增大压迫胃及十二指肠，另一方面是由于胰腺外分泌功能不足，引起消化道功能紊乱所致。

3. *上腹部肿块* 95%的病例可以在上腹部扪到肿块，呈圆形或椭圆形，表面光滑呈囊性感。有的边界较清楚，可有不同程度的压痛，肿块不随呼吸活动，肿块的大小和位置不同，X线检查可有不同的表现。

4. *体重减轻* 本病体重减轻，一般没有癌肿病例明显，但可逐渐消瘦。这与消化道功能紊乱、食量减少有关。

5. *糖尿病现象* 胰腺囊肿10%～15%的病例因囊肿压迫胰腺组织造成胰岛功能不足，可产生糖尿病症状。

6. *其他表现* 如囊肿压迫胆总管，则可引起阻塞性黄疸；压迫十二指肠和胃窦部引起幽门梗阻（包括不完全性和完全性）；压迫下腔静脉可引起下肢水肿；压迫肾及输尿管可引起尿路梗阻及肾盂积水；一旦压迫到门静脉系统可出现腹水。另外，囊肿并发感染时可伴有发冷发热。如囊肿内有急性出血，表现为囊肿的迅速增大和休克现象，或囊肿破裂而引起腹膜炎，造成死亡。

7. *实验室检查* 少数病例可有血清淀粉酶升高。有时血糖也升高，表现为胰岛功能不足；大便中有油滴，表现胰腺外分泌功能不足。血清蛋白酶和胰脂肪酶在囊肿病例中，常有明显增高，此项检查对早期诊断胰腺囊肿较有价值。

8. *X线检查表现*

（1）腹部平片：偶尔可见胰腺或囊壁的钙化，胰腺钙化呈斑片状，由于胰腺炎并发的胰腺结石或钙化所致，囊肿还可使钙化斑移动。囊壁钙化呈弧形致密线影，可显示出囊肿的位置，大小和形态。

（2）胃肠钡剂造影：包括钡剂和钡灌肠两种方法的表现。有77%～86%的病例为阳性表现,主要是对胃肠的压迫和移位,其次是对十二指肠、十二指肠空肠曲、横结肠、结肠脾曲和降结肠等压迫和移位。根据胰腺囊肿发生的部位与胃肠道的关系,可分为下列七种类型。

①胃十二指肠型:此类囊肿发生在胰头或其附近,使十二指肠环扩大,呈大圆弧形。胃幽门前区和十二指肠第一段及胃大弯缘上移,十二指肠降段向右移位,水平段和升段向下移位,十二指肠环的内缘受压,边缘光滑锐利。肠腔表面狭窄,钡剂通过缓慢,胃有滞留现象。十二指肠黏膜皱襞伸直,失去羽毛状表现。有时囊肿自十二指肠环内跨越降段向右延伸,可达右上腹部,表现为胃幽门前区和十二指肠第一段略向上移,但十二指肠环不扩大,降段无明显移位或向左移位。

②胃肝型:囊肿发生在胰腺体部上缘,于胃和肝之间,可使胃窦小弯缘呈弧形向下、向左移位。

③胃后型:发生于胰腺体部囊肿,位于胃体部后方。正位观察胃仍保持正常位置和形状,如不用压迫法观察黏膜象或不用侧位观察,则可无异常改变而漏诊。用压迫法检查时可见囊肿前方的胃后壁黏膜皱裂移位、变直、变细、稀疏或消失。出现一边缘光整的充盈缺损区。有时巨大囊肿,压迫胃壁明显,使胃体横径加宽。侧位检查可见胃体部明显向前移位,胃后壁呈弧型凹陷,胃前后壁贴近呈弯曲的细带状。胃后壁与脊柱椎体前缘的距离加大,横结肠中段可受压向下移位,脾脏可向左上移位。

④胃结肠型:胰腺颈部或体部囊肿,倾向于向下发展。囊肿部位于胃窦部和横结肠之间,可使胃窦部大弯呈弧型向上移位,有时兼向前移位,横结肠中段呈弧型下移。

⑤胃脾型:胰腺尾部囊肿,位于胃体上部大弯与脾脏之间,可使胃体上部向右、前移位,胃大弯出现边缘光滑的弧型压迹,类似脾脏肿大的压迹。胃大弯附近黏膜皱裂伸直,变细。囊肿巨大时,十二指肠空肠曲则向右、向下移位,结肠脾曲下移,左侧膈肌升高,活动受限。

⑥结肠系膜型:胰腺囊肿发生于胰体部,向下发展,深入横结肠系膜,使横结肠左半向上移位,降结肠向左移位,胃可向上向左移位。

⑦远位型:胰腺囊肿位于距胰腺较远的胸部和腹部。胸部远位型囊肿,可表现为胸腔积液、叶间积液、心包积液、后下纵隔占位性病变。甚至出现咽后壁软组织肿胀。腹部远位型囊肿较常见于左隔下,左肾周围,左隔窝、骨盆腔和回盲部等处,表现为邻近脏器的移位和粘连。这种类型罕见,因此极易误诊。

(3)逆行胰管造型:主要用于胰腺内较小的囊肿,如滞留性囊肿可显示胰管受压移位、狭窄和梗阻的情况,并可了解囊肿和胰腺管是否相通、是否有瘘管存在。

(4)胰血管造影:腹腔动脉和肠系膜上动脉造影表现为动脉及其分支受压移位和梗阻。囊肿以外胰腺由于慢性炎症引起纤维化而致血管减少,小囊肿可表现为充盈缺损。

9. *超声波检查* B 型超声波检查可探知囊肿部位、大小及壁的厚度,B 型超声对胰腺囊肿的检出率可达 96%,是最适宜的检查方法之一。超声对急性胰腺炎合并假性胰腺囊肿时观察囊肿的形成、消退和发展等演变情况有帮助。超声对病人无射线影响,可反复使用。

10. *CT 检查* 可测知胰腺囊肿的部位、大小及性质。对腹内有较多气体或肥胖的病人不易做超声检查,做 CT 检查最为适宜。有时可区别胰腺真性囊肿和假性囊肿,若病变内见到小的气泡或气液平面则为脓肿之可靠的征象,这是产气杆菌所致脓肿的特征。囊肿的密度接近水样,边界较清。

【诊断与鉴别诊断】

1. *胰腺囊肿的诊断* 根据胰腺囊肿的临床表现,上腹部持续性胀痛、饱胀不适、饭后加重、恶心呕吐、食欲不振、腹泻、尿糖、体重减轻、上腹肿块，X线检查胃肠道有受压和移位表现，超声波检查呈囊性肿块，特别对有胰腺炎病史和胰腺外伤史的病人，以后上腹部逐渐出现囊性肿块，诊断不十分困难。但要区别其囊肿的种类，则不十分容易。有人认为，如果病史中有发冷发热，剧烈腹痛，有胰腺外伤或炎症等历史，假性囊肿的诊断较为可靠。

2. 鉴别诊断　胰腺囊肿应与腹部其他肿块相鉴别。

(1)囊性肿块：肠系膜囊肿、肾盂积水、多囊肾、肝囊肿、卵巢囊肿、先天性胆总管囊性扩张症等。

(2)实质性肿块：后腹膜肿瘤、胃癌、胰头癌、脾肿大，左肾上腺肿瘤、左肾肿瘤等。

3. 胰腺囊肿的并发症　最常见的并发症为感染、破裂和出血。这些并发症多数在发病后6～12周。有的文献报道从囊肿形成到并发症发生平均时间为13.5周。

(1)感染：这是最常见的并发症，它不但可使病人产生不同程度的中毒症状，而且还可引起囊肿破裂和出血等，应引起足够的重视，除应用抗生素外，应该立即行外引流术。

(2)囊肿破裂：是一种非常严重的并发症，一般表现囊肿突然明显缩小或消失，伴有腹痛或腹膜炎征象。或由于囊肿壁的腐蚀，感染，可穿破入邻近器官，如胃肠道、胆道、形成内瘘，有的可有出血、胰管破裂等严重并发症。一旦发现囊肿破裂后，应急早手术治疗。

(3)出血：这是一种威胁病人生命的严重并发症，引起出血的原因，是由于囊肿感染，腐蚀压迫邻近大血管，如胃左动脉、胃右动脉、脾动脉和脾静脉等。造成的腹腔大出血和囊内大出血，病人表现为休克或囊肿突然明显增大，应手术探察，根据出血情况止血或切除被累及的器官。

【治疗】

1. 真性囊肿　一般体积较小，无明显症状者可不必治疗，如体积增大或疼痛明显应先行非手术治疗，若症状不好转或加重则应选择手术治疗。

2. 假性胰腺囊肿(pancreatc pseudo cyst，PPC)治疗

(1)影响治疗效果的因素：Soliani 等对74例继发于急性胰腺炎后的PPC病人进行了回顾性分析，发现患者的年龄、病因、先前胰腺炎严重程度、营养情况、残余坏死组织，急诊处理情况对预后都有影响。其中残留坏死组织的多少对治疗的效果影响最大。原先认为PPC＞6cm，存在6周以后至1年仍有60%的PPC能自行吸收，大于6cm囊肿40%能自行吸收。因此主张50%左右的PPC的病人，在B超或CT的观察下随诊，只要不是严重的并发症，可不需要手术。Williams等也认为囊肿的大小并不重要，部分PPC大于10cm的病人仍有消退可能，重要在于有无进行性增大。巨大PPC自发消退率相对较低，且由于持续的症状和较易发生并发症常需要治疗，但是治疗效果与PPC大小无关。目前认为，PPC进行性增大、感染、出血、胆道和消化道梗阻，进食后腹痛或怀疑肿瘤的病人需要进行干预治疗。

(2)治疗时机的选择：针对不同类型的PPC进行针对性治疗是提高治疗效果并降低囊肿复发的关键。PPC治疗方法的选择与PPC形成发展的不同时期以及病理分型紧密相关。胰腺导管解剖分析可提示患者可能发生的并发症和治疗方法的治疗效果，故在选择手术或非手术治疗前需仔细评估胰腺导管解剖状况。

急性胰腺炎或胰腺外伤后继发的急性液体积聚，胰管的解剖通常是正常的，而且胰管一般不与囊肿相通。采用禁食、预防感染、输液、完全胃肠外营养、抑制胰液分泌等治疗后，大部分PPC可自行消退。相关研究表明PPC形成成熟的囊壁至少需要6周时间。6周以内的包裹性积液有自然消退的可能。故一般认为急性液体积聚最好选择保守治疗，并在6周后明确胰管解剖结构后再进行进一步治疗。

慢性胰腺囊肿胰管多有梗阻或狭窄，而且常常与囊肿相通。慢性胰腺囊肿消退率在 3%左右，故经确诊并明确胰管解剖后，如病人情况可以耐受手术即可进行手术治疗

(3)治疗：内科治疗。由于假性囊肿可以自行消退，以前认为如囊肿<6cm，病程<6 周宜密切观察，部分会自行吸收。假性囊肿自行消退的原因可能为：①囊腔积液被吸收；②囊肿破入胰管胆管胃肠道或腹肠，囊液流入管腔表现为囊肿迅速消失，并常出现腹痛、腹泻、消化道出血或一过性黄疸等变化。但是，以下情况应排除在外：囊肿有扩大产生症状，出现并发症(感染、出血、破裂、引起梗阻)，怀疑恶变。近来，这一观念受到挑战。首先，以前未治疗的假性囊肿并发症发生率高的研究并非随访了所有病人。其次，最近的两项回顾研究表明，无症状假性囊肿不论大小均不需手术治疗，少数病人出现了严重症状，如出血或感染，则应手术治疗。对无症状假性囊肿，许多医师建议非手术治疗，每 3 个月复查腹部 B 超随访囊肿的大小。有症状出现寒战发热或腹痛，则应及时就诊。目前，尚无确切的内科治疗方案能减小胰腺假性囊肿的大小。但也有学者报道，假性囊肿内科治疗效果颇佳，早期使用奥曲肽，可促使囊肿的吸收。

(4)单纯细针抽吸：在 B 超或 CT 的引导下，以 20G 或 22G 的细针经皮穿刺囊肿，抽吸囊液。特点是创伤轻微，但复发率高达 50%～70%。适合于年老体弱者或过度肥胖的或脏器功能不全的病人。

(5)经皮穿刺置管引流(PCD)：在 B 超或 CT 指引下穿刺引流放出囊液。一般情况较差的患者也可以耐受，适合于囊壁尚未成熟的囊肿。囊内出血和胰性腹水是经皮穿刺的禁忌症。但有学者报道与手术相比，经皮穿刺有着较高的死亡率和较低的成功率，无菌性假性囊肿及感染的假性囊肿都可以通过 PCD 得以有效治疗。但应确保引流管通畅，并及时处理包括感染在内的一系列并发症。如果颗粒物质堵塞了引流管引起囊肿内积液，则可能引起感染。这时，往往首先出现引流液显著减少，然后出现寒战、发热。遇到这种情况，应及时更换引流管或者滴注少量液体冲管。如果引流液持续不减少，可以皮下注射奥曲肽(善宁)50～200μg，每 8 小时 1 次，以此来减少引流量。只有当引流量很少，且复查 CT 示假性囊肿消失时，才可拔除引流管。注意，引流管堵塞或脱出时，引流量可能减少。还有一点需要注意，如果主胰管堵塞时，经皮穿刺置管很可能失败。因此，行 PCD 前应先行 ERCP 检查。如果主胰管完全显示而囊肿未显示，提示假性囊肿与 2 级 3 级胰管相通，PCD 可能成功。同样如果造影剂可进入囊肿，PCD 也可能成功，因为囊液可以经过主胰管进入十二指肠。但是，如果主胰管阻塞，同时假性囊肿不显影，则不应尝试 PCD，因为这时发生胰瘘的可能性很大。

(6)内镜下假性囊肿引流：自 1975 年，Rogers 等首次尝试经内窥镜胰腺 PPC 引流后，内镜下对 PPC 的治疗现在扩大到几乎所有内镜可接近的 PPC。内镜下 PPC 引流较之外科手术、经皮引流术，具有治疗效果良好、创伤小的特点。尤其对超声内镜和 ERCP 临床应用以后，对 PPC 的术前诊断、PPC 与邻近组织关系、胃壁和肠壁血管的分布有了更准确的评估，扩大了内镜下行 PPC 引流术 的应用。Dohmoto 等，总结了 1987－2002 年期间对 47 例病人进行了超声内镜定位下的经壁或乳头的穿刺引流的经验。认为超声内镜定位下的胰腺 PPC 引流术具有创始小，住院周期短和费用相对低的特点。Beckingham 等统计了 NCBI 上登载的内镜下囊肿治疗的文章，手术成功率达 82%～89%。5%并发出血，4 年中 6%～18%复发，其疗效、复发率和手术相似，死亡率明显降低。目前内镜下 PPC 引流主要为内镜下经胃十二指肠壁 PPC 引流和经乳头 PPC 引流。

①内镜下经胃十二指肠壁假性囊肿引流术：其基本条件要求 PPC 位于胰头和胰体部，并紧邻胃或十二指肠。术前需经 CT 或 B 超证实囊壁厚度小于 1cm，囊肿壁和胃或十二指肠紧

密相邻或经内镜下发现 PPC 压迫胃壁或十二指肠的清楚压迹。此外，术前或术中利用超声内镜和 ERCP 定位，了解 PPC 和胃壁肠壁的关系，避开壁内血管，并可评估内镜引流能否施行；ERCP 定位能提示 PPC 和胰管的关系，从而确定最佳的穿刺部位。该引流术通常在内镜的监视下，通过热透针穿刺、热透切开刀、氩激光刀等，进入囊腔置管引流。内镜下经胃十二指肠 PPC 引流术经 600 例以上文献报道，成功率 90%，远期治愈率 85%，并发症发生率 7%，主要是出血、穿孔，死亡率低于 1%。

②内镜下经乳头假性囊肿引流术：手术指征为 PPC 与胰管相通。方法是在 ERCP 时通过主胰管放置囊肿引流管。由于 PPC 与胰管相通，引流管顶端可置于胰管内或直接置入囊腔内以便引流，提高疗效。行经乳头 PPC 引流的病人根据相关文件报道：2 年成功率为 84%，复发率为 9%，并发症主要为胰腺炎，继发 PPC 感染和出血。

(7)外科手术：由于经皮引流和内镜技术的发展，外科手术治疗 PPC 的病例已经明显减少。但是对于多发、巨大囊肿、疑似恶变、伴慢性胰腺炎或其他并发症，手术仍然是供选择的主要治疗措施。以往手术主要是外引流、内引流、胰腺囊肿切除和胰腺切除术。Morton 等将外科手术和经皮引流术进行对比研究，认为较之经皮引流术，外科手术尤其同时伴做 ERCP 的病人其并发症减少，住院时间缩短，并有较低的死亡率。手术目的主要在于排空囊肿内容物和针对 PPC 的并发症治疗，如囊肿破裂、出血、感染和肠梗阻等。最近两项研究表明，死亡率小于 1%，复发率为 6%。

外引流术。由于 B 超和 CT 引导下经皮置管引流术的开展，以及可能发生的持久性胰瘘，单纯为行外引流而手术的病人已越来越少。主要在全身情况较好，病程短，囊壁薄并与主胰管无交通的病人，或伴有感染、破裂、腹痛的病人实行开放式外引流术。Bradley 报道行开放式外引流术死亡率为 6%，复发率为 22%。

内引流术。主要用于全身情况较好的，囊肿壁已经成熟，无并发症和无自然吸收可能的 PPC 的患者。在行内引流时，一般根据 PPC 的位置决定手术方式。主要有以下几种术式。①囊肿胃吻合术：当囊肿贴近胃后壁可以行囊壁胃吻合。②序贯式外内引流术：兼有内外引流的优点，适用于不宜行内引流的已感染和壁尚未成熟的薄壁囊肿。③囊肿十二指肠吻合术：当 PPC 位于胰头部和体部时，可行囊壁十二指肠吻合。Becker 等报道该术有 5%的死亡率和 5%的复发率，并建议避免伤及胰段胆总管和胃十二指肠动脉。④囊肿空肠 Roux-Y 吻合术：该术适合于所有的 PPC，较囊肿胃吻合复杂。但手术并发症如出血、感染、脓肿、复发等比较低。故成为 20 世纪 80 年代以来常用的内引流术。⑤胰空肠侧侧吻合术：经 ERCP 检查发现，有胰管狭窄阻塞，继发扩张并与囊空腔交通的慢性胰腺炎病人，无论是内引流，还是外引流，都不能改善胰腺外分泌受阻。为了引流 PPC，使主胰管减压，此时可行胰空肠侧侧吻合术。即将主胰管前壁全程切开，与空肠襻作侧侧吻合，胰外 PPC 和空肠襻游离端吻合，胰内 PPC 与空肠襻作侧侧吻合。

囊肿切除术。①单纯囊肿切除术：限于切除较小而粘连不严重的 PPC。②合并胰尾和脾切除的囊肿切除术：当囊肿位于胰腺尾部时，有可能压迫脾静脉导致区域性门静脉高压，从而引起脾功能亢进，胃底静脉曲张出血。此时则需要行合并胰尾和脾切除的囊肿切除术。③合并胰腺切除的囊肿切除术。PPC 由于与周围组织粘连而不易分离，故行 PPC 切除时，常需要部分胰腺切除。但是术后可能发生胰瘘、感染和继发性糖尿病。

腹腔镜手术。腹腔镜作为一种技术手段较之常规手术治疗具有创伤小，效果良好，住院周期短等特点。在相应的器械的帮助下，有经验的医生能完成大部分原本需要开腹完成的手术。

Hauters 等认为，腹腔镜手术除较低的死亡率和良好的术后效果外，还能确切止血有助于彻底清除坏死物质。Al-shanafev 等认为腹腔镜手术也可安全有效地运用于少年、儿童的 PPC 的治疗。常用于治疗 PPC 的腹腔镜手术有：经胃肠腔的囊肿胃吻合术、经胃前壁囊肿胃吻合术、应用小网膜囊技术的囊肿胃吻合术、囊肿空腔吻合术和胰尾切除术。

参考文献

[1] D'Egidio A, Schein M. Pancreatic pseudocysts a proposed classification and its management implications. Br J Surg, 1991, 78: 981-984

[2] Usatoff V, Brancatisano R, Williamxon RC. Operative treatmentof pseudocysts in patients with chronic pancreatitis. Br J Surg, 2000, 87: 1494-1499

[3] Pitchumoni CS, Agarwal N. Pancreatic pseudocysts: when and how should drainage is perfomed. Gastroenterol Clin North Am, 1999, 28: 615-639

[4] Anderson R, Janzon M, Sundberg I, et al. Management of pancreatic pseudocysts. Br J Surg, 1989, 76: 550-552

[5] Zhang AB, Zheng SS. Treatment of pancreatic pseudocysts in line with D'Egidio's classification. World J Gastroenterol, 2005, 11: 729-732

[6] Nealon WH, Walser E. Surgical management of complications associated with percutaneous and/or endoscopic management of pseudocyst of the pancreas. Ann Surg, 2005, 241: 948-960

[7] Maringhini A, Uomo G, Patti R. Pseudocysts in acute nonalcoholic pancreatitis: incidence and natural history. Dig Dis Sci, 1999, 44: 1669-1673

[8] Nealon WH, Walser E. Duct drainage alone is sufficient in the operative management of pancreatic pseudocyst in patients withchronic pancreatitis Ann Surg, 2003, 237: 614-622

[9] Cooperman AM. Surgical treatment of pancreatic pseudocysts. Surg Clin North Am 2001, 81: 411-419

[10] Soliani P, Franzini C, Ziegler S. Pancreatic pseudocysts following acute pancreatitis: risk factors influencing therapeutic outcomes. JOP, 2004, 5: 338-347

[11] Cooperman AM. An overview of pancreatic pseudocysts: the emperor's new clothes revisited. Surg Clin North Am, 2001, 81: 391-397

[12] Avram M. Surgical treatment of pancreatic pseudocysts Surg Clin North Am, 2001, 81: 411-419

[13] Soliani P, Ziegler S, Franzini C. The size of pancreatic pseudocyst does not influence the outcome of invasive treatments. Dig Liver Dis, 2004, 36: 134-140

[14] Neff R. Pancreatic pseudocysts and fluid collections percutaneous approaches. Surg Clin N Am, 2001. 81: 399-403

[15] Cheruvu CV, Clarke MG, Prentice M. Conservative trentment as an option in the management of pancreatic pseudocyst. Ann R Coll Surg Engl, 2003, 85: 313-316

[16] Brugge WR. Approaches to the drainage of pancreatic pseudocysts. Curr Opin Gastroenterol, 2004, 20: 488-492

[17] Dohmoto M, Akiyama K, Lioka Y. Endoscopic and endosono-graphic management of pancreatic pseudocyst: a long-term follow up. Rev Gastroenterol Peru, 2003, 23: 269-275

[18] Chak A. Endosonographyic-guided therapy of pancreatic pseudocysts. Gastrointes Endosc, 2000, 52(6 Suppl): 23-27

[19] Norton ID, Clain JE, Wietsema MJ, et al. Utility of endosoopic ultrasonography in endosocopic drainage of pancreatic pseudoysts in selected patients. Mayo Clin Proc, 2001, 76: 794-798

[20] Morton JM, Brown A, Galanko JA. A national comparison of surgical versus percutaneous drainage of

pancreatic pseudocysts:1997-2001. J Gastrointest Surg,2005,9:15-21

[21] Usatoff V,Brancatisano R,Williamson RC. Operative treatment of pseudocysts in patients with chronic pancreatitis. Br J Surg,2000,87:1494-1499

[22] Spivak H,Galloway JR,Fink AS,et al. Management of pancreatic pseudocysts. J Am Coll Surg,1998,186:507-511

[23] Park AE,Heniford BT. Advances in surgical technique therapeutic laparoscopy of the pancreas. Ann Surg,2002,236:149-158

[24] Hauters P,Weerts J,Peillon C. Treatment of pancreatic pseudocysts by laparoscopic cystogastrostomy. Ann Chir,2004,129:347-352

[25] Al-Shanafev S,Shun A,Williams S. Endoscopic drainage of pancretic pseudocysts in children. J Pediatr Surg,2004,39:1062-1065

[26] Breslin N,Wallace MB. Diagnosis and fine needle aspiration of pancreatic pseudoeyst the role of endoscopic ultrasound. Gastrointedt Endosc Clin N Am,2002,12:781-790

[27] Warshaw AL,Rattner DW. Timing of surgical drainage of pancreatic pseudocysts. Am J Surg,1994,168:22-28

[28] Gouyon L,Bardara L. Treatment of pancreatic pseudocysts with octretide. Lancet,1991,388:540-541

[29] Bradley EL 3rd. A clinically based classification system for acute pancreatitis. Arch Surg,1993,128:586-590

[30] Yeo LJ,Sarr MG. Cystic and pseudocystic disease of the pancreas. Ann Probl Surg,1994,31:167-243

[31] Vitas G,Sarr MG. Selected management of pancreatic pseudocysts operative versus expectant management. Surgery,1992,111:123. 130

[32] Wilson C. Management of the later complications of sever acute pancreatitis pseudocycst,abscess and fistulus. Eur J Gastroenterol Heatol,1997,9:117-121

[33] 李学军,智发朝. 48例胰腺假性囊肿的治疗分析. 胰腺病学,2002,2:233-238

[34] Tham TC. Lichtenstein DR. Gallstone pancteatitis. Curr Treat Options Gastroenterol,2002,5:355-363

[35] Mehta R,Suvama D,Sadasivan S,et al. Natural course of asymptomatic pancteatic pseudocyst a prospective study. lndian J Gastroenterol,2004,23:140-142

[36] Heider R,Meyer AA,Galamko JA,et al. Perutaneous drainage of pancreatic pseudocysts is associated with a higher failure rate than surgical treatment in unselected patients. Ann Surg,1999,229:781-789

[37] Bhattacharya D,Ammori BJ. Minimally invasive approaches to the management of pancreatic pseudocysts review of the literature. Laparosc Percutan Tech,2003,13:141-148

[38] de Perrot M,Bemey T,B? hler L,et al. Management of bleeding pseudoaneurysns in patients with pancreatitis. Br J Surg,1999,86:29-32

[39] Spitz JD, Lilly MC, Tetik C, et al. Ultrasound-guided laparoscopic resection of pancreatic islet celll tumors. Sure Laparosc Emdosc Percutan Tech,2000,10:168-173

[40] Sandberg AA,Dervenis C. Pancreatic pseudocysts in the 21st century. part 1:classification pathophysiology,anatomic considerations and treatment. JOP,2004,5:508-524

第二节 胰腺肿瘤

一、胰腺癌

胰腺癌是指发生于胰头、胰体及胰尾部等外分泌系统肿瘤,其发病与年龄增长有一定关系。据报道25岁以下发生胰腺癌者较为罕见,而中老年人发生本病者占83.7%,其中60岁以上为发病高峰期,是老年人常见的恶性肿瘤之一。我国尚无大规模的胰腺癌流行病学资料,但其发病率呈大幅度上升趋势,该病恶性程度高、发展较快、预后较差,晚期常出现多脏器转移而死亡。

【病因】 胰腺癌病因未明,可能与以下因素有关:如吸烟、饮食、糖尿病、慢性胰腺炎、种族、职业、社会经济状况等。

1. 地域性　胰腺癌的发病率有明显的地域差异,在发达国家和工业化程度较高的国家,其发病率也较高,而非洲和亚洲国家的发病率较低。

2. 吸烟　吸烟是公认的胰腺癌危险因素,该观点得到了流行病学和实验室研究的支持,目前致癌的机制尚不清楚,可能与烟草中含有的致癌物质——亚硝胺类代谢产物激活致癌因子,从而诱发实验动物产生胰腺癌有关。上海市进行的人群病例对照研究显示吸烟人群发生胰腺癌的危险性增高,其中男性和女性的相对危险度分别为1.6和1.4,并且随每天吸烟支数、吸烟年限的增加而增高,有30%的胰腺癌可归因于吸烟。

3. 饮食　高蛋白、高胆固醇饮食可促进胰腺癌的发生。日本研究发现胰腺癌的发病与高肉类、低蔬菜摄入的饮食结构呈显著正相关,其他国家的胰腺癌发病率上升可能与饮食结构的西方化有关。

4. 慢性胰腺炎　慢性胰腺炎与胰腺癌关系尚无定论,大量饮酒、吸烟是两病共有的危险因素;也有研究发现普通饮酒量并不是发生胰腺癌的危险因素,而酗酒会增加胰腺癌发病的危险性。长期慢性胰腺炎症可能启动或促进胰腺癌的发生与发展,约有3%～4%的胰腺癌可归因于慢性胰腺炎。

5. 性别与年龄　50岁以前男性胰腺癌的发病率明显高于女性,其后差别减少,70岁以后消失,可能与男性过多暴露于化学环境和不良生活习惯:如吸烟、酗酒等有关,也可能与内分泌因素,如性激素在胰腺癌的发生有一定作用有关。

6. 糖尿病　糖尿病与胰腺癌之间的关系至今尚有争论,研究者通过病例对照研究发现确诊糖尿病5年、5～10年和10年以上者患胰腺癌的相对危险性分别为3.2、2.3和1.3。糖尿病可能是胰腺癌的一个早期症状而非致病因素。

7. 其他　有报道胆囊切除术和胃大部切除术等消化道手术后胰腺癌发病的危险性增加,但也有这些手术与胰腺癌发病无关的报道。此外也有咖啡、幽门螺杆菌、非甾体抗炎药、遗传因素等与胰腺癌相关的研究,但关系不明,有待于进一步确认。

【临床表现】 胰腺癌早期无特异性症状和体征,确诊时疾病多为晚期是其预后较差的最主要原因。为此尽早发现与胰腺癌相关的临床表现,做出早期诊断是改善胰腺癌预后的关键。胰腺癌的临床表现复杂多变,主要与其发生部位、有无胆道或胰管梗阻、胰腺破坏程度以及有无转移等情况有关。病程中以不同程度的腹痛、黄疸、体重减轻等为主要症状,也有人称之为胰腺癌的三大主症。

1. 腹痛　腹痛是胰腺癌的常见或首发症状。早期症状较轻或部位不明确,易被忽略,至中晚期腹痛逐渐加重且部位相对固定。其特点为:疼痛位于中上腹深处,胰头癌疼痛略偏右,胰体尾癌疼痛则偏左;常为持续性进行性加剧的钝痛,可有阵发性绞痛,餐后加剧夜间和(或)仰卧位以及脊柱伸展时疼痛加剧,俯卧、蹲位、弯腰坐位或屈膝侧卧位可使疼痛减轻,腹痛剧烈者常伴有持续性腰背部剧痛,其原因可能与胰腺癌侵及腹膜后的腹腔神经丛,仰卧时腹腔神经丛受伸展牵拉而致疼痛加重,屈曲时受牵拉的神经松弛而使疼痛减轻等因素有关。

2. 黄疸　黄疸是胰头癌的突出症状，约 90％的胰头癌患者病程中出现黄疸，约半数患者以黄疸为首发症状，黄疸可与腹痛同时或在疼痛发生后不久出现。大多数病例的黄疸是由于胰头癌压迫或浸润胆总管所致；少数是由于胰体尾癌转移至肝内或肝、胆总管淋巴结所致。黄疸的特征为肝外梗阻性黄疸，持续性进行性加深，伴皮肤瘙痒，尿色如浓茶，粪便呈陶土色。

3. 体重减轻　体重减轻虽非胰腺癌的特征性表现，但消化道肿瘤中胰腺癌患者的体重下降最突出，其发生频率甚至可略高于腹痛和黄疸，多为胰腺癌的晚期表现。体重下降具有进行性加重的特点，严重程度与肿块部位无关，其原因可能与胰腺癌阻塞胰管或对胰腺实质破坏，影响胰腺外分泌，进而影响消化吸收功能。此外，还与腹痛，精神紧张，睡眠差，食欲减退，肿瘤消耗，继发性糖尿病等因素有关。

4. 消化道症状　食欲不振和消化不良，患者常有恶心，呕吐和腹胀，晚期可有脂肪泻。

5. 情绪改变　可伴有抑郁、焦虑、个性改变等精神症状，可能与顽固性腹痛、失眠等有关。

6. 其他表现　胰腺癌患者可以表现为急腹症，以突然发作的上腹或右上腹疼痛、发热、恶心、呕吐等为主要表现，与急性胆囊炎、急性胰腺炎或急性化脓性胆管炎等的临床表现基本相似，上述症状可为胰腺癌的首发症状。

7. 其他相关疾病　约 24％的患者在发现胰腺癌前就已经诊断为糖尿病。糖尿病与胰腺癌同时检出者占 76.1％，Everhart 综述了国外十余项对照和队列研究结果并进行统计学分析，发现有 5 年以上糖尿病史者患胰腺癌的危险性较非糖尿病组高 2.0 倍。胰腺癌患者合并糖尿病的临床特点：发病年龄相对较大，大于 60 岁的女性多见；无糖尿病家族史；无多饮、多食、多尿的三多症状，但短期内体重下降较明显，起病时常有腹痛或腹部不适感。

有上述临床表现伴随胰腺癌家族史者、慢性胰腺炎患者和无家族史的糖尿病患者，应予高度警惕胰腺癌。据报道，西方国家 25％的患者确诊前 6 个月已有上腹不适的症状；15％的患者到医院就诊后，仍需 6 个月以上才能获得确诊。我国北京协和医院的赵玉沛统计 50％以上的胰腺癌患者有在院外误诊为胃肠或肝胆疾病的经历，时间多达 3～6 个月。总之，腹痛、黄疸和体重减轻是胰腺癌最常见的三大主要症状，各临床表现的出现频率见表 14-4。

表 14-4　胰腺癌的临床症状

胰头癌		胰体、尾癌	
症状	比例（％）	症状	比例（％）
体重下降	92	体重下降	100
黄疸	82	疼痛	87
疼痛	72	恶心	43
食欲减退	64	乏力	42
小便颜色加深	63	呕吐	37
大便颜色变浅	62	食欲减退	33
恶心	45	便秘	27
呕吐	37	消化不良	7
乏力	35	黄疸	7

8. 体征 早期胰腺癌一般无明显体征，进展期胰腺癌可能出现多种体征，与病程、肿瘤的位置及组织类型有关。主要有消瘦和黄疸，可能出现肝肿大，胆囊肿大。胰头癌以黄疸多见，胰体尾癌以腹部肿块多见。晚期胰腺癌患者可有腹水，少数患者还可有锁骨上淋巴结肿大或直肠指检可触及盆腔转移癌。

【诊断】 胰腺癌起病隐匿，早期无特异性症状和体征，难以诊断，当以下高危人群：年龄40岁以上，上腹部非特异性不适，隐痛与腰背痛，症状模糊的消化不良者；无诱因的突发糖尿病或突发脂肪泻，年龄大于60岁者；不能解释的体重减轻，又有吸烟，大量饮酒，胆石症史及接触有害化学物质的人群；有家族史或癌前病变与癌前疾病：如慢性胰腺炎，特别是慢性家族性和慢性钙化性胰腺炎；患有家族性腺瘤息肉病，导管内乳头状黏液瘤，良性病变曾行胃大部切除者，应提高警惕胰腺癌的可能。

胰头癌最常见症状是上腹痛、黄疸、消瘦、食欲减退，其中具有诊断意义的是黄疸，胰体尾癌临床症状更隐匿，常有体重下降、腰痛、恶心、呕吐等非特性症状，影像学是诊断胰腺癌的客观依据，腹部B型超声(US)图像大多数胰腺癌表现为低回声、边缘不规则的不均质肿块，如胰头部直径大于4cm，常提示胰头部有占位性病变；超声内镜(EUS)能较体表超声更清晰地显示胰腺各个部位和病变的性质、程度，可探测到1cm的小胰腺癌；逆行胰胆管造影(ERCP)可显示主胰管不规则弯曲、局限性狭窄或突然中断，有时呈结节状或鼠尾状，或呈胰管梗阻，主胰管与胆总管呈双管征等改变；胰腺癌CT主要表现为局部低密度肿块、胰腺部分或胰腺外形轮廓异常扩大，胰腺周围脂肪层消失；磁共振胰胆管成像(MRCP)为非侵袭性、安全、不用造影剂的诊断方法，表现为近端胰胆管扩张。

胰腺癌在诊断治疗过程中需要与下列疾病进行鉴别：慢性胰腺炎、胰管结石、胆总管结石、胰腺囊肿、胰腺假性囊肿、胰腺囊腺瘤、十二指肠乳头癌、壶腹癌及胆总管下端癌、慢性胆囊炎、胆囊结石、原发性胆囊癌、原发性小肠肿瘤等。

【胰腺癌的分类与分期】 胰腺癌按解剖位置可分为胰头癌、胰体癌、胰尾癌、全胰癌，其中80%来源于胰腺导管上皮。Bell通过609例尸检统计发生在胰头部者占59%、体部18%、尾部7.5%、弥漫性者15%。胰腺癌按UICC第六版(2002)分期如下：

T 原发肿瘤

T_x：原发肿瘤不能确定

T_0：无原发肿瘤证据

T_{is}：原位癌

T_1：肿瘤局限于胰腺，直径≤2cm

T_2：肿瘤局限于胰腺，直径>2cm

T_3：肿瘤侵犯胰腺周围组织，但未累及腹腔干或肠系膜上动脉

T_4：肿瘤侵犯腹腔干或肠系膜上动脉(不能切除原发灶)

N 区域淋巴结

N_x：局部区域淋巴结转移不能确定

N_0：无局部淋巴结转移

N_1：有局部淋巴结转移

M 远处转移

M_x：远处转移不能确定

M_0：无远处转移

M_1:有远处转移

分期

0 期:$T_{is}N_0M_0$

ⅠA 期:$T_1N_0M_0$

ⅠB 期:$T_2N_0M_0$

ⅡA 期:$T_3N_0M_0$

ⅡB 期:$T_1N_1M_0$,$T_2N_1M_0$,$T_3N_1M_0$

Ⅲ期:T_4,任何 N,M_0

Ⅳ期:Any T,AnyN,M_1

【治疗】 随着对胰腺癌发生、发展过程认识的不断深入,胰腺癌的治疗也取得了一定的进展。胰腺癌的治疗方法以外科手术为主,辅以多种辅助治疗手段,如化学治疗、放射治疗、介入治疗、基因治疗、内镜治疗、生物治疗、内分泌治疗、物理治疗和中西医结合治疗等。

1. 外科治疗 胰腺癌早期诊断困难,手术切除率仅为 15%~20%,仅少数胰腺癌患者能获得痊愈。大部分胰腺癌患者都失去了手术切除的机会。对于可切除的病变,外科手术仍然是目前治疗胰腺癌唯一有效的方法,其中胰十二指肠切除术是胰头癌治疗的首选术式。

(1)标准的胰十二指肠切除术:胰十二指肠切除术(Whipple 手术)于 1935 年由 Whipple 首创,经不断改良成为目前标准的胰十二指肠切除术,其范围包括切除胰头、钩突、十二指肠、近端空肠、胆囊、胆总管、远端胃切除,然后重建消化道,将胃、胆总管、胰腺断端与空肠相吻合,按消化道重建的方式可分为 Child 法、Whipple 和 Cattle 法等,其中 Child 法符合生理功能。手术进步使胰十二指肠切除术死亡率由 20%下降到小于 5%,部分病人术后 5 年生存率分别达到 30%。但只有极少数早期病人能进行根治性手术。研究表明患者手术方式的选择与术后死亡率并没有显著相关性。因此,对于老年胰腺癌患者理应选择积极的手术方式,以提高患者的长期生存率和生活质量。

(2)扩大的胰十二指肠切除术:胰腺癌手术时多为进展期,常伴有胰腺周围的浸润和转移。根据病人的情况可行扩大的胰十二指肠切除术,其范围一般包括肝总管以下的胆道及其周围的淋巴结;切除远端胃 Treitz 韧带以下 10cm 左右的空肠;胰头颈及钩突部:一般要求清扫到第 2 站淋巴结,特别要重视对胰头前后、肠系膜上动脉周围、横结肠系膜根部、肝总动脉周围及腹腔动脉周围受累神经丛及淋巴结的清除;如肿瘤侵犯到肠系膜上动脉、门静脉,主张做血管的切除及重建以达到彻底切除肿瘤的目的。Ishikawa 报道的 22 例扩大的胰十二指肠切除术 3 年生存率 38%。1998 年意大利的 Pedrazzdi 对两种手术方式进行了多中心、前瞻性随机化的研究显示手术死亡率、并发症发生率及生存率均无显著差异,扩大的胰十二指肠切除术可提高淋巴结有转移患者的手术疗效。

(3)保留幽门的胰十二指肠切除术:上述的胰十二指肠切除术的手术时间长,出血多,创伤大,术后并发症多,20 世纪 80 年代采用保留幽门的胰十二指肠切除术治疗胰腺癌,减少手术时间、术中出血和术后并发症。与标准的胰十二指肠切除术相比,患者术后生存期无明显差别,且提高了病人术后的生活质量。

(4)胰体尾切除术:胰体尾肿瘤可以行胰体尾切除术,同时合并脾脏切除或保留脾脏。胰体尾癌手术切除范围要求切缘距肿瘤 3.0cm,切除肾脂肪囊,清除第 1 站淋巴结及大部分第 2 站淋巴结,胰体尾切除术比 Whipple 手术的难度要小,由于胰体尾癌诊断时多发生局部侵犯,与胰头癌相比手术切除率更低,治疗效果比胰头癌更差。

(5)姑息性手术治疗:由于胰头癌容易引起胆总管梗阻,随之出现十二指肠梗阻;胰体尾癌在病程的晚期也引起肠道梗阻,病人常发生肝功能损害及营养障碍,有必要通过胆道和肠道的转流手术,解除胆道和(或)肠道梗阻,恢复肝功能,促进消化和改善营养状态。常采用术式有胆囊或胆管空肠吻合、内支架置入术等引流胆道;胃空肠吻合解除胃肠道梗阻,可延长病人生命和提高生存质量。

(6)内镜治疗:是胰腺癌晚期出现梗阻性黄疸,十二指肠梗阻和顽固性腹痛等并发症时的姑息治疗手段。内镜下放置支架引流可消除梗阻,降低胆胰管压力,退黄止痛。经皮肝穿刺胆胰管造影及引流术(PTCD)与内镜胆胰管造影(ERCP)行内支架置入术是解除胰腺癌所致阻塞性黄疸的重要措施之一,两种技术临床应用效果相当,成功率均在90%以上,由于内镜内支架置入术临床应用更为安全,因此已成为主要的治疗手段,但对于梗阻部位位于左右肝管或左右肝管汇合部的病人更适用PTCD。十二指肠梗阻是严重影响病人生存质量的并发症,经口内支架置入术目前已用于临床并取得了良好的疗效。Binkert等报道13例胃及十二指肠梗阻的病人行经口内支架置入术,78%的病人生活质量明显提高,未发现严重并发症。

2. *化疗* 据报道有80%~85%的胰腺癌患者确诊时已出现转移或不能手术切除,85%左右胰腺癌患者手术切除后的局部复发、50%~70%的患者合并肝转移,因此化疗对于胰腺癌是不可缺少的辅助治疗,具有重要的作用,而且术前新辅助化疗、术后辅助化疗、联合化疗、放疗、介入治疗等综合治疗中日益受到重视,但其疗效目前也难以令人满意。

(1)术前新辅助化疗:新辅助化疗可以最大限度使晚期肿瘤缩小,降低临床分期,利于手术切除和(或)缩小放射野。同时若手术切除病变,也可为研究胰腺癌的生物学行为提供良好的机会。

(2)术后辅助化疗:接受化学治疗的胰腺癌病人绝大多数属于晚期,对化疗耐受性差。单一或联合化疗对胰腺癌有一定缓解作用。常用联合化疗方案有5-FU+丝裂霉素+阿霉素(或链氮霉素),5-FU+顺铂(或亚硝脲类),5-FU+阿霉素+顺铂等。此外尚有紫杉醇类和Ara-C的类似物gemcitabine等。

(3)化-放疗(chemoradiation therapy,CRT)联合应用:目的是将放疗的良好局部控制与化疗的广泛全身作用相结合。标准的CRT为5-FU+RT。也有采用联合序贯疗法,即放疗+5-FU+链氮霉素+顺铂序贯疗法三个疗程后再决定以后的治疗方案,如甲酰四氢叶酸和5-FU每2周1次等。此疗法对不可切除的胰腺癌晚期病人可获得63%缓解率,有50%以上的瘤体缩减50%左右。使胰腺癌获得局部控制,减轻病人痛苦,延长生存期,甚至使部分病例转化为手术切除。也有报道胰腺癌辅助化疗+RT患者是否获益,尚无令人信服的证据,故辅助化疗可有选择地应用。

(4)介入化疗:化疗多采用外围静脉给药,疗效欠佳。近年来国外学者多采用癌灶切除后经腹腔动脉置管联合灌注化疗的方法,可明显延长患者的生存时间。主要药物有丝裂霉素C(MMC)、阿霉素(ADM)、链脲霉素(STZ)和5-FU。主要化疗方案有FAM(5-FU+MMC+ADM)侵及肠系膜上动脉之间的境界变得清楚,有利手术清除病灶。

3. *放射治疗* 手术切除局部残留的亚临床病变是术后肿瘤复发的主要原因,故术后辅助性化疗可以通过中等剂量的照射,消灭残留的亚临床病变,提高局部控制率和生存率;对不能手术切除的胰腺癌可以缓解症状,延长生存期。放射治疗已经成为胰腺癌综合治疗的重要组成部分。常用的方法有:新辅助放疗、术中放疗、术后放疗、组织间放射治疗和粒子植入组织间放射治疗等。

(1)新辅助放疗:Aristu 等报道胰腺癌术前放射治疗由于肿瘤细胞氧合好,对化疗相对敏感;可使肿瘤体积缩小、减少术中肿瘤播散,提高手术切除率。采用外照射方式,放疗剂量为45Gy。

(2)术中放疗:术中放疗最早在日本使用于临床,适用于以胰腺癌为主的腹腔各脏器肿瘤的临床治疗,采用一次大剂量照射可使肿瘤中心坏死,组织变性,肿瘤缩小,不仅能延长病人生存期,还有止痛作用。该治疗的优点是,可以精确定位,有效保护周围重要脏器,单次大量照射生物效应高,不影响以后体外的放疗和化疗。放射源多采用 6～12MeV 电子线,单次照射剂量多为 10～30Gy;肿瘤或淋巴结引流区照射可采用 10～20Gy;手术探查后无法切除的病灶为20～30Gy。

(3)术后放疗:胰腺癌单纯手术切除后局部区域复发率高达 30%～70%,多位于肝脏、腹膜和局部,并且局部复发和肝脏转移是主要死亡病因。术后辅助性放疗能消灭残存的亚临床灶,从而达到提高局部控制率和生存率,但单纯放疗疗效不明确,联合化疗可以延长切除胰腺癌患者生存期并提高肿瘤局部控制率。采用局部外照射方式,总剂量 45～50Gy。

(4)组织间放射治疗和粒子置入组织间放射治疗:不能手术切除的胰腺癌,手术探查时在肿瘤组织中置入施源管若干,采用后装治疗机进行组织间照射,此方法克服了术中单次大剂量放射的缺点,提高了治疗。粒子植入组织间放疗是采用低能量密封型放射源微粒,经三维治疗计划系统精确计算,提供与肿瘤形状高度适形的剂量分布曲线和治疗方案,以介入的方式,或在手术直视下将其植入到胰腺肿瘤内,通过放射源的持续衰变,释放射线来达到杀灭肿瘤细胞的作用。目前临床上多使用^{125}I 放射源微粒治疗胰腺癌。Peretz 等认为粒子植入组织间放疗,治疗后疼痛缓解率为 64.9%,中位生存期为 7 个月,$T_1N_0M_0$患者的中位生存期达 18.5 个月。

4. *疼痛的治疗* 无法手术切除或切除后复发的晚期胰腺癌病人多伴有不同程度的疼痛,控制疼痛有助于改善病人的生活质量,已经成为胰腺癌姑息治疗不可缺少的重要组成部分,胰腺癌引起的疼痛可能原因有:肿瘤浸润到腹膜后腹腔神经丛;与早期饱胀感有关的疼痛;胃十二指肠梗阻;胆道梗阻引起的胆囊扩张;因胰管梗阻及并发的胰腺炎引起的胰实质压力增加等。

(1)药物治疗:可口服给予各种止痛药物及辅助用药:常用的有弱安定类和强安定类及抗抑郁类药物。

(2)腹腔神经节阻滞:胰腺的神经支配主要来源于腹腔神经丛,主要由内脏大神经、内脏小神经、腰内脏神经及迷走神经后干的腹腔支组成,传导疼痛的内脏神经一般经腹腔神经丛在腹腔神经节换神经元后向脊髓相应节段投射,上行引起疼痛。因此,只要阻断腹腔神经丛就能达到止痛的目的。近年来国内外开展的内脏大神经切断术不但止痛效果好,维持时间长,不伴有难以控制的腹泻,而且手术方法简单,创伤小,基本不给病人增加手术创伤和手术时间,可在行胆肠或胃肠吻合术时附加该手术。

(3)介入治疗疼痛:大多数胰腺癌确诊时已有腹腔器官或淋巴结转移,失去手术探查的机会,因此通常采用神经组滞治疗,该法可以在 CT、B 超、超声内镜等影像引导下经皮穿刺或开腹直视下行酒精注射术,可简化手术,减少手术风险;此外也有报道利用立体定向放疗毁损疼痛相关的神经团来治疗癌性疼痛。

5. *其他治疗* 胰腺癌尤其是晚期胰腺癌的治疗仅靠手术治疗是远远不够的,单一的手术、化疗或放疗对胰腺癌的疗效均不理想,将手术、放化疗及其他治疗紧密结合才能取得满意的效果。

(1)免疫治疗:免疫治疗目前尚处于实验研究阶段,临床研究较少。国内外开展较多的过继免疫治疗,方法是取切除的胰腺癌病灶或转移灶,提取免疫淋巴细胞,体外培养并大量繁殖具有肿瘤免疫性肿瘤杀伤淋巴细胞,再将肿瘤杀伤淋巴细胞注入病人的体内,此方法优点是一种对每一个体的比较特异的免疫治疗,且无明显的不良反应,特别是对失去手术切除机会的晚期胰腺癌病人,不失为一种理想的综合治疗方法之一,但疗效尚不能肯定。也有通过基因工程技术修饰肿瘤细胞,降低其致瘤性并增强其免疫原性,接种后可激发或增强患者的特异性抗瘤免疫应答。其修饰基因可为细胞因子及其受体分子、协同刺激分子、黏附分子及肿瘤特异性抗原基因及 COX2 等,分别将基因通过腺病毒转导肿瘤细胞后回输体内进行接种。癌细胞转导的细胞因子由于癌灶局部高浓度免疫增强性细胞因子的释放,使肿瘤周围大量淋巴细胞浸润,明显抑制肿瘤细胞。

(2)基因治疗:随着分子生物学及其相关学科的发展,基因疗法已成为肿瘤生物治疗最引人瞩目的研究领域,并被认为是继手术、放疗和化疗之后的肿瘤治疗的崭新模式。基因治疗大致包括以下几种方法:置换突变的癌基因;补充缺失的抑癌基因;化学增敏以增加对化疗药物的敏感性。

(3)介入治疗:介入治疗手段应用于胰腺癌的治疗,可以明显提高晚期病人的生活质量,延长生存期,而且有些方法可以局部有效地控制肿瘤的生长,使得一些病人获得手术切除机会。如:介入导向的基因治疗、选择性动脉造影及经动脉灌注治疗、区域性介入治疗、动脉内插管栓塞治疗以及联合治疗。

(4)中医药治疗:胰腺癌在传统医学中称谓不一,中医学中属“腹痛”“黄疸”“症腹”“积聚”等证范畴。根据其病因病机,中医通常采用健脾和胃、清热利湿、行气活血、软坚消症及益气养血等治法,治疗不同表现、不同病程的胰腺癌病人,往往能缓解病情,减轻症状,提高免疫功能,延长生存期。此外,应用中药外治法还能明显缓解因癌症引起的疼痛,其不良反应小,疗法与西药止痛剂相似。

(5)其他疗法:抗雌激素和生长抑制素类治疗胰腺癌有一定疗效,无明显副作用,但缺乏大规模的随机性研究。单克隆抗体可携带放射性核素、抗癌药物及免疫毒素,增加对肿瘤细胞杀伤强度。细胞因子及其活化杀伤细胞能调节病人的免疫状态,增强机体的防御力。

【预后】 胰腺癌以早期诊断困难、手术切除率低,因此和其他消化器官恶性肿瘤相比,预后较差为其特点。有无淋巴结转移和远隔脏器转移、肿瘤细胞的分化度是判断胰腺癌术后预后的重要因素,根治术和术后适当化疗可以延长胰腺癌患者生存时间。据统计,只有约 15% 病例可进行手术治疗,5 年生存率不足 3%,超过 90% 患者在确诊后 1 年内死亡,平均存活期少于 6 个月。

二、壶腹周围癌

壶腹周围癌系指乏特壶腹、胆总管下端、胰管开口处、十二指肠乳头及其附近的十二指肠黏膜等处的癌肿。这些来源不同的肿瘤,由于其所在的特殊解剖部位,有着相同的临床表现,手术时也难以将其截然分开,故常作为一个类型,统称为壶腹周围癌。

【病理】 壶腹部的肿瘤是根据它们的起源进行分类的。可分为起源于壶腹部;胆总管的十二指肠部;十二指肠肿瘤侵犯壶腹部;胰头癌侵犯壶腹部等几种类型。肿瘤大体标本呈息肉型或结节型、肿块型或溃疡型。壶腹癌的病理多为腺癌,大部为分化好的腺癌,分化不好的腺癌约占 15%,此外尚有乳头状癌、黏液癌、未分化癌、网织细胞肉瘤、平滑肌肉瘤、类癌等。由于肿瘤的特殊位置，很容易阻塞胆总管和主胰管，致胆汁及胰液的引流不畅，以致阻塞引起梗阻性黄疸及消化不良，亦可直接浸润肠壁形成肿块或溃疡，引起十二指肠梗阻与上消化道出血。

【临床表现】 该病可发生于任何年龄，但以50～70岁的中老年人多见，男女比例为3∶1，临床发生率低，病程发展缓慢，黄疸出现早，与胰头癌的临床表现极为相似。

1. *黄疸* 较早出现，进行性加重，但少数病人可因肿瘤坏死，胆管再通而黄疸消退或减轻，但以后重新加深，呈现波动性黄疸，注意不应误为胆石症或肝细胞性黄疸。可有尿色深、粪色浅及胆盐在皮下沉着刺激神经末稍而出现皮肤瘙痒。

2. *上腹痛* 约有40%病人可因胆总管扩张或因胰液排出受阻致管腔内压升高，而产生剑突下钝痛，可向背部放射。进食后较明显，晚期因癌肿浸润范围扩大，或伴有炎症而疼痛加重，并出现背脊痛。但多不如胰头癌严重。引起腹痛的原因有：胆胰管出口梗阻引起的强烈收缩，腹痛呈阵发性，位于上腹部，如胆绞痛；胆道和胰管内压力增高所引起的内脏神经痛，表现为上腹部钝痛；癌肿浸润和压迫腹腔神经丛所致的腰背部痛，程度剧烈，患者常彻夜取坐位或躬背侧卧，多属晚期表现。

3. *发热* 约有20%的病人合并胆道感染或邻近部位的炎症，可有寒战、高热，甚至出现中毒性休克。

4. *消化道症状* 病人有食欲不振、饱胀、消化不良、腹泄、乏力及体重下降。由于壶腹癌部分坏死后慢性出血，以致黑粪，隐血试验阳性，并出现继发性贫血，胰腺癌腹膜转移或门静脉转移可出现腹水。

5. *肝、胆囊增大* 为胆管梗阻、胆汁淤滞所致，常可触及肿大的肝脏及胆囊，肝质地硬、光滑，胰头癌在晚期常可扪到不规则而固定的包块。

【诊断】 诊断根据上述症状及体征，如进行性、近乎无痛性黄疸、肝及胆囊肿大等可作出初步诊断，壶腹癌的影像诊断可以应用低张十二指肠造影、PTC或ERCP、CT和MRI检查，其中低张十二指肠造影表现为十二指肠降段内缘局限性压迹和壶腹部附近有局限性充盈缺损；胆道造影表现为低位胆道梗阻，梗阻部以上胆管扩张；SCT扫描提示壶腹部与胰头之间可见一软组织肿块，密度稍低，梗阻部以上胆管扩张。MRI表现为壶腹部软组织肿块，T_1WI呈稍低信号，T_2WI呈稍高信号，梗阻以上胆管扩张，扩张的胆管T_1WI呈低信号，T_2WI呈高信号。此外壶腹癌尚需与肝胆胰疾病鉴别：如胆道感染、胆管结石、胆管癌、肝癌、胰头癌等。

【治疗】

1. *根治性胰十二指肠切除术* 壶腹周围癌的外科治疗主要包括切除肿瘤、解除胆道梗阻两个方面，根治性胰十二指肠切除术是公认的最合理有效的术式。

2. *十二指肠局部切除术* 对早期癌，肿瘤直径<2cm或患者一般状况和主要脏器功能不能耐受手术者，可行局部切除加十二指肠乳头成形术。

3. *各种内引流术* 如癌肿侵及门静脉，广泛腹膜后转移，肝转移或体弱不能耐受手术者等不能切除，则应行内引流术以减轻黄疸，如胆囊空肠吻合术或胆总管空肠或十二指肠吻合术等姑息性旁路手术。若发生十二指肠狭窄应行胃空肠吻合以解除十二指肠梗阻。也可用介入或ERCP下行内支架置入术。

4. *其他治疗* 壶腹癌对放、化疗不敏感，化疗常用5-FU，丝裂霉素或与阿糖胞苷、长春新碱等联合用药，术后可用1～2个疗程，此外还可用有关中药、生物和基因治疗，但效果不肯定。

【预后】 与胰腺癌相比，壶腹癌的手术切除效果较好，5年生存率为43.2%，其中肿瘤直径<2cm者,5年生存率为53.5%,>4cm者为43.6%,淋巴结无转移者为66.75%。

参考文献

[1] Lowenfels AB, Maisonneuve P. Epidemiologic and etiologic factors of pancreatic cancer. Hematol Oncol Clin North Am, 2002, 16(1): 1-16

[2] Simon B, Printz H. Epidemiological trends in pancreatic neoplasias . Dig Dis, 2001, 19(1): 6-14

[3] Malfertheiner P, Schutte K. Smoking-a trigger for chronic inflammation and cancer development in the pancreas. Am J Gastroenterol, 2006, 101: 160-162

[4] Malka D, Hammel P, Maire F, et al. Risk of pancreatic adenocarcinoma inchronicpancreatitis. Gut, 2002, 5(6): 849-852

[5] 李兆申,潘雪. 胰腺癌的流行病学、病因学和发病机制. 胰腺病学,2005,5(3):50-54

[6] 邵永孚. 胰腺癌的分期及其依据. 临床外科杂志,2005,13(4):198-199

[7] 潘启超,黄金华. 胰腺癌的化学治疗//袁世珍. 胰腺癌. 上海:上海科学技术出版社,2001. 364-377

[8] 徐萌. 胰腺癌//徐萌. 恶性肿瘤化疗及对策. 北京:军事医学科学出版社,2002. 331-336

[9] 郭绍举,刘禹翔,李健,等. 胰腺癌的治疗进展. 中国临床医学,2004,11(1):9-10

第15章　脾脏疾病

第一节　概　　论

一、衰老与脾脏的免疫调节功能

脾脏具有免疫、内分泌、滤血和毁血等多种重要功能，脾脏是体内最大的淋巴器官，在人体免疫系统中有重要作用，脾脏产生的调理素(opsonin)、血清吞噬作用激素(tuftsin)、备解素(properdin)和补体等因子发挥重要的免疫功能。在脾脏特异性免疫方面，有研究将脾脏树突状细胞(dendritic cell，DC)与肝脏的DC相比较，发现脾脏DC比肝脏DC免疫原性更强，可更大限度地引起机体的免疫反应，促进T细胞增殖，从而更加明确了脾脏在特异性免疫中的作用。在脾脏非特异性免疫方面，已经发现肝硬化时体内tuftsin活性降低，中性粒细胞吞噬功能减弱，脾脏网状内皮系统受损，机体免疫防预功能下降，部分解释了临床肝硬化患者易继发感染的原因。

老年人的脾脏疾病与衰老过程中出现的免疫系统退化关系密切，包括细胞免疫和体液免疫的变化。老年人群的T细胞免疫功能的退化表现在：①对有丝分裂原和抗原的增殖反应降低；②混合淋巴细胞反应中对自体或异体淋巴细胞的应答和刺激能力减弱；③细胞毒性T淋巴细胞生成减少；④排斥异体移植物及肿瘤细胞的能力降低。衰老对B细胞的影响是多方面的。尽管老龄者骨髓产生B细胞的能力与青年人相似，然而成熟的应答B细胞在骨髓中出现和脾脏内定居明显受到抑制，说明衰老引起的淋巴系统微循环变化对B细胞的成熟和发育产生了影响。因此，老年人比年青人容易患传染病，且往往病情较重，老年人自身免疫疾病及癌症的发病率也比年青人高。这些现象提示免疫功能缺陷是老年人群的特征之一。

二、老年人脾切除与手术并发症

随着人民生活水平的提高和人类平均寿命的延长，肝胆胰脾疾病成为老年人常见的外科疾病，常需手术治疗。但这类病人年老体弱，免疫功能低下，各脏器组织功能和再生能力差，70%～80%患者合并心、脑、肺、肝、肾、高血压或糖尿病等疾病。术前应有足够的重视与准备。对老年高血压患者，应了解平常血压，因高血压患者发生休克后收缩压仍可能在120mmHg以上，而组织灌流已不足，若创伤发生后收缩压降低至平时20%以上时，应警惕休克发生。术中、术后严密监测血压，警惕老年患者术后高血压的发生。老年患者心脏功能有不同程度减退，再加上术前、术中快速输液扩容，容易造成心衰。因此，术后要密切观察患者的尿量、末梢循环、心率等，出现心律失常，应给予相应的处理。老年人体质弱，多数患者长期吸烟或有慢性支气管炎、肺气肿病史，术后容易引起肺部感染。老年人机体抵抗力下降，各种反应较差，抗感染能力差。加之术后活动少和长期卧床，易致肌萎缩、骨质疏松、压疮、泌尿系感染、坠积性肺炎、下肢血栓性静脉炎等并发症。因此减少上述并发症的发生是老年人脾切除术的安全保证。

第二节 脾囊肿与脾脓肿

脾囊肿根据其病因可分为寄生虫性脾囊肿和非寄生虫性脾囊肿两大类。根据囊肿内壁有无上皮覆盖，又可分为真性囊肿，即原发性脾囊肿以及假性囊肿，即继发性囊肿，脾脏表皮样囊肿(epidermoid cyst of spleen)。为脾脏最常见的真性囊肿。

【临床表现】 脾脏表皮样囊肿患者大多无临床症状，少数患者就诊时发现腹部肿块，大型脾囊肿表现为脾肿大，可出现牵引、压迫症状，如左上腹不适、腹胀、消化不良等临床症状，部分患者可出现脾功能亢进表现，偶可发生囊肿破裂导致腹膜炎等并发症。腹部体检可于左上腹扪及随呼吸上下移动的圆形肿块。

【诊断】 根据临床症状、体检与辅助检查诊断可确立。X 线平片显示脾区环形钙化影，B 超显示脾脏液性囊肿、CT 和 MRI 检查均见脾内边界清楚的占位性病变。

【治疗】 小的非寄生虫性脾囊肿无需治疗。对于直径大于 4cm 的囊肿、有压迫症状和破裂可能的囊肿以及继发感染的囊肿应主张积极采用外科治疗。应尽量争取作部分脾脏切除术和囊肿切除术。新近的资料表明，单纯剥除囊肿外膜即可达到治疗目的，而不增加术后的复发率。各种腹腔镜脾脏切除术、脾囊肿切除术和脾囊肿开窗术已逐渐成为脾囊肿治疗的重要手段。

第三节 脾 损 伤

脾脏血供丰富，脾实质非常脆弱，在外力作用下极易引起破裂出血。在闭合性腹部外伤中，脾破裂发生率是腹内脏器损伤的第一位，占 20%～40%，在开放性腹外伤中占 6%～7%。

外伤性脾破裂，在临床上为三种类型：①急性脾破裂，即在外伤即刻脾脏破裂、腹腔内出血、失血性休克，约占外伤性脾脏破裂的 80%～90%；②迟发性脾破裂，即在外伤和脾破裂腹腔大出血之间有 48h 以上的无症状潜伏期，占闭合性脾脏破裂的 10%；③隐匿性脾破裂，脾脏损伤后无明显临床症状，只有在出现贫血、左上腹部肿块、脾脏假性囊肿、腹腔内大出血时方被诊断。此类型较少见，仅占闭合性脾脏破裂的 1%。除外伤性脾破裂，更少见的是自发性病理脾破裂和医源性脾损伤或破裂，两者约占脾破裂的 15%。

一、外伤性脾破裂

外伤性脾脏破裂，病理解剖依其被膜的完整性，分为真性破裂和中央或膜下破裂。真性破裂损伤的脾实质可呈线状、星状或破碎状等。中央或被膜下破裂，其被膜完整，损伤部位分别位于脾实质内或被膜下，呈现裂伤、出血或形成血肿，无明显临床征象。在一段时间内，可于脾实质损伤部位继发感染，发生脾周围炎、脾脓肿或形成脾囊肿。但在某些微弱外力作用下其被膜也可破裂，而成为真性破裂。

【分级标准】 我国 2000 年通过的脾脏损伤程度分级标准，包括从被膜到实质、从分支到主干血管的所有损伤，比较实用，具体如下。

Ⅰ级：脾被膜下破裂或被膜及实质轻度损伤，手术所见脾损伤长度≤5.0cm，深度≤1.0cm。

Ⅱ级：脾裂伤总长度>5.0cm，深度>1.0cm，但脾门未累及，或脾段血管受损。

Ⅲ级:脾破裂伤及脾门或脾脏部分离断,或脾叶血管受损。

Ⅳ级:脾广泛破裂,或脾蒂、脾动静脉主干受损。

【临床表现】 外伤后左上腹出现疼痛,向肩背部放散,以后逐渐扩展至全腹,但仍以左上腹为主。有腹腔内出血表现,如面色苍白、恶心呕吐、四肢湿冷、脉细速、血压下降等失血性休克表现。体检发现左上腹压痛、轻微反跳痛与肌紧张,移动性浊音阳性,肠鸣音减弱。伴有肋骨骨折时可有左肋区肿胀、皮下淤血等。

【诊断】 脾脏损伤诊断的主要依据是:①左上腹或左季肋部损伤史或左侧肋骨骨折。②失血性休克的表现,如血压下降、脉搏细速、呼吸增快、四肢厥冷、RBC、Hb进行性下降、中心静脉压下降、尿量减少等。③腹腔内出血和腹膜刺激征象。腹痛、腹胀、左上腹或全腹部压痛、反跳痛、肌紧张、移动性浊音(+);约半数脾破裂患者出现膈肌刺激征(左肩或左颈部放射痛,头低足高位即 Trendelenburg 位或摸及左上腹部可诱发疼痛,即 Kehr 征阳性)。④诊断性腹穿抽出不凝集性鲜血。⑤X线检查,可见左肋骨骨折,左膈肌升高,膈肌活动受限,脾区阴影增大,脾轮廓不清。⑥B超与CT等影像检查,可见腹内积血、脾周血肿以及脾脏破裂等征象。

老年患者对疼痛的敏感性差,常导致临床症状不明显,甚至被掩盖,这是误诊的关键所在。针对老年患者应细心观察腹部体征,如腹痛进行性加剧,腹围增大,出现移动性浊音及腹膜刺激征,则提示可能有腹腔脏器破裂和出血。

【治疗】 目前对脾外伤的处理有三种方法可供选择,即非手术治疗、各种手术保脾措施和全脾切除术。临床实践中必须遵循“抢救生命第一,保留脾脏第二”的原则。针对老年患者,更应加强重症监护,积极预防和及时处理并发症。老年人对休克与手术的耐受性均较差,保守治疗须慎重。

非手术治疗的适应证:按美国创伤外科协会(AAST)影像学检查标准,①脾损伤为Ⅰ级;②病人年龄小于50岁;③诊断明确的单纯脾外伤,排除腹腔内其他脏器损伤;④除外病理性脾改变,无凝血机制障碍;⑤血流动力学指标维持稳定,输血不多于400～800ml;⑥B超和CT监测血肿不扩大,积血不增加,或脾动脉造影无或极少量造影剂外溢;⑦具备随时中转手术治疗的条件,具有重症监护病房(ICU)或相应监护条件。对于非手术治疗的患者采用卧床、限制活动、止血药物应用等一般治疗,采用脾动脉栓塞等特殊疗法,一旦病情加重立即中转开腹手术。

近20年来,脾破裂的手术治疗发生了明显的变化。由全部手术切除损伤的脾脏转变为选择性保脾,这种演变是与对脾脏功能认识的深化以及诊断、监测手段和治疗技术的进步等密切相关的。特别是在1952年 King 报道脾切除术后凶险性感染(overwheling postsplenectomy infection,OPSI)以来,人们对脾脏抗感染免疫功能的作用逐渐重视。现代医学对脾脏的解剖及其功能的深入研究取得了显著的进展。特别是脾血管呈节段性分布特点,为保留部分脾脏的规则性切除和跨越分界的不规则切除奠定了基础。对脾损伤病人进行脾保留性手术应遵循的保脾原则为:①先保命后保脾是基本原则;②年龄越小越优先选择脾保留手术;③根据脾脏损伤程度、类型选择最佳术式。必要时联合应用几种术式更为安全实际。彻底查明伤情后明确可能保留脾者(主要是Ⅰ、Ⅱ级损伤),可根据伤情,采用生物胶黏合止血、物理凝固止血、单纯缝合修补、脾破裂捆扎、脾动脉结扎及部分脾切除等。脾中心部碎裂,脾门撕裂或有大量失活组织,高龄及多发伤情况严重者需迅速施行全脾切除术。

二、延迟性脾破裂

1994年 Kluger 提出在闭合性腹部外伤后,经过48h或以上的无临床症状期,经CT检查脾脏正常，尔后突发脾脏破裂出血，对符合以上标准者诊断为延迟性脾破裂（delayed rupture of spleen，DRS），脾破裂延迟诊断和非手术治疗无效中转手术者不属于延迟性脾破裂。延迟性脾破裂的潜伏期长短不一，可间隔数日、数周甚至数月。DRS 占闭合性脾外伤的 15%～20%。

【诊断】 典型的外伤病史，潜伏期＞48h 后出现腹痛及失血性休克表现，结合血常规、诊断性腹穿、B 超和 CT 检查，确诊多无困难。临床上减少误漏诊的关键在于提高对本病的警惕性。针对老年人机体反应能力及耐受性差，受外伤后对病史叙述不明确，往往容易误诊，因此对可疑有延迟性脾破裂的患者要密切观察。

【治疗】 由于此病多于伤后较长时间手术，损伤部位组织水肿粘连，止血及缝合伤口困难，多主张行脾切除术。

三、自发性脾破裂

指无明确外伤史而发生脾破裂，占脾破裂的 3.16%～4.7%。自发性脾破裂多在病理性脾脏疾病基础上发生，一些增加腹内压的原因，如咳嗽、呕吐、便秘等常是病理性脾脏脾裂的诱因。自发性脾破裂的诊断困难，因外伤史不明确，既往病理性脾脏疾病又无诊断，即便有相应的临床表现，也可因未考虑本病而误诊。对腹腔出血发生于已有的左上腹肿块或已发现病理性脾脏疾病者，应考虑自发性脾破裂的可能。一经明确诊断手术切除病脾。

第四节　脾脏功能亢进

脾脏功能的病理性增强，循环血中的有形成分被大量清除，导致血细胞的减少，而骨髓基本正常或轻度增生。脾功亢进分为原发性和继发性两型。原发性脾亢临床少见，是原因尚不明确的脾肿大。继发性脾亢常见，系指在不同类型原发病基础上并发的脾功能亢进，常见的病因见表 15-1。

表 15-1　继发性脾功能亢进的病因

1. 门静脉高压症	各种病因导致的肝硬化、门静脉或脾静脉血栓形成、肝静脉回流受阻
2. 血液系统疾病	慢性粒细胞白血病、慢性淋巴细胞白血病、淋巴瘤、骨髓纤维化、遗传性球形细胞增多症等
3. 感染性疾病	血吸虫病、黑热病、亚急性细菌性心内膜炎等
4. 类脂质沉积症	戈谢病、尼曼-匹克病
5. 结缔组织病	系统性红斑狼疮、Felty 综合征

一、门静脉高压症与脾功能亢进

正常人的门脉压力为 13～24cmH_2O，平均为 18cmH_2O，由于多种原因导致门脉血流受阻和（或）血流量增加使门静脉压力增高，门脉高压症直接导致侧支循环血流量增加（主要是胃底食管下段处侧支循环）和肝功能受损，从而产生临床上许多症状，主要有脾大、呕血和腹水，称三联征，还可以并发肝性脑病。

【病因与分类】 根据病因（机械性或功能性）的分类见表 15-2。

表 15-2 门静脉高压症的病因与分类

机械性	
肝内	窦前型:血吸虫病,胆汁性肝硬化 窦后型:各种慢性肝炎、中毒性肝炎、酒精性肝炎 窦旁型:急性暴发性肝炎,重症肝炎、妊娠脂肪肝
先天性	儿童先天性肝纤维化
代谢性	肝豆状核变性(Wilson 病)
肿瘤	原发性或转移性肝恶性肿瘤,肝良性肿瘤,肝包虫病
肝外门脉血流受阻	门脉炎,门脉栓塞,门静脉外肿瘤压迫,布加(Budd-Chiari)综合征,心包炎,心肌病等
特发性	Banti 综合征,肝功损害时排出过量胰高糖素、促胃液素、血管紧张素、雌激素等使内脏血液处于高动力状态

【病理生理】

1. *脾大与脾功能亢进* 门静脉系统的血液淤滞导致脾静脉回流受阻,脾脏淤血性肿大。组织细胞、网状纤维、髓成纤维细胞、巨噬细胞等巨噬系统的增生,导致继发性脾功能亢进。

2. *门-体静脉交通支扩张* 食管下段、胃底静脉离门静脉主干和腔静脉最近,因而受门静脉高压的影响也最显著、最早。该处黏膜易受反流胃液腐蚀或粗糙食物的机械性损伤。腹腔内压突然升高时,门静脉压也随之突然升高,常可引起食管下段和胃底区域的曲张静脉发生破裂,引发急性致命性大出血。对门静脉高压症病人的门脉分支血流测定显示,胃脾区分流量占门静脉分流量的大部分,胃左静脉分流量大于 15.9%。所以胃左静脉压力升高是食管胃底静脉曲张破裂的根本原因。此外,直肠下端、肛管交通支、脐旁静脉与前腹壁交通支、腹膜后静脉(即 Retzius 静脉)交通支。均在门脉高压症时出现不同程度的扩张。

3. *腹水* 肝功能减退,血浆白蛋白合成减少导致血浆胶体渗透压下降,是腹水形成的主要原因。此外,肝脏对醛固酮及抗利尿激素灭活能力下降导致水、钠潴留,是腹水形成的另一主要原因。

4. *门脉高压性胃病(PHG)* 1992 年 Viggiano 等提出门静脉高压性胃病的概念。门静脉高压症患者胃黏膜显示特征性樱桃红斑,表现为散在的直径 2～6mm 红斑区,边缘呈纤细的白色或黄色网状改变。病理显示是,胃黏膜固有层及黏膜下层血管扭曲扩张的非炎症性血管病变,病变以贲门和近端胃体黏膜为著。上消化道出血病人有半数合并门静脉高压性胃病,与静脉曲张有同样的临床意义。

【临床表现】 门静脉高压症患者多为中老年男性,主要的临床表现为脾大、脾功亢进、呕血及黑粪、腹水以及乏力、厌食、嗜睡等非特异性全身症状。所有的患者均有不同程度的脾肿大,体检时常能触及肿大的脾脏,早期,脾质软、活动;晚期,脾质硬并与周围粘连而活动度差。约 50%的病人有呕血或黑粪,出血量大且急,因肝功不良及脾亢导致凝血功能障碍,出血不易自止。约 1/3 的病人有腹水,有些顽固性腹水很难消退。部分严重的门静脉高压症患者可有轻度的黄疸、腹壁静脉曲张、肝掌、蜘蛛痣等体征。对于肝功能评价一般采用改进的 Child 分类法,见表 15-3。

表 15-3 Child 肝功能分级

检查项目	分级标准		
	A	B	C
血清胆红素(μmol/L)	34.2	34.2～51.3	＞51.3
血清白蛋白(g/L)	＞35	30～35	＜30
腹水	无	易控制	难控制
肝性脑病	无	轻	重，昏迷
营养状态	优	良	差，消耗性

【诊断】 根据病人已有的肝炎、血吸虫或长期饮酒史，部分有呕血及黑粪史，脾大并脾功亢进、顽固性腹水等临床表现，诊断多无困难。实验室检查，白细胞降至 3.0×10^9/L 以下，血小板减少到$(7\sim8)\times10^9$/L，并有不同程度的贫血。食管钡透及内镜检查 70%～80%的患者有明显的静脉曲张，食管充盈时发现曲张的静脉使食管轮廓呈虫蚀样改变，排空时呈蚯蚓样或串珠状负影改变。B 超或 CT 可见肝脏不同程度硬化与萎缩、比例失调，脾大。术中直接门静脉测压(FPP)是最可靠的诊断方法，如门脉压力超过 2.94kPa(30cmH_2O)，诊断肯定。

【鉴别诊断】 脾功能亢进需与再生障碍性贫血、阵发性睡眠性血红蛋白尿(paroxysmal noctural hemoglobinuria，PNH)、巨幼细胞性贫血及血细胞减少性白血病等可以引起全血细胞减少的疾病鉴别。通过病史、体检、骨髓象及酸溶血实验等检查，一般不难区别。

食道胃底静脉曲张破裂出血时，应与胃十二指肠溃疡出血鉴别。应详细询问病史和进行全面的体检，对无腹水和脾肿大不明显的病人，因出血使脾脏进一步缩小，甚至不能扪及。另外，约 15%的病人并发胃与十二指肠溃疡。血象与肝功能检查有助于鉴别，必要时需行急诊内镜检查或用三腔两囊管压迫止血鉴别。

【治疗】

1. *门静脉高压症上消化道出血的治疗* 外科治疗门静脉高压症主要是预防和控制上消化道出血，对于肝功较差(Child C 级)的患者手术死亡率达 70%，对这类患者应采用非手术治疗，主要是输血，用垂体后叶素、加压素、生长抑素等药物，应用三腔两囊管以及经颈内静脉肝内门体分流术(TIPSS)。对无黄疸、无明显腹水(Child A，B 级)的患者可采用手术治疗。

关于分流和断流术的选择，从根本上看，治疗门脉高压症食道静脉曲张出血，都是暂时性与姑息性的，术后两者都存在再出血的必然可能性。分流术包括非选择性门体分流和选择性门体分流术。非选择性门体分流的代表术式为门静脉与下腔静脉端侧吻合，其治疗食道静脉曲张出血效果好，但肝性脑病发生率达 30%～50%，易引起肝衰，且术后血栓形成率较高。选择性门体分流术的代表术式为远端脾-肾静脉分流术，该术式大大降低了肝性脑病发生率。断流术，即脾切除并阻断门奇静脉间的反常血流。主要的断流手术包括食管下端横断术、胃底横断术、食管下端胃底切除术、贲门周围血管离断术。对未发生上消化道出血的门脉高压症患者，多不主张进行预防性的断流手术。

2. *门静脉高压症脾功亢进的治疗* 门静脉高压症所引起的脾功能亢进属继发性，故治疗中应同时考虑原发病的处理。

(1)非手术治疗：①药物治疗：临床上常用的治疗脾功能亢进的药物有促红细胞生成素、氨肽素、维生素 B_4、泼尼松和某些中药，药物治疗的效果不肯定。成分输血对治疗脾功能亢进有效，但持续时间较短。②经颈内静脉肝内门体分流术(TIPSS)：术后脾功能亢进有不同程度改善。Puronami 报道，术后早期白细胞减少缓解率为 69%，血小板减少缓解率为 75%。③部分脾栓塞术：自 1976 年 Witte 开展以来，国内外已有较多报道用于门静脉高压症脾功能亢进的治疗，其治疗效果确切，有长期效果，但不能改善红细胞减少。

(2)手术治疗：全脾切除术是治疗门静脉高压症脾大、脾功能亢进的经典方法，不仅能矫正脾功能亢进，而且可减少门静脉血流量从而降低门静脉压力。尤其对血吸虫性门静脉高压脾大、脾功能亢进效果显著。

对于 PHT 手术是否保脾的争论焦点在于脾脏的免疫功能到底有多大及对肝纤维化是否有促进作用。有学者认为，全脾切除术后 IgM、IgG 等免疫球蛋白下降，NK 细胞活性和 T 淋巴细胞转化率有所下降，T 细胞功能紊乱，血中 T 细胞数量减少，特异性体液免疫功能减弱，抗体水平下降，促吞噬肽降低或消失，机体抗肿瘤免疫功能部分丧失，免疫因子水平降低，白介素-2 活性下降，机体免疫功能低下。而脾次全切除术能较好地维持机体体液及细胞免疫功能。血流动力学显示切脾后失去对高容量门静脉的调节和缓冲作用，原有的侧支循环被阻断，脾静脉栓塞及再出血率甚高，故主张保留脾脏。也有人认为，门静脉高压症病人淤血肿大的脾脏对机体非特异性免疫功能有抑制作用。全脾切除术后早期可改善门静脉高压症病人 NK 细胞活性。肝硬化门静脉高压症情况下脾脏滤血的正常结构被破坏，脾索狭窄，脾窦壁内皮细胞间隙增大而不规则，阻拦异常血细胞的功能下降。还有实验表明，肝硬化早期切除脾脏与保留脾脏的对照组相比肝硬化进程减慢，提示脾脏有促进肝脏纤维化发展、参与并加速肝硬化过程的作用。这些结果都提示门静脉高压症情况下保留脾脏意义不大。

因此，在临床工作中，PHT 手术中脾脏保留与否及保留多少应遵循个体化原则，根据患者的年龄、肝功分级、脾亢程度、出血情况、既往手术史、全身状况和医院及手术者的自身情况等因素进行综合分析，尽可能减少对机体的打击及肝功损害，以期得到良好的治疗效果。

二、血液系统疾病与脾脏功能亢进

自 1887 年 Spencer 首次为遗传性球形细胞增多症(hereditary spherocytosis，HS)作脾切除以来，血液病的脾切除治疗范围逐渐扩大。而血液病的选择性脾切除、急症脾切除及其手术前后的处理等，有着与一般脾切除不同的特殊问题。

1. 输血　自身免疫性溶血性贫血，有时输单纯浓缩红细胞，可引起溶血反应，甚至出现溶血危象。因此，术前应输入洗涤红细胞(WRC)，去掉红细胞表面的各种抗体抗原成分，以减少溶血；特发性血小板减少性紫癜或血友病甲型，术前可适当输入浓缩血小板或第Ⅷ因子冷沉淀。某些溶血性贫血患者，术前已适应慢性贫血，可考虑不输血，以减少含铁血黄素沉淀引起的合并症。

2. 预防性抗生素的应用　一般普通病例，可于术前 3 日开始常规应用一般性抗生素，对贫血严重，体质衰弱的儿童及老人，可提前应用广谱抗生素，同时全身加强营养。

3. 几种特殊情况　对于长期应用皮质激素治疗的特发性血小板减少性紫癜和自身免疫性溶血性贫血等患者，术前一日及手术日应加倍于术前用量，肌注与静脉并用，术后维持量，以防止肾上腺皮质功能衰竭，同时又能增加血管的应激性，以减少手术中出血。

【适应征】

1. 慢性淋巴细胞白血病(chronic lymphocytic leukemia，CLL)　多见于 60 岁以上的老人，60～80 岁发病率高达 20/10 万人，淋巴细胞的异常增生导致脾脏肿大、淋巴结肿大，部分患者并发进行性血小板减少或溶血性贫血。

(1)临床表现:最常见的症状为淋巴结、肝脏及脾脏肿大,患者常伴有淋巴瘤症状,如:低热、乏力、食欲不振、进行性消瘦等,50%患者有皮肤改变。

(2)诊断:淋巴组织内淋巴细胞的异常增生和聚积导致脾肿大和淋巴结肿大,实验室检查见外周血大量异常的、小的幼稚淋巴细胞,部分病人有进行性的血小板减少与溶血性贫血,骨髓象分析可明确诊断。

(3)治疗:临床上对于脾脏肿大,脾亢明显同时有血小板减少或溶血性贫血的病人,肾上腺皮质激素治疗效果不佳,可行脾切除,术后血红蛋白与血小板计数多能明显上升,病情可得到一定程度上的缓解。

2. 原发性骨髓纤维化　骨髓纤维化是一种原始间叶组织增殖性疾病,具有不同程度的骨髓纤维组织增生以及主要在脾,其次在肝脏、淋巴结等器官组织内的髓外造血,典型临床表现为幼粒-幼红细胞贫血,脾常显著肿大,有不同程度的骨质硬化。与真性红细胞增多症和慢性淋巴细胞白血病有密切关系,可相互转化。

(1)临床表现:骨髓纤维化多见于中老年,男多于女。起病缓慢,主要表现为苍白、乏力、头晕等贫血症状以及由于脾大而引起的脾区疼痛或压迫症状。还可有发热、出血和骨痛等表现。几乎所有患者都有脾大,巨脾是其特征之一。因肝静脉或门静脉血栓形成可造成门脉高压。由于肝脾肿大压迫下腔静脉可造成下肢浮肿。

(2)诊断与鉴别诊断:中年以上患者有巨脾及幼粒-幼红细胞贫血,血象检查除贫血外,外周血有少数幼红细胞,成熟红细胞大小不等伴有畸形;白细胞计数可增高,其碱性磷酸酶活性增高;血小板计数波动较大。肝、脾穿刺发现有造血现象有助于诊断。骨髓活检示纤维组织增生可考虑本病的诊断。但应与慢性髓细胞性白血病鉴别。另外应与急性白血病和其他骨髓增殖性疾病伴有骨髓纤维化相鉴别。

(3)治疗:对巨脾或脾梗死引起压迫或疼痛者;脾功亢进引起显著贫血与血小板减少,应用激素和反复输血治疗效果不佳者;出现溶血无法控制和并发食道静脉破裂出血者,应予脾切除治疗。切脾后血小板急骤增多引起血栓形成可能,应注意监测。

3. 淋巴瘤　淋巴瘤(lymphoma)是一组原发于淋巴结或淋巴组织的恶性肿瘤。临床特征为无痛性淋巴结肿大,尤以浅表淋巴结肿大显著,常伴有肝脾肿大,晚期有贫血、发热和恶病质表现。本病分为霍奇金病(Hodgkin's disease,HD)和非霍奇金淋巴瘤(non-Hodgkin's lymphoma,NHL)两大类。国外报道的发病年龄为50～70岁,男女发病比例为2～4:1。

(1)临床表现:①淋巴结肿大:无痛性、进行性淋巴结肿大为最常见的表现;②组织器官压迫症状:腹膜后淋巴结肿大常引起背痛及下肢、会阴部或阴囊水肿;③结外侵犯:口咽淋巴环、胃肠道、骨髓以及中枢神经系统较多见;④全身症状:包括发热、盗汗、食欲减退和进行性消瘦等。非霍奇金淋巴瘤浅表淋巴结肿大为双侧与多发性,全身症状相对较少,而脾脏受侵机会高,病情进展快。

(2)诊断:根据对称和多发的浅表淋巴结肿大、脾肿大及相应的全身症状可明确诊断,浅表淋巴结和脾切除可明确组织类型和分期。CT与腹腔镜外科等无创或微创手段亦可帮助诊断与分期。

(3)治疗:剖腹探查脾切除可助分期,以制定针对性的治疗方案,并可缓解发热、乏力等临床症状,解除脾亢,提升血象,增强对放化疗的耐受性。手术与放化疗可显著提高对霍奇金淋巴瘤的疗效,但非霍奇金淋巴瘤临床表现复杂,病情进展快,预后较差。

4. 遗传性球形细胞增多症　又称为先天性溶血性黄疸，家族史及外周血涂片见球型的红细胞为其特点，此病较罕见。

(1)临床表现：贫血、黄疸与脾脏肿大，病情缓慢常伴有急性发作。出现溶血危象时，血红蛋白突然下降，并有寒战、发热、呕吐、心率增快、肝、脾疼痛等表现。30%～60%的病人并发有胆石症。此病可并发下肢溃疡。

(2)诊断：该病多有家族遗传病史。临床上有不同程度的贫血、黄疸和脾肿大。实验室检查：①贫血；②网织红细胞计数(RC)，一般在5%～20%；③血片中小球形细胞增多；④红细胞渗透性试验增高；⑤酸化甘油溶解试验($AGLT_{50}$)<140s；⑥抗人球蛋白直接试验(Coombs)阴性。骨髓象：增生性贫血，红系细胞增生过多，晚幼和中幼红细胞可占所有骨髓有核细胞的25%～60%，核分裂多见。

(3)治疗：凡是确诊HS，临床有贫血及脾大，Hb在100g/L以下者，都应行脾切除术。手术后黄疸和贫血可在短期内消失，贫血可持久纠正，下肢溃疡亦可迅速愈合。因此病多并发胆石症，如条件许可一期行胆囊切除。

5. 自身免疫性溶血性贫血(auto-immune hemolytic anemia，AIHA)　属于非遗传性HA，它是因机体免疫功能紊乱，产生了能破坏自身正常红细胞的抗体所致，伴有血小板减少的病例，称Evans综合征，这种病例中人体内同时还有一种抗血小板抗体，临床上常有出血倾向。

(1)临床表现：原发性者多为女性，年龄不限；临床表现除溶血性贫血外，无典型症状，半数有脾肿大，1/3有黄疸及肝大。

(2)诊断：①近4个月内无输血或特殊药物服用史，如直接Coombs试验阳性，结合临床和实验室检查，可考虑为温抗体AIHA；②如Coombs试验阴性，但临床表现较符合，肾上腺皮质激素治疗或脾切除有效，并除外其他HA的可能，可考虑Coombs试验阴性的AIHA。

(3)治疗：脾切除为主要治疗手段，手术指征：部分温抗体型原发性AIHA适合脾切除治疗；①药物治疗无效或长期用药停药后复发者；②合并血小板减少的Evans综合征，肾上腺皮质激素治疗不满意者；③Cr同位素体表测定，红细胞主要在脾脏破坏者。

6. 再生障碍性贫血(aplastic anemia，AA)　再障是一组由于化学、物理、生物因素及不明原因所致的骨髓干细胞及造血微循环损伤，以致红髓被脂肪代替伴全血细胞减少的疾病。临床分为慢性再障(CAA)和急性再障(AAA)。

(1)临床表现：可急性发作，也可逐渐出现症状。病人有严重的贫血，皮肤和黏膜出血。突发高热、寒战并伴有全身感染中毒表现。

(2)诊断：临床表现及实验室检查，①全血细胞减少；②网织红细胞绝对值低于150×10^9/L；③骨髓象见至少有一部分骨髓细胞增生不良或减少，如增生良好，应有巨核细胞减少。

(3)治疗：CAA脾切除指征：一个或多个骨髓增生较活跃，红系不少，可合并溶血，长期内科治疗无效；^{51}Cr测红细胞或血小板寿命缩短、肝脾放射比>1∶2.5，脾脏破坏为主者。Mitchell指出，CAA选择性脾切除是有益处的，可以减轻溶血，延长血小板寿命和减少输血。AAA病例手术疗效不佳，并发症高，目前一般不作脾切除术。

其他一些血液病，如：慢性粒细胞白血病、特发性血小板减少性紫癜、免疫性血小板减少性紫癜、戈谢病(Gaucher病)、遗传性椭圆形红细胞增多症等疾病脾切除虽有一定疗效，但多见于幼儿及中青年患者，本文不一一赘述。

第五节　脾　肿　瘤

脾肿瘤分为脾良性肿瘤、脾脏原发性恶性肿瘤与脾脏转移性肿瘤。

一、脾良性肿瘤

脾良性肿瘤临床罕见，主要有脾错构瘤、脾血管瘤、脾淋巴管瘤。其中脾淋巴管瘤在脾良性肿瘤中最为常见，占 2/3，系由囊性扩张的淋巴管构成。脾良性肿瘤多为单发，大小不一，形态各异。临床症状隐匿，诊断困难。腹平片、B 超及 CT 对脾良性肿瘤的鉴别诊断有重要价值。脾良性肿瘤应与脾脏原发性恶性肿瘤、脾脏转移性肿瘤和脾囊肿相鉴别。由于脾脏良恶性肿瘤鉴别困难，多数学者主张发现肿瘤即行脾切除。脾血管瘤易发生自发性脾破裂，另有少数病例发生恶变，总体而言脾良性肿瘤预后良好。

二、脾脏原发性恶性肿瘤

病因尚不明确，曹金铎等认为脾脏在受到病毒、细菌等病原体感染后，发生非特异性免疫反应，T、B 淋巴细胞大量聚集在脾脏炎症反应区并大量增生，这种增生失控而最终发展为肿瘤。脾脏原发性恶性肿瘤主要有淋巴系统肿瘤和非淋巴网织细胞恶性肿瘤，前者为脾脏原发性恶性淋巴瘤，后者包括脾血管内皮肉瘤、淋巴管内皮肉瘤和纤维肉瘤等。

1. 脾血管内皮肉瘤　多见于中老年患者，为血管源性的恶性肿瘤，表现浸润性生长的单发或多发结节，结节紫红色，较硬，肝、脾肿大较常见。B 超影像为不均一的肿块或多发的反射区；CT 平扫中表现为脾肿大伴有多发低衰病损，高衰病损代表急性出血或含铁血红素的沉淀。若肿瘤完全侵犯脾脏，多发扩张的血管区使脾脏的 CT 影像呈斑点状表现，强化后病灶呈增强影像，而囊性部分呈低密度影像，在超声影像中表现为多发的高反射区。33%的患者在就诊时就出现脾破裂并伴有血性腹水。血管内皮肉瘤在发病早期即出现肝脏、肺、骨等远处转移与淋巴结转移，对化疗与放疗均无效，预后差。

2. 脾纤维肉瘤、梭形细胞肉瘤和恶性纤维组织细胞瘤　恶性纤维组织细胞瘤又称恶性纤维黄色肉瘤，多见于老年人，脾内肿瘤呈分叶状，质地较硬，切面灰白、灰黄或黄褐色，中央可有坏死。镜下见纤维母细胞和组织细胞有异形性，纤维母细胞呈梭形，并形成胶原纤维束，呈车辐状排列。手术切除加适当的化疗及放疗，可延长患者的生存期。

3. 脾脏原发恶性淋巴瘤　原发性脾脏恶性淋巴瘤，多见于老年人，其发病率虽不足恶性淋巴瘤的 1%，但仍是脾脏原发恶性肿瘤最高者，占脾恶性肿瘤的 2/3。脾脏原发性恶性淋巴瘤的诊断临床上较为严格，其诊断标准是：①临床上首发在左上腹部隐痛及其由于脾肿大所造成的相应的压迫症状；②未发现其他部位有受累的情况；③手术中探查肿瘤仅限于脾脏；④诊断后其他部位 6 个月不出现淋巴瘤。脾脏原发恶性淋巴瘤的临床分期采用 Ahmann 法，Ⅰ期，瘤组织完全局限于脾脏内；Ⅱ期，累及脾门淋巴结；Ⅲ期，累及肝脏或其他淋巴结。恶性淋巴瘤应积极手术并进行相应的辅助化疗，但早期诊断与早期切除仍是提高生存率的希望。

三、脾脏转移性肿瘤(MCS)

MCS 在临床上极为罕见，国内文献偶见报道，来自中国生物医学文献数据库 1949－2000 年文献仅见 38 例报道，MCS 是癌症广泛转移的晚期临床表现，常在尸检中发现，国外尸检检出率为0.3%～13%。MCS少见的解剖学基础主要在于:①脾动脉从腹主动脉分支呈锐角、脾输入淋巴管少、脾动脉曲折弯曲,从而防止癌栓的进入;②脾的节律性收缩可将癌细胞挤压出去,不利于癌细胞进入脾内和在脾内滞留、生长;③脾脏为免疫器官,其免疫监视作用和抗肿瘤免疫活性的存在阻止了癌细胞的繁殖。MCS主要通过血行转移,但淋巴道转移途径也不可忽视,国内文献报道MCS同时伴有癌广泛转移的占55.3%。MCS如果仅限于脾脏转移,可在全身综合治疗的基础上行脾切除,疗效尚可。对有广泛转移者,无手术切脾的必要,而对MCS伴有自发性破裂者应予以急诊手术。

四、脾动脉瘤

Stanley在选择性腹腔动脉造影中发现脾动脉瘤发生率为0.78%,但如伴有门静脉高压者,可高达9.1%。脾动脉中层组织及弹力纤维层的萎缩和缺损是造成脾动脉瘤形成的重要原因。门静脉高压症、动脉硬化、妊娠、脾动脉炎(全身性大动脉炎或单纯动脉炎引起动脉壁玻璃样变性,甚至纤维素性坏死,管壁脆弱)等因素与脾动脉瘤的发生密切相关。脾动脉瘤破裂发生率约为3%,一旦发生破裂,死亡率较高。

1. *临床分型* 根据瘤体发生的部位可分为三型:①远离脾门型:瘤体位于脾动脉主干,距脾脏5cm以上;②近脾门型:瘤体位于脾门处脾动脉分支上,甚至伸入脾实质;③中间型:介于上述两者之间。

2. *临床表现* 通常本病无任何临床症状。少数患者有上腹部或左上腹不适或疼痛,可向左肩背部放射。由于病变范围较小,脾位置深在,故难以触及左上腹部的波动性肿块。

3. *诊断* B超及CT扫描诊断阳性率较高。选择性腹腔动脉造影可确诊本病。X线平片有时可见到左上腹部囊性钙化影。

4. *治疗* 脾动脉瘤最危险的并发症是急性瘤体破裂引起大出血。一经明确诊断,原则上应积极手术治疗。对年龄超过60岁的老年动脉粥样硬化患者,因其动脉瘤壁已钙化,无症状,脾不大,也可暂行观察,不必急于手术。手术方法是脾动脉瘤切除或结扎术,同时尽量保留正常的脾脏。操作时不要伤及脾静脉。如瘤体与脾静脉、胰腺关系密切,则单纯结扎瘤体近、远端动脉,保留瘤体于原位。有肝硬化、门静脉高压、脾功能亢进时,可连同脾脏一并切除。急性胰腺炎、创伤或真菌感染所致的动脉瘤一旦发现应尽早手术切除。由动脉炎所致者更易破裂,亦应手术治疗。

第六节 脾 梗 死

脾梗死系由脾脏动脉突然堵塞所致,任何能引起动脉栓子形成与脱落的疾病均有可能造成脾动脉栓塞导致脾梗死。脾梗死常继发于老年人伴有的动脉粥样硬化、细菌性心内膜炎、类风湿心内膜炎、心房纤维性颤动等心血管疾病。镰状细胞性贫血、骨髓纤维化、慢性粒细胞性白血病等血液病也可导致脾梗死的发生。

1. *临床表现* 临床表现因梗死病灶的大小有所不同,小范围的脾梗死仅有低热、白细胞增高、轻微的消化道症状,多无腹痛。大灶的脾梗死可突发左上腹疼痛,向左肩背部放散,可出现持续数日的高热,病人出现乏力、食欲不振等消耗症状。

2. *诊断* 多继发于感染、心血管疾病和部分血液疾病,伴高热、左上腹痛等表现。伴发纤维性脾周围炎时,听诊可闻及脾区摩擦音。B超及CT检查可见脾脏大面积低密度病灶,诊断可明确。

3. *治疗*　脾脏梗死区萎缩纤维化，无临床表现者可不予处置，一般均以保守治疗为主。部分病人脾脏梗死区坏死液化形成脾假性囊肿，进而感染形成脾脓肿，需做脾脏切除治疗。对镰形细胞性贫血、骨髓纤维化患者，如并发脾区反复性或持续性的剧痛，可考虑行脾切除。

参考文献

[1] Lisa LK, Judy Y, Nash SR. Littoral cell angioma of the spleen: imaging features. AJR, 2000, 174: 467-469

[2] 石景森，杨毅军，韩月，等. 脾脏占位性病变，25 例外科治疗经验. 中国实用外科杂志，1999，12(9): 725-726

[3] Dachman AH, Buck JL, Krisman J, et al. primary non-hodgkin's splenic lymphoma. Clin Radiol, 1998, 53: 137-142

[4] Lam KY, Tang V. Metastatic tumorsto the spleen: a 25-year clinconpathologic study. Arch Pathol Lab Med, 2000, 124: 526-530

[5] 谭毓铨. 现代肝胆胰脾外科. 长春：吉林科学技术出版社，1992: 319

[6] 姜洪池，陈孝平. 实用肝脾外科学. 北京：科学出版社，2003: 1

[7] Trevisani F, Castelli E, Foschi FG, et al. Impaired tuftsin activity in cirrhosis: relationship with splenic function and clinical outcome. Gut, 2002, 50: 707-712

[8] 夏穗生，曹秀峰，姜洪池. 现代脾脏外科学. 2 版. 江苏：江苏科学技术出版，2000: 44-49

第三篇 胸心外科

第16章 总 论

第一节 手术前后的处理

一、老年胸外科手术病人的选择

随着年龄的增加机体各种功能均在逐渐地老化和衰老，胸外科手术对心肺功能影响明显，如胸壁损伤对呼吸功能的影响，肺手术需切除部分肺组织，食管手术损伤膈肌、移入胸腔的胃等组织占据胸腔空间。老年人的心肺功能逐渐衰减对胸外科的疾病能否安全耐受手术应当给予重视。实际上胸部恶性肿瘤约3/4不适合手术治疗，除了因为肿瘤本身进入晚期外，大部分是由于心肺功能及其他非癌性疾患所致。因此术前充分评价老年病人的生理年龄，全身状况，吸烟，职业，有否慢性疾病以及心肺功能的现状，均十分重要。但是，目前尚无确切的标准提供给胸外科医生，作为判定能否耐受手术的依据。老年人常患有心肺疾病高血压肝功能障碍以及糖尿病等均给外科治疗带来极大的困难。但是由于近年来微创等手术技术的改进，手术创伤的减少，麻醉技术的完善，监护设备的进步，呼吸机辅助治疗的有效应用，能使过去认为不能手术治疗的老年胸外科疾病，通过手术治疗，安全地度过围手术期，提高了恶性肿瘤性疾病的治愈率。因此，老年胸外科手术病人的选择标准根据手术医师的经验，医院ICU设备，监护人员的技能等会有所不同。

(一)术前肺功能评估

1. *开胸手术对呼吸功能的影响* 开胸手术后，肺部并发症是引起术后死亡的主要原因。不论术前肺功能是否正常，开胸手术后肺部发生的一系列变化，均会出现肺部功能的病理生理改变。开胸手术后首先是通气方式的改变，潮气量减少，呼吸频率增加，但每分钟通气量不减少，生理叹气(3倍的潮气量)次数减少或丧失。肺泡萎陷，肺与胸廓的顺应性下降。这些改变易引发肺不张。老年人正常肺容量增加，更易发生肺不张。肺不张可表现为片状或X线正常的微不张。呼吸道闭合造成有灌注而无通气的肺泡，产生功能性右向左分流，导致低氧血症。肺切除手术使右心压增加，可产生高压性肺水肿。

2. *吸烟患者的术前评价* 吸烟患者的术后并发症增加源于吸烟对心血管和呼吸系统的影响。老年长期吸烟患者，术后易于发生发热、痰量增多、术后肺炎发病率增高。吸烟患者的碳氧血红蛋白较高，碳氧血红蛋白浓度增加会减少血红蛋白与氧的结合量，使动脉氧含量下降，使氧合血红蛋白饱和曲线向左移动。吸烟患者的氧输送减少，使组织摄入氧增加，导致较低的混合静脉氧含量。术前具有较高碳氧血红蛋白浓度的吸烟患者，术中和术后并发症发生危险性大。心血管对尼古丁具有的剂量依赖作用，可引起体循环血管收缩、心率加快、血压升高。因此，吸烟患者术前应停止吸烟，吸烟患者的短期戒断对心血管系统有益，可使血压、心率和血液中的儿茶酚胺水平下降。术前 4～6 周戒烟能减少肺部并发症。

3. *对 COPD 患者的术前评价*　老年人常合并有 COPD，有 COPD 的患者术后易于发生肺部并发症，如肺不张、肺炎、甚至呼吸衰竭等，发病率在 53%～70%。有 COPD 同时又吸烟的患者和术前肺功能明显异常的患者，发病率更高。动脉氧分压和二氧化碳分压是非常重要的术前评价指标，术前有低氧血症，术后需吸氧的时间较长。术前有高碳酸血症的患者，术后可能需要呼吸机辅助通气。术前治疗这些高危患者包括戒烟，对有脓痰的患者应给予抗生素、支气管扩张剂治疗，雾化吸入，胸部理疗可明显减少术后肺功能不全并发症的发生率。

4. *对肺切除手术的术前评价*　老年支气管性肺癌的患者常同时合并有 COPD，两者又均与吸烟有关。而手术切除是早期肺癌唯一可能治愈的手段。术前对切除后的影响和对残余肺功能的估计是十分重要的。肺叶切除 6 个月后的患者潮气量减少 15%，全肺切除术后的患者潮气量减少 35%～40%。肺功能降低的比例通常少于预计值，提示术前肺肿瘤已经降低了受累肺的功能。肺切除后心排血量减少，周围血管阻力增加。

当老年患者肺功能低下时，如果 $FEV_1 < 2L$，或最大通气量＜50%的预计值，为了判断术后能否耐受，应对患者进行定量灌注肺扫描以估测不同部位肺的功能。可用放射性核素氙（^{133}Xe）作放射性肺量计测分侧肺功能。静脉注射溶于氯化钠的放射性核素氙，由于氙不易溶于血液，从肺毛细血管进入肺泡，通过 γ 照相，测定每侧肺的通气功能。当预计术后 FEV_1 在 0.8～1.0L 时手术后死于呼吸衰竭的确切发生率为 13%。大于 70 岁患者的手术死亡率是 15%。

肺功能检验不能预测谁将发生术后肺功能不全的并发症，但可以确定谁是高危患者。下面的指导方针是非常有用的，常提示肺切除手术风险极大，一般不能耐受手术。

(1)全肺切除患者的 FEV_1＜2 000ml，或最大通气量（MVV）＜50%，肺叶切除的患者 FEV_1＜1 500ml，或 MVV＜35%，但这并不是惟一的标准。

(2)预计术后 FEV_1＜800ml。

(3)慢性高碳酸血症，动脉二氧化碳分压＞6.0kPa(45mmHg)或运动后出现高碳酸血症。

(4)动脉低氧血症，静止动脉氧分压＜6.7kPa(50mmHg)，运动后不增加。低氧血症不是由肺病引起。

(5)肺弥散能力＜预计值的 50%。

(6)静止肺动脉压＞4.7kPa(35mmHg)。

(二)术前心血管功能的评估

1. 肺癌手术后最大的影响因素是心肌梗死、肺栓塞、肺炎、脓胸，可增加手术死亡率。这些并发症与肺功能无关。心血管疾病随着年龄的增加而增多，社会老龄化在我国也逐步成为严重问题。老年人接受胸外科手术与围手术期心血管的并发症和死亡率有明显的关系。

2. 年龄已不再是手术的禁忌证，若在术前经过详细地重要器官功能评价后，老年患者仍可以接受胸外科的手术。大连医科大学附属第一医院肺切除患者的最高年龄达 86 岁，接受食管癌切除患者的最高年龄是 85 岁。

3. 术前心血管方面的评价包括复习患者的资料、了解患者的病史、体格检查、发现患者存在的问题和准备接受的手术。进行术前心血管方面评定的目的，是确定患者心血管情况的严重性和稳定性，确定患者目前是否处在身体的最佳状态，以及患者所患疾病的状况，还包括调整药物和作必要的术前检查。术前进一步检查的项目必须实施。经过进一步的心血管状况的评定，更详细的掌握患者的心血管状况，经过调整治疗药物，改善术前患者的心血管状况，使病情稳定。根据术前的进一步检查，确定围术期的监测方法和预防心血管并发症的措施，使患者的手术危险性降至最低。

4. 心电图检查主要是为了确定患者是否患有严重的心脏疾病，包括冠心病、陈旧性心肌梗死、心绞痛、充血性心力衰竭和心律失常。当确定已有心脏疾病时，应确定疾病的严重性和稳定性以及治疗状况。进一步确定患者的心脏危险性，包括功能耐受能力，伴发的其他疾病，如隐性糖尿病、周围血管疾病、肾功能不全、慢性肺功能不全、手术的类型和并发症发生的可能性。入院心动图正常、不典型的胸痛、良性心律失常，在其他方面健康的患者可不必做进一步的检查，当怀疑有冠心病或充血性心力衰竭时，需要做进一步的检查。在心脏危险性中，最严重的是围术期心肌梗死。如出现下列情况，围术期发生心肌梗死、心力衰竭、死亡的危险性极大，一般不实施择期手术。

(1)冠状动脉疾病病情不稳定。

(2)近期心肺梗死(大于 7d，小于 30d)伴有非侵入性检查或临床症状中有心肌缺血。

(3)不稳定或严重的心绞痛。

(4)失代偿性充血性心力衰竭。

(5)严重的心律失常。

(6)高度房室传导阻滞。

(7)有症状的室性心律失常。

(8)室上性心律失常伴有未控制的室性心律。

(9)严重的膜疾病。

二、术前准备

(一)病人的思想准备

任何手术对病人和家属来说都会引起各种想法。比如考虑要不要进行手术，什么时候手术为好，手术给病人及家属带来什么影响，手术会产生什么痛苦，手术的安全性怎样，手术效果好不好，等等。对一位高龄食管癌病人而言，病人与家属的思想顾虑更多一些，这些都需要医生作细致的解释工作，让病人及家属对手术的目的、方法、效果等都有一个较正确的认识，树立信心，减少消极情绪，在治疗上予以配合，让病人在充满信心的情况下接受手术。

(二)呼吸道准备

高龄病人多伴有慢性支气管和肺实质病变，肺功能减退，加之术后咳痰无力而更易发生肺部并发症。据统计，术后肺部并发症占全部并发症的 50%，所以对高龄食管癌病人，更要重视呼吸道的术前准备和术后处理。

1. 术前尽早戒烟，应告诫病人吸烟的危害，术前绝对禁烟 2 周以上。

2. 严格的口腔卫生，每天饭后刷牙，每次不少于 3 分钟。进餐后以朵贝尔液漱口。龋齿或牙周感染者，会增加术后呼吸道、食管－胃吻合口及胸腔感染的可能，术前应请口腔科医生协助治疗。

3. 术前指导病人学会正确、有效地咳嗽和排痰。进行呼吸锻炼(包括深呼吸、腹式呼吸)。上下楼活动，增强心肺功能。

4. 对有慢性阻塞性肺疾病者，加用祛痰剂和支气管扩张剂。

5. 有呼吸道感染者，应根据痰培养结果和药物敏感试验选用敏感抗生素，用含抗生素、糜蛋白酶的药液作呼吸道雾化吸入 5～7d。

(三)食管准备

食管梗阻症状严重者，肿瘤狭窄段以上的食管常扩张，食物潴留，导致局部水肿和炎症，可于术前 3 天每晚用高渗盐水(3%盐水)或重碳酸钠作食管冲洗(将胃管插至肿瘤近端的食管腔内，经胃管用药物冲洗，并将冲洗液吸净)。梗阻不严重者，每天饭后饮水便能起到冲洗食管的作用。术前庆大霉素 8 万 U 和地塞米松 2mg，每日 2 次口服，能减轻食管黏膜局部水肿和炎症，有利于术后吻合口愈合。有蛔虫史或粪便常规检查发现蛔虫卵者，给予驱虫治疗，以防术后蛔虫钻破吻合口。邵令方等报道有 3 例吻合口瘘的病人，蛔虫自吻合口钻至胸腔导致食管-胃胸内吻合口瘘。

(四)心脏准备

对心功能不全者，应用 GIK 液(10%葡萄糖溶液 250ml 加入正规胰岛素 8～12U，加 10%氯化钾溶液 10～15ml)，静脉滴注 5～7d，并可短期内给予辅酶 A、三磷腺苷及大量维生素 C，以保护心肌和肺泡表面活性物质。术前 5 天，每天吸氧 1h，可改善心功能不全。有心肌损伤者，要重视心电图的改变。如 S-T 段降低、而 T 波呈平坦或双相，则经药物准备后方可手术。如各导联 S-T 段降低、T 波倒置、临床功能属 A 级左右的病人，经积极准备后可在心电图监护下手术。

(五)糖尿病问题

糖尿病在老年人很常见，其危险性在于：①可导致电解质紊乱并容易发生切口感染，影响切口愈合；②可能出现酮中毒和昏迷。可疑病例应作血糖耐量试验，以排除隐性糖尿病。

1. *轻度糖尿病* 临床上无症状或仅伴有轻度症状，空腹血糖＜8.34mmol/L，不需要药物治疗，对手术无绝对禁忌。

2. *中度糖尿病* 空腹血糖在 8.34～13.9mmol/L 之间的病人，手术宜慎重，必须经饮食或药物控制后，再行手术。

3. *重度糖尿病* 病人一般情况差，有消瘦症状，空腹血糖在 13.9mmol/L 以上，饮食治疗不能控制，宜用胰岛素类药物治疗，在病情稳定后再慎重考虑手术问题。

手术前反复检测血糖、尿糖，并找出两者的对应关系，以指导术中、术后根据尿糖“＋”调整胰岛素的应用。因为尿糖“＋”在不同的个体所代表的血糖值并不相同，但在同一个体中，它却表示某一固定的血糖值。麻醉时尽量避免用能刺激血糖升高的药物。术中含糖液中以 4g/U 的比例加用胰岛素。术后含糖液中以 4～6g/U 的比例用普通胰岛素，24h 补充葡萄糖 100～150g，胰岛素的用量 36～48U，这样既能满意地控制血糖，又能提供较多的热卡。每天测血糖 2 次，测尿糖 4 次。若血糖＞11.1mmol/L，则皮下追加注射胰岛素；若血糖＜7mmol/L，则减少胰岛素的用量。

重症糖尿病的处理相当复杂，最好请内科或内分泌专科医生会诊，协助处理。

(六)高血压问题

高血压并非手术禁忌症，但手术对高血压病人的影响较大，如认识不足或处理不当，可产生严重的甚至是致命的并发症，如脑血管意外、心力衰竭等。因此，外科医生对高血压病人的手术问题不可忽视。手术前应将血压控制在什么水平，则有不同的意见。有些作者报道，术前血压维持在 160/100mmHg 以上的病人，术后均未发生心血管意外。认为老年人伴有高血压时,术前并不一定作降压处理,因为这类病人常处于通气不足及缺氧的边缘,需要较高的灌注压和灌注量才能维持重要脏器(心、脑、肾等)的供血和供氧。也有作者报道,术前收缩压高于180mmHg者的脑出血发生率较正常人高3.4倍,舒张压升高者手术的危险性更大。一般认为,重度高血压病人术前需使用降压药物,但并不一定将血压降到正常范围。术前血压控制在180/100mmHg以下,手术危险性较小。已经应用降压药治疗而且处于控制状态的病人,应继续进行原来的治疗规程,直至手术当日,但如应用的降压药是可乐定(clonidine),由于骤然停药可以引起心动过速和高血压反跳,所以手术前应缓慢减药代用其他降压药。长期服用降压药的病人术后24~72h开始,可以恢复口服药物治疗程序。合并冠心病者,术前应用极化液、扩冠状动脉的药物、心肌营养药和维生素C等。

(七)贫血

贫血是一种症状,在治疗前必须找出原因,然后对病因进行处理。贫血的主要原因有造血功能异常、红细胞过度破坏、急慢性失血等。多数经红细胞计数、血红蛋白测定、血细胞比容和血液涂片检查,结合临床表现,可明确诊断。少数需经特殊实验室检查才能确诊。术前一般纠正血红蛋白在100g/L以上。

(八)改善全身状况

高龄食管癌病人,由于术前全身消耗大、进食困难,营养状况差,部分病人存在着严重贫血、低蛋白血症和水、电解质平衡紊乱。术后易出现各种并发症,恢复较慢。故在术前应纠正贫血,水、电解质失衡和低蛋白血症。对于能进食的病人,给予高热、高蛋白、高维生素饮食。有比较严重的吞咽困难的病人,给予特制的流质饮食。有严重食管梗阻的病人,根椐具体情况,给予补液,纠正水、电解质平衡紊乱。必要时给予输全血、血浆、白蛋白或给予静脉高营养治疗。

三、术后处理

1.*一般处理* 待病人完全清醒和呼吸、脉搏、血压平稳后,将病人护送回病房。搬动病人时,动作要轻缓。在最初6~12h内要密切观察呼吸、脉搏、血压,每15~30min测量一次,并认真作好记录。病人清醒后,可采取半卧位。术后经常变换体位,以利于排痰和肺的扩张。用鼻导管或鼻塞法吸氧24~48h,流量4~6L/min。

2.*呼吸道处理* 采取各种措施,协助病人咳痰,包括翻身、叩背、气管内滴药、雾化吸入等。可用手指轻压病人胸骨切迹上的气管以诱发咳嗽,或经环甲膜向气管内注入生理盐水诱发咳嗽。效果不佳者可经鼻导管吸痰,必要时床旁用纤维支气管镜在直视下吸痰或行气管切开术。出现呼吸衰竭征象者,及时应用呼吸机。

3.*胃肠减压* 食管术后常规留置胃管并连接负压吸引装置,留置胃管一定要保持通畅,通过胃管可以观察是否有活动性出血及引出胃液利于吻合口愈合。留置3~4d,有吻合口并发症者应予延长。

4.*抗生素的应用* 术后常规应用抗生素预防感染,防止并发症的发生。使用原则是早期、短时间、大剂量、联合用药。静脉给药3~7d,待体温正常后停药。如怀疑有感染者,应根据细菌培养和药物敏感试验选用抗生素。

5.*心肌的保护* 高龄食管癌病人的心搏出量、心肌氧的利用率、心肌细胞收缩力均明显下降。术后要重视心电图的监护与低血压的纠正,并给予较长时间的吸氧。术后血压应维持在手术前的90%水平,保证心、脑、肾及冠状血管的灌注量。

食管癌术后发生心律失常较为常见，术前有心血管病及心电图异常者术后心脏并发症的发生率明显高于术前无心血管疾病者。另外，食管癌病人术前长期进食困难而摄钾不足，约26.1%的病人血钾＜4mmol/L，此类病人术后心律失常的发生率明显高于血钾≥4mmol/L者。有作者发现，术后缺氧是发生心律失常的重要原因。此外，手术创伤大、手术操作刺激及迷走神经切断造成交感神经张力的增高与术后心律失常有直接关系。

6.水和电解质平衡　老年人体液总量随着年龄的增长而逐渐缩减，老年男性平均体液总量占体重的52%，女性为42%。体瘦的老年人体内含有较多的水分而能较好地耐受急性水、电解质的丢失，但由于脂肪含量少，其对慢性消耗性病的耐受性差。老年人有细胞内蛋白质含量减少的趋势，当伴有慢性心、肺疾病及营养不良者，细胞内渗透压更为降低。机体为了维持一定的渗透压而缩减细胞内液容量。细胞内脱水状态反过来引起抗利尿激素的增加，产生水潴留的倾向，引起细胞外液的扩张。后者又将引起近端肾小管减少对钠的重吸收，使尿中继续失钠，结果造成细胞外液量接近正常而呈低钠状态，但临床上并无钠缺乏的症状。故老年人对钠的丢失的耐受性降低，小量钠丢失即可能迅速引起严重的低钠血症，须及早加以注意和预防。

老年人的酸碱平衡的调节能力较年轻人差，随着年龄的增长，单位时间内二氧化碳排出量逐渐减少。一般估计老年人二氧化碳排出量仅及年轻人的一半，所以老年人肺泡内二氧化碳分压增高，而动脉血氧饱和度下降。由于上述原因，许多老年人有潜在的酸中毒，但由于机体的代偿作用，血液 pH 可无改变。老年人由于肾单位减少，肾血流量降低，因而肾小球滤过率也下降，氢离子的排泌受阻。所以老年人的血 pH 虽仍能保持在正常范围内，但已处于酸中毒的边缘，当出现额外的生理或病理负担时，容易出现代偿不全。

老年人的皮肤比较干燥、粗糙，弹性减退及毛细血管相对减少，通过皮肤非显性蒸发而丧失的水量相当于年轻人的1/2～2/3。因而按年轻人的每日不显性失水量补充水分可能过多。温暖的手足表示循环量足够。如果病人的手下垂超过4～5s检查手背静脉不见充盈，常常表示循环量缩减；相反，病人手上抬4～5秒检查手背静脉不萎陷，则表示循环量增加。尿量可以准确地反映体内水平衡的情况。尿量每小时40～60ml者为正常，表示肾脏能适应轻度的补液过量或轻度脱水，尿量每小时＜30ml者应考虑容量不足或肾功能不全。

老年病人常合并细胞外液和血容量减少，术前应尽可能纠正水和电解质的失衡。由于肾脏不能保存钾，对钾的补充更应注意。缺钾对老年人的危害较对年轻人为大。凡术前有失水或进食少者，每日可补充钾1～3g。如不能进食，则在手术日或术后数日内也应补充钾。

四、胸外科患者的术后监护

胸外科手术对正常循环、呼吸生理状态有一定的影响，术后早期各系统、器官的代偿能力不稳定，老年人的代偿能力差，病情变化迅速，倘有疏忽便可导致严重的并发症，甚至危及生命。因此，胸外科医师应当铭记，手术成功不等于疾病治疗的结束。充分有效的术后监护，对胸外科手术后老年患者的循环和呼吸状态进行监测，及时发现和处理并发症，对患者的康复和减少并发症、降低死亡率至关重要。术后监护应由经验丰富的医护人员完成。让各脏器处于良好的生理状态，安全渡过术后病情不稳定期，使患者顺利康复。

（一）常规监测

普通胸外科术后患者一般在手术室内拔除气管插管，拔管前应注意吸痰。如果患者没有完全清醒或呼吸功能不全、循环功能状态不稳定时，离开手术室时应保留气管插管，并追加一定量的麻醉药物，以免患者不耐受气管内插管、躁动、屏气，从而加重呼吸、循环的不稳定状态。

患者进入监护后，医护人员要注意以下几点。

(1)保证呼吸道通畅，有效给氧，保留气管插管者接呼吸机辅助通气。

(2)立即建立各种重要生命体征的监测。包括：心电图，动脉血压，外周血氧饱和度测定，危重患者还应监测中心静脉压，反映心脏前负荷和血容量情况。

(3)连接好各引流管：胸腔闭式引流管、心包、纵隔引流，导尿管，胃管等，记录各引流管的单位时间引流量，并保持引流管的通畅、有效。

(4)注意患者神志是否清楚，瞳孔对光反射情况，了解皮肤有无电灼伤、压伤，观察呼吸频率和幅度，注意听诊双肺呼吸音的改变，记录体温，观察末梢循环情况。

(5)根据病情调整体位，一般患者取仰卧位，床头抬高 30°，以利呼吸和引流。

(二)呼吸功能监测和呼吸道管理

1. 呼吸功能监测　基本呼吸功能监测包括呼吸频率和幅度、皮肤黏膜色泽、肺部听诊情况、外周血氧饱和度、血气分析以及胸片。

全麻下开胸手术影响了胸廓呼吸运动的机械动力。术中对肺组织的挤压揉搓降低了肺的顺应性，易造成小气道关闭及通气-血流灌注比值(V/Q)不匹配，影响了通气储备及气体交换。另外，麻醉药物的残留效力、呼吸道分泌物的增多、肺膨胀不全、液体量过多、心功能不全以及原发肺部疾患、部分肺叶的切除都在一定程度上影响了患者的呼吸功能。

观察患者的呼吸频率及呼吸幅度，有无呼吸困难和发绀症状，如有鼻窦扇动、点头或抬肩呼吸、呼吸"三凹征"等症状，则应迅速找出原因，及时纠正。

2. 呼吸管理　术后呼吸道管理最重要的就是维持满意的通气和氧合。早期拔除气管插管可以避免呼吸道感染，减少镇静剂使用量。应用地塞米松及气管扩张剂防止声门水肿及气管支气管痉挛。患者应积极进行呼吸物理治疗，如湿化吸氧、间断雾化吸入等，经常坐起或翻身拍背，促进咳嗽和排痰。对咳嗽无力而肺内痰鸣音明显的患者，应间断经鼻气管内吸痰，必要时行纤维支气管镜吸痰，防治肺不张和肺内感染。当机体不能摄入足够的氧以供代谢需要及代谢后所产生的二氧化碳不能排出体外时，应考虑使用呼吸机机械通气治疗。

3. 呼吸机的应用

(1)应用呼吸机的指征及禁忌证：当患者因麻醉用药、肌松剂、手术打击、肺功能不全等因素造成自主呼吸不能满足机体供氧以及二氧化碳的排出时，需要应用呼吸机辅助呼吸，呼吸机应用指征包括：①自主呼吸频率大于正常的 3 倍或小于正常的 1/3 者；②自主潮气量小于正常 1/3 者；③$PaO_2<7.8kPa(60mmHg)$；④$PaCO_2>6.5kPa(50mmHg)$(慢性阻塞性肺病除外)，且有继续升高趋势，或出现精神症状者。

(2)常用的呼吸机辅助方式

①容量控制通气(CMV)：主要应用于无自主呼吸或自主呼吸很微弱的患者。

②同步间歇指令性通气(SIMV)：在患者自主呼吸的同时，间断给予机械通气，即自主呼吸＋CMV。

③压力支持通气(PSV)：此方式下，患者完全自主呼吸，呼吸频率和吸气、呼气比率由患者决定。多用于呼吸肌功能减弱者，可减少患者呼吸做功，有利于呼吸肌疲劳的恢复。

④SIMV＋PSV

PEEP：吸气由患者自发或呼吸机产生，而呼气终末借助于装在呼气端的限制气流活瓣等装置，使呼吸道压力高于大气压。有利于小气道开放、加强氧气吸入和二氧化碳排出，并利于肺水肿的消退。

CPAP:长时间应用CPAP,会使呼气阻力增加,患者会产生疲劳。

(3)呼吸机监测:注意患者是否耐受插管,有无人机对抗,查明原因,予以相应处理。对于烦躁、疼痛、精神紧张引起的对抗,可予以镇静止痛剂。对于自主呼吸频率过快,潮气量小,不能配合治疗的患者,可给予呼吸抑制药(如芬太尼),必要时给予非去极化肌松药,以停止自主呼吸。打掉自主呼吸后,应相应增加SIMV通气次数,以保证每分通气量,防止通气不足。

机械通气过程中,最重要的呼吸监测指标是血气分析,至少应包括pH、PaO_2、$PaCO_2$、碱剩余(BE)等指标。对于应用呼吸机初期及危重患者呼吸机参数调整后,应每30～60min查一次血气。

(4)呼吸机的撤离:呼吸机撤离的指征包括:神志清楚,一般情况良好,无气胸、肺不张、胸腔积液,无出血,水电酸碱平衡正常,Hb>100g/L循环稳定,停用升压药、正性肌力药或用量很小,末稍循环良好;肌力>4级;呼吸功能明显改善,$FiO_2<40\%$,PEEP<0.4kPa(4mmHg),血气分析在一段时间内稳定良好,降低机械通气量,患者能自主代偿。

4. *血气分析* 血气分析是重症监护及呼吸机应用过程中重要的监测指标。通过血气分析可以做到以下几点:①判断血液的氧合状态,指导呼吸机的合理调节;②判断机体的酸碱平衡情况;③与呼吸监测结合判断气体交换情况。血气分析项目繁多,总而言之:pH值反应酸碱度;$PaCO_2$表示呼吸性指标;BE提示代谢性因素;PaO_2反映氧合状态。

(三)循环系统监测和并发症处理

普通胸科手术后常规连接心电图,通过对心电图的观察,可以:①持续监测患者的心率和心律,及时发现心律失常;②早期发现心肌缺血改变,预防围术期心肌梗死。

1. *心律失常及其处理* 高龄患者常合并高血压冠心病或慢性肺部疾病,由于水、电解质的改变和药物的影响,以及手术中心包切开、行肺叶切除等操作,使得胸外科术后患者心律失常发生率高,有报道达20%～50%。常见心律失常包括:

(1)窦性或室上性心动过速:多由于疼痛、发热、贫血、低血容量、低氧血症及迷走神经损伤等因素所致。处理常用药物:血钾正常时可考虑予西地兰0.4mg静脉注射,必要时2h后可以重复,成人1d用量不超过0.8mg;血压稳定时可予普罗帕酮70mg或维拉帕米5mg,缓慢静脉注射,顽固性室上性心动过速而血压正常者,服用阿替洛尔12.5～25.0mg,常能收到良好的效果。

(2)心房纤颤(简称房颤)、心房扑动、P波消失、并为F波或f波代替。治疗主要是控制心室律,可使用洋地黄类药物。近期房颤患者应行心脏彩超检查,监测有无心房血栓形成,必要时予抗凝治疗。

(3)频发室性期前收缩:由于低血钾、低氧血症及洋地黄中毒所致。频发室性期前收缩(每分钟5次以上),易发生室性心动过速或心室纤颤,需立即治疗。利多卡因1～2mg静脉注射。无效时30min可重复。心律恢复后,利多卡因400mg加入500ml液体持续静脉滴注。可以口服给药者,予胺碘酮200mg,1d 3次,1周后改为200mg,1d 2次维持。

(4)心脏停搏:包括心室纤颤、心室停搏或心室缓慢自身节律以及心脏电与机械活动分离等。高龄合并器质性心脏病患者,严重的低氧血症及二氧化碳蓄积,严重的酸中毒及电解质紊乱,围术期心肌梗死等均可导致心脏停搏和患者意识丧失、呼吸停止、心音消失、血压脉搏测不到、瞳孔散大、外周发绀等,是最严重、最危险的心律失常。导致心脏排血功能丧失,组织严重缺氧而致细胞新陈代谢停止,必须立即进行抢救。心肺复苏包括:人工呼吸和保持呼吸道通畅;心脏按压重建人工循环;电击除颤,恢复室上性心律;迅速建立静脉通路,保证抢救药物的使用。急救药物包括:多巴胺、阿托品、肾上腺素、多巴酚丁胺、利多卡因、碳酸氢钠、地塞米松等。

2. *围术期心肌梗死*　对于合并器质性心脏病的高龄患者,应注意围术期心肌梗死的监测和预防。患者诉有心前区疼痛不适发作,在除外胸部伤口疼痛的可能性以后,心电图监测显示ST段下移是心肌缺血的表现。应行全导联心电图检查。ST段的抬高,T波倒置以及异常Q波的出现提示围术期心肌梗死的可能。

心肌梗死的处理,首先予镇静、止痛,使患者安静,充分地休息。适量吸氧。特殊治疗包括扩冠、抗凝、控制心率等,在外科无活跃出血的情况下,早期可联系内科溶栓治疗。

(四)引流管和术后出血的监测

1. 引流管监测:胸科手术后心包纵隔引流管以及胸腔引流管应行闭式引流,引流管密闭于水面下2cm,引流胸腔内残存的气体和液体,促进肺的膨胀。术后监护中应经常观察水封瓶玻璃管中的水柱波动情况,水柱波动情况间接反映了患者的呼吸幅度和胸腔残腔的大小。患者因术后伤口疼痛而呼吸较浅时,水柱波动小;如果水柱波动消失,患侧呼吸音减弱或出现皮下气肿时,应检查引流管位置是否合适,是否扭曲、压迫、折叠、松动或堵塞,并立即做出相应处理;水柱波动巨大,提示有残腔过大或肺不张的情况存在,应加强吸痰和膨肺治疗;如果引流管不断有气泡排出,可能是手术本身所致漏气,应视其程度予以纠正。

2. 术后出血监测:倘血性胸腔积液较多,应注意保持胸管通畅,并计算每小时胸液引流量,严密观察血压和脉搏的变化,同时予以止血药。肺动静脉结扎线脱落引起大出血而致休克,虽偶有立即剖胸抢救成功者,但多数因救治不及时而死亡。血性胸液1h超过800ml;血性胸腔积液1h超过400ml,且连续2h无减少;血性胸液1h超过150ml,且连续5h无减少趋势;或虽经大量输血而休克征象无明显改善;或估计胸内有大量积血者,应考虑立即再开胸止血,对于再次开胸止血要积极而果断。

3. 全肺切除术后患者的胸腔闭式引流管应夹闭以减少纵隔摆动,术后2、4h及次日早晨定期开放,以观察引流渗血情况。拔除胸腔引流管的指征:24h内无气泡溢出,引流量在70ml以下,经X线胸片检查肺膨胀良好,无积气积液者,即可拔除引流管。全肺切除术后视引流液多少决定是否拔除引流,如胸液少且呈淡色血清样,术后24～48h即可拔除引流管。

五、高龄危重病人的术后监测

对于高龄食管癌病人运用必要的仪器监测和实验室检查可以使临床医生科学和正确地判断病人的实时病情,使临床医生能准确而非盲目地判断和处理。

(一)心电监测

术后心电监测可准确鉴别各种心律失常,连续观察心率和心律的变化,及时了解有无心肌缺血、缺氧及其程度和发展的过程。常用标Ⅱ导联,其导程所连轴线方向与心电图相一致,P波易于显示,对心律失常及心搏骤停的监测较为实用。

(二)无创(指套式)血氧饱和度的连续监测

血氧饱和度是血液中氧合血红蛋白与有功能的血红蛋白的比率,反映血红蛋白与氧结合的程度和机体的氧合状态。正常动脉血氧饱和度为95%～98%,静脉血氧饱和度为70%～75%。若病人出现严重低氧血症,其PaO_2＜60mmHg,仅靠临床观察病人口唇、甲床,并不能识别,故术后连续监测血氧饱和度,可早期发现由各种因素引起的低氧血症,便于及时处理。

(三)中心静脉压(CVP)的监测

中心静脉压可以直接反映静脉回心血量,间接反映右心功能和血容量,正常值为 4～12cmH_2O,临床上常根据其变化来估计血流动力学状况。中心静脉压的高低,取决于多种因素,其中以静脉回流与右心排血量之间的平衡关系最重要,术后连续监测比单次测量更有意义。食管患者绝大多数术后需要禁食水,主要靠静脉营养维持。可以根据中心静脉压及动脉压,判断血容量是否充足、肺循环阻力高低、心功能情况,来确定补液的量、速度,是否应用增强心肌收缩力和血管扩张药,当血压下降,中心静脉压正常,血容量判断有困难,可进行补液试验,再决定是否继续扩容。

影响中心静脉压的因素有:

1. *病理因素* CVP 升高见于右心及左右心室心力衰竭、房颤、肺梗死、支气管痉挛、输血补液过量或过快、纵隔压迫、张力性气胸、血胸、心包填塞、腹内压增高等。

CVP 降低的原因有失血和脱水引起的低血容量以及周围血管扩张,如神经性和过敏性休克等。

2. *神经体液因素* 交感神经兴奋,儿茶酚胺、血管升压素、肾素和醛固酮等分泌增加,血管张力增加,使 CVP 升高。相反,某些扩血管活性物质使血管张力减小,容量相对不足,CVP 下降。

3. *其他因素* 缺氧和肺血管收缩,气管插管和气管切开,病人挣扎和躁动,控制呼吸时胸内压增高等因素可使 CVP 升高。

(四)血气分析监测

术后为了解病人的通气情况和酸碱平衡,常以动脉血气分析作为重要的监测项目。

1. *酸碱度(pH)* 正常动脉血的酸碱度为 7.35～7.45,若 pH 值<6.9 或>7.8 时对生命就有严重影响。若 pH 值在正常范围,应认为酸碱处于平衡状态,即无酸碱平衡失调或虽有失调但已代偿;或 pH 异常,应判断是酸中毒还是碱中毒,pH<7.35 为酸中毒,pH>7.45 为碱中毒。

2. *动脉血氧分压(PaO_2)* 系溶解在血浆中的氧分子所产生的压力,是反映动脉血氧合程度的指标,但不能说明动脉血的氧含量。其正常值为 80～100mmHg(静脉血为 35～40mmHg),并且随年龄的增长而逐渐下降,其与年龄的关系为:PaO_2=100－年龄/3。PaO_2<65mmHg 为严重低氧血症,PaO_2<60mmHg 则可诊断为呼吸功能衰竭。PaO_2 可经动脉穿刺或置管间断采血测定,亦可于动脉内安置化学电极进行连续监测。PaO_2 降低常见的原因是:①FiO_2 过低;②肺泡通气量不足;③A-aDO_2 增大(肺内分流增加、弥散障碍或通气/血流比值失调)。若吸入高浓度氧仍不能提高 PaO_2,提示病情严重。PaO_2 降低,组织细胞缺氧,无氧代谢产物乳酸等增多,能引起酸碱平衡失调。而 PaO_2 过高,提示 FiO_2 过高。

3. *动脉血二氧化碳分压($PaCO_2$)* 系指溶解在血浆中的二氧化碳气体的分子所产生的压力。正常值为 35～45mmHg,直接反映病人的通气情况,同时也是判断呼吸性酸碱平衡的重要指标。$PaCO_2$<35mmHg,提示通气过度,有呼吸性碱中毒;若 $PaCO_2$>45mmHg,提示通气不足,有呼吸性酸中毒。

4. *碳酸氢根离子(HCO_3^-)* 是全身最大而又重要的酸碱缓冲物质,正常值为 27mmol/L,低值提示酸中毒,高值提示碱中毒。在判断酸碱失衡时,若要进一步分清其性质,即代谢性抑或呼吸性酸碱失衡,须在参照 pH 值的基础上,结合 $PaCO_2$ 和 HCO_3^- 进行判断,若 pH 及 $PaCO_2$ 都不正常,为呼吸性酸碱失衡;而 pH 及 HCO_3^- 都不正常,则可诊断为代谢性酸碱失衡。

5. 肺泡-动脉血氧分压差(A-aDO$_2$) 是判断肺换气功能的重要指标,正常值范围为15~20mmHg,此值随着年龄的增长而增长。70岁以上老年人,可增至30mmHg,超过此界限,则反映肺的弥散功能障碍。导致A-aDO$_2$增加的原因有:肺泡弥散障碍,生理分流量增加或病理性左向右分流,通气/血流比值严重失调等。当肺通气功能不全或缺氧时,尽管PaO$_2$可下降,但A-aDO$_2$可无明显改变。因此,A-aDO$_2$是鉴别通气性呼吸衰竭和换气性呼吸衰竭的一个重要指标。

6. 动脉血氧饱和度(SaO$_2$) 能反映血红蛋白与氧的亲和力。当病人出现碱中毒、低碳酸血症等情况,氧与血红蛋白亲和力增加,输送至组织的氧量就减少。反之,有酸血症与高碳酸血症的病人,氧与血红蛋白的亲和力减低,输送至末梢组织的氧量可以增多,但若血氧饱和度显著减低时,组织氧饱和同样会减少。

7. 碱剩余(BE) 指在37℃氧合全血、PaCO$_2$平衡至40mmHg条件下,将全血的pH滴定到7.40所需要的酸或碱量。正值升高,说明碱储血增多;负值增高,说明碱储备减少。

(五)尿量监测

尿是判断心脏功能、肾功能和体内水分的重要标志。留置导尿管后,注意观察尿量、颜色、比重和酸碱度,术后每小时测量1次。尿色深黄而逐渐少时表明尿少,应找出原因视不同情况处理。

六、手术并发症的处理

胸腔镜手术创伤小,术后并发症低于同类疾病的开胸手术。但作为一种新技术,尤其是在最初的临床应用阶段,发生手术合并症的机会可能多些。Strasberg等将内腔镜手术并发症分为:直接(如套管损伤)和间接(如心梗)两大类。Locicero等将胸腔镜手术并发症分为术中和术后两大类。有人根据内腔镜手术并发症的严重程度,将其分为4级(表16-1)。这些分类、分级方法对并发症性质的判断和危险性的估计有一定的帮助。

表16-1 内腔镜手术并发症分级

分级	概念
Ⅰ	没有生命危险,不需药物治疗,住院时间不超过该类手术平均住院的2倍
Ⅱa	只需密切观察病情
Ⅱb	有潜在生命危险,需药物治疗或全胃肠外营养或输血
Ⅲ	有潜在危险,需治疗性内镜操作或再手术
Ⅳ	有后遗症或持久性失去劳动能力,或存在致命性疾病的客观指标死亡

(一)麻醉并发症

由于现代胸腔镜手术需要双腔支气管插管、单肺通气,其麻醉并发症较普通手术相对偏高,且多数并发症系术中单肺通气所致。在气管插管时,若双腔管较细,则易插入支气管深部,气囊充气时易损伤支气管,造成支气管膜部撕裂等并发症。所以麻醉中应根据患者的身高、性别等选用合适型号的双腔管,根据气囊压力充入适量气体。插管后用支气管镜检查插管位置能确保插管质量和避免上述并发症。另外长时间单肺通气可能产生复张性肺水肿,选用开放性胸壁套管和间断双肺通气,可避免这种并发症的发生。一旦发生复张性肺水肿,可参照内科急性肺水肿的处理方法治疗。单肺通气还能导致一系列心肺血流动力学变化和低氧血症等并发症,详见第4章。

【胸内充气的并发症】 胸腔镜手术与腹腔镜手术的最大技术差异就是一般不用向胸腔充入CO_2气体。但在有些情况下,向胸内充入适量CO_2气体会有助患肺的萎陷和手术操作。由于正常人体血流动力学的稳定有赖胸内负压,向胸内正压充入大量CO_2气体会导致一系列生理变化及严重的合并症。比如,在正压下胸内CO_2气体可通过受损的肺静脉进入血液造成高碳酸血症或CO_2气栓引起致命的心、脑后遗症;胸内正压还会导致血压、心律的变化和纵隔移位等。所以在胸腔镜手术中一般不要充CO_2气体。若必须充CO_2气体时,要低流量缓慢充气,充气压力低于1.33kPa(10mmHg),流量小于1.5L/min,并密切观察患者血流动力学变化、血氧饱和度等。一旦发生充气所致的并发症,应立即排出积气,减少胸内压力,然后对症处理。

(三)手术操作并发症

1. *放置套管的并发症* 在胸腔镜手术中,套管所致并发症比较常见。常见并发症有套管刺伤肺实质或胸内其他脏器,套管放在胸膜外,套管损伤肋间神经、动脉、静脉等。

套管损伤肺实质常发生在肺与胸壁紧密粘连时或放管时用力过猛,套管被推入胸腔深部。这种肺损伤可能有较严重的出血或漏气,必须先予以处理方能进行胸腔镜手术。若套管位置过低,可能放在膈肌下,这样会刺伤肝、脾等腹腔器官引起较严重并发症,这种情况尤其易发生在小儿患者。套管位置不合适或用力过大还可能损伤主动脉、心脏等胸内重要器官,引起致命并发症。所以术前要根据病变部位、手术种类和胸部X线结果,以及侧卧位时膈肌可能的抬高程度等因素,设计胸壁套管。放置套管前先用手指检查切口处胸腔情况或可避免发生上述并发症。

肋间神经、血管损伤是由于不正确地放套管操作所致神经损伤,会引起术后疼痛和感觉迟钝。放置胸壁套管的直径不要大于15mm,以避免增加神经损伤、肋间动脉和乳内动脉的损伤机会。若手术结束后尚未发现或有效处理则会发生威胁生命的大出血,有时套管切口出血不易定位,处理较费时,可从切口中放入Foley导尿管,气囊充气后从切口加压外拉并固定,用气囊压迫暂时止血,待手术结束前再仔细处理出血,一般不需中转开胸止血。一旦出现严重的无法用胸腔镜处理的出血,则应毫不犹豫地开胸手术止血。

2. *器械损伤* 手术器械使用不当或损坏也是较常见的并发症。术中器械破碎不但影响手术,而且可能在胸内残留器械碎片。已有一次性或永久性胸腔镜手术器械术中破碎的报道。一旦发生类似情况,手术结束前摄胸片检查有无胸内残留器械碎片是值得推崇的做法。内腔镜缝合切开器(Endo-GIA)使用不当或超限度使用,易造成钉合不全、创面出血或切割欠佳等并发症,一定要按说明要求使用。出现创面缝合欠佳等并发症时,应及时补用一个好内腔镜缝合切开器,将创面修补好。

肺组织较脆,不宜使用较锐的器械或用力牵拉。一旦肺组织因器械使用不当出血、漏气应及时处理,检查有无漏气最好的方法就是水泡试验。

在胸腔镜手术中,最好不要选用直径较大套管或器械,如15mm套管或直径大于15mm的器械等,这些直径较大的器械会压迫肋间神经引起术后疼痛和感觉迟钝等并发症。

3. *胸腔感染* 无菌性或可疑污染的胸腔镜手术一般不会发生术后胸腔感染。术后感染的常见原因有:胸内感染灶切除术时防护不够,手术器械消毒不严以及术中无菌操作不合格等。其中最多见的原因是内镜器械有污染。所以,在胸腔镜手术中,一定要像常规开胸手术一样,认真对待器械消毒和无菌操作。一定要注意一台器械连续手术的间隙器械消毒处理。一旦发生胸腔感染,要像处理普通脓胸一样进行有效的脓胸引流选用敏感抗生素,加强支持疗法。必要时可于急性脓胸期再次胸腔镜手术清除胸内积脓和沉积的纤维膜，放置胸腔冲洗管。

参考文献

[1] 刘会平.胸腔镜手术临床使用与技巧.台北：合记图书出版社，1997：60-64

[2] 陈鸿义，王俊.现代胸腔镜外科学.北京：人民卫生出版社，1997：13-68

[3] 王俊，等.322例胸部疾病胸腔镜手术的回顾性分析.中华医学杂志，1999，79(8)：589-591

[4] Robert J McKenna.肺癌微创治疗新技术现状.中国癌症杂志，2005，15(3)：209-212

[5] Santambrogio L Cioffi De Simone M，et al. Video-assisted sleeve lobectomy formucoepidermoid carcinoma of the left lowerlobar bronchus a case 2port[comment][J]. Chest，2002，121(2)：635-636

[6] 方丹青，等.胸腔镜手术危险因素分析及并发症防治.中国内镜杂志，2005，12(3)：278-282

第二节 胸腔镜手术

由于解剖学的原因内腔镜手术所具有的微创特性在胸部外科手术中更为突出，所以胸腔镜手术更易为广大胸外科医生和患者所接受。另外，由于胸腔镜手术后对呼吸及循环功能影响较小，以往因心肺功能不良而不适合行胸部手术的患者尤其老年患者获得了手术治疗的机会，从而扩大了胸部手术适应证的范围。当然，胸腔镜手术并非适用于所有患者，尤其手术过程中，对呼吸和循环系统的干扰仍然是值得重视的。因此，术前对患者进行全面的检查和客观的分析，严格掌握手术适应证，乃是胸腔镜手术成败的关键。但是，胸腔镜的手术指征和手术禁忌是相对的。它与术者的手技与经验有关。对于初学者可能是禁忌证，对于有经验的术者就不一定是手术禁忌证。

(一)病例的选择

与开胸手术相比，胸腔镜手术对患者的生理干扰小，对有些胸部疾病的手术适应证有所扩大，但是由于胸腔镜手术操作的特殊性以及对麻醉方式的特殊要求，胸腔镜手术的病例选择更应慎重。为了减少术中、术后并发症的发生，达到预期的治疗效果，术前应对患者进行如下的估价。

1. *一般情况的评估* 指对全身一般状况的评估，包括患者精神状态、体力了解，伴随疾病以及同手术的相互影响，如肝肾功能、是否有糖尿病以及凝血功能有无障碍等以判断患者对胸部手术的耐受性。

2. *呼吸系统* 在标准开胸手术中，由于胸壁肌肉的切开和肋骨的牵拉或断裂，造成手术后严重的胸痛和肌肉僵直，瘢痕的形成，不同程度地影响了患者术后的呼吸功能。这些影响在术前已有慢性阻塞性肺疾病或肺间质纤维化，并且肺功能明显异常的老年患者显得更为突出。更甚者不能耐受开胸手术。胸腔镜手术很大程度地避免了这些生理干扰，减少了由于胸部疼痛所造成的术后并发症。因而在肺功能不良的患者也有相对较好的耐受性。但是，胸腔镜手术中需要萎陷患侧肺组织，进行健侧单肺通气，所以患者呼吸功能能否耐受术中单肺通气仍是选择病时需要认真考虑的问题。按照Mountain的报道，将肺功能分为三级：

第一级：第1秒呼气量$FEV_1 \geqslant 2.5L$或85％预计值。

第二级：介于一、三级之间。

第三级：第1秒呼气量FEV＜1L。

肺功能三级的患者,需要慎重考虑胸腔镜手术。

3. 循环系统　由于麻醉对循环系统影响较大,对有严重心脏疾患的病变,选择胸腔镜手术应慎重。如有以下情况,应推迟手术或经内科治疗病情控制后再酌情考虑手术。

(1)近 3 个月内发生急性心肌梗死者。

(2)近期内有严重的心绞痛发作者。

(3)全心衰竭伴心脏明显扩大,心功能Ⅲ级者。

(4)有严重的室性心律紊乱者。

4. 合并严重传染性疾病者　如病毒性肝炎、艾滋病毒携带者,因为多数内腔镜摄像系统不能高温消毒杀灭病毒,目前尚无可靠的消毒方法,在不具备对这些患者提供专用设备的医院,应暂列为手术禁忌。

5. 其他　如既往有手术感染性胸膜疾病,考虑有严重的胸膜粘连;各种原因所致的气管、支气管严重畸形,无法行双腔管气管插管或单侧支气管插管者,均应视为胸腔镜手术禁忌证。

(二)手术适应证

1. 诊断性胸腔镜手术　早期胸腔镜仅作为胸膜疾病的诊断方法应用于临床。但由于当时是在局麻下进行操作,以及视野小,光源弱,不能很好地观察胸膜腔内的病变,所以没有能够在临床广泛开展。电视胸腔镜的问世向胸外科医生提供了良好的光源和视野,使胸内器官清晰地显示在电视屏幕上。给观察病变,切取活组织等手术操作提供了良好的手术视野。诊断范围也由早期的胸膜扩大到肺脏、纵隔、食管、心包等组织器官。

2. 胸膜疾病的诊断

(1)胸腔积液:不明原因的胸腔积液的诊断一直是困扰内科医生的一个临床问题。因为大量胸腔积液,胸部 X 线检查无法确定胸膜疾病的部位,而使胸膜穿刺活检具有一定的盲目性,导致阳性检出率不高,胸液标本的细菌学或细胞学检查也常因缺乏特异性而使诊断失败。胸腔镜手术可以在获得大量胸液标本的同时,直接观察胸膜病变的性质和范围,并且可以切除部分或全部胸膜病变送病理检查,显著地提高了胸腔积液的诊断率。另外,在肺癌患者,如果合并胸腔积液,术前不能确诊有无胸膜转移,开胸手术前,可以先通过胸腔镜进行探查,避免了盲目开胸所造成的不必要的手术创伤。

(2)胸膜占位性病变:胸膜占位性病变不伴有胸腔积液的患者,虽然胸部 X 线检查可以明确病变部位及形态,但无法确定病变性质。有时胸膜穿刺活检因切取组织太少而诊断失败。胸腔镜手术在直接观察病变的同时切取足够的组织标本,可获得准确的组织病理学诊断,这在怀疑胸膜间皮瘤患者确认中显得更为重要。

3. 肺部疾病的诊断　随着手术技术的改进和新一代组织缝合切割器械的出现,胸腔镜手术已经成为弥漫性实质性肺病症的最为安全可靠的诊断方法。对于弥漫性肺病变的患者,因为病变严重地损害了肺功能;开胸肺活检具有一定的危险性,围术期合并症发生率很高,甚至造成患者死亡。胸腔镜手术创伤轻,若使用腔镜组织自动缝合切开器,可以在非常短的时间内完成手术操作,增加了手术安全性,使术后合并症明显下降。我们报道用自制简易腔镜打结器结扎切取肺组织活检的方法简单易行,可以获得同样的诊断效果。

肺表面结节性病变,胸腔镜可以直接观察病灶,并且可以用激光、电刀或内腔镜组织自缝合切开器切除送检,获得明确的诊断。

肺内转移性肿瘤,常见于绒毛膜上皮癌、乳癌、结肠癌及骨肉瘤的患者,一般为多发性。胸腔镜手术可以做出明确诊断。如为孤立性转移灶,适当范围的局部切也可以取得较好的治疗效果而避免开胸手术。

胸腔镜手术非常适合位于肺表面，特别是叶裂边缘病灶的诊断性切除，当病灶位于肺组织深部或病灶表现为浸润性病变而没有形成明确的肿块时，术中不易探及。可以于术前在CT或X线引导下将一根金属导线刺入病灶中心，术中可以沿金属导线发现病灶，并且以刺入肺组织的导线为中心切除病变肺组织，增加肺组织活检的准确性，提高诊断率。

4. 恶性肿瘤的分期 胸腔镜也是胸部肿瘤分期的可靠方法之一。以往纵隔镜被认为是肺癌术前分期的金标准，而在一些医院常应用。然而纵隔镜不能全面地反映纵隔淋巴转移范围。例如隆突下淋巴结，主肺动脉窗淋巴结及主动脉旁淋巴结等，纵隔镜常难以发现。胸腔镜手术是纵隔淋巴活检的极好途径。另外，通过胸腔镜还可以观察肺癌或食管癌向邻近纵隔器官或胸壁扩散的情况。判断肿瘤切除的可能性，避免不必要的开胸探查。

5. 纵隔肿瘤的诊断 虽然许多纵隔肿瘤在开胸手术同时获得诊断和切除，但在某些情况下术前胸腔镜探查是必要的，便于判断肿瘤与周围组织器官的关系，能否手术切除等。胸腔镜的探查可以减少开胸探查率。对高危患者，考虑不能耐受开胸手术，需明确病理学诊断来选择非手术治疗的方法，胸腔镜手术可以较容易地切取肿瘤组织，获得诊断。尤其在怀疑纵隔淋巴瘤的患者，治疗前获得详细的细胞学诊断和分型对于决定进行放疗和(或)化疗是至关重要的。而肿瘤穿刺活检则很难达到这一目的。

6. 心包疾病的诊断 胸腔镜手术可以极好地显示中纵隔的病变，从而进行心包活检并且避免周围结构的损伤，通过胸腔镜可以观察大部分心包，提供了在心包任何区域活检的可能性，尤其在局限性心包积液，以往多次穿刺失败的患者，胸腔镜是获得积液标本的可靠方法。小块的心包组织的切除不仅可以达到心包组织以及心包积液的细胞学检查目的，而且可以起到心包开窗引流的治疗作用。

7. 胸部外伤的诊断 大多数胸部外伤可以通过胸部X线检查或胸腔穿刺获得诊断，但如是进行性血胸、气管支气管断裂等需要立即开胸手术的严重胸外伤经上述检查常难以确定。保守治疗又有可能推动最佳手术时机，胸腔镜手术探查可以明确诊断外伤的部位以及程度，决定是否需开胸手术，不失为胸外伤诊断行之有效的方法。

【胸腔镜手术适应证】

1. 胸膜病变

(1)恶性胸腔积液：恶性胸腔积液是晚期肿瘤胸膜转移的临床表现，增长迅速的胸腔积液常导致患者严重的呼吸困难。以往采用胸腔内注入化疗药物等消退胸胸腔积液或促使胸膜粘连闭锁的方法常难以奏效。胸腔镜手术可以将胸水抽吸干净，并充分分离中连，使肺复张。然后喷入消毒滑石粉，进行胸膜固定，控制胸腔积液的产生，缓解晚期肿瘤患者的临床症状。

(2)急性脓胸：Braimbridge等报道使用胸腔镜进行清创和灌洗来治疗急性脓胸。同时，也可以通过胸腔镜进行肺表面纤维膜剥脱术，使肺完全膨胀，消除残腔，加速脓胸的痊愈。

(3)胸膜肿瘤：包括转移性胸膜肿瘤、胸膜间皮瘤等。如病变较为局限，可以经胸腔镜完整切除而达到治疗目的。若病变较弥散者，或肿瘤呈浸润生长，胸腔镜不能完整切除，而应转为开胸手术。

2. 肺疾病

(1)自发性气胸：自发性气胸多由肺大疱破裂引起。自发性气胸经内科保守治疗后复发率为25%，复发的患者，其中70%在2年内复发。开胸手术复发率少于5%。但是因为开胸手术创伤大，患者常不愿接受，胸腔镜手术可以获得同开胸手术同样的治疗效果。所以，其为胸腔镜手术开展最普遍的病种之一。我们认为如下情况应考虑胸腔镜手术治疗：①反复发作的单侧自发性气胸；②经胸腔闭式引流后持续漏气者(7 天以上)；③双侧自发性气胸，不论是否同时发生；④巨大的肺大疱，超过一侧胸腔 30%，压迫肺组织，影响患者呼吸功能者。

(2)肺良性病变：指肺部常见的良性肿瘤或病灶，如腺瘤、错构瘤、炎性假瘤、结核瘤、支气管扩张等。常规的治疗是开胸行肺楔形切除术或肺叶切除术。胸腔镜手术是较好的选择。由于手术前常不能确诊，可以先行肿瘤切除，并快速送冰冻病理检查。如为恶性肿瘤，可进一步在胸腔镜下或中转开胸行标准的根治性手术。

(3)肺转移性肿瘤：根据患者病史和症状，肺转移性肿瘤的诊断并无困难。单发的肺转移瘤，可以经胸腔镜行肺楔形切除或肺叶切除术。多发性转移瘤应考虑非手术治疗。所以术前应常规行胸部 CT 检查。确定肿瘤的部位及数量。

(4)原发性肺癌：胸腔镜手术治疗原发性肺癌有较大的争议。我们认为，在周围型肺癌患者，因心、肺功能不良，不能耐受开胸手术，经胸腔镜行姑息性肿瘤切除，术后再辅以放疗和(或)化疗，不失为此类患者较好的治疗选择。若患者情况允许，仍应开胸行标准的根治性手术以期获得较好的远期效果。Mckenna 等(1994)报道经胸腔镜手术进行包括纵隔淋巴结清扫在内的肺叶或全肺切除术治疗早期的原发性肺癌，提示胸腔镜手术治疗早期肺癌的可行性。其临床治疗效果尚得进一步观察。近年来胸腔镜下行肺癌根治术已经得到了大多数胸外科医师的认可，Robert J McKenna 报道 Ccdars Sinai 医学中心有 89%的肺叶切除术在胸腔镜下完成。亦可在胸腔镜下完成肺袖状切除。这个医学中心有 50%的化疗和放疗后的患者可在胸腔镜下行肺叶切除和淋巴结清扫。

3. 心包疾病

(1)心包填塞：胸部外伤或手术后，因心包内出血，可以发生心包填塞。如患者血流动力学指标平稳，可考虑经胸腔镜行心包开窗减压及止血术。应该指出的是，胸腔镜手术准备时间较长，而心包穿刺或剑突下心包切开术能较快地缓解心包填塞症状。另外，胸腔镜手术发现和中止心包内出血有时比较困难，所以应根据患者情况，慎重选择治疗方法。

(2)心包积液：心包积液常见于恶性肿瘤侵犯心包、心包内感染、尿毒症、特发性心包积液等。经内科治疗效果不佳者可以考虑经胸腔镜行心包部分切除术治疗。但远期疗效需进一步观察。

4. 纵隔肿瘤

(1)纵隔神经源性肿瘤：神经源性肿瘤多发生在后纵隔，此部位经胸腔镜显露及剥离均无困难，是胸腔镜较好的手术适应证。但术前应常规行胸部 CT 或脊髓造影检查，若为哑铃型肿瘤则应在神经外科医生协助下开胸手术。

(2)胸腺瘤：非浸润性生长的胸腺瘤可以经胸腔镜手术切除。Lewis(1987)等报道胸腺瘤切除后 6 年内复发率为 12%。所以应行胸腺全摘除术以减少复发可能。重症肌无力患者需行包括前纵隔脂肪组织在内的胸腺切除术，胸腔镜手术目前完全能够完成。

(3)纵隔其他良性肿瘤：包括畸胎瘤、肠源性囊肿、支气管源性囊肿、心包囊肿等，均可以经胸腔镜切除。手术中应注意完整切除囊肿以减少术后复发的机会。

5. 食管疾病

(1)食管平滑肌瘤：食管平滑肌瘤多沿食管一侧壁生长，其可以经胸腔镜手术切除。少数环绕食管壁生长或伪足范围较大的平滑肌瘤应选择开胸手术，手术中应尽量避免损伤食管黏膜，一旦损伤要仔细修补，以免术后形成食管胸膜瘘。

(2)贲门失弛缓症:Pellegrini(1992)等报道经胸腔镜行食管下段肌层切开术治疗贲门失弛缓症,证实这一手术的可行性。但在黏膜粘连严重者,黏膜撕裂和穿孔发生率较高,应慎重选择。

6.胸部其他疾病　其他如胸导管结扎术、胸交感神经切断术、隔疝修补术、椎旁脓肿切开引流术等,胸腔镜可以提供必要的显露,完成基本的手术操作,均可以考虑用胸腔镜手术治疗。随着电视胸腔镜和手术器械的不断更新,以及手术操作技术的不断完善,胸腔镜手术的临床应用越来越广泛,将会取代更多的标准开胸手术,但是,应该看到胸腔镜手术有其局限性,尚不能完全替代开胸手术。一些胸内特殊的手术操作还不能经胸腔镜完成。如同任何新技术一样,在临床应用过程中,逐步积累经验,去粗取精,使这一新兴技术得到健康的发展。

第三节　胸部外伤

一、老年人的心肺功能特点

老年人的呼吸肌、膈肌等呼吸肌群的肌力减退,肺及气管弹性减弱,肺顺应性降低致呼吸功能降低。支撑胸廓的脊柱和肋骨骨质疏松,胸廓的顺应性降低,胸廓变形呈桶状,容易形成"老年性肺气肿"。

老年人免疫力下降,抗感染能力减弱;呼吸道黏膜萎缩,纤毛活动功能减弱;老年人杯状细胞增多,分泌物多且黏稠,易潴留在细支气管内,有利于细菌繁殖,并发肺部感染。

老年人肺组织中肺泡弹性蛋白变性,肺泡壁变薄,肺泡弹性回缩力降低,导致肺泡囊、肺泡管及肺泡扩张,尤其是肺的外周,肺泡破裂和融合,形成肺气肿,肺大疱,使肺泡数目减少,气体交换的面积减少。肺泡的弹性纤维网减少,使周围小气道失去支持,呼气时小气道过早地闭合,使肺泡内气体潴留,促进肺气肿的发生及使老年人排出CO_2的能力下降。所以老年人的通气储备功能明显降低。

老年人由于胸壁和肺的顺应性降低,导致肺活量减少,残气量和功能残气量增加。老年人肺毛细血管床、肺血流量和肺泡面积均较青壮年减少,故弥散能力降低。

老年人常合并多系统疾病,如高血压、冠心病、糖尿病、慢性阻塞性肺气肿,胸外伤可以诱发或加重原有的疾病,导致治疗上的困难,甚至危及生命。如疼痛导致血压升高,并发脑出血;慢性支气管炎患者,伤后咳痰困难,痰淤积在肺内,并发严重的肺部感染。

因此,老年人的通气和换气的储备能力明显降低,且常合并多系统疾病,在发生胸外伤后易发生严重并发症,出现呼吸功能不全,严重的肺部感染,甚至急性呼吸窘迫综合征,危险性远高于青壮年,应引起注意。

二、肋骨骨折

肋骨骨折在胸外伤中最为常见。文献报道肋骨骨折占胸外伤的90%左右。在老年人,肋骨骨质疏松,逐渐失去弹性,肋软骨也常有钙化而变脆,容易发生骨折。已有恶性肿瘤转移的肋骨可以出现病理性肋骨骨折。1～3肋粗短,并有肩胛骨及锁骨保护而不易发生骨折;肋骨骨折常发生于第4～7肋;8～10肋软骨与肋弓相连,有弹性缓冲,不易骨折;11～12肋骨前端游离,亦不易骨折。当第1肋骨或第2肋骨骨折合并锁骨骨折时,应密切注意有无胸腔内重要脏器损伤,如主动脉损伤。对有第11及第12肋骨骨折的病人,要注意腹内脏器损伤,特别是肝、脾、肾破裂和腹膜后血肿等。

肋骨骨折一般均为外来暴力所致，骨折可以发生在暴力打击处，称为直接暴力骨折；也可以发生在暴力作用以外的部位，称为间接暴力骨折。老年人胸部肌肉突然剧烈收缩，如用力咳嗽、喷嚏时，亦可引起肋骨骨折。由于骨质疏松，老年人受胸外伤时，易出现多根多处肋骨骨折。

直接暴力骨折使肋骨在受伤部位向内弯曲而折断，骨折端向内移位，刺破肋间血管、胸膜及肺组织等，而产生血胸、气胸或血气胸。间接暴力骨折，如胸部挤压伤等，胸部前后方受到挤压，肋骨向外弯曲而折断肋骨中段，肋骨断端向外。

【病理改变】 肋骨的上下缘均有肋间肌附着，一根或多根肋骨单处骨折后，其上下均有完整的肋骨支持着胸部，骨折移位不明显，对呼吸功能影响不大。但在多根多处骨折，折断的肋骨前后端失去支持，该部胸壁软化，形成浮动胸壁，亦称为连枷胸。吸气时，胸腔内负压增加，浮动胸壁向内凹陷；呼气时胸腔内负压减小，浮动胸壁向外凸出，这种与健康的胸壁呈方向相反的活动称为“反常呼吸运动”。这种反常呼吸运动，可使双侧胸膜腔压力不平衡，引起纵隔随呼吸来回摆动，影响血液回流，又造成循环功能紊乱，是导致和加重休克的重要因素之一。连枷胸常伴有局部肺挫伤，肺泡内和间质出血、水肿，导致氧弥散障碍，出现低氧血症。由于创伤和骨折、病人因疼痛不敢深呼吸及咳嗽，呼吸浅快，使呼吸道分泌物滞留，易引起肺不张及肺炎。反常呼吸使呼吸受限，肺顺应性和潮气量降低，常伴有严重的呼吸困难及低血氧，加之呼吸道感染，易发生“成人呼吸窘迫综合征”。

【临床表现与诊断】

1. 胸部外伤病史。

2. 疼痛：是肋骨骨折最显著的症状，随呼吸、咳嗽和喷嚏而加重，骨折断端刺破肺组织可产生少量咳血。疼痛使呼吸变浅，变快，呼吸道分泌物增多，咳嗽无力，或出现痰鸣音。

3. 骨折处有明显压痛，有时可触到骨折断端，或闻及骨擦音，用手前后或两侧相对挤压胸廓，可引起骨折部位剧痛(间接压痛阳性)。

4. 多根多处肋骨骨折的病人可以出现胸部反常呼吸运动，发生呼吸困难、发绀，甚至休克。但在背侧，因背部强有力的肌肉的支撑，病人仰卧位时往往可使胸壁固定，反常呼吸较轻。严重病人应行动脉血气分析，以明确低氧血症的程度。

5. 胸部X线检查：不但可以观察骨折情况，而且可以了解胸内脏器有无并发症(如血胸、气胸、肺损伤，若主动脉破裂可显示纵隔增宽、创伤性膈疝等)。但许多肋骨骨折在胸X线片中不显示，尤其是肋软骨的骨折，诊断主要靠临床的物理检查。X线检查可重复进行，首次复查应不迟于伤后24h，以排除迟发性血胸、气胸。无移位的肋骨骨折，伤后早期在X线片上不易看清骨折线，但在伤后3～6周的胸X线片上，可以看到骨折处愈合形成的骨痂。

6. 对于第1、2肋骨骨折应注意是否合并胸内血管、神经损伤。对于下胸肋骨骨折，应仔细检查腹部有否压痛、肌紧张，必要时行腹腔穿刺或腹部B超、CT检查，以排除肝脾破裂。

【急救与处理】

1. 现场急救　对有呼吸功能不全和有严重反常呼吸的病人，暂时的加压治疗有一定的帮助。即在胸壁反常运动部位(或胸壁不稳定的部位)，用手加压，或将病人向伤侧侧卧，以减少反常呼吸运动的幅度。

2. 无反常呼吸的肋骨骨折　主要是止痛和预防肺部感染，可采用以下措施。

(1)口服或必要时肌注镇静及止痛药物。

(2)肋间神经或痛点封闭，有较好的止痛效果，必要时可以重复施行。

(3)胶布固定制动法：目的在于限制呼吸运动，使骨折断端减少活动而达到止痛的目的。但胶布固定对病人有不利的一面，它降低肺通气量，促使形成肺不张和发生呼吸功能不全。因此，严重的反常呼吸及因一些其他原因引起的呼吸功能不全，胶布固定应属禁忌症。

3. 多根多处肋骨骨折有反常呼吸病人的治疗

(1)保持呼吸道通畅：必要时行气管内吸痰或气管切开术。

(2)充分止痛：对保持呼吸道通畅及预防肺功能不全有重要作用。伤后早期可采用硬脊膜外镇痛法间断注入适量特配制的止痛药物，或采用肋间神经阻滞麻醉，使病人长时间保持无痛状态，72h 后可逐渐减量或改用全身止痛药，如吗啡、度冷丁等。

(3)尽快消除反常呼吸运动：纠正呼吸与循环功能紊乱。对有浮动胸壁所出现的反常呼吸运动，根据范围的大小，呼吸困难的严重程度及具体条件，考虑采用以下几种方法。

①牵引法：在伤侧置牵引支架，在体表用巾钳或导入不锈钢丝，于浮动胸壁的中央部，抓持住 1～2 根能持力的肋骨，固定在牵引架上，使胸壁稳定。一般牵引固定 3～4 周。

②控制机械通气，又称“呼吸内固定”，是以气管插管或气管切开处，插入带气囊的气管插管，连接人工呼吸机进行辅助通气。但应用呼吸器控制机械通气要根据具体情况选择应用，严格掌握适应证，气管插管和机械通气的指征是无法保证通气和氧合，而不是有无连枷胸。其具体适应证为：临床有呼吸窘迫及低氧血症，潮气量$<$5ml/kg，呼吸频率$>$35/min，$PO_2<$8.00kPa(60mmHg)，$PCO_2>$6.67kPa(50mmHg)的病人，待血气分析基本恢复正常后，即可停止使用。

③手术复位固定术：采用手术将肋骨断端用不锈钢丝固定或以克氏针作肋骨骨髓内固定。一般仅用于开胸手术时顺便施行。

(4)防止感染：特别是肺部并发症的预防及处理。鼓励患者咳嗽排痰，早期下床活动。雾化吸入和祛痰剂的应用有利于湿化气道，稀释痰液，以利于排痰。

三、胸骨骨折

胸骨骨折后常造成严重的胸廓反常呼吸运动和创伤后急性呼吸功能不全，胸骨横断骨折较少见，资料报道约占胸部创伤的 1%～5%，但后果严重，因此，胸骨骨折是胸外伤中不可忽视的问题。胸骨骨折主要是由于外力直接作用于胸骨区或猛力挤压所致。可单独存在，亦可与多根肋骨骨折同时存在。多发生在胸骨上 1/3 处，尤以胸骨柄、体分离更多见，骨折线常为横形或斜形断裂。如有错位，常是上端向后下移位。无移位的胸骨骨折易被忽略。

【临床表现与诊断】

1. 胸部外伤史。

2. 胸前区压痛，咳嗽及深呼吸时疼痛加剧。局部有压痛，有时有畸形和骨折端摩擦感，如同时合并有多根肋骨或肋软骨骨折时，可出现反常呼吸，引起呼吸循环功能障碍。

3. 胸骨侧位片：可显示骨折线及移位情况。

4. 胸骨骨折常合并严重的胸内脏器损伤，其死亡率可达 30%，其常见合并伤有：①浮动胸壁；②肺挫伤；③支气管断裂；④气胸或血胸；⑤心包积血；⑥心包裂伤；⑦心肌挫伤；⑧心肌瓣膜损伤；⑨心脏破裂；⑩主动脉破裂；⑪腹腔内脏伤；⑫脊柱损伤等。

【急救与处理】

1. 无移位的胸骨骨折　卧床休息及止痛。一般卧床 2～3 周，口服止痛药或骨折处封闭治疗。

2. 有移位的胸骨骨折 待伤情稳定后及时尽早复位，常用的方法有：①闭式复位，使病人后仰脊柱过伸，用巾钳夹住骨折上端牵引后骨折上下端复位，必要时可悬吊在床边滑动牵引架上，保持复位状态；②切开复位，在局麻或全麻下于骨折处正中切开皮肤，用钝性骨膜剥离器或持骨器撬起骨折端，使之上下端对合，然后在骨折上下端分别钻孔，以不锈钢丝固定缝合。

3. 合并有严重胸内脏器损伤的胸骨骨折 此类病人病情危重，应及时确定损伤类型，根据病情选择相应抢救措施，减少死亡。

四、创伤性气胸

胸部损伤后约有 60％病人发生气胸，而且常常伴有血胸。而在老年人，特别是伴有慢性阻塞性肺气肿的病人，肺泡壁变薄，弹性减退，即使轻度胸外伤也可引起气胸发生。胸部外伤后，肺、支气管、气管、食管破裂，肋骨骨折刺破肺组织，以及尖刀、子弹、弹片或其他锐器由皮肤穿破胸膜和胸壁造成的损伤，都可能发生气胸。按病理生理变化的不同，气胸可分为三类：①闭合性气胸；②开放性气胸；③张力性气胸。

(一)闭合性气胸

胸部损伤后，胸膜腔与外界大气不相通，空气由胸内器官裂口进入胸膜腔，但通道已闭塞。

【病理改变】 胸部受伤时，肺组织破裂，气体自裂口进入胸膜腔，形成气胸，胸膜腔内积气压迫肺裂口使之封闭，不再继续漏气。此类气胸抵消胸膜腔内负压，使伤侧肺组织萎陷。

【临床表现与诊断】

(1)胸部外伤史：常伴有多发性肋骨骨折。

(2)小量气胸：肺萎陷在 30％以下者，可无症状，或仅有轻度胸痛、胸闷、胸部紧迫感等。患侧叩诊鼓音，听诊呼吸音减弱。大量气胸时病人出现胸痛、胸闷和气促症状，气管移向健侧，患侧叩诊鼓音，听诊双肺呼吸音减弱或消失。

(3)胸部 X 线检查：可显示不同程度的肺萎陷和胸膜腔积气，纵隔移位等。

【急救与处理】

1. 小量气胸 一放不需特别处理，可待 1～2 周内自行吸收。

2. 大量气胸 需进行胸膜腔穿刺抽气，或行胸膜腔闭式引流术，促进肺及早膨胀，同时应用抗生素预防感染。但值得注意的是被压缩的肺迅速膨胀，可能导致肺水肿。

(二)开放性气胸

胸部损伤后，胸壁创口造成胸膜腔与外界相通的开口，空气随呼吸运动经伤口自由出入，称为开放性气胸。多由尖刃锐器或弹片火器所致。在胸部损伤中极为严重，是胸外伤早期死亡的主要原因之一，而且易并发胸腔感染。

【病理改变】

(1)伤侧胸膜腔负压消失：因胸腔与外界相通，胸内负压消失，伤侧肺被压缩萎陷，丧失气体交换功能。两侧胸膜腔压力不等使纵隔向健侧移位，健侧肺扩张因而受限，功能不全。由于胸内负压消失，回心血量和心排血量减少。

(2)纵隔摆动：吸气时，健侧胸膜腔负压升高，与伤侧负压差增大，纵隔向健侧进一步移位；呼气时，两侧胸膜腔压力差减小，纵隔移向伤侧，这种反常运动称为纵隔摆动。纵隔摆动影响上下腔静脉的回心血流，引起循环严重障碍，同时也刺激肺门、纵隔的神经，容易导致胸膜肺休克。

(3)呼吸气体的变化:吸气时健侧肺扩张,吸进气体不仅来自从气管进入的外界空气,也来自伤侧肺排出含氧量低的气体;呼气时健侧肺呼出气体不仅从上呼吸道排出体外,同时也有部分含氧量低的气体进入伤侧肺,这样含氧量低的气体在两侧肺内重复交换,造成严重缺氧。若伤口直径大于气管口径时,常致严重呼吸困难,迅速死亡。

【临床表现及诊断】

(1)胸部外伤后,病人有极度呼吸困难,发绀,呈现休克状态。

(2)查体见胸壁有开放伤口,随病人呼吸可听到空气进出胸膜腔的声音。呼吸音减弱或消失。气管、心脏明显向健侧移位。

(3)胸部X线检查:示伤侧肺明显萎陷、气胸。气管和心脏等纵隔器官移位。

【急救与处理】

(1)现场急救:处理原则是迅速封闭伤口,使开放性气胸变为闭合性气胸。然后按闭合性气胸处理。用无菌敷料如凡士林纱布加棉垫封盖伤口,再用胶布或绷带包扎固定。然后行胸膜腔排气减压,暂时解除呼吸困难,争取时间转送医院。

(2)院内处理:①充分给氧,输血补液,纠正休克;②清创、缝合胸壁伤口;③胸腔闭式引流术;④如合并胸腔内脏器损伤或活动性出血,则需剖胸探查,止血、修复损伤肺及胸膜或摘除异物;⑤联合应用抗生素预防感染。

(三)张力性气胸

【发病机制与病理改变】 张力性气胸也称高压性气胸,是一种很严重的胸部损伤。常见于较大较深的肺裂伤、支气管裂伤、食管裂伤或胸壁穿通伤,裂口与胸膜腔相通,且形成活瓣。当吸气时,活瓣开放,空气由裂口进入胸膜腔内;而呼气时,活瓣关闭,腔内气体不能排出,胸膜腔内气体不断增加,压力逐渐增高,形成张力性气胸。

因胸膜腔内压力不断增加,伤侧肺被空气压缩而萎陷,并将纵隔推向健侧,使健侧肺间接受压,上、下腔静脉失去胸腔内负压作用,又有移位扭曲,回心血流受限,在短期内导致呼吸和循环功能严重障碍。有时胸膜腔内高压空气被挤入纵隔,扩散至皮下组织,形成颈、面部及胸部广泛皮下气肿。

【临床表现与诊断】

(1)病人短时间内出现显著的呼吸困难,端坐呼吸。缺氧严重者,出现发绀、烦燥不安,甚至昏迷、休克。

(2)体格检查:常伴有广泛皮下气肿,伤侧胸部饱满,肋间隙增宽,呼吸动度减弱,气管向健侧移位,伤侧叩诊鼓音,听诊呼吸音消失。

(3)胸部X线检查:胸膜腔内有大量气体,肺完全萎陷,纵隔移位,有时可伴有血胸。

(4)胸膜腔穿刺有高压气体向外冲出。抽气后症状好转,但不久又见加重。

【急救与处理】

(1)急救:立即排出胸腔内气体,降低胸腔内压力。可用一粗针头在伤侧第2肋间锁骨中线处刺入胸膜腔,使胸腔内气体排出,起到减压效果。同时抓紧将病人转送医院,在转送过程中,可于插入针尾端缚扎一橡胶手指套,将套顶端剪一个1cm长小口,起活瓣作用,即呼气时能排气,吸气时闭合,防止气体进入。或用一长橡胶管,一端接针尾,另一端插入无菌密封瓶水面下,以保持持续排气。

(2)肋间隙插管闭式引流:是张力性气胸的正规处理。通常是在锁骨中线第2肋间选用弹性较好的导管放置胸腔闭式引流,经引流后,一般肺裂口多在3～7日内闭合,待漏气停止24

小时后，经胸部 X 线检查肺已复张，则可拔除引流管。

(3)手术治疗：若胸腔闭式引流后仍有大量气体或新鲜血液持续排出，可能有肺或支气管裂口较大或断裂，应积极剖胸探查，修补裂口或作肺段、肺叶切除术。对胸壁有伤口引起的张力性气胸，除按上述方法处理外，还应清创、缝合、包扎胸壁伤口。

(4)应用广谱抗生素，预防胸膜腔或肺部感染。

五、创伤性血胸

胸部损伤引起胸膜腔积血，称为血胸。血胸是胸部创伤的严重并发症之一，胸内大出血是创伤早期死亡的一个重要原因。胸膜腔积血来自：①肺组织裂伤出血。因肺动脉的平均压力约为主动脉平均压力的 1/8，而且肺萎陷时肺血管通过的循环血量比正常时明显减少，因而出血一般量少而缓慢，多可自行停止；②肋间血管或胸廓内血管损伤出血。因其来源于体循环，压力较高，常持续出血而不易停止，常需手术止血；③心脏和大血管受损出血。出血量多而猛，大多死于受伤现场，仅少数得以救治。

【病理改变】 急性大量失血可引起血容量迅速减少，心排血量减低。产生失血性休克，严重时可导致死亡。大量积血压迫肺脏使肺萎陷，产生类似气胸的呼吸循环功能障碍。血液是细菌的良好培养基，从伤口或肺破裂处进入的细菌，在积血中很快繁殖，如不及时清除，容易并发感染形成脓胸。血液进入胸腔后，由于肺、心、膈肌的运动对血起着去纤维蛋白作用，多不凝固。如短期内大量积血，去纤维蛋白作用不完善，则血液发生凝固，成为凝固性血胸，机化后形成纤维组织束缚肺和胸廓，限制呼吸运动，损害呼吸功能。

【临床表现与诊断】 血胸的临床表现取决于出血的量和速度，以及并发伤的程度。

1. 小量血胸：胸腔积血量在 500ml 以下，可无明显症状，胸部 X 线检查仅示肋膈角变钝，卧位较常被遗漏。

2. 中量血胸：积血在 500～1 500ml 之间，病人可出现失血症状，如面色苍白，脉搏细而弱，血压下降，呼吸困难等低血容量性休克症状。查体发现伤侧呼吸动度减弱。下胸部叩诊浊音，呼吸音明显减弱。X 线检查可见积血上界达肺门平面。

3. 大量血胸：积血量在 1 500ml 以上，病人出现严重的呼吸与循环紊乱症状，休克症状加重，查体见伤侧呼吸动度明显减弱，胸廓饱满叩诊呈实音，气管向健侧移位，呼吸音明显减弱以至消失。X 线检查见胸廓积液超过肺门平面，甚至气血胸，有的形成机化血胸或称凝固性血胸。在开放性血胸，尚可见到血液自创口涌出。如合并气胸时，X 线检查显示液平面；胸部 B 超检查可以判断血量的多少，并帮助判定穿刺部位。CT 检查可明确积血量并发现有无肺组织损伤及其他肺组织损伤。胸腔穿刺抽出血液更能明确诊断。

对早期血胸明确诊断后，需进一步判断胸腔内出血是否停止，下列征象提示进行性出血：①脉搏加快，血压持续下降，经输血、输液后，血压不回升或升高后又迅速下降；②胸腔穿刺抽出的血液很快凝固或因血液凝固而抽不出血液，但连续胸部 X 线检查显示胸膜腔阴影继续增大；③血红蛋白、红细胞计数和红细胞压积等反复测定，持续降低；④胸腔闭式引流管引流血量连续 3h 每小时超过 200ml。

4. 迟发性血胸的原因可能由于已折断的肋骨断端在弯腰活动时刺伤肋间血管，或已封闭血管破裂伤口的凝血块脱落所致。

5. 血胸并发感染时，出现高热、寒战、疲乏、出汗、白细胞计数增高。胸膜腔穿刺抽出的血液做涂片检查，红细胞与白细胞的比例约为 500:1，如比例达到 100:1则提示已有感染。涂片检查和细菌培养尚能确定致病菌。

【急救与处理】 血胸的急救主要是防治休克;对活动性出血进行止血;及早清除胸腔内积血,使压缩的肺组织得到复张;防止胸膜腔感染;以及处理引起血胸的并发症。

1. 非进行性血胸 小量血胸可自行吸收,不需穿刺抽吸;若积血量多,应及早行胸膜腔穿刺抽出积血,促使肺复张。一次抽吸,若病人感觉良好,无血压及脉搏变化,可尽量多抽,不必过于强调每次抽液量不超过1 000ml,穿刺后胸膜腔内可注入敏感抗生素。早期施行闭式胸膜腔引流术,有助于观察有无进行性出血。

2. 进行性血胸 应在输血、输液及抗休克治疗下,及时剖胸探查,根据术中所见,对胸壁破裂的血管予以缝扎;对肺裂伤进行修补,对严重肺裂伤或局灶性肺挫伤进行肺叶切除术。但对老年人尽量保留健康的肺组织;对破裂的心脏、大血管损伤立即进行修复,控制出血,挽救生命。

3. 凝固性血胸 最好是在出血停止后数日内行剖胸手术。一般在2周左右,消除积血和血凝块,对机化血块,亦应在伤情稳定后早期进行血块和纤维组织剥脱。如血胸并发感染,应按脓胸处理。

六、肺创伤

(一)肺挫伤

【病因及发病机制】 肺挫伤多发生在高速车祸、迅猛钝挫伤、高空坠落、挤压伤等。常伴发肋骨骨折、血气胸或其他部位损伤。

其发病机制是由于强大的暴力作用于胸壁,使胸腔缩小,增高的胸内压力压迫肺脏,引起肺实质的出血、水肿;外力消除后变形的胸廓弹回,在产生胸内负压的一瞬间又导致原损伤区的附加损伤。这些改变,可影响肺的气血屏障,降低肺顺应性,增加肺内分流,使病人出现低氧血症,重者可发生急性呼吸窘迫综合征(ARDS)。

【临床表现及分类诊断】 就合并症和预后而言,肺挫伤可分为两类:①单纯肺挫伤;②肺挫伤伴呼吸功能不全。二者在初期从症状、X线现象方面很难判断。血气分析是唯一能分别这两种状态的手段,在伤情发展中,单纯肺挫伤可发展成为第二种类型。

临床表现主要为咯血或血痰,呼吸困难,心动过速,低血压;普遍存在患侧呼吸音减低,湿啰音及发绀。咯血或血痰、肺部啰音、呼吸困难为肺挫伤的三个主要表现。X线胸片是肺挫伤的可靠诊断依据。受伤早期,连续的胸片追踪检查,对诊断肺挫伤有积极意义。常见有下列两种情况:①肺部局限性斑点状浸润;②弥漫性双侧大片浸润;③弥漫性或局限性斑点相融合。一般伤后2～4h即出现肺部浸润,然后出现斑片状阴影,严重者为弥漫性大片阴影。如处理及时,伤后3～4d,逐渐吸收,有时延长到6～8d。在72h后,肺部阴影有加重.应警惕肺炎、肺不张。病情允许而有条件者。可行CT检查,肺挫伤后10min,扫描显示有改变,伤后2h更为显著。动脉血气分析对肺挫伤的诊断较为重要,也较可靠,连续的动脉血气分析可了解肺挫伤的发展及预后。创伤早期,胸片尚未明显显示前,动脉血气分析更有一定参考价值,而且也是二类肺挫伤的主要鉴别手段。肺挫伤伴有呼吸功能不全时表现为严重的低氧血症,PCO_2可正常或降低,有肺泡通气不良时可能升高。

【治疗】 无论何种原因所致的肺挫伤,虽然在治疗上亦有差异与偏重,但总的治疗应围绕以下几个方面:

(1)充分有效的止痛:肺挫伤常合并连枷胸,止痛是一个重要的措施。疼痛区域的肋间神经阻滞有利于病人咳嗽、排痰和自主呼吸,防止发生肺不张。也有用硬膜外麻醉止痛或采用胸膜外细管注入 0.25%布比卡因 3～5ml,止痛效果显著,24h 总量不超过 400mg,这些止痛方法均有利于咳嗽、排痰。

(2)保持呼吸道通畅:鼓励并协助病人咳嗽、排痰,必要时可采用鼻导管或纤维支气管镜吸痰,若效果不佳,应行气管切开术,及时清除气管、支气管分泌物,减少死腔,保持呼吸道通畅,而且可使辅助通气产生良好的肺泡通气效果。

(3)机械通气治疗:严重肺挫伤采用呼吸机治疗,能减少或防止肺出血、水肿,促进不张的肺膨胀,保证充分的换气、供氧,纠正低氧血症。用呼气末正压通气(PFEP)是呼吸支持的标准治疗。肺挫伤伴呼吸功能不全者,应立即施行机械通气,其应用指征为:呼吸频率>40/min 或<8/min;PO_2<8kPa(60mmHg)(FiO_2>50%时),PCO_2>6.67kPa(50mmHg)。但应注意有无严重呼吸功能障碍的大面积连枷胸或胸部 X 线片上显示的大的肺挫伤并不是机械通气的指征。

(4)监测血气、代谢性酸中毒应予纠正:由于单纯性肺挫伤可以转化为肺挫伤伴呼吸功能不全,因此,应动态观察血气分析的变化。由于肺挫伤后的低氧血症,产生细胞内无氧代谢,酸性代谢产物增加,易出现代谢性酸中毒,因此应根据血气分析检查,立即予以纠正。

(5)关于容量复苏:肺挫伤后输入过量晶体溶液会使肺氧合作用进一步降低,挫伤肺血流阻力增加,肺动脉压升高。因此,在肺挫伤的救治过程中,应限制含钠液体输入,适当补充胶体成分,应用利尿药,必要时应用洋地黄类药物维持心功能。

(6)药物治疗:①抗生素的应用,肺挫伤后挫伤肺对细菌清除能力降低,细菌感染是肺挫伤常见的并发症。因此,所有肺挫伤病人均应给予广谱抗生素治疗;②肾上腺皮质激素的应用,糖皮质激素可降低毛细血管的渗透性,稳定细胞壁和溶酶体,减轻挫伤肺的损害,多数学者主张肺挫伤时应早期、大剂量、短疗程应用肾上腺皮质激素。但对老年人伴有高血压、糖尿病者应慎用。

(7)手术治疗:对于并发的肺撕裂伤,保守治疗不能控制咯血或持续胸腔漏气时,可采用手术治疗,但应注意术中尽量保留肺组织,慎行肺叶切除。

(二)肺裂伤

【发病机制】 胸部挤压伤时,肺实质深部可发生裂伤,而肺表面尚属完整,因而在肺实质内有出血、积气,形成肺内血肿或创伤性肺内假性囊肿(肺气囊肿)。然而,常见的肺裂伤往往同时伴有小支气管破裂和肺表面破裂,合并有血气胸等。

【临床表现与诊断】 肺裂伤病人常伴有严重胸痛、咯血、呼吸困难。合并血气胸或张力性气胸者,呼吸困难进一步加重,并出现烦躁、发绀、休克等。

胸部 X 线检查显示肺的一叶、一侧或两侧有片状或块状阴影,或呈张力空洞样阴影,同时伴有气胸或液气胸。

【急救与处理】 小的肺内血肿或肺气囊肿,常在伤后 10d 左右被吸收,病变大者也常在伤后三个月内自行吸收,肺功能多不受影响。合并血气胸者,经胸腔闭式引流也能很快恢复。但肺裂伤所致的肺内血肿或囊肿,若出现长期持续咯血、感染及其他并发症时,应行剖胸探查,消除病灶或行肺叶切除术。

(三)肺爆震伤

【发生机制】 爆炸产生的空气冲击波和水下冲击波直接作用于人体造成的原发损伤。它主要是通过超压和动压的作用使人体致伤。此外,负压也有一定的致伤作用。超压所致的胸部爆震伤为闭合性损伤，主要是肺损伤，同时可伴有一定程度的心脏损伤。动压引起的胸部损伤，既有胸部穿入伤，也有挤压伤，而以挤压伤更为多见，表现为不同程度的肺挫伤。其临床特点有：①多处受伤：可以伴有不同程度的肝、脾、耳鼓膜、颅骨受损伤；②外轻内重：体表面损伤程度轻，而内脏损伤较重；③发展迅速：损伤早期生命体征暂时维持正常，但不久后代偿功能失调，甚至迅速致死。

【病理改变】 肺爆震伤的主要病理改变是肺出血、肺水肿、肺气肿和肺裂伤。

(1)肺出血：自肺胸膜下斑点状出血至肺叶大片状出血不等。贴近胸壁处常见特征性的相互平行的出血性肋间压痕。

(2)肺水肿：伤后立即出现，多见于重度出血区周围。水肿与血液相混，呈红色泡沫样，可流入大支气管和气管腔内。

(3)肺大疱：多位于肺叶中央部，其次为边缘部，近肺门处较少发生。大疱直径约 1～4cm 不等，内含较多空气及部分血流。

(4)肺裂伤：多位于肺内侧面，裂口 1～10cm 不等，裂口大者可导致血气胸和肺萎陷。

(5)心脏损伤：主要表现为心内膜下或肌层出血，重者小肌纤维断裂。早期死亡者有时可见冠状动脉分支中有串珠状气栓或脑内有气栓。

【临床表现及诊断】 病人以咯血、咳白沫痰、气促、呼吸困难为主要症状。重症者可出现呼吸衰竭。脑气栓者有神经症状，抽搐，昏睡甚至昏迷。肺听诊有时可听到变化不定的散在湿啰音或捻发音。胸部 X 线片检查除肺野显示斑点状或片状阴影等浸润性改变外，常有气胸、血胸征象。

【急救与处理】

1. 卧床休息：避免剧烈活动，以减轻心肺负担，防止加重出血。

2. 保持呼吸道通畅：清除呼吸通分泌物，保持呼吸道通畅，如有严重上呼吸道梗阻或窒息危险者，应及时做气管切开术。

3. 充分给氧：给予面罩或鼻插管给氧。如仍不能纠正 PO_2 降低状况，则采用机械辅助呼吸。

4. 机械辅助呼吸：肺爆震伤后，组织顺应性降低，最好采用容量型呼吸机；应用 CPPV 和 HFJV 机械辅助通气法可防止肺萎缩，使萎缩的肺复张。但应注意在最初 24h 内使用机械通气有产生动脉空气栓塞和气胸加重的危险。

5. 防止肺水肿、保护心脏功能：可吸入通过 50％或 95％酒精的湿化的氧气，或向咽部喷射 1％甲基硅油，以降低气管内分泌物及水肿液的表现张力。也可应用脱水利尿剂减少肺水肿。有心力衰竭者可给予西地兰或毒毛旋花子苷 K 用 25％～50％葡萄糖稀释后静脉注射，以增加心肌收缩力，改善血液循环。

6. 防治出血及感染：选用立止血、止血敏等，止血剂也可用中草药止血剂，防治心、肺出血。选用广谱有效抗生素，防治肺部感染。

7. 输血补液：原则上应少输、慢输，避免输入大量晶体液，加重右心负担，引起心力衰竭；有条件时，可以监测中心静脉压或肺动脉嵌楔压。

8. 对症处理：镇静止病，及时发现血、气胸及其他部位合并伤，给予相应处理。

(四)创伤性窒息

创伤性窒息又称胸部挤压伤，是胸部闭合损伤中一种较为少见的临床综合征。表现为头、颈、上胸部、上肢广泛皮肤黏膜末梢毛细血管淤血及出血性损害，呈现青紫色瘀斑。常见的致伤原因有工程塌方、房屋倒塌、车辆挤压或骚乱中被践踏。

【发病机制及病理改变】 当胸部或上腹部突然受挤压的瞬间，伤者声门突然紧闭，气管及肺内之空气不能排出，使胸腔内压力急骤上升，压迫心脏及大血管。由于上腔静脉系统缺乏静脉瓣，突然的压力升高可引起上腔静脉内的血液逆流至无名静脉、颈静脉收纳的末梢区域，造成末梢小静脉及毛细血管扩张，血管壁暂时瘫痪或破裂，引起皮肤及黏膜出血、瘀血，尤其是局部组织比较疏松的眼睑及球结膜下，出血最为明显。病人多伴有其他胸部损伤：如多发性肋骨骨折、气胸、血胸或心脏挫伤等。

【临床表现及诊断】 胸部或上腹部受伤后，病人有以下表现。

(1)皮肤黏膜：面部、颈部及上胸部皮肤青紫，出现紫色瘀斑，以眼眶周围最明显，多在 10 天左右消退，不留任何痕迹。可有耳道出血、鼓膜穿孔、鼻出血、暂时性耳鸣和耳聋。

(2)眼部：球结膜下出血是本病的特征性改变，在视网膜血管出血时，可造成视力障碍，以致失明。

(3)胸部：常伴有多发肋骨骨折、气胸、血胸，出现胸痛胸闷、呼吸困难或少量咳血。心肌挫伤则可出现心电图异常及心肌酶谱改变。

(4)神经系统：常出现暂时性意识障碍，可于短时间内恢复。有的出现四肢痉挛性抽搐，有暂时性臂丛神经麻痹。颅内静脉破裂时，病人可发生脑内出血。

【急救与处理】 单纯性创伤性窒息、无合并伤、神志尚清的病人，只需严密观察不需特殊治疗。头面部及上胸部皮肤青紫及瘀斑多在 10 天至 2 周内消退，球结膜下出血可在 1 周左右吸收。但对有合并伤的重症病人应严密观察、妥善处理：①预防和治疗休克；②纠正缺氧、呼吸困难；③适量应用镇静药，如地西泮、苯巴比妥等，但忌用吗啡；④解除支气管痉挛，保持呼吸道通畅；⑤有脑水肿时，应进行脱水治疗；⑥及时处理胸部创伤合并症；⑦激素治疗；⑧机械通气辅助呼吸等。

(五)肺内气管和支气管创伤

气管及支气管损伤可由闭合性胸部损伤，如钝性伤或挤压伤引起；亦可由穿通伤，如枪弹、锐器或支气管镜检查所致。另外，气管镜下取异物如假牙、别针、铁钉等也可损伤支气管或气管。

气管、支气管由于其解剖位置紧邻心脏及大血管等重要脏器，因此，病人多有胸内大血管损伤或张力性气胸，常死于受伤现场。

【发病机制】

(1)胸部突然受暴力撞击、病人屏气关闭声门，支气管内压骤升，导致气管较薄弱区处破裂。

(2)外力对胸前后方向挤压，胸廓横径突然增大，两肺同时向外侧牵拉，致在隆突附近支气管断裂。

(3)胸廓富有弹性，前胸受到挤压，或在突然减速时，随之产生回弹力，这种剪力的传导，即对胸廓的撞击伤和胸内脏器的冲创伤，将可使支气管断裂。三种力的综合可能是发生支气管损伤的重要因素。

【病理改变】 根据致伤原因和部位不同，病理改变可有三种类型：

(1)气管、支气管裂口与胸膜腔相通：有明显气胸，甚至发生张力性气胸或由胸腔引流管持续漏气，肺有萎陷。

(2)气管、支气管裂口与胸膜腔不通：伤侧肺内有通气，多不重，症状较轻，但有咯血及严重的纵隔气肿，颈部皮下气肿，影响静脉回流。

(3)少数病人虽然发生单侧支气管损伤，而大量气体却发生在对侧胸腔(如左侧支气管断裂，气胸发生在右侧胸腔)可能与伤侧总支气管周围组织过于致密，而对侧胸膜撕裂有关。

支气管损伤后，血液和分泌物还可滞留阻塞呼吸道，如不及时清除，将导致严重缺氧，并发肺脓肿或脓气胸。

【临床表现及诊断】

(1)颈部锐器伤造成的气管破裂：多伴有颈部血管及食管损伤，病人主要表现为呼吸困难，皮下气肿和伤口漏气。胸部X线检查显示气胸、纵隔气肿。

(2)胸内气管及主支气管破裂的表现：与破裂部位及邻近组织损伤的情况有关。若裂口与胸膜腔相通，则以张力性气胸为主要症状；若裂口与胸膜腔不相通或不甚相通，则可无气胸或仅有少量气胸，皮下气肿则多见，尤以颈部明显。也有裂口在纵隔内，两侧纵隔胸膜已破，早期表现为胸部皮下气肿，纵隔胸膜起活瓣作用，随着纵隔内压力增高而出现双侧张力性气胸。

(3)严重病人：主要因张力性气胸出现极度呼吸困难、发绀、昏迷，也可因大咯血而窒息死亡。体格检查气管和纵隔向对侧移位，伤侧出现纵隔气肿和广泛皮下气肿，叩诊呈鼓音，听诊呼吸音消失等。胸腔穿刺或肋间闭式引流，有大量气体排出，但肺仍完全萎陷或不能复张。有些小的支气管裂口可以自行愈合，有的因瘢痕收缩形成狭窄及不完全梗阻，继发感染则形成脓肿、支气管扩张。主支气管完全断裂时，可致一侧肺不张。

(4)胸部X线检查：可了解胸部损伤的全貌，如气胸、血胸、肺萎陷程度，纵隔及气管位置，有无膈肌损伤、肋骨、胸骨骨折等。一侧主支气管断裂时，立位胸片显示伤侧肺因支气管的悬吊作用而坠入胸腔底位心膈角处，称为"肺坠落征"，是具有鉴别诊断价值的X线现象。

(5)慢性期病人：主要问题是肺不张，可表现为胸闷，气短，活动后加重，胸部下陷畸形，气管移向患侧，伤侧呼吸动度减弱，叩诊呈浊音，听诊呼吸音消失。X线检查显示肺不张，纵隔向患侧移位；支气管碘油造影及支气管断层相可清楚显示盲袋状的支气管近心端或狭窄部气管。纤维支气管镜检查可了解病变详细情况。

【急救及处理】

(1)急救：首先行胸腔穿刺或肋间插管胸腔闭式引流，以解除张力性气胸对生命的威胁。许多学者主张同时行气管切开手术，以减轻气管、支气管内压力，减轻气管、支气管裂口的漏气，减轻气胸，皮下气肿及纵隔气肿。还可以通过气管切开消除下呼吸道内的分泌物和血液，保持呼吸道通畅。

(2)早期创伤性气管及支气管裂伤的处理：气管支气管修补术。病人经急救处理，病情稳定后，即应争取早期手术，修补气管或支气管裂口。此时受伤时间短，裂口容易找到。修补简单易行，且修补后肺功能恢复良好。

(3)晚期气管、支气管裂伤的处理：晚期气管、支气管损伤，已形成瘢痕狭窄，手术的同时可以切除狭窄部重建气道，使肺复张。后期处理主要根据肺部情况而定，支气管远端的肺若感染，应尽可能行重建术；如支气管断裂的远端已有感染，一般不做重建手术，而宜行肺切除术。通常以在伤后6个月内施行为宜。时间过长，可因肺不张伴有不可逆的肺纤维化影响肺功能恢复，一般而言，距创伤时间越近，肺复张的机会越高，肺功能恢复也越好。但支气管重建术后解剖连续性的恢复并不意味着正常肺功能的恢复。手术时应注意先显露远端支气管，吸净其中积血及分泌物，再显露出近端支气管，仔细检查远侧膨胀情况，若肺复张良好，无感染或肺不张，经修剪两断端后行支气管端端吻合术，否则只能做肺叶切除术。

参 考 文 献

[1] 吴在德,吴肇汉,郑树,等.外科学.6 版.北京:人民卫生出版社,2005

[2] 吴在德,等.外科学.6 版.北京:人民卫生出版社,2003

[3] [加]皮尔逊,等著.赵风瑞主译.普通胸部外科学(上、下卷).沈阳:辽宁教育出版社,1999

[4] 蒋光耀,等.胸部创伤.重庆:科学技术文献出版社重庆分社,1999

[5] W.格林斯,等.胸部损伤.上海:上海翻译出版公司,1987

[6] Mattinez R,Sharieff FG,HooperJ. Three-Points restraints as riskfactor for chest injury in the elderly. J Trauma,1994,37:980-984

[7] 朱继先,李俊杰,杜德录,等.92 例老年胸外伤临床分析.中华胸心外科血管杂志,1997,13:358

第17章　肺部肿瘤

近年来，世界范围内原发性支气管肺癌（以下简称肺癌）的发病率不断上升，其病死率在多数发达国家中已占恶性肿瘤的首位。主要发病年龄段为50～80岁。在我国，肺癌发病年龄大多在40岁以上，70岁左右达高峰，45%肺癌患者的年龄超过70岁，而80岁以上的患者也占到10%。据1996年国家卫生部公布的统计资料，无论是城市还是农村，肺癌病死率在40岁左右开始成倍增长，70岁左右达到高峰，随后开始下降。所以，肺癌是名副其实的“老年癌”。

肺癌的发病率和死亡率均是男性多于女性，男女之比为3～5∶1，但近年来，流行病学趋势显示肺癌组织学类型在男女性别中发生显著变化。鳞癌的发病率在男性中所占比例呈大幅下降趋势，导致肺腺癌的比例相应增加，而女性肺腺癌的发病率也继续增长。

外科手术仍然是目前治疗肺癌最主要的方法，也是唯一可能将肺癌治愈的方法。随着老龄化社会的来临，老年肺癌外科面临巨大挑战，经过半个多世纪的探索，无论是对老年肺癌围术期处理（包括对心、肺功能评价的新认识）还是治疗理念的更新方面，老年肺癌外科医学取得了迅速发展，使老年肺癌外科疗效明显提高，远期生存率和生存质量得到明显改善。

【病因】　肺癌的病因至今不完全明确。吸烟是肺癌的主要危险因素。烟草中含有许多已知的致癌物质，主要成分为尼古丁。85%的男性肺癌患者和46%的女性肺癌患者有吸烟史，并且，鳞癌和小细胞癌很少发生在不吸烟者身上。

某些工业部门和矿区职工，肺癌的发病率较高，这可能与长期接触石棉、铬、镍、铜、锡、砷、放射性物质等致癌物质有关。城市居民肺癌的发病率比农村高，这可能与大气污染和烟尘中致癌物质含量较高有关。因此，应该提倡不吸烟，并加强工矿和城市环境的“三废”处理工作。

人体内在因素（如免疫状态、代谢活动、遗传因素、肺部慢性感染等），也可能对肺癌的发病有影响。

近来在肺癌分子生物学方面的研究表明，p53基因、nm23-巩基因等表达的变化和基因突变与肺癌的发病有密切的关系。

【病理】　病理肺癌起源于支气管黏膜上皮。癌肿可向支气管腔内和（或）邻近的肺组织生长，并可通过淋巴、血行或经支气管转移扩散。癌肿的生长速度和转移扩散的情况与癌肿的组织学类型、分化程度等生物学特性有一定关系。

肺癌的分布情况，右肺多于左肺，上叶多于下叶。起源于主支气管、肺叶支气管的肺癌，位置靠近肺门者称为中心型肺癌；起源于肺段支气管以下的肺癌，位置在肺的周围部分者称为周围型肺癌。

1.分类　1998年7月国际肺癌研究协会（IASLC）与世界卫生组织（WHO）对肺癌的病理分类进行了修订，按细胞类型将肺癌分为9种，见表17-1。临床上最常见的为下列4种。

表17-1　肺癌病理组织学分类（WHO，1998）

鳞状细胞癌、小细胞癌、腺癌、大细胞癌、腺鳞癌、多型性、肉瘤样或含肉瘤成分癌、类癌、唾液腺型癌、未分类癌

(1)鳞状细胞癌(鳞癌):在肺癌中最为常见,约占 50%。患者年龄大多在 50 岁以上,男性占多数。大多起源于较大的支气管,常为中心型肺癌。虽然鳞癌的分化程度不一,但生长速度尚较缓慢,病程较长,对放射和化学疗法较敏感。通常先经淋巴转移,血行转移发生较晚。

(2)小细胞癌(未分化小细胞癌):发病率比鳞癌低,发病年龄较轻,多见于男性。一般起源于较大支气管,大多为中心型肺癌。细胞形态与小淋巴细胞相似,形如燕麦穗粒,因而又称为燕麦细胞癌。小细胞癌细胞质内含有神经内分泌颗粒。小细胞癌恶性程度增高,生长快,较早出现淋巴和血行广泛转移。对放射和化学疗法虽较敏感,但在各型肺癌中预后较差。

(3)腺癌:发病年龄较小,女性相对多见。多数起源于较小的支气管上皮,多为周围型肺癌,少数则起源于大支气管。早期一般没有明显临床症状,往往在胸部 X 线检查时发现,表现为圆形或椭圆形分叶状肿块。一般生长较慢,但有时在早期即发生血行转移,淋巴转移则较晚发生。

细支气管肺泡癌是腺癌的一种类型,起源于细支气管黏膜上皮或肺泡上皮,故又称为细支气管肺泡细胞癌。发病率低,女性较多见,常位于肺野周围部分。一般分化程度较高,生长较慢,癌细胞沿细支气管、肺泡管和肺泡壁生长,而不侵犯泡间隔。淋巴和血行转移发生较晚,但可侵犯胸膜或经支气管播散到其他肺叶。在 X 线形态上可分为结节型和弥漫型两类。前者可以是单个结节或多个结节,后者形态类似支气管肺炎。

(4)大细胞癌:此型肺癌甚为少见,约半数起源于大支气管。细胞大,胞浆丰富,胞核形态多样,排列不规则。大细胞癌分化程度低,常在发生脑转移后才被发现。预后很差。

此外,少数肺癌病例同时存在不同类型的癌肿组织,如腺癌内有鳞癌组织,鳞癌内有腺癌组织或鳞癌与小细胞癌并存。这一类癌肿称为混合型肺癌。

2. *转移肺癌的扩散和转移* 有下列几种主要途径。

(1)直接扩散:肺癌形成后,癌肿沿支气管壁向支气管腔内生长,可以造成支气管腔部分或全部阻塞。癌肿可直接扩散侵入邻近肺组织,并穿越肺叶间裂侵入相邻的其他肺叶。癌肿的中心部分可以坏死液化形成癌性空洞。肺癌侵犯胸膜,造成胸膜转移及胸膜腔播散也较常见。此外,随着癌肿不断地生长扩大,还可侵犯胸壁、胸内其他组织和器官。

(2)淋巴转移:淋巴转移是常见的扩散途径。小细胞癌在较早阶段即可经淋巴转移,鳞癌和腺癌也常经淋巴转移扩散。癌细胞经支气管和肺血管周围的淋巴管道,先侵入邻近的肺段或肺叶支气管周围的淋巴结,然后根据肺癌所在部位,到达肺门或气管隆突下淋巴结,或侵入纵隔和气管旁淋巴结,最后累及锁骨上前斜角肌淋巴结和颈部淋巴结。纵隔和气管旁以及颈部淋巴转移一般发生在肺癌同侧,但也可以在对侧,即所谓交叉转移。肺癌侵入胸壁或膈肌后,可向腋下或上腹部主动脉旁淋巴结转移。

(3)血行转移:血行转移是肺癌的晚期表现。小细胞癌和腺癌的血行转移较鳞癌更为常见。通常癌细胞直接侵入肺静脉,然后经左心随着大循环血流而转移到全身各处器官和组织,常见的有肝、骨骼、脑、肾上腺等。

【临床表现】 肺癌的临床表现与癌肿的部位、大小、是否压迫、侵犯邻近器官以及有无转移等情况有着密切的关系。早期肺癌特别是周围型肺癌往往没有任何症状,大多在胸部 X 线检查时发现。癌肿在较大的支气管内长大后,常出现刺激性咳嗽,极易误认为伤风感冒。当癌肿继续长大影响引流,继发肺部感染时,可以有脓性痰液,痰量也较前增多。另一个常见症状是血痰,通常为痰中带血点、血丝或断续地少量咯血,大量咯血则很少见。有的肺癌病人,由于肿瘤造成较大的支气管不同程度的阻塞,可以在临床上出现胸闷、哮鸣、气促、发热和胸痛等症状。

晚期肺癌压迫侵犯邻近器官、组织或发生远处转移时,可以产生下列征象:①压迫或侵犯膈神经,引起同侧膈肌麻痹。②压迫或侵犯喉返神经,引起声带麻痹,声音嘶哑。③压迫上腔静脉,引起面部、颈部、上肢和上胸部静脉怒张,皮下组织水肿,上肢静脉压升高。④侵犯胸膜,可引起胸膜腔积液,往往为血性;大量积液,可以引起气促;有时癌肿侵犯胸膜及胸壁,可以引起持续性剧烈胸痛。⑤癌肿侵入纵隔,压迫食管,可引起吞咽困难。⑥上叶顶部肺癌,亦称Pancoast's 肿瘤(Pan-coast's tumor),可以侵入纵隔和压迫位于胸廓上口的器官或组织,如第1肋骨、锁骨下动脉和静脉、臂丛神经、颈交感神经等,产生剧烈胸肩痛、上肢静脉怒张、水肿、臂痛和上肢运动障碍,同侧上眼睑下垂、瞳孔缩小、眼球内陷、面部无汗等颈交感神经综合征。肺癌血行转移后,按侵入的器官而产生不同症状。

少数肺癌病例,由于癌肿产生内分泌物质,临床上呈现非转移性的全身症状:如骨关节病综合征(杵状指、骨关节痛、骨膜增生等)、Cushing 综合征、重症肌无力、男性乳腺增大、多发性肌肉神经痛等。这些症状在切除肺癌后可能消失。

【诊断】 早期诊断具有重要意义。早期诊断是提高肺癌治愈率、降低死亡率、延长生存期和改善肺癌患者生活质量的主要手段。但由于老年患者常患有多种慢性病,多系统、多器官疾病并存。这些疾病的临床症状复杂交错出现,肿瘤本身引起的症状不突出,缺乏典型的临床经过,往往是症状轻,病情重。而且,早期肿瘤症状不明显,这就使早期诊断极为困难。目前,80%的肺癌病例在明确诊断时已失去外科手术的治疗机会,因此,如何提高早期诊断率是一个十分迫切的问题。

目前临床上诊断肺癌的主要方法有以下几个方面。

1. X 线检查 这是诊断肺癌的一个重要手段。大多数肺癌可以经胸部 X 线摄片和 CT 检查获得临床诊断。

(1)中心型肺癌:早期 X 线胸片可无异常征象。当癌肿阻塞支气管,排痰不畅,远端肺组织发生感染,受累的肺段或肺叶出现肺炎征象。若支气管管腔被癌肿完全阻塞,可产生相应的肺叶或一侧全肺不张。当癌肿发展到一定大小,可出现肺门阴影,由于肿块阴影常被纵隔组织影所掩盖,需做胸部 X 线断层摄影和 CT 检查才能显示清楚。

在断层 X 线片上可显示突入支气管腔内的肿块阴影,管壁不规则、增厚或管腔狭窄、阻塞。右上叶中心型肺癌可显示肺不张;左上叶肺癌、支气管造影显示管腔中断;支气管造影可显示管腔边缘残缺或息肉样充盈缺损,管腔中断或不规则狭窄。由于 CT 的改进和支气管镜检查的普遍开展,支气管造影在肺癌的诊断中已很少应用。肿瘤侵犯邻近的肺组织和转移到肺门及纵隔淋巴结时,可见肺门区肿块,或纵隔阴影增宽,轮廓呈波浪形,肿块形态不规则,边缘不整齐,有时呈分叶状。纵隔转移淋巴结压迫膈神经时,可见膈肌抬高,透视可见膈肌反常运动。气管隆凸下肿大的转移淋巴结,可使气管分叉角度增大,相邻的食管前壁也可受到压迫。晚期病例还可看到胸膜腔积液或肋骨破坏。

电子计算机体层扫描(CT)可显示薄层横断面结构图像,避免病变与正常组织互相重叠,密度分辨率很高,可发现一般 X 线检查隐藏区(如肺尖、膈上、脊柱旁、心后、纵隔等处)的早期肺癌病变,对中心型肺癌的诊断有重要价值。CT 可显示位于纵隔内的肿块阴影、支气管受侵的范围、癌肿的淋巴结转移状况以及对肺血管和纵隔内器官组织侵犯的程度,并可作为制定中心型肺癌的手术或非手术治疗方案的重要依据。

(2)周围型肺癌:最常见的 X 线表现,为肺野周围孤立性圆形或椭圆形块影,直径从 1～2cm 到 5～6cm 或更大。块影轮廓不规则,常呈现小的分叶或切迹,边缘模糊毛糙,常显示细短的毛刺影。周围型肺癌长大阻塞支气管管腔后,可出现节段性肺炎或肺不张。癌肿中心部分坏死液化,可示厚壁偏心性空洞,内壁凹凸不平,很少有明显的液平面。

(3)结节型细支气管肺泡癌的 X 线表现,为轮廓清楚的孤立球形阴影,与上述的周围型肺癌的 X 线表现相似。弥漫型细支气管肺泡癌的 X 线表现为浸润性病变,轮廓模糊,自小片到一个肺段或整个肺叶,类似肺炎。

由于 CT 检查的分辨率高,可清楚地显示肺野中 1cm 以上的肿块阴影,因此可以发现一般胸部 X 线片容易遗漏的较早期周围型肺癌。对于周围型肺癌肺门及纵隔淋巴转移的情况,是否侵犯胸膜、胸壁及其他脏器,少量的胸膜腔积液,癌肿空洞内部情况等都可提供详细的信息。因此,CT 检查对周围型肺癌的诊断和治疗方案的选择也具有重要价值。胸部 CT 显示左肺上叶病变为周围型肺癌 T2N0M0。

2. *痰细胞学检查* 肺癌表面脱落的癌细胞可随痰液咳出。痰细胞学检查,找到癌细胞,可以明确诊断,多数病例还可判别肺癌的病理类型。痰检查的准确率为 80%以上。起源于较大支气管的中央型肺癌,特别是伴有血痰的病例,痰中找到癌细胞的机会更多。临床上对肺癌可能性较大者,应连续数日重复送痰液进行检查。

3. *支气管镜检查* 对中心型肺癌诊断的阳性率较高,可在支气管腔内直接看到肿瘤,并可采取小块组织(或穿刺病变组织)作病理切片检查,亦可经支气管刷取肿瘤表面组织或吸取支气管内分泌物进行细胞学检查。

4. *纵隔镜检查* 可直接观察气管前隆凸下及两侧支气管区淋巴结情况,并可采取组织作病理切片检查,明确肺癌是否已转移到肺门和纵隔淋巴结。中央型肺癌,纵隔镜检查的阳性率较高。检查阳性者,一般说明病变范围广,不适宜手术治疗。

5. *放射性核素肺扫描检查* 肺癌及其转移病灶与枸橼酸^{67}Ga、^{197}Hg 氯化物等放射性核素有亲和力。静脉注射后作肺扫描,在癌变部位显现放射核素浓集影像,阳性率可达 90%左右。但肺部炎症和其他一些非癌病变也可呈现阳性现象,因此,必须结合临床表现和其他检查资料综合分析。

6. *经胸壁穿刺活组织检查* 此方法对周围型肺癌阳性率较高,但可能产生气胸、胸膜腔出血或感染,以及癌细胞沿针道播散等并发症,故应严格掌握检查适应证。

7. *转移病灶活组织检查* 晚期肺癌病例,已有锁骨上、颈部、腋下等处淋巴转移或出现皮下转移结节者,可切取转移病灶组织作病理切片检查,或穿刺抽取组织作涂片检查,以明确诊断。

8. *胸水检查* 抽取胸水经离心处理后,取其沉淀作涂片检查,寻找癌细胞。

9. *剖胸检查* 肺部肿块经多种方法检查,仍未能明确病变的性质,而肺癌的可能性又不能排除时,如病人全身情况许可,应作剖胸探查术。术时可根据病变情况或活检结果,给予相应治疗,以免延误病情。

【肺癌的分期和 TNM 分类】 肺癌的分期对临床治疗方案的选择具有重要指导意义。世界卫生组织按照肿瘤的大小(T)、淋巴结转移的情况(N)和有无远处转移(M)将肺癌加以分类,为目前世界各国所采用,现介绍如下(表 17-2)。

表 17-2 1997 年 UICA2 新修订的肺癌 TNM 分期

原发肿瘤(T)

Tn:无原发肿瘤证据

Tis:原位癌

T1:癌肿直径≤3cm,在叶支气管或以远,无局部侵犯,被肺、脏胸膜包绕

T2:癌肿直径>3cm,在主支气管(距隆凸≥2cm)或有肺不张或阻塞性肺炎影响肺门,但未累及全肺,侵及脏胸膜

T3:肿瘤可以任何大小,位于主支气管(距隆凸<2cm)或伴有累及全肺的肺不张或阻塞性肺炎,侵及胸壁(包括肺上沟癌)、膈肌、纵隔胸膜或壁心包

T4:肿瘤可以任何大小,同侧原发肿瘤所在肺叶内出现散在肿瘤结节,侵及纵隔、心脏、大血管、气管、食管、椎体、隆凸或有恶性胸腔积液或心包积液淋巴结(N)

Nx:不能确定局部淋巴结受累

N0:无局部淋巴结转移

N1:转移到同侧支气管旁和(或)同侧肺门(包括直接侵入肺内的淋巴结)淋巴结

N2:转移到同侧纵隔和(或)隆凸下淋巴结

N3:转移到对侧纵隔、对侧肺门、同侧或对侧斜角肌、或锁骨上淋巴结。远处转移(M)

Mx:不能确定有远处转移

M0:无远处转移

M1:有远处转移(包括同侧非原发肿瘤所在肺叶内出现肿瘤结节)

TNM 分期 0 期(L N0 M0) Ⅰ A 期(T1N0%)

Ⅰ B 期(T2N0 M0)

Ⅱ A 期(TINIM0),Ⅱ B 期(T～NM0,T3N0N0);Ⅲ A 期(T3N1M0,T1～3N2M0),Ⅲ B 期(T4 任何 N M0,任何 T rq3M0)

IVN(-NT 任何 NM1)。不多见的表浅肿瘤,不论其大小,局限于支气管壁,即使在主支气管仍属于 T1

【鉴别诊断】 肺癌病例按肿瘤发生部位、病理类型和病程早晚等不同情况,在临床上可以有多种表现,易与下列疾病混淆。

1. 肺结核

(1)肺结核球:易与周围型肺癌混淆。肺结核球多见于青年,一般病程较长,发展缓慢。病变常位于上叶尖后段或下叶背段。在 X 线片上块影密度不均匀,可见到稀疏透光区和钙化点,肺内常另有散在性结核病灶。

(2)粟粒性肺结核:易与弥漫型细支气管肺泡癌混淆。粟粒性肺结核常见于青年,全身毒性症状明显,抗结核药物治疗可改善症状,病灶逐渐吸收。

(3)肺门淋巴结结核:在 X 线片上肺门块影可能误诊为中心型肺癌。肺门淋巴结结核多见于青少年,常有结核感染症状,很少有咯血。

应当指出,肺癌可以与肺结核合并存在。二者的临床症状和 X 线征象相似易被忽视,以致延误肺癌的早期诊断。对于中年以上肺结核病人,在原有肺结核病灶附近或其他肺内出现密度较浓的块状阴影、肺叶不张、一侧肺门阴影增宽,以及在抗结核药物治疗过程中肺部病灶未见好转,反而逐渐增大等情况时,都应引起对肺癌的高度怀疑,必须进一步作痰细胞学检查和支气管镜检查。

2. 肺部炎症

(1)支气管肺炎:早期肺癌产生的阻塞性肺炎,易被误诊为支气管肺炎。支气管肺炎发病较急,感染症状比较明显。X 线片上表现为边界模糊的片状或斑点状阴影,密度不均匀,且不

局限于一个肺段或肺叶。经抗菌药物治疗后，症状迅速消失，肺部病变吸收也较快。

(2)肺脓肿：肺癌中央部分坏死液化形成癌性空洞时，X 线片表现易与肺脓肿混淆。肺脓肿在急性期有明显感染症状，痰量多，呈脓性，X 线片上空洞壁较薄，内壁光滑，常有液平面，脓肿周围的肺组织或胸膜常有炎性变。支气管造影空洞多可充盈，并常伴有支气管扩张。

3.肺部其他肿瘤

(1)肺部良性肿瘤：如错构瘤、纤维瘤、软骨瘤等有时需与周围型肺癌鉴别。一般肺部良性肿瘤病程较长，生长缓慢，临床上大多没有症状。在 X 线片上呈现接近圆形的块影，密度均匀，可以有钙化点，轮廓整齐，多无分叶状。

(2)支气管腺瘤：是一种低度恶性的肿瘤。发病年龄比肺癌轻，女性发病率较高。临床表现可以与肺癌相似，常反复咯血。X 线片上的表现，有时也与肺癌相似。经支气管镜检查，诊断未能明确者宜尽早作剖胸探查术。

4.纵隔淋巴肉瘤可与中心型肺癌混淆　纵隔淋巴肉瘤生长迅速。临床上常有发热和其他部位表浅淋巴结肿大，在 X 线片上表现为两侧气管旁和肺门淋巴结肿大。对放射疗法高度敏感，小剂量照射后即可见到块影缩小。纵隔镜检查亦有助于明确诊断。

【治疗】　肺癌的治疗方法主要有外科手术治疗、放射治疗、化学药物治疗、中医中药治疗以及免疫治疗等。由于老年人全身各器官的退化和功能储备力下降，其多数伴有不同程度的心、脑、血管病和潜在肝、肾功能储备力降低，特别是伴有慢性阻塞性肺疾病和其他肺疾患，造成老年人对肺癌治疗的耐受能力较差。所以，应从多方面整体考虑，根据患者的身心状况、肿瘤的具体部位、病理类型、侵范范围和发展趋势，结合细胞分子生物学的改变制定方案，须强调的是，老年肺癌患者的治疗以减轻症状、减少痛苦和提高生活质量为主，切不可过度治疗。

非小细胞肺癌和小细胞肺癌在治疗方面有很大的不同。一般来讲，凡非小细胞肺癌病灶较小，局限在支气管和肺内，尚未发现远处转移，病人的全身情况较好，心肺功能可以耐受者，均应采用手术治疗。并根据手术时发现的情况、病理类型、细胞分化程度、淋巴转移等情况，决定综合应用化疗、放疗及其他治疗。对于癌肿已侵犯胸膜、胸壁、心包等情况(T3、T4)以及纵隔淋巴结已经转移(N2)者，可根据情况(如能切除者)考虑进行扩大的肺切除术，例如合并胸壁切除及重建术、心包部分切除术、胸膜剥脱术、左心房部分切除术及纵隔淋巴结清扫术等。术前后辅助放疗或化疗。扩大的肺癌切除术手术范围大，损伤严重，故在病例选择方面应特别慎重。这些病人的手术适应证仍有争论，需进一步研究和探讨。

通常，T1 或 T2N0 M0 病例以根治性手术治疗为主，而Ⅱ期和Ⅲ期病人则应加作术前后化疗、放疗等综合治疗，以提高疗效。

小细胞肺癌常在较早阶段就已发生远处转移，手术很难治愈以化疗和放疗为主。可采用化疗－手术－化疗、化疗－放疗－手术－化疗或化疗－放疗－化疗，以及附加预防性全脑照射等积极的综合治疗，已使疗效比过去有明显提高。

1. 手术治疗

(1)手术疗法的目的：是尽可能彻底切除肺部原发癌肿病灶和局部及纵隔淋巴结，并尽可能保留健康的肺组织。

(2)肺切除术的范围：决定于病变的部位和大小。对周围型肺癌，一般施行解剖性肺叶切除术；对中心型肺癌，一般施行肺叶或一侧全肺切除术。还有的病例癌变位于一个肺叶内，但已侵及局部主支气管或中间支气管，为了保留正常的邻近肺叶，避免作一侧全肺切除术，可以切除病变的肺叶及一段受累的支气管，再吻合支气管上下切端，临床上称为支气管袖状肺叶切除术。如果相伴的肺动脉局部受侵,也可同时作部分切除,端端吻合,称为支气管袖状肺动脉袖状肺叶切除术。手术中,应同时行系统性肺门及纵隔淋巴结清除术。

(3)手术治疗结果:非小细胞肺癌,T1 或 T2N0M0 病例经手术治疗后,约有半数的人能获得长期生存,有的报道其 5 年生存率可达 70%以上。Ⅱ期及Ⅲ期病例生存率则较低。据统计,我国目前肺癌手术的切除率为 85%~97%,术后 30 天死亡率在 2%以下,总的 5 年生存率为 30%~40%。

(4)手术禁忌证:①远处转移,如脑、骨、肝等器官转移(即 M1 病例);②心、肺、肝、肾功能不全,全身情况差的病人;③广泛肺门、纵隔淋巴结转移,无法清除者;④严重侵犯周围器官及组织,估计切除困难者;⑤胸外淋巴结转移,如锁骨上(N3)等,肺切除术应慎重考虑。

2. *放射治疗* 放射治疗是局部消灭肺癌病灶的一种手段。临床上使用的主要放射疗法设备有钴治疗机和加速器等。在各种类型的肺癌中,小细胞癌对放射疗法敏感性较高,鳞癌次之,腺癌和细支气管肺泡癌最低。据统计,单独应用放射疗法,3 年生存率约为 10%。通常是将放射疗法、手术与药物疗法综合应用,以提高治愈率。临床上常采用的是手术后放射疗法。对癌肿或肺门转移病灶未能彻底切除的病例,于手术中在残留癌灶区放置小的金属环或金属夹做标记,便于术后放射疗法时准确定位。一般在术后 1 个月左右病人健康情况改善后开始放射疗法,剂量为 40~60Gy,疗程约 6 周。为了提高肺癌病灶的切除率,有的病例可于手术前进行放射治疗。

晚期肺癌病例,并有阻塞性肺炎、肺不张、上腔静脉阻塞综合征或骨转移引起剧烈疼痛者以及癌肿复发的病例,也可进行姑息性放射疗法,以减轻症状。

放射疗法可引起倦乏、胃纳减退、低热、骨髓造血功能抑制、放射性肺炎、肺纤维化和癌肿坏死液化空洞形成等放射反应和并发症,应给予相应处理。

下列情况一般不宜施行放射治疗:①健康情况不佳,呈现恶病质者;②高度肺气肿放射治疗后将引起呼吸功能代偿不全者;③全身或胸膜、肺广泛转移者;④癌变范围广泛,放射治疗后将引起广泛肺纤维化和呼吸功能代偿不全者;⑤癌性空洞或巨大肿瘤,后者放射治疗将促进空洞形成。

对于肺癌脑转移病例,若颅内病灶较局限,可采用 γ 刀放射治疗,有一定的缓解率。

3. *化学治疗* 有些分化程度低的肺癌,特别是小细胞癌,疗效较好。化学疗法作用遍及全身,临床上可以单独应用于晚期肺癌病例,以缓解症状,或与手术、放射等疗法综合应用,以防止癌肿转移复发,提高治愈率。

常用于治疗肺癌的化学药物有环磷酰胺、氟尿嘧啶、丝裂霉素、阿霉素、表阿霉素、丙卡巴肼(甲基苄肼)、长春碱、甲氨蝶呤、洛莫司汀(环己亚硝脲)、顺铂、卡铂、紫杉醇、吉西他滨等。应根据肺癌的类型和病人的全身情况合理选用药物,并根据单纯化疗或辅助化疗选择给药方法、决定疗程的长短以及哪几种药物联合应用、间歇给药等,以提高化疗的疗效。

需要注意的是,目前化学药物对肺癌疗效仍然较低,症状缓解期较短,副作用较多。临床应用时,要掌握药物的性能和剂量,并密切观察副作用。出现骨髓造血功能抑制、严重胃肠道反应等情况时要及时调整药物剂量或暂缓给药。

4. *中医中药治疗* 按病人临床症状、脉象、舌苔等表现,应用辨证论治法则治疗肺癌,一部分病人的症状得到改善,寿命延长。

5. *免疫治疗* 近年来,通过实验研究和临床观察,发现人体的免疫功能状态与癌肿的生长发展有一定关系,从而促使免疫治疗的应用。

免疫治疗的具体措施有：

(1)特异性免疫疗法：用经过处理的自体肿瘤细胞或加用佐剂后，作皮下接种进行治疗。此外尚可应用各种白介素、肿瘤坏死因子、肿瘤核糖核酸等生物制品。

(2)非特异性免疫疗法：用卡介苗、短小棒状杆菌、转移因子、干扰素、胸腺肽等生物制品，或左旋咪唑等药物以激发和增强人体免疫功能。

当前，肺癌的治疗效果仍不能令人满意。由于治疗对象多属晚期，其远期生存率低，预后较差。因此，必须研究和开展以下方面的工作，以提高肺癌治疗的总体效果：①积极宣传，普及肺癌知识，提高肺癌诊断的警惕性，研究和探索早期诊断方法，提高早期发现率和诊断率；②进一步研究和开发新的有效药物，改进综合治疗方法；③改进手术技术，进一步提高根治性切除的程度和同时最大限度地保存正常肺组织的技术；④研究和开发分子生物学技术，探索肺癌的基因治疗技术，使之能有效地为临床服务。

参考文献

[1] 李连弟，鲁凤珠，张思维，等. 中国恶性肿瘤死亡率20年变化趋势和近期预测分析. 中华肿瘤杂志，1997，19(1)：3-9

[2] 李连弟，饶克勤，张思维，等. 中国12市县1993－1997年肿瘤发病和死亡登记资料统计分析. 中国肿瘤，11(9)，497-507

[3] 李广灿，叶召. 我国常见恶性肿瘤发病现状. 中国肿瘤，1999，8(11)：498-499

[4] 汪祥辉，雷通海. 我国癌症一级预防的策略与措施. 中国肿瘤，1998，7(12)：13-14

[5] 徐乐天. 现代胸外科学. 北京：科学出版社，2004：367-370

[6] 周清华，孙燕. 肺癌新理论与新技术进展. 成都：四川大学出版社，2003：157-164

[7] 戈峰，Ming Liu，李琦. 基础胸外科学. 北京：中国协和医科大学出版社，2003：667-671

[8] 许雯综述，陈少贤审校. 老年肺癌的诊治进展. 国际内科学杂志 2007，2，34(2)：68-72

[9] Gu CD, Osaki T, Oyama T, et al. Detection of micrometastatic tumor cells in pN0 lymph nodes of patients with completely resected non-small cell lung cancer: impact on recurrance and survival. Ann Surg, 2002, 235(1)133-139

[10] Carlos MM, Anastasia NP, Raphael B, et al. Similar long-term survival of elderly patients with non-small cell lung cancer treated with lobctomy or wedge resection within the surveillance, epidemiology, and end results database. Chest, 2005, 128(1): 237-245

第18章　食管纵隔疾病

第一节　概　论

【纵隔的解剖和分区】　纵隔为两侧纵隔胸膜之间、胸椎之前、胸骨之后的一个间隙，上与颈部相连，下为膈肌。其内包含许多重要组织和器官。为了便于明确肿瘤所在位置和临床初步诊断，常将纵隔分成若干区，在胸骨角与第4胸椎下缘连一虚线，虚线之上为上纵隔，其下为下纵隔，下纵隔以心包为界，将下纵隔分为前、中、后纵隔。上纵隔内包含气管、食管、主动脉弓及其分支、胸腺组织等。前纵隔含有脂肪、淋巴组织和疏松结缔组织。中纵隔包含心包、心脏、大血管、气管隆突、主支气管及淋巴组织。后纵隔内有食管、降主动脉、交感神经和周围神经。有人将纵隔分成前纵隔、内脏纵隔和脊柱旁沟。胸骨和心包、大血管之间的区域为前纵隔，前纵隔的后界至前竖肌之间为内脏纵隔区，脊柱旁沟为脊柱两侧，紧邻肋骨的区域。纵隔肿瘤都有其好发部位，临床上多根据肿瘤所在的部位及其临床表现而做出初步诊断。

【病因与发病机制】　纵隔内有多种器官和组织。如胸腺、大血管、淋巴组织、心包、食管、气管、脂肪组织、神经组织等。胎生结构来源复杂，所以纵隔内肿瘤种类繁多。以胚胎发育过程发生异常或后天性因素导致纵隔内肿瘤或囊肿形成，其确切机制尚不明确。

【临床表现】　成人约只有1/3可出现临床症状，无症状者或由于健康体检或由于其他疾病而发现。症状是否出现及严重程度与肿块的良恶性、大小、部位、生长方向和速度、是否合并感染、肿块有无特殊内分泌功能及有无系统性疾病有关。

胸痛、胸闷、咳嗽、气短、发热是恶性纵隔肿瘤的常见症状，这些症状虽然没有特异性，但可作为进一步检查的依据。

纵隔囊肿和畸胎瘤继发感染，可出现高热、呼吸困难、咳大量脓性痰等症状。良性肿瘤生长缓慢，引起压迫症状不多见。恶性肿瘤不但可以向重要结构浸润生长、融合，而且可以压迫重要器官。压迫神经系统可有声音嘶哑、Horner综合征、上肢疼痛、膈肌麻痹、截瘫等症状。压迫大血管可出现上腔静脉综合征。压迫食管可引起吞咽困难。刺激或压迫呼吸系统可引起咳嗽、呼吸困难甚至发绀等表现。此外，恶性肿瘤的全身表现（如消瘦、贫血、恶液质等）也可出现。

有的肿瘤可伴有系统性疾病或一些特殊的症状和体征。如胸腺瘤可伴有重症肌无力，极少的病人还有单纯红细胞性再生障碍性贫血、低丙种球蛋白血症、全身性红斑狼疮、风湿性关节炎等。病人咳出毛发或皮脂样物为畸胎瘤溃破入支气管的特有的表现。神经源性肿瘤可出现Horner综合征、脊髓压迫症状。随吞咽运动上下活动为胸骨后甲状腺肿。纵隔类癌可产生异位促肾上腺皮质激素，引起库欣综合征。嗜铬细胞瘤可引起高血压。

【诊断】

1. 临床特征　由于纵隔肿瘤种类繁多，多数纵隔肿瘤临床特征并不明显且缺乏特异性。大多数病人是在出现胸闷、气短、咳嗽、发热等一般症状时作胸部摄片或胸部CT时发现。一部分病人本无任何临床症状，行身体普查时发现纵隔肿瘤。

2. 实验室检查　甲胎蛋白(AFP)、β-人绒毛膜促性腺激素(β-hCG)在非精原性恶性生殖细胞肿瘤患者中可见升高。检测尿液中儿茶酚胺(CA)及其代谢产物有助于嗜铬细胞瘤的术前诊断。

3. 辅助检查

(1)胸片检查：普通胸部摄片是本病的主要诊断方法，根据患者的年龄、肿瘤部位、大小、形态、有无钙化及有无特殊的伴发症状、体征，往往可做出初步诊断。

(2)CT 检查：CT 检查已成为纵隔肿瘤诊断中常规的检查方法，并可提供比普通胸片更详尽的影像资料。CT 可区别脂肪、血管、囊肿及软组织肿块。对于椎旁肿瘤，CT 可以发现肿瘤是否侵及椎体或椎间孔增大等情况。CT 检查并不能区分纵隔肿瘤的良恶性，但它有时能提供肿瘤侵犯邻近组织或有无肺实质转移。

(3)磁共振检查：磁共振成像(MRI)适用于对造影剂过敏的患者。MRI 能将纵隔肿瘤与血管、支气管区别开来。MRI 能进行冠状面、矢状面扫描，提高了该检查的诊断价值。对于神经源性肿瘤有无椎管内侵犯 MRI 要优于 CT。

(4)超声检查：B 超检查能鉴别纵隔内肿块系囊性、实质性或混合性，并能判定肿块与周围组织的关系。B 超检查对胸骨后甲状腺肿、延伸至纵隔内的颈部肿物的诊断有较大的帮助。

(5)放射性核素检查：对怀疑肿块为甲状腺来源者，^{131}I 或^{132}I 同位素扫描有助于明确诊断，文献报道其对胸骨后甲状腺肿诊断的敏感性、特异性可达 93%和 100%。但也有学者提出其假阴性率高，这是由于胸骨后甲状腺肿瘤多为无功能性。

(6)活组织穿刺检查：活组织穿刺检查适用于临床上高度怀疑恶性淋巴瘤者，或肿瘤巨大，与重要组织、器官关系密切，难以切除干净，活检可明确诊断，制定下一步治疗方案。对囊肿、包膜完整、界限清楚的肿瘤术前不需要活检，直接手术切除即可，特别是考虑诊断为胸腺瘤时。

【治疗】

1. 适应证　原发性纵隔肿瘤及囊肿，除淋巴瘤等恶性肿瘤适合放疗或化疗外，绝大多数纵隔肿瘤不论良、恶性及有无临床症状，只要无手术禁忌证，均应考虑手术治疗。

2. 切口选择　其原则是在保证暴露良好的前提下，选择创伤小、便于应急处理的切口。一般单侧性前纵隔肿瘤多采用前外侧切口，肿块大、超过中线者，可辅以胸骨横断。后纵隔肿瘤采用后外侧切口。位置偏高的前纵隔肿瘤、双侧性纵隔肿瘤及合并重症肌无力的胸腺瘤病人可采用胸骨正中切口。胸骨后甲状腺肿可采用颈部切口，必要时劈开部分胸骨。

3. 麻醉　采用气管插管静脉复合麻醉。对前纵隔较大实体瘤应慎用肌松药，因为瘤体重力可对心脏、气管产生急性压迫发生危险。为确保气道通畅，巨大肿瘤或危重病人，可采用清醒时插管。重症肌无力者不用或慎用箭毒类肌松药。

4. 手术操作注意事项　纵隔肿瘤常与心脏、大血管、气管、食管等重要脏器关系密切，手术不慎可造成这些脏器的损伤，术者对纵隔内毗邻脏器之解剖应非常熟悉。包膜完整的纵隔肿瘤摘除一般不难。肿瘤包膜与周围大血管粘连时，可打开包膜进行分离。源自椎孔内神经根的神经源性肿瘤，不宜紧贴椎孔处断蒂，以免破裂之血管回缩至椎孔内而不易止血，因此可保留肿瘤蒂部切除肿瘤避免产生脊髓损伤。纵隔肿瘤继发感染或恶性肿瘤与周围重要脏器、大血管多有粘连或侵犯，分离时应尽量紧贴肿瘤，不必强求完全切除肿瘤。巨大肿瘤可先减压，瘤体变小后再进行分离切除。

5. 影像监视胸腔镜手术(VATS)纵隔肿瘤或囊肿切除术　后纵隔良性神经源性肿瘤、纵隔囊肿和良性畸胎瘤、Ⅰ期包膜完整的胸腺瘤可用 VATS 方法切除。对于伴有重症肌无力者，一般不主张经胸腔镜手术，因为难以完全清扫纵隔胸腺及脂肪组织。恶性纵隔肿瘤常侵犯邻近重要脏器，手术风险极大且不易完整切除故不宜采用胸腔镜手术。胸腔镜做纵隔肿瘤切除术时，须备剖胸手术器械，以防发生意外时，能及时中转剖胸手术。

第二节　食管肿瘤

90%以上的食管肿瘤为恶性肿瘤，其中以食管癌为大多数。全世界几乎所有的国家及民族均有发病。我国是食管癌的高发区，全世界一半以上的食管癌发生在华人当中。

【食管癌的流行病学特点】

1. 地区性分布　食管癌的发病呈地区性分布，60%的食管癌发生在中国，亚洲也是食管癌的高发地区，包括日本、哈萨克斯坦的古力亚夫、伊朗北部的土库曼、新加坡。新加坡可能与华人人口多有关。其他地方如南非的特兰斯开、法国的诺曼底等。我国河南林县近十余年有1/4 的男性和 1/6 女性患有或死于食管癌。

2. 性别及年龄　非高发民族及地区均男性多于女性，但在高发区男女比例接近。但我国的广东梅县、伊朗北部则女性多于男性。80%的病人在 50 岁以上，50～60 岁时死亡最多的年龄组。

3. 组织学　在高发区食管癌的病理类型以鳞癌为主，占 90%以上，在低发地区腺癌较多见。欧美属低发地区发病率 5/10 万，美国 20 世纪 70 年代腺癌占 10%，现在腺癌已上升到 60%。

4. 遗传因素　食管癌有阳性家族史和家族集聚性。在我国高发区 60%的患者有家族史，在高发区向低发区移民中，其发病率仍较高。

食管癌的高危因素见表 18-1。

表 18-1　食管癌的高危因素

食物因素	储存的蔬菜、肉、鱼类等富含亚硝酸盐的食物，含真菌的食物，热饮料与食物，微量元素缺乏的食物，缺乏维生素类的食物
获得性因素	吸烟，咀嚼烟草、槟榔，饮酒，食管发育异常，贲门失弛缓症，慢性食管炎，Barret 食管，食管化学性灼伤或腐蚀伤，病毒感染
遗传性因素	食管胼胝形成

【病理】

好发部位

食管鳞癌的好发部位为食管中段(自气管隆突水平至下肺静脉水平之间的部位)，其次为食管下段(自左肺根下缘至膈肌的部分，含腹段食管)，食管上段(从胸廓入口处到气管隆突水平)的鳞癌发病率最低。

【体病理类型】

1. 中晚期食管癌的病理分型　一般将中晚期食管癌分为髓质型、蕈伞型、溃疡型、缩窄型和腔内型五种临床病理分型。

(1)髓质型:肿瘤在食管壁内、外生长及浸润,常累及食管全周,形成管腔内不规则缩窄、梗阻。病变食管剖面明显增厚、灰白色类似脑髓,质地坚韧。钡剂造影检查 X 线主要表现为病变处食管腔有明显的充盈缺损及中度或高度管腔狭窄。

(2)蕈伞型:肿瘤常累及食管壁的一部分,呈椭圆形向腔内凸出,瘤体边缘清楚整齐,外形成菜花状。表面有溃疡,外侵及梗阻表现常不明显,不累及食管壁的全层与食管周径,一般仅累及食管黏膜肌层及浅肌层,切除率较高。钡剂造影检查 X 线主要表现不对称的蝶形充盈缺损,边缘可见唇样压迹。

(3)溃疡型:是管壁上的深、大溃疡,以外侵为主,癌组织累及食管肌层,管腔阻塞不明显。钡剂造影检查 X 线主要表现大小不等的溃疡龛影,钡剂通过不受阻。

(4)缩窄型:肿瘤食管壁明显的组织增生,引起食管环形或短管状狭窄,导致食管高度梗阻。钡剂造影检查 X 线主要表现为对称型食管梗阻,近端食管腔明显扩张。

(5)腔内型:肿瘤呈圆形或椭圆形凸向管腔,可有蒂,息肉状。表面可有溃疡,食管浸润不明显,梗阻症状轻,切除率高。钡剂造影检查 X 线主要表现瘤体所在部位管腔明显扩张,边缘锐利,钡剂可通过。

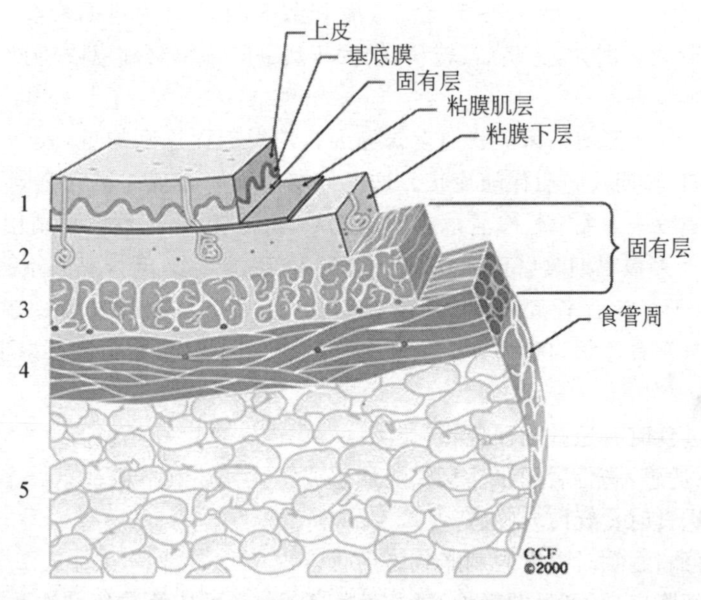

图 18-1　全管断面图

2. 早期食管癌的分型　一般分为以下四种类型:

(1)隐伏型:肿瘤病变处不隆起不凹陷,食管黏膜厚度近似正常,食管黏膜轻度充血、粗糙。肉眼不易发现,仅能依靠组织细胞学检查确诊。此型均为原位癌。

(2)糜烂型:食管黏膜浅表糜烂,边界不规则,与周围正常食管黏膜的界限清楚,原位癌占 1/2,肿瘤发展较隐伏型晚。

(3)斑块型:病变处黏膜略隆起肿胀,表面粗糙不平。黏膜皱襞消失,病变多局限于食管壁的固有层内。原位癌占 1/3,肿瘤发展较糜烂型晚。

(4)乳头型:病变食管黏膜呈乳头状向管腔内突出,表面光滑。极少数是原位癌,是早期食管癌中最晚期类型。

【生长方式】 食管鳞状上皮癌通过癌细胞的直接蔓延、食管壁内扩散、淋巴道或血行等途径发生转移。

癌细胞早期癌组织呈水平黏膜内扩散,远离瘤体边缘可达 2cm 或更远。晚期食管癌在侵透食管外膜层之后,肿瘤可直接侵犯其邻近结构或器官。其中最常见最危险的受累器官是气管、支气管,可引起食管-气管瘘和严重的感染,而主动脉受累时,可导致食管-主动脉瘘,因大出血而死亡。还可侵及心包、肺和肺部血管、胸膜、膈神经及喉返神经等。

肿瘤细胞的食管壁内扩散可以向食管壁的深部组织及四周浸润蔓延,亦可以沿食管壁的黏膜下层或固有膜的淋巴管的“跳跃式”扩散,可远离原发灶达 5～6cm。

食管癌的淋巴液引流通过食管淋巴网沿食管的纵向引流为主,食管癌的纵向淋巴引流可远远超过肿瘤的位置。食管的淋巴液既可以向近心端也可以向远心端引流。食管上 1/3 的淋巴液一般向近心端引流,而食管下 2/3 的淋巴液一般向远心端引流,食管淋巴回流的特殊性造成任何部位的食管癌均有远处转移的机会。

晚期食管癌患者远处脏器转移是通过血行播散的方式发生的。

【转归】 一般认为由上皮增生到发展成为癌需要 5～10 年时间。经细胞学诊断的早期食管癌,未予治疗的平均生存期为 43～50 个月,其中 32～34 个月为早期阶段,中晚期阶段约为 10 个月。主要的致死原因为:恶病质、转移、继发于瘘的肺部感染和纵隔感染及侵犯到主动脉引起的致命性出血。

【临床表现】 食管癌的临床症状随食管癌进行性发展而逐渐加重,人们为便于理解将其分为,早期、进展期、晚期及肿瘤伴随症状。这种分期的临床表现并不完全同真正的食管癌发展的分期平行。一般认为缩窄性食管癌症状出现早、进展较快,而溃疡型则相对进展较慢。

1. *早期症状*　多数早期食管癌无症状,近 30%的黏膜内及 60%黏膜下有早期症状,一般认为:肿瘤侵犯小于 1/3 食管周径,患者可进普食,但大口吞咽时发噎。在高发区,可能有 90%的早期患者自觉有症状,在大口吃干、硬食物时表现明显,最常见的有以下 4 组症状,概括地说“三感一痛”:

(1)哽噎感:进食时有轻微的哽噎感。

(2)胸骨后不适感:胸骨后闷胀、隐痛、烧灼感或不能详述的不适。

(3)异物感:进食时食管内异物感。

(4)胸骨后疼痛:吞咽时食管内刺痛或隐痛感。

以上症状常间断出现,可呈缓慢地、进行性加重,有些可持续数年。这些症状并非特异性的,食管慢性炎症及损伤也可有相同表现,其发生的机制尚不清楚,目前认为与食管慢性炎症、早期肿瘤等的刺激有关,应注意两者的鉴别,在不能确诊时,应密切随诊。

2. *进展期症状*　当肿瘤进一步增大,超过食管周径的 2/3 以上,而引起的一系列症状,其程度与食管周径受累范围成正相关。除以上早期症状发展、加重呈吞咽时胸骨后沉重感、阻塞感、钝痛;贲门癌患者可出现类似胃溃疡样的疼痛以外,还有以下最为突出的临床表现。

(1)进行性吞咽困难:是食管癌最典型的症状,先是难咽干的食物,继而是半流食,最后是水和唾液也不能下咽。

(2)呕吐和误吸:由于肿瘤使食管梗阻,患者常在进食后发生呕吐,呕吐物为刚进的食物,因没有进入胃而无酸味。唾液和食管分泌物在食管内潴留并刺激口腔分泌增加,可吐大量黏液样痰。

(3)上消化道出血：包括呕血、腹胀、黑粪等症状的上消化道出血，小量出血时，血液与胃液混合，形成酸性血红素，呈棕褐色或黑色，长期的小量出血，可致贫血等表现。大量出血时，呈鲜血或含有血凝块，严重者可致出血性休克。

大出血 24h 后，可出现低热，一般不超过 38.5℃，持续 3～5d。仅见于 3%～5%的食管癌，可因癌肿溃疡、坏死，形成食管-动脉瘘而引起出血，也可因胃内转移、胃周淋巴结转移侵穿胃壁或放疗所致。而贲门癌更多见，2%～3%的上消化道出血是因贲门癌或胃癌引起，其可能是贲门癌患者的首诊症状。故有上消化道出血者，应首先考虑为贲门癌，很少考虑食管癌。

(4)体重减轻：食管癌患者常因进食困难、精神因素、营养障碍等原因而减重，>70%者有减重。在低发区，平均减重 10kg 左右。减重超过原体重的 25%者，预后不良，术后并发症高。部分患者可有贫血，较多见于贲门癌，主要因肿瘤出血及营养障碍所致。

3. 晚期症状　晚期症状因肿瘤并发症、局部直接侵犯、远处广泛转移、营养不良等原因造成。

(1)肿瘤并发症：原发瘤或(淋巴结)转移灶直接侵犯周围组织、器官，是食管癌晚期典型症状及主要的致死原因，如呼吸道、胸部大血管、胸内神经、心包及其他纵隔器官。

①气管支气管侵犯：肿瘤可压迫或侵破气管，造成咳嗽、呼吸困难、发热、咯血及肺部感染等呼吸系统症状，可发展成肺炎或脓肿。咳嗽是常见症状，但并非所有患者均有，也可无症状。食管-支气管瘘最常见，预后极差。

②喉返神经受累症状：食管中上段、上段癌累及左侧喉返神经，有时肿大的转移性淋巴结压迫喉返神经，病人有声嘶症状，进食尤其是饮水时常因误吸而又呛咳，可引起吸入性肺炎。喉镜可见：患侧声带不能外展而固定居于中线，表明声带麻痹。

③胸内神经侵犯：侵犯或压迫胸壁的肋间神经，引起持续性胸背部疼痛；压迫、侵犯喉返神经造成声嘶；膈神经受侵可有嗝逆及膈麻痹表现。这些症状可能是最早表现出来的晚期症状，往往提示不能治疗性手术切除，只能采用姑息性切除术。

(2)远处转移：上纵隔及颈部淋巴结转移可引起声嘶、上腔静脉压迫等症状。肝、腹腔转移，可致肝大、肝区不适、纳差、腹水等，后期可有黄疸。脑及骨转移可分别引起头痛及病理性骨折等临床表现。

(3)恶病质：进行性营养不良引起极度消瘦、贫血、低蛋白及衰竭。

4. 肿瘤伴随症状

①高钙血症：为最常见的食管癌伴随症状，初诊时，其发生率仅为 1.3%，但在复发或不能切除的晚期患者，发生率可达 16%～38%。其病因明确为骨转移造成者占 6.5%。另有报道认为：高钙血症者 100%可发现甲状旁腺素相关蛋白的表达，提示肿瘤分泌甲状旁腺素造成高钙血症。

②食管运动功能障碍：可因食管癌、贲门癌引起，腺癌最常见为假性贲门失弛缓症，其临床、放射学及测压检查均与贲门失弛缓症相似，故任何怀疑贲门失弛缓症者均应做详细的胃镜检查。

5. 食管癌的 TNM 分期(表 18-2)

表 18-2 食管癌的 TNMG 定义及分级

原发肿瘤(Primary Tumor,T)

Tx:原发肿瘤不能确定;

T0:无原发肿瘤证据;

Tis:重度不典型增生;

T1:肿瘤侵犯粘膜固有层、粘膜肌层、或粘膜下层;

T1a:侵犯粘膜固有层或粘膜肌层;

T1b:侵犯粘膜下层;

T2:肿瘤侵犯食管肌层;

T3:肿瘤侵犯食管纤维膜;

T4:肿瘤侵犯食管周围结构;

T4a:侵犯胸膜、心包或膈肌;

T4b:侵犯其他邻近结构如主动脉、椎体、气管等。

区域淋巴结(Regional Lymph Nodes,N)

Nx:区域淋巴结转移不能确定;

N0:无区域淋巴结转移;

N1:1-2 枚区域淋巴结转移;

N2:3-6 枚区域淋巴结转移;

N3:≥7 枚区域淋巴结转移

注:必须将转移淋巴结数目与清扫淋巴结总数一并记录

远处转移(Distant Metastasis,M)

M0:无远处转移;

M1:有远处转移。

肿瘤分化程度(Histologic Grade,G)

Gx:分化程度不能确定——按 G1 分期;

G1:高分化癌;

G2:中分化癌;

G3:低分化癌;

G4:未分化癌——按 G3 分期。

【诊断】 不同阶段的食管癌可以直接影响病人所接受的治疗方案及病人的预后,如能在病变的早期发现并接受正确的手术治疗可以明显提高病人 5 年生存率。

对食管癌患者的诊断包括 3 个步骤:第一步明确食管癌诊断,主要指组织学病理诊断及确定病变部位通常用距门齿的长度来表示;第二步判定 TNM 分期,有无远处转移;第三步治疗前患者全身状态及手术耐受力的评价。

食管癌的确诊主要包括两大类:即对早期不典型症状出现前或者高危人群的普查的早期诊断方法及对出现较典型症状患者的临床诊断方法。

由于食管癌的症状相当不典型,人们不断地寻求早期食管癌的诊查方法和手段。早期诊断指在出现症状前的诊断,对高危人群的普查及提高对早期症状的认识,是发现早期患者的主要手段。

食管癌的早期诊断方法有:食管拉网检查、食管钡剂造影检查、内腔镜活体染色、内镜下多部位活检或荧光显影、分子生物学技术等检查手段。

1. 食管拉网检查 沈琼(1971)首次设计并成功应用于临床的双腔网囊食管细胞采取法,

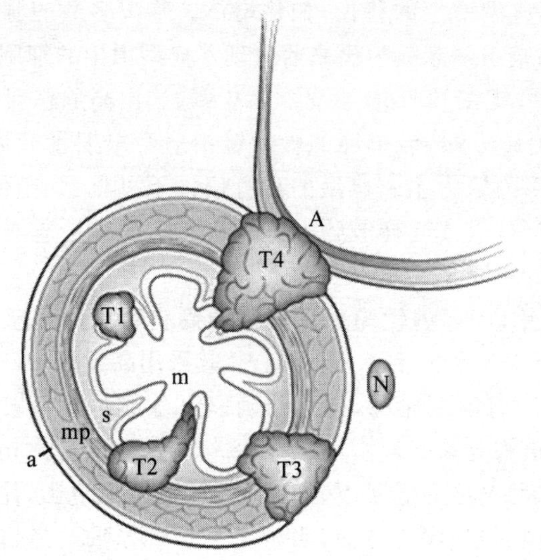

图 18-2　各分期侵润深度

99%的受检者可获得有效的标本，因其简便易行、准确率高，一直是我国高发区普查筛选的主要检查方法之一，早期病变阳性率 90%～95%。但此项检查在非高发区，甚至在高危人群中的特异性不足 10%，故不适用于非高发区的普查及随诊。

这种方法，可以提供因早期食管癌或者接近癌时胃镜无法明确部位时一种判断食管癌病变部位的方法，分段拉网，仅在距门齿 25cm、35cm 及全程。例如：如在门齿 25cm 段阳性，提示至少应行食管大部切除、胃食管颈部吻合；如在门齿 25～35cm 段阳性，提示至少行食管中下段切除、胃食管弓上吻合；在门齿 35cm 以下段阳性，至少切除食管下段、胃食管弓下吻合。

2. 食管钡剂造影检查　钡剂食管 X 线特别是应用空气对比 X 线摄影技术，在早期检查程序中已能显示 5～15mm 的病变。

3. 色素内镜检查　是诊断早期食管癌（浅表型食管癌）的主要手段。20 世纪 80 年代后期，随着内镜设备的发展和碘染色广泛应用于上消化道内镜检查，发现了大量不同阶段的早期食管癌和癌前病变。黏膜染色可以提高内镜检查的敏感性。染色方法可有 Lugol 液、亚甲蓝、醋酸染色以及光动力诊断。

4. 分子生物学诊断技术　分子生物学的肿瘤标记，有以下 5 个方面的作用：普查、诊断、评估预后、监测治疗及诊断复发，但目前的食管癌的肿瘤标记物主要包括 CEA、AFP、CA19-9、CA125、hCG、TATI、CA50 及 SCC 等，但因其特异性低，目前尚不能用于指导临床的诊治。多数用来监测术后复发或者转移。

(1)RT-PCR：以往的研究显示，血清中 CEA（carcinoembryonic antigen，癌胚抗原）的升高与消化道肿瘤有关，可用来预测食管癌的复发。最近的研究显示：采用 RT-PCR 技术，检查食管癌患者淋巴结中的 CEA mRNA，可作为早期转移的标记物，据此做出的淋巴结转移诊断，可早于组织学诊断。其依据是，良性病变者，CEA 均为阴性；恶性者，组织学检查为阴性，RT-PCR 可为阳性，提示早期转移。故目前有人建议，对有创检查获取的淋巴组织，采用 RT-PCR 技术可用于治疗前分期、决定治疗方案及评价疗效。

(2)流式细胞计数：另一种可能早期发现高危者基因异常的检查是流式细胞计数，通过刷取采得的细胞样本,用此技术分析其不典型增生的特征,如倍增体。绝大多数的腺癌有倍增体,食管黏膜的毛刷细胞学检查,可能在组织学诊断为癌之前发现不典型增生的细胞。有研究显示,此方法发现的DNA含量的改变,可能在Barrett食管患者中,筛选出高危恶变者。

5. **内镜检查** 食管镜检查虽然是确诊方法,但单纯的食管镜不适合早期食管癌的普查,但是在非流行区,对高危人群的随诊仍以内镜为主。典型的食管癌镜下可见:管壁僵硬,黏膜破坏,充血、糜烂或溃疡,缺乏光泽,灰白色,呈突起样肿物,触之易出血,狭窄严重时镜体通过受阻。是主要靠内镜下毛刷或活检,得到组织学诊断。

6. **内镜超声检查**(EUS) 自1980年以来,内镜超声已用来明确食管癌的管壁侵犯深度和评定伴随的食管旁淋巴结。主要用于食管癌的T、N分期检查,其采用高频探头(7.5~12.5 MHz),产生高分辨率的影像,可清晰分辨各解剖轮廓,并可明确以上各层被肿瘤破坏和侵犯的程度。超声影像上,正常食管壁各层结构为高回声区,表现为5个(或9个)彼此相间、光滑、完整、近似于同心圆的亮环,瘤体及转移淋巴结呈低回声区,表现为很暗或黑色影,伴有白色亮斑(图18-1)。内镜超声检查在明确食管癌侵犯深度方面,明显优于CT及MR,是目前用于T分期的最佳无创检查,其准确率高达80%~90%但内镜超声检查目前仍有其局限性,存在以下几个主要问题:①因高频探头穿透力低,仅2~5cm,甚至更短,因此不能探测远离食管的肿大淋巴结。检查时,只能借助超声穿透食管瘤体时,观察位于瘤体周围食管外壁的淋巴结,所见范围非常有限。如要用EUS判定N分期,平均只能发现7个淋巴结,准确率低(最高为70%),假阳性率高(可达50%)。②其对明显食管狭窄者,因食管腔内探头不能通过。③因其不能探测到瘤体是否侵犯了周围脏器,内镜超声检查对T4的诊断毫无价值。④因术后吻合口瘢痕的干扰,也不适于对吻合口的随诊检查。

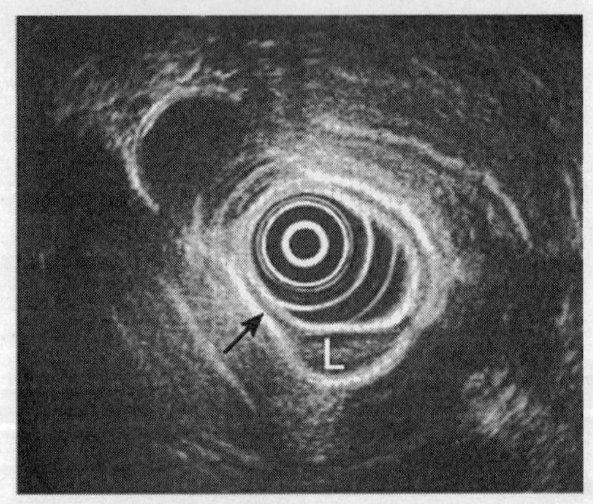

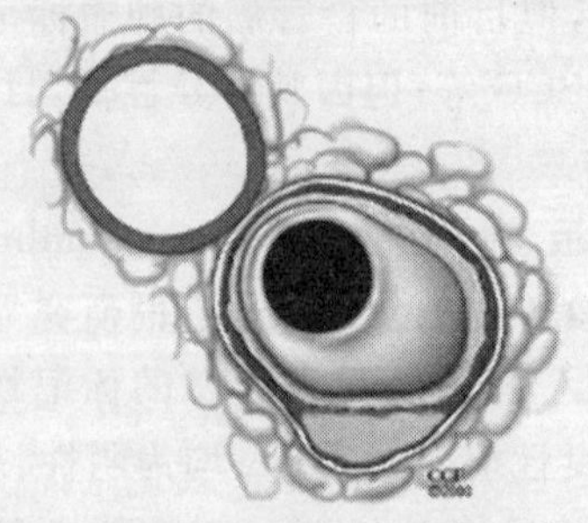

图18-3 食管癌的内镜超声检查

7. CT 及 MRI CT 是应用最广泛和目前食管癌分期的标准 X 线摄影方法。胸部和上腹部的计算机体层摄影(CT)可对食管壁厚度(正常不应超过 5mm)作出评估,对由肿瘤引起的直接侵犯予以评定,并可显示局部淋巴结肿大和肺、肝、肾上腺及远处结节性转移灶的存在。MRI 敏感度更高,可更好地显示食管周围组织受侵犯的程度,但特异性不高,分期作用同 CT,且费用高不作为常规检查,多为 CT 发现肝或其他脏器受累时,用 MRI 鉴别诊断。

8. 正电子发射断层显像(PET) PET 是一种无创的发现食管癌局部和远处转移及引流区域淋巴转移的诊断方法,对可以手术患者,术前行 PET,可作为治疗前分期的一部分,但在估计肿瘤侵犯食管壁的深度方面无诊断意义。

【治疗】 食管癌的治疗方案是以外科手术为主的综合治疗。主要包括:外科手术治疗,放射疗法,化学疗法,内镜下治疗,光动力学治疗,以及记忆合金支架的应用。

(一)手术治疗

高龄不是手术禁忌证,据文献报道 20 世纪 90 年代 70 岁以上食管癌患者的手术例数较 80 年代增加了一倍。但高龄患者多合并有心肝肾等多器官的基础疾病,因此对老年患者尤其是高龄患者制定治疗方案时,必须全面地评价患者术前的综合状况,并根据肿瘤的部位,临床分期以能最大限度地改善患者的生活质量为目的。对于术前分期不准确的患者,手术开始时就应探查,另外肿瘤组织分型,医师的个人技术能力应考虑在内。

1. 根据手术效果的主要分三种

(1)根治性切除术:以治愈肿瘤为目的,术后无瘤为标准。要求:切缘距瘤体边缘 10cm 以上的<T3 肿瘤,淋巴结清扫术后 N0 或<4 个淋巴结阳性,M0 及残端阴性。

(2)治疗性切除:指以治疗肿瘤为目的,完全切除原发瘤及局部转移淋巴结。应必须达到以下结果:①次全或部分切除食管,且除食管口侧的范围应超过术中可触及肿物上缘的 10cm,至少是 5cm 以上;②切除淋巴结范围:术野范围内,切除的距肿瘤最远的淋巴结呈阴性;③术后无癌残留。

(3)姑息性切除:指缓解食管梗阻,维持营养的摄入及治疗并发症为目的,术后可以改善生活质量,分为:改道术和肿瘤切除术。姑息在高龄患者和中晚期患者较常用,以减少肿瘤在体内对人体的消耗作用,并提高患者的生存质量。

2. 主要的手术方式

(1)胸内食管-胃吻合术:食管中、下段癌(包括部分食管中上段癌)常用的切除术。

(2)食管切除、空肠移植食管重建术:适应证有颈段食管癌病人,但病人胃及结肠有器质性病变或有手术史。

(3)经右胸食管切除术及食管-胃颈部吻合术:即经腹、右胸、颈三切口食管切除术适用于食管的恶性肿瘤位于气管隆突平面以上的病人。

(二)食管癌的放射治疗

食管癌病理类型 90%以上是鳞状细胞癌,对放射线比较敏感,疗效肯定,且放疗相对于其他治疗,对机体的创伤较小,适应证较广,无论早期还是晚期患者都有一定的作用。

放疗有以下几种方式:根据效果分为根治性放疗,姑息性放疗;根据同手术的关系分为术前放疗和术后放疗;放射疗法与化学疗法结合,以及伽马刀治疗。

1. 根治性放疗 适应证:①食管癌诊断明确,一般情况可;②病变长度<8cm;③无锁骨上淋巴结转移,无远处转移;④无穿孔或穿孔前兆。

2. 姑息性放疗 适应证:①患者一般情况较差;②食管癌病变长度>8cm;③锁骨上淋巴

结转移;④远处转移;⑤梗阻严重仅能进流食。

3. *放射疗法的禁忌证* 恶病质、食管穿孔,气管镜或 CT 证实气管或大血管严重受侵。但注意禁忌证是相对的恶病质病人一般情况好转时,穿孔患者食管内放置支架后可给予姑息性放疗。

4. *根据治疗方式分为* 常规放射疗法;超分割(hyperfraction,HF)放疗和加速超分割(accelerated hyperfraction,AHF)放疗。

(1)超分割放疗:每日给予 1 次以上的照射,间隔约 6h,每周 5d,每次放射治疗的剂量小于常规剂量,增加每日分割次数但不改变总疗程时间,总剂量略高于常规总剂量。超分割放疗的目的是提高晚期正常反应组织与肿瘤组织之间的放射效应差,即降低单次剂量,保护晚反应组织如脊髓,降低氧效应。每日多次照射,尽可能杀死敏感期的细胞。间隔一定时间,可使正常组织尽可能地进行亚致死性损伤的修复,另一方面总剂量的增加可使肿瘤细胞尽可能的被杀灭,从而提高肿瘤局控率和远期疗效。近几年的临床研究表明,超分割放疗可提高照射剂量,提高肿瘤局控率同时并不增加放射治疗的反应,虽没有提高远期生存率,但是不加重晚期并发症,而且提高了患者的生存质量。

(2)加速超分割放疗:通过增加每次分割照射剂量,减少治疗次数,缩短疗程,总剂量减少或不变。降低肿瘤细胞的加速再增殖率,以提高局部控制率。一般认为食管癌的潜在倍增时间<5d,在放射治疗后期增大照射剂量不但可以克服肿瘤细胞的再增殖,也可阻止亚致死性损伤的修复,从而提高肿瘤局控率。大量的临床报道加速超分割放疗明显地提高了食管癌的局控率和远期生存率。

(3)三维适形放射治疗(3-Dimensional conformal radiation therapy,3-DCRT)是根据患者的综合情况,个体化选择治疗参数,将正侧位 X 线片上的影像进行三维重建,以显示解剖结构和剂量分布。可自动修饰发射源的衰减,根据源位、病灶大小及形态计算剂量分布曲线,使其照射野的形状在三维方向上与波照射的病变形状相吻合,获得最佳的治疗计划。其优点是能提高肿瘤照射剂量 20%～30%,减少周围正常组织照射剂量 15%～20%。

(三)食管癌的化学治疗

食管癌的病理类型多是鳞状细胞癌对化疗不太敏感,食管癌对抗癌药有天然耐药性,单药效果不好。化疗为主的治疗仅在晚期患者进展转移阶段及手术、放疗失败的病例中应用,仅能起到姑息疗效,对局限可手术、放疗的患者,化疗可作为辅助治疗起协同作用。

第三节 常见纵隔肿瘤

一、胸腺肿瘤

(一)胸腺瘤

胸腺瘤是前纵隔最常见的肿瘤之一,男、女发病近似 1∶1。大约 95%的胸腺瘤发生在前上纵隔胸腺位置,极少数可发生在前纵隔、颈部、肺门和肺实质内。胸腺瘤分为以下 4 种类型:①上皮细胞型;②淋巴细胞型;③淋巴、上皮细胞混合型;④梭形细胞型 4 种,也有认为梭形细胞型为上皮型的一种亚型,故将其归入上皮型中。绝大多数胸腺瘤为淋巴细胞及上皮细胞混合构成的。仅凭组织病理学形态上很难区分胸腺瘤的良、恶性,诊断通常依据其临床表现,具有侵袭性或复发倾向的胸腺瘤为恶性。目前临床上多采用 Masaoka 外科—病理分期法进行分期，其标准为：Ⅰ期：肉眼下包膜完整且无镜下包膜外侵犯；Ⅱ期：肉眼下侵犯纵隔脂肪组织或纵隔胸膜，或镜下侵犯包膜；Ⅲ期：肉眼下侵犯心包、大血管或肺；Ⅳa期：胸膜腔播散(胸膜或心包种植)；Ⅳb期：淋巴或血道转移，胸腔外播散。Ⅱ期以上均定义为恶性胸腺瘤，恶性胸腺瘤占胸腺瘤发病中的25%～43%。但一部分包膜完整、无浸润的良性胸腺瘤患者术后复发，因此认为良性胸腺瘤也有恶性潜能。

胸腺瘤主要发生在成人，一般诊断时间在45～50岁。多无特殊症状，约半数在体检时偶然发现。有症状者多数表现为咳嗽、胸闷、胸部钝痛、气短等一般症状。女性伴有重症肌无力较为多见。出现上腔静脉综合征、声音嘶哑、膈肌麻痹、心包及胸腔积液等表现者提示恶性胸腺瘤。极少数病人还有单纯红细胞再生障碍性贫血、低丙种球蛋白血症、全身性红斑狼疮、风湿性关节炎、肌营养不良等。

胸部X线检查，可见前纵隔圆形或类圆形块影，边缘多清晰，可有分叶。10%的胸腺瘤患者瘤体可以钙化，如果为周边曲线钙化影则提示为良性胸腺瘤。少数恶性胸腺瘤病人可有肺不张、胸腔积液等表现。CT检查可了解胸腺瘤的位置、大小、范围及与其他组织、器官的关系，但对良、恶性的判断帮助有限，对于临床上表现有上腔静脉综合征或MRI、CT示有累及大血管可能者，可做增强CT，了解心脏、大血管受累情况及判断手术的难易程度。

胸腺瘤仅从影像学检查上难以判断其良、恶性，故一经诊断应予手术治疗，其一些伴随症状如重症肌无力、单纯红细胞性再生障碍性贫血术后有可能得以恢复。采用气管内插管、静脉复合麻醉，根据肿瘤部位、大小可选择胸骨正中劈开、前外侧切口(或加胸骨横断)、部分切开加横断胸骨(倒T形切口)。合并重症肌无力者，以正中胸骨劈开为好，有利于完全清扫胸腺组织与纵隔内脂肪组织。胸腺瘤容易侵犯的组织依次为胸膜、心包、肺、无名静脉、肺血管、上腔静脉等。术中应先仔细探查肿瘤是否侵及这些组织或器官，尤其大血管，以免发生致命性大出血。术中应尽量完整切除胸腺、胸腺包膜及胸腺肿瘤，如发现肿块外侵至邻近脏器可行扩大切除，如胸膜、肺叶、心包、大血管、膈神经切除等。肺内出现转移不是外科手术的禁忌证。对于Ⅱ期和晚期、不能完整切除的Ⅲ期胸腺瘤亦应尽量切除，术后辅助以放射治疗，亦能取得良好疗效。胸腺瘤为化疗敏感的肿瘤，对于Ⅲ、Ⅳ期胸腺瘤术后给予以顺铂为主的联合化疗方案超过半数的患者有效，5年生存期可达20%～30%。

(二)胸腺其他肿瘤

胸腺内其他较少见的肿瘤有胸腺癌及胸腺神经内分泌肿瘤。胸腺癌是发生于胸腺上皮细胞且具有其他癌组织细胞学特征的肿瘤。根据其细胞结构特点又可分为鳞状细胞癌、淋巴上皮瘤样癌、基底细胞癌、黏液表皮样癌、肉瘤样癌、透明细胞癌、小细胞未分化与鳞形细胞混合癌、未分化癌8种类型，其中鳞癌多见。其恶性度高，发展迅速，易侵及周围组织并出现远处转移。胸腺癌多呈浸润性生长，进展迅速，手术较难完整切除。治疗上应以手术切除为主，术后辅以放疗和化疗。5年生存率30%～35%，分化好的鳞状细胞癌、基底细胞癌、黏液表皮样癌预后相对较好。

胸腺神经内分泌肿瘤主要是类癌和小细胞癌。男性较多见。约2/3的病人出现症状。其内分泌症状中以Cushing综合征最多见。其他可有ADH分泌增多症、甲状旁腺功能亢进及MENⅠ型综合征等，但不会合并类癌综合征。胸腺类癌如不合并内分泌症状很难与胸腺瘤相鉴别。30%～40%的患者可发生远处转移，约30%可发生骨转移，因此怀疑本病者，应行同位素全身骨扫描及相应可疑部位骨骼摄片，胸腺类癌应尽可能手术切除。本症对放、化疗不敏感，70%的患者术后复发或转移，5年生存率13%，预后不佳。胸腺小细胞癌较少见，应除外肺部小细胞癌后再诊断本病。该病以侵袭性和广泛转移性为其临床特点。

二、神经源性肿瘤

神经源性肿瘤是常见的纵隔肿瘤之一，占纵隔肿瘤的15%～30%，女性略多于男性。多起源于脊神经和椎旁的交感神经干，少数起源于外周神经。所以脊柱旁沟区是最好发的部位，左右发病率相等，上1/3纵隔多见。多数病人无临床症状，通常在常规X线体检时发现，若肿瘤压迫神经干或恶性肿瘤侵及胸壁时可出现胸痛。一般将神经源性肿瘤分为两类。

1. *自主神经系统肿瘤* 大多起源于交感神经，恶性的有神经母细胞瘤及节细胞神经母细胞瘤，良性的有神经节细胞瘤。尚有少数发生于迷走神经的神经纤维瘤。

2. *起源于外周神经的肿瘤* 良性的有神经鞘瘤和神经纤维瘤。多发生于脊神经根或其近侧段，亦有少数来自肋间神经。恶性者有恶性神经鞘瘤及神经纤维肉瘤。

良性神经源性肿瘤多无症状而在体检时发现，但也可伴有咳嗽、胸背部疼痛、声音嘶哑、Horner综合征、发热等症状。肿块短时间内生长过快时，提示恶性肿瘤可能，有的病人出现多汗、皮肤潮红等表现，与部分恶性肿瘤分泌儿茶酚胺类激素有关，部分嗜铬细胞瘤病人可有阵发性或持续性的高血压、代谢亢进等表现。

诊断主要依赖胸部平片及CT检查。可见肿块位于后纵隔，单侧脊柱旁，圆形或椭圆形，边界比较锐利，肿瘤较大时其中心可以液化、坏死、钙化等。肿块与椎管内相通者可成哑铃状。伴有钙化点的肿块考虑为神经节细胞来源的机会较大。

神经源性肿瘤一经诊断，无论良、恶性，无论有无临床症状都应考虑手术切除。良性肿瘤体积不大者，可用VATS方法切除，恶性神经源性肿瘤术后需辅助放疗和化疗。当肿瘤与椎管内相通时应先切开椎板，避免引起椎管内出血及肿瘤残留。嗜铬细胞瘤应充分做好术前准备，手术中避免血压剧烈波动。

三、生殖细胞肿瘤

生殖细胞肿瘤又称胚胎细胞肿瘤，通常也称畸胎类肿瘤，在成人占纵隔肿瘤的8%～15%。其来源为原始生殖细胞在纵隔的残留成分。生殖细胞肿瘤分良、恶性，良性者为良性畸胎瘤，恶性者又分为精原细胞瘤和非精原细胞性恶性生殖细胞瘤。

(一)良性畸胎瘤

92%的良性畸胎瘤位于前纵隔，多为囊性。其含有三个胚层，过去认为表皮囊肿含外胚层组织，皮样囊肿含外、中胚层组织，而只有真性畸胎瘤含外、中、内三个胚层组织。现在发现表皮囊肿及皮样囊肿若做全面组织学检查也含三个胚层组织，只有含量不同而已，因此通称为畸胎瘤或畸胎皮样囊肿。畸胎瘤内某些组织成分具有外分泌及内分泌功能，可分泌某些消化酶，引起肿瘤坏死、出血及向周围溃破。

较小的畸胎瘤可没有临床症状，当肿瘤较大或继发感染、破溃者可有发热、胸痛、胸闷、咳嗽、气短等症状。肿瘤穿破支气管和肺，会咳出毛发和皮脂样物，甚至可引起咯血及肺脓疡。肿瘤溃入胸膜腔则可引起胸腔积液、脓胸、急性呼吸窘迫。少数病人可因肿瘤侵及心包而引起心包积液、心包填塞。X线表现为前纵隔内圆形或椭圆形肿块影，多向一侧突出，肿瘤的长轴多与身体的长轴平行。肿瘤内密度多不均匀，1/3的患者可出现典型的钙化、牙齿影等。CT检查可明确病变范围，90%的瘤体边界清楚，有分叶，并多可发现肿块密度不均，可有骨骼、脂肪、肌肉及其他类型的组织出现。

本病应行手术切除，愈早手术操作愈容易。可选侧切口入胸。肿瘤巨大、粘连严重、暴露困难者，可先切开肿瘤囊腔，清除部分肿块减压后，再行解剖、分离。肿瘤溃破入支气管或肺者，原则上应行病肺切除，但若已继发感染如肺脓疡者，应视病人一般情况，考虑行一期病肺切除或先行脓疡引流，待一般情况好转、感染控制后，再手术切除。如为不能完整切除的囊性畸胎瘤，可行囊内膜切除或电烧灼，以防术后复发。畸胎瘤手术预后良好，不需放、化疗。

(二)恶性生殖细胞肿瘤

1. *纵隔精原细胞瘤*　纵隔精原细胞瘤属性腺外生殖细胞肿瘤，其确切发病机制未明，但与胸腺在解剖上有密切的关系。以青年男性好发，位于前纵隔。多数病人可有胸闷、咳嗽、胸痛、呼吸不畅等症状。本病易发生转移，较易受累的部位是骨骼和肺。胸片显示为前纵隔块影，并多可累及脏器纵隔(中纵隔)。CT 检查可发现纵隔内密度较为均匀的肿块，半数病人还可发现胸腔内转移灶。50%可见肺内转移或病变部位超出前纵隔而不能手术。部分病人睾丸 CT 检查可发现隐匿型原发病灶。

病灶局限、无肺内及远处转移者，应手术切除，术后辅以放、化疗。难以切除或已有远处转移者，穿刺活检明确诊断后，应予以放疗及化疗。当肿瘤被完整切除，即使术后不做任何辅助治疗预后也较好。本病 5 年生存率可达 50%～80%。死亡原因多为远处转移。

2. *非精原细胞性恶性生殖细胞瘤*　非精原细胞性恶性生殖细胞瘤少见，包括单纯性和混合性胚胎癌、畸胎癌、绒毛膜癌及内胚窦瘤。临床和 X 线表现类似于精原细胞瘤。病人多有咳嗽、胸痛、呼吸困难和(或)吞咽困难等肿瘤压迫或外侵的症状。原发绒毛膜癌的患者还可有男性乳房女性化的表现，是肿瘤内滋养层分泌 β-hCG 所致。多数病人前来就诊时已有远处转移，如腹膜后、锁骨上淋巴结转移，肺、胸膜腔、肝转移等。患者 β-hCG 和(或)AFP 多升高，可达 500μg/L 以上。

本病应给以化疗。部分病人化疗后肿块完全消失或变小，β-hCG、AFP 恢复正常，提示对化疗敏感，不再给予进一步的化疗。如化疗后肿瘤不能完全消失，但 β-hCG、AFP 下降至正常，则可手术治疗。化疗效果不佳的患者，多在半年内死亡。

四、纵隔囊肿

纵隔囊肿分为先天性和后天性囊肿。先天性囊肿由胚胎结构发育异常所致，后天性囊肿可由纵隔肿瘤、血肿、寄生虫感染向纵隔内扩展所致。原发性纵隔囊肿占纵隔肿物的 20%，多位于脏器纵隔(中纵隔)，少数在前纵隔和脊柱旁沟，几乎都为良性。根据其胚胎时起源部位及上皮类型可分为支气管囊肿、前肠囊肿、心包囊肿、淋巴管囊肿及其他非特异性囊肿。多数病人无临床症状，但随着肿瘤的增大，少数可对相邻的组织和器官产生压迫症状。

(一)前肠囊肿

据其囊内上皮的细胞结构和细胞成分，前肠囊肿在组织学上可分为支气管囊肿、食管囊肿、神经管原肠囊肿和胃肠囊肿。可含有纤毛柱状上皮、立方上皮、扁平上皮、平滑肌、黏液腺、纤维组织、弹力组织和软骨。高度分化的囊肿称之为胃肠重复畸形，此类囊肿可与食管相连或就在食管壁内。

1. *支气管囊肿*　是原发性纵隔囊肿中最常见的一种类型，占 34%～50%，可位于纵隔的任何部位。多为单房性，来自前肠支气管胚芽与支气管分隔而成的囊肿，内含有淡黄色液体。大多数患者可无任何症状，囊肿较大时可出现压迫症状。囊肿与支气管相通者可致感染，并可出现少量咯血。位于肺门或肺内的支气管囊肿可引起支气管狭窄、肺炎等症状。CT 检查可以明确囊肿的位置与周围组织的关系，CT 值可提示囊内容物为液体。所有支气管囊肿均应手术治疗，术后病理学检查确定囊壁内含有软骨组织或囊壁内膜为纤毛柱状上皮后可做出诊断。

2. 神经管原肠囊肿、食管囊肿和胃肠囊肿　常见于婴幼儿，老年人少见。

（二）间皮囊肿

间皮囊肿为良性肿瘤，包括胸膜心包囊肿、心包腔囊肿、心膈角囊肿和单纯囊肿。

胸膜心包囊肿也称为心包囊肿，为胚胎时期原始心包腔未能融合或胚胎胸膜异常折叠所形成。发病率仅次于气管支气管囊肿，占纵隔原发性肿瘤的 33%。多位于右侧心包膈角，亦可位于左侧或肺门、前纵隔。

多数患者无症状，少数可出现咳嗽、气短及纵隔内其他器官受压的症状。典型的 X 线表现为心膈角前方的圆形或椭圆形囊性肿物，边界清楚，密度淡而均匀，CT 值近似于水的衰减值，以右侧多见。病理学检查发现囊壁内衬单层间皮细胞，基质为疏松结缔组织和平滑肌纤维。

心包囊肿若经 X 线检查可确诊且对周围组织无压迫，可随诊观察或经皮穿刺抽液。对不能确诊者可经胸腔镜或直视下手术治疗，预后良好。

（三）畸胎囊肿

畸胎囊肿也称为囊性畸胎瘤，可分为表皮样囊肿和皮样囊肿。

参考文献

[1] 张大为，陈宝田. 原发性纵隔肿瘤和囊肿，上海：上海科学技术出版社 1988

[2] 吴英恺，等. 国际心胸外科实践. 上海：上海科学技术出版社，1988：478-486

[3] 戈峰，Ming Lin，李琦. 基础胸外科学. 北京：中国协和医科大学出版社，2003

第19章 胸膜疾病

第一节 胸膜肿瘤

胸膜肿瘤可分为原发性和转移性两大类。原发胸膜肿瘤分为良性和恶性两大类(表19-1)。

表19-1 胸膜肿瘤的分类

原发性胸膜肿瘤		转移性胸膜肿瘤
良性	恶性	肺癌胸膜转移
脂肪瘤	弥漫性间皮瘤	乳腺癌
内皮瘤		淋巴瘤
血管瘤		卵巢癌
胸膜囊肿		胃癌
多数局限型良性间皮瘤		

一、良性胸膜肿瘤

1. 良性间皮瘤　又叫局限型胸膜间皮瘤,目前被称为胸膜局限型纤维瘤,一般起源于脏层胸膜,也可起源于壁层胸膜的所有部分,包括纵隔胸膜和横膈胸膜。肿瘤一般有蒂,大小不一,从小肿瘤到极大的团块不等,突入胸膜腔生长。大体标本示:质硬,灰白色或黄白色不等,同恶性间皮瘤鉴别:形状规则无不典型增生没有坏死,肿瘤范围局限不侵犯邻近组织。最后一点是镜下区别恶性的最关键指标。镜下胶原纤维和弹性蛋白同成纤维细胞缠绕在一起,但是没有可以确认的结构。被形容“没有模式的模式”。在男女中的发病没有性别倾向,50岁以后高发。大多数良性间皮瘤没有症状是在体检时行X线检查时发现的。肿瘤较大时可有压迫症状,压迫支气管可造成肺不张,此时可以出现咳嗽、胸痛和气短。很少一部分患者通常是肿瘤的直径很大时出现肥大性肺性骨关节病和低血糖,但两者均可在肿瘤切除后缓解消失。治疗是手术切除局部病灶及正常肺组织的边缘,当肿瘤位于肺内时,可作解剖上的切除。完全切除后的复发率为2%,肿瘤复发后也可以再次全部切除。

2. 钙化的纤维假瘤

3. 脂肪瘤　此类肿瘤罕见,多无明显症状,常在胸片上偶尔发现。CT显示肿瘤与胸壁呈钝角,内部结构均匀一致、外形光滑整齐,具有脂肪组织特有的负的CT衰减值。

如肿瘤外形不规则,内部结构混杂不均,CT衰减值大于－50HU者,应疑为脂肪肉瘤。手术切除是惟一有效治疗。可经开胸手术或经胸腔镜切除。后者更为可取。如属脂肪肉瘤则切除范围应稍微扩大。

二、恶性胸膜肿瘤

（一）恶性间皮瘤

恶性间皮瘤是主要的原发性胸膜肿物，可起源于脏层胸膜或壁层胸膜的任何部分。男性多见，男性是女性的3～5倍，通常发生在60～80岁之间。恶性间皮瘤是一种不常见的疾病，然而，长期暴露于石棉者的发病率增高，有研究报道，80％间皮瘤患者均有长期石棉接触史。

动物实验中，向动物胸膜腔内注射含有石棉纤维的液体，可以诱发间皮瘤。流行病学资料表明，恶性间皮瘤出现之间的潜伏期是20～40年。

【临床表现】 在疾病早期，缺乏特异性症状，90％的患者出现隐匿的疼痛、气短和咳嗽。胸痛起初为模糊钝痛，当肿瘤侵犯肋间神经时，疼痛局限。恶性胸膜间皮瘤病人气短的症状很明显，尤其是活动以后胸闷、气短明显加重，休息后症状缓解。病人常有咳嗽，多为干咳，无痰或痰量很少，亦少有咯血。中晚期表现为大量胸腔积液，肿瘤组织可以包裹压迫患侧肺组织，使肺复张受限。恶性胸膜间皮瘤病人如不经治疗，最后终因极度呼吸衰竭窒息死亡。胸痛逐渐加重后期难以忍受，一般镇痛药难缓解。疼痛常常出现于病变局部，或放射至上腹部、肩部。有时可误诊为冠心病、肩周炎或胆囊疾病。晚期患者表现为衰弱、恶病质、腹水以及胸壁肿块和胸腹部畸形。

【诊断】 由于其临床症状不典型，不宜做出正确的诊断。从症状开始到得到正确诊断常有4～6个月的延迟。病人多数是因胸痛首次就诊。

诊断主要是靠胸腔积液检查和病理检查。

X线检查可以发现胸膜腔积液，还可见到沿胸膜侧壁呈现波浪形生长的多发胸膜团块影以及弥漫性胸膜结节性增厚。

胸CT可以显示肿瘤的大小及范围，了解肿瘤是否超出同侧胸腔，侵犯纵隔、膈肌及膈肌下器官。典型表现为，可显示患侧胸廓缩小、胸膜显著增厚、胸腔积液，还能清楚地显示沿胸膜表面大块不规则形肿块(图19-1)，有的肿瘤沿叶间裂生长并延伸到纵隔内、横膈上，也可以经后纵隔长入对侧胸腔，少数病例可见胸膜斑。

胸膜腔穿刺是重要的检查方法，恶性间皮瘤胸水的特点为，黏稠有时可拉程丝状、黄色或

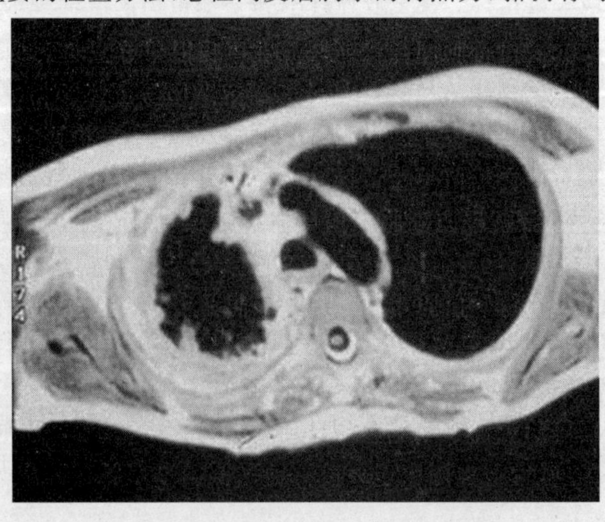

图19-1 恶性胸膜肿瘤的CT图像

血性，无出血时细胞数不多，比重大可为 1.020～1.028，Rivalta 试验阳性，可见大量间皮细胞。

由于胸膜的形成涉及三个胚层，其组织学表现范围广泛，与腺癌难以区别，有时胸膜腔积液的细胞学检查和针刺活检并不能确立诊断，反而误诊为腺癌

表 19-2 列出了区分恶性胸膜间皮瘤及腺癌的几种参数。但是，在很多病例，区分腺癌和间皮瘤是很难的。支气管镜检和痰细胞学检查有助于排除支气管肺癌。

表 19-2　恶性间皮瘤与腺癌的鉴别诊断指标

组织学	恶性间皮瘤	腺癌
PAS 染色	阴性	阳性
Mucicamine 染色	阴性	阳性
免疫染色		
CEA	阴性	阳性(75%)
Leu-1	阴性	阳性
Vimentin	阳性	阴性
Cytokeratin	阳性	阴性
电镜检查	长的微纤毛	短的微纤毛

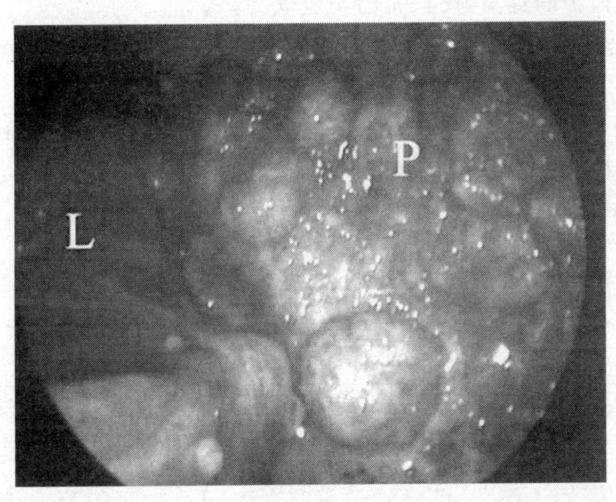

图 19-2

恶性间皮瘤最好经胸膜活检做出诊断，在有些病例，细胞学检查可以明确诊断，但在大多数情况下，需要进行胸膜活检。闭式胸膜活检已经应用了很长时间。它只在阳性时有意义，因为有时取材不好而导致假阴性结果，对疾病诊断难于做出结论。胸壁切开胸膜活检应该是首选方法，因为它可以保证活检标本取得足够量的组织，对患者的损伤不大，在手术技巧上限制在 1～2 个切口很重要。电视胸腔镜已经成功用来获取组织诊断和评定疾病程度之用。手术切口应尽量采用与将来手术相同的切口，以便手术时切除该孔道，避免肿瘤在该部位的复发。术中发现胸膜腔封闭，不能置胸腔镜的情况也很常见，在这种情况下，应转为开胸胸膜活检。

【治疗和预后】 目前多种方式治疗恶性间皮瘤，但由于复发率高，生存率低，包括外科手术、近距放射治疗、体外放射治疗、腔内放射性核素治疗、化学药物治疗及上述方法连用都不能较好地持续缓解病情或延长生存率。

单一治疗方法或联合治疗方法从生存期和局部控制的角度来评价都是不成功的，放疗可以使患者症状得到一定的缓解，但对生存期没有影响。单独化疗对生存期也没有影响。最有效的化疗组合是环磷酰胺、阿霉素和顺铂，有效率为20%～30%，手术作为单独的治疗手段可明显缓解症状，但对生存无影响。

【手术治疗】 手术方法有壁/脏层胸膜切除和胸膜全肺切除。

这两种方法被认为是肿瘤多联治疗中的减瘤方法，用上述任意一种手术方法完成肿瘤减灭术使得辅助性放化疗的局部效果最大化。

壁/脏层胸膜切除术的缺点包括以下4点：①如果胸膜腔完全消失，这种手术方法在技术上是不可行的；②对术后胸腔放疗剂量有所限制；③很快局部复发；④在叶裂部位很难进行细胞减灭术。壁/脏层胸膜切除术与胸膜全肺切除术相比细胞减灭的数量有限。在叶裂部位尤其明显。

胸膜全肺切除术作为三联治疗的主要手段有以下优点：①这种方法可以在胸膜腔完全封闭的患者中实施；②因为已切除了肺组织，术后可以进行大剂量放疗；③近期资料表明中位生存期有所提高，手术死亡率较前明显下降。胸膜全肺切除术当然也有一定缺点。这些包括患者对全肺切除的耐受性，例如手术死亡率高于胸膜切除术，尤其是老年患者。如前所述，通过精心选择患者及术后监护的提高，死亡率已明显改善。

手术禁忌证：射血分数＜45%，FEV_1＜1L，通气功能障碍 PCO_2＞45mmHg，氧合能力差，PO_2＜65mmHg。

恶性间皮瘤患者可用胸腹CT、MRI评定疾病程度，修订后的Butchart等制定的分级系统与生存率相关性甚好(表19-3)。诊断为Ⅰ、Ⅱ、Ⅲ期的患者，各自的中为生存期时诊断后的16个月、9个月和5个月。

表19-3　恶性间皮瘤分期

Ⅰ期	肿瘤局限于同侧胸膜和肺
Ⅱ期	肿瘤侵及胸壁、纵隔、心包或对侧胸膜
Ⅲ期	肿瘤侵及双侧胸、腹腔或胸外淋巴结
Ⅳ期	有远处血行转移

恶性间皮瘤平均生存率从症状开始时为12～15个月，从诊断时计为8～10个月。目前的推荐方案是：手术完成肿瘤减灭术并结合辅助性放射及化学药物疗法。

(二)转移性胸膜肿瘤

大多数(95%)胸膜肿瘤为转移性，主要来源是肺癌胸膜转移(36%)，其次为乳腺癌，淋巴瘤、卵巢癌及胃癌等。

临床表现因胸膜转移病灶的范围、胸腔积液量多少及原发病灶的不同而异。胸腔局部的主要表现为胸痛与胸腔积液。

胸部 X 线、CT 检查，血性胸腔积液及其病理细胞学检查有助于诊断，但约 10％的胸腔积液中常找不到原发肿瘤细胞。在病情与全身情况允许的条件下，目前用电视胸腔镜（VATS）技术可获可靠的诊断。

胸膜转移瘤的治疗包括原发肿瘤的治疗和胸膜转移灶的治疗。前者应根据不同的原发肿瘤性质给予相应的抗肿瘤治疗。后者可根据胸膜转移灶范围及恶性胸水的多少，在原发肿瘤治疗的同时，采用电视胸腔镜技术切除胸膜转移灶、排除恶性胸水、胸腔内注入抗癌药物，并做胸膜固定术，以减少或消除恶性胸水的生成、缓解病人胸部症状、延长病人的生存期。

参 考 文 献

[1] Sabiston & Spencer-Surgery of the Chest, 7th Edition Frank W. sellke. MD、pedro J. Del Nido. MD

[2] 戈烽，李琦. 基础胸外科学. 北京协和医院，

[3] 徐乐天. 现代胸外科学. 北京：科学出版社，2004

[4] Boutin C, Schlesser M, Frenay C. Malignant pleural mesothelioma. Eur Respir J, 1998, 12(4): 972-981

[5] Buesing-Fedorow JE. Malignant mesothelioma. Can Oncol Nurs J, 2002, 12(4): 237-239

[6] Price B. Analysis of current trends in United States mesothelioma incidence. Am J Epidemiol, 1997, 145 (3): 211-218

[7] Singhal S, Kaiser LR. Malignant mesothelioma: options for management. Surg Clin North Am, 2002, 82 (4): 797-831

[8] Sterman DH, Kaiser LR, Albelda SM. Advances in the treatment of malignant pleural mesothelioma. Chest, 1999, 116(2): 504-520

[9] Taub RN, Antman KH. Chemotherapy for malignant mesothelioma. Semin Thorac Cardiovasc Surg, 1997, 9: 361-366

[10] Vikram HR, Quagliarello VJ. Diagnosis and management of empyema. Curr Clin Top Infect Dis, 2002, 22: 196-213

[11] Barlett JG, Gorbach SL. Baceteriology of empyema Lancet, 1974, 1: 338

第二节 脓 胸

脓胸或胸腔脓肿，即脓液在胸膜腔聚集。

随着抗生素的出现，肺炎后的脓胸发生率较低，但近年来胸部手术机会及例数的增加，术后脓胸的发生也随之增加，脓胸的死亡率在 1％～19％之间。对于高龄患者及合并心脏、肺或肾疾病、医源性感染或细菌培养阳性为革兰阴性菌或多菌种者预后差。表 19-4 是脓胸的常见病因。

胸膜腔感染的细菌学表现在过去 50 年间有了很大的变化，在抗生素问世前，肺炎链球菌感染占 50％～70％，自 20 世纪 40 年代中期抗生素的应用以后，胸膜腔感染的微生物学发生了明显变化，现在，从感染性胸水中分离出的最常见菌群是厌氧菌，约占 75％，其中，单独感染占 35％，与需氧菌混合感染占 40％，而单独的需氧菌感染仅占 24％，35％的脓胸 Gram 染色阴性，更多的复杂性肺周积液细菌培养是阴性。

表 19-4 脓胸的病因

肺炎(病毒性、细菌性、结核性、真菌性)
肺脓肿
创伤
手术后
膈下脓肿扩散
自发性气胸
败血症扩散

在既往健康的成人、儿童和有胸部创伤或手术史的脓胸病例中,金黄色葡萄球菌是相对常见的致病菌,而嗜酒男性更常见肺炎克雷伯菌属,免疫抑制患者的脓胸可能是金黄色葡萄球菌、需氧 Gram 阴性杆菌、真菌和分枝杆菌。如果脓胸合并胸壁瘘或窦道,应考虑为放线菌病(actynomycosis)、诺卡放线菌、分枝杆菌感染。

【脓胸的分期】 在 1962 年,美国胸科协会将脓胸的病程分为三个阶段:①急性期(或渗出期);②过渡期(或纤维素脓性期);③慢性期(或机化期)(表 19-5)。

1. 急性期 病理改变是胸膜明显充血水肿,胸膜腔内大量渗出,渗出液稀薄清凉,细胞成分少,无纤维素沉着,如果将胸膜腔渗出液排空,肺组织立即复张无死腔。

2. 过渡期 急性期的基础上细菌侵入,胸腔积液变得浑浊而黏稠,多核白细胞增加,培养可发现细菌。纤维素在壁层和脏层胸膜表面沉积并形成纤维素限制胸腔积液的扩散但也使肺膨胀受限。

3. 慢性期 的纤维素板,纤维素板机化变硬,严重束缚肺组织的膨胀,使肺组织失去呼吸功能。壁层胸膜增厚尤为明显,厚者可达 2~3cm,有时胸膜发生钙化坚硬如石。两层胸膜组织之间即为脓腔,其内可有肉芽组织,积液极为稠厚主要是细胞成分和沉渣或者完全为脓液。各级表面也有纤维素沉着增厚形成板状使之固定。纤维板的机化过程通常在发病后 7~10d 开始,在 4~6 周完成。

表 19-5 脓胸分类的各项指标

	胸腔积液	WBC /mm³	LDH IU	pH	糖 (mg/dl)	细菌 Gram 染色	胸膜
渗出期	稀薄渗出液	<1 000	<500	>7.3	40~60	-	薄、有弹性
纤维素期	浑浊、脓性	>5 000	>1 000	<7.1	<40	+	薄、无弹性
机化期	浑浊、难以采集	不定	不定	<7.1	<40	+/-	厚、僵硬

【临床表现】 肺炎后脓胸并无特殊的临床表现。典型的急性脓胸主要表现为胸腔急性炎症与积液症状,常有高热、胸痛、胸闷、呼吸急促、咳嗽、食欲不振、全身不适、乏力等。婴儿肺炎后脓胸的感染中毒症状更为明显。当肺脓肿或邻近组织的脓肿溃破进入胸腔,常有突发剧烈胸痛和呼吸困难、寒战高热甚至休克。术后并发脓胸者,常在术后手术热基本消退后又出现高热和胸部症状。

当急性脓胸发作 6 周即进入脓胸的慢性期。慢性脓胸多是对急性脓胸诊断、治疗不及时或引流不当;胸内或邻近脏器的原发感染灶未能得到彻底治疗、感染源仍然存在(如支气管胸膜瘘)；存在某些特异性感染源，如结核、阿米巴、真菌、胆固醇等感染；胸内有异物存留，如弹片、死骨、血胸的积血时转变为慢性脓胸。临床表现为因长期感染和慢性消耗，常有发热、营养不良、乏力、气促、咳嗽或有脓痰等。体检可见患侧胸壁下陷、肋间隙变窄，呼吸运动受限，叩诊有实变，呼吸音减弱或消失，纵隔移位，脊柱侧弯及杵状指(趾)。实验室检查显示贫血与低蛋白血症。晚期病人常因肝、肾脏的淀粉样变而有肝肾功能减退。胸部 X 线检查可见胸膜增厚、肋间隙变窄、纵隔移位、膈肌抬高。脓腔造影可显示脓腔的部位、大小及有无支气管胸膜瘘。胸部 CT 及 MRI 检查有助于明确胸内有无其他病变存在。

【脓胸的治疗】　正常胸膜腔如果肺能完全膨胀没有残存的空腔时有很强的抵御细菌侵入的能力。肺部感染出现胸腔积液，以后发展至脓胸，意味着肺内感染未能有效控制。一旦肺炎得到有效控制，胸膜腔本身即有能力清除积液和残渣。因此，处理肺炎后胸腔积液重点应放在治疗肺部感染。

1. *急性脓胸的治疗*　对于急性期和过渡期脓胸治疗的原则是：①全身和局部应用有效的抗生素控制感染；②充分引流排净胸腔内积液；③促使肺复张闭塞胸膜腔。胸腔穿刺是最简单有效的排除胸腔积液的方法。首先确定积液的位置，采用大号粗针进行穿刺，渗出性稀薄的积液有时一次穿刺即可抽净，加上应用敏感的抗生素，治疗效果极佳。当脓胸已有包裹时，脓腔定位并不容易。此时，胸部正侧位胸像帮助不大，胸部 CT 和超声检查对定位有重要作用。若胸穿抽出的稠厚脓液，送化验检查显示低 pH，低葡萄糖量，高 LDH，则应胸腔闭式引流，以尽快排净胸内积液，使肺重新复张。若胸液显示未被细菌污染，系因支气管内肿瘤或限制性肺炎而致肺不能膨胀，此时不宜摆管引流，因为可能会造成胸膜腔污染和脓胸形成。

2. *慢性脓胸的治疗*　同急性脓胸不同，慢性脓胸的治疗原则是改善患者的全身状况增强患者体质，消灭残腔，保持肺的呼吸功能。慢性脓胸患者因长期感染和慢性消耗，往往有营养不良，全身衰弱。治疗应包括纠正水电解质紊乱和贫血、低蛋白血症，增加蛋白质和维生素的摄入，改善肺功能，减少痰量。鼓励患者轻度活动和锻炼，以提高手术的耐受力。慢性脓胸手术方法有改进脓胸的引流、胸膜纤维板剥脱术、胸廓成形术和胸膜肺切除术。

(1)改善原有脓腔引流：对原有引流管的口径、位置、深浅作适当调整，以利脓液引流，控制感染，减轻中毒症状，使脓腔缩小，为下一步手术根治做好准备。

(2)胸膜纤维板剥脱术：适用于慢性脓胸早期、肺内无病变(如结核空洞、支气管狭窄、支气管扩张、支气管胸膜瘘、纤维化)、肺组织能复张的慢性脓胸。手术要求脏胸膜的完整，更重要的是肺能够膨胀填满整个胸腔。有时为了彻底清除慢性感染的来源，不得不切除邻近的肺段或肺叶，极少情况，需做全胸膜肺切除术。

(3)胸膜肺切除术：适用于肺内同时有广泛而严重病变(如空洞、支气管胸膜瘘、支气管扩张、广泛肺纤维化、肺不张)的慢性脓胸，其他手术均不能根治者。

(4)胸廓成形术：分为胸膜外胸廓成形术与改良的胸膜内胸廓成形术。前者适用于范围较局限而病程较短的慢性脓胸，手术只在骨膜下切除部分肋骨，保留壁层胸膜，使胸壁塌陷，以消除脓腔。后者适用于肺内有病变(如活动性结核病灶、支气管胸膜瘘)而脓腔范围较大的慢性脓胸或结核性脓胸。

(5)带蒂肌瓣或大网膜移植填充术：在上述手术后残腔较大、肋间肌不能完全填充者，或手术失败脓胸复发者，或有支气管胸膜瘘者，可同时采用带蒂肌瓣(胸大肌、背阔肌、前锯肌或骶棘肌)或带蒂大网膜移植填充，以消除残腔。

第20章　心脏外科

第一节　冠　心　病

随着社会的发展，生活水平的不断提高，冠心病已经成为威胁老年人身体健康的疾病之一，是造成老年人死亡的首要原因。因此，预防和治疗冠心病，降低其发病率已受到世界各界的关注。冠心病是冠状动脉粥样硬化性心脏病的简称，是指由于冠状动脉粥样硬化性病变，粥样硬化斑块阻塞冠状动脉使冠状动脉狭窄，甚至闭塞，引起心肌缺血，甚至梗死的心脏疾病。

【病因】 冠心病发病机制比较复杂。流行病学研究表明，冠心病的发病与一些易患因素有关，这包括：血脂异常、吸烟、高血压、糖尿病、体力活动减少、肥胖、家族史等，还与年龄、性别、凝血因子、高半胱氨酸血症、饮酒和精神因素等有关。

【临床表现】 冠心病的主要临床表现为心绞痛。

心绞痛时由于冠状动脉供血不足，导致心肌急性缺血，缺氧所引起。典型的心绞痛表现为，发作性胸痛，位于上段或中段胸骨体后，一般被称为心前区，约手掌范围大小，也可波及全胸，边界不清。疼痛多向左肩和左臂内侧放散，可达环指和小指。或放散到颈部、咽部或下颌。胸痛多为压榨样疼痛，发闷或紧缩感，也可有烧灼感。有的病人有恐惧和濒死感。在心绞痛发作时，病人会不自主地停止原来的活动直到疼痛缓解或消失。心绞痛发作多由体力活动或情绪激动(如愤怒、激动、焦急、过度兴奋)诱发。饱食、寒冷、吸烟、心率增快、血压下降也可以引起心绞痛发作。在相似的诱发条件下，多易发生在早晨。疼痛可持续数秒或数分钟，甚至十几分钟。一般在3～5min内缓解。发作时，停止诱发的活动多数可缓解，或含服硝酸甘油也可在数分钟内缓解。可以数天或数个星期发作一次，也可以一日之内发作多次。不典型心绞痛可表现为牙痛、食管烧灼感、胸痛或胸闷。

心绞痛的分型：

1. *劳累性心绞痛*　是由于体力活动、情绪激动或其他增加心肌耗氧量所诱发的心绞痛。含服硝酸甘油或休息后消失。

(1)稳定型心绞痛：是最常见的心绞痛。是由心肌缺氧引起的心绞痛，其发作性质在1～3个月内无明显变化。即每日和每周疼痛发作的频次、诱因相仿，而且，疼痛的位置、性质和持续时间也相同。应用硝酸甘油也在相同的时间内出现疗效。发作时间一般为3～5min。休息时有50%以上的病人的心电图是正常的。疼痛发作时表现为典型的缺血性ST段压低的改变。

(2)初发型心绞痛：过去未发生心绞痛或心肌梗死，初次发生劳累型心绞痛不超过1个月者，包括稳定型心绞痛已经数个月不发生疼痛又再次出现不到1个月者。

(3)恶化型心绞痛：原来为稳定型心绞痛，在3个月内，心绞痛的频率、程度、诱发因素经常变化，进行性恶化，疼痛时间可超过10min，用硝酸甘油不能使疼痛立即缓解或消除。可发展为心肌梗死或猝死，也可以逐渐恢复为稳定型心绞痛。

2. *自发性心绞痛*　疼痛的发生与体力或脑力活动引起的心肌需氧量增加无明显关系，与冠状动脉血流储备量有关。疼痛程度重，不易为硝酸甘油所缓解。

(1)卧位型心绞痛:休息或熟睡时发生,常在夜间、偶在午睡或休息时发作,发作时间长,程度重。可由稳定型心绞痛、初发型心绞痛或恶化型心绞痛发展而来,病情加重,预后甚差,可发展为急性心肌梗死或发生严重心律失常而猝死。

(2)变异型心绞痛:心绞痛的性质与卧位型心绞痛相似,也经常在夜间发作,但心电图表现不同,显示相关导联的ST段抬高。本型心绞痛是由于在冠状动脉狭窄的基础上,该支血管发生痉挛所致。

(3)冠状动脉功能不全:指心肌缺血引起的心绞痛发作历时较长,长达30min到1h以上,但心电图、心肌酶学和放射性核素检查无心肌坏死的表现。常在休息或睡眠中发生,其性质介于心绞痛与心肌梗死之间,常是心梗的前奏。

(4)梗死后心绞痛:是急性心梗后一个月内再发的心绞痛。心梗时,心肌梗死区域心肌尚未完全坏死,一部分尚未完全坏死心肌处于严重缺氧状态下又发生疼痛,有随时再发生心梗的可能。

3. 混合性心绞痛　病人既在心肌需氧量增加时发生心绞痛,也可以在心肌需氧量无明显增加时发生心绞痛。即劳力型心绞痛和自发性心绞痛混合出现。

目前临床上广泛应用"不稳定型心绞痛"一词。认为不稳定型心绞痛是介于稳定性劳力型心绞痛与急性心肌梗死或猝死之间的中间临床状态。它包括了除"稳定性劳力型心绞痛"以外的所有心绞痛,还包括冠状动脉成形术和冠状动脉搭桥术后的心绞痛。

心绞痛的分级:1972年加拿大心血管协会根据诱发心绞痛的活动量进行了分级,对临床病情的评估和治疗有一定价值。Ⅰ级:一般活动不引起心绞痛,费力大、速度快、时间长的体力活动引起发作。Ⅱ级:日常体力活动受限制,在饭后受凉、着急时更明显。Ⅲ级:日常体力活动显著受限,在一般条件下,以一般速度平地步行一个街区或上一层楼即可以引发心绞痛发作。Ⅳ级:轻微活动可以引发心绞痛,甚至休息时也发作。

心绞痛病人一般无异常体征。在心绞痛发作时常有心率增快,血压升高。可有表情焦虑、皮肤湿冷或大汗。听诊有时可以出现第四心音或奔马律。可以听到暂时的收缩期杂音,主要是二尖瓣乳头肌功能失常所致。心绞痛发作严重时,左心室舒张的顺应性下降,舒张末压升高,可引起一过性肺淤血。病人有呼吸困难,两肺底可以听到湿啰音。

在急性心肌梗死时,心绞痛突然发生,为胸骨后压榨样剧痛,范围较大,持续时间长,多在半小时以上。休息和含服硝酸甘油不能缓解。病人表现有焦虑、恐惧和濒死感,多伴有大汗。然而,有大约20%的老年人心梗症状不典型。可无胸痛或轻微胸痛,而表现为心力衰竭、休克或心律失常。也可表现为其他疾病症状,如上腹疼痛、晕厥或脑缺血、恶心、呕吐,甚至猝死。

急性心梗早期血压高、心率快,然后血压逐渐下降。下壁心梗时,表现为心率减慢。大多数患者能听到第四心音和奔马律。当乳头肌功能障碍时,心尖部可闻及二尖瓣收缩期杂音。室间隔穿孔患者,于心前区可闻及粗糙的全收缩期杂音,伴有心前区震颤。这类患者,往往并发有急性肺水肿,肺部可闻及湿啰音。

心梗后的病人可以在一段时间内无心绞痛发作,病人可以无症状或有心功能不全的表现,有活动后胸闷、气短或心悸,体力活动受限等。甚至有夜间阵发性呼吸困难。如果病情进一步发展,有新的心肌缺血发生则可再次出现心绞痛或再次心肌梗死。

【诊断】　冠心病的诊断依靠临床表现病理学及实验室检查来确定诊断。

1. 心电图　心电图是一种方便而有效的检查手段。心电图虽然不能发现全部的冠状动脉病变,但是心电图改变可以筛选或确定出心肌是否存在缺血或确定冠状动脉病变引起的心肌缺血改变及相应的缺血部位和范围。静息时,约半数的患者的心电图为正常表现,可有陈旧心肌梗死的改变,或非特异性ST段和T波异常。有时出现束支或房室传导阻滞、房性或室性期前收缩。心肌缺血时,心电图表现为ST-T变化,ST段下移(>0.05mV),T波低平或倒置。

运动心电图试验是一种心脏负荷试验,运动时心肌耗氧量增加,超过冠状动脉供血能力时可出现缺血表现。运动方式主要为分级运动平板或踏车。运动中出现典型心绞痛时,心电图主要表现为ST段水平下移或斜行压低≥0.1mV,持续2min为试验阳性。

动态心电图(Holter监测)是让患者佩戴心电记录装置,连续记录并自动分析24h心电图,可从中发现心电图ST-T改变和各种心律失常,出现的时间可以与患者的活动和症状相对应。胸痛发作相应时间记录的心电图显示缺血性ST-T改变有助于心绞痛的诊断。也可以监测出无痛性心肌缺血的心电图表现。

2. *放射性核素检查* ^{201}Tl-心肌显像或兼作负荷试验:^{201}Tl(铊)可以随冠状血流很快被正常心肌细胞所摄取。休息时铊显像所示灌注缺损主要见于心肌梗死后的瘢痕区。在冠脉供血不足部位的,明显的灌注缺损仅见于运动后缺血区。

3. *^{99m}Tc-MIBI心肌灌注显像* ^{99m}Tc-MIBI注射后能够进入心肌细胞,进入量与局部冠脉血流量呈正相关,因而,根据局部^{99m}Tc-MIBI放射性多少可以诊断冠心病。

4. *放射性心血池显像* 静脉注射焦磷酸亚锡被细胞吸附后,再注射^{99m}Tc,即可使红细胞被标记上放射核素,得到心腔内血池显影,可以测定左心室射血分数,显示心室壁局部运动障碍和室壁瘤形成。

5. *正电子发射断层心肌显像(PET)* 利用发射正电子的核素示踪剂进行心肌显像。除可以判断心肌血流灌注情况外,还可以了解心肌的代谢情况,通过对心肌血流灌注的代谢显像匹配分析可准确评估心肌的活力。

6. *冠状动脉造影* 是冠心病最可靠的诊断手段。可明确冠状动脉的病变位置、狭窄程度,狭窄范围,以及狭窄远端冠状动脉情况,侧支循环的情况。不论是对冠心病的诊断还是对介入治疗和外科手术治疗均起着重要的指导作用。

7. *多层螺旋CT(MSCT)* 多层螺旋CT可利用心电门控技术对心脏进行容积扫描,对所获得的数据进行图像重建和数据分析。经过处理的图像可很好地显示冠脉狭窄、闭塞及钙化和硬化斑块,具有很高的准确性,它迎合了临床无创伤和发现隐匿性疾病的需要,有助于早期发现冠心病,从而进行早期的预防和治疗。但是对冠状动脉的直接干预治疗(如手术和PTCA)的指导意义尚有限。

【治疗】 冠状动脉的治疗包括内科的药物治疗、介入治疗和外科的手术治疗。外科手术治疗的目的是通过手术重建冠状动脉循环,为冠状动脉狭窄或闭塞的远端提供充足的血液供应,改善心肌缺血。

冠心病的外科治疗主要是应用冠状动脉搭桥手术,既通过血管旁路移植,重建心肌供血,改善冠状动脉循环。冠状动脉搭桥术是冠心病最有效最完全的治疗方法,但这仍不是真正彻底永久地消除了冠状动脉粥样硬化,而仅仅是改善心肌供血,改善病人的生活质量延长寿命。

1. *手术适应证*

(1)心绞痛的手术适应证:不论是稳定型心绞痛还是不稳定型心绞痛包括变异性心绞痛。经内科药物的积极治疗不能得到有效的控制,明显影响病人的正常活动和生活。冠状动脉造影示有左主干病变或合并有多支血管近段狭窄者,应手术治疗。心梗后的心绞痛说明又有新的心肌缺血出现,在内科药物治疗的同时,应行冠状动脉造影,如显示冠状动脉的主干或主要分支有明显狭窄，亦应手术。

(2)冠状动脉病变的手术适应证：左主干狭窄＞50%，内科药物治疗效果不佳，易发生猝死，属高危患者。非手术治疗其 2 年病死率为 44%，3 年病死率为 51%，3～5 年病死率达 71%。该类病人应该尽早手术。左前降支近段高位狭窄＞50%，不适于 PTCA 者。二支病变伴有左前降支近段狭窄者。三支病变或有多支病变，冠状动脉造影示非广泛性弥漫性狭窄者。PTCA 失败或再狭窄者。

(3)急性心肌梗死患者，如病情不稳定或心梗后心绞痛反复发作，冠状动脉造影显示病变符合手术条件，可立即急诊手术。手术应争取在 6h 内进行，以改善心梗心肌供血，减少心梗面积。如病情稳定，且心梗已经超过 6h，手术应考虑在 1 个月以后进行。因为 1 个月内的手术病死率极高，心梗后手术，数天内的病死率接近 38.1%，8～10d 的病死率为 16.4%，30d 后的病死率降到 5.8%。

(4)急性心源性休克经内科积极治疗仍不能改善心力衰竭，循环不能稳定，其病死率可高达 80%～90%，而做紧急冠状动脉搭桥手术，病死率则为 20%～30%，手术仍可以使 40%～50%的病人的生命得到挽救。

(5)急性心梗的一些并发症也是手术适应证。心梗后坏死心肌形成室壁瘤，较大的室壁瘤不仅严重地影响左心室功能并可能瘤腔内形成血栓，而且有破裂的危险，应手术切除。急性心梗造成室间隔穿孔，如出现急性心力衰竭和心源性休克，应急诊手术。若病情允许可在内科治疗稳定后 4～6 个月手术。由于心肌梗死造成乳头肌缺血断裂或功能障碍，导致二尖瓣关闭不全影响血液动力学，行冠状动脉搭桥手术同时行二尖瓣成形或置换术。左心室破裂是心肌梗死的严重并发症和主要死亡原因之一，一旦明确应紧急手术抢救。

2. 手术禁忌证　一般为相对禁忌，主要根据临床综合分析而定。主要禁忌证有冠状动脉广泛弥漫性病变，狭窄远端血管腔小于 1mm，或闭塞者；长期慢性心力衰竭并有严重呼吸功能不全者；左心室功能低下，左室射血分数低于 25%，或左室舒张末压大于 20mmHg 者；全身动脉粥样硬化伴有高血压、糖尿病或严重肾功能不全等药物不能控制者。

3. 血管桥的选择

(1)胸廓内动脉(internal thoracic artery，ITA)：作为冠状动脉搭桥手术的首选血管桥，其最主要特性是它具有抗动脉粥样硬化的能力。胸廓内动脉的十年通常率达到 90%以上。

(2)大隐静脉(saphenous vein grafts，SVG)：在过去及现在都是被最为广泛应用的血管桥之一。它的特点是，它有足够的长度充分满足做多支血管桥的要求，而且取材方便，管腔较粗，血流量较大。但是，大隐静脉最大的缺点就是其远期通畅率低。临床研究表明，大隐静脉的第一年闭塞率可达到 12%～20%。而且在手术后 4～5 年间，每年的闭塞率为 2%～4%，近 50%的移植血管在手术后 10 年因粥样硬化而闭塞。

(3)桡动脉(radial artery，RA)：现在也被较多地应用于冠状动脉搭桥手术。桡动脉同多数上肢动脉一样，很少受动脉粥样硬化病变的影响，直径与大多数重要的冠状动脉直径相似，并有充足的长度，能够达到多数冠状动脉的远端。桡动脉的十年通畅率明显高于大隐静脉。

(4)胃网膜右动脉(right gastroepiploic artery，RGEA)：胃网膜右动脉用于冠状动脉再血管化已有近 20 年的历史了，近、远期通畅率都较好，被认为是一种较好的冠状动脉搭桥的材料。胃网膜右动脉的 1、3 和 5 年的通畅率分别为 95.7%、90.2%和 85.7%。虽然胃网膜右动脉是一种较好的冠状动脉搭桥的材料，但是获取胃网膜右动脉要打开腹腔，术后要禁饮食，对病人的创伤很大，术后恢复时间较长，增加了手术风险。因此，胃网膜右动脉在冠状动脉搭桥手术中并不常用。

此外，可以用来做血管桥的材料还有腹壁下动脉、小隐静脉、上肢静脉、脾动脉、锁骨下动脉、同种大隐静脉等，这些在临床上应用较少，只在特殊情况下应用。

4. *体外循环下冠状动脉搭桥手术*(coronary artery bypass grafting，CABG) 作为传统手术方式，一直沿用至今。这种方式提供了安静清晰术野，保证高质量的吻合。同时该手术方式可以同解决其他合并病变，如同时施行瓣膜手术，室壁瘤的切除术，室间隔穿孔的修补术。

5. *非体外循环冠状动脉搭桥手术*(off-pump coronary artery bypass grafting，OPCABG) 就是不应用体外循环，直接在跳动心脏上搭桥。从理论上讲，所有单纯冠状动脉搭桥手术的病例都可以在非体外循环下进行。尤其适合高龄(70岁以上)、心功能低下(EF≤40%)，肝肾功能不全、升主动脉钙化、有出血倾向、卒中后遗症等体外循环高危患者。其禁忌证有：同期需行其他心内手术，如瓣膜置换，室壁瘤切除或血栓清除等；心肌内血管冠状动脉弥漫性钙化，直径小于1.5mm；巨大左室合并有肺动脉高压，术中血流动力学不稳定，或室性心律失常不易控制。

非体外循环冠状动脉搭桥手术避免了心肌缺血及再灌注损伤对心肌的损害，尤其是避免了体外循环所带来的一系列对机体的损害，也减少了主动脉进行插管时造成内壁斑块脱落导致脑血管栓塞。缩短了手术时间，患者恢复快，经济费用低，为多数心脏外科医生所热衷，但手术技术要求较高。

6. *微创冠状动脉旁路移植术*(mimmally invasive direct，CABG) 20世纪90年代以来，心脏外科对目前较为成熟的传统技术(即正中劈开胸骨、体外循环下、心脏停跳的手术模式)提出了新的要求，希望在技术提高的基础上，手术创伤更小，病人恢复更快，住院时间更短，费用更少的方法，从而促进了微创心外科(MICS)的发展。

所谓微创冠状动脉搭桥手术是相对于常规冠状动脉搭桥手术而言的。经小切口手术，不用体外循环，在心脏跳动下，进行的血管吻合。由于手术切口小，对身体的创伤更小。也包括胸腔镜辅助下的冠状动脉搭桥术(Video-Assisted CABG) 及闭式体外循环下的冠状动脉搭桥术(Port-Access CABG)。闭式体外循环下的冠状动脉搭桥术是应用免开胸微创体外循环技术，经股动、静脉穿刺插入特制管道，完成体外循环的建立，实现升主动脉阻断，灌注心脏停跳液以及心内引流。只需根据手术的要求在胸壁作一小切口来完成心脏停跳下的开心或不开心的直视手术。

近年来在机械人和胸腔镜辅助下结合 Pott-Aceess 技术完成冠状动脉搭桥手术，此种手术目前仅仅是开始阶段，主要适用于前降支病变。这种手术需要严格训练和积累经验，而手术时间和疗效远不如常规手术，且设备费用昂贵。

7. *激光心肌血供重建术*(transmyocardial laser revascularization，TMR) 是采用心脏激光仪在缺血的左心室心肌上形成许多个微孔道，它的基本原理是利用激光的瞬时间汽化作用，在心脏左心室壁缺血区域制作多个与心室腔相通的孔道，使心腔内“含氧 ”血注入到心肌内，并通过心肌内大量的窦状隙，激光诱发生成新的细小血管及冠状动脉交通网而营养该区域心肌，从而改善缺血心肌的灌注，减轻心绞痛症状。

8. *心肌梗死并发症的治疗*

(1)左心室室壁瘤：左心室室壁瘤是冠心病患者急性心肌梗死后的严重合并症之一。大面积的透壁心肌梗死是室壁瘤形成的前提。左心室全层坏死的心肌重构，逐渐被纤维瘢痕组织所代替，丧失收缩能力，心脏收缩时，变薄的病变区域向外膨出或出现反常搏动。反常搏动影响了心脏的充盈和搏出,降低了心脏的输出。室壁瘤容量超过左心容量的15%以上时,左心室舒张末期压力升高,左心室排血功能受到损害引起左心功能不全并逐渐加重。约半数的室壁瘤心内膜内有附壁血栓,并有时呈现钙化。血栓脱落可引起体循环栓塞。形成瘢痕区域可使心电形成折返,可能引起致命的室性心律失常。单纯室壁瘤较少破裂,在破裂前可与心包或膈肌粘连形成假性室壁瘤。5 年死亡率为 53%,10 年死亡率为 88%。

对于无症状的小室壁瘤,可以先进行药物治疗,但应定期随访。外科切除通常应用于有症状的患者,包括室壁瘤直径大于 5cm,心室扩张射血分数下降、充血性心力衰竭,室壁瘤内附壁血栓或有栓塞并发症,有室性心律失常,合并的冠心病需行冠状动脉搭桥术时,如果肺动脉压力不是太高(<40mmHg),即使 LVEF 在 20% 左右,手术也是安全的。如果整个心肌弥漫性纤维化,或 LVEF 严重低下,应视为手术禁忌证,因为手术死亡率高而且远期效果不佳,应成为心脏移植的候选者。室壁瘤切除术总死亡率在 7%左右,术后 90%的患者症状得到改善。

(2)二尖瓣关闭不全:二尖瓣关闭不全是冠心病的一种常见并发症,特别多见于急性心肌梗死的病人,在急性心梗的早期,有 17%~55%的病人出现二尖瓣关闭不全。其中约有 3.4%为重度关闭不全。急性心梗所致的乳头肌功能异常,出现中度以下的二尖瓣反流,通过状动脉的在血管化可以恢复二尖瓣的功能。急性心梗合并乳头肌断裂,导致二尖瓣重度关闭不全,如血流动力学相对稳定,手术可以延迟到 2 周至 2 个月之间进行。如果循环不稳定需急诊手术,手术应争取在 6h 内进行,行冠状动脉搭桥手术的同时,解决二尖瓣病变。无论二尖瓣的病理改变如何,行瓣膜置换是可行的方法。对于慢性心肌缺血所致的二尖瓣反流则可根据病变情况选择作二尖瓣成形或瓣膜置换手术。

(3)室间隔破裂穿孔:急性心肌梗死后并发的室间隔破裂穿孔是一种少见但是非常严重的并发症,自然病程凶险。发生率为 1%~ 3%,室间隔破裂通常发生在心肌梗死后的一周内,统计显示,主要分布在心肌梗死后第 1 日和第 3~5 日,两周后则罕见。室间隔破裂的先兆多为梗死后持续或反复发作的剧烈胸痛、恶心、呕吐、心包摩擦音。室间隔破裂穿孔后可表现为胸痛、呼吸困难、右心衰和心源性休克。绝大多数患者可在胸骨左缘闻及一粗糙响亮的全收缩期杂音,向心底、心尖和胸骨右缘传导,一半的患者可在胸骨旁触及震颤。如合并心源性休克和低心排血量,则在数小时到数天内常导致左右心室功能衰竭,病情会突然恶化。

长期以来,人们一直认为,急性心肌梗死发生后短期内心肌脆弱,不能安全地进行室间隔修补,应当推迟 4~6 周手术,这时心肌组织水肿基本消退,穿孔周围的坏死组织已纤维化,手术较为安全。然而,随着对本病认识的深化,发现破裂后 1 周内病死率为 70%,能够等到 1 个月后手术的患者仅为 15%,故主张早期治疗。手术死亡率在 20%左右,术后 5 年和 10 年生存率分别为 69%和 50%。

9. *术后治疗* 由于冠心病本身的特点,CABG 手术也只是冠心病的治疗手段之一,无论是 PTCA 或是 CABG 都不能代表冠心病的全部治疗。因此对于冠心病患者来说,即使在 CABG 术后仍需一个合理的、综合的治疗方案。

首先,改变不良生活习惯,需要特别提出的是必须戒烟。一般在术后恢复能进行一般性体力活动后,应逐渐加强日常的体育锻炼(如散步、慢跑、太极拳等)。术后活动对于全身体力的恢复以及“桥”的通畅都是有益的,但避免过劳。除了有特殊疾病(如糖尿病、高血脂等)外,日常饮食可完全正常化,不偏食,不暴饮暴食。可以多吃一些新鲜蔬菜、水果等,应减少胆固醇和脂肪的摄入。对于肥胖的患者,应在术后 3 个月左右在医师的指导下进行减肥。

其次,继续治疗引起冠心病的原发疾病,需要严格控制冠心病的高危因素,在这里主要是高血压、高血脂、糖尿病等情况。把血压、血糖和血脂控制在合理范围。

药物治疗包括以下几方面：①原发病治疗（降血压、控制血糖和血脂）。②抗凝治疗保证血管桥通畅。主要是应用血小板抑制药，即阿司匹林、氯吡格雷等，氯吡格雷一般应用 3 个月，阿司匹林则需终身服用。由于阿司匹林对胃黏膜的损伤作用，这种用法不适于既往有胃溃疡或胃炎病史的患者，一般改为华法林，但需定期监测凝血功能（PT＋INR）。③β 受体阻滞药，降低心率减少心肌耗氧量。④老年患者术后容易出现心律失常尤其是心房纤颤，可短期预防性应用可达龙。⑤其他，如果手术中使用了桡动脉或胃网膜右动脉，为了对抗动脉痉挛，应使用钙离子拮抗药。合并有心功能不全的患者建议首先选用小剂量 ACEI 类药物。

“桥”的通畅性尚需监测。术后应定期到医院复查，如做心电图、核素、冠状动脉 CT 甚至冠状动脉造影，以便尽早发现可能出现的问题。总之，“桥”的通畅性同患者自己的精心、用心和大夫的关心是密不可分的。

参考文献

［1］ Ross R. The pathogenesis of atherosclerosis- An update. New English J Med，1986，314：488

［2］ Stary HC. Evolution and progression of atherosclerotic Lesions in coronary arteries of children and young adults Atherosclerosis，1989，99：suppl-19I-32

［3］ Schwartz CJ，Vatenre AJ，Sprague EA，et al. The pathogenesis of atherosclerosis；An overview. Clin cadiol，1991，14 suppl I：I-1-I16

［4］ Ridofi Rl，Hutchins GM. The relationsip between coronary Lesions and myocardial infaction uiceration of atherosclerosis plaques preciptation coronary thrombosis AmHeart J，1997，93：486

［5］ Fuster V. Atherosclosis plaque rupture and thrombosis; envolving concepts. Circulation, 1990: \ ［83suppl.］；-47

［6］ Chalmers L，Kaskel FJ，Bamgbola O. The role of obesity and its bioclinical correlates in the progression of chronic kidney disease. Adv Chronic Kidney Dis，2006，13（4）：352-364

［7］ Devaraj S，Kasim-Karakas S，Jialal I. He effect of weight loss and dietary Fatty acids on inflammation. Curr Atheroscler Rep，2006，8（6）：477-86

［8］ Hsu HH，Culley NC. Accumulation of low density lipoprotein associated cholesterol in calcifying vesicle fractions correlates with intimal thickening in thoracic aortas of juvenile rabbits fed a supplemental cholesterol diet. Lipids Health Dis，2006，5（1）：25

［9］ Gidding SS. Cardiovascular risk factors in adolescents. Curr Treat Options Cardiovasc Med，2006，8（4）：269-275

［10］ Iglesias del Sol A，Smulders YM. Health effects of fish oil and fish oil supplements：consumption advice sustained Ned Tijdschr Geneeskd，2006，150（38）：2069-2071

［11］ Yang CY，Chen HH，Huang MT，Raya JL，Pro-apoptotic low-density lipoprotein subfractions in type Ⅱ diabetes. Atherosclerosis，2006

［12］ Cholesterol absorption inhibitors as a therapeutic option for hypercholesterolaemia. Expert Opin Investig Drugs，2006，15（11）：1337-1351. Review

［13］ Martinez-Selles M，Hortal J，Barrio JM，et al. Treatment and outcomes of severe cardiac disease with surgical indication in very old patients. Int J Cardiol，2006

［14］ Takai H，Eishi K. Arrested coronary artery bypass grafting with modified percutaneous cardiopulmonary support circuit (mini-pump system) Kyobu Geka，2006，59（8 Suppl）：625-630

[15] Tomita S, Watanabe G. Endoscopic off-pump coronary artery bypass Kyobu Geka, 2006, 59(8 Suppl): 619-624

[16] Mehta Y, Juneja R. Off-pump coronary artery bypass grafting: new developments but a better outcome?

[17] Kobayashi J. Off-pump coronary artery bypass grafting in Japan Nippon Geka Gakkai Zasshi, 2006, 107(1): 9-14

[18] Yaku H, Doi K. Off-pump coronary artery bypass via median sternotomy Kyobu Geka, 2006, 59(8 Suppl): 607-613. Japanese

[19] Minimally invasive direct coronary artery bypass for the treatment of isolated disease of the left anterior descending coronary artery. Can J Surg, 2005, 48(4): 307-310

[20] Minimally invasive cardiac surgery using port-access method]Kyobu Geka, 2006, 59(8 Suppl): 642-649

[21] Woo YJ, Nacke EA. Robotic minimally invasive mitral valve reconstruction yields less blood product transfusion and shorter length of stay. Surgery, 2006, 140(2): 263-267

[22] Akila, D'souza B, Vishwanath P, D'souza V. Oxidative injury and antioxidants in coronary artery bypass graft surgery: Off-pump CABG significantly reduces oxidative stress. Clin Chim Acta. 2006

[23] Formica F, Ferro O, Greco P, et al. Long-term follow-up of total arterial myocardial revascularization using exclusively pedicle bilateral internal thoracic artery and right gastroepiploic artery. Eur J Cardiothorac Surg, 2004, 26(6): 1141-1148

[24] Stein PD, Hoffmann U, Beemath A, et al. Noninvasive imaging of the coronary arteries. Minerva Cardioangiol, 2006, 54(5): 619-631

[25] Muhling OM, Wang Y, Panse P, Transmyocardial laser revascularization preserves regional myocardial perfusion: an MRI first pass perfusion study. Cardiovasc Res, 2003, 57(1): 63-70

[26] Current management of ischemic mitral regurgitation. Mt Sinai J Med, 2005, 72(2): 105-115

[27] et al. Repair of post-infarct ventricular septal rupture with an infarct-exclusion technique: early results. Heart Surg Forum, 2006, 9(4): E737-740

[28] al. Results of Dor's endoventricular repair in the management of left ventricular aneurysms. Rev Port Cir Cardiotorac Vasc, 2006, 13(1): 11-17

[29] Left ventricular volume and function after endoventricular patch plasty for dyskinetic anteroapical left ventricular aneurysm in sheep. J Thorac Cardiovasc Surg, 2005, 130(4): 1032-1038

第二节 瓣 膜 病

一、二尖瓣狭窄

【病因】 风湿热是导致二尖瓣狭窄的最常见的病因。老年风湿性心脏病二尖瓣狭窄通常是原有的风湿性心脏病未经治疗的延续。因此，老年风湿性心脏病二尖瓣狭窄较少见，其他病因的二尖瓣狭窄包括二尖瓣环和(或)瓣叶钙化、左房血栓、肿瘤、心内膜炎赘生物以及瓣膜植入后的再狭窄。其中，左房黏液瘤和左房血栓在老年二尖瓣狭窄中较常见。

【病理解剖及病理生理】 风湿热所导致的二尖瓣狭窄的病理解剖与年轻人风湿性二尖瓣狭窄相同。其他原因，如左房黏液瘤和左房血栓所致的二尖瓣狭窄是由于瘤体占据左房空间导致二尖瓣口机械性阻塞，其中左房黏液瘤所致的二尖瓣狭窄程度可随体位变化加重或减轻。二尖瓣狭窄后使血液进入左心室受阻，左房压增高致肺静脉压增高，肺顺应性降低，从而发生劳力性呼吸困难。当肺毛细血管压力超过正常血浆渗透压(30mmHg)时即可产生肺水肿。

正常二尖瓣口面积为4～6cm²，当瓣口面积减小至2.5cm²左右时，可能发现心脏体征，但病人可无明显症状。瓣口面积＜1.5cm²时会出现明显的血流动力学改变及临床症状，瓣口面积1.5cm²以上为轻度狭窄1～1.5cm²为中度狭窄、小于1.0cm²为重度狭窄。

【临床表现】

1. 症状

(1)呼吸困难：先多为劳力性呼吸困难。随狭窄加重出现静息时呼吸困难、端坐呼吸、阵发性夜间呼吸困难甚至发生肺水肿。

(2)咳嗽、咯血：咳嗽与支气管黏膜充血水肿易患支气管炎或左房增大压迫支气管有关，咯血则与支气管黏膜下淤血 扩张的支气管静脉破裂有关。

2. 体征 双颧绀红即“二尖瓣面容”，心尖冲动正常或不明显，心尖区闻及舒张中晚期隆隆样杂音，局限，心房颤动时可不再有杂音的舒张晚期增强。肺动脉高压和右室扩大时，可见心前区心脏搏动弥散，肺动脉区第2心音亢进或伴分裂，肺动脉扩张引起相对肺动脉瓣关闭不全时，胸骨左缘第二肋间闻及 Graham Steell 杂音，相对三尖瓣关闭不全时，三尖瓣区闻及全收缩期吹风样杂音。

3. 辅助检查

(1)X线：左房右室增大，主动脉结小，肺淤血和间质性肺水肿。

(2)心电图：重度二尖瓣狭窄可有二尖瓣型P波，电轴右偏及右室肥厚。

(3)超声心动图：是明确和量化二尖瓣狭窄的可靠方法，并可除外左房血栓。

4. 并发症

(1)心房颤动：常见并发症，可为首次症状发作的诱因。由于房颤时心室率增快和心房收缩功能丧失，舒张晚期心室充盈减少，左房压增高，因此，可突然出现呼吸困难，甚至急性肺水肿。心房颤动的发生随着左房增大和年龄增长而增加。老年人病史长的二尖瓣狭窄病人房颤的合并率几乎是100%。

(2)急性肺水肿：为重度二尖瓣狭窄的严重并发症。患者突然出现严重呼吸困难，不能平卧，咳粉红色泡沫痰，双肺布满干湿啰音。不及时抢救，可致死。

(3)血栓栓塞：约20%的患者出现体循环栓塞。其中2/3为脑栓塞。血栓来源左心耳或左心房，老年病人，病史长尤易出现。心房颤动伴右心衰时，右房亦可形成血栓，脱落时导致肺栓塞。

(4)右心衰竭：老年二尖瓣病变晚期均伴不同程度的右心衰竭。右心衰时，右心排血量减少，左房压相对下降，加之肺泡和肺毛细血管壁增厚，呼吸困难可有所减轻，发生急性肺水肿和大咯血的危险减少。

(5)感染性心内膜炎：老年病例罕见。

(6)肺部感染：常见。

【诊断】 根据病史、症状、体征及辅助检查不难诊断，左房黏液瘤病人，瘤体阻塞二尖瓣口产生随体位改变的舒张期杂音，其前可有肿瘤扑落音，瘤体可致二尖瓣关闭不全。其他临床表现有发热，关节痛，贫血，体循环栓塞和血沉增快。

【治疗】

1. 一般治疗 老年二尖瓣狭窄一般病史已较长，大部分已延误手术治疗。病人往往伴有重度三尖瓣关闭不全及右心衰竭，病人中大部分仍有手术机会。如病人拒绝手术或进行手术前准备，应限制体力活动，积极限制钠盐摄入，加强利尿，避免和预防诱发急性肺水肿的因素，如感染、贫血等。

2. 并发症治疗

(1)咯血：采用镇静药及利尿药以降低肺静脉压力。

(2)急性肺水肿：①镇静；②选用扩张静脉系统、减轻心脏前负荷为主的硝酸酯类药物；③快速房颤是可静注毛花苷 C,以减慢心室率。

(3)心房颤动：老年二尖瓣狭窄伴房颤一般为慢性房颤。因此主要为控制心室率,可口服地高辛,每日 0.125～0.25mg。如心室率控制不满意,病人无哮喘病史可加用β受体阻滞药。如无禁忌,应长期服用华法林预防血栓栓塞。

(4)右心衰竭：限制钠盐摄入,应用利尿药和地高辛。

3. 介入治疗　经皮球囊二尖瓣成形术老年病人一般病史长、瓣膜病变重不适合该手术。但如因合并其他严重肺、肾、肿瘤等疾病不宜手术或拒绝手术者亦可考虑该方法。

4. 手术治疗

(1)闭式或直视分离术：目前临床已很少使用。

(2)瓣膜成形或瓣膜替换：老年二尖瓣狭窄适合成形病例甚少。一般均须行二尖瓣替换手术。年龄大与 65 岁者可选择生物瓣替换并同时行房颤的外科治疗。

二、二尖瓣关闭不全

【病因】　二尖瓣正常关闭功能依赖二尖瓣装置包括,瓣叶、瓣环、腱索、乳头肌和左室结构及功能的完整,其中任何部位异常均可导致二尖瓣关闭不全。

1. 瓣叶

(1)主要为风湿性损害,但在老年初发的二尖瓣关闭不全中罕见。

(2)二尖瓣黏液性变使瓣叶宽松膨大或伴腱索过长是老年二尖瓣关闭不全的常见病因。

(3)感染性心内膜炎破坏瓣叶。

(4)肥厚性心肌病收缩期二尖瓣前向运动导致二尖瓣关闭不全。

(5)先天性心脏病,心内膜垫缺损二尖瓣前叶裂的二尖瓣关闭不全。

2. 瓣环扩大

(1)二尖瓣环退行性变瓣环扩大,多见于老年女性。

(2)任何病因引起左室增大均可能造成二尖瓣环扩大而导致二尖瓣关闭不全。

3. 腱索　腱索过长、断裂、短缩或融合。

4. 乳头肌　缺血性乳头肌功能失调和心肌梗死导致乳头肌坏死可出现短暂或永久性二尖瓣关闭不全。

【临床表现】

1. 症状

(1)急性二尖瓣关闭不全,轻度二尖瓣关闭不全仅有轻微劳力性呼吸困难,严重关闭不全可很快出现急性左心衰,导致急性肺水肿或心源性休克。

(2)慢性、轻度二尖瓣关闭不全病人可终身无症状。严重关闭不全时由于心排血量减少和左房压增高,病人出现乏力及呼吸困难。

2. 体征　心尖冲动呈高动力性。第一心音正常或减弱。由于左室射血时间缩短,A_2 提前,第二心音分裂增宽。严重关闭不全时心尖部可闻及第三心音。二尖瓣脱垂时可有收缩期喀喇音。

心尖部闻及全收缩期吹风样杂音,向左腋下及左肩胛下传导。如后叶病变,杂音可向胸骨左缘和心底部传导。腱索断裂时杂音可似海鸥鸣或似音乐声。

3. 辅助检查

(1)X线:急性者心影正常或左房轻度增大伴明显肺淤血,甚至肺水肿征象。慢性重度二尖瓣关闭不全常见左心房室增大,左心衰竭时可见肺淤血和间质性肺水肿。

(2)心电图:急性者心电图正常或窦性心动过速。慢性重度二尖瓣关闭不全可见左房增大,部分病人左室肥厚和非特异性ST-T改变,少数有右室肥厚,常有心房颤动。

(3)超声心动图:是明确和量化二尖瓣关闭不全的可靠方法。还可提供二尖瓣关闭不全的病因,心腔大小和心功能的资料。

(4)左室造影:为半定量反流程度的金标准。

4. 并发症

(1)房颤:见于3/4的慢性重度二尖瓣关闭不全的病人。

(2)感染性心内膜炎:较二尖瓣狭窄常见。

(3)体循环栓塞:较二尖瓣狭窄少见。

【诊断】 急性者,如突发呼吸困难,心前区闻及收缩期杂音,X线肺淤血明显并有病因可寻如二尖瓣脱垂、感染性心内膜炎、急性心肌梗死、创伤等,不难诊断。慢性者,心尖部典型杂音伴左房室增大,亦可诊断。确诊均依赖超声心动图。

【治疗】

1. 急性 降低心脏前后负荷,采用利尿药及扩血管药物,必要时急诊手术。

2. 慢性

(1)内科治疗:①无症状、心功能正常者无须特殊治疗;②有症状者应减少体力活动,预防感染;③房颤的处理与二尖瓣狭窄相同;④心力衰竭:限制钠盐摄入,使用利尿药、血管紧张素转换酶抑制药、β受体阻滞药和洋地黄。

(2)外科治疗

手术指征:①重度二尖瓣关闭不全心功能NYHA Ⅲ～Ⅳ级;②心功能Ⅱ级伴心脏增大,左室收缩末容积指数(LVESVI)$>30ml/m^2$;③无症状的重度二尖瓣关闭不全亦应考虑手术。

手术方法:①瓣膜成形,瓣膜损坏较轻,瓣叶无钙化,瓣下结构无严重病变者一般均可行二尖瓣成形。二尖瓣后瓣脱垂病例一般均可行二尖瓣成形。②瓣膜替换,与二尖瓣狭窄相同。

参考文献

[1] Fenster MS, Feldman MD. Mitral regurgitation: an overview. Curr Probl Cardiol, 1995, 20:193

[2] Luthre RR, Meyers SN. Acute mitral insufficiency secondary to ruptured chordae tendineae. Arch Intern Med, 1974, 134:568

[3] Wood P. An appreciation of mitral stenosis. Br Med J, 1954, 1:1051

[4] Marzo KP, Herling IM. Valvular disease in the elderly, Cardiovasc Clin, 1993, 23:175

[5] Roberts WC. Morphologic aspects of cardiac valve dysfunction. Am Heart J, 1992, 123:1610

[6] Waller BF, Howard J, Fess S. Pathology of mitral valve stenosis and pure mitral regurgitation, part I, Clin Cardiol, 1994, 17:330

[7] Waller BF, Howard J, Fess S. Pathology of mitral valve stenosis and pure mitral regurgitation, part II, Clin Cardiol, 1994, 17:395

[8] Korn D, DeSanctis RW, Sell S. Massive calcification of the mitral annulus, N Engl J Med, 1962, 267: 900
[9] Thompson ME, Shauer JA, Leon DF. Effect of tachycardia on atrial transport in mitral stenosis. Am Heart J, 1977, 94: 297
[10] Stott DK, Marpole DGF, Bristow JD, et al. The role of left atrial transport in aortic and mitral stenosis. Circulation, 1970, 41: 1031
[11] Gray RJ, Helfang RH. Tining of surgery in valvular heart disease Cordiovasc Clin, 1993, 23: 209
[12] Neilson GH, Galea EG, Hossack KF. Thromboembolic complications of mitral valve disease. Aust NZ J Med, 1978, 8: 372
[13] Chiang CW, Lo SK, Kuo CT, et al. Noninvasive predictors of systemic embolism in mitral stenosis. Chest, 1994, 106; 396
[14] Kalmanson D, Veyrst C, Bernier A, et al. Opening snap and isovolumic relaxation period in relation to mitral valve flow in patients with mitral stenosis Br Heart J, 1976, 38: 135
[15] Amplatz K: The roentgenographic diagnosis of mitral and aortic valvular diseade. Am Heart J, 1962, 64: 556
[16] Goldstein MA, Michelson EL, Dreifus LS. The electrocardiogram in valvular heart disease. Cardiovasc Clin, 1993, 23: 55
[17] Wann LA, Weyman AE, Feigenbaum H, et al. Determination of mitral valve area by cross-sectional echocardiography. Ann Intern Med, 1978, 88: 337
[18] Kotler MN, Jacobs LE, Podolsjy LA, et al. Echo-Doppler in valvular heart disease. Cardiovasc Clin, 1993, 23: 77
[19] Perloff JK, Roberts WC. The mitral apparatus: functional anatomy of mitral regurgitation. Circulation, 1972, 46; 227
[20] Galloway AC, Colvin SB, Baumann FG, et al. Current concepts of mitral valve reconstruction for mitral insufficiency. Circulation, 1988, 78: 1087
[21] Cosgrove DM. Surgery for degenerative valve disease. Semin Thorac Cardiovasc Surg, 1989, 1: 183
[22] Waller BF, Morrow AG, Maron BJ, et al. Etiology of clinically isolated, severe, chronic, pure, mitral regurgitation: analysis of 97 patients over 30 years of age having mitral valve replacement. Am Heart J, 1982, 104: 188
[23] Olsen LJ, Subramanian R, Acherman DM, et al. Surgical pathology of the mitral valve; a study of 712 cases spanning 21 years. Mayo Clin Proc, 1987, 62: 22
[24] Abrams J. Mitral valve prolapse: a plea for unanimity. Am Heart J, 1976, 92: 413
[25] Miller DC. Ischemic mitral regurgitation redux-to repair or to replace? J Thorac Cardiovasc Surg, 2001, 122: 1059

三、主动脉瓣狭窄

【病因】 老年主动脉瓣狭窄大多为瓣膜退行性钙化，超过 70 岁的老年人近一半的单纯主动脉瓣手术的病人为主动脉瓣退行性疾病。主动脉瓣狭窄的另一个常见病因是先天性两瓣畸形，先天性两瓣畸形病人的瓣膜钙化随着年龄的增长出现并加重。临床表现出明显的主动脉瓣狭窄症状通常在 50～60 岁以后。单纯老年主动脉瓣狭窄最少见的病因是风湿性瓣膜病。风湿性主动脉瓣狭窄通常同时伴有二尖瓣病变，而且发病年龄较轻。

【临床表现】 尽管主动脉瓣狭窄存在，病人可长期无任何症状。

1. 症状

(1)晕厥：一般认为，劳力性头昏或晕厥与心室压力感受器反应异常使周围血管扩张导致低血压、脑灌注不足有关。也可因心律失常特别是室性心动过速或一过性室颤所致。

(2)心绞痛:重度主动脉狭窄的病人中,大约有 2/3 的病人出现心绞痛。其中约有一半的病人合并冠心病。单纯主动脉瓣狭窄病人的心绞痛为心肌氧供与氧耗失衡造成的。失衡的原因为:①左室肥厚需氧量增加;②收缩期延长使心肌内冠状血管受压;③心动过速时冠状血管舒张期灌注减少。

(3)呼吸困难及充血性心衰:病人初期表现运动耐力降低,主要因心室舒张功能下降导致舒张中末压增高。晚期左室收缩功能降低,病人表现乏力、气短。

2. 体征 脉搏常可反映主动脉瓣狭窄的程度。重度狭窄者出现脉压小和脉搏细弱。主动脉瓣第二心音减弱或延迟。在心底部可闻及收缩期喷射性杂音,并向颈部传导。但杂音的强弱与狭窄程度无相关性。

3. 辅助检查

(1)心电图:常显示左室肥厚。ST 改变提示心内膜下缺血。然而,缺少左室肥厚的心电图改变不能除外主动脉瓣狭窄。

(2)X 线检查:大部分主动脉瓣狭窄病人 X 线检查是正常的。部分病人可显示左室肥厚。严重主动脉瓣狭窄病人常可见主动脉瓣钙化。

(3)超声心动图:超声检查通常可明确主动脉瓣狭窄的程度及病因。二维超声显示主动脉瓣增厚,钙化,活动度降低并可见瓣口缩小。经胸多普勒超声可准确计算出跨主动脉瓣压差。

(4)心导管检查:目前,对主动脉瓣狭窄的病因及程度的评价,超声心动图基本取代了心导管检查。但对老年性主动脉瓣狭窄需行主动脉瓣替换的病人,心导管可作为常规评价是否合并冠状血管疾病、主动脉瓣狭窄后扩张以及主动脉瓣关闭不全。

【诊断】 病人出现上述临床表现,听诊有典型主动脉瓣狭窄杂音时,经超声心动图检查可明确诊断。

主动脉瓣狭窄程度评价

正常成人主动脉瓣开口面积为 3.0～4.0cm²。主动脉瓣狭窄程度从开口面积分级:

轻度狭窄:>1.5cm²;

中度狭窄:1～1.5cm²;

重度狭窄:<1.0cm²。

按照跨瓣压差分级:

轻度狭窄:<25mmHg;

中度狭窄:25～50mmHg;

重度狭窄:>50mmHg。

【治疗】 出现临床症状的病人的平均存活不超过 2～3 年。仅有晕厥的病人平均存活 4 年,有心绞痛发作者平均存活 3 年,伴充血性心力衰竭者平均存活不超过 2 年。

1. 内科治疗 无症状的轻度狭窄患者每年复查一次,包括超声心动图测定。中和重度狭窄患者应避免剧烈体力活动。如有频发房性期前收缩,应预抗心律失常药物,预防心房颤动。心力衰竭者应限制钠盐摄入,小心应用洋地黄及利尿药。重度主动脉瓣狭窄病人往往需要左室正常充盈来维持心排血量,过度利尿可因低血容量、左室舒张末压降低致心排血量减少。谨慎应用血管扩张药、β 受体阻滞药等负性肌力药物。

2. 外科治疗 手术适应证:①任何有症状的主动脉瓣狭窄的病人;②无症状的重度主动脉瓣狭窄的病人;③中度主动脉瓣狭窄需进行冠状血管手术,其他瓣膜手术或主动脉根部手术的病人。

主动脉瓣替换手术是唯一有效的治疗老年主动脉瓣狭窄的方法。

主动脉瓣替换包括机械瓣和生物瓣两种。其中，生物瓣中又有支架和无支架生物瓣。目前，绝大部分老年主动脉瓣狭窄病人均可采用生物瓣替换，这样可避免机械瓣替换后终身抗凝带来的并发症，大大提高病人的生活质量。

四、主动脉瓣关闭不全

【病因】　主动脉关闭不全有多种病因。其中包括主动脉瓣钙化、主动脉瓣退行性疾病、感染性心内膜炎、风湿性心脏病、先天二瓣畸形、主动脉瓣穿孔以及任何原因导致的主动脉瓣环扩张如：主动脉夹层、创伤、大动脉炎、马方综合征以及其他结缔组织病。老年患者以主动脉瓣退行性疾病及主动脉夹层为主，前者一般为主动脉瓣狭窄及关闭不全。

【临床表现】　心脏功能代偿好的病人可以没有任何症状。

1. 症状　当左室失代偿后，病人表现心季、乏力、劳力性呼吸困难、部分病人可有心绞痛，但较主动脉瓣狭窄少见。

2. 体征　体格检查时，急性主动脉瓣关闭不全的病人主要表现为急性充血性心力衰竭，而慢性主动脉瓣关闭不全的病人则可发现明显的周围血管症。包括水冲脉，口唇、甲床毛细血管搏动和股动脉枪击音。心尖可见抬举搏动，胸骨左缘第 3、4 肋间闻及舒张早中期叹息样杂音，向心尖部传导。

3. 辅助检查

(1)心电图：急性者常见窦性心动过速和非特异性 ST-T 改变。慢性主动脉瓣关闭不全病人电轴左偏及左室肥厚，Ⅰ导、$V_{1,3,6}$ 可出现异常 Q 波。心室传导障碍往往提示左室功能严重受损。

(2)X 线检查：急性者心脏大小正常。除原有主动脉根部扩大或有主动脉夹层外，无主动脉扩张，但常有肺淤血或肺水肿，慢性者可见左室扩大及升主动脉扩张。严重的瘤样扩张提示 Marfan 综合征或中层囊性坏死。左心衰时有肺淤血征。

(3)超声心动图：超声检查除可明确主动脉关闭不全的存在和程度外，对其病因的诊断、评价瓣膜的形态、确定有无赘生物形成及钙化、判断肺动脉压力以及左室功能均为最有效的检查方法。

(4)心导管检查：可进一步明确诊断并除外合并有冠状血管疾病。

【诊断】　根据上述症状及典型主动脉关闭不全的舒张期杂音伴周围血管征，可诊断主动脉瓣关闭不全。急性重度关闭不全者早期出现左心衰竭。慢性关闭不全如合并主动脉瓣或二尖瓣狭窄提示风心病诊断。主动脉瓣舒张期杂音应与 Graham Steell 杂音鉴别。后者见于二尖瓣狭窄伴严重肺动脉高压肺动脉扩张所致相对肺动脉瓣关闭不全。

【治疗】

1. 内科治疗　急性者内科治疗一般仅为术前准备。目的在于稳定血流动力学。一般使用血管扩张药降低前后负荷同时采用利尿药及正性肌力药物。慢性者无症状的轻中度反流病人应限制体力活动，并每年随访一次，包括超声心动图检查。严重主动脉关闭不全和左室扩张者，即使无症状亦应使用转换酶抑制药以维护心功能。心功能不全时加用利尿药。积极预防和控制感染。严重主动脉瓣关闭不全内科治疗 1 年内死亡率为 50%。

2. 外科治疗　外科治疗为根本措施。

(1)手术指征:急性主动脉瓣关闭不全的病人可在短时期内引发充血性心力衰竭死亡,应尽早手术。累及升主动脉的主动脉夹本身即为急诊手术指征。慢性主动脉瓣关闭不全的病人应在心肌细胞出现不可逆性损伤前手术。因此,症状出现为绝对手术指征。无症状的慢性主动脉瓣关闭不全的病人,射血分数<55%,左室舒张末径>75mm或收缩末径>55mm应考虑手术。

(2)手术方法:极少数病人适宜主动脉瓣成形。绝大部分病人需行主动脉瓣替换。主动脉瓣替换手术与主动脉瓣狭窄病人相同。

参考文献

[1] Otto CM. Aortic stenosis;clinical evaluation and optimal timing of surgery. Cardiol Clin,1998,16:354

[2] Otto CM. Valvular heart Disease. Philadelphia,W. B. Saunders,1999,135

[3] Passik CS,Ackermann DM,Pluth JR,et al. Temporal changes in the causes of aortic stenosis: a surgical pathologic study of 646 cases. Mayo Clin Proc,1987,62:119

[4] Roberts WC,Morrow AG,Mclntosh CL,et al. Congenitally bicuspid aortic valve causing severe,endocarditis:analysis of 13 patients requiring aortic valve replacement. Am J Cardiol,1981,47:206

[5] Bonow RO,Carabello B,de Leon AC Jr,et al. Guidelines for the management of Patients with valvular heart disease:executive summary. A report of the American College of Cardiology American Heart Association Task Force on Practice Guidelines(Committee on Management of Patients with Valvular Heart Disease). Circulation,1998,98:1949

[6] Filsoufi F,Ajlog L,Adams DH,et al. Management of mild to moderate aortic stenosis at the time of coronary artery bypass grafting. J Heart Valve Dis,2002,11(suppl1):S45

[7] Tonnemacher D,Reid C,Kawanishi D,et al. Frequency of myxomatous degeneration of the aortic valve as a cause of isolated aortic regurgitation severe enough to warrant aortic valve replacement Am J Cardiol,1987,60:1194

[8] Roberts WC. Aortic dissection:anatomy,consequences,and causes Am Heart J,1981,101:195

[9] Roldan CA,Chavez J,Wiest PW,et al. Aortic root disease and valve disease associated with ankylosing spondylitis. J Am Coll Cardiol,1998,32:1397

[10] Heppner RL,Babitt HI,Bianchine JW,et al. Aortic regurgitation and aneurysm of sinus of Valsalva associated with osteogenesis imperfecta. Am J Cardiol,1973,31:654

[11] Emanuel R,Ng RA,Marcomichelakis J,et al. Formes frustes of Marfan's syndrome presenting with severe aortic regurgitation:clinicogenetic study of 18 families. Br Heart J,1977,39:190

[12] Henry WL,Bonow RO,Borer JS,et al. Observations on the optimum time for operative intervention for aortic regurgitation,I:evaluation of the results of aortic valve replacement in symptomatic patients. Circulation,1980,61:471

[13] DeGowin RL,DeGowin EL,Brown DD,et al. DeGowin & DeGowin's Diagnostic Examination. New York,McGraw-Hill,1994,pp xix,1033

[14] Scognamiglio R,Fasoli G,Bruni A,et al. Observations on the capability of the electrocardiogram to detect left ventricular function in chronic severe aortic regurgitation. Eru Heart J,1988,9:54

[15] Enriquez-Sarano M,Bailey KR,Seward JB,et al. Quantitative Doppler assessment of valvular regurgitation. Circulation,1993,87:841

[16] Holm S,Eriksson P,Karp K,et al. Quantitative assessment of aortic regurgitation by combined two-dimensional,continuous-wave and colour flow Doppler measurements. J Intern Med,1992,231:115

[17] Goldschlager N, Pfeifer J, Cohn K, et al. The natural history of aortic regurgitation. A clinical and hemodynamic study. Am J Med, 1973, 54:577

[18] Bonow RO, Epstein SE. Is preoperative left ventricular function predictive of survival and functional results after aortic valve replacement for chronic aortic regurgitation? J Am Coll Cardiol, 1987, 10:713

[19] Grossman W. Aortic and mitral regurgitation: how to evaluate the condition and when to consider surgical intervention. JAMA, 1984, 252:2447

[20] Aronow WS. Usefulness of M-mode, 2-dimensional, and Doppler echocardiography in the diagnosis, prognosis, and management of valvular aortic stenosis, aortic regurgitation, and mitral annular calcium in older patients. J Am Geriatr Soc, 1995, 43:295

第三节　主动脉疾病

一、主动脉夹层

老年人因为动脉硬化和高血压很普遍，并有逐渐加重的趋势，在患主动脉夹层的患者中比例非常高，尤其是病变限于降主动脉的 B 型夹层，更是以老年人为主。主动脉夹层是指主动脉内的血流通过动脉内膜上的破裂口冲入动脉的中层，造成内膜剥离并形成一定长度的假腔的疾病。急性期的主动脉夹层有很高的死亡率，而那些幸运地存活到慢性期的患者则可以有多种的临床表现。主动脉夹层是最常见的致死性主动脉疾病，年发病率在每 10 万人中 0.5～2.95 人次，男性发病率约是女性的 3 倍，但这只是个大概数据，因为有证据表明有很多患者在到达医院之前就已经死亡，因而难以做出本病的诊断。本章将探讨主动脉夹层的病因、发病机制、临床表现、诊断、手术技术以及术后治疗等。

【病因和病理生理】　正常主动脉壁由内膜、中层和外膜组成，其内膜和外膜都较薄，而中层最厚，主要由多层的弹力纤维组成并含有一定量的胶原纤维和环形平滑肌，具有良好的弹性和韧性，可以承受很高的横向张力和纵向切力。心脏收缩时主动脉弹性扩张，心脏舒张时主动脉又弹性回缩，这样既缓解了心脏射血的冲击力，降低了收缩压，又可以维持血液持续流动。

多种因素都可能参与到主动脉夹层的形成。高血压是最常见的高危因素，约 75%的主动脉夹层患者患有高血压病，其中许多人未进行正规的降压治疗。主动脉中层发育不良或发生囊性退行性变也是一个比较常见的原因，如 Marfan 综合征的患者，他们可以直接发生夹层，也可以在主动脉瘤的基础上再发生夹层，这类患者一般年龄较轻。主动脉的粥样硬化和脂质斑块脱落溃疡是另外两个常见的危险因素。动脉硬化使血压升高、血管顺应性减低，管壁更容易被血流冲击损伤。而脂质斑块的脱落溃疡则可直接造成内膜破裂、中层剥离。主动脉壁内血肿多继发于血管壁滋养血管的损伤破裂，也常发展为真性的夹层。妊娠期的妇女因为血容量增加、心率增快、血压升高等也容易发生动脉壁的损伤，这是年轻女性发生夹层的一个常见因素。近年来由于心脏手术或介入治疗等医源性因素所引起的主动脉夹层也多了起来。

主动脉夹层的内膜破裂口常发生在升主动脉和胸主动脉的起始部的大弯侧，这可能和这两个部位承受的血流应力较大有关。内膜破裂口在升主动脉时常会发展到胸腹主动脉，仅有约 10%的病例夹层局限在升主动脉或主动脉弓。内膜破裂口在胸主动脉起始部者大部分会发展到胸腹主动脉，也有部分病人发生逆行剥离，累及升主动脉。

通常根据夹层发生的时间可以将主动脉夹层分为急性、亚急性和慢性。发病时间在 2 周内者为急性，2 周到 2 个月的为亚急性，2 个月以上者为慢性。

临床上常用的分类方法有 Debakey 分类法和 Stanford 分类法。Debakey 法是根据夹层累及的部位和范围将主动脉夹层分为Ⅰ、Ⅱ、Ⅲa、Ⅲb 型(图 20-1),即Ⅰ型为累及全部升主动脉、主动脉弓、胸腹主动脉的夹层,Ⅱ型为仅累及升主动脉的夹层,Ⅲa 型为胸主动脉夹层,Ⅲb 型为胸腹主动脉均有夹层。Stanford 法将所有累及升主动脉的夹层归为 A 型,其他累及降主动脉的夹层归为 B 型。A 型病例约占 75%,为 B 型的 3 倍,好发年龄为 50～56 岁,B 型好发年龄为 60～70 岁以上。一般 A 型夹层的破裂死亡率远高于 B 型夹层,因此都需要尽快手术治疗,B 型夹层则主要以保守或介入治疗为主。

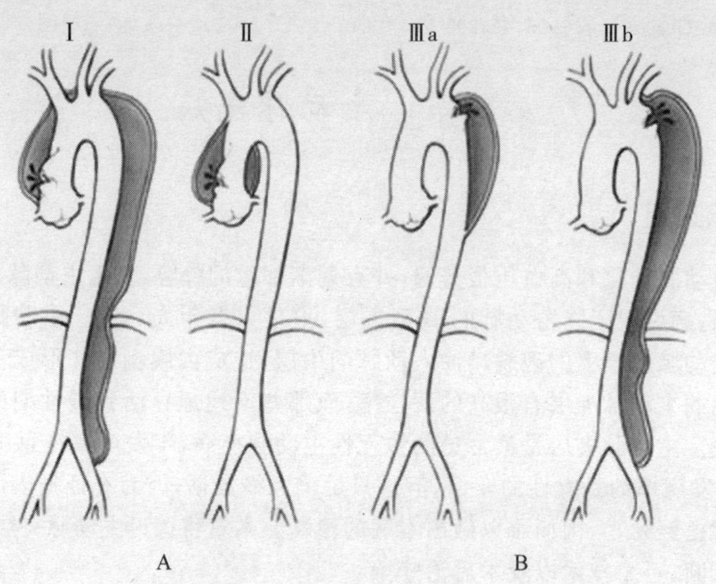

图 20-1 主动脉夹层的分类

DebakeyⅠ、Ⅱ型(Stanford A 型)

Debakey Ⅲa、Ⅲb 型(Stanford B 型)

主动脉夹层可引起分支或远段血管的血供障碍、主动脉瓣的脱垂和关闭不全以及主动脉的破裂出血。冠状动脉、头臂干动脉、各腹腔血管开口和肢体动脉都可能发生堵塞缺血,引起各个脏器的血供和功能障碍。主动脉瓣的脱垂和关闭不全可引起急性心功能衰竭。约 80% 的死亡患者是由于急性心肌缺血和升主动脉破裂引起的心包填塞所致。

如果患者幸运地度过了急性期,则主动脉假腔的管壁(部分动脉中层和动脉外层)在血压的作用下会不断扩张,形成慢性夹层动脉瘤。不论是哪种类型的夹层,当动脉瘤直径达到一定程度时,都需要手术或介入治疗。

【临床表现】 急性主动脉夹层表现非常凶险。约 20%的急性 A 型夹层患者在送达医院时已经死亡或濒临死亡,2d 之内未经治疗的患者死亡率约为 50%,单纯药物治疗的住院死亡率约为 30%,只有 10%的患者能活到 1 年。急性 B 型夹层的住院死亡率约为 9%,约 66%的患者可以存活 1 年以上。

突发的剧烈胸痛是大部分患者最常见的首发症状,疼痛常呈撕裂样。急性 A 型夹层常引起胸骨后的剧痛,随着夹层向远端剥离,疼痛可从前胸转移至颈部、背部肩胛间区,停留在腰部和腹部。急性 B 型夹层疼痛主要在背部肩胛间区,可向下发展到腰部和腹部。患者可有严重的烦躁、焦虑、恐惧和濒死的感觉。

约有 30%的患者出现面色苍白、大汗淋漓、四肢湿冷、脉搏细弱、心动过速、呼吸急促和血压下降等休克表现，可能是大量血液滞留假腔造成有效循环血量减少、主动脉破裂、心包填塞、主动脉瓣关闭不全甚至心肌缺血的表现。

在最初发作的症状之后，患者可能会出现心、脑、肢体、内脏等缺血的各种表现或者有心衰的表现，并成为主要的临床表现。心脏舒张期杂音提示主动脉瓣的关闭不全，心界扩大、心音低钝、奇脉以及颈静脉怒张提示心包填塞，一侧或双侧上肢无脉、两侧上肢血压差别明显提示主动脉升弓部受累，下肢无脉提示胸腹主动脉远段堵塞，晕厥或中风提示头臂干血管堵塞引起脑供血障碍，截瘫或周围神经麻痹提示脊髓供血障碍，左肺呼吸音减弱或消失提示左侧胸腔积血，可能有胸主动脉夹层的破裂或渗出出血。

【诊断】　注入造影剂的 CT 或螺旋 CT 造影检查是目前最常用、最方便的首选影像学检查手段，有很高的敏感性和特异性，可以清楚地显示内膜破裂口位置、剥离的内膜片、真假腔、分支动脉开口情况、心包积血、胸腔积血等情况(图 20-2，图 20-3)。但 CT 检查不能判断主动脉瓣脱垂和关闭不全的情况。

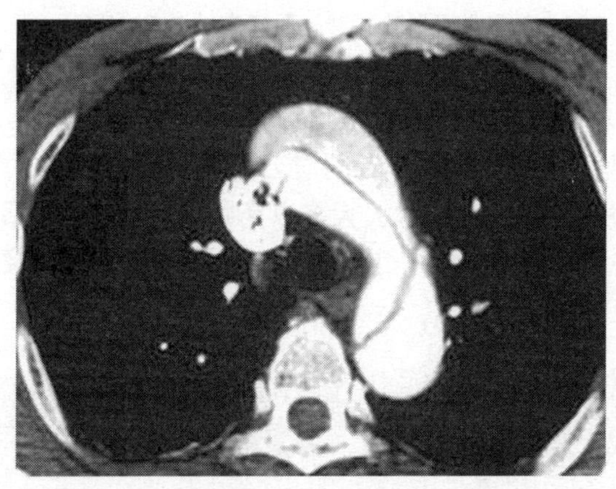

图 20-2　A 型夹层在主动脉弓部的 MSCTA 表现

经胸超声心动图也是目前常用的辅助检查，对于了解主动脉瓣反流情况、心脏的结构和功能、升主动脉的真假腔、心包积液、胸腔积液等都非常有意义，但不能仅凭此作出全面的诊断。经食管的超声心动图可以在手术中帮助了解主动脉瓣的反流程度以决定手术的方式，还可以显示主动脉瓣修复后的效果。

磁共振 MRI 和主动脉造影也有很高的敏感性和特异性，以前都曾作为主要的辅助检查方法，但目前大都作为二线的检查手段，尤其对急性 A 型夹层。胸 X 线片常显示上纵隔增宽、心影扩大，有的有胸腔积液表现。

心电图和血液检查作为初步检查可以提供一些有益的信息，尤其对急性心肌梗死的鉴别诊断有很大帮助。

【治疗】

1. *药物治疗*　当患者确诊为急性主动脉夹层时，应立即进行血压、心电监测，建立可靠的静脉输液通道。如血压偏高，要给予静脉降压药物，首选硝普钠，以 0.5～5μg/(kg·min)微量输液泵输入，尽量将收缩压控制在所能允许的最低水平。同时配合应用 β 阻滞剂使心率控制在 60～80/min。如有休克表现，首先要适量补液，升压药物要小心应用。

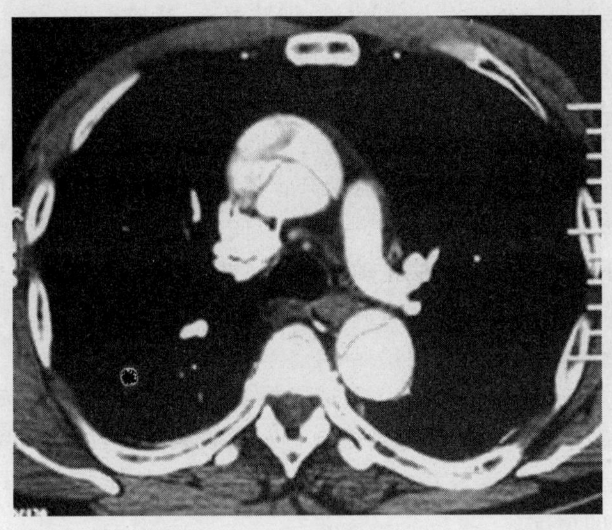

图 20-3 A 型夹层在升主动脉和降主动脉的 MSCTA 表现

所有 A 型夹层的患者的首选治疗方案是急诊手术治疗，药物治疗只是作为手术前的短期准备。而 B 型夹层因平均年龄大，很多患者同时合并有其他心脑血管病或呼吸功能、肾功能不全，手术治疗风险大，并发症多，所以过去大多以药物治疗为主，包括降压药物、β 阻滞药、镇静止痛和支持治疗，以安全度过急性期。但随着介入技术的发展和成熟，这一观念也在发生变化。

2. 手术治疗

(1)A 型夹层——累及升主动脉的夹层：所有 A 型夹层都应首选手术治疗，即使发生肾功能障碍或脑血管供血障碍，也不要轻易放弃。手术的目的是切除内膜撕裂的破口及其两侧的夹层假腔，再用人造血管将主动脉的断端连接起来(图 20-4)。手术需要在低温体外循环下进行，有的需要深低温体循环。主动脉供血插管常选择股动脉或腋动脉。动脉夹层两层间的腔隙可以用内外加毡片三明治法、中间加毡片法缝闭或中间加 GRF 胶(明胶-间苯二酚-甲醛)黏合封闭，可以减少吻合口出血的概率。

如果夹层导致主动脉瓣脱垂、重度反流，术中要视具体情况行保留主动脉瓣的人造带瓣管道置换术或主动脉根部重建术。

(2)B 型夹层——降主动脉夹层的手术治疗：B 型夹层急性期一般以药物治疗为主，因为急性期的手术死亡率和并发症发生率都非常高，但如果出现：①夹层发展、动脉瘤样扩张或有动脉破裂的迹象；②重要脏器或肢体供血障碍并出现功能衰竭；③剧烈胸痛不缓解；④难以控制的高血压等情况时，仍然要积极手术治疗。手术目的是消除内膜破裂口及其两侧的夹层假腔，术中要注意脊髓保护和内脏保护，可采用股动静脉转流、左房股动脉转流或升主动脉股动脉转流等技术以维持腹腔脏器和下半身的血液供应。多数 B 型夹层的患者在发病一年内需要手术，如能在发病 4～6 周后手术，则安全性更高。

(3)主动脉弓夹层的手术：当夹层的内膜撕裂口累及主动脉弓时，大多需要进行主动脉弓置换手术，但这种手术极为复杂，需要深低温体循环、选择性脑灌注等技术以保护脑功能，对全身各脏器功能影响很大，手术死亡率和并发症的发生率都很高。

急性 A 型夹层的手术死亡率在 5%～20%，这主要取决于发病到手术的时间和手术组的

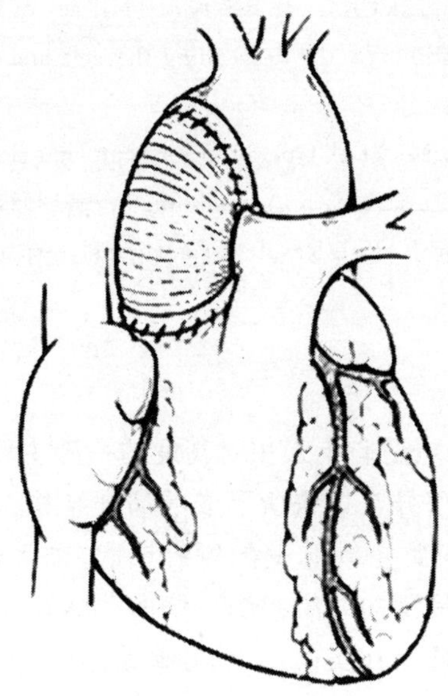

图 20-4 升主动脉置换

技术水平。急性 B 型夹层的手术死亡率也高达 10%～20%，这主要是因为需要手术的 B 型夹层患者大多已经发生各种并发症而被迫进行急诊手术。慢性夹层的手术死亡率要低得多，均为 5%～10%。

参考文献

[1] Coady MA, Rizzo JA, Goldstein LJ, et al. Natural history, pathogenesis, and etiology of thoracic aortic aneurysms and dissections. Cardiol Clin, 1999, 17: 615

[2] Erbel R, Alfonso F, Boileau C, et al. Diagnosis and management of aortic dissection: Recommendations of the Task Force on Aortic Dissection, European Society of Cardiology. Eur Heart J, 2001, 22: 1642

[3] Elefteriades JA, Lovoulos CJ, Coady MA. Management of descending aortic dissection. Ann Thorac Surg, 1999, 67: 2002

[4] Miller DC. The continuing dilemma concerning medical versus surgical management of patients with acute type B dissections. Semin Thorac Cardiovasc Surg, 1993, 5: 33

[5] Ergin MA, Griepp EB, Lansman SL, et al. Hypothermic circulatory arrest and other methods of cerebral protection during operations on the thoracic aorta. J Card Surg, 1994, 9: 525

[6] DeBakey ME, McCollum CH, Crawford ES, et al. Dissection and dissecting aneurysms of the aorta: twenty-year follow-up of five hundred and twenty-seven patients treated surgically. Surgery, 1982, 92: 1118

[7] Fann JI, Smith JA, Miller DC, et al. Surgical management of aortic dissection during a 30-year period. Circulation, 1995, 92: Ⅱ113

[8] Eagle KA, Burkmann D, Isselbacher E, et al. Predictive of mortality in patients with type A acute aortic dissections: results from the International Registry of Acute Aortic Dissection (IRAD). J Am Coll Cardiol, 2000, 35: 223

[9] Sabik JF, Lytle BW, Blackstone EH, et al. Long-term effectiveness of operations for ascending aortic dissections. J Thorac Cardiovasc Surg, 2000, 119: 946

[10] Kouchoukos NT, Masetti P, Rokkas CK, et al. Safety and efficacy of hypothermic cardiopulmonary bypass and circulatory arrest for operations on the descending thoracic and thoracoabdominal aorta. Ann Thorac Surg, 2001, 72:699

[11] Safi HJ, Miller CC III, Reardon MJ, et al. Operation for acute and chronic dissection: recent outcome with regard to neurologic deficit and early death. Ann Thorac Surg, 1998, 66:402

[12] David TE, Armstrong S, Ivanov J, et al. Results of aortic valve-sparing operations. J Thorac Cardiovasc Surg, 2001, 122:39

二、主动脉瘤

主动脉瘤(aortic aneurysms)是老年人相对高发的一种主动脉疾病，好发年龄59～69岁。

主动脉瘤是指主动脉的局部异常扩张所形成的瘤样结构，其扩张后的直径至少超过原动脉直径的50%，其瘤壁包含有正常主动脉壁的所有层次，也常称为真性动脉瘤。而所谓的假性动脉瘤是指仅有动脉外膜和周围的纤维组织包绕的动脉破裂所形成的血肿腔。胸主动脉各段和腹主动脉都可以发生动脉瘤。在美国，主动脉瘤是第13位的致死原因，每年每10万人发病约5.9人，男女之比为2～4:1。

【病因和病理生理】 主动脉壁主要靠其中层来承受血流的弹性和拉伸张力。主动脉中层是由45～55层由弹力纤维、胶原、平滑肌细胞和基质共同构成的层状结构所组成。平滑肌细胞可以合成和降解弹力纤维、胶原以及蛋白多糖。升主动脉中弹力纤维的含量最多，这与其能弹性扩张的特性相符，而越向主动脉远端，弹力纤维越少，主动脉中层越薄。在典型的升主动脉瘤，主动脉中层出现严重的弹力纤维断裂，平滑肌细胞缺失和平滑肌细胞功能异常，碱性非晶体物质聚积，结果造成所谓的主动脉中层囊性变性或囊性坏死，使主动脉壁的结构受损，弹性降低，在血流的压力和冲击作用下，主动脉发生扩张，进一步加重了主动脉的损伤，结果导致了动脉瘤的形成和不断扩大，最终发生破裂或夹层形成。主动脉根部瘤还会引起主动脉瓣环扩张和关闭不全。

一般认为，主动脉瘤的常见致病因素主要有高血压、动脉硬化、遗传性主动脉壁发育异常如Marfan综合征、感染以及主动脉瓣狭窄所引起的继发性升主动脉瘤等。某些以前认为是先天性的主动脉异常，现在则要考虑可能是代谢方面的异常所致。老年人由于高血压和动脉硬化非常普遍，并且随着年龄的增长有不断加重的趋势，所以老年人更易发生主动脉瘤。

【临床表现】 许多主动脉瘤的患者在发现的时候并无症状，而是在做胸部X线检查或其他检查时意外发现的。心脏彩超检查也是发现主动脉瘤的常见形式。有25%～75%的患者是因为胸痛来就诊而发现动脉瘤的。升主动脉瘤常引起前胸部疼痛，持续的剧痛常是动脉瘤压迫胸骨所致，有时会出现上腔静脉或气管受压的表现，可引起喘鸣和阻塞性肺炎。主动脉弓部瘤可引起气管及邻近器官的压迫症状，有的可引起脑缺血表现。降主动脉瘤常引起背部肩胛间疼痛，喉返神经受压时会出现声音嘶哑。突然的剧痛提示可能要发生动脉破裂。主动脉瘤可以引起内脏、肾脏以及下肢血管等处的血栓形成或栓塞，出现相应的症状。

体格检查常无明显发现，单纯的升主动脉瘤常发展到很大的直径才被发现。如有主动脉根部的扩张，可以听到主动脉关闭不全的舒张期杂音。主动脉弓部瘤有部分可在颈部看到搏动性包块，腹主动脉瘤常可以在腹部摸到搏动性的包块。有的患者有截瘫或下肢麻痹，考虑是肋间动脉和脊髓动脉栓塞所致。

【诊断】 许多无症状的主动脉瘤是在常规胸部X线片上发现的，透视可将其与其他包块如纵隔肿瘤或肺的实质性肿瘤相鉴别，但很多主动脉瘤在常规胸部 X 线片上无明显改变。

现阶段主动脉瘤的首选检查是 CT 造影检查，不仅能清晰地显示主动脉各段及其主要分支发生动脉瘤或夹层的情况，还能发现血管腔内的血栓、内膜有无裂口及剥离情况（图 20-5，图 20-6）。

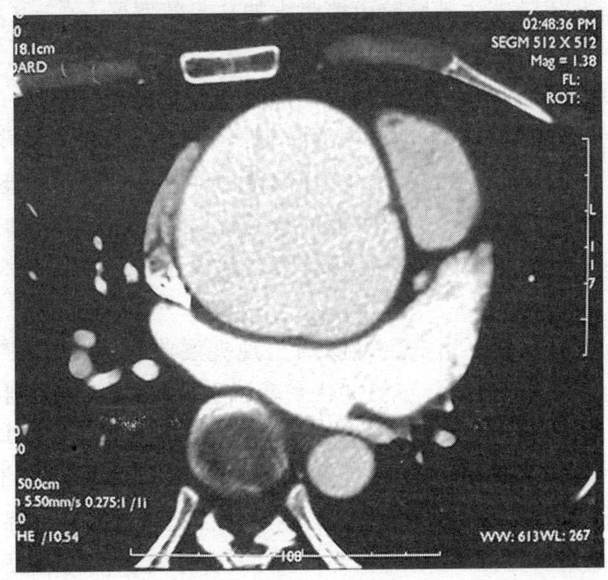

图 20-5　升主动脉瘤 CT

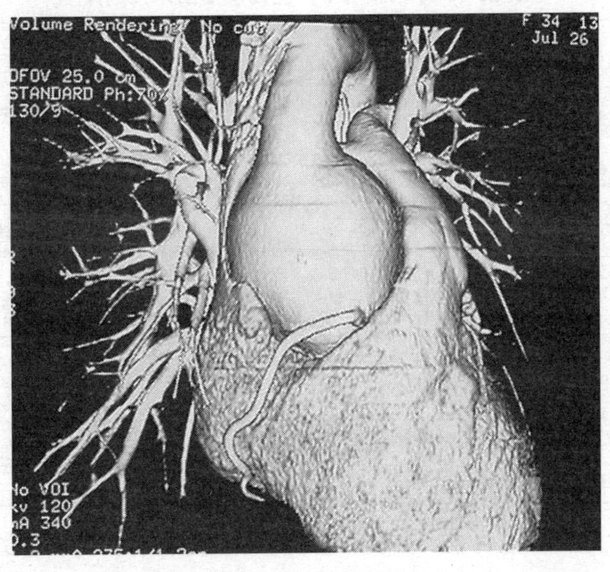

图 20-6　升主动脉瘤三维 CT 重建

彩色多普勒超声心动图检查对于了解主动脉瓣反流、二尖瓣功能、心肌功能等都有不可替代的作用，与 CT 检查相结合即可比较完整地做出动脉瘤的详细诊断。

核磁共振（MRI）检查也可以明确动脉瘤的诊断，但设备不如 CT 普及，价格较高，检查时间偏长,使其应用受到限制。

主动脉造影检查在过去是诊断主动脉瘤的金标准,对于动脉瘤与颈部大血管分支的关系、冠状动脉情况、主动脉瓣反流情况有特殊的诊断意义,但因为是有创检查,价格较高,并且有引起动脉瘤的血栓脱落造成栓塞的危险,因此,随着多种无创检查技术的出现,主动脉造影的应用逐渐减少。然而,近几年随着主动脉腔内覆膜支架技术的发展,这一技术以其不可替代的优势在主动脉瘤的诊断和治疗中发挥着重要的作用。

【治疗】 主动脉瘤发展到一定直径后,以往都需要手术切除,并行人造血管置换术。近年在部分降主动脉瘤的患者中应用了主动脉内覆膜支架置入技术,也取得了令人满意的治疗效果。手术前必须进行系统全面的检查和准备,仔细评价各重要脏器的功能,特别是肺和肾的功能。术前尽量改善患者的全身状况,治疗可能的合并症,术前要和麻醉师、体外循环灌注师共同讨论制定相应的手术方案、麻醉与体外循环方案。术中注意血液回收和保护,注意脑和脊髓的保护。

1. *升主动脉瘤的手术治疗* 当升主动脉瘤出现夹层或破裂征兆时有急诊手术的指征。当患者是因为主动脉瓣关闭不全或狭窄的症状来就诊手术时,如升主动脉直径超过 5cm,也建议行升主动脉置换手术。当升主动脉直径超过 5.5cm 时,不论有无症状均建议手术。动脉瘤扩张的速度也是一个重要的参考指标,当动脉瘤直径的增长率超过每年 1cm 时就应手术。Marfan 综合征、家族性发病的动脉瘤、慢性夹层以及假性动脉瘤的患者都应尽早手术。

根据升主动脉瘤的累及范围、主动脉根部情况、主动脉瓣膜情况、致病因素以及患者综合状况来选择不同的手术术式。表 20-1 列出了不同情况下的术式选择。

表 20-1 不同情况下升主动脉瘤的术式选择

具体情况	手术方式
主动脉根部正常的升主动脉瘤,由于窦管交界扩张引起的可以纠正的主动脉瓣中心性反流	单纯升主动脉人造血管置换
升主动脉、主动脉根部及主动脉瓣都受累及无法保留	带瓣管道置换
升主动脉瘤和主动脉瓣病变,但主动脉根部良好	升主动脉和主动脉瓣分别置换
主动脉瓣完好的升主动脉和主动脉根部病变	保留主动脉瓣的主动脉根部手术:主动脉瓣再植入术或主动脉根部重建术
心内膜炎导致的主动脉根部破坏或以前的带瓣管道感染,对服用华法林有禁忌证	同种主动脉和主动脉瓣移植术
对今后有增长需要的年轻的主动脉根部置换的患者,可能怀孕的年轻妇女,对服用华法林有禁忌证者	自体肺动脉瓣移植术
一般状况很差无法耐受较复杂手术的患者	升主动脉包裹术

现在常用的人造血管有用胶原或凝胶絮凝的双层涤纶编织血管,基本不渗血,也很容易操作。如果需要作主动脉根部替换,有现成的带机械瓣的人造血管管道。有时需要用人造生物瓣时,要把生物瓣缝到人造血管内应用。

2. *主动脉弓部动脉瘤的手术治疗* 任何主动脉弓部手术所要涉及的一个特殊问题就是如何在进行手术的同时做好脑保护,这主要涉及能否维持脑的血液灌注,深低温体循环,预防脑的气栓或血栓栓塞等。

对于主动脉弓部动脉瘤手术，现在常用腋动脉插管作动脉供血管，因为腋动脉较少发生动脉硬化，比较柔软，避免了从股动脉插管的逆行血流较易引起动脉硬化斑块的脱落栓塞。同时在处理弓部血管时，仍可在体循环时进行选择性的脑灌注，最大限度地减少脑缺血时间。

体外循环开始后要平稳降温至 18℃，这可保证脑循环停止 30min 而无明显的脑损害。深低温体循环结合选择性脑灌注可以提供目前最佳的脑保护方案，可以避免长时间的体循环，并可以从容地吻合弓部血管。术中头低位和外加冰帽有助于脑保护。

心肌保护主要依靠顺行灌注含血心停搏液，结合全身深低温和心脏局部降温。

当体外循环降温到 32～28℃时，可阻断升主动脉，先完成主动脉根部及主动脉瓣的手术，继续降温达深低温 16～18℃时开始体循环，这时进行主动脉弓部的血管吻合。由于主动脉弓部手术较复杂，必须根据患者具体情况来选择不同的手术策略和技术。三个头臂血管可以半弓吻合、分别吻合或成片吻合。主动脉瓣、升主动脉和主动脉根部的手术要根据具体情况分别选择，有时胸主动脉部分还要采用“象鼻子”技术。

手术死亡率为 8%～15%，尤其是全弓置换的死亡率要更高。手术并发症主要是神经系统并发症，约 6.5%的患者有永久性的神经系统损害，约 7%的患者有肾功能损害，有的需要做透析治疗。需要做气管切开的呼吸功能不全的患者有 14%～30%。深低温体循环结合选择性脑灌注技术要比单独用深低温体循环效果好得多，腋动脉插管、选择性脑灌注结合弓部三分叉人造血管分别吻合技术可能是目前的最佳技术。

3. *胸腹主动脉瘤的手术治疗* 胸腹主动脉瘤或降主动脉瘤到目前仍然是对心血管外科医生的一个令人生畏的挑战。随着人们对这一疾病的认识不断深入，临床诊断技术的不断发展，这一疾病的发病率和手术人数不断上升。

保守治疗的降主动脉瘤患者 2 年生存率只有约 24%，大部分患者的死因是动脉破裂。相关的高危因素有高龄、动脉瘤直径、伴发夹层、扩张率高和未控制的高血压。当降主动脉瘤的直径超过 5cm 时就应手术治疗。

Crawford 根据累及范围将胸腹主动脉瘤分为 4 型(图 20-7)。Ⅰ型包括左锁骨下动脉以远到肾动脉之上的动脉瘤，Ⅱ型包括左锁骨下动脉以远到肾动脉之下，甚至到腹股沟部的动脉瘤，Ⅲ型包括胸主动脉远侧到全部腹主动脉，Ⅳ型是指局限在腹部的动脉瘤。

适当的术前估计和充分的术前准备是手术成功的保证，尤其要注意心、肺、肾的功能状况。

麻醉配合和术中的全面检测非常重要，常用双腔气管插管，可以减少肺的牵拉损伤、改善暴露并减少心脏受压的危险。

患者采用右侧卧位，肩部稍后倾为 60°～80°，髋部垫起 30°～40°。

胸腹主动脉瘤的手术切口根据分型不同和预计血管置换的范围不同而不同，但一个基本原则就是充分暴露，一般采用胸腹联合切口。近端累及上段胸主动脉的常经第 6 肋间或第 5 肋间，也可以去掉一根肋骨以帮助显露，切口上缘在肩胛骨和脊椎之间向后上延伸。远端较低位的可以经第 7、8 或第 9 肋间向下延长到合适的位置。

在左心房和左股动脉之间插管建立左心转流，以改善阻断钳以远的腹腔、脊髓和下肢血流灌注，减少各种并发症的发生，尤其减少截瘫和麻痹的发生。完成近端吻合后，可以停左心转流。转流期间直肠温度可以降到 33～32℃。

充分游离胸主动脉上端后在左锁骨下动脉之前夹阻断钳，左锁骨下动脉单独阻断。或者在左锁骨下动脉以远夹阻断钳。远端在胸主动脉中段夹阻断钳。切开胸主动脉，清除血栓，缝

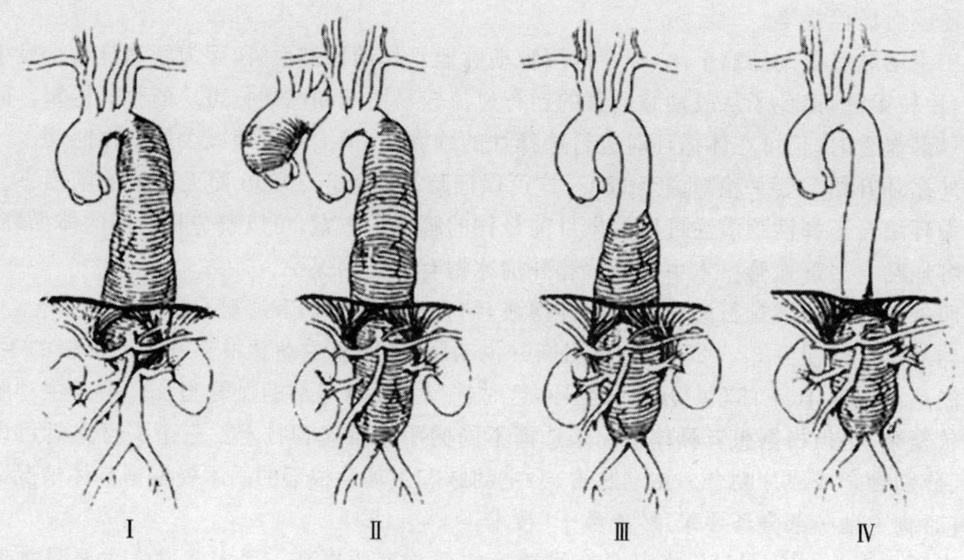

图 20-7　胸腹主动脉瘤的 Crawford 分型

合肋间动脉开口。常用 22～24mm 的人造血管，用 3-0 或 4-0 的聚丙烯缝线连续缝合法完成各处血管吻合，远端吻合可采用开放吻合法。

胸$_8$～腰$_1$间的肋间血管成片吻合到人造血管上。

腹腔动脉、肠系膜上动脉和左右肾动脉可以插球囊导管持续灌注，尽量减少缺血时间。这几支动脉的开口可以单独或一起吻合到人造血管上。

各吻合口做完后，经左心转流复温或用温水冲洗胸腹腔复温。

各端端吻合完成后，必须仔细检查止血，同时检查各吻合口是否通畅。动脉瘤壁可以去除或包裹在人造血管外面。

胸腹主动脉瘤外科手术的平均死亡率约为 13%，早期的死亡原因主要有多器官衰竭、肺部并发症、肾衰、心肌梗死、大出血和其他位置的动脉瘤破裂。

不可逆性的截瘫或下肢轻瘫是胸腹主动脉瘤手术后的一个最有破坏性的并发症，文献报道其发生率有 4%～32%。其发生原因主要有脊髓缺血的时间和程度、再灌注损伤、关键的肋间动脉或腰动脉的损伤。行左心房-股动脉转流和手术中增加吻合肋间动脉的支数明显减少了近期和远期截瘫的发生率。

4. *胸主动脉瘤的血管内修复技术*　1991 年 Parodi 首先报道了用腔内覆膜支架修复腹主动脉瘤，1994 年 Dake 报道了首例胸主动脉瘤腔内覆膜支架修复术。从理论上讲，用腔内覆膜支架修复胸主动脉瘤是常规手术治疗的切实可行的替代方法，尤其对老年人，心脏、呼吸和肾功能不好或曾经做过胸主动脉手术的患者更为合适。这种方法可能避免了手术创伤，降低了手术风险。

腔内修复技术的要求包括：①在动脉瘤近端、左锁骨下动脉以远有至少 2cm 的正常动脉壁，直径合适；②在动脉瘤以远、腹腔动脉以上有至少 2cm 的正常动脉壁，直径合适；③髂动脉直径大于 8mm。

胸主动脉瘤腔内修复手术的死亡率和并发症发生率变化较大。Stanford 大学医院的一组 103 例患者的资料报告术后 30d 内的死亡率为 9%，瘫痪或麻痹有 3%，心梗有 2%，呼吸功能不全有12%,脑卒中有7%,另一组报告早期内漏的发生率为23%。一些早期的报道认为,经动脉腔内置入覆膜支架是传统手术的一个十分诱人的替代手段,但是还没有足够多的长期疗效观察,也需要和传统手术进行大样本的随机对照研究。

参考文献

[1] Westaby S,Cecil B. Surgery of the thoracic aorta,in Westaby S (ed):Landmarks in Cardiac Surgery. Oxford,Isis Medical Media,1997,223

[2] Coady MA,Rizzo JA,Goldstein LJ,et al. Natural history,pathogenesis,and etiology of thoracic aortic aneurysms and dissections. Cardiol Clin,1999,17:615

[3] Cabrol C,Pavie A,Gandjbakhch I,et al. Complete replacement of the ascending aorta with reimplantation of the coronary arteries:new surgical approach. J Thorac Cardiovasc Surg,1981,81:309

[4] Bickerstaff LK,Pairolero PC,Hollier LH,et al. Thoracic aortic aneurysms:a population-based study. Surgery,1982,92:1103

[5] Larson EW,Edwards WD. Risk factors for aortic dissection:a necropsy study of 161 cases. Am J Cardiol,1984,53:849

[6] Pyeritz RE,McKusick VA. The Marfan syndrome:diagnosis and management. N Engl J Med,1979,300:772

[7] Svensson LG,Crawford ES. Degenerative aortic aneurysms,in Svensson LG,Crawford ES (eds):Cardiovascular and Vascular Disease of the Aorta. Philadelphia,WB Saunders,1997

[8] Pokela R,Juvonen T,Satta J,et al. Composite graft replacement for treatment of ascending aortic aneurysms using original Bentall-DeBono procedure or its open button modification. Eur J Cardiothorac Surg,1998,13:484

[9] Coady MA,Rizzo JA,Elefteriades JA. Developing surgical intervention criteria for thoracic aortic aneurysms. Cardiol Clin,1999,17:827

[10] Ergin MA,Spielvogel D,Apaydin A,et al. Surgical treatment of the dilated ascending aorta:when and how? Ann Thorac Surg,1999,67:1834

[11] Gulbins H,Kreuzer E,Uhlig A,et al. Homografts in patients with combined disease of the aortic valve and the ascending aorta:an alternative to the classical Bentall procedure. J Heart Valve Dis, 2001,10:650

[12] David TE,Feindel CM,Bos J. Repair of the aortic valve in patients with aortic insufficiency and aortic root aneurysm. J Thorac Cardiovasc Surg,1995,109:345

[13] Yacoub MH,Gehle P,Chandrasekaran V,et al. Late results of a valve-preserving operation in patients with aneurysms of the ascending aorta and root. J Thorac Cardiovasc Surg,1998,115:1080

[14] Kouchoukos NT,Marshall WG Jr,Wedige-Stecher TA. Eleven-year experience with composite graft replacement of the ascending aorta and aortic valve. J Thorac Cardiovasc Surg,1986,92:691

第四节 心律失常的外科治疗

由于导管射频技术的发展,室上性心律失常,包括预激综合征、房室结折返、局灶性房性心律失常、房扑以及室性心律失常的外科治疗已成为历史。目前心律失常的外科治疗主要是指房颤的外科治疗。

房颤是一种十分常见的心律失常。据统计,在普通人群中,房颤的发生率为1%,65岁以上的老年人可达6%,并随年龄增加而增加。

【病因】　房颤可见于正常人，其诱因包括：情绪激动、剧烈运动、手术或急性酒精中毒等。心脏与肺部疾病患者发生急性缺氧、高碳酸血症、代谢或血流动力学紊乱时亦可出现房颤。房颤常发生于原有心血管疾病患者，如风湿性心脏病、冠心病、高血压、缩窄性心包炎、心肌病、感染性心内膜炎以及肺心病病人。甲状腺功能亢进病人易合并房颤。

【临床表现】　房颤症状的轻重受心室率快慢的影响。心室率不快时，患者可无症状。当心室率超过 150/min 时，患者除明显心悸外可出现心绞痛及心力衰竭。房颤时心房有效收缩消失，心排血量比窦性心律时减少达 25%或更多。

房颤并发体循环栓塞的危险极大，栓子来自左心房，多在左心耳部。据统计，非瓣膜性心脏病合并房颤，发生脑卒中的机会较无房颤者高 5～7 倍。二尖瓣病变合并房颤时，脑栓塞的发生率更高。

心脏听诊心律极不规则，第一心音强度变化不定，当心率快时可发生脉短绌，并有颈静脉 a 波消失。

心电图、心电图表现包括：P 波消失，代之以 f 波，频率 350～600/min；心室律极不规则；QRS 波形态正常或增宽。

【诊断】　根据病人的临床症状及心电图特点容易诊断，但须与不纯房扑及房颤伴室内差异性传导与室性期前收缩相鉴别。

【治疗】

(一)内科治疗

1. *房颤*　初次发作且在 48h 以内的房颤，如通过去除房颤诱因或药物转律失败者可电击复律。

2. *慢性房颤*　根据慢性房颤的持续状况，分为阵发性、持续性和永久性 3 类。阵发性房颤常可自动终止，其处理如急性房颤。持续或永久性房颤如为孤立性房颤的药物治疗通常以降低心室率为治疗目的。根治的方法为射频消融。

3. *预防栓塞并发症*　慢性房颤患者有较高的栓塞发生率，应接受长期抗凝治疗，口服华法林使 INR 维持在 2.0～3.0 之间。

(二)外科治疗

外科迷宫术自临床应用以来一直是治疗房颤的最有效方法。经典的迷宫Ⅲ型手术尽管安全有效，但由于其复杂性，目前仍然只有少数外科医生采用。近年来由于对房颤发生机制的进一步认识以及新的消融技术的发展，使很多外科医生从原来“切缝”的经典迷宫手术改为直视下的外科消融加或不加心耳切除。目前可选择的消融能量很多，包括射频、微波、超声、冷冻和激光等。消融损伤线可以从经典的迷宫线到简单的环肺静脉隔离。目前绝大部分外科消融的病人都同时接受其他心脏手术，其中主要为二尖瓣手术，如果房颤手术成功既可以改善左房功能也可以免除病人终身服用抗凝药物。随着外科器械的改进和微创外科技术的成熟和发展，房颤外科治疗的适应证必将进一步扩大。

1. *外科消融的方法*　目前普遍认为房颤的产生需要“触发”和“基质”两个因素，这两个因素通常位于肺静脉和左房。临床心电生理医生采用导管消融治疗房颤的可喜成绩使得今天的外科直视消融治疗房颤有了理论基础。随着消融技术的发展，采用不同的消融能量都能进行安全快速的完成外科消融。Sueda 等人在术中进行的标测证实，左房和肺静脉在持续性房颤的发生和维持中同样重要。该组病人只接受简单的左房迷宫术即可获得 78%的房颤治愈率。

近来关于术中直视下应用不同能量和不同装置尝试房颤消融的研究越来越多，其中使用最多的是射频能量。射频装置从起初的单极笔式到后来的双极钳夹式，消融途径包括心外膜和心内膜，而双极钳夹式消融技术因具有损伤透壁性确切和消融线路易于控制等优点而逐渐成为了外科消融的主流。其他能量如微波、超声、激光等的应用远不如射频广泛，主要为微创外科消融所设计。另外，由于自外膜向内膜的能量应用方向，也可减少副损伤的并发症。

关于外科的消融线设计更是多种多样，从简单的单纯围绕肺静脉的左房消融线到模拟迷宫术的经典或改良消融线等。对于究竟哪些消融线的设计更为合理和有效仍未达共识，但从目前有限的证据来看有些消融附加线的必要性有待商榷。如纽约 Topkara 医生报道一组 120 例器质性心脏病伴房颤病人，其中慢性房颤占 86%，术中同时采用单极射频消融，包括环肺静脉消融 94%，左房峡部消融 64%，附加左房线性消融 66%，随访两年的房颤治愈率为 75%。大连医科大学附属第一医院心外科连续对 67 例接受心脏手术同时合并慢性房颤的病人实行了外科直视消融手术。其中风湿性心脏病占 76%，心功能Ⅲ/Ⅳ 级占 90/%，平均左房内径＞60mm。术中采用冷盐水灌注射频导管消融。消融线为环肺静脉口、左房峡部及左右肺静脉之间，维持窦性心律者为 55%。

总之，完成外科直视消融一般仅增加 10～20min 的手术时间，远短于经典的迷宫手术。此外，外科直视消融可免除了经典迷宫手术出血的并发症，外科消融的围术期房颤复发率明显高于经典的迷宫手术，据报道有 30%～40%的病人出院时仍为房颤，但很多病人 3 个月后重新恢复窦律，提示术后早期房颤复发不等于外科消融失败。

2. 外科消融的指征和策略　众所周知，房颤的治疗有多种选择，包括抗凝加控制心室率、抗心律失常的药物治疗、房室结消融加永久起搏器置入、导管消融术、外科手术和外科消融。由于房颤的病因不同，病人对房颤的耐受性不同，世界上尚没有一个治疗房颤方法的统一标准。然而，外科治疗房颤的地位正逐渐增加。首先，外科迷宫治疗房颤有很长的成功历史，外科消融治疗房颤有其明显的优势，无论从心内膜还是从心外膜，直视消融可准确设置消融线，避免肺静脉狭窄，以及周围组织损伤的并发症。手术中左心耳切除可进一步增加房颤治疗的成功率，并同时去除远期血栓形成的风险。更主要的是新的消融技术的出现使得外科消融变得快捷，安全。

目前外科消融的策略是，对其他心脏手术合并房颤的病人，如果是阵发性房颤，可行单纯肺静脉隔离加左心耳切除，对于持续或永久性房颤，如果不是高危病人，接受简单的心脏手术，可行左房迷宫术或者双房经典迷宫隔离线，如果是高危病人或相对复杂的心脏手术，则可仅行左房迷宫术。孤立性房颤的病人，如阵发性房颤可行微创的肺静脉隔离＋左心耳切除。持续性或永久性房颤的病人考虑行左房迷宫加左心耳切除。

总之，任何需要接受心脏手术的病人，术前有房颤，无论是阵发性或永久性房颤，均须同时进行外科消融。临床经验表明，阵发性房颤病人，术中单纯肺静脉隔离可获得 80%～90%的房颤治愈率。对于持续或永久性房颤的病人，医生采用不同的消融能量，不同的损伤线，临床结果不同。孤立性房颤的微创外科治疗刚刚起步，限于心外膜消融加或不加左心耳切除，临床结果显示，术后房颤的治愈率可高达 80%～90%。

参考文献

[1] Onundarson PT，Thorgeirsson G，Jonmundsson E，et al. Chronic atrial fibrillation：epidemiologic features and 14 year follow-up：acase control study Eur Heart K，1987，8：521

[2] Hirosawa K, Sekiguchi M, Kasanuki H, et al. Natural history of atuial fibrillation. Heart Vessels, 1987, 2 (suppl): 14

[3] Cameron A, Schwartz MJ, Kronmal RA, et al. Prevalence and significance of atrial fibrillation in coronary artery disease(CASS Registry), Am J Cardiol, 1988, 61: 714

[4] Cobler JL, Williams ME, Greenlang P. Thyrotoxicosis in institu-tionalixed elderly patients with atrial fibrillation. Arcg Ubterb Ned, 1984, 144: 1758

[5] Cox JL. The surgical treatment of atrial fibrillation, IV. surgical technique. J Thorac Cardiovasc Surg, 1991, 101: 569

[6] Cox JL, Boineau JP, Schuessler RB, et al. Modification of the Maze procedure for atrial flutter ang atrial fibrillation, I; rationale ang surgical results, J Thorac Cardiovasc Surg, 1995, 110: 473

[7] Cox JL, Jaquiss RD, Schuessler RB, et al. Modification of the Maze procedure for atrial flutter and atrial fibrillation, II: surgical technique of the Maze III procedure. J Thorac Cardiovasc Surg, 1995, 110: 485

[8] Sueda T, Imai K. Surgical ablation of atrial fibrillation. Ann Thorac Cardiovasc Surg, 2005, 11(5): 285-287

[9] Topkara VK, Williams MR, Cheema FH, et al. Surgical ablation of atrial fibrillation: the Columbia Presbyterian experience. J Card Surg, 2006, 21(5): 441-448

第五节 其他心脏病

心包疾患

一、慢性缩窄性心包炎

慢性缩窄性心包炎是由于心包慢性炎症所导致心包增厚、粘连甚至钙化，使心脏舒张受限，心功能减退，引起全身血液循环障碍的疾病。

【病因】 慢性缩窄性心包炎是一种常见的心包疾病，主要病因是结核菌感染，细菌学及组织学检查证实为结核病变的占 30%，约 50%以上的病例不能明确致病因素。但许多病例是因为长期抗结核药物治疗，在发生心包缩窄时，结核病变的证据已经消失。因此，人们认为其中大部分病例为结核性心包炎，其次是化脓性感染。外伤性及非外伤性心包积血引起缩窄性心包炎者约占 10%。其他亦可由风湿、创伤、纵隔放疗等引起，占极少数。近年来，心脏手术后并发本病者有所增加。

【病理及病理生理】 心包普遍增厚，但不同的部分增厚的程度不一致，双侧心室表面及膈面心包增厚较为显著。增厚的心包由纤维组织构成。钙盐的沉积可形成斑块或条带状钙化，也可形成完整的骨性外壳。早期心包腔可有积液，心外膜上附着一层很薄的纤维素或纤维组织。随着病情进展，心包腔壁层与脏层之间逐渐发展为轻微粘连，紧密粘连，乃至紧密融合，后者在心包脏层之间无明显分界面。增厚的心包可与膈肌、胸膜及纵隔结构粘连。早期缩窄性心包炎出现心外膜下心肌萎缩，晚期广泛性萎缩，心室壁厚度明显薄于正常。也可由于慢性炎症浸润，发生局灶性心肌炎，造成部分心肌纤维化。少数情况下，在房室沟部位可出现环形狭窄。如果不能早期手术治疗解除对心脏的压迫，由于心脏活动受限，心肌早期发生萎缩性变性,晚期则发生心肌纤维化。

由于心包的慢性炎症病变导致心包增厚,粘连形成坚硬的瘢痕组织,甚至钙化,使心脏的舒张和收缩受限,心功能逐渐减退,引起全身血液回流障碍的疾病。回心血量减少,心输出量减少,流经肾脏的血流减少,肾脏对钠和水的重吸收增加,血容量增加,导致全身水肿。静脉回流受阻,静脉压升高,加重水肿。表现为胸腔积液、肝大、腹水和下肢水肿。左心回流受阻,还可引起肺静脉淤血水肿,表现为胸闷气短或呼吸困难。

【临床表现】 主要为右心衰竭的表现。多数患者发病是缓慢的,不自觉地出现症状,没有急性心包炎的发作史。患者的病程长短不一,长者达十余年。常见的主要症状为呼吸困难、腹胀、周围水肿、疲劳无力及咳嗽。所有的病人都存在程度不同的呼吸困难,轻微体力活动即出现气促,严重者可表现为端坐呼吸。呼吸困难的原因多由于胸腔积液或者腹水伴膈肌升高引起肺容量减少所致。虽然肺静脉压力有所升高,但很少出现肺间质水肿。因此,阵发性夜间呼吸困难和急性肺水肿比较少见。腹胀是由肝大、腹水及内脏淤血所致。肾血流量减少,体内水与钠潴留,产生周围水肿,多表现为踝部水肿。同时可存在心悸、疲劳无力、食欲不振及上腹部不适等症状。此外,咳嗽及心前区隐痛也较常见。

病人呈慢性病容,面部水肿,浅静脉充盈,颈静脉怒张。如胸腔积液量多,肋间隙可增宽。半数病人心尖冲动减弱或消失,心界叩诊正常或稍增大。心率较快。50%病人并发心房颤动。约 2/3 的病人可听到舒张早期第三心音,是由于舒张早期心室快速充盈所致。所有的病人都有腹部膨隆,肝大,腹水征阳性。约 10%的病人出现脾大。血压正常或偏低,表现为收缩压降低。静脉压升高,多数为 20～40cmH_2O。患者常有奇脉,症状。

【诊断】 慢性缩窄性心包炎根据病史、症状、体格检查和 X 线多不难诊断。

1. *X 线* 心影正常或轻度扩大,左右心缘变直,上腔静脉影增宽,心脏搏动减弱,可有心包钙化或胸腔积液征。胸部 CT 可以了解心包的增厚情况、病变范围、钙化程度,对诊断和手术治疗有重大意义。

2. *心电图* 各导联 QRS 波群低电压,T 波低平或倒置。部分病人可见心房纤颤。

3. *超声心动图* 可见心包增厚、粘连、积液和钙化、心房扩大,心室缩小,心功能减退。

4. *右心导管检查* 心排血量低于正常。心腔各部位压力普遍升高,血管压亦升高,右室舒张压升高明显,舒张早期低垂,晚期升高。

5. *实验室检查* 部分病人可表现为严重的低蛋白血症,并有贫血改变。个别病例可有肝功能异常及黄疸。

【治疗】 缩窄性心包炎已有显著的临床症状者,其自然预后多不良。病程较久可因心肌萎缩和心源性肝硬化,预后较差。如不经手术治疗,病情恶化,少数病例长期带病,生活和工作都受到严重限制,大部分病人在保守治疗条件下很难恢复正常活动能力。缩窄性心包炎一旦确定诊断,外科手术是根本的治疗措施,切除缩窄的心包,以使心脏逐步恢复功能。术后心功能的恢复依赖于:①选择适当时机手术,在纤维钙化形成之前较易剥离,同时心肌损害也较轻;②心包剥离的范围,是否能将双侧心室表面的增厚心包完全切除。手术宜在病情相对稳定的条件下实施。所以术前应进行充分、严格的内科治疗。结核菌引起的缩窄性心包炎,应给予系统的抗结核药物治疗,在体温、血沉及全身营养状况接近正常或比较稳定后实施手术。

术前应根据病人情况做好准备工作。如限制钠盐、适当应用利尿药(速尿,双氢克尿塞),维持水电解质平衡,加强营养,补充蛋白质、维生素、小量输血或血浆,结核性病人抗结核治疗,以及适量排出胸腔积液、腹水等。

老年患者多伴有心衰及呼吸功能不全，术后应限制液体输入量，术后继续给予利尿药物，减轻水钠潴留，在充分补钾的条件下，给予洋地黄制剂。严格控制液体输入量。

手术病死率近年来有所下降，约为 4%。术前病人的心功能状态是影响手术病死率的最重要因素。术前心功能为Ⅰ～Ⅱ级(NYHA)者手术病死率为 0；心功能Ⅲ及Ⅳ级者，手术病死率分别为 10%及 46%。术前腹水，周围水肿，心脏内压力及低心脏指数的程度对手术病死率有一定的影响。晚期生存情况手术后 5 年及 15 年生存率分别为 84%与 59%。5 年、15 年及 30 年生存率分别为 84%、71%与 52%。影响晚期生存的主要因素仍是术前心功能状态。

二、心包囊肿

心包囊肿有单房或多房，由囊状薄壁的间皮细胞组成。囊内含有浆液或胶冻状液体。形成原因是胚胎期心包发生时胚胎间质中出现间隙。这此间隙互相融合成为原始心包腔。如一个间隙不能与其他间隙融合，又不与心包腔相通则发育成心包囊肿，如间隙与心包腔相通称为心包憩室。大多数病人无自觉症状，少数病人有胸闷、胸痛、气急、咳嗽、心悸和吞咽困难等。老年患者病程长，多伴有明显症状。胸部 X 线检查在心膈角处有明显阴影，深呼吸和体位改变可见阴影形态和大小都有明显改变。胸部 CT 可明确诊断。囊肿有压迫和感染症状时，需施行手术切除。老年患者应注意与其他疾病(如冠心病、高血压、呼吸系统疾病)引起的症状鉴别。

参考文献

[1] Akhter MW，Nuno IN，Rahimtoola SH. Constrictive pericarditis masquerading as chronic idiopathic pleural effusion：importance of physical examination. Am J Med，2006，119(7)：e1-4

[2] Brucato A，Brambilla G，Moreo A. Long-term outcomes in difficult-to-treat patients with recurrent pericarditis. Am J Cardiol，2006，98(2)：267-71. Epub 2006 Jun 5

[3] Cinar B，Enc Y，Goksel O. Chronic constrictive tuberculous pericarditis：risk factors and outcome of pericardiectomy. Int J Tuberc Lung Dis，2006，10(6)：701-706

[4] Hirai S，Hamanaka Y，Mitsui N. Surgical treatment of chronic constrictive pericarditis using an ultrasonic scalpel. Ann Thorac Cardiovasc Surg，2005，11(3)：204-207

[5] Goyal S，Lim KT，Yap CH，et al. Chronic constrictive pericarditis：is tuberculosis still a cause? Med J Aust，2005，182(7)：353. No abstract available

[6] Caumes JL，Cholet F，Richecoeur M. Ascites due to constrictive pericarditis Presse Med，2005，34(1)：29-31

[7] Bozbuga N，Erentug V，Eren E. Pericardiectomy for chronic constrictive tuberculous pericarditis：risks and predictors of survival. Tex Heart Inst J，2003，30(3)：180-185

[8] Yetkin U，Kestelli M，Yilik L. Recent surgical experience in chronic constrictive pericarditis. Tex Heart Inst J，2003，30(1)：27-30

[9] Tirilomis T. Pericardiectomy for chronic constrictive pericarditis. Asian Cardiovasc Thorac Ann，2002，10(3)：288-289

[10] Mahdhaoui A，Bouraoui H，Ernez-Hajri S. The role of Doppler echocardiography in chronic constrictive pericarditis Tunis Med，2001，79(11)：638-641

[11] Oh KY，Shimizu M，Edwards WD. Surgical pathology of the parietal pericardium：a study of 344 cases (1993-1999). Cardiovasc Pathol，2001，10(4)：157-168

[12] Losanoff JE, Richman BW, Curtis JJ, Jones JW, et al. Cystic lesions of the pericardium. Review of the literature and classification. J Cardiovasc Surg (Torino), 2003, 44(5): 569-576. Review

心脏肿瘤

老年人患心脏肿瘤(cardiac neuplasms)的并不十分多见。心脏肿瘤可分为原发性和转移性肿瘤。约75%以上原发性心脏肿瘤是良性肿瘤,尤以黏液瘤最多见,约占50%以上,其他的良性原发源心脏肿瘤主要有脂肪瘤、纤维瘤和横纹肌瘤等,除脂肪瘤外,纤维瘤和横纹肌瘤大多在儿童发病。

约25%的心脏原发肿瘤是恶性的,大多数是肉瘤,如血管肉瘤、横纹肌肉瘤、间皮瘤等,多在40岁以后发病。新近发生的、迅速恶化的、对药物反应不佳的充血性心衰、心律失常或血心包是恶性心脏肿瘤的特征。当肿瘤得以诊断时,通常已有局部浸润和远处转移因而无法切除,手术常只作为诊断和辅助治疗的手段。

许多恶性肿瘤可以出现心脏或心包内的转移灶,其发病率约为心脏原发肿瘤的40倍。这些患者极少具备外科治疗的指征,大多只能做心包引流或诊断性活检。

一、心脏黏液瘤

心脏黏液瘤(myxoma)在成人高发,老年人也有发病,女性多于男性,大部分为散在发病。约94%的心脏黏液瘤为独立的。约75%发源于左心房。80%散发患者的DNA基因型是正常的,术后不容易复发。约5%的黏液瘤患者显示家族性多发类型,呈常染色体显性遗传,这些患者和20%的散发黏液瘤患者染色体的DNA基因型有异常,手术后复发率较高。

典型的散在发病的心脏黏液瘤多是中年以上,女性多于男性,以左心房单独的黏液瘤最多见。家族性心脏黏液瘤发病年龄较年轻,男女比例相近,并且有约22%的患者呈多中心发生。部分家族性心脏黏液瘤患者可能合并有肾上腺皮质结节增生、睾丸肿瘤、垂体肿瘤、多发性乳腺黏液样纤维瘤等,称为黏液瘤综合征。

【病理】 心脏黏液瘤可以发生在任何心腔,但以左心房最多,约占75%,其次为右心房,少数发生在左或右心室。心房黏液瘤多起源于房间隔卵圆窝的边缘处,也可起源于其他位置。发生在双房或多发的黏液瘤常见于家族性发病者。心室黏液瘤在女性和小儿多见,右室黏液瘤常起源于游离壁,左室黏液瘤常起源于后乳头肌。

黏液瘤大多呈圆或卵圆形,表面光滑,有的有分叶,平均直径约5cm,个别可长达15cm。颜色多为白色、黄色或淡褐色。绝大多数呈息肉状,有瘤蒂,可活动,质地相对较软,并不十分容易自发脱落。其活动性取决于瘤蒂的长度、附着宽度和肿瘤中胶原的含量。个别也有无蒂、固定的。有的黏液瘤呈乳突状或绒毛状,质地很软,像凝胶一样容易分裂掉落,引起脏器的栓塞。黏液瘤表面经常附有血栓,有时可见局灶性出血、坏死。黏液瘤一般生长较快,但生长速度变化较大,有的甚至可以自发性的停止生长。肿瘤平均重量为50~60g,大的可达175g。

从组织学上看,黏液瘤是由大量的酸性黏多糖基质和其中散在或成巢存在的小多角形细胞和毛细血管组成。有的可见出血灶、钙化灶,有的有较多的慢性炎性细胞和充满含铁血黄素的巨噬细胞。基质中还有少量平滑肌细胞、网状细胞、胶原、弹力纤维和血细胞。约10%的黏液瘤有小灶的钙化或骨质沉着。在瘤蒂处有较大的动静脉血管和心内膜下组织相连。黏液瘤倾向于向心腔生长而不是向心肌内生长,肿瘤表面覆盖有单层多角形细胞并散布着初级的小血管。

黏液瘤起自心内膜。一般认为是由心内膜下的多潜能间叶细胞演化而来。多潜能间叶细胞是心脏发育过程中存留下来的未分化细胞,它具有进一步分化成为内皮细胞、平滑肌细胞、成血管细胞、成纤维细胞、成肌细胞和软骨的能力,这就说明了为什么有时在黏液瘤中能见到造血组织和骨的原因。

【临床表现】 典型的黏液瘤的临床表现包括心内堵塞引起的充血性心衰(67%)、栓塞表现(29%)、全身发热(19%)、体重降低(17%)、免疫性肌痛或关节痛以及全身乏力、嗜睡等。心律不齐和感染较少。这些症状可随着肿瘤被切除而消失。

心内血流的受阻是引起患者临床症状的最主要原因。左房黏液瘤常引起类似二尖瓣病变的症状,如胸闷气短呼吸困难等,但可能是体位性的。有的患者因暂时性的二尖瓣堵塞而发生晕厥。右房黏液瘤阻塞三尖瓣口常引起类似右心衰的各种表现,如肝大、腹水以及下肢水肿等。大的心室黏液瘤可以有类似心室流出道梗阻的表现,如左室黏液瘤类似主动脉瓣下或主动脉瓣狭窄,而右室黏液瘤类似于右室流出道或肺动脉瓣狭窄。

血管栓塞是黏液瘤第2位常见的临床表现,30%~40%的黏液瘤患者有栓塞史。约50%的栓塞累及中枢神经系统,可引起偏瘫、脑坏死、脑动脉瘤、偏盲以及癫痫发作等。其后果有的是一过性的,有的是永久的,相当多的病例不能恢复。全身各处血管都可以发生黏液瘤栓塞,有的需要及时手术取出。右心系统的黏液瘤栓塞可以堵塞肺动脉,引起肺动脉高压甚至死亡。

【诊断】 左房黏液瘤大多可以听到心尖部的舒张期杂音,杂音常随体位变化而变化。有的可听到舒张早期的“扑通”音。肺动脉瓣第二心音增强。右房黏液瘤可以在胸骨右缘下部有类似的听诊表现,并可以有颈静脉怒张和搏动增强。

化验可见白细胞增多、红细胞增多、血沉增快、溶血性贫血、血小板减少和C反应蛋白增高等。免疫电泳可能会见到免疫球蛋白异常,IgG增高。这些表现常提示炎性自身免疫疾病,但和肿瘤的位置及大小无关。最近发现患者白介素-6水平升高和肿瘤转移、心室肥厚、淋巴结病以及全身症状的发展有关。

胸部X线片大部分正常,一部分可以见到心影扩大和不同心腔的扩大,肺静脉淤血,并不特异。

心电图大多正常,约20%的患者有房颤,有的可见心脏扩大、束支阻滞和电轴偏移等,也无特异性。

心脏超声检查是黏液瘤最主要的诊断手段(图20-8)。二维超声心动图检查心脏黏液瘤的敏感性几乎可达100%,完全取代了心脏造影检查。但对老年患者,常在术前做冠状动脉造影以除外同时合并冠心病。一般经胸的心脏超声已经能够做出很好的诊断,但对很小的黏液瘤还可经食管超声检查明确。

CT或MRI都可以用来诊断黏液瘤(图20-9),但更多的用来诊断心脏的恶性肿瘤或转移瘤,尤其是MRI,可以更清晰地显示肿瘤向心肌内与心脏外的浸润以及与周围组织的相互关系,对心室的包块也很有诊断价值。

【治疗】 外科手术切除心脏黏液瘤是唯一有效的治疗措施。手术应及时进行,因为有大约8%的患者在确诊后发生栓塞或死亡。在体外循环开始前尽量不要搬动心脏,以减少肿瘤碎裂栓塞的发生概率。

左房黏液瘤可以经房间隔切口或经房间沟左房切口切除。如果瘤体较大,上腔静脉单独插管显露更好。切开房间隔时注意探查瘤蒂位置。

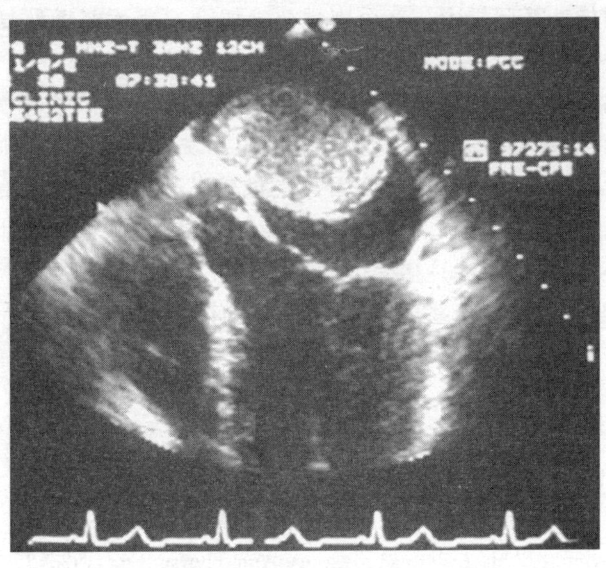

图 20-8 心脏黏液瘤的超声图像

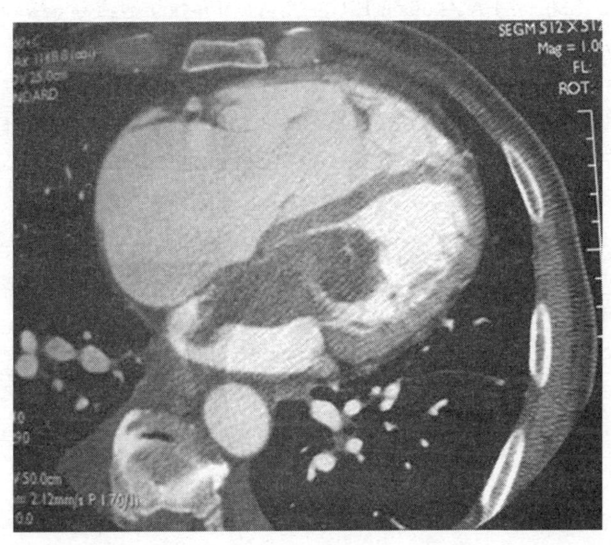

图 20-9 左房黏液瘤的 CTA 图像

不论肿瘤位置如何,理想的心房黏液瘤的切除范围要在瘤蒂之外 1cm 处全层切开,以防术后复发。切除瘤蒂后,局部的组织缺损可以用心包片或补片修补。

如果房内黏液瘤很大,与周围心房、房间隔、瓣环或瓣叶粘连紧密,可能只需要切除部分心内膜组织,因为一般黏液瘤很少侵入心内膜深层。在传导束附近更要小心避免损伤过深。不论术前是否发现有多发瘤灶都要仔细检查各个心腔。

心室黏液瘤一般经心房切口和房室瓣口均可显露,有时可以将瓣叶切开以助显露。个别情况下可以经心室壁切口。切除瘤蒂时不必切除室壁的全层而只需切除心内膜和部分室壁,几乎未见复发的报道。心室黏液瘤经常有多发的情况,因此必须仔细检查各心腔,以免遗漏。

肿瘤切下后要仔细检查,看有无破碎脱落部分。要反复大量盐水冲洗心腔,用心外吸引器将水吸出而不能吸回体外循环机中。有个别黏液瘤切除术后远期远处复发的报道,怀疑与术中肿瘤碎片脱落远处种植有关。

【结果】 心房黏液瘤手术死亡率低于5%,心室黏液瘤手术死亡率为5%~10%,主要与高龄、多脏器功能障碍以及其他并发症有关。黏液瘤复发似乎和手术当时的操作关系不大,非家族性黏液瘤的复发率为1%~4%,DNA异常的散发黏液瘤患者的复发率约为12%,家族性黏液瘤患者都有DNA的异常,复发率最高,约为22%。黏液瘤复发的部位以心脏最多,可在原来的心腔或别的心腔,并有可能是多个。年轻患者复发率更高。黏液瘤切除术后有心外复发的病例,考虑主要与肿瘤脱落栓塞后的生长和浸润有关。DNA检测可能是预测心脏黏液瘤术后复发概率的最佳指标。

参考文献

[1] Reynen K. Cardiac myxomas. N Engl J Med,1995,333:1610

[2] Attar S,Lee L,Singleton R,et al. Cardiac myxoma. Ann Thorac Surg,1980,29:397

[3] Donahoo JS,Weiss JL,Gardner TJ,et al. Current management of atrial myxomas with emphasis on a new diagnostic technique. Ann Surg,1979,189:763

[4] St. John Sutton MG,Mercier LA,Giuliani ER,et al. Atrial myxomas:a review of clinical experience in 40 patients. Mayo Clin Proc,1980,55:371

[5] Dein JR,Frist WH,Stinson EB,et al. Primary cardiac neoplasms:early and late results of surgical treatment in 42 patients. J Thorac Cardiovasc Surg,1987,93:502

[6] Pinede L,Duhaut P,Loire R. Clinical presentation of left atrial cardiac myxoma:a series of 112 consecutive cases. Medicine,2001,80:159

[7] Carney JA. Differences between nonfamilial and familial cardiac myxoma. Am J Surg Pathol,1985,64:53

[8] McCarthy PM,Schaff HV,Winkler HZ,et al. Deoxyribonucleic acid ploidy pattern of cardiac myxomas. J Thorac Cardiovasc Surg,1989,98:1083

[9] Gelder HM,O'Brian DJ,Styles ED,et al. Familial cardiac myxoma. Ann Thorac Surg,1992,53:419

[10] Burke AP,Virmani R. Cardiac myxoma:a clinicopathologic study. Am J Clin Pathol,1993,100:671

[11] Lie JT. The identity and histogenesis of cardiac myxomas;a controversy put to rest. Arch Pathol Lab Med,1989,113:724

[12] Krikler DM,Rode J,Davies MJ,et al. Atrial myxoma:a tumor in search of its origins. Br Heart J,1992,67:89

[13] Dewald GW,Dahl RJ,Spurbeck HL,et al. Chromosomally abnormal clones and nonrandom telemetric translocations in cardiac myxomas. Mayo Clin Proc,1987,62:558

[14] Dato GMA,Benedictus M,Dato AA,et al. Long-term follow-up of cardiac myxomas (7 31 years). J Cardiovasc Surg,1993,34:141

[15] Attum AA,Johnson GS,Masri Z,et al. Malignant clinical behavior of cardiac myxomas and "myxoid imitators." Ann Thorac Surg,1987,44:217

[16] Casey M,Vaughan CJ,He J,et al. Mutations in the protien kinase R1αregulatory subunit cause familial cardiac myxomas and Carney complex. J Clin Invest,2000,106:R31

[17] Goldstein MM,Casey M,Carney JA,et al. Molecular genetic diagnosis of the familial myxoma syndrome (Carney complex). Am J Med Genet,1999,86:62

第四篇　泌尿外科

第21章　泌尿系感染

泌尿系感染(urinary tract infection,UTI)是由于致病菌侵入泌尿系统内繁殖而发生的炎症。泌尿系包括肾、输尿管、膀胱及尿道等,泌尿系感染通常称为尿路感染。尿路感染是仅次于呼吸系统感染,主要危害人类健康的感染性疾病。老年人泌尿系感染发病率明显高于年轻人群,至少有20%的老年女性和10%老年男性有菌尿,老年尿路感染增加的原因是生理上的老化,获得性的尿路异常,环境的恶化及治疗上的因素等。主要症状是无症状性菌尿,嗜睡,意识错乱,厌食,尿失禁,甚至严重的感染可能不出现发热或白细胞升高,临床症状缺乏特异性,由于诊断延误而导致发病率和死亡率增加。

【发病率】　尿路感染在人一生中任何时候均可以发生,女性较男性多见,男女比例是1∶3。20～40岁女性5%有菌尿,50～60岁、大于65岁的患者为15%,发病高峰在老年。表21-1是菌尿在老年人群的一组数据。尿路感染在一些特殊的人群中发病率极高,亦称之为易患因素,图21-1是尿路感染在密切相关疾病的发生率。

表21-1　菌尿在老年人群的分布(%)

年龄	男性	女性
65～70岁	2～3	20～21
80岁以上	21～22	23～50

【病原学】　来自消化道的革兰阴性杆菌是泌尿系统感染最常见的病菌,中青年和不卧床老年人的泌尿系统感染发生率较高(表21-2)。这些细菌引起的感染常与导尿有关。变形杆菌引起的泌尿系感染尤其好发于老年男性的原因不明。一些报道认为老年女性多细菌感染菌尿最常分离出来的细菌也是变形杆菌。这类细菌由于其分解尿素的作用,多伴有碱性尿和尿路结石形成。从疗养所或住院老年人分离出来的许多革兰阴性杆菌对抗生素的耐药性增加。毫无疑问,医院内获得的复发性尿路感染,其致病菌耐药性增加,是抗生素诱导选择的结果。

肠道球菌也可引起老年人泌尿系统感染,念珠菌的感染在老年人的发生率有所增加。

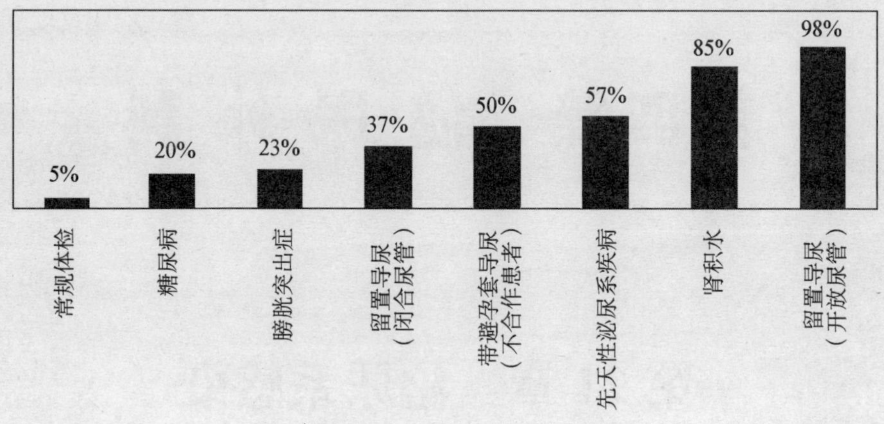

图 21-1　尿路感染在密切相关疾病的发生率

表 21-2　不同人群尿路感染致病菌种类(%)

细菌	年轻人	散居老人	疗养所老人	住院老人（男性）	住院老人（女性）
大肠埃希菌	75	78	17～21	29	38～52
变形杆菌	8	7	32～50	50	18～22
克雷伯杆菌	4	2	11	0	1～28
假单胞菌属	1	2	11	4	2～8
葡萄球菌	6	3	0	5	0～2
其他	6	8	7～33	12	10

【发病机制】　在临床上可以找到诱发因素的泌尿系感染称为复杂性尿路感染，而没有明确诱发因素的是单纯性尿路感染。老年人易患尿系感染和生理上的改变、机体消瘦与退行性变、免疫状态和改变以及同时存在其他病变等因素有关。

长期卧床而致衰弱，可使骨骼脱钙，产生高钙尿症，易形成结石，是一小部分衰弱病人形成泌尿系感染的原因。

1. 老年人引起尿系感染的可能因素

(1)免疫功能减退：正常的免疫功能是机体健康的保证，它能对抗环境中对细胞衰退有影响的各种因素，从而防止细胞衰老和保持细胞的再生能力。老年人免疫功能逐渐减退，细胞免疫功能也随之减退，PHA 反应、刀豆素 A 反应、同种细胞反应及刀豆素 A 刺激淋巴细胞抑制作用在老年人均有下降。IgG 和 IgM 降低。随着免疫功能的减退，老年人对细菌、病毒及真菌感染的抵抗力随之下降。

(2)营养状况差：老年人可出现消化腺萎缩、消化酶分泌减少。虽然老年人所需营养量较低，如中风、老年性痴呆等常伴大便失禁至个人不卫生。老年女性会阴部感染可增加菌尿症的发生。有糖尿病的女性病人易发生下尿路感染，且可继发肾盂肾炎，可能与多形核白细胞功能异常、高血糖、反复发作阴道炎、膀胱功能异常以及多次导尿等因素有关。

慢性肾脏疾病者易发生肾感染，可能与反复器械检查、肾脏本身防卫能力降低有关。肿瘤及接受化疗的患者泌尿系感染的发病率增加，可能与其合并症及其治疗有关。

(3)慢性前列腺炎:男性反复发作泌尿系感染与慢性细菌性前列腺炎有关。因抗生素穿透前列腺的能力差而难以治疗,因此细菌可长期生存而致泌尿系感染。在老年前列腺中14%在X线片上可看到结石,进而影响其治疗效果。老年人中泌尿系感染和前列腺炎发病率高,是因为老年人前列腺分泌物中缺乏抗菌活性,随年龄增长前列腺液pH偏高,前列腺液中的阳离子有改变(锌、镁、钙)均和发生老年性尿系感染、前列腺炎有关系。

前列腺炎的感染途径不是由身体其他部位的病灶经血供而到达前列腺,而主要是来自尿道感染,是感染的尿经前列腺管反流进前列腺而引起的。老年性前列腺炎的致病菌和泌尿系感染及附睾炎的病原菌大致相同,为大肠埃希菌、变形杆菌、革兰阴性球菌等,因此不排外由前列腺炎症继发尿系感染的可能。

(4)排尿困难:常见的原因有:①尿道狭窄,主要是外伤性或淋病性的尿道狭窄;②前列腺增生或前列腺癌;③盆腔肌肉松弛造成的子宫脱垂或膀胱膨出;④膀胱憩室及肿瘤;⑤神经性膀胱,中枢神经系统疾病和脑血管疾病继发膀胱功能紊乱。

解剖学上的因素和膀胱生理上的异常,常与泌尿系感染的发生有关。女性在整个一生中由于尿道感染和缺乏有抗菌活性的前列腺分泌而易发生泌尿系感染。尿路梗阻、尿潴留是引起老年性泌尿系感染最常见的原因,而后者对女性特别重要。

(5)泌尿系结石:含有磷酸镁铵或磷酸钙的结石常隐藏细菌,难以根除,并引起反复泌尿系感染。此外结石还可引起梗阻,造成败血症及肾实质损害。

(6)膀胱输尿管反流:老年人出现膀胱输尿管反流,则常意味着有先天性畸形或严重的膀胱扩张。有反流者可使细菌由下尿路进入上尿路造成肾脏感染,而肾髓质特别容易感染,这是因为肾髓质的高张性抑制其对补体成分的激化,延缓对炎症的反应,抑制白细胞的趋化性,抑制吞噬作用。

(7)泌尿系引流管及侵入性检查:老年人常需导尿、器械检查和手术,往往导致泌尿系感染。对住院或卧床病人即使作一次诊断性导尿,也会有5%～10%的患者发生菌尿症的危险,持续导尿10天有50%的患者发生菌尿,若再继续引流,最后全部可发生菌尿。

【感染途径】

1. 上行感染,为尿路感染的主要感染途径,致病菌先在会阴部定居、繁殖,然后污染尿道外口,经尿道进入膀胱后沿输尿管腔最终上达肾盂及肾炎实质,泌尿系统有梗阻时更易诱发上行感染。

2. 血性感染,血性感染较上行性少,从身体任何部位的感染病灶,如皮肤疖、痈、扁桃体炎或其他化脓性病灶,经血运转传播到泌尿生殖器官。致病菌以葡萄球菌多见。

3. 淋巴感染,致病菌从附近病灶通过淋巴管传播至泌尿生殖系,是比较少见的一种感染途径,如肠道感染灶通过附近淋巴管蔓延至泌尿生殖器官。

4. 直接感染,感染源可来自邻近有感染器官,如盆腔化脓性炎症、阑尾脓肿可外来的感染,如致病菌通过结肠憩室穿孔或结肠癌引起的结肠膀胱瘘的感染等,较为少见。

【临床表现】

(一)急性肾盂肾炎

急性肾盂肾炎在老年人并不常见,而临床表现不典型。患者除有尿频、尿急、尿痛及血尿等典型症状外,常出现食欲减退、疲乏无力、呕吐、倦怠等表现。老年人应激能力差,高热、寒战、全身中毒症状等均出现时间晚或表现较轻,有些要到虚脱、败血症甚至休克时始被发现。

老年人急性肾盂肾炎在得到治疗数天,症状和体征可减轻,但感染仍可能继续存在,因此诊断与治疗均需细菌监护。

(二)慢性肾盂肾炎

老年人慢性肾盂肾炎常较隐匿,有时也有急性肾盂肾炎的症状,病人常感不适、低热、轻度腰痛、食欲不振、体重减轻、反复泌尿系感染等症状。也可能无明显症状,往往因尿化验异常或血尿素氮升高而被发现。这种缺乏临床症状的无症状菌尿,易被医生所忽视而漏诊。因此,对于合并尿路梗阻、留置导尿者或神经性膀胱而有菌尿者,应想到有慢性肾盂肾炎的可能。

(三)急性膀胱炎

急性膀胱炎患者常见的症状有排尿痛、烧灼感、尿频、尿急、尿失禁及血尿等,无症状的菌尿症在有病的老人,特别是糖尿病、脑血管疾患、泌尿系在生理上或解剖上有病的老人,特别是糖尿病、脑血管疾病、泌尿系在生理上或解剖上有异常者、留置导尿者特别常见。昏迷可以是老年人下尿路感染的一种症状。

(四)慢性膀胱炎

其症状和急性相同,但较轻,且持续时间长。膀胱黏膜轻度充血,呈暗红色,表面凹凸不平,可有颗粒或囊性改变。黏膜水肿更为显著。少数情况下有白斑或鳞状化改变。

(五)尿道炎

在临床上可分急性和慢性,常因包茎、尿道狭窄、结石、肿瘤等以及邻近器官的炎症如前列腺炎、精囊炎、阴道炎、宫颈炎、尿道憩室等所致,另外,机械性刺激如器械检查、长期留置导尿、创伤、化学性刺激等也可造成尿道炎。

急性炎症时尿道口红肿,有黏液性和脓性分泌物,尿道黏膜弥漫性充血和水肿,病人可有尿痛、尿频、尿急。

慢性炎症时症状较轻,可波及膀胱颈部及膀胱三角区,炎症消退可以形成瘢痕导致尿道狭窄。

【诊断】

(一)细菌学检查

1.排尿前让患者清洗会阴部,留中段尿,但因老年人的神志及体力的关系,有的难以准确留尿,导致假阳性。

2.耻骨上膀胱穿刺所得的尿进行定量培养,准确性高,但是在护士的帮助下留中段尿行尿细菌定量培养,所得的结果与耻骨上膀胱穿刺一致。尿标本在尿培养前在室温下保存不得超过15～30min、放置冰箱内可以过夜。

(二)明显菌尿者的诊断方法

1. 女性中段尿培养细菌数≥10^5cfu/ml,且为同一种细菌者。

(1)一次培养:如无症状就有80%的诊断可靠性,如有症状即可诊断尿系感染。

(2)两次培养:如无症状就有92%的诊断可靠性。

(3)三次培养:如无症状就有98%的诊断可靠性。

2. 男性中段尿细菌数为≥10^4cfu/ml,且为同一细菌,一次培养有症状者即可诊断尿系感染;二次培养,无症状者也可诊断。

3. 尿培养标本由导尿而来,细菌数≥10^4cfu/ml,且为同一种细菌,可诊断。

4. 由耻骨上穿刺所得标本培养必无细菌。

上述所得结果仅适用于革兰阴性杆菌。

经尿培养证实有泌尿系感染者,仅靠症状和体征则很难判断是上尿路还是下尿路感染,尤其是老年人更难，但是这种鉴别对治疗却很重要。如血培养和尿培养所得是同一细菌，近期又无下尿路器械检查，则应高度怀疑感染源在肾脏。

（三）尿路感染的治疗及预防

尿路感染的治疗时，不能只强调药物对病原菌的作用而单纯依赖抗菌药物，必须提高病人的抵抗力和祛除诱发感染因素，才能有效控制感染。其治疗包括全身支持治疗、抗菌治疗、对症治疗以及原发病和并发症的治疗。

（四）治疗原则和注意事项

（1）必须明确感染的性质：一旦临床上发生泌尿系感染必须明确是不是细菌性，是哪种细菌，然后针对细菌和种类用药，最好做培养和药敏试验，细菌学检查尚无结果或不能进行时，可先根据尿沉淀涂片革兰染色来对致病菌作出初步估计，选择用药。

（2）是下尿路感染还是上尿路感染，两者在治疗上有所不同，前者愈后容易复发，后者愈后很少复发。

（3）是上行性感染还是血行性感染：因为血行性与上行性感染在治疗上有所区别。血行感染发病急剧有高热寒战，全身症状明显，应用血浓度高的药物或静脉治疗，而上行性感染以膀胱刺激为主，应用尿浓度高的药物和解痉药物，不需用静脉给药。

（4）必须查明泌尿系有无梗阻：因为泌尿系梗阻为引起感染的直接诱因，同时在感染后，若有梗阻存在则不易治愈，易产生耐药菌株，而且容易复发。

（5）必须明确有无泌尿系感染的诱发因素，如泌尿系外伤、结石、梗阻、糖尿病、免疫机制衰竭等，应加以纠正。

（6）注意尿液 pH 值的变异：发生泌尿系感染时在治疗前测定尿液的 pH 值，若为酸性说明其致病菌适应酸性环境，宜用碱性药物，如碳氢钠，使尿液碱化以抑制细菌生长，并用适合于碱的抗生素。反之亦然，即尿为碱性则应用酸性药物，如双氢酸草钠，氯化铵加乌洛托品，维生素 C 等和加用适应于酸性的抗生素。

（7）治疗必须彻底，防止转为慢性：急性泌尿系感染往往因治疗不当（包括用药和剂量），产生耐药性菌株而转为慢性，给治疗带来困难。当泌尿系感染出现症状后，经适当治疗，在 24～48h 后症状缓解，一般应维持 7d 为佳，若有感染史与尿路梗阻待诱因者必须加长，在复发性尿路感染的老年男性，用 6 周以上疗程，治愈率较高。老年人的用药应选用毒性较低药物。

（8）无症状细菌尿处理：老年人有意义菌尿的发生率较高，虽经治愈，仍易复发，尤其有人认为老年人无症状菌尿是一相当良性情况，不影响肾功能，也不影响寿命，故多主张采用保守态度，等症状发生时再治疗。但老年人下列泌尿情况应积极治疗：①首次发生的膀胱炎；②肾功能严重受累（肌酐清除率＜400ml/min）或洗劝性肾小球损伤（蛋白尿）；有上尿路感染症状，发热和有结石。

（五）抗菌药物的应用

由于目前抗生素的突飞猛进发展，新的作用强而毒性小的抗生素不断研制成功，老的药物磺胺类和氨基糖苷类逐渐被取代。加之药物价格的降低，使临床医生能更好地选择合适的药物进行治疗，泌尿系非特异性感染的疗效有了显著提高。结合泌尿系抗菌药物可以分以下诸类。

1. *喹诺酮类药物*　本药为广谱口服杀菌药，对革兰阳性及阴性菌均有杀菌作用，对引起尿路感染的常见细菌，如大肠埃希菌、变形杆菌等均有效。革兰阳性金黄色葡萄球菌、凝固酶阴性葡萄球菌，耐甲氧苯青霉素及耐氨基糖苷与大环内酯的葡萄球菌均对之敏感。本药的杀菌机制在于阻断细菌DNA的拓扑异构酶，影响其形态及双链DNA断裂后的再接。固酮类药物的副作用不大，偶可引起恶心、呕吐、头痛、眩晕、皮疹，用量较大时，尿内可出现结晶，但无不良后果。

现临床常见的尼喹诺酮类药有氟哌酸、氟嗪酸及环丙沙星等，以环丙沙星的作用最强，可与抗铜绿假单胞菌青霉素联合应用治疗铜绿假单胞菌感染，与利福平合用治疗耐甲氧苯青霉素的葡萄球菌感染，也可与青霉素、头孢菌素、红霉素、林可霉素、氨基糖苷、灭滴灵等药联合应用增强其杀菌能力。

2. 第三代头孢菌素　近年来，泌尿系感染中应用头孢菌素较多，产品日新月异，其中以第三代头孢菌素中的先锋必及菌必治效果较佳。

先锋必即头孢哌酮，为一高效广谱抗生素，对各种革兰阴性杆菌包括铜绿假单胞菌、沙雷氏菌和流感菌具有较强的抗菌作用。适用于严重尿路感染和复发性顽固性尿路感染。肾功能不全对该药血浓度、半衰期和肾排泄量影响不大，当肾功能严重受损或伴肝功能减退时，半衰期才延长，需调整药物剂量。一般每日2次，每次1～2g。

菌必治即头孢三嗪，对β-内酰胺稳定，血清半衰期6～8h，在体内不经生物转化，不易被代谢而失活，每日只需1～2次，此药2/3量通过肾脏，1/3量通过胆管排泄，因此在尿液中有很高浓度。对于各种革兰阴性杆菌感染疗效较佳，对球菌也有杀菌作用。一般感染每日0.2～0.5g肌注或静注，一次给药，病情严重者12h用1～2g，是目前唯一的一种只需每日1次小剂量注射能保持24h疗效浓度的头孢菌素。

3. 新一代的β-内酰胺抗生素　噻肟单酰胺菌素和亚胺硫霉素是两种新的β-内酰胺抗菌药物，经肠外给药，可治疗严重尿路感染。噻肟单酰胺菌对革兰阴性杆菌十分有效，而对革兰阳性菌和厌氧菌无效，故不宜单独应用治疗严重感染。亚胺硫霉素为抗生素中作用最广谱的抗生素，对某些耐氨基苷及头孢菌素菌株有效，对铜绿假单胞菌与厌氧菌亦有较强的作用，它能被肾脏中的刷状缘酶灭活，故需与氢肽酶抑制药联合新用，从而阻断该酶对亚胺硫霉素的作用。同时可消除由于亚胺硫霉素积聚所造成的肾小管损害。

【预防】

1. 对于反复发作患者应做全面检查，祛除和治愈诱发因素，如慢性感染病灶、牙周炎、结肠炎、疖、痈、尿路梗阻、糖尿病等，应指导患者在生活方面的注意事项，防止复发。

2. 多饮水，避免憋尿：多饮水可不断冲洗稀释尿液内的细菌，并有冲洗尿路的作用。使肾髓质渗透压降低，吞噬细胞功能增强，可防止L型细菌的形成。勤排尿，可以缩短尿液滞留膀胱内的时间，减少尿内细菌繁殖，每2～3小时排尿1次，可降低膀胱内充盈压，防止输尿管反流，避免由内压增高而引起膀胱壁供血不足和降低局部抵抗力。

3. 注意导尿和器械泌尿系检查的无菌操作，以预防或减少泌尿系感染的发生。

4. 注意外阴清洁卫生：大多数泌尿系感染是由于会阴部细菌上行所致，因此要经清洗外阴部。

5. 药物预防：老年人需长期用药预防泌尿系感染的情况较少见，主要是反复发作症状较重和留置导尿的病人，可采用长期预防用药方法。预防前先给予一疗程药物治疗，2周后培养阴性方采用预防措施。

参考文献

[1]　Walsh PC, et al. Campbell's urology . w. b. saunders, 2001:601

[2]　Walsh PC, et al. Campbell's urology . w. b. saunders, 2001:602

[3]　Schleupner CJ. Geriatric Nephrology and Urology. Ed by Zawada ET Sica DA littletion, mass. PSG 361

[4]　朱旭,黎冬梅.老年泌尿系感染病原菌分析及耐药性测定.广西医科大学学报,2005,22:949

[5]　Gleckman R, et al. Community-acquiued bactermic urosepsis in the elderly patients. J Urol, 1982, 128:79

第22章 急性尿潴留

急性尿潴留(acute retention of urine,ARU)是老年泌尿外科最常见的急症之一,患者常辗转不安,痛苦异常,无法休息,需紧急处理。由于老年患者多数合并其他重要脏器疾病或潜在疾病,因此,如若处理不当,急性尿潴留常可诱发重要脏器疾病而危及患者生命。

尽管导致急性尿潴留的原因很多,如结石、异物、血块、损伤、手术麻醉后、药物作用等,但在老年患者中,由良性前列腺增生症导致的急性尿潴留最多见。良性前列腺增生症患者常因劳累、饮酒、着凉等导致局部水肿、充血而诱发导致急性尿潴留。

【病因】

1. 机械性原因　包括膀胱出口和尿道的任何急、慢性梗阻病变。急性病变包括结石、血块、异物或损伤等导致突然堵塞。慢性病变最常见的是良性前列腺增生症及尿道狭窄。

2. 动力性原因　因排尿功能障碍而发生急性尿潴留。老年患者中常见的原因是在良性前列腺增生症的基础上应用了各种平滑肌松弛药物、冠状动脉扩张药物、支气管扩张药物等导致膀胱逼尿肌无力而发生急性尿潴留。此外,手术麻醉后、脑血管病变(脑出血、脑栓塞)、高热、肛门手术等也是导致老年患者急性尿潴留的常见原因。

【临床表现】　良性前列腺增生症并发急性尿潴留者,多见于老年患者,有长期慢性排尿困难病史,在饮酒、着凉或劳累后突然不能自行排尿,并出现膀胱充盈,下腹膨隆。有急迫性排尿感及下腹胀痛,痛苦面容。查体可在下腹部触及充盈之膀胱,触诊时有明显的尿意性疼痛。下腹叩诊呈浊音,依据浊音界高低可以推断膀胱充盈程度。肛门指诊可以触及增大的前列腺。尿道狭窄的患者常发生在尿道扩张后,肛诊前列腺不大。

【诊断】　依据典型的临床表现即可做出诊断,但须与过度膀胱刺激症状相鉴别,后者也有不能排尿的主诉,但以尿频、尿急、尿痛为主,膀胱处于空虚状态。老年患者出现急性尿潴留,首先应想到良性前列腺增生症的可能。

【治疗】　急性尿潴留的治疗原则为祛除原发病、解除梗阻并恢复正常排尿。但在紧急情况下原发病诊断不明或一时无法祛除时,必须尽快解除尿潴留,在老年患者中尤其如此,以免由此而诱发其他脏器潜在疾病的恶化。

1. 导尿　为治疗急性尿潴留最直接有效和简便的方法。导尿需在无菌操作下进行,现一般使用Foley's气囊导尿管,插入导尿管并有尿液流出后需再插入5cm以上,确认进入膀胱后由另一侧孔注水充盈气囊。严禁在导尿管尚未进入膀胱即充盈气囊,以免造成后尿道损伤。有良性前列腺增生症并发急性尿潴留的患者,单次导尿拔管后70%以上无法成功排尿,或在随后一周内再次发生尿潴留。因此,这类患者常需留置导尿一周以上,并给予相应的治疗前列腺增生的药物。期间每2小时开放导尿管1次,并注意每日尿道外口的消毒护理。

2. 耻骨上膀胱穿刺造瘘术　在导尿失败的情况下,或反复多次尿潴留而原发病无法解除的患者宜行耻骨上膀胱穿刺造瘘。方法是:无菌操作下于耻骨联合上一横指处用穿刺针做膀胱穿刺,抽到尿液后于该处作1cm长的皮肤纵形切口,换穿刺套针依同一方向传入膀胱,置入导尿管,丝线缝合切口并固定尿管。

3. 耻骨上膀胱穿刺抽尿法　紧急情况下导尿失败又无穿刺造瘘的器械时可选用粗针头

耻骨上膀胱穿刺抽吸尿液，以缓解病人的痛苦。但由于穿刺针无法留置，且易导致尿液外渗于耻骨后间隙而并发感染等，一般仅在应急情况下使用。

4. **耻骨上膀胱造瘘术**　在没有膀胱穿刺器械的情况下可通过外科手术做耻骨上膀胱造瘘术，可放置较粗的引流管，并可同时探查膀胱内情况。

参考文献

[1] Breum L, Klarskov P, Munck LK, et al. Significance of acute urinary retention due to infravesical obstruction. Scand J Nephrol, 1982, 16: 21

[2] Taube M, Gajraj H. Trial without catheter following acute retention of urine. Br J Urol, 1989, 63: 180

第23章　泌尿系统结石

泌尿系统结石是危害人类健康的常见病和多发病。人类罹患该病的历史可以追溯到公元前4800年以前。古希腊和罗马的医师记载了泌尿系统结石病的症状和治疗情况，但没有注意到结石的成因和构成。中国古代也有关于泌尿系统结石患病情况的记载，如《黄帝内经》中把有膀胱刺激症状的病统称为“淋”，包括尿石症。华佗《中藏经》记载“砂淋”即表明从尿道排石的疾病。各个时代的中医学对尿石症的成因和治疗方法均有贡献。可见人类从很早的时候就对泌尿系统结石有了一定的认识。但只有到了20世纪初随着科学技术尤其是显微技术的发展，人们才逐渐认识到结石的构造特点和化学成分以及结石病人尿液中的各种成分。很多理论试图解释泌尿系统结石的成因和生成过程，但都不能回答涉及泌尿系统结石的所有问题。结石病是一种多因素相互作用的过程，许多过程至今尚不明确。

尿石可分为肾和输尿管的上尿路结石和膀胱及尿道的下尿路结石。老年人由于代谢缓慢，相对于年轻人来说尿中钙、磷和草酸等成石物质的浓度减少，上尿路结石的发病率降低。但由于骨质疏松、合并糖尿病、脑血管病增多，尤其是患前列腺增生症、尿道狭窄、肿瘤等疾病致下尿路梗阻的机会大大增加，膀胱结石的发病率增加，而且其成因往往与青壮年膀胱结石多数来源于上尿路不同。

在20世纪80年代以前，相当一部分尿石症病人依靠手术来治疗并由此带来肾功能的减退或丧失。有资料表明，尿路结石复发的病人出现梗阻和感染后手术治疗时，有20%的病人会有中等程度的肾功能减退。自从体外冲击波碎石术出现以后，结合腔内技术如经皮肾镜、输尿管镜取石或碎石的方法，尿石症的治疗有了很大的突破，90%以上的结石病例可以不需要传统手术取石而达到治疗目的，从而使尿石症有可能从一种危及健康的疾病变为一种仅仅使人痛苦的疾病。但应该看到治疗上的改进并不能预防结石的复发，治疗尿石症并预防其复发，仍然需要对尿石症的病因、诊断和治疗以及手术的方法有全面的了解和掌握。

【病因和病理】　尿石症的病因较复杂。目前普遍认为，尿石症是由多种因素促成的，不仅有外界的原因（如气候、环境、职业、经济状况等），也有患病者个人的因素（如遗传、营养习惯、饮食、代谢异常、所患疾病和使用药物等）。老年人由于活动不便，代谢缓慢，容易卧病在床骨质脱钙尿中钙浓度增高形成草酸钙或磷酸钙结石机会增多，嘌呤代谢异常尿酸浓度增高的痛风发病率增加形成尿酸结石的机会也较多。老年人泌尿系统感染和梗阻的机会较多，因而形成结石的机会比较多，尤其是老年人常见的前列腺疾病、脑血管疾病引起的排尿功能障碍等，尿液中结石形成的动态平衡被打破，尿液中不断形成的晶体、细胞甚至是微结石便会滞留于尿路中不断长大发展成尿石症。梗阻还可以继发感染并在其近端形成新的梗阻，从而加快尿路结石的形成过程。各种异物滞留于尿路中时，尿液中的晶体、细胞以及各种成石成分，会以该异物为核心形成结石。最常见的是各种导管（如导尿管、输尿管、支架管、肾造瘘管），如果长期留置不予及时更换或拔除，就会形成以变质的导管为核心的结石。泌尿外科医生也应警惕避免应用不可吸收的缝线接触到泌尿腔内。老年人由于泌尿系统肿瘤、前列腺疾病等的发病率高，手术中或平时放置各种导管的机会远较年轻人多，所以应该避免因为异物而形成的尿路结石。

尿石症的病理变化包括原发性和继发性病理改变。对尿石症的原发性病理改变，临床报道资料不多，主要是从实验资料推测得出。各种成石诱因作用于肾脏，可引起肾小管上皮细胞微绒毛脱落、胞质出现泡状结构、线粒体肿胀及空泡变、胞浆溶酶体增多，继而出现肾小管上皮细胞坏死崩解、乳头部间质溶酶体钙质沉着，在肾小管管腔内钙化灶及晶体周围均可见由肾小管上皮细胞产生的电子密度很高的基质颗粒，这些颗粒内含钙、镁、磷及其他无机物，提供了异质成核的条件，当细胞出现病理性钙化时，就在这些基质颗粒处形成结晶。由于髓襻和直血管的对流效应，肾皮质和髓质之间形成钙的浓度梯度，浓度最高的部位在肾乳头顶部，因此肾脏的钙化斑在肾乳头部也最常见，常有明显钙沉积和晶体簇团。钙斑和微结石可能是结石生长的基础。

结石的继发性病理改变主要表现为局部损害、梗阻和感染。尿路结石可以引起结石相应部位的黏膜上皮细胞坏死脱落、溃疡形成、多核白细胞以及圆细胞浸润和间质纤维化。长期的局部损害和机械性刺激可使尿路上皮发生增生改变、乳头样增生、鳞状化生，导致息肉或鳞状上皮癌的形成。尿路结石引起梗阻的程度和扩张积水的范围与结石的部位和大小有关。梗阻常常使结石以上的尿路积水扩张，导致肾脏功能减退或丧失，输尿管扩张增粗、伸长纡曲、管壁纤维化。膀胱结石引起排尿困难，膀胱逼尿肌代偿增厚，形成黏膜小梁或假性憩室。老年人肾脏的代偿能力较差，结石引起梗阻后不及时治疗，容易引起肾功能丧失。结石引起的梗阻和对尿路上皮的局部损害容易继发感染，感染可加速结石的形成和肾功能的损害。肾实质急性感染时充血肿胀，全身症状严重，可发生毒血症或菌血症。感染较轻而迁延不愈时肾实质可有广泛纤维化，使肾脏缩小苍白，肾功能丧失。炎症还可使肾包膜与腹膜和周围组织广泛粘连，输尿管壁增厚、蠕动减弱。膀胱结石并发感染，可使膀胱黏膜发生滤泡样炎性病变或溃疡，晚期可引起膀胱周围炎使膀胱和周围组织粘连。尿道结石合并感染可引起溃疡和纤维化导致尿道狭窄和尿瘘形成。上述病理改变均在老年人中常见。

【临床表现】

(一)肾、输尿管结石

老年肾结石多见于尿酸结石，草酸钙和磷酸钙结石少见。肾结石可以长期存在而无症状，特别是较大的肾结石，在未引起尿液梗阻或无小的碎石屑排出之前，通常可以“和平共处”。如果有尿液梗阻或较小的碎石屑排出，则会引起肾脏集合系统或输尿管的剧烈蠕动，出现肾绞痛和血尿。

通常情况下，小的结石可以随着尿流排出，只有当结石的至少一个面直径大于 2mm 时，才有可能在肾到膀胱的某处被卡住，引起肾绞痛和血尿。这些容易滞留结石的位置自上而下有肾盏、肾盂输尿管交界处、输尿管进入盆腔跨过髂血管分叉处、输尿管在盆后壁输精管尤其是女性的子宫动脉和阔韧带后方段、输尿管膀胱壁段。这些位置的输尿管段相对狭窄，大部分有症状的输尿管结石位于盆腔段。上尿路结石最狭窄处如果小于 4mm，仍有可能通过这些狭窄处排出体外。

肾绞痛是一种结石刺激肾或输尿管或者是结石引起尿液梗阻后所产生的复杂症状，常常在夜间或凌晨突然发作。开始时在腰部和胁腹部产生渐进性的剧烈疼痛，沿侧腹部放散到腹股沟区并继续向下，在男性可放射到阴囊，女性则放射到大阴唇和圆韧带处。疼痛发作时患者辗转反侧、呻吟不止，持续时间从数分钟到数小时不等。随着结石移动到输尿管中段，疼痛常常集中在肋下或侧腹部，当结石移动到接近膀胱时，患者常会产生尿急尿频症状。腹腔神经节同时支配肾脏和胃肠道，由于自主神经系统传导内脏疼痛的模糊性，当有肾绞痛发作时，常伴随恶心呕吐等胃肠道症状。此外，由于局部刺激引起的肠梗阻、肠胀气、腹泻也较常见。所以当肾绞痛发作时，应该注意与腹部的某些疾病（如胃肠炎、急性阑尾炎、结肠炎、输卵管炎）相鉴别。肾绞痛发作时患者由于疼痛和焦虑会出现脉搏增快、血压升高，但是发热并不常见，除非结石同时伴随泌尿系统的感染。

肾和输尿管结石的另一主要表现是显微镜下或肉眼血尿。在某些情况下，肉眼血尿往往是尿石症病人的惟一表现，但是大约有 15％的病人没有血尿，大量肉眼血尿也不常见。

肾和输尿管结石的并发症是梗阻和感染。梗阻可引起肾积水，在发展到很严重的程度时可导致上腹部或腰部包块。孤立肾或双侧输尿管结石因梗阻可引起无尿。尿路结石与尿路感染可能互为因果，许多尿路结石病人先以尿路感染而就诊，尿路结石的存在也使尿路感染变得复杂而难治，老年病人又因为免疫力低、合并症多，尤其是泌尿系统的梗阻性疾病如前列腺增生症、肿瘤、炎性狭窄发病率较青壮年增多，会使肾和输尿管结石引起的梗阻和感染复杂化，往往发展迅速，后果严重。

（二）膀胱结石

随着社会经济状况的改善，过去由于营养不良引起的小儿膀胱结石已经大大减少，而老年患者膀胱结石的问题则凸显出来。这些膀胱结石的发生往往与膀胱的出口梗阻有关，因此老年患者的膀胱结石的发生常常牵涉到引起尿潴留的一些病因（如尿道狭窄、前列腺增生、膀胱憩室和神经性膀胱）。膀胱结石多数是尿酸结石和感染石，草酸钙结石和胱氨酸结石则多来源于肾结石排到膀胱内形成。膀胱结石常为单发，但是在尿潴留的情况下可出现多个棱角分明、大小不等的结石，这种情况也多见于膀胱憩室存在时。老年人常常因为前列腺增生症或者尿潴留就诊偶然发现膀胱结石，膀胱结石的典型症状是间歇性排尿时疼痛，伴随终末血尿。疼痛位于会阴部或耻骨上区，可为钝痛、尖锐或刀割样疼痛，会因为患者突然移动而缓解。疼痛常在排尿终末时加剧，患者常欲卧位以求疼痛缓解。疼痛常放散到阴茎头部、会阴部、背部和髋部，甚至放射到足跟和足底。患者在排尿过程中当结石嵌于膀胱颈口时排尿困难加剧，改变体位或摇晃身体才能继续排尿。膀胱结石合并感染时会出现血尿和脓尿。

（三）尿道结石

尿道结石常是膀胱结石向下排出至尿道形成，很少见于尿道狭窄或尿道憩室时原生于尿道部位，与尿道感染有关的感染石多是单个孤立的。尿道结石的主要症状是排尿时尿流中断、出现尿潴留，可有尿滴沥。排尿过程中引起剧烈疼痛可放射到阴茎头部。当结石嵌顿于前列腺部尿道时疼痛会波及会阴部和肛门周围，结石位于前尿道时可有结石局部的疼痛。患者可能在阴囊和尿道部位触及结石的存在，用力排尿时可能将结石排出。尿道憩室内结石可无症状，并发感染或增大时可于阴茎下方触及较硬肿物，有明显压痛但无排尿梗阻症状。并发感染者尿道有脓性分泌物，出现下尿路刺激症状。

【诊断】

（一）病史

由于结石发病的多因素性，对尿路结石病人应该详细询问病史，包括：饮食和液体的摄入、药物治疗情况、感染、制动、系统疾病、遗传、泌尿系统解剖结构异常、既往手术史等。考虑到老年人各器官功能衰退，行动不便，许多疾病的发病率增加，往往在病史当中需要注意更多的与尿路结石有关的问题，从而提高老年患者尿路结石的诊断率。

（二）初发结石的诊断

对于初发结石的病人，首先应该明确其是否为尿路结石的高危病人即：有无患尿路结石的家族病史、有无骨骼系统的疾病、有无痛风病史、有无慢性尿路感染和有无肾钙质沉着。如果不是,则病史中也应该注意到饮食的改变、诱发尿路结石的治疗情况、液体的流失和泌尿系统的感染等问题。对于老年患者,更应注意到前列腺增生症、肿瘤、尿道狭窄、神经性膀胱等可能引起尿路梗阻的情况以及长期慢性病人的用药和治疗情况。

肾绞痛发作的静止期仅有患侧脊肋角的叩击痛,绞痛发作时不仅有典型的症状,而且脊肋角可有压痛和肌紧张。并发肾积水严重者可能在腹部触及肿大的肾脏,多数无梗阻的肾结石病人可无明显体征。膀胱结石多因排尿梗阻引起,除排尿梗阻的体征外,膀胱结石本身体检中多无阳性发现。

泌尿系统影像学检查对于确定结石的部位、大小、形态、数目以及结石引起梗阻的程度和估计结石成分、结石成因都非常重要。彩色多普勒超声显像是一种无创伤性检查,可以显示尿路结石和结石近端的梗阻情况,但是对于输尿管结石的诊断率较差,可以作为尿路结石的筛选性检查,同时可以排除囊性、占位性等病变。泌尿系统平片和断层平片包括全泌尿系统,显影的深浅与结石的化学成分、大小和厚度有关。不同成分的尿路结石按其显影的深浅依次是草酸钙、磷酸钙和磷酸镁铵、胱氨酸、含钙尿酸盐。纯尿酸结石在泌尿系统平片上不显影。结石在平片上的显影程度受许多因素影响,如结石小、肠气多、肥胖患者,显影常不满意。在判断尿路结石时应注意与腹腔内钙化和胆囊结石相鉴别,侧位 X 线片可见肠系膜钙化斑和胆囊结石位于腰椎前方。静脉尿路造影可了解整个尿路形态和积水程度,确定肾功能状态。阴性结石在显影的肾盂内表现为透明区,类似占位性病变。在肾结石发作期间,由于静脉尿路造影相对于泌尿系统平片来说并不能提高诊断率,增加病人痛苦,所以,可以待患者病情稳定后再进行。CT 对于在泌尿系统平片上不显影的所谓阴性结石尿酸结石能够很好地显示,运用特殊的成像技术合成的泌尿系统的立体影像可以替代静脉尿路造影,但是费用较高。膀胱镜检查对于膀胱结石有确诊意义,但有一定的痛苦和并发症。逆行肾盂造影在结石的诊断上用途较少,只有某些阴性结石用其他诊断方法无法确诊时才可考虑。

实验室检查对结石的病因分析和治疗、预防都十分重要,通常包括血清的钙、磷、尿酸、钾、钠、氯、肌酐等,尿液的常规检查、尿培养及细菌药物敏感试验、24h 尿钙、磷、尿酸、草酸、胱氨酸、枸橼酸、肌酐等的定量分析,结石的成分分析等,对于某些代谢疾病还需要做特殊的代谢检查。

结石成分的分析技术已经有了很大发展。化学分析因为准确性较差现已少用,主要用到的分析技术包括偏光显微技术、X 线衍射技术、红外分光镜检查技术等。目前常见的结石成分有草酸盐、磷酸盐和磷酸镁铵、尿酸盐、碳酸盐、胱氨酸结石,少见的有嘌呤结石和其他异物结石。各种结石的含钙多少决定了其在 X 线片上显影的深浅,纯尿酸结石在 X 线上不显影被称为阴性结石,在 X 线片上显影的结石则被称为阳性结石。

(三)复发和多发结石的诊断

静脉肾盂造影显示为多发结石或肾钙化的患者需要进一步做代谢方面的检查和积极的治疗。尿液 pH 在 6 以下的阴性结石患者提示尿酸增高引起尿酸结晶,尿液中苯晶体的出现高度提示胱氨酸尿症、棺盖样结晶提示感染性结石、尿酸结晶提示尿酸结石。尿培养中有尿素酶裂解有机物生长提示有感染性结石,需要积极的抗感染治疗。血液细胞分析能够排除血液病的存在。血气分析为酸中毒结合尿液 pH 大于 5.4 提示远端肾小管酸中毒。血清钙的增高提示有甲状旁腺功能亢进或有罕见的类肉瘤样病。血清磷酸盐的减少在Ⅲ型高尿钙症中可以见到。血清尿酸增高提示有痛风病。

对于尿路结石的动态检查同样重要，尤其是对于复发的结石病人，在肾绞痛发作后随着时间的推移，体内的代谢指标有不同的改变，动态检查的准确率要大大高于一次性检查的准确率。国外有专门预测结石风险的试剂盒，将收集到的结石病人的尿液或血清标本装入其中，送到专门的检测中心，可以非常方便地检测到病人血清和尿液中的各种离子和成石以及抑制结石生长的物质的变化，有效地诊断和治疗。

【治疗】

（一）尿石症防治原则

治疗尿路结石的目的是解除症状，祛除引起尿路结石的病因，治疗尿路结石引起的并发症，防止结石的复发和新结石的形成。对于已经存在的结石，多数情况下的药物治疗起不到溶解结石的效果，目前只有纯尿酸结石可以通过药物被完全溶解掉而治愈，大多数结石及其引起的感染或梗阻病症仍需通过综合性的治疗手段进行治疗。

（二）急症处理

疼痛和感染常是需要立即处理的问题。肾绞痛和膀胱结石、尿道结石引起的排尿疼痛除了对症止痛以外，排出结石解除梗阻是治疗的根本方法。及时抗感染和解痉治疗，必要时可行肾穿刺插管引流解除梗阻，不能控制的肾绞痛和严重梗阻，还可通过体外冲击波碎石急诊治疗。

（三）择期处理

对于引起尿路结石的病因和尿路结石引起的并发症要择期进行处理，但对于某些无症状的结石也可随诊观察。对于有明显成石原因的病症要积极处理，如行甲状旁腺手术、停用成石药物、解除肾盂输尿管连接部狭窄、切除增大的前列腺组织等。对于尿路结石引起的严重梗阻尤其是完全梗阻要及时处理，以尽量保护和挽救肾脏功能为原则。

（四）预防措施

预防尿路结石的发生和复发要从取净结石、解除病因，饮食防石、药物防石等方面入手。多饮水、控制动物蛋白的摄入、口服降低结石盐或酸饱和度增加尿抑制活性和干扰促进因素的药物等都证明是有效的预防措施。对于结石的预防还应包括对于尿路结石的定期影像检查和实验室动态监测。

（五）肾和输尿管结石的治疗

肾和输尿管结石治疗的目的是解除痛苦、祛除病因、保护和挽救肾脏功能、防止结石复发。肾绞痛发作时可以肌内注射杜冷丁 50～100mg 或吗啡 10～15mg 并用阿托品、心痛定、消炎痛、黄体酮等解痉止痛药物，但只有 36%的病人在半小时内能得到有效缓解。针灸刺激肾俞、京门、三阴交或阿是穴也有解痉止痛效果，而且没有药物镇痛可能引起的依赖药物等的副作用。

大多数直径小于 4～5mm 的结石可以顺利排出体外，直径在 6mm 以上或个别达 1cm 的结石，经采用中西医结合疗法也有可能排出。在治疗过程中要充分考虑到老年人肾脏功能较差和全身并发症较多的特点，选择对肾脏无损害的药物、尽早解除梗阻、减少肾脏损害。以下 3 种情况需要尽早住院处理：疼痛持续不缓解，结石引起的无尿包括孤立肾输尿管结石和双侧输尿管结石完全梗阻，结石引起尿路感染和发热；根据结石位置、大小、有无梗阻和感染等情况制定具体治疗方案；大量饮水，保持每日尿量在 2 000～3 000ml，适当选择抗生素和解痉镇痛药物，可促使小结石的排出和控制尿路感染。

针对病因的治疗可以大大降低结石的复发率，如治疗痛风病能够预防尿酸结石的发生和复发，甲状旁腺的手术可以预防高钙血症引起的含钙结石的发生。

目前对于药物治疗效果不佳或有严重梗阻的肾和输尿管结石，多选择体外冲击波碎石术。但要注意到体外冲击波对肾脏的损害，尤其是老年人肾脏的储备功能较差，对于直径大于 2cm 或碎石效果差的结石不宜选择碎石和重复碎石。对于并发感染和引起梗阻时间较长的肾或输尿管结石，仍以尽早手术或行腔内治疗为宜。

(六)膀胱结石的治疗

膀胱结石的治疗不仅要祛除结石，而且要祛除引起结石的病因。老年人膀胱结石的主要病因是膀胱出口的梗阻(如前列腺增生症、膀胱颈硬化、尿道狭窄等)疾病，其次还有膀胱憩室、膀胱异物等疾病。所以，在治疗膀胱结石时往往需要在取出结石的同时解除梗阻，去除膀胱本身的疾病。结石长期刺激引起的膀胱息肉或膀胱黏膜的恶性变更要积极手术治疗。溶石酸素被用来溶解感染石和磷酸盐结石，往耻骨上膀胱造瘘管或留置导尿管内灌注可以预防膀胱结石的形成。每日 2～3 次向长期放置导尿管的膀胱内灌注 0.25%～0.5%的醋酸溶液也被证明可以预防感染石的复发。向膀胱内灌注碱性溶液可以溶解膀胱内的尿酸结石，当然首先必须祛除引起尿酸增高的病因。体外冲击波可以用来粉碎膀胱内结石，但技术难度较大。经尿道插入各种碎石器械将结石碎裂后把结石碎片冲洗出来是一种可行的方法，但对器械和腔内技术的要求也较高，不易于普及。耻骨上膀胱切开取石术简便可行，且能同时处理膀胱内其他病变，仍是目前治疗膀胱结石的主要方法。

(七)尿道结石的治疗

尿道结石的治疗要根据结石的位置、形态、大小而定。小的结石可以通过灌注石蜡油、利多卡因凝胶挤出或自行排出，前尿道结石应尽量推向尿道外口取出，后尿道结石可以推向膀胱内粉碎后排出，应该尽量避免做尿道切开取石，以免形成尿瘘。有尿道狭窄阻碍结石排出者，应行尿道狭窄切开再行取石。尿道结石嵌于尿道时间较长，或尿道憩室内结石，需做尿道切开取石并同时切除尿道憩室，舟状窝结石嵌顿需要做尿道外口切开取出。

参考文献

[1] 吴阶平. 泌尿外科. 济南：山东科学技术出版社，1993：545-633

[2] Mani Manon MD, Martin I, Resnick MD. Urinary Lithiasis : Etiology, Diagnosis, and Medical Management in Combell' Urology, 8th, 3227-3305

[3] Mouzakis DE, Bouropoulos N, Bithelis G, et al. Aging assessment by dynamic mechanical analysis of in vivo encrusted polymeric urinary stents. J Endourol, 2006, 20(1): 64-8

[4] Ikegaya H, Kato A, Kumano S, et al. Correlation between age and the efficacy of ESWL. BJU Int, 2005, 96(7): 1145

[5] Lancina Martin JA, Rodriguez-Rivera Garcia J, Novas Castro S, et al. Metabolic risk factors in calcium urolithiasis according to gender and age of the patients. Actas Urol Esp, 2002, 26(2): 111-120

[6] Yagisawa T, Hayashi T, Yoshida A, et al. Comparison of metabolic risk factors in patients with recurrent urolithiasis stratified according to age and gender. Eur Urol, 2000, 38(3): 297-301

[7] Asplin J, Parks J, Lingeman J, et al. Supersaturation and stone composition in a network of dispersed treatment sites. J Urol, 1998, 159(6): 1821-1825

[8] Goldfarb DS, Parks JH, Coe FL. Renal stone disease in older adults. Clin Geriatr Med, 1998, 14(2): 367-381

[9] Daudon M, Donsimoni R, Hennequin C, et al. Sex- and age-related composition of 10 617 calculi analyzed by infrared spectroscopy. Urol Res, 1995, 23(5): 319-326

[10] Sura VV, Borisov IA, Klimenko EV, et al. The age-related aspects of gouty nephropathy. Ter Arkh, 1991, 63(6): 41-43

[11] Raju RV, Sarada B, Satyanarayana U, Rao CN. Relationship between urinary stone formers age and chemical composition of urinary calculi. Indian J Exp Biol, 1988, 26(11): 915-916

[12] Schwille PO, Rumenapf G, Wolfel G, et al. Urinary pyrophosphate in patients with recurrent calcium urolithiasis and in healthy controls: a re-evaluation. J Urol, 1988, 140(2): 239-245

[13] Hesse A, Klocke K, Classen A, et al. Age and sex as factors in oxalic acid excretion in healthy persons and calcium oxalate stone patients. : Contrib Nephrol, 1987, 58: 16-20

[14] Staskin DR. Age-related physiologic and pathologic changes affecting lower urinary tract function. Clin Geriatr Med, 1986, 2(4): 701-710

[15] Grenabo L, Hedelin H, Pettersson S. The severity of infection stones compared to other stones in the upper urinary tract. Scand J Urol Nephrol, 1985, 19(4): 285-289

[16] Yu TF, Berger L. Impaired renal function gout: its association with hypertensive vascular disease and intrinsic renal disease. Am J Med, 1982, 72(1): 95-100

第24章 泌尿和男性生殖系统肿瘤

第一节 肾　　癌

肾肿瘤包括肾实质肿瘤及肾盂上皮肿瘤。肾实质肿瘤主要是肾细胞癌，简称肾癌。高发年龄50～70岁，男女比例约为2∶1。肾癌在泌尿系统肿瘤中占第二位。老年人中还有肾错构瘤、肾嗜酸细胞瘤，为良性肿瘤，肾脏的良性肿瘤较少见。其他肾实质肿瘤有肾胚胎瘤、肉瘤等，极少发生在老年人。

【病因】 肾癌的病因未明。其发病与吸烟、肥胖、长期血液透析、长期服用解热镇痛药物等有关。某些职业如石油、皮革、石棉等产业工人患病率高，少数肾癌与遗传因素有关，称为遗传性肾癌，占肾癌总数的4%。非遗传因素引起的肾癌称为散发性肾癌。

【病理】

1. 大体　绝大多数肾癌发生于一侧肾脏，常为单个肿瘤，10%～20%为多发。肿瘤多位于肾脏上下两极，瘤体大小差异较大，直径平均7cm，常有假包膜与周围肾组织相隔，双侧先后或同时发病者仅占散发性肾癌的2%～4%。遗传性肾癌则常表现为双侧、多发性肿瘤。

2. 分类　肾癌有几种分类标准，以往我国最常采用的是1981年Mostofi分类标准。推荐采用WHO1997年根据肿瘤细胞起源以及基因改变等特点制定的肾实质肿瘤分类标准，此分类将肾癌分为透明细胞癌(60%～85%)、乳头状肾细胞癌或称为嗜色细胞癌(7%～14%)、嫌色细胞癌(4%～10%)、集合管癌(1%～2%)和未分类肾细胞癌。

根据形态学的改变乳头状肾细胞癌分为Ⅰ型和Ⅱ型。

3. 组织学分级　以往最常用的是1982年Fuhrman四级分类。1997年WHO推荐将Fuhrman分级中的Ⅰ、Ⅱ级合并为高级即高分化、Ⅲ级为中分化、Ⅳ级为低分化或未分化。推荐采用将肾癌分为高分化、中分化、低分化(未分化)的分级标准。

表24-1　肾癌的Fuhrman分级

<table>
<tr><td>Ⅰ</td><td>T_1</td><td>N_0</td><td>M_0</td></tr>
<tr><td>Ⅱ</td><td>T_2</td><td>N_0</td><td>M_0</td></tr>
<tr><td rowspan="3">Ⅲ</td><td>T_1</td><td>N_1</td><td>M_0</td></tr>
<tr><td>T_2</td><td>N_1</td><td>M_0</td></tr>
<tr><td>T_3</td><td>N_0,N_1</td><td>M_0</td></tr>
<tr><td rowspan="3">Ⅳ</td><td>T_4</td><td>任何N</td><td>M_0</td></tr>
<tr><td>任何T</td><td>N_2,N_3</td><td>M_0</td></tr>
<tr><td>任何T</td><td>任何N</td><td>M_1</td></tr>
</table>

4. 肿瘤TNM分期　见表24-2。

表 24-2 肿瘤的 TNM 分期

T 原发肿瘤

T_x 原发肿瘤不能评估

T_0 未发现原发肿瘤

T_1 肿瘤局限于肾内，最大径≤7.0cm

T_2 肿瘤局限于肾内，最大径>7.0cm

T_3 肿瘤局限在肾周筋膜内，但已扩展至主要静脉或侵犯肾上腺或肾周组织

T_{3a} 肿瘤侵犯肾上腺或肾周组织，未超出肾周筋膜

T_{3b} 肿瘤肉眼可见侵入肾静脉或腔静脉

T_{3c} 肿瘤肉眼可见扩展至横膈上腔静脉或侵犯腔静脉壁

T_4 肿瘤超出肾周筋膜

N 局部淋巴结

N_x 局部淋巴结不能评估

N_0 无局部淋巴结转移

N_1 单个淋巴结转移最大径≤2cm

N_2 单个淋巴结转移最大径>2cm 但≤5cm，多个淋巴结转移但最大径均≤5cm

N_3 淋巴结转移>5cm

M 远处转移

M_x 不能评估远处转移

M_0 无远处转移

M_1 远处转移

【临床表现】 常见症状为血尿、肿块、疼痛和副瘤综合征。部分病人可无任何症状。

1. 血尿 间歇无痛性全程肉眼血尿为常见症状，表明肿瘤已穿入肾盂、肾盏。

2. 肿块 肿瘤较大时腹部或腰部肿块较易被发现。

3. 疼痛 疼痛常为腰部钝痛或隐痛，血块通过输尿管时可发生肾绞痛。

4. 副瘤综合征 表现为高血压、贫血、体重减轻、恶病质、发热、红细胞增多症、肝功能异常、高钙血症、高血糖、血沉增快、神经肌肉病变、淀粉样变性、溢乳症、凝血机制异常等改变。

【诊断】

1. 一般检查 血尿是肾癌的主要症状，尿液常规检查常可发现红细胞。肾癌患者血中肾素、红细胞生成素升高，可将这些物质作为肾癌的癌标。

2. X 线检查

(1)腹部 X 线片：可见肾影不规则增大，有些病例中肿块内或肿块周围可见钙化。若为弥漫性钙化，恶性的可能性为 80%。

(2)排泄性尿路造影：是诊断肾癌的相当重要的检查手段。肾组织被肿瘤侵犯时或肿瘤侵犯肾静脉时，患肾可部分或完全不显影。

(3)腹主动脉造影剂选择性肾动脉造影，动脉造影是肾肿瘤早期诊断及定性诊断中一个重要的手段。

肾癌时血管造影的主要改变有：①肿块内大量的新生血管，分布不均匀，形态不规则；②由动静脉瘘形成的血管池；③肿瘤区造影剂密度增加；④动静脉分流；⑤肾动脉主干增粗；⑥肿瘤血管对注入肾上腺素无反应；⑦腹主动脉受压凸向健侧；⑧毛细血管期及肾实质期癌区密度增

加,排泄延迟或显示动静脉瘘。

行大剂量选择性肾动脉造影时,如:①肾静脉不显影或肾静脉内有充盈缺损;②有侧支静脉出现;③出现与肾门或腔静脉床有联系的肿瘤血管;④有延伸入肾静脉或下腔静脉的线条样血管;⑤在没有肾积水的病例,肾影期延长,应考虑有下腔静脉瘤栓的可能,应急行下腔静脉造影。

(4)下腔静脉造影:是了解下腔静脉有无肿瘤侵及的最可靠的方法,并可明确瘤栓延伸的范围,腔静脉梗阻及侧支循环的程度。

3. *超声检查* 超声检查是非侵入性的诊断方法,安全可靠,尤其能够很好的区分实性或囊性肿块,肾癌超声图像的特点是:①肾脏有局限性或弥漫性增大;②肾癌无包膜,边界不规则;③透明细胞癌的超声图像为低回声,颗粒细胞癌为强回声,混合细胞型则产生混合回声;④肾癌后方组织回声衰减;⑤有局部浸润或转移时,B 超可发现转移灶。

4. *CT 检查* CT 主要用来确诊用其他方法发现的实质性肿块,并对恶性肿瘤进行分期。肾实质性肿块的 CT 值低于正常肾组织,表现为异质性肿块,可显示出钙化、坏死、内部出血等不同的区域。注入造影剂后,大多数肿瘤的 CT 值增加,但仍低于正常肾组织。

5. *磁共振* 磁共振是一种新的检查方法,它可以清楚地显示肾脏的结构,特别是血管的结构,皮髓质的交界处,而不需要使用造影剂。

【治疗】 综合影像学检查结果评价 cTNM 分期,根据 cTNM 分期初步制定治疗原则。依据术后组织学确定的侵袭范围进行病理分期评价,如 pTNM 与 cTNM 分期有偏差,按 pTNM 分期结果修订术后治疗方案。

1. *局限性肾癌的治疗* 外科手术是局限性肾癌首选治疗方法。行根治性肾切除术时,不推荐加区域或扩大淋巴结清扫术。

(1)根治性肾切除手术:是目前唯一得到公认可能治愈肾癌的方法。经典的根治性肾切除范围包括:肾周筋膜、肾周脂肪、患肾、同侧肾上腺、肾门淋巴结及髂血管分叉以上输尿管。现代观点认为:如临床分期为Ⅰ或Ⅱ期,肿瘤位于肾中、下部分,肿瘤<8cm、术前 CT 显示肾上腺正常,可以选择保留同侧肾上腺的根治性肾切除术。但此种情况下如手术中发现同侧肾上腺异常,应切除同侧肾上腺。根治性肾切除术可经开放性手术或腹腔镜手术进行。开放性手术可选择经腹或经腰部入路,没有证据表明哪种手术入路更具优势。根治性肾切除术的死亡率约为 2%,局部复发率 1%~2%。

(2)保留肾单位手术(NSS):推荐按各种适应证选择实施 NSS,其疗效同根治性肾切除术。NSS 肾实质切除范围应距肿瘤边缘 0.5~1.0cm,不推荐选择肿瘤剜除术治疗散发性肾癌。对肉眼观察切缘有完整正常肾组织包绕的病例,术中不必常规进行切缘组织冰冻病理检查。NSS 可经开放性手术或腹腔镜手术进行。保留肾单位手术后局部复发率 0~10%,而肿瘤≤4cm 手术后局部复发率为 0~3%,须向患者说明术后潜在复发的危险。NSS 的死亡率 1%~2%。

①NSS 绝对适应证:双侧肾癌或肾癌对侧肾存在某些良性疾病,如肾结石、慢性肾盂肾炎或其他可能导致肾功能恶化的疾病(如高血压,糖尿病,肾动脉狭窄等)患者。

②NSS 绝对适应证和相对适应证对肿瘤大小没有具体限定。

③NSS 扩大适应证:临床分期 T_{1a} 期(肿瘤≤4cm),肿瘤位于肾脏局部,单发的无症状肾癌,对侧肾功能正常者也可选择实施 NSS。

(3)腹腔镜手术:手术方式包括腹腔镜根治性肾切除术和腹腔镜肾部分切除术。手术途径分为经腹腔、腹膜后及手助腹腔镜。切除范围及标准同开放性手术。腹腔镜手术适用于肿瘤局限于肾包膜内，无周围组织侵犯以及无淋巴转移及静脉瘤栓的局限性肾癌患者，其疗效与开放性手术相当，但对≥T_2期的肾癌、曾有患肾手术史以及其他非手术适应证的患者应视为腹腔镜手术的禁忌证，腹腔镜手术也有一定的死亡率。

(4)肾动脉栓塞：对于不能耐受手术治疗的患者可作为缓解症状的一种姑息性治疗方法。术前肾动脉栓塞可能对减少术中出血、增加根治性手术机会有益，但尚无循证医学Ⅰ～Ⅲ级证据水平证明。肾动脉栓塞术可引起穿刺点血肿、栓塞后梗死综合征、急性肺梗塞等并发症。

(5)术后辅助治疗：局限性肾癌手术后尚无标准辅助治疗方案。pT_{1a}期肾癌手术治疗5年生存率高达90%以上，不推荐术后选用辅助治疗。pT_{1b}～pT_2期肾癌手术后1～2年内约有20%～30%的患者发生转移，手术后的放、化疗不能减少转移率，不推荐术后常规应用辅助性放、化疗。

2. *局部进展性肾癌的治疗*　局部进展性肾癌首选治疗方法为根治性肾切除术，而对转移的淋巴结或血管瘤栓需根据病变程度选择是否切除。术后尚无标准治疗方案。对手术后有肿瘤残留的患者，建议以免疫治疗或二氟脱氧胞苷为主的化疗和(或)放疗。

(1)淋巴结清扫术：早期的研究主张做淋巴结清扫，而最近的研究结果认为淋巴结清扫术对术后淋巴结阴性患者只对判定肿瘤分期有实际意义，而淋巴结阳性患者往往伴有远处转移，需联合免疫治疗，且只对少部分患者有益。对Ⅲ、Ⅳ期伴有淋巴结肿大的肾癌患者，建议对比较容易切除肿大淋巴结的患者行根治性肾切除术＋肿大淋巴结切除术。

(2)下腔静脉瘤栓的外科治疗：多数学者认为TNM分期、瘤栓长度、瘤栓是否浸润腔静脉壁与预后有直接关系。建议对临床分期为T_{3b}、N_0、M_0，且行为状态良好的患者行下腔静脉瘤栓取出术。不推荐对CT或MRI扫描检查提示有下腔静脉壁受侵或伴淋巴结转移或远处转移的患者行此手术。腔静脉瘤栓取出术死亡率约为9%。

静脉瘤栓尚无统一的分类方法。推荐采用美国纽约医学中心的五级分类法：0级：瘤栓局限在肾静脉内；Ⅰ级：瘤栓位于下腔静脉内，瘤栓顶端距肾静脉开口处≤2cm；Ⅱ级：瘤栓位于肝静脉水平以下的下腔静脉内，瘤栓顶端距肾静脉开口处＞2cm；Ⅲ级：瘤栓在肝静脉以上水平下腔静脉，膈肌以下；Ⅳ级：瘤栓位于膈肌以上下腔静脉内。

(3)术后辅助治疗：局部进展性肾癌根治性肾切除术后尚无标准辅助治疗方案，辅助IFN-α和(或)IL-2治疗相关的多中心、随机对照研究正在进行中，尚无定论。2004年德国的一项随机对照研究表明，术后辅助性应用自体肿瘤疫苗可提高T_3期肾癌患者的5年生存率，但需多中心性研究进一步证实。国家医药管理局对临床试验治疗有严格的准入制度，必须严格遵守。

肾癌属于对放射线不敏感的肿瘤，单纯放疗不能取得较好的效果。术前放疗一般较少采用，对未能彻底切除干净的Ⅲ期肾癌可选择术中或术后放疗。

3. *转移性肾癌(临床分期Ⅳ期)的治疗*　转移性肾癌尚无标准治疗方案，应采用以内科为主的综合治疗。外科手术主要为转移性肾癌辅助性治疗手段，极少数患者可通过外科手术而治愈。

(1)手术治疗：切除肾脏原发灶可提高IFN-α和(或)IL-2治疗转移性肾癌的疗效。对根治性肾切除术后出现的孤立性转移瘤以及肾癌伴发孤立性转移、一般状态良好、低危险因素的患者可选择外科手术治疗。对伴发转移的患者，可视患者的身体状况与肾脏手术同时进行或分期进行。对肾肿瘤引起严重血尿、疼痛等症状的患者可选择姑息性肾切除术、肾动脉栓塞以缓解症状，提高生存质量。转移性肾癌手术死亡率为 2%～11%。

(2)内科治疗：随机对照研究结果不能证明 LAK 细胞、TIL 细胞、IFN-γ 治疗转移性肾癌有效。目前 IFN-α 和(或)IL-2 为转移性肾癌治疗的一线治疗方案，有效率约为 15%。

①IFN-α 推荐治疗剂量：IFN-α 9MU/次，肌内注射或高剂量，每周 3 次，共 12 周。可从 3MU/次开始逐渐增加，第 1 周每次 3MU，第 2 周每次 6MU，第 3 周以后每次 9MU。治疗期间每周检查血常规 1 次，每月查肝功能 1 次，白细胞<3G/L 或肝功能异常时应停药，待恢复后再继续进行治疗。如患者不能耐受 9MU/次剂量，则应减量至每次 6MU 甚至每次 3MU。

②国外常用 IL-2 方案大剂量方案：IL-2(6.0～7.2)$\times 10^5$ U/(kg·8h)，15 分钟内静脉注射，第 1～5 天，第 5～19 天。间隔 9 天后重复 1 次。大剂量应用 IL-2 有 4%的死亡率。小剂量方案Ⅰ：(IL-2 2.5$\times 10^5$ U/kg，高剂量每周 5 日×1、IL-2 1.25$\times 10^5$ U/kg，高剂量每周 5 日×6，每 8 周为 1 周期)；小剂量方案Ⅱ：每日 18MU，高剂量每周 5 日×8 周。

尚不能确定常用化疗药物(无论是单用还是联合应用)对转移性肾癌的疗效，化疗联合 IFN-α 和(或)IL-2 也未显示出优势。近几年以二氟脱氧胞苷为主的化疗对转移性肾癌取得了一定疗效，也可作为一线治疗方案。

(3)放疗：对局部瘤床复发、区域或远处淋巴结转移、骨骼或肺转移患者，姑息放疗可达到缓解疼痛、改善生存质量的目的。近些年开展的立体定向放疗、三维放疗对复发或转移病灶能起到较好的控制作用。

【预后】 影响肾癌预后的最主要因素是病理分期，其次为组织学类型。乳头状肾细胞癌和嫌色细胞癌的预后好于透明细胞癌；乳头状肾细胞癌Ⅰ型的预后好于Ⅱ型；集合管癌预后较透明细胞癌差。

肾癌预后与组织学分级、患者的行为状态评分、症状、肿瘤中是否有组织坏死等因素有关。同时，肾癌未能切除者 3 年生存率不足 5%，5 年生存率在 2%以下。根治性手术治疗后 5 年生存率：早期局限在肾内肿瘤可达 60%～90%；未侵犯肾周筋膜者 40%～80%；肿瘤超出肾周筋膜者仅 2%～20%。

参考文献

[1] 宋希双，李泉林，车翔宇．保留肾单位肾癌切除术的疗效与随访．中华泌尿外科杂志，2005，26(10)：683-685

[2] 顾方六．肾肿瘤//吴阶平．吴阶平泌尿外科．济南：山东科学技术出版社，2004，889-917

[3] Michisch G，Carballido J，Hellsten S，et al. Guidelines on renal cell cancer. Eur Urol，2001，40：252-255

[4] Motzer RJ，Bolger GB，Boston B，et al. NccN clinical practice guideline in oncology-V. 2，2006 kidney

[5] Linehan WM，Walther MM，Zber B. The genetic basis of cancer of the kidney. J Urol，2003，170：2163-2172

[6] AJCC. AJCC Cancer Staging Manual. Sixth ed. New York：Springer Verlag，2002

[7] Palapattu GS，Kristo B，Rajfer J. Paraneoplastic syndromes in urologic malignancy：the many faces of renal cell carcinoma. Rev Urol，2002，4：163-170

[8] Godley PA，Stinchcombe TE. Renal cell carcinoma. Curr Opin Oncol，1999，11：213-217

[9] 宋希双，何中舟，车翔宇．中晚期肾癌的介入、手术和生物联合治疗．中华外科杂志，2004，42(23)：1450-1452

[10] Song Xishuang. The combined therapy of intervention，operation and biology in patients with middle-ad-

vanced renel cell carcinoma. CHINA MEDICAL ABSTRACTS,2005,14(1):50

[11] 潘柏年,徐仁方,郭晓,等. 肾癌525例临床分析. 中华泌尿外科杂志,2000,21:135-137

[12] Flanigan RC,Mickisch G,Sylvester R,et al. Cytoreductive nephrectomy in patients with metastatic renal cancer. A combined analysis. J Urol,2004,171:1071-1076

[13] Siemer S,Lehmann J,Kamradt J,et al. Adrenal metastases in 1635 patients with renal cell carcinoma:outcome and indication for adrenalectomy. J Urol,2004,171:2155-2159

第二节 肾盂肿瘤

泌尿系统肾盂、输尿管、膀胱、尿道均覆有移行上皮,其肿瘤的病因、病理等相似,且可同时或先后在不同部位出现。肾盂肿瘤较多发生在老年。

【病理】 肾盂移行细胞乳头状瘤是由移行上皮细胞覆盖的中央有纤维血管核心组成,常合并有肾盂黏膜的增生性改变。一半以上病例为多发性,大约1/3的病例在输尿管和(或)膀胱内有乳头状瘤,一半有多发性乳头状瘤的病人发展为癌。

肾盂癌绝大部分是移行上皮细胞,偶尔也有鳞状上皮细胞。腺癌或未分化癌罕见。根据Rubenstein的标准,肾盂癌可分为四期:Ⅰ期,肿瘤局限于肾盂内。Ⅱ期,肿瘤侵至肾盂肌层或肾实质,但尚未突破肾被膜。Ⅲ期,肿瘤侵至肾周围脂肪。Ⅳ期,已有区域淋巴结或远处转移。

由于肾盂壁薄,又具有丰富的淋巴管网及血管网,故肿瘤易于扩散。镜下常可见肿瘤侵及肌层,附近的淋巴管及微静脉内有成堆的癌细胞。

鳞状上皮细胞癌约占肾盂肿瘤的15%,恶性程度高。扁平、坚硬、常有溃烂,病变可侵及整个肾盂。腺癌极少见,常发生于老年人。伴感染、结石及肾盂积水,肿瘤常侵犯附近的胰腺、肠道,并转移至肺和肝。

【临床表现和诊断】 平均发病年龄55岁,大多数在40～70岁。男∶女约2∶1。早期表现为间歇性无痛肉眼血尿,偶因血块堵塞输尿管出现肾绞痛。尿细胞学检查常发现癌细胞,膀胱镜检查可见输尿管口喷血。尿路造影片肾盂内充盈缺损、变形,应与尿酸结石和血块鉴别。输尿管肾镜以及超声、CT、MRI检查对诊断肾盂癌亦有重要价值。尿核基蛋白22检测对肾盂移行上皮癌诊断有一定意义。

【治疗】 在对侧肾脏健全的情况下,可行患侧肾、输尿管全切手术,包括围绕输尿管口的一块膀胱壁,周围筋膜及受累淋巴结的整块切除。

老年病人由于对侧肾脏功能差或有肾血管病变,可行原位手术切除肿瘤。

患者术后常规要进行膀胱灌注,常用药有丝裂霉素、吡柔比星、羟基喜树碱及卡介苗等。

【手术要点】

1. 肾盂癌根治性肾切除,需经第11肋间切口切除肾脏及中上段输尿管,经下腹正中切口切除输尿管下段及输尿管口周围膀胱壁。

2. 可先经电切镜电切输尿管口周围全层膀胱壁,再经腰部切口切除肾脏及全长输尿管,减少一处切口同样达到根治目的。

参考文献

[1] Grabstald H,et al. Renal pelvic tumors. JAMA,1971,218:845

[2] 宋希双，李先承. 尿核基蛋白 22 检测在泌尿系移行上皮肿瘤中的临床应用. 中华外科杂志，2004，42(5)：316-317

[3] 第一届全国泌尿外科学术会议总结. 中华泌尿外科杂志，1982，3(1)：2-7

[4] Konety BR, Getzenberg RH. Urine based markers of urological malignancy. J Urol, 2001, 165(2): 600-611

[5] Benson MC, Olsson CA. Continent urinary diversion. In: Walsh PC, Retik AB, Vaughan Jr ED, et al. eds. Campbell's Urology. ed7. Vol3. Philadelphia: WB Aaunders Co, 1988, 3190-3145

[6] Holmang S, Andus P, Hedelin H, et al. Stage progression in Ta papillary urothelial tumors: relationship to grade, immunohistochemical expression of tumor markers, mitotic frequency and DNA ploidy. J Urol, 2001, 165(4): 1124-1130

第三节　输尿管肿瘤

输尿管肿瘤比较少见，约占泌尿系肿瘤的 1%，但近年来发病率有增高的趋势。增多的原因可能由于诊断水平的提高或是肿瘤发病率的绝对增加。该病最常见于老年人。好发年龄为 60～80 岁，男女比例为 2～5∶1。可分为原发性和继发性两种。原发性肿瘤起源于输尿管本身。继发性输尿管肿瘤均为恶性，系转移而来。其途径有三：①由肾盂肿瘤脱落或膀胱逆流种植。侵犯肾盂的肾实质肿瘤、肾盂肿瘤、膀胱肿瘤，尤其伴有膀胱或输尿管逆流的病例，由于尿液在泌尿道内流动，肿瘤可随尿流种植于输尿管黏膜上。临近肾盂或膀胱的输尿管肿瘤也可来自肾盂、膀胱肿瘤的直接蔓延。膀胱肿瘤时，如作逆行输尿管插管检查，可能导致膀胱肿瘤细胞向输尿管内种植。②从乳房、结肠、宫颈、前列腺等处经血行或淋巴系转移。③邻近器官肿瘤的直接蔓延浸润。继发性输尿管癌罕见，故本节主要论述原发性输尿管肿瘤。

【病因】　原发性输尿管癌的病因尚不明了，一般认为与输尿管局部炎症、结石、化学致癌物质等刺激或诱发因素有密切关系。输尿管上皮在胚胎来源上或组织形态上与膀胱、肾盂黏膜完全相同，同属移行上皮。作用于一部分泌尿上皮的致癌因素，也可影响其余部分的泌尿上皮，故发病呈多源性。然而由于尿液流经输尿管，其中的致癌因素与输尿管管壁接触时间短暂，因而在尿路上皮肿瘤中，输尿管肿瘤发病率较低。

1. *化学致癌物质的影响*　包括外源性和内源性致癌物质两类：

(1)外源性致癌物质：类同膀胱肿瘤的化学致癌物质，如从事染料、橡胶、皮革、塑料、化工和特殊化学气体的工作人员，可能会遭受某些化学致癌物质的影响。近年来有人发现长期滥用非那西丁总量在 1kg 或每月 1g 不少于 1 年者，也会因其代谢物质具有致癌作用而诱发泌尿道肿瘤。

(2)内源性致癌物质：诱发膀胱肿瘤的内在性色氨酸代谢异常，也是诱发输尿管肿瘤的一个重要因素。因为色氨酸代谢的一些产物，例如：3-羟基-邻-氨基苯甲酸等，也能在β-葡萄糖醛酸酶水解后产生致癌作用。

2. *局部刺激*　输尿管炎，如囊性输尿管炎、腺性输尿管炎及节段性输尿管炎的恶变，往往会引起输尿管黏膜腺样或鳞状细胞样组织变性。输尿管结石可以诱发输尿管黏膜的炎症。结石的存在是一种慢性的机械刺激，造成输尿管黏膜上皮细胞变性，引起增生及化生。此外，输尿管寄生虫感染，例如，血吸虫以及输尿管本身白斑性病变或残留的胚芽组织等，均可成为一种局部因素，诱发输尿管肿瘤。

3. *其他*　放射线照射、病毒和其他各种产生肾盂和膀胱肿瘤发生的因素，均可导致输尿管癌的发生。

【临床表现】 输尿管肿瘤的症状有血尿，占59%～91%，其次为腰痛和膀胱刺激症状。Bloom报道尿频和排尿困难占50%。除这些泌尿系统症状外，偶尔个别病例也会出现一些非泌尿系症状。例如高钙血症，人绒毛膜促性腺激素增多等，其原因不明。输尿管恶性肿瘤尚可伴发相应器官转移后的各类转移症状。

1. *血尿* 通常是肉眼血尿，尿中可出现条状血块。血尿常呈间歇性反复出现，出血可以连续几天，出血停止后，尿液重新变得清晰，活动和劳累可诱发血尿。血尿病程短，肾功能丧失快，是输尿管癌的临床特点。

2. *疼痛* 疼痛的发生，一方面与肿瘤周围组织浸润，侵犯附近的神经组织或骨骼转移有关。另一方面是因为肿瘤日渐增大导致输尿管梗阻，包括肿瘤本身对输尿管腔的阻塞，肿瘤浸润引起输尿管腔的狭窄或硬化性变，肿瘤造成输尿管黏膜的过度水肿以及肿瘤出血的血块堵塞等。疼痛一般表现为腰部或沿输尿管方向的放射性钝痛或胀痛，血块堵塞会发生剧烈地绞痛。

【诊断】 输尿管肿瘤的诊断常易延误，从血尿的出现到治疗平均间期为2个月至2年，大多数病人来诊时已处于病程的中期和晚期。延误诊断的原因往往为病人和家属的拖延，不切实际的检查和误诊为其他疾病。因此，老年人如有血尿及原因不明的肾积水，输尿管显影不满意，应想到输尿管肿瘤的可能。

1. *尿细胞学检查* 尿细胞学检查在输尿管肿瘤诊断中应用的经验不多，据报道G_1、G_2、和G_3肿瘤的尿细胞学阳性率分别为20%、45%和78%。分段收集输尿管冲洗尿标本行丫啶橙染色检查可提高阳性率。Zincke等以速尿利尿后逆行收集尿液，细胞学检查阳性率(61%)比常规细胞学阳性率(33%)高。

2. *放射学检查* 放射学检查目前已成为诊断输尿管癌的主要手段，具体方法如下。

(1)排泄性尿路造影：IVU是一种有价值的诊断方法，但因正常输尿管在排泄性尿路造影片上可以完全不显影，造成诊断困难。因此，使输尿管全程显影是诊断的关键，如患侧肾功能不良，输尿管则根本不显影，可用大剂量延缓排泄性尿路造影显示输尿管。

(2)逆行输尿管造影：可以补充排泄性尿路造影的不足，IVU显示输尿管有充盈缺损时应行逆行造影。在逆行造影时，应注意如导管插入肾盂或肿瘤上方则对中下段的诊断是不利的。应在透视下边注入造影剂边退输尿管导管至末端同时拍片，使输尿管全程显影才有帮助。

(3)肾穿刺造影：在IVU显影不良而行造影不成功或不可能时，可考虑行肾穿刺造影。在X线透视或超声波引导下作肾盂穿刺，收集尿液作细胞学检查再注入造影剂，显示肾盂、输尿管和充盈缺损区。利用细穿刺针可避免损伤血管和肿瘤播散。造影宜在手术前一天进行，造影剂内可加入适量的抗生素。

3. *内腔镜检查* 原发性输尿管癌同时伴发和以后发生膀胱癌者较多，在诊断和随访病人时膀胱镜检查必不可少。输尿管肿瘤行膀胱镜检查可发现：①一侧输尿管口喷血(21%)或输尿管口有血迹；②发现膀胱肿瘤(8%)多位于患侧输尿管口附近，一侧输尿管及肾积水或肾脏无功能，膀胱镜检查发现肿瘤位置并不梗阻输尿管时，应想到同时存在输尿管肿瘤；③下段输尿管肿瘤组织可能自输尿管口突出或随输尿管蠕动而出现(6%)，如输尿管壁间有肿瘤，输尿管口可充血、水肿或局部隆起，若此时经阴道或直肠轻加按摩则有血液自输尿管口持续滴出。

对于无痛性血尿疑为输尿管肿瘤者，也可用输尿管镜和输尿管肾盂镜直接观察肿瘤和采取活检，检查输尿管用直镜(0°)。

4. *影像学检查* CT能较准确地分期，发现局部淋巴结或远处转移，且能区别结石和肿瘤，输尿管肿瘤的 CT 表现有 3 种：①腔内灶性肿块；②输尿管管壁肥厚和管腔狭窄；③浸润性肿块。肿瘤衰减指数类似于横纹肌与软组织，使用造影剂后大部分有增强现象。

尿路核磁水成像检查对输尿管肿瘤合并输尿管，肾盂积水有重要价值，表现为输尿管肿瘤边缘毛糙，可清楚显示肿瘤大小、位置、浸润程度和周围组织关系等。

B 超检查难以发现呈扁平状或斑块状黏膜增厚的输尿管肿瘤，故多作为有充盈缺损和不显影肾脏输尿管疾病的补充诊断。

【治疗】

1. *根治性肾、输尿管切除术*　原发性输尿管移行细胞癌的传统和有效的治疗是肾、输尿管全切术，包括输尿管入口处膀胱的袖口状切除。大多数病例需两个切口（腰部切口和下腹部腹膜外切口）。为了保证切除膀胱壁段输尿管，可经膀胱切口，在解剖下段输尿管前，沿输尿管口作荷包缝合，防止肿瘤细胞脱落种植于膀胱。年老体弱者手术可分期进行。该手术的合理性在于：①输尿管癌常是多中心性、多发性，若局部切除，则复发率高；②术前鉴别肿瘤分化程度和估计浸润程度较为困难，盲目保守会影响预后；③局部切除有使癌细胞溢出的危险，影响手术效果；④50％输尿管肿瘤有肌层浸润和淋巴结累及，根治性全切除可充分切除肿瘤。

2. *局部切除术*　近年来，许多学者主张用局部切除病变输尿管和保存肾脏的方法来治疗输尿管癌。Bloom 报道全切除后 5 年生存率（55.5％）与局部切除后（57.1％）相同，局部切除无手术死亡率，而全切除有 9％的死亡率。因此认为，局部切除的效果并不比肾输尿管全切除差。也可经输尿管镜钬激光切除肿瘤，由于输尿管壁薄，容易切穿输尿管壁，切割时要在清楚术野下进行，术后需留置导尿 1～2 周，该治疗方法仅用于早期输尿管肿瘤。

【预后】　原发性输尿管癌预后较差，5 年总生存率为 50％～60％。预后随分级的增高和病期的进展而恶化。输尿管癌合并同侧肾无功能者预后很差，Batata 报道 14 例 IVU 示患侧肾不显影的输尿管癌患者，12 例在 3 年内死亡。由于输尿管的壁薄，且淋巴引流丰富，肿瘤易于浸润和转移。故临床上输尿管癌的复发和转移较为常见，由于早期诊断困难。Bloom 等报道 102 例病人，随访期平均 19 个月有 20％的病人复发。由于复发率高，且有肿瘤种植的可能和多灶性特点，术后定期作膀胱镜检查或 IVU 以防膀胱内复发或观察对侧输尿管可能出现的肿瘤极为重要。

参考文献

［1］ Petkovic S. Epidemiology and treatment of renal pelvis and ureteral tumors. J Urol，1975，114：858

［2］ Bloom NA，et al. Primary carcinoma of ureter：A review of the literature. J Urol，1974，112：188

［3］ Hawtrey CE. Fifty two cases of primary ureteral carcinoma：A clinical pathology study. J Urol，1971，105：188

［4］ Willams CB，et al. Carcinoma of the ureter-a review of 54 cases. Br J Urol，1973，45：377

［5］ Murphy CM，et al. Primary grade 1 transitional cell carcinoma of the renal pelvis and ureter. J Urol，1980，123：629

［6］ Steffen J，et al. Tumours of the renal pelvis and ureter：observation in 170 patients. Br J Urol，1988，61：277

第四节　膀胱肿瘤

膀胱肿瘤是泌尿系统最常见的肿瘤。是老年常见病，高发年龄 50～70 岁，男性发病率显著高于女性，约为4∶1，以浅表乳头状肿瘤为常见，分化不良的浸润性膀胱癌常发生在高龄患者。近年来我国膀胱肿瘤发病率有增高的趋势，膀胱癌约占恶性肿瘤的20%。大约98%的膀胱癌来源于上皮细胞，其中92%为移行上皮细胞癌，6%～7%为鳞状上皮癌，1%～2%为腺癌，其他非上皮来源的肿瘤包括肉瘤、嗜铬细胞瘤、恶性淋巴管瘤、混合性中胚层肿瘤及原发性类癌瘤，这些均罕见。

【病因学】

1. 职业性因素　目前公认的致癌物质为2-苯胺、联苯胺、4-氨基双联苯等。这些物质多数为染料的中间体或橡胶、塑料的抗氧化剂，有致癌的可能性。

2. 吸烟　流行病学调查和许多实验研究均证实，烟草与膀胱癌之间的关系，吸烟是膀胱癌发生的重要促进因素之一。

3. 其他因素　膀胱慢性刺激如膀胱结石、炎症及血吸虫。

【病理】　膀胱肿瘤的病理变化以瘤细胞的分化程度和肿瘤的浸润深度最为重要。近年来研究结果表明与基因异常，尤其是P_{53}对膀胱癌的生物行为有关。

1. 组织类型　可分为上皮性肿瘤和非上皮性肿瘤两大类。前者占98%，其中90%为移行上皮肿瘤，鳞癌和腺癌较少见。非上皮性肿瘤罕见，多为横纹肌肉瘤和平滑肌肉瘤。

2. 分化程度　按肿瘤细胞大小、形态、核改变及分裂象可分为三级：Ⅰ级分化良好，为低度恶性；Ⅲ级分化不良，为高度恶性；Ⅱ级分化居Ⅰ、Ⅲ级之间，属中度恶性。

3. 生长方式　分为原位癌、乳头状癌和浸润性癌。原位癌局限于黏膜内，移行细胞癌多为乳头状，鳞癌和腺癌常为浸润癌。不同的生长方式可单独或同时存在。

4. 肿瘤TNM分期　即T为膀胱壁浸润的深度；N为盆腔或腹腔淋巴结浸润程度；M为其他器官转移情况。T_{is}为原位癌，多为分化差的癌细胞局限于尿路上皮内生长；T_a为乳突状浸润；T_1限于黏膜下固有层以内；T_2为浸润浅肌层；T_{3a}为浸润深肌层；T_{3b}为浸润膀胱周围脂肪；T_4为浸润邻近器官；N_0无淋巴结浸润；N_1单个淋巴结≤2cm，N_2为＞2cm且≤5cm的单个或多个淋巴结，N_3为淋巴结＞5cm；M_0无转移；M_1为伴有器官转移。肿瘤细胞分化程度和浸润深度多一致。但也有例外，如原位癌的分化程度多为Ⅱ、Ⅲ级。

5. 肿瘤分布　多见于膀胱侧壁及后壁，其次为三角区和顶部。可以是单发也可为多发(25%)。膀胱肿瘤可先后或同时伴有肾盂、输尿管、尿道肿瘤。

6. 扩散方式　以直接浸润为主。当浸润肌层即发生淋巴转移，淋巴转移率与浸润深度呈正相关。晚期发生血行转移，累及肝、肺、骨等。

【临床表现】　血尿是膀胱肿瘤主要的临床表现，也可伴有排尿不畅或尿路刺激症状。

1. 血尿　是膀胱肿瘤最常见和最早出现的症状。其典型表现为间歇性无痛性全程肉眼血尿，常伴有血块，少数为起始血尿或终末血尿。血尿的程度与肿瘤的大小、数目及恶性度并不一致。血尿可自行停止或减轻，是导致延误诊治的主要原因，尤其是初始血尿、终末血尿或镜下血尿者。

2. 膀胱刺激症　如果肿瘤发生在膀胱三角区及颈部附近，则较早出现排尿刺激症状。但膀胱刺激症的出现多因肿瘤浸润膀胱壁所致。当肿瘤坏死、溃疡和合并感染时更明显，常是晚期症状。

3. 排尿困难　当肿瘤和血块堵塞膀胱颈口时出现排尿困难，甚至引起急性尿潴留。

4. 转移症状　当肿瘤广泛浸润膀胱并侵及盆腔时，可出现下腹部肿块、腰骶部疼痛、下肢水肿。累及后尿道、前列腺或直肠时，则出现相应的症状。晚期有贫血、消瘦等表现。

5. *其他症状*　肿瘤侵及输尿管口时，可造成该侧输尿管扩张、肾积水；肿瘤坏死脱落可见“腐肉”自尿中排出。膀胱横纹肌肉瘤多见于 4 岁以下小儿，常以排尿困难为主要症状，尿中可排出葡萄状小肿物，血尿是晚期症状。

【诊断】　凡出现无痛性肉眼血尿者都应首先考虑泌尿系肿瘤，而其中最常见的是膀胱肿瘤。若肉眼血尿伴有膀胱刺激症应怀疑有膀胱肿瘤的可能，不可轻易视为膀胱炎，因膀胱炎的膀胱刺激症较重，血尿在膀胱刺激症之后出现。为了解肿瘤分化程度、浸润深度和范围及了解上尿路情况，必须做以下系统检查。

1. *尿脱落细胞学检查*　是诊断膀胱肿瘤最简便的方法，可作为血尿患者的筛选检查。

2. *膀胱肿瘤抗原(BTA)*　诊断膀胱癌的阳性率为 70%。应用尿检查端粒酶等可提高膀胱癌的检出率。

3. *膀胱镜检查*　是确诊膀胱癌的主要方法，能直接观察肿瘤的位置、数目、大小、形态、浸润深度、肿瘤与输尿管口及膀胱颈口的关系，并可取活组织检查。

4. *X 线检查*　尿路造影可了解肾盂、输尿管有无肿瘤、有无肾积水，膀胱造影可见充盈缺损。

5. *B 超检查*　可发现 0.5cm 以上的肿瘤，经尿道超声扫描可了解肿瘤浸润范围和深度。

6. *CT 及 MRI*　均为无创伤性检查，有助于膀胱肿瘤分期及膀胱癌周围浸润情况的判断。

7. *核基蛋白质 22(NMP22)检测*　阳性率 82%，有助于诊断。

8. *膀胱特异抗原检测*　对诊断有一定意义。

【治疗】　以手术治疗为主。原则上 T_a、T_1、局限的 T_2 期肿瘤可采用保留膀胱的手术，较大的、多发的、反复复发以及 T_2、T_3 期肿瘤，应行膀胱全切除术。辅以放射和化学治疗。

膀胱肿瘤切除后容易复发，而复发的仍有可能治愈。复发常不在原来部位，实属新生肿瘤，而且 10%～15% 有恶性程度增加趋势。因此，任何保留膀胱的手术后病人都应有严密的随诊，每 3 个月作膀胱镜检查一次，一年无复发者酌情延长复查时间。这种复查应看作为治疗的一部分。

1. *浅表膀胱肿瘤(T_{is}、T_a、T_1)的治疗*　原位癌 T_{is}：位于膀胱黏膜层内，无浸润，可单独存在或在膀胱癌旁。其中一部分可发展为浸润性癌，一部分长期无发展。细胞分化良好的原位癌，在药物灌注后严密随诊。

T_a、T_1 期：占膀胱肿瘤大多数。经尿道切除或经膀胱开放性手术，亦可采用膀胱内药物灌注治疗。方法是以蒸馏水或等渗盐水稀释的药物经导尿管注入膀胱，保留 2h，每 15 分钟仰、俯、左右侧卧更换体位。常用药物有 BCG、丝裂霉素、阿霉素、塞替派、羟基喜树碱等。基本疗程为每周 1 次，共 6 次，灌注后部分肿瘤消退或明显缩小，目前认为 BCG 效果最好。卡提素有卡介苗的作用，同时副作用轻。膀胱内灌注治疗主要适用于预防术后复发。

浅表膀胱肿瘤亦可应用腔内激光或光动力学治疗。腔内钬激光和等离子束治疗浅表膀胱癌具有无出血，切割、汽化快，损伤轻的优点，适合多发性表浅膀胱癌。多发性的 T_1 期肿瘤，治疗后复发且有恶性程度增高时，应行膀胱全切除术。

2. *浸润性膀胱肿瘤(T_2、T_3、T_4)的治疗*　T_2、T_3 期：浸润肌层的肿瘤，除个别分化良好、局限的 T_2 期肿瘤可经尿道肿瘤电切或钬激光切除外，一般根据浸润范围选择膀胱部分切除术或膀胱全切除术。膀胱部分切除术的范围，应包括距离肿瘤 2cm 以内的全层膀胱壁，输尿管口在切除范围时，需在膀胱其他部位行输尿管膀胱吻合术。肿瘤多发或侵犯三角区，宜行膀胱全切除术，包括前列腺和精囊腺在内。膀胱全切除术后须行尿流改道，常用回肠膀胱术即隔离一段回肠作膀胱，输尿管吻合在这段回肠上，并自腹壁开口排出尿液。今年应用多种可控性尿流改道手术，如去带盲肠升结肠可控膀胱术，其优点为低压、无尿液反流、可控等，不断改善病人生活质量。如病人全身情况不好，可作输尿管皮肤造口术。T_2、T_3期肌层有浸润的膀胱肿瘤术前配合放射治疗及介入区域性动脉化疗，可能提高5年生存，并提高肿瘤切除率，化学治疗可选用顺氯氨铂、氨甲蝶呤、5-氟尿嘧啶、长春花碱、阿霉素等，有一定疗效，多用于晚期病例、转移病灶，但药物毒性反应较多。T_4期平均生存10个月，用姑息行放射治疗和化学治疗可减轻症状，延长生存时间。

参考文献

[1] Klein FA. Bladder cancer. in Zawada ET and Sica DA(eds.):Geriatric Nephrology and Urology. Littleton,Mass. PSG,1985,3:46

[2] 宋希双，李先承. 尿核基蛋白22检测在泌尿系移行上皮肿瘤中的临床应用. 中华外科杂志，2004，42(5)：316-317

[3] 顾方六，任月娟. 膀胱肿瘤的治疗及远期疗效. 中华泌尿外科杂志，1982，3：46

[4] Cole P,et al. Smoking and cancer in the lower urinary tract. N Engl J Med,1971,284:129

[5] Tola S,et al. Cancer of the urinary bladder in Finland. Int Arch Occup Euviron Health,1980,46:43

[6] 宋希双，姜涛. 钬激光治疗膀胱肿瘤90例报告. 中华泌尿外科杂志，2002，23(10)：593

[7] 宋希双，王建伯. 吡柔比星和丝裂霉素C膀胱灌注预防膀胱肿瘤术后复发的临床研究. 中国肿瘤临床与康复，2004，11(2)：168-170

[8] Morrison AS,et al. International study of smoking and bladder cancer. J Urol,1984,131:650

[9] Wynder EL,Goldsmith R. The epidemiology of bladder cancer-a second look. Cancer,1977,40:1246

[10] 宋希双，李先承. 核基质蛋白22在膀胱移行上皮癌诊断中的价值. 临床泌尿外科杂志，2002，17(10)：523-525

[11] Thempson IM,et al. Impact of cigarette smoking on stage,grade and recurrences of transitional cell carcinoma of bladder. J Urol,1987,137:401

第五节　前列腺癌

前列腺癌的平均诊断年龄为72岁，是老年男性的常见恶性肿瘤。前列腺癌在欧美发病率很高，占男性恶性肿瘤的第二位，我国发病率远低于西方，但呈逐年上升趋势。组织学上的前列腺癌（潜伏癌）发病率与年龄呈明显的相关关系，50岁以上年龄组发病率为30%左右，而80岁以上达60%～70%。因而，前列腺癌在老年外科临床中占有非常重要的地位。

【病因】 前列腺癌的病因尚不清楚。流行病学研究显示，年龄是一个重要因素。前列腺癌多发生于50岁以上的老年男性，75～79岁为高峰年龄。尸检报告发现，前列腺癌发病率在50岁为10%，80岁为70%，每10年发病率增加2倍。遗传学因素在前列腺癌发病中也占有重要地位。前列腺癌发病有家族性和种族性，欧美人发病率远高于亚洲人，黑人高于白人。环境因素和饮食习惯对发病也有一定影响，例如亚洲人移居欧美后发病率明显上升。此外，日光照射、高热量动物脂肪饮食、酗酒、长期接触镉等化学物质等也被认为是前列腺癌发病的危险因素。

近年来研究显示，癌基因和抑癌基因调控的失衡在前列腺癌发生发展中具有重要作用。

与前列腺癌有关联的基因可能有以下几种：ERBB2 肿瘤基因、Ras 肿瘤基因及 c-ras、c-myc、C-met、PTI-1 等，以及 RB、P_{53}、RBCA-1 等抑癌基因。

【临床表现】 前列腺癌在早期可以没有任何表现，常在直肠指诊、B 超或前列腺增生术后病理检查中发现。前列腺潜伏癌可终生无症状或仅在尸检时发现。进展性前列腺癌随着前列腺体积的增大，可出现类似良性前列腺增生症的下尿路梗阻症状，包括尿频、尿急、尿线细、排尿中断、排尿困难甚至尿潴留等，但前列腺癌的病情进展远较良性前列腺增生症迅速。晚期可出现腰骶部及下肢疼痛、贫血、下肢水肿、排便困难、双肾积水及尿毒症。出现骨转移者会有相应部位的骨痛表现，一些患者以转移性骨痛或截瘫为就诊首发症状。

【诊断】

1. 前列腺癌的诊断手段 早期前列腺癌常无任何症状，因此，前列腺癌的早期诊断多依靠普查式筛查。前列腺特异性抗原(PSA)的问世为前列腺癌的筛查提供了一项非常有价值的生化指标。结合直肠指诊、前列腺穿刺活检，对早期诊断意义重大。

(1)直肠指诊(DRE)：常可发现较早期前列腺癌，简便易行，国外提倡对 50 岁以上的男性应定期行 DRE 检查。前列腺癌常可触及硬性结节，晚期患者腺体明显增大，坚硬如石，边界不清。DRE 对诊断和临床分期都有重要意义。

(2)PSA：是一种由前列腺上皮细胞产生的分子量约 34 000 道尔顿的糖蛋白，具有器官特异性，是前列腺癌最有价值的瘤标，不仅具有诊断价值，对前列腺癌的治疗后监测具有更重要的临床意义。PSA 主要存在于前列腺腺管内，仅小部分可吸收进入血液循环，后者绝大多数结合于 α_1-ACT 和 α-MG，少量呈游离状态。正常男性血 PSA 值低于 4ng/ml，前列腺癌患者 PSA 水平远高于此值。良性前列腺增生症患者 PSA 水平也可高于正常，但常小于 10ng/ml。因此，PSA4～10ng/ml 常被称为前列腺癌判定的灰区，需要结合 PSA 密度(PSAD)、PSA 速率(PSAV)、游离 PSA(fPSA)及 fPSA/tPSA(总 PSA)比值等指标，以提高 PSA 诊断前列腺癌的特异性。当 PSA 值处于灰区时，若 fPSA/tPSA＜0.16，PSAD＞1.5，PSAV＞0.75ng/(ml·年)，则高度提示前列腺癌。

《中国泌尿外科疾病诊断治疗指南》建议对 50 岁以上男性有下尿路症状者应常规行 PSA 和 DRE 检查。PSA 检查应在前列穿刺后 1 个月，前列腺按摩后 1 周，导尿、DRE、膀胱镜检后 48h、射精 24h 后进行。急性前列腺炎、尿潴留等也可影响血 PSA 水平。

当 PSA 升高或 DRE 有异常发现时，须进一步行前列腺穿刺活检，以提高前列腺癌的早期诊断率。

(3)前列腺穿刺活检：前列腺穿刺活检指征包括 DRE 发现硬性结节、PSA＞10ng/ml、PSA4～10ng/ml 但 PSAD、PSAV 异常或超声、MRI 等影像学检查提示异常结节等情况。穿刺针数 10 针以上可明显提高诊断阳性率，而并发症发生率基本不变。对第一次穿刺结果阴性者而复查后仍具有上述穿刺指征者，应行重复穿刺。前列腺穿刺活检应在经直肠超声引导下进行。

(4)影像学检查：经直肠超声检查(TRUS)、CT、MRI 等在前列腺癌的诊断方面均有其局限性，但对分期诊断很有帮助。

(5)前列腺核素检查(ECT)：主要用于前列腺癌骨转移的诊断，可早于常规 X 线 3～6 个月发现骨转移灶，但特异性较差。

2. 前列腺癌的分级诊断 前列腺癌的分级与患者预后密切相关，目前最常用的是 Gleason 分级系统，采用五级 10 分制的分法，即将肿瘤分为主要分级区和次要分级区，各区分为 5 级，1～5 分。Gleason 分级常数为主要分级区与次要分级区分值之和。

Gleason 1 级：肿瘤边界清楚，呈膨胀式生长，几乎不侵犯基质，腺泡为圆形，紧密排列，中等大小。易与良性前列腺增生或非典型增生相混淆，鉴别点为前列腺癌可找到含有明显核仁的癌细胞。此型罕见。

Gleason 2 级：肿瘤边界不很清楚，基质浸润常见，腺泡排列疏松，常被基质分割，大小形状不一致。此型很少见，多发生于前列腺移行带。

Gleason 3 级：肿瘤浸润性生长，腺泡大小不一，形态各异，胞浆碱性染色，核仁大而红染。此型最常见，多发生于前列腺外周带。

Gleason 4 级：肿瘤浸润生长，边缘参差不齐，腺泡不规则，常融合生长形成小腺泡、微小乳头状或筛状，细胞分化差，核仁大而红。腺管融合常作为区分 4 级与 3 级的特征。

Gleason 5 级：浸润性生长，呈乳头状或筛状，边缘可整齐但中心区域灶状坏死，很像粉刺样癌，生长形式也可为弥漫性单一小细胞癌，只有少数分散的腺腔形成提示为腺癌。

3. 前列腺癌的分期诊断　分期诊断的依据：原发肿瘤（T）的局部情况主要通过 DRE 和 CT、MRI 检查确定，穿刺活检阳性针数和部位、PSA 及病理分级可协助诊断；淋巴结转移（N）的情况准确确定只能依靠淋巴结切除；远处转移（M，主要是骨转移）则依靠骨扫描、MRI 和 X 线检查。常用的有 AJCC 的 TNM 分期系统及 Jewett-Whitmore-Prout（ABCD）分期系统。

（1）TNM 分期系统（2002）见表 24-3

表 24-3　前列腺癌 TNM 临床分期（AJCC，2002）

原发肿瘤（T）

T_x　原发肿瘤不能评估

T_0　无原发肿瘤的证据

T_1 不能扪及或影像学检查无法发现的临床隐匿性肿瘤

　T_{1a}　偶发肿瘤体积＜所切除组织体积的 5%

　T_{1b}　偶发肿瘤体积＞所切除组织体积的 5%

　T_{1c}　穿刺活检发现的肿瘤（如由于 PSA 升高）

T_2 局限于前列腺内的肿瘤

　T_{2a}　肿瘤限于单叶的 1/2（≤1/2）

　T_{2b}　肿瘤超过单叶的 1/2，但限于该单叶

　T_{2c}　肿瘤侵犯两叶

T_3 肿瘤突破前列腺包膜

　T_{3a}　肿瘤侵犯包膜

　T_{3b}　肿瘤侵犯精囊

T_4 肿瘤固定或侵犯除精囊外的其他邻近组织结构，如膀胱颈、尿道外括约肌、直肠、肛提肌和（或）盆壁

区域淋巴结（N）

N_x　区域淋巴结不能评估

N_0　无区域淋巴结

N_1　区域淋巴结转移（一个或多个）

远处转移（M）

M_x　远处转移无法评估

M_0　无远处转移

M_1　有远处转移

(2)ABCD 分期系统

A 期:前列腺潜伏癌或偶发癌

A_1　组织学检查肿瘤小于或等于 3 个高倍视野。

A_2　组织学检查肿瘤大于 3 个高倍视野。

B 期:肿瘤局限于前列腺内

B_1　小的孤立结节局限于前列腺一叶之内(或肿瘤直径≤1.5cm)。

B_2　多个肿瘤结节,侵犯范围大于一叶(或肿瘤直径>1.5cm)。

C 期:肿瘤侵犯邻近器官,如精囊腺

C_1　肿瘤突破前列腺被膜。

C_2　肿瘤侵犯精囊腺或盆壁。

D 期:肿瘤有区域淋巴结、远处淋巴结或远处脏器转移

D_1　肿瘤侵犯主动脉分支以下的盆腔淋巴结。

D_2　肿瘤侵犯主动脉分支以上淋巴结和(或)有远处脏器转移。

【治疗】

1. 等待观察治疗　鉴于部分前列腺癌可能多年不会出现进展(潜伏癌),或者其预期寿命短,积极治疗的并发症不能改善患者生活质量及延长生命,因此,对于低危前列腺癌(PSA 4～10ng/ml,Gleason 评分≤6,临床分期≤T_{2a})和预期寿命短的晚期前列腺癌患者可采用等待观察的办法,但要主动监测前列腺癌的进程,密切随访,每 3 个月复诊,检查 PSA、DRE,必要时缩短复诊间隔时间和进行影响学检查。对于等待观察的病人,在出现病变进展或临床症状明显时(DRE、PSA 检查和影像学检查进展)可考虑转为其他治疗。

2. 前列腺癌根治术(简称根治术)　治疗局限性前列腺癌最有效的方法,常用经耻骨后前列腺癌根治术,近年发展的腹腔镜前列腺癌根治术在有条件的单位也已开展。

(1)适应证:物理学检查确诊的局限性前列腺癌;临床分期 $T_{1\sim2}$;预期寿命超过 10 年;无手术禁忌证。

(2)禁忌证:患有显著增加手术危险性的疾病,如严重的心血管疾病、肺功能不良等;患有严重出血倾向或血液凝固性疾病;已有淋巴结转移或骨转移;预期寿命不足 10 年。

(3)手术时机:对于确诊为前列腺癌,并具备适应证的患者应限期实行根治术。经直肠穿刺活检者应等待 6～8 周,经尿道前列腺切除术者等待 12 周再行手术可能减少手术难度和并发症。

(4)根治术的切除范围和标准:无论采取开放式耻骨后前列腺癌根治术和腹腔镜前列腺癌根治术,手术切除范围应包括完整的前列腺、双侧精囊和双侧输精管壶腹段、膀胱颈部并整块切除髂动脉、髂静脉前面、后面及血管之间的纤维脂肪组织,下至腹股沟管,后至闭孔神经后方。可疑淋巴结转移者可进行冰冻切片病理学检查。如肿瘤未侵及神经血管束,应行保留神经的根治术。腹腔镜前列腺癌根治术是近年发展起来的新技术,其疗效与开放手术类似,优点是损伤小、术野及解剖结构清晰,术中和术后并发症少,缺点是技术要求高,操作比较复杂。

(5)手术并发症:目前围术期死亡率为 0～2.1%,主要并发症有术中严重出血、直肠损伤、术后阴茎勃起功能障碍、尿失禁、膀胱尿道吻合口狭窄、尿道狭窄、深部静脉血栓、淋巴囊肿、尿瘘、肺栓塞。腹腔镜前列腺癌根治术还可能出现沿切口种植转移、转行开腹手术、气体栓塞、高碳酸血症、继发出血等并发症。

3. 前列腺癌内分泌治疗　早在 1941 年,Huggins 和 Hodges 首先采用手术去势和雌激素治疗,使 70%～80%的前列腺癌患者病情得以延缓,肿瘤迅速缩小,癌细胞大部分死亡。这种

癌细胞的死亡现证实是在无雄激素刺激的状况下前列腺癌细胞的凋亡反应。任何抑制雄激素活性的治疗均属于前列腺癌的内分泌治疗范畴(雄激素去除治疗)。

体内雄激素约60%来源于睾丸,40%来源于肾上腺。内分泌治疗的目的包括降低体内雄激素浓度、抑制肾上腺来源雄激素的合成、抑制睾酮转化为双氢睾酮,或阻断雄激素与其受体的结合,以抑制前列腺癌的进展。

抗雄激素治疗主要通过以下两个途径实现:①抑制睾酮分泌:手术去势或药物去势(黄体生成素释放激素类似物,LHRH-a);②阻断雄激素与受体结合。两者联合应用(雄激素全阻断),可达到最大限度雄激素阻断的目的。其他尚有抑制肾上腺来源雄激素的合成,以及抑制睾酮转化为双氢睾酮等。

内分泌治疗的方法包括去势、最大限度雄激素阻断、间歇内分泌治疗、根治性治疗前新辅助内分泌治疗以及辅助内分泌治疗等。

内分泌治疗的适应证:转移前列腺癌;局限或局部进展前列腺癌,无法行根治性前列腺切除或放射治疗;根治性前列腺切除术或根治性放疗前的新辅助内分泌治疗;配合放射治疗的辅助内分泌治疗;治愈性治疗后局部复发但无法再行局部治疗或已出现远处转移者;雄激素非依赖期的雄激素持续抑制。

(1)去势治疗(castration):包括手术去势,即双侧睾丸切除术和药物去势。常用药物有亮丙瑞林(leuprorelin)、戈舍瑞林(goserelin)、曲普瑞林(triptorelin)。由于初次注射LHRH-a时有睾酮一过性升高,对有脊椎转移或膀胱颈部梗阻的患者应慎用。

(2)最大限度雄激素阻断(maximal androgen blockade,MAB):同时祛除或阻断睾丸来源和肾上腺来源的雄激素,以达到最大限度阻断雄激素的目的。与单纯去势相比可延长总生存期3~6个月,平均5年生存率提高2.9%。常用的方法为去势加抗雄激素药物。抗雄激素药物主要有类固醇类药物,其代表为醋酸甲地孕酮和非类固醇药物,主要有比卡鲁胺(bicalutamide)和氟他胺(flutamide)。

(3)根治术前新辅助内分泌治疗(neoadjuvant hormornal therapy,NHT):在根治性前列腺切除术前,对前列腺癌患者进行一定时间的内分泌治疗,以减少肿瘤体积、降低临床分期、降低前列腺切缘肿瘤阳性率,进而延长生存率。一般采用MAB方法,也可单用LHRH-a、抗雄激素药物,但MAB方法疗效更为可靠。治疗时间3~9个月。

(4)间歇内分泌治疗(intermittent hormonal therapy,IHT):约80%的前列腺癌为雄激素依赖性,20%为非依赖性,部分前列腺癌在抗雄激素治疗过程中可能转化为非依赖性,失去对抗雄激素治疗的敏感性而继续进展。因此有人提出间歇内分泌治疗的概念。其优点包括可能延长雄激素依赖时间,提高患者生活质量,降低治疗成本。一般停药标准为PSA≤0.2ng/ml并持续3~6个月,当PSA>4ng/ml后开始新一轮治疗。

(5)前列腺癌的辅助内分泌治疗(adjuvant hormonal therapy,AHT):在前列腺癌根治性切除术后或根治性放疗后,辅以内分泌治疗可以治疗切缘残余病灶、残余的阳性淋巴结、微小转移病灶等,以提高长期存活率。可采用最大限度雄激素阻断,或单用药物去势、手术去势或抗雄激素药物。

4. 前列腺癌的外放射治疗(EBRT) 放射治疗可以有效地控制前列腺癌,局部控制率达65%~85%,对于早期患者一般认为局部控制率和10年无病生存率可取得类似前列腺癌根治术的效果。而对于局部晚期前列腺癌治疗原则以辅助性放疗和内分泌治疗为主。转移性癌可行姑息性放疗,以减轻症状、改善生活质量。近年来,三维适形放疗(3D-CRT)和调强放疗

(IMRT)等技术逐渐应用于前列腺癌治疗,可最大限度地减少对周围正常组织及器官的照射,提高肿瘤局部的照射剂量及靶区的照射总量。提高肿瘤局部控制率,降低并发症已成为放疗的主流技术。

5. 前列腺癌的近距离治疗

(1)前列腺癌近距离放疗:即放射粒子的前列腺种植治疗,其目的在于通过三维治疗计划系统的准确定位,将放射性粒子植入前列腺内,提高局部照射剂量,减少膀胱和直肠的放射剂量。一般适用于早期、低危前列腺癌($T_{1\sim2a}$,PSA<10ng/ml,Gleason 评分<6)。

(2)前列腺癌的局部冷冻治疗,通常采用直肠超声下,经会阴 5 根冷冻探头穿刺的冷冻技术。适用于一般情况较差或年龄较大而不能耐受根治术或放射治疗的患者,也可作为放疗或内分泌治疗失败后的补救治疗。

参考文献

[1] Sheldon CA,Williams RD,Fraley EE. Incidental carcinoma of the prostate;a review of the literature and critical reappraisal of classification. J Urol,1980,124:626-631

[2] 顾方六,马文香,吴阶平. 前列腺癌发病情况的探讨. 中华外科杂志,1986,24:596-599

[3] Catalona WJ,Richie JP,Ahmann FR,et al. Comparison of digital rectal examination and serum prostate specific antigen(PSA)in the early detection of prostate cancer:results of a multicentre clinical trial of 6,630 men. J Urol,1994,151:1283-1290

[4] Mettlin C,Jones G,Averette H,Gusberg SB,Murphy GP. Defining and updating the American Cancer Society guidelines for the cancer related checkup:Prostate and endometrial cancers. Cancer,1993,43:42

[5] 中华医学会泌尿外科学分会. 中国泌尿外科疾病诊断治疗指南·前列腺癌诊断治疗指南. 北京:人民卫生出版社,2006

[6] CaMona WJ,Smith DS,Wolferr RL. et al. Evaluation of percentage of free serum prostate specific antigen to improve specificity of prostate cancer screening. JAMA,1995,274:1214-1220

[7] 吴阶平. 吴阶平泌尿外科学. 2 版. 济南:山东科学技术出版社,2004

[8] 程怀瑾,王国民,何家扬,等. PSA、F/TPSA 及 PSAD 在前列腺癌诊断中的意义. 中华泌尿外科杂志,2003,24:140-141

[9] Gleason DF. Veterans administration cooperative urological research group. Histological grading and clinical staging of prostatic carcinonla. In:Tannenbaum Med. Urological Pathology:The Prostate. Philadelphia:Lea&Febiger,1977,pp171-197

[10] Clinical Practice Guidelines in Oncology:Prostate Cancer. NCCN,Version 1,2005

[11] Bill-Axelson A,Holmberg L,Ruutu M,et al. Radical prostatectomy versus watchful waiting in early prostate cancer. N Engl J Med,2005,352:1977-1984

[12] Kirby RS,Christmas TJ,Brawer MK. Prostate cancer. 2nd edition. England:Mosby

[13] American Society of Clinical Oncology Recommendation for Initial Hormonal Management of Androgen-Sensitive Metastatic,Recurrent,or Progressive Prostate Cancer. J Clin Oncol,2004,22:2927-2941

[14] 叶敏. 前列腺癌的间歇雄激素阻断疗法. 中华泌尿外科杂志,2001,22:116

第六节 阴 茎 癌

阴茎癌是老年外科的较常见肿瘤,我国 20 世纪 50~60 年代前发病率较高。由于经济状况和卫生条件的好转，发病率已逐年下降。60年代前期占泌尿和男性生殖系统癌肿的17.8%，70年代后期为13.5%。

阴茎恶性肿瘤包括阴茎鳞状细胞癌、基底细胞癌、疣状癌和恶性黑色素瘤等，近年来，Bowen病、Paget病、Queyrat增殖性红斑也归于此类。阴茎恶性肿瘤为最常见的阴茎肿瘤，占所有阴茎肿瘤的88.9%～95.2%，其中以鳞状细胞癌最为常见，占阴茎恶性肿瘤的90%～97.4%。间质组织肉瘤、恶性黑色素瘤少见，基底细胞癌等罕见。

【病因】 阴茎癌的病因至今仍不十分清楚。老年患者常有包茎或包皮过长及长期包皮慢性炎症病史，阴茎癌与包茎、包皮过长、包皮阴茎头炎及局部不卫生关系密切。包茎或包皮过长为阴茎癌发生的主要病因有三点证据：①阴茎癌病人75%以上合并包茎；②早期行包皮环切术，阴茎癌发病率显著降低。犹太等民族奉行婴儿"割礼"，因此，阴茎癌极罕见；③包皮垢有致癌作用，长期作用于包皮内板和阴茎头，使其上皮发生增生间变，可诱发、促使癌肿发生，在阴茎癌的发生中起重要作用。近年来，病毒在阴茎癌发病中的作用日益受到重视。起初，流行病学调查显示，阴茎癌患者配偶的宫颈癌患病率比正常高3倍以上，后在阴茎癌活检组织中分离出病毒颗粒，并证实为人类乳头状瘤病毒(HPV)DNA，在癌前期病变Bowen样丘疹病，早期及进展期阴茎癌中均分离出HPV-16病毒、HPV-18病毒，与宫颈癌一致。紫外线辐射也是引发阴茎鳞癌的致癌因素之一。在接受口服8-甲氧补骨脂素加紫外线A光疗治疗的银屑病患者中发现阴茎、阴囊鳞状细胞癌发病率明显增高。

【临床表现】 老年阴茎癌的特点是，在包茎或包皮过长基础上，在包皮及阴茎头出现各种形态的肿块或经久不愈的溃疡，常有长期慢性包皮及阴茎头炎病史。早期常表现为无自觉症状的红斑、白斑、小硬结、小溃疡、乳头状疣块等。这些早期表现多在包皮环切术后方可看到。

阴茎癌几乎全部发生于包皮囊内，依其生长方式分外生疣块型和内生浸润型。

1. 外生疣块型　早期病变表现为结节、丘疹、乳头状疣、斑块等，逐渐增大，相互融合形成一体积较大的瘤块，可为乳头状、分叶状、表面高低不平之蕈状及典型的菜花状。可将阴茎头、阴茎前半甚至整个阴茎破坏。表面覆盖着炎性渗出物，也可发生部分坏死、脱落形成溃疡，分泌棕黄色液体，味奇臭。向深部浸润较慢，发生转移较晚。

2. 内生浸润型　早期病变多表现为小溃疡、湿疹、白斑等。单个或多个小溃疡，逐渐融合，形成较大的溃疡病变。溃疡基底呈灰白色，边界不清，周围为质硬、不规则高起的癌组织呈围堤状。癌组织脆弱。此类型血液供应较好，生长较快，且易出血，呈浸润性生长。体积一般不很大，触之较硬，与周围正常组织无界限，无活动度，转移发生较早。癌肿常浸润阴茎海绵体。少数病人有轻度不适、刺痒、疼痛、少许分泌物及性交时摩擦不适感。常不为病人所注意，临床医师也常误诊为一般炎症而忽略。

早期病变如得不到适当处理，病情逐渐发展，疣状结节增大或溃疡扩大、加深，肿块可露出包皮外口或穿破包皮，出现菜花状、乳头状、蕈状瘤块或癌性溃疡，伴恶臭味分泌物等阴茎癌之典型表现。癌肿可局限于阴茎头部或累及阴茎体部远段，表面覆盖一层脓性分泌物或结痂，组织脆弱，易出血。

就诊时58%(20%～96%)的患者腹股沟淋巴结肿大，可为单侧或双侧，其中55%为继发于癌肿感染的淋巴结炎性肿大，扪之质地较软，有压痛。癌肿转移性占45%，淋巴结扪之质硬，形态不规则，无压痛。

病程晚期，癌肿可浸润阴茎大部或全部，甚至阴囊、阴囊内容物及耻骨前软组织也被浸润，而出现巨大癌性肿块。阴茎远段，可因血液供应不良而坏死、脱落，以致阴茎无法辨认或缺如。

局部剧痛难忍。因尿道海绵体白膜能抵御癌细胞浸润，故晚期才出现尿道受侵，出现排尿疼痛、不畅或发生尿瘘。腹股沟淋巴结肿大、增多，且相互融合固定，甚至破溃。阴茎部和腹股沟区血管可被浸蚀破裂，发生大出血。若发生肝、肋、骨及脑等远处转移，而出现相应的表现。病人全身情况衰竭，精神委靡，食欲不振，乏力、极度消瘦、贫血等恶病质征。

【诊断】 阴茎癌典型症状出现后，诊断容易。但由于其早期表现不典型，且隐匿，就诊时多已非早期，临床也容易延误诊断。对有包皮阴茎头炎史的老年病人应早期行包皮环切术，对久治不愈的包皮阴茎头炎、阴茎增生性病变或破坏性病变等及时行活体组织学检查，为阴茎癌早期诊断的关键。对于临床高度怀疑癌肿，而组织学未能证实者更应严密随访，必要时多次、多处活检或局部切除，以供组织学全面检查。部分病人原发灶可很小，而以腹股沟肿块或远隔转移症状就诊，应想到阴茎癌之可能，全面仔细地检查阴茎。

阴茎癌在治疗前必须有病理诊断，并作出分期、分级诊断。

1. 活体组织学检查　为最重要的组织学诊断依据。原发癌肿进行活体组织学检查，可明确癌肿的组织学类型，组织学分级、生物特性；腹股沟淋巴结活检可明确有无转移；有助于临床分期和治疗方案的制定。活检区应包括肿瘤及周围部分正常组织，以判别浸润情况。

淋巴转移为阴茎癌最常见、最重要的转移途径。主要转移至腹股沟淋巴结浅组及深组，进而至髂外淋巴结。对腹股沟淋巴结活体组织学检查的时间和方法看法不一致。“前哨淋巴结”(sentinel lymph node)的概念是 Cabanas 1977 年根据对 43 例阴茎癌病人进行淋巴造影结果提出的，认为前哨淋巴结是阴茎癌首先转移的部位，可为转移早期唯一受累淋巴结，单侧注射造影剂后约 12%双侧显影，未发现有绕过腹股沟淋巴结而直接进入髂淋巴结的。前哨淋巴结活检可以早期发现临床不能触及而确有淋巴结转移病人，增加了临床分期的准确性。前哨淋巴结属于浅腹股沟淋巴结群中腹壁浅静脉组，位于大隐静脉汇入股静脉处上方，腹壁浅静脉内下方或其周围，据此 Cabanas 提出前哨淋巴结活检方法，在耻骨结节外、下各两横指处作平行于腹股沟韧带的切口，即可找出肿大的前哨淋巴结。组织学检查证实有转移者，在治疗原发灶后 2～6 周施行淋巴结清扫术。

2. 阴茎癌的分级诊断　目前多采用 Broders 分级标准，分为Ⅰ～Ⅳ级。阴茎癌大多数为Ⅰ～Ⅱ级鳞状细胞癌，恶性程度低，发生转移较晚。

3. 阴茎癌的临床分期　较实用的有 Jackson 分期和 TNM 分期，Jackson 分期法如下：

Ⅰ期：肿瘤局限于阴茎头、包皮，或两者都有。

Ⅱ期：肿瘤侵及阴茎体。

Ⅲ期：肿瘤伴有腹股沟淋巴结转移，且可切除。

Ⅳ期：肿瘤侵犯邻近组织，有腹股沟淋巴结转移不能切除，或有远处转移。

4. 鉴别诊断　阴茎癌的鉴别诊断主要涉及某些癌前期病变如黏膜白斑、增殖性红斑、乳头状瘤、巨型尖锐湿疣，以及阴茎结核、阴茎头炎、阴茎角等，以及某些性病如硬下疳(即梅毒)、软下疳、性病性淋巴肉芽肿等。一般需要靠组织活检加以鉴别。

【治疗】 阴茎癌的治疗方法有手术治疗、放射治疗、化学药物治疗及综合治疗等。目前国内仍以手术治疗为主，以综合治疗效果最为满意。

阴茎癌在开始治疗前，必须经病理证实，以避免病人不必要的痛苦和精神创伤。制定治疗方案须以组织学类型，病理分级，临床分期和老年病人全身情况为依据。

1. 手术治疗　包括原发癌肿的手术和腹股沟淋巴结的手术。原发癌肿的手术方法有阴茎癌局部切除术、阴茎部分切除术、阴茎全切除＋尿道会阴部造口术。

(1)阴茎癌局部切除术:局限于包皮的癌肿,可单纯施行包皮环切术。位于阴茎头的外生疣块型癌肿,直径0.7cm以内,未浸润阴茎海绵体者,可局部病灶切除,切除范围应距癌肿边缘0.5cm,深部切至阴茎海绵体。切除标本须经全面病理检查,尤其是切缘,若切除不彻底须改行阴茎部分切除术。施行局部切除术的病人,必须定期随访。McDougal等(1986)报道局部切除复发率高达32.5%,须慎重选用。

(2)阴茎部分切除术:最为常用,适用于局限于阴茎头、冠状沟的Ⅰ～Ⅱ期阴茎癌,以及虽已侵及阴茎体但部分切除后阴茎海绵体残留3cm以上者。必须保证切缘距肿瘤边缘至少2cm。如阴茎部分切除后残留不足3cm者,则改行阴茎全切术。

(3)阴茎全切除术:适用于:①阴茎部分切除后正常阴茎残留不足3厘米者;②组织学Ⅲ～Ⅳ级的内生浸润型癌;③阴茎部分切除术后残端复发者;④晚期阴茎癌,已有远处转移,无法行根治术者,为消除恶臭、疼痛、出血及排尿困难者;⑤阴茎体部癌肿,大部分恶性程度高,即使癌肿较小也宜行阴茎全切除术。

(4)髂腹股沟淋巴结清扫术:腹股沟淋巴结的正确处理是提高阴茎癌治愈率的关键。关于腹股沟淋巴结清扫术的时机仍有争论。目前不主张常规腹股沟淋巴结清扫术,因为半数以上病人可能不存在转移病灶,而清扫手术所引起的皮肤坏死、感染、肺栓塞以及后期的下肢淋巴水肿相当常见,给患者带来不必要的痛苦。髂腹股沟淋巴结清扫术宜分期进行,最好于阴茎原发癌肿切除后2～8周施行,在此期间应用抗生素可减少或避免伤口感染。多数应行双侧髂腹股沟淋巴结清扫术,先行腹股沟淋巴结清扫术,如为阴性者一般不需行髂淋巴结清扫。如果已明确有髂淋巴结转移者,则不必行髂淋巴结清扫,一般采用姑息疗法。

2. *放射治疗* 单纯放射治疗局部复发率为20%～50%,且大量照射还可引起尿道狭窄、尿瘘、阴茎坏死和水肿等并发症,因此不应作为阴茎癌的首选治疗方法。但可以作为手术前后的辅助治疗。对于晚期肿瘤已不适合手术治疗者也可采取姑息性放疗。阴茎癌的放射源有用于外放射的直线加速器、电子线、^{60}CoX线等,以及近距离放射治疗的镭模照射和组织内植(^{192}铱)照射。

3. *化学药物治疗* 阴茎癌多数为高分化鳞癌,对大多数化疗药物不敏感,多用于辅助治疗和综合治疗。博来霉素问世以后,1973年Blum等首先应用博来霉素治疗阴茎癌取得较好效果,才逐渐应用。单独应用博来霉素治疗阴茎癌有效率71.7%,治愈率为17.4%。若手术、放疗、化疗联合应用效果更好。

4. *综合治疗* 阴茎癌的治疗方法虽然很多,但每单一的疗法各有优缺点。两种治疗方法以上的综合治疗可充分利用各种疗法的优点,弥补缺点,能最大限度的提高治愈率,更多的保存阴茎,减少病人痛苦。

5. *预后* 一般说来,阻茎癌预后尚好。阴茎癌的自然病程约为3年。不经治疗由诊断日起一般不超过一年半。目前阴茎癌的治疗措施趋向成熟,治愈率逐渐提高。张思孝(1989)报道总的5年、10年生存率分别为79.85%、76.14%。Ⅰ期5年存活率90%,Ⅱ期83.13%,Ⅲ期50%,Ⅳ期为0。

参考文献

[1] Premalignant lesions and nonsquamous malignancy of the penis and carcinoma of the scrotum. Urol Clin North Am,1992,19(1):131-142

[2] Cabanas RM. Anatomy and biopsy of sentinel lymph nodes. Urol Clinic North Am,1992,19(2):267-276

[3] Mohs FE, Snow SN, Larson PO. Mohs micrographic surgery for penile tumor. Urol Clinic North Am, 1992,19(2):291-304

[4] Anderson PC, Summerton DJ, Terry TR, et al. Surgical management of penile carcinoma: the primary lesion. BJU Int,2006,98:464-465

[5] McDougal WS. Carcinoma of the penis: improved survival by early regional lymphadenectomy based on the histological grade and depth of invasion of the primary lesion. J Urol,1995,154(4):1364-1366

[6] Salaverria JC, Hope-Stone HF, Paris AM, et al. Conservative treatment of carcinoma of the penis. Br J Urol,1979,51(1):32-37

第七节 睾丸肿瘤

睾丸肿瘤并不常见,约占人体恶性肿瘤的1%。其发病年龄多在20～40岁,其中精原细胞瘤发病年龄高于其他类型,好发于30～50岁。因此,老年外科临床中较常见到的是睾丸精原细胞瘤,当然,其他类型的睾丸肿瘤也偶见于老年患者。

睾丸肿瘤组织学种类繁多,分类也很复杂,比较常用的分类方法是Richie 1997年提出的新分类法。其中睾丸肿瘤被分为原发性肿瘤和继发性肿瘤。原发性肿瘤又分为生殖细胞肿瘤和非生殖细胞肿瘤。在生殖细胞肿瘤中,把最常见的精原细胞瘤单独分类,而将其他生殖细胞瘤统归于非精原细胞瘤。这是因为精原细胞瘤和其他非精原细胞瘤在生物学特性、治疗措施、疾病预后等方面均有很大的差别,见表24-4。

表 24-4 睾丸肿瘤的组织学分类

一、原发性肿瘤	二、继发性肿瘤
1. 生殖细胞肿瘤	1. 网状内皮组织肿瘤
(1)精原细胞瘤	2. 转移性肿瘤
典型精原细胞瘤	三、睾丸旁肿瘤
间变型精原细胞瘤	1. 腺瘤样肿瘤
精母细胞性精原细胞瘤	2. 附睾囊腺瘤
(2)非精原细胞瘤	3. 间质性肿瘤
胚胎瘤	4. 间皮瘤
畸胎瘤(成熟型、未成熟型、恶性畸胎瘤)	5. 转移瘤
绒毛膜上皮癌	
卵黄囊肿瘤(内胚窦肿瘤、胚胎性腺癌)	
2. 非生殖细胞肿瘤	
(1)性腺基质肿瘤	
间质细胞瘤	
支持细胞瘤	
(2)性腺胚细胞瘤	
(3)其他类型肿瘤	

【病因】 睾丸肿瘤的病因尚不清楚,目前认为有多种因素参与。隐睾与睾丸肿瘤的关系已为人们所肯定,隐睾患者发生睾丸肿瘤的概率较正常人高20～40倍,而睾丸肿瘤患者中

7%～10%有隐睾病史。这可能与睾丸在非阴囊部位的局部温度较高、血供障碍、内分泌功能失调和性腺发育不全等因素有关，而且隐睾位置越高，发生睾丸肿瘤的概率越大。据统计，腹内型隐睾其睾丸肿瘤的发生率为22.7%，而腹股沟管型仅为6.8%。睾丸肿瘤的发生也可能与遗传有关。此外，损伤、某些病毒及细菌感染也与睾丸肿瘤的发生有一定关系。

【临床表现】 睾丸肿瘤症状多变，并因其组织类型不同而异，有的表现为无痛性睾丸肿大，有的则以疼痛为主，起病较急，伴有发热和局部红肿，类似急性睾丸炎特点，多因肿瘤出血、坏死或血管栓塞引起。而有的则首先表现为转移症状，如淋巴结肿大、咳血、骨关节疼痛等。因此，睾丸肿瘤的误诊也不少见。

老年外科临床中最常见的是睾丸精原细胞瘤。睾丸多呈无痛性肿大，虽有沉重和下坠感，但常被患者忽视，偶然于洗澡、睡前或医生检查时发现，尤其是老年患者，应提倡定期自我检查。检查时表面光滑，实质坚硬，有明显的沉重感，失去正常弹性，表示肿瘤占据整个睾丸实质。也有的患者可能仅表现为睾丸小结节、肿块或睾丸变硬。

隐睾的基础上出现腹部或腹股沟包块，且逐渐长大时，常为睾丸肿瘤的表现。少数人有一侧或两侧乳房增大、胀痛的表现，这与睾丸肿瘤分泌绒毛膜促性腺激素(β-hCG)并刺激睾丸间质细胞产生雌二醇有关。2%～5%的患者可合并鞘膜积液。

【诊断】

1. 病史及体格检查 应仔细询问有无隐睾或隐睾手术史，外伤史、感染史及肿瘤家族史。检查时双侧睾丸同时检查，以便于对比睾丸大小、形状和质地，注意精索有无增粗。有鞘膜积液时，触诊不易分清解剖关系，应行进一步影像学检查。透光试验有助于分辨肿块和鞘膜积液。此外，应注意浅表淋巴结有无肿大，乳腺肿大，有无胸痛或呼吸困难，有无腹部包块。

2. 影像学检查

(1)B超检查：可以发现睾丸质地是否均匀，回声有无改变，可发现不易触及的肿块。但确诊有一定困难。

(2)CT和MRI：对腹膜后转移具有很重要的诊断价值，对诊断不明的睾丸肿块也有一定帮助。

(3)X线检查：胸部X线片可发现肺转移灶及纵隔病变，定期检查还可用于治疗效果的监测。

3. 血清瘤标

(1)β-hCG：绒毛膜促性腺激素，精原细胞瘤5%～10%出现β-hCG升高，胚胎癌40%～60%升高，绒毛膜上皮癌100%升高。

(2)AFP：甲胎蛋白，睾丸胚胎癌和卵黄囊瘤患者75%～90%升高，且与恶性程度成正比，精原细胞瘤正常。

以上两项瘤标特异性较高，术后持续升高代表肿瘤切除不彻底，仍在发展或已有转移，可早于临床体征数月，并对分期也有意义。

(3)LDH：乳酸脱氢酶，有5种同工酶，与睾丸肿瘤相关的主要是LDH-1。特异性较低，生殖细胞瘤常升高，并与肿瘤大小有关，可供临床分期参考。

4. 睾丸肿瘤的临床分期 一般采用三期分法，Ⅰ期肿瘤局限于睾丸(或阴囊)，Ⅱ期有腹膜后淋巴转移，Ⅲ期有横膈以上转移。见下表24-5。

表 24-5　睾丸肿瘤的临床分期

分期	内容
Ⅰ期(无转移)	
$Ⅰ_A$	肿瘤局限于睾丸及附睾
$Ⅰ_B$	肿瘤侵及精索或发生于未下降的睾丸
$Ⅰ_C$	肿瘤侵及阴囊壁或腹股沟及阴囊手术后出现
$Ⅰ_X$	原发肿瘤的侵犯范围不能确定
Ⅱ期(膈下淋巴结转移)	
$Ⅱ_A$	转移淋巴结＜2cm
$Ⅱ_B$	至少一个淋巴结 2～5cm
$Ⅱ_C$	腹膜后淋巴结＞5cm
$Ⅱ_D$	腹部扪及肿块或腹股沟淋巴结固定
Ⅲ期(远处转移)	
$Ⅲ_A$	纵隔锁骨上淋巴结转移,无远处转移
$Ⅲ_B$	远处转移仅限于肺
$Ⅲ_C$	任何肺以外的血行转移
$Ⅲ_D$	根治手术后无肿瘤残留,但肿瘤标记物阳性

5. *鉴别诊断*　睾丸肿瘤需要同急慢性附睾炎鉴别,必要时可采用积极的非手术治疗包括有效抗生素、卧床休息等,如无变化或继续发展,则肿瘤的可能性大。此外,睾丸肿瘤还须同精液囊肿、附睾结核、腹股沟疝等相鉴别。

【治疗】　睾丸肿瘤的治疗包括根治性睾丸切除手术、腹膜后淋巴清扫术、放射治疗、化疗及免疫治疗等。根据其组织类型不同,对治疗反应各异。精原细胞瘤恶性度较低,对放射治疗化疗均相当敏感,一般在根治性睾丸切除术后配合放化疗可以控制病情,而非精原细胞瘤多数对放化疗不甚敏感,因此根治性睾丸切除术后一般需要进一步行腹膜后淋巴清扫术,再配合放化疗治疗。综合治疗后有效率可达 90%以上。

1. *根治性睾丸切除术*　该项手术强调经腹股沟切口,首先结扎精索血管以降低肿瘤转移率,切除后的睾丸应做病理检查,根据组织学类型确定进一步治疗方案。如为精原细胞瘤则术后需配合放疗或化疗,胚胎癌或恶性畸胎瘤应加腹膜后淋巴清扫术或放疗,绒毛膜上皮癌应加化疗。如为精原、非精原细胞混合性肿瘤,一般按非精原细胞处理。

2. *腹膜后淋巴清扫术*(RPLND)　腹膜后淋巴清扫术手术范围大,并发症多,是否施行应综合老年患者全身情况,以及肿瘤病理类型、分期等多方面考虑。术式有根治性腹膜后淋巴清扫术,改良式腹膜后淋巴清扫术(m RPLND),保留神经腹膜后淋巴清扫术,腹腔镜腹膜后淋巴清扫术。现较常用的是改良式腹膜后淋巴清扫术,由 Narayan1980 年首先提出。清除范围包括同侧肾门,外至输尿管,下经同侧髂总动脉分支,向上重点清除主动脉、下腔静脉之间结缔组织,向下至脊柱前韧带,保留两侧交感神经链和肠系膜下动脉。

腹膜后淋巴清扫术的并发症有切口裂开、切口感染,肠梗阻,肠瘘,淋巴囊肿,乳糜腹,射精障碍等。

3. *放射治疗*　精原细胞瘤对放射治疗极度敏感,常用于Ⅰ期睾丸切除术后的预防性放疗,Ⅱ、Ⅲ期睾丸切除术后的辅助治疗。非精原细胞瘤对放疗敏感度较低或不敏感,一般不作为主要治疗方案,但胚胎癌仍有一定作用,可于腹膜后淋巴清扫术后加用放疗。

4. 化疗　精原细胞瘤化疗效果良好，特别适用于Ⅱ、Ⅲ期患者。非精原细胞瘤也有一定效果，尤其胚胎癌和绒毛膜上皮癌。几种化疗药物联合应用疗效更佳。而畸胎瘤化疗效果较差。

参考文献

[1] Richie JP. Testicular cancer: what staging investigations are indicated? Semin Urol Oncol, 1996, 14(1): 13-16

[2] Richie JP. Neoplasm of testis. Campbell's Urology, 7 th edition. Philadelphia: Sanders, 1997

[3] Farrer JH, Walker AH, Rajfer J. Management of postpubertal cryptorchid testis: A statistical review. J Urol, 1985, 134: 1071

[4] 邢俊平. 睾丸肿瘤. 泌尿男生殖系统肿瘤学. 西安：陕西科学技术出版社，1999

[5] Lange PH, Raghavan D. Clinical application of tumor marker in testicular cancer. In Donohue JP, ed: Testis Tumor. Baltimore, Williams & Wikins, 1983, pp 111-130

[6] Richie JP. Clinical stage 1 testicular cancer: the role of modified retroperitoneal lymphadenectomy. J Urol, 1990, 144: 1160-1163

[7] Motzer RJ, Mazumdar M, Bajorin DF, et al. Salvage chemotherapy for patients with germ cell tumors: the Memorial Sloan-Kettering Cancer Center experience (1979-1989). Cancer, 1991, 67: 1305-1310

[8] Vuky J, Tickoo SK, Sheinfeld J, et al. Salvage chemotherapy for patients with advanced pure seminoma. J Clin Oncol, 2002 1, 20(1): 297-301

[9] Kondagunta GV, Motzer RJ. Adjuvant chemotherapy for stage II nonseminomatous germ-cell tumors. Semin Urol Oncol, 2002, 20: 239-243

[10] Carver BS, Sheinfeld J. Germ cell tumors of the testis. Ann Surg Oncol, 2005, 12: 871-880

第25章　泌尿生殖系统其他疾病

第一节　尿道综合征

1923年Stevems首先描述此综合征，Folsom 1934年提出尿道综合征一词（urethral syndrome，US）。目前US最适当的定义是指下尿路刺激症状，包括尿频、排尿困难、耻骨上不适等，而无膀胱尿道器质性病变及明显菌尿。近年来在细菌学、免疫学、尿流动力学、放射学等方面对US的研究取得了一些进展，但对其病因、病理、诊断及治疗等方面均存在争议。

【病因】　至今尚未完全明了，但目前的研究表明主要与以下几种原因有关。

（一）精神因素（心理原因）

精神刺激可能影响膀胱内压和膀胱收缩，人们常可体会到由于精神紧张而出现短时间尿频。精神因素还可引起尿潴留。为何精神因素会有尿急、尿频和尿潴留两种类型的反应还不清楚。但已了解到大脑皮质中的逼尿肌区位于额叶的上中部。一般来说，尿频尿急综合征通常与焦虑有关，而精神源性尿潴留更多见于癔病和情绪抑郁症患者。

（二）神经源性病因

在女性，只要作极简单的尿道检查或轻轻挤压尿道后就会有少量细菌进入膀胱。但经过48h细菌计数就会降至正常，不会出现症状。但当外括约肌痉挛时可在尿道内形成湍流，从而增加了将细菌冲回膀胱的可能性。很多患者述排尿可缓解尿道内或阴道入口局限性不适，这意味尿道括约肌松弛可使症状减轻。同样有些患者表现排尿用力、踯躅、滴沥或断流，也说明括约肌存在完全或部分的松弛失灵。外括约肌痉挛可能是情绪影响或长期不正常排尿习惯导致排尿过程中尿道协同开放机制丧失而致。

（三）感染

并非US的直接原因，约1/3的女性下尿路寄居有难培养的微生物，包括乳酸杆菌、链球菌、白喉杆菌等，均为条件致病菌，可引起排尿刺激症状而没有脓尿。另外，内镜可见尿道炎、假膜性膀胱三角炎、尿道和三角区红斑均支持感染说。

（四）尿道外口因素

1. *尿道外口距阴道口过近*　正常女性尿道外口呈椭圆形，与阴道口有一定距离，在成年人约为5mm。间距在3mm以下者患病率明显增高。距离短是诱发US的重要因素，原因是性交时尿道外口被挤入阴道而易损伤及阴道内分泌物易逆流入尿道而致。

2. *尿道梗阻*　①处女膜异常：正常处女膜环位于尿道外口的下方，其间为阴道前庭。而堤坝型、处女膜伞型、处女膜融合型等，易导致排尿困难或尿液返流而发病；②尿道口局部病理改变：尿道肉阜、黏膜脱垂等，这种类型的发病原因兼有感染和梗阻的综合因素；③尿道远端周围组织纤维化：女性远端尿道1cm无肌层，只有2～3层纤维组织所环绕，尿道的平滑肌终止于这个纤维环上。如果这个环的胶远纤维过于丰富，缺乏弹性，就造成尿道远端周围组织纤维化而引起远端尿道狭窄，诱发US的发生。

(五)女性"前列腺炎"学说

有证据显示,阴道前隙、尿道远端 1/3 处的尿道旁腺在显微镜下观察与前列腺同源。

(六)雌激素水平下降

女性尿道及膀胱三角区的雌激素受体含量与阴道相同在绝经期女性膀胱、尿道也和生殖器一样发生萎缩性变化。围绕尿道和膀胱颈的腺体和导管,尿道黏膜及黏膜下组织萎缩变薄。改变了尿道平滑肌弹性组织与纤维组织的比例,使尿道由富含肌肉的弹性管道变成不协调的管道,排尿时不能缩短变宽。另外,可使 E_2 对 α 受体刺激作用,诱发不稳定膀胱,而导致 US 的发生。

(七)其他因素

1. *免疫因素* 大多数 US 病例均有 IgM 沉积,阳性免疫荧光与临床症状的严重性有密切关系($P< 0.0001$),故 US 可能由于防止细菌附着在膀胱黏膜上的基葡聚糖(GAG)保护层受到破坏,使尿液及其他的致病因子得以侵犯黏膜下组织,引起炎症反应。

2. *镁离子缺乏* 高细胞外液镁离子浓度,可使离体膀胱逼尿肌肌丝伸长,抑制钙离子内流,降低肌肉兴奋性。而镁离子缺乏会造成逼尿肌兴奋性增高,膀胱顺应性差,是造成不稳定性膀胱的因素。

3. *医源性因素* 对该病认识不足,不可简单的归于其他泌尿系感染。医生应对 US 患者多作具体病因分析,少下尿路感染的诊断,多作耐心解释,少用高级抗菌药非常重要。

【临床表现】 包括症状、体征及特殊检查等方面,其症状呈多样性,尿频、尿急、排尿困难是其主要症状,与急性膀胱炎极为相似。其次,有耻骨上疼痛、紧迫性尿失禁、压力性尿失禁、里急后重、排尿后疼痛、性交困难等。此外,还有下腹痛、背痛、双侧腰痛。有人认为,其症状特点是反复发作,药物治疗能减轻症状,但不能根治。尿道综合征的体征也是多样的,包括尿道压痛,尿道硬结,黏膜水肿、充血、萎缩,尿道息肉,三角区颗粒状增生等。特殊检查有膀胱尿道镜、排泄性尿路造影及排尿性尿道造影等,近年来,尿动力学也成为重要的临床检查手段。

【诊断】

(一)病史和临床表现

尿频、尿急、尿痛、排尿困难、尿道烧灼感,症状轻重不一。有的尿意急迫难忍,甚至发生急迫性尿失禁。有患者用抗生素症状缓解,但时常反复;另一些可能开始对抗生素反应良好,但随着时间的推移,效果越来越差。疼痛方式常变化,多描述耻骨上压迫感或疼痛,其次在尿道内或阴道入口处局限性不适,性交困难等。常常突然或周期性发作,病程长短不一,有的发作后不经过特殊治疗即可痊愈。

(二)体检

1. *除外妇科疾病。*

2. *除外尿道外口因素。*

(1)尿道外口距阴道距离过近。

(2)尿道外口狭窄:①处女膜异常;②尿道肉阜、尿道黏膜脱垂。

(3)尿道远端周围组织纤维化。

3. *除外尿道旁腺感染。*

(三)化验室检查

1. *尿常规* 尿常规检查一般均正常,少数患者有少许白细胞及脓细胞,但每个高倍视野一般不超过 5 个。

2. 尿培养　US 的诊断是排除法，只有排除了其他可以导致尿道刺激症状的疾病后才可以确定诊断。为排除尿路感染，多次尿培养是必要的，标本应在用药前采集。

3. 下尿路感染定位　①阴道前庭培养；②尿道菌和中段尿培养。

（四）放射影象检查

包括静脉尿路造影（IVU）和膀胱造影。

（五）尿流动力学检查

1. 不稳定性膀胱（USB）　储尿期出现大于 1.47kPa 的自发或诱发性逼尿肌收缩。

2. 逼尿肌无力　最大逼尿肌收缩压小于 1.96kPa，排尿压与最大尿道压之差为负值，并能排除人为因素的影响。

3. 低顺应性膀胱　膀胱空虚静止压大于 0.98kPa，充盈静止压大于 1.47kPa 或较少的膀胱容量增伴有显著的压力升高。

4. 远端尿道狭窄（DUS）　最大尿道压大于 7.84kPa，排尿压与最大尿道压之差为负值。

5. 膀胱颈梗阻　尿道压为双峰，膀胱颈压大于 3.92kPa。

6. 不稳定性尿道（USU）　自发性或诱发性尿道压下降大于 1.47kPa 伴有尿失禁。

7. 真性压力性尿失禁　最大尿道压小于 3.92kPa。用力时无逼尿肌收缩，尿道关闭压接近于零。

8. 逼尿肌尿道协调失调　逼尿肌收缩排尿时膀胱颈或膜部尿道不松弛或松弛不全。

（六）膀胱镜检查

膀胱镜观察到的尿道和膀胱三角区的红斑和水肿不能作为尿道综合征的诊断依据，所以膀胱镜的目的是为了排除有相同症状的其他疾病，如间质性膀胱炎等。

【治疗】　目前的治疗，一是针对症状，二是针对发病因素。

（一）一般治疗

休息、锻炼、坐浴、下腹部治疗、物理治疗、针刺治疗、抗胆碱能药、α 肾上腺素能阻滞药和骨骼肌松弛药（可控制本病发生的尿流动力学异常）、镇静药和心理治疗。

（二）抗感染治疗

发作时，应适当的选用抗生素治疗。常用药有磺胺类药物、呋喃坦啶、红霉素、甲硝唑等。

（三）手术器械治疗

在控制感染的基础上应用。

1. 尿道扩张术　在尿道黏膜麻醉下，扩张尿道至 F_{30}，每两周 1 次，可多次重复，适用于尿道外口或尿道下段狭窄者。

2. 尿道松解术　切除尿道、阴道膈间远端 1/2 弹力组织索或多处环形切开弹性组织索。尿道狭窄经扩张术无效者，可在局麻下行此术，待伤口愈合后可配合每周 1 次尿道扩张术。

3. 尿道外口矫形术　处女膜融合型、处女膜伞型、处女膜堤坝型矫形术；尿道肉阜、憩室切除术等。

（四）其他治疗

1. 雌激素治疗　用于雌激素低下者，可全身给药或局部给药。常用尼尔雌醇 2mg，每半月一次或 1 个月一次；或乙烯雌酚 0.5mg，每日 1 次，连用 3 周，停药 1 周；或乙烯雌酚霜剂，外阴或阴道局部涂抹。

2. 电刺激　机理是通过疲劳横纹肌的高反射行为同时不影响正常内括约肌的张力而达到肌肉疲劳，从而减轻尿急、尿频、尿痛。可用电极黏附于阴蒂，刺激频率 5Hz，选用成对半方波脉冲，每次60分钟，每天一次，直到症状消失。

3. *微波治疗*

4. *心理及生物反馈* 可用行为治疗中的膀胱训练，主要内容是让病人充分认识病情，主动参与治疗，控制排尿，逐渐延长排尿间隔时间，坚持治疗，重建正常排尿功能。

5. *镁离子治疗* 镁离子口服液，连续服用2周后显效并维持治疗。

6. *局部封闭治疗* 常用庆大霉素8万U，地塞米松5mg加入2%普鲁卡因6ml。

(1)膀胱颈及近端尿道封闭：穿刺针在耻骨上2cm向下45°进针，于膀胱颈和近端尿道周围，将封闭液注入，每周1次，共4周。

(2)膀胱三角区封闭：多种方法效果不佳并经膀胱镜检查有三角区慢性炎症者，在膀胱镜下，通过特制的带针头导管，将针头刺入膀胱三角黏膜下层，注入封闭药物，每周1次，共4周。

7. *曲安西龙* 局部注射，可干扰胶原纤维形成，从而减少瘢痕形成。

8. *其他* 镇静药、钙离子阻滞药、前列腺素抑制药等结合局部热疗；针灸中药等。

参考文献

[1] Raz S, Sussman EM, Ercieen DB, et al. J Urol, 1992, 148-845

[2] 周惜才. 压力性尿失禁. 中华泌尿外科杂志, 1980, 1(1): 38

[3] 罗六星. 我国妇女尿道口与阴道腔间距正常值与下尿路感染关系的调查. 华东地区泌尿外科年会，论文汇编. 1989

第二节 膀胱颈硬化症

多发生于老年人，是膀胱颈部梗阻而引起的慢性进行性排尿障碍，易与良性前列腺增生(BPH)相混淆，晚期常导致双肾积水、慢性肾功能不全，因此早期诊断非常重要，而选择对老年人打击小、恢复快、易接受的治疗方法就显得更为重要。

【病因】 膀胱颈硬化症是指膀胱颈部梗阻而引起的慢性进行性排尿障碍，需排除BPH、肿瘤、尿道狭窄及神经源性膀胱。病因目前尚不十分清楚，主要病因学有以下几种。

1. 膀胱颈部长期慢性炎症导致黏膜、黏膜下层纤维组织增生挛缩，男性以长期慢性前列腺炎为常见，女性以长期慢性反复尿路感染为常见。

2. 膀胱括约肌和逼尿肌共济失调，膀胱颈部肌肉因神经、内分泌因素而造成增生。

3. 本病多为老年人，男性多于女性，且以高龄者多见。多有黏膜、黏膜下层、神经、肌肉的退行性变。本组术后病理回报：黏膜下纤维组织增生伴玻璃样变性为主，部分伴有平滑肌变性增生及黏膜下炎性细胞浸润。

【临床表现】 中年以上患者出现进行性排尿困难尿频、尿线细、排尿不尽感、尿潴留和下腹部包块等是主要的临床表现。

【诊断】 膀胱颈硬化症的诊断主要以临床表现、残余尿、尿流率和膀胱尿道镜检查为依据。排尿后导尿或经B超测残余尿，尿流率检查均呈梗阻性曲线，膀胱尿道镜检查膀胱颈均有异常改变。在女性诊断往往比较容易，在男性容易误诊为BPH，误诊的原因是仅根据排尿困难等症状和直肠指诊检查而确诊，而没有进行腔内超声及膀胱尿道镜检查。

其鉴别主要基于以下几点。

1. *病史* 膀胱颈硬化症病史相对较长，症状进展缓慢，药物治疗不佳，较少发生尿潴留。症状进展稍快，早期治疗效果好，易发生尿潴留。

2. *直肠指诊* 膀胱颈硬化症前列腺不大或稍大，质地偏硬。而 BPH 前列腺增大明显，质地韧。

3. *B 超及腔内超声* 膀胱颈硬化症前列腺体积偏小，而 BPH 前列腺体积明显增大，腔内超声是鉴别 BPH 与膀胱颈硬化症最可靠的方法。

4. *膀胱尿道镜检查* 膀胱颈硬化症可见到膀胱内有小梁、小房、假性憩室；膀胱颈后唇隆起抬高呈堤坝状，严重时呈环状狭窄，表面光滑，呈苍白色，血管纹稀疏。前列腺增生症可见到增生肥大的前列腺中叶及双侧叶。

5. *手术* 膀胱颈硬化症术中见膀胱颈口狭窄严重，不能容纳小指尖，组织偏硬，前列腺不大或稍大，而 BPH 可见到增生的前列腺中叶及侧叶，膀胱颈口松弛，能容纳示指尖通过，前列腺质地韧。所以膀胱尿道镜检查是诊断膀胱颈硬化症最可靠的方法，在男性腔内超声也是一种可靠的诊断方法。

膀胱剩余尿量的测定可确定膀胱颈有无梗阻。一般认为膀胱颈梗阻程度与剩余尿量成正比，剩余尿量和逼尿肌无力亦关系密切。梗阻早期，逼尿肌代偿性增生和兴奋性增加，膀胱内排尿压力高于正常，表现为膀胱功能正常或不稳定性膀胱；梗阻严重时，逼尿肌代偿失调，逼尿肌肥厚变性、纤维化加重，剩余尿量增加，表现为低顺应性膀胱；最终因膀胱内压长期增高、逼尿肌萎缩变薄、收缩功能下降而表现出高顺应性和逼尿肌无力。

尿流动力学检查是目前客观评价排尿状况最有用的指标，越来越受到临床的重视，特别是排尿期压力-尿流率测定，是诊断膀胱颈梗阻最为准确的方法。

【治疗】 早期病例采用尿道扩张并辅以药物治疗有一定效果。对于症状无明显改善及中期病例，且残余尿量超过 50ml 者应采用手术治疗，一般术后恢复好，并发症少。对于肾功能受损的病例，应先留置导尿管，待肾功能改善后再行手术治疗。目前普遍采用经尿道膀胱颈电切术(TURBn)治疗，效果满意，手术痛苦小，住院时间短，是首选治疗方法之一。

参考文献

[1] Structural basis of geriatric voiding dysfunction. IV. Bladder outlet obstruction. J Urol, 1993 Nov, 150(5 Pt 2): 1681-1695

[2] Axelrod SL. Bladder neck obstruction in women. J Urol, 1987 Mar, 137(3): 497-499

[3] 周四维，章咏裳. 经尿道切沟术治疗女性膀胱颈梗阻. 临床泌尿外科杂志，1991，6(1)：30-31

[4] 骆毅，于兰馥，骆曼林. 女性泌尿外科. 北京：人民卫生出版社，1987，96-97

[5] Abrams P, Blaivas J G, Stanton S L, et al. The standardiastion of terminology of lower urinary tract function. The International Continence Society Committee on Standardisation of Terminology. Scand J Urol Nephrol Suppl, 1988, 114: 5-19

[6] 牛凌卫. 膀胱颈部硬化症诊治体会(附 42 例报告). 山东医药，2003，43(32)

第三节 肾血管性高血压

肾血管性高血压由于肾动脉狭窄，使肾血流量减少，肾素一血管紧张素一醛固酮系统激活所引起的血压增高，是继发性高血压的常见发病原因。严重的肾动脉狭窄可以导致进行性肾损害，甚至肾功能丧失。因此，早期在高危人群中筛选出肾动脉病变具有重要的临床意义。高血压是严重危害健康的常见心血管疾病。继发性高血压中肾血管性高血压占多数。肾动脉狭窄的病因有多发性大动脉炎和肌纤维发育增生不良，其常见于年轻患者。而老年肾动脉狭窄的病因大多是动脉粥样硬化性肾动脉狭窄。动脉粥样硬化性肾动脉狭窄绝大多数位于肾动脉开口或主干近端。它常因慢性肾动脉供血不足而引起缺血性肾病，最终而因动脉粥样硬化性肾血管闭塞导致老年人慢性肾动脉衰竭。因此，临床上应该像对待心脏冠状动脉供血不足、脑供血不足一样，给予重视。早期发现动脉粥样硬化性肾动脉狭窄，积极防治慢性肾缺血，改善肾脏供血情况，对于老年人慢性肾功能衰竭的防治具有重要临床意义。

我国引起肾血管性高血压的病因主要有四个方面。

(1)大动脉炎：是青年女性多见的累及主动脉及其主要分支动脉壁全层的非特异性炎症。肾动脉病变多发生在起始部。大动脉炎患者约70%合并肾动脉狭窄。

(2)动脉粥样硬化：病变好发于肾动脉主干开口处及近端1/3处，且多为双侧性。

(3)纤维肌性发育不良：病变常发生在肾动脉中部或近端1/3处。

(4)其他：结节性多动脉炎，外伤或游走肾引起肾动脉内膜损伤致内膜增生，导致肾动脉狭窄。肾动脉内血栓形成或栓塞，先天性多发性肾动脉瘤，或外伤血肿、神经纤维瘤、嗜铬细胞瘤等压迫肾动脉。放射线引起肾动脉周围组织纤维化等均可致肾血管性高血压。

【病因】

1. 大动脉炎　是青年女性多见的累及主动脉及其主要分支动脉壁全层的非特异性炎症。肾动脉病变多发生在起始部，大动脉炎患者约70%合并肾动脉狭窄。

2. 动脉粥样硬化　病变好发于肾动脉主干开口处及近端1/3处，且多为双侧性。

3. 纤维肌性发育不良　病变常发生在肾动脉中部或近端1/3处。

4. 其他　结节性多动脉炎，外伤或游走肾引起肾动脉内膜损伤致内膜增生，导致肾动脉狭窄。肾动脉内血栓形成或栓塞，先天性多发性肾动脉瘤，或外伤血肿、神经纤维瘤、嗜铬细胞瘤等压迫肾动脉。腹部放疗：放射线引起肾动脉周围组织纤维化等均可致肾血管性高血压。

【临床表现】　肾血管性高血压，临床上主要表现血压持续升高，尤以舒张压增高更明显，用一般降压药物治疗很难控制，常伴有心血管病变，如冠心病等。由于血压升高，还常出现头晕头痛，胸闷心悸，恶心呕吐及视力减退等症状。此外，腰痛也是较常见症状，部分病人有血尿或蛋白尿，严重时可出现心力衰竭、肾功能不全、营养不良等肾病综合征表现。如果治疗及时，肾脏供血改善后，以上症状可以消失。

【诊断】　关于肾血管性高血压的诊断，首先应排除肾外性的疾病。肾实质性高血压包括原发性高血压，除详询病史外，病因的诊断一般可用泌尿系统疾病的常规检查和某些特殊检查即可确定。肾血管病变的诊断，则需补充其他特殊检查方法。

(一)病史与体格检查

根据文献复习，有下列诸项者应注意可能有肾血管病变引起的高血压：①青年发病常小于30岁(颇符合国内各组资料)；②老年发病常大于50岁；③长期高血压骤然加剧；④高血压发作突然，病程较短或发展迅速；⑤高血压伴有腰背或胁腹部疼痛；⑥腹背部可听到血管杂音；⑦无高血压家族史；⑧常用的降压药物无效或疗效不佳。

(二)排泄性尿路造影

排泄性尿路造影(即静脉尿路造影，IVU)近30余年来，由于对肾血管疾病认识的提高及对其引起的肾血流动力学改变的进一步了解，对IVU所能提供的要求亦随之增高。在肾功能方面要能反映肾血流量、肾小球滤过率、肾小管再吸收和分泌等有关变化，借以作为筛选肾血管疾病的进一步检查和处理的依据。在 20 世纪 60～70 年代，许多学者均推荐用分钟间隔连续静脉肾盂造影(minute sequence intravenousp yelography)。此法可显示四项主要变化：①两肾大小的差异；②两肾肾盂显影时间的差异；③两肾肾盂显影剂浓度的差异和④输尿管切迹。此外，尚有其他变化有助于肾动脉梗阻的诊断，如肾宽度和肾盏长度的缩小、肾实质萎缩以及肾盂肾盏变小等。

(三)分肾功能试验

1953 年 HoWard 创用两侧输尿管插管法进行分肾功能试验来诊断单侧性肾动脉病变，取得一定的实用价值。嗣后，虽有不少学者作了改进和补充，但尚未臻完善。

(四)放射性核素的应用

1. *放射性核素肾图*　这是一种简便、安全、敏感、迅速的分肾功能测定方法，有助于肾血管性高血压的诊断，目前已广泛应用。肾图 a 段反映肾血管床到达核素的放射性；b 段为分泌相；c 段为排泄相。肾血管性高血压影响肾功能时，肾图可出现异常，表现为低功能或无功能，血管段及分泌段减低；若已形成丰富的侧支循环，肾图可完全正常。反之，肾动脉虽无阻塞，但由于长期持续性高血压影响到肾小动脉硬化，肾图可显示异常。肾图只反映肾功能的改变，因此不是特异性的，不能作病因的诊断。节段性肾动脉狭窄尚未影响肾功能时，肾图可能反映不出异常。

2. *放射性核素肾扫描*　肾扫描是应用肾脏选择性浓聚和排泄放射性核素标记化合物通过扫描器体外检查使肾脏显影。根据所得图像，分析两肾的位置、形态、大小、放射性分布密度作比较，结合临床病情而作诊断。当肾动脉狭窄引起肾萎缩时，肾扫描显示患肾较正常缩小、放射性分配较稀疏，且不均匀。对侧肾可能出现代偿性肥大。若肾动脉狭窄尚未引起肾功能变化时，肾扫描可无明显异常变化。

3. *放射性核素计算机断层摄影*　在正常情况下，腹主动脉显影后 0～2s，可见双肾灌注相，放射性分布均匀而对称。实质相，2～3min 时肾区放射性达到高峰。3～4min 时，膀胱部位开始有放射性出现。以后，肾区放射性逐渐减弱，膀胱区放射性随之增强，25min 时膀胱区放射性明显高于肾区。患肾灌注相及放射性高峰期出现延迟，放射性分布低于健侧肾脏，减低程度与肾动脉狭窄严重程度有关。此项检查具有较高的敏感性，方法简便，无不良反应，尤其在随访中更为方便。

(五)肾素测定，血管紧张素阻滞药和转化酶抑制药试验

在肾血管性高血压的诊断方法中，多年来对肾素的测定、血管紧张素阻滞药和转化酶抑制药试验均有很高的评价。

1. *肾素测定*

(1)周围循环肾素活性的测定：肾素-血管紧张素体系的加压作用已得到公认，但体内肾素水平和活性与血压高度之间并非简单的平行关系。这种不平行现象，主要与机体对肾素分泌的调节功能有关。因为周围循环肾素活性存在较大的“假阳性”和“假阴性”率，使确诊困难。但近年来认为：若周围循环肾素值＜5ngAI/(ml・h)时可基本上除外肾血管性高血压；若大于此值则提示有肾血管性高血压的可能，应进一步作分侧肾静脉肾素的活性或作血管紧张素阻滞药试验。

(2)分侧肾静脉肾素测定：测定两侧肾静脉肾素活性的比值(患侧肾素/对侧肾素，RVRR)以及周围循环肾素的水平或对侧肾静脉肾素与周围血肾素的比值。目前，一般认为周围血肾素活性高而两侧肾静脉肾素的活性差别大于2倍时，外科疗效良好，Kaufman报道有效率达93%；周围血肾素活性正常或对侧肾静脉与周围血肾素的比值低于1.3，而两侧肾静脉肾素活性差别大于1.4倍时，术后血压亦多恢复正常或明显下降；若两侧肾素活性的比值小于1.4，手术效果不佳。假阳性率约为7%。诊断肾血管性高血压的指标，应符合几点：①应用肾素钠指数，即用巯甲丙脯酸(Captopril)刺激示有肾素的高分泌；②证实对侧无肾素分泌，V2－A2＝0(分别代表肾静脉和肾动脉肾素值)；③在单侧高肾素型肾血管性高血压V-IVCV/IVC≥0.5(IVC指下腔静脉肾素值)，而原发性高血压则不同，不论其周围肾素是否正常或升高，两侧V-IVC/IVC均等于0.25。

2. *血管紧张素阻滞药试验*(angiotesinbloc blockade test)

(1)肌丙抗增压素试验(saralasin test)：本试验是将血管紧张素Ⅱ的1位上的天冬酸及8位上的苯丙氨酸分别为肌氨基酸和丙氨酸所代替，具有与血管紧张素Ⅱ争夺受体的作用，使血压下降而体内的血管紧张素Ⅰ并不减少。阳性指标：①在10min内出现血压下降30/20mmHg；②舒张压降低≥9.3%；③血浆肾素活性≥14ngAI/(ml·h)；④肾素活性反应值/对照值≥2.2，表示患者属于高肾素型高血压。90%～95%肾血管性高血压患者显示阳性，手术效果良好。但少数高肾素型原发性高血压患者注射肌丙抗增压素后也有降压反应，应加注意。

(2)肌氨酸1，苏氨酸8AⅡ试验：Novick(1983)认为肌丙抗增压素试验出现假阳性和假阴性较多，因此提出一个新的AⅡ阻滞药，称为肌氨酸1，苏氨酸8AⅡ试验，比之肌丙抗增压素试验有以下优点：①对主动脉收缩作用小；②不刺激肾上腺髓质致儿茶酚胺分泌增多；③周围循环阻力降低；④不使心脏排出量减少而使血压降低等。

3. *转化酶抑制药试验*(converting enzymeinhibit or test)　SQ20881(壬肽抗压素，teprotide)是一种转化酶抑制药，是从蛇毒中提出的一种九肽物质，现已能人工合成。在动物实验中，切除肾上腺皮质并控制钠的摄入。开始时主动脉压平均维持在72mmHg，给以SQ20881，血压立即下降40mmHg，血浆肾素活性从6ngAI/(ml·h)增高至120。由于细胞外液限制，血压的高度有赖于肾素及AⅡ，应用转化酶抑制药可使AⅡ缺乏，导致血压下降至极低水平。肾素的上升是因血压下降刺激了肾脏中的压力感受器，也可能是抑制了AⅡ的负性反馈机制。注入AⅡ和转化酶抑制药，可使血压维持在一定水平，说明转化酶抑制药本身不刺激肾素的分泌。阳性结果为①舒张压减低≥9.3%；②血浆肾素活性≥18ngAI/(ml·h)；③肾素活性反应值/对照组≥3.3。

(六)腹主肾动脉造影

虽然有人提出在无高血压病人的腹主肾动脉造影中也可有3%～32%的病例显示不同程度的肾动脉狭窄，而在高血压病人中则67%有肾动脉狭窄。迄今为止，腹主肾动脉造影仍然是肾血管性高血压的一项重要诊断方法，具有决定性意义，也是手术治疗的必要依据。

【治疗】　治疗肾血管性高血压应采取综合性措施和中西医结合，可从三方面进行，即内科治疗、外科治疗和经皮腔内血管成形术。各种疗法具有其特定的作用和局限性，对任一病例的处理则视其具体病情而定并可联合应用。治疗目的在于恢复足够的肾血流量，控制或降低血压，改善肾功能以达到缓解症状和促进全身健康的复原。

(一)内科治疗

对不宜或不能作手术治疗的病例采用内科治疗。多数患者经全身治疗和药物应用可使血压有所下降。对需行手术者，内科治疗也是术前准备和术后处理的重要措施。内科治疗包括全身性摄养、饮食疗法、水分和钠盐适当控制和药物应用等。降压药物大致可为以下几种：①

排钠利尿药;②交感神经抑制药;③血管扩张药和④钙拮抗药。

(二)外科治疗

自 20 世纪 50 年代以来,由于各种肾动脉重建手术陆续开展并取得良好效果,肾血管性高血压一般多行外科手术治疗。除少数病例外,患肾切除术目前已很少进行,而根据具体病变选用各种肾血管重建手术。这是因为:①此术可保留有功能的肾组织,减少对侧肾功能代偿失调的威胁,并可保留释放抗压物质的组织;②此术可挽救所谓的"健全或较好的"对侧肾,而肾切除术则切除尚有一定功能的患肾,理由是一侧肾动脉狭窄引起高血压时,加压因子使动脉正常大小的对侧肾遭受其影响,产生一定的不可逆转的血管性变化,而患肾可因其肾动脉狭窄受到较好的保护;③此术如不成功,可行第二次手术包括肾切除在内,而肾切除术是决定性的,除非证实患肾已完全萎缩而无功能才进行;④此术可用于双侧肾动脉狭窄的病例。

肾血管性高血压以手术治疗为主,如腹主动脉——肾动脉搭桥术、肾动脉成形术、肾动脉内膜剥脱术或介入性治疗等。可根据病人的具体情况,选以上手术方法的一种,如无法施行以上手术,或已经确定患侧的肾脏已无功能,而且对侧肾脏功能良好者,可做患肾切除术。

参 考 文 献

[1] Major P, et al . Hereditary fibromuscular dysplasia with renovascular hypertension. Ann Intern Med, 1977,86(5):583

[2] Imanishi M,et al. Aspirin Lowers Blood Pressure in Patients With Renovascular Hypertension. Hypertension,1989,14(5):461-468

[3] ishimitsu t,et al. Vascular eicosanoid production in experimental hypertensive rats with different mechanismsprostaglandins leukot essent fatty acids,1991,43(3):179-184

[4] Schricker K,et al Control of renin gene expression in 2 kidney-1 clip rats. Kidney Int,1994,46(6):1539-1541

[5] Abdul Sattar M,et al. Alpha 1-adrenoceptor subtypes mediating adrenergic vasoconstriction in kidney, one-clip Goldblatt and deoxycorticosterone acetate-salt hypertensive rats. J Cardiovasc Pharmacol,1994, 24(3):420-428

[6] Ponchon P,et al. [Hormonal contribution to short-term variability of blood pressure in a renovascular hypertension model] Arch Mal Coeur Vaiss,1995,88(8):1203-1207

[7] Yokokoji K,et al . The role of nitric oxide in two-kidney,one-clip renovascular hypertensive rats Nippon Jinzo Gakkai Shi,1997,39(4):395-399

[8] *Franklin* SS, et al. Comparison of effects of enalapril plus hydrochlorothiazide versus standard triple therapy on renal function in renovascular hypertension. Am J Med,1985,79(3c):14-23

[9] Kobayashi N, et al. Effect of benidipine on microvascular remodeling and coronary flow reserve in two-kidney,one clip Goldblatt hypertension J Hypertens,1997,15(11):1285-1294

[10] Pisarik P. Blood pressure-lowering effect of adding grapefruit juice to nifedipine and terazosin in a patient with severe renovascular hypertension. Arch Fanm MED,1996,5(7):413-416

[11] Zakhariev T,et al. The surgical treatment of vasorenal hypertension . Khirurgiia Sofiia,1995,48(1):34-36

[12] O'Neill jA. Long-term outcome with surgical treatment of renovascular hypertension. J Pediatr Surg, 1998,33(1):106-111

[13] Farah I, et al. [Renal revascularization from the digestive arteries in the treatment of renovascular hyper-

tension in high risk patients]. Chirurgie,1997,122(4):279-283

[14] Barri YM,et al. Prediction of cure of hypertension in atherosclerotic renal artery stenosis. South Med J, 1996,89(7):679-683

[15] Achèr CW,et al Late renal function in patients undergoing renal revascularization for control of hypertension and/or renal preservation. Cardiovasc Surg,1996,4(5):602-606

[16] Canzanello VJ et al. Percutaneous transluminal renal angioplasty in management of atherosclerotic renovascular hypertension:results in 100 patients. Hypertension,1989,13(2):163-172

[17] 肖纯,金益强.肾性高血压病机制及治疗进展.国外医学生理、病理科学与临床分册.1998,18(4):343-345

[18] 冯雁,张保森,秦雷.老年肾血管性高血压的临床分析.河南大学学报:医学科学版.2003,22(4):46

第26章 肾上腺疾病外科治疗

第一节 概 论

肾上腺是人体重要的内分泌器官，由髓质和皮质组成，在组织学、腺体结构和激素功能方面二者均不同，实际上是两种不同的内分泌腺。

一、肾上腺皮质生理

肾上腺皮质起源于中胚层的腔上皮细胞，肾上腺皮质分泌盐皮质激素、糖皮质激素和性激素。肾上腺皮质分三层，最外层是分泌盐皮质激素球状带细胞，主要分泌醛固酮(aldosterone)；第二层束状带细胞分泌糖皮质激素，主要是皮质醇(cortisol)；第三层网状带细胞分泌性激素，主要是脱氢表雄酮(dehydroepiandrosterone)和雄烯二酮(androstenedione)，也能分泌少量糖皮质激素。

(一)肾上腺皮质激素的合成及代谢

血液中的胆固醇是合成肾上腺皮质激素的主要原料，肾上腺皮质激素均为胆固醇衍生物，属甾族化合物，也称为甾体激素或类固醇激素。含有一个基本结构——环戊烷多氢非，由一个环己烷和一个环戊烷组成。在皮质细胞线粒体内膜或内质网中的裂解酶与羟化酶等酶系作用下，将胆固醇先变成孕烯醇酮，然后在肾上腺皮质各层细胞存在的不同酶系作用下转变为相应的皮质激素，所以合成的皮质激素亦不相同。

肾上腺皮质激素在皮质细胞中合成后分泌入血，有结合型和游离型皮质激素，其中游离型皮质激素可直接进入靶细肥发挥生理功能，结合型皮质激素与游离型可以相互转化、保持动态平衡。约90%血中皮质激素是以结合形式存在的，其中80%与由肝脏产生的皮质类固醇结合球蛋白(CBG)结合，10%与血浆白蛋白结合，仅10%以游离形式存在。CBG是由肝脏产生，分子量为52000的球蛋白，每一分子的CBG仅有一个结合位点，只能结合一个分子皮质醇，但是对皮质醇亲和力很强，每100ml血浆CBG能结合20μg皮质醇。白蛋白结合皮质醇容量是CBG的800倍，但是结合力是CBG的1/1 300。醛固酮与血浆白蛋白及CBG的结合能力很弱，它主要以游离状态存在和运输。

各种皮质激素的降解代谢主要在肝脏中进行。多数皮质激素的血浆半衰期在20min以内，也就是说激素只要经过肝脏一次就几乎完全被灭活。皮质醇与CBG结合的比较牢固，因而其清除率较慢，血浆半衰期可达70min。而醛固酮的结合型仅占50%，且大部分与血浆蛋白松散结合，故其血浆半衰期只有20min。脱氢表雄酮主要是以和硫酸根结合形式存在于血循环中，这种硫酸酯和血浆蛋白结合的很牢固，其清除率很低，所以血浓度较高且较稳定。

(二)肾上腺皮质激素的生物学作用

1. *糖皮质激素的作用*

(1)对物质代谢的影响

①对糖代谢影响：糖皮质激素可促进糖异生，使肝糖原增加，同时抑制组织对葡萄糖的摄

取和利用，升高血糖。

②对蛋白质代谢影响：糖皮质激素促进肝外组织（尤其是肌肉组织）蛋白质分解，所以糖皮质激素分泌过多时，蛋白质出现负氮平衡，表现为病人出现肌肉消瘦，骨质疏松、皮肤变薄，淋巴组织萎缩等。

③对脂肪代谢影响：糖皮质激素对身体不同部位的脂肪作用不同，如对四肢脂肪组织分解增强，而腹、面、肩及背部的脂肪合成有所增强，出现向心性肥胖的特殊体形。

(2)对水盐代谢的影响：皮质醇能使肾小球滤过率增加，有利于排水。所以严重的肾上腺皮质功能不全患者，排水能力降低，可出现"水中毒"，适当补充糖皮质激素可得到缓解。

(3)对血细胞的影响：糖皮质激素通过促进骨髓造血功能增强，增加红细胞、血小板和中性粒细胞的数量；通过促进淋巴细胞与嗜酸性粒细胞的破坏，从而使淋巴细胞和嗜酸性粒细胞数量减少。

(4)在应激反应中的作用：当机体受到各种应激刺激时，糖皮质激素立即增加，如切除动物肾上腺皮质时，机体对抗应激反应能力大大减弱，1～2周内即可死亡，若及时补给糖皮质激素，则可延长生存时间。

(5)其他作用：肾上腺皮质激素还有增强血管平滑肌对儿茶酚胺的敏感性，提高血管张力和维持血压，降低毛细血管的通透性，增强骨骼肌的收缩力、增强胃酸及胃蛋白酶原的分泌、抑制骨的形成而促进其分解等作用，所以临床上用于抗过敏、抗中毒及抗休克治疗。

2. 盐皮质激素的作用 盐皮质激素中醛固酮对水盐代谢的作用最强，通过促进肾远曲小管及集合管重吸收钠离子，排出钾离子，而起"保钠排钾"作用。醛固酮也可使渗透压增高，刺激下丘脑一垂体后叶系统分泌抗利尿激素，促进肾小管对水的重吸收。所以醛固酮分泌过多时，出现水、钠潴留，引起高血钠、高血压和低钾血症。

3. 皮质性激素的作用 肾上腺皮质只分泌极微量的睾酮，分泌的主要激素是脱氢表雄酮和雄烯二酮，后者是睾酮的前体分子，在脂肪或肌肉组织内转化为睾酮。由肾上腺皮质所产生的睾酮占女性睾酮日产量的50%，占男性睾酮日产量的2%。这个量的雄激素对青春期发育有重要意义，在这些激素的作用下，男女少年出现最早期的阴毛和腋毛。所以，当前列腺癌患者行去势治疗（即睾丸切除）时，体内仍有一定量的非睾丸原性雄激素，还需要应用抗雄激素药物（如康士德、氟他胺等）来对抗非睾丸原性雄激素对前列腺癌细胞生长促进作用。

（三）肾上腺皮质激素分泌的调节

1. 糖皮质激素分泌的调节 糖皮质激素受下丘脑一垂体一肾上腺轴的调控，下丘脑分泌的促肾上腺皮质激素释放激素（CRH），控制腺垂体分泌促肾上腺皮质激素（ACTH），应激刺激通过神经递质，将信息汇集于下丘脑CRH神经元，通过释放CRH来控制腺垂体ACTH的分泌。而无论是基础分泌还是应激状态下的糖皮质激素分泌，都受ACTH的调控，ACTH不但刺激糖皮质激素的分泌，也刺激束状带及网状带细胞的生长发育。同样ACTH和CRH的分泌也受糖皮质激素的负反馈调节，糖皮质激素负反馈调节主要作用于垂体，使ACTH分泌减少，称为长反馈。糖皮质激素也可反馈抑制CRH神经元，使CRH分泌减少，该反馈称为短反馈。总之，下丘脑、垂体和肾上腺皮质组成一个互相协调的功能活动轴，共同维持着血中糖皮质激素的稳定及在应激刺激下的应激反应。

ACTH的分泌呈节律性波动，0点最低，早起床前进入分泌高峰，由于ACTH分泌的日节律性波动，使糖皮质激素的分泌也呈现出相应的波动。

2. 盐皮质激素分泌的调节 醛固酮是肾上腺分泌的盐皮质激素，在生理条件下，主要受肾

素-血管紧张素系统的调节，其次受血钾浓度和 ACTH 的调节。

(1)肾素-血管紧张素系统：肾素(renin)是由肾小球旁器中的球旁细胞分泌的一种酸性蛋白水解酶，能催化由肝脏产生的血管紧张素原，使之生成为十肽的血管紧张素Ⅰ(AⅠ)，在血液和组织(特别是肺组织)中经血管紧张素转换酶，该酶可使血管紧张素Ⅰ降解，生成八肽的血管紧张素Ⅱ(AⅡ)，AⅡ又在血管紧张素酶 A 的作用下，降解为七肽血管紧张素Ⅲ(AⅢ)，AⅡ和 AⅢ均可刺激肾上腺皮质球状带细胞合成和分泌醛固酮。

肾素的调节受多方面因素的影响，肾内有两种感受器与肾素分泌的调节密切相关。一是人球小动脉处的牵张感受器，二是致密斑感受器。动脉血压下降致循环血量减少，人球小动脉壁的牵张刺激减弱，可促使肾素的分泌增加。同时肾小球滤过率减少，Na 的滤过减少，刺激致密斑感受器使肾素释放。此外，肾上腺素和去甲肾上腺素也可直接刺激球旁细胞，增加肾素释放。

(2)血钾浓度：动物实验及体外球状带细胞培养都证实，高浓度的 K 可直接作用于球状带，表现为球状带增宽，细胞内线粒体增多，使醛固酮分泌增多，醛固酮也同样可以刺激肾脏排泄 K 离子来调节血 K 浓度。

(3)ACTH：ACTH 对醛固酮的分泌有直接调节作用，但当机体受到应激刺激时，ACTH 分泌增加，可刺激球状带增加醛固酮的分泌。

(4)心房钠尿肽(ANP)：心房钠尿肽是由心房肌细胞合成和释放的，由 26 个氨基酸组成的一类多肽，1981 年首先由 Bold 等从右心房中分离成功，心房钠尿肽可抑制球旁细胞分泌肾素，抑制肾上腺球状带细胞分泌醛固酮。

3. *皮质性激素分泌的调节*　皮质性激素的调控机制目前尚不十分清楚。因为肾上腺皮质性激素的分泌具有与皮质醇相似的昼夜节律性，外源性 ACTH 可刺激或抑制肾上腺皮质性激素的分泌，故推测 ACTH 可能为调节者之一。最近有人发现一种称之为肾上腺皮质雄性激素刺激素(CASH)的垂体激素，可能与肾上腺皮质性激素的分泌调节有关。

二、肾上腺髓质生理

肾上腺髓质起源于外胚层的神经嵴细胞，嗜铬细胞分泌肾上腺素(epinepherine，E)和去甲肾上腺素(norepinepherine，NE)，它们属于儿茶酚胺类激素。

1. *肾上腺髓质激素的合成与代谢*　肾上腺髓质几乎全部由嗜铬细胞构成，嗜铬细胞依靠主动转运过程从血浆中摄取酪氨酸作为前体、合成儿茶酚胺。酪氨酸在酪氨酸羟化酶作用下形成多巴(DOPA)，多巴又在多巴脱羧酶作用下生成多巴胺。在多巴胺 B 羟化酶的作用下，多巴胺转化为去甲肾上腺素。去甲肾上腺素又在苯乙醇胺 N-甲基转移酶(PNMT)作用下，在高浓度的糖皮质激素作用下，经甲基化生成肾上腺素，人体只有肾上腺可以形成肾上腺素，而交感神经元因为不具备上述条件，仅能生成去甲肾上腺素。

肾上腺素与去甲肾上腺素一起贮存在髓质细胞的囊胞内，以待释放。肾上腺髓质细胞中肾上腺素与去甲肾上腺素的比例约为 4∶1，以肾上腺素为主。

肾上腺素和去甲肾上腺素主要在肝脏经儿茶酚胺-甲基转移酶(COMT)及单胺氧化酶(MAO)灭活，代谢的最终产物为香草基扁桃酸(VMA)，中间产物尚有变肾上腺素(MN)和去甲变肾上腺素(NMN)。这些代谢产物都从尿中排泄，24h 排泄量为，VMA 2～6mg，MN 20～120μg，NMN 40～240μg。

2. *肾上腺髓质激素的生物学作用*　儿茶酚胺通过与靶细胞膜上的特异性肾上腺素能受

体结合而发挥生理效应。肾上腺素能受体分为α型和β型二类。α型又分为α_1和α_2两个亚型，β型也分为β_1、β_2、β_3三个亚型。肾上腺素能受体的分布极为广泛，在某一靶细胞膜上不一定同时具有α型和β型两种受体，有的仅有α受体，有的仅有β受体，也有的兼有两种受体。肾上腺素能受体激动后产生的效应也较复杂，既有兴奋性的，也有抑制性的。

儿茶酚胺所产生的生理效应与下列因素有关①受体特性：一般而言，肾上腺素和去甲肾上腺素与α受体（主要是α_1受体）结合以引起平滑肌兴奋为主，包括血管收缩、子宫收缩、虹膜辐射状肌收缩等，但也有抑制性的，如小肠舒张；与β受体（主要是β_2）结合后产生的平滑肌效应是抑制性的，包括血管舒张、子宫舒张、小肠舒张、支气管舒张等，但与心肌β_2受体结合产生的效应却是兴奋性的。②配体的特性：去甲肾上腺素对α受体的作用较强，对β受体的作用较弱；肾上腺素对α和β受体的作用都较强。③器官上2种受体分布情况：如血管平滑肌上α和β两种受体，在皮肤、肾、胃肠的血管平滑肌上α受体的数量占优势，肾上腺素的作用是产生收缩效应；在骨骼肌和肝脏的血管，β受体占优势，肾上腺亲素的作用主要产生舒张效应。④在紧急情况下，机体可通过感-肾上腺髓质系统发生应激反应，肾上腺素与去甲肾上腺素的分泌大大增加，以增强机体的适应能力。肾上腺素能受体分布和效应见表26-1。

表26-1 肾上腺素能受体分布和效应

	效应器	受体	效应
心	窦房结	β_1	心率加快
	传导系统	β_1	传导加快
	心肌	α_1、β_1	收缩力增强
血管	冠状血管	α_1	收缩
		β_2	舒张
	皮肤黏膜血管	α_1	收缩
	骨骼肌血管	α	收缩
	脑血管	β_2（主要）	舒张
		α_1	舒张
	腹腔内脏血管	α_1	收缩
		β_2	舒张
	唾液腺血管	α_1	收缩
支气管平滑肌		β_2	舒张
胃肠	胃平滑肌	β_2	舒张
	小肠平滑肌	α_2	舒张（可能是胆碱能纤维的突触前受体，调节乙酰胆碱的释放）
		β_2	舒张
	括约肌	α_1	舒张
膀胱	逼尿肌	β_2	舒张
	三角区和括约肌	α_1	收缩
子宫平滑肌		α_1	收缩（有孕子宫）
		β_2	舒张（无孕子宫）
眼	虹膜辐射状肌	α_1	收缩（扩瞳）
	睫状体肌	β_2	舒张
竖毛肌		α_1	收缩
糖醇解代谢		β_2	增加
脂肪分解代谢		β_3	增加

第二节　醛固酮增多症

原发性醛固酮增多症(简称原醛症)是指肾上腺皮质或异位组织自主或部分自主分泌过多的醛固酮,抑制了肾素分泌,产生以低肾素、醛固酮增多为特点,临床以高血压、低血钾为主要表现的综合征。历史上原发性醛固酮增多症是指原发病变在肾上腺的疾患,即 Conn 综合征,包括产生醛固酮的肾上腺皮质腺瘤,肾上腺皮质腺癌和原发性肾上腺皮质增生三类,后来又发现尚有原发病变不在肾上腺的特发性醛固酮增多症,糖皮质激素可抑制的醛固酮增多症和异位产生醛固酮的肿瘤三类。

【病因】

1. *肾上腺皮质腺瘤*　为经典的 Conn 综合征,腺瘤发生在肾上腺皮质球状带,称为醛固酮瘤,也称为腺瘤型原醛症,约占原醛症的 65%～90%,95%为单侧单个肿瘤,少数为双侧或多发性腺瘤。左侧略多于右侧,男女发病无差异。肿瘤直径平均 1～2cm,1cm 以下者不到 20%。重量多为 3～5g。腺瘤呈圆形或类圆形,有完整包膜,切面呈金黄色,腺瘤切除后可获治愈。

2. *肾上腺皮质腺癌*　肾上腺皮质腺癌临床少见,占原发性醛固酮症的 1%。肿瘤直径均大于 3cm,确诊时大都发生血行转移,预后极差,平均生存期为半年,癌细胞除分泌大量醛固酮外,还分泌糖皮质激素及性激素,因而可有相应的临床表现。

3. *原发性肾上腺皮质增生*　确切的病因目前尚不清楚,此类型约占原发性醛固酮症的 0.5%,其内分泌和生化测定结果酷似皮质腺瘤。作一侧肾上腺切除或肾上腺次全切除效果良好。

4. *特发性醛固酮增多症*　儿童多见,约占原醛症的 32%。病因未明,估计病变不在肾上腺本身。其血浆 ACTH 和醛固酮之间无平行关系,对血管紧张素较敏感,后者的增效剂以及醛固酮刺激因子能使其分泌醛固酮增加。病变可为微结节增生或大结节增生,腺体增大,厚度和重量增加;大结节可似黄豆大小,无包膜,散在或呈区域性分布,称为腺瘤样增生。作一侧肾上腺切除和肾上腺次全切除效果不佳。

5. *糖皮质激素可抑制的原醛症*　临床罕见,有家族性,为常染色体显性遗传,本病特点为外源性 ACTH 持续刺激醛固酮分泌,而小剂量糖皮质激素(地塞米松)可抑制醛固酮过量分泌,用糖皮质激素(如地塞米松)治疗可纠正其肾素和醛固酮的分泌,使高血压和低血钾得到控制,肾素恢复正常。该病病因未明,可能是糖皮质激素生物合成过程中某些酶系缺乏所致,如 17α-羟化酶缺乏致醛固酮合成增多和性激素合成减少。临床上除表现原醛症外,还可以合并性腺功能低下,男孩外生殖器发育不良或假两性畸形;女性表现原发性闭经等。

6. *肾上腺外分泌醛固酮的肿瘤*　极罕见,文献报道仅见于卵巢癌和肾癌,这些器官含有胚胎肾上腺残余组织,恶变而成醛固酮肿瘤。它对 ACTH 和血管紧张素Ⅱ都不起反应,是上述 6 种亚型中唯一的全自主性分泌醛固酮的病变。

【临床表现】

1. *高血压*　因为醛固酮可以造成水钠潴留,血容量增加,引起高血压。高血压是原发性醛固酮增多症最主要的表现,血压一般逐渐增加,多数高血压不呈恶性进展。临床上常有患有本病的老年人血压高,未进行详细检查,多年来仅服用应用降压药物,延误治疗。

2. *低血钾*　低血钾是本病的另一个主要表现,女性多于男性。低血钾可诱发肌无力及肌麻痹，表现为：四肢无力，食欲减退，腹胀，少数严重病人出现软瘫，严重的可出现呼吸及吞咽困难。笔者曾遇到一例病人突发下肢瘫痪，在神经内科住院治疗，后查血钾低，怀疑原醛症，行肾上腺CT检查发现肾上腺外侧支有2cm大小肿瘤，确诊为原醛症，服用螺内酯，补钾后行手术治疗，术后恢复好。低血钾可致心肌损害，出现心律失常，表现为早搏和阵发性心动过速。

3.尿浓缩功能减退　表现为多尿、夜尿、口渴，尿比重降低，不少病人可有血糖增高。

4.碱中毒　血钾降低，细胞外液碱中毒，游离钙减少，明显时可出现肢体末梢麻木感及手足抽搐。

【诊断】

1. 定位诊断

(1)肾上腺B超检查：腺瘤患者常显示在一侧肾上腺有肿物或增大，小于1cm的腺瘤较难发现。皮质增生则显示双侧肾上腺大小正常或增大。超声检查的正确性达70%以上。

(2)肾上腺CT扫描：腺瘤直径1cm以上者检出率达90%，1cm以下者仅60%左右。肾上腺MRI对肿瘤检查的阳性率较低，一般不予采用。

2. 定性诊断　即病因诊断。原醛症中95%为腺瘤和特发性皮质增生，前者需手术治疗，后者则采用药物治疗。在确诊原醛症之后，主要是在腺瘤和特发性皮质增生之间进行病因鉴别。虽然前者临床表现较重，确诊仍需做下列检查。

(1)体位试验及血浆18-羟皮质酮测定：患者清晨7时插置静脉导管，8时抽血测定醛固酮、皮质醇、18-羟皮质酮、肾素活性及血钾，然后站立4h，再抽血重复上述测定项目，正常人及非原醛症高血压患者站立4h后刺激肾素活性及血管紧张素轻微增加，但醛固酮可增加2～4倍；特发性皮质增生者比站立前水平至少增加1/3，而腺瘤型则未见醛固酮明显增加，正确性为85%。

(2)腺瘤型患者对ACTH较敏感，上午8～12时ACTH分泌量呈下降趋势，醛固酮分泌也相应减少，而增生型者醛固酮分泌与ACTH不相平行。

(3)18-羟皮质酮是醛固酮的前体，腺瘤型者清晨8时血浆18-羟皮质酮值＞100ng/dl，增生型者则＜100ng/dl，正确性为80%。

(4)肾上腺放射性核素碘化胆固醇扫描对诊断腺瘤、癌或增生有价值。

(5)肾上腺静脉导管术可分别测定两侧肾上腺静脉血的醛固酮和皮质醇，以鉴别肿瘤还是增生。后两种检查可用以鉴别疑难病例，不列为常规检查项目。

【治疗】

1.手术治疗　肾上腺皮质腺瘤宜施行腺瘤剜除术；腺瘤以外的腺体有结节性改变者，宜将该侧肾上腺切除。原发性肾上腺增生作一侧(一般为右侧)肾上腺切除或肾上腺次全切除。肾上腺皮质癌及异位产生醛固酮肿瘤作肿瘤切除。

(1)术前准备：口服醛固酮拮抗药螺内酯的微粒型螺内酯，每日120～480mg(平均360mg)2～6周，并进低钠饮食，补充钾盐。高血压、低血钾、碱中毒症状好转或消失后才实施手术。若低血钾仍未纠正，可加用氨苯蝶啶以阻止肾小管对钾的排出。术前不必补充肾上腺皮质激素。

根据笔者经验，对老年人术前准备应注意下述两点：患有本病的老年人因为长时间的高血压和低血钾，可引起心肌损害，心律失常，如早搏、阵发性心动过速性甚至心衰等，所以围术期应注意进行心内科治疗，改善心脏功能，纠正心律失常。其次，在合并高血压，术前进行降压治疗时，注意不使用排钾利尿药，因为应用利尿药治疗高血压可使低血钾加重，延长围术期治疗时间，甚至有个别病人可出现周期性麻痹。

(2)术后处理：术后早期除非有低血压，一般不需补充激素。患者多于术后 2～3 周时各项生化指标恢复正常。若有疲乏、厌食、血钾过高，出现氮质血症，表示有暂时性醛固酮缺乏，可给予氢化可的松。个别病例因病程过长，肾功能受损，术后尿钠排出量增加，肾小管产氨减少，而发生代谢性酸中毒，则需补充碱性药物。

国内报道腺瘤患者术后完全恢复正常者达 65%，病情好转者 31%。所有患者术后血浆醛固酮及血钾立即恢复正常，多数患者血压于术后 1～6 个月恢复正常。有部分老年患者因为长期高血压及低血钾继发肾和血管病变，以致术后高血压虽有改善但是仍高于正常，还需要长期使用一般降压药物治疗。

2. 内科治疗　内科治疗适应证。

(1)特发性肾上腺皮质增生。

(2)有手术禁忌证的腺瘤型原醛症患者：如老年人合并严重的心、脑血管疾病，难以耐受手术治疗。

(3)不能根治切除的皮质癌。

(4)糖皮质激素可控制的原醛症。主要的药物有螺内酯。特发性肾上腺皮质增生患者使用螺内酯使症状控制后，可减少剂量，并用氨氯吡咪维持治疗。其他辅助药物有血管紧张素转换酶抑制药，钙离子通道阻滞药。肾上腺皮质癌则使用双氯苯二氯化烷治疗，以延长患者生存期。

第三节　皮质醇增多症

皮质醇增多症简称皮质醇症，又称库兴(Cushing)综合征。是由肾上腺长期分泌过量皮质醇(糖皮质激素)产生的一组临床综合征。是由 Cushing 于 1912 年首先报道此病。

【病因】　皮质醇症从病因上可分为 ACTH 依赖型、ACTH 非依赖型及医源性三类。

1. ACTH 依赖型皮质醇症

(1)垂体性皮质醇症即 Cushing 病：最多见的由脑垂体的微腺瘤引起，此瘤分泌过多的 ACTH，致使双侧肾上腺皮质增生而发生临床症状，瘤体一般均很小，<5mm 者占 50%以上。

(2)异位 ACTH 综合征：由垂体外肿瘤(肺、支气管、胰岛或胸腺肿瘤)分泌过多 ACTH 致肾上腺皮质增生。

2. ACTH 非依赖型皮质醇症

(1)肾上腺皮质腺瘤；肿瘤自主分泌大量皮质醇，肿瘤以外的肾上腺组织受抑制而呈萎缩状态。

(2)肾上腺皮质癌；肿瘤较大，多发生淋巴及血行转移；肿瘤除分泌大量皮质醇外，还分泌大量雄激素。

(3)肾上腺皮质结节性增生：少数患者单侧肾上腺大结节增生，具有自主分泌功能，抑制了垂体 ACTH 的分泌。

3. 医源性皮质醇症　长期大剂量服用糖皮质激素或 ACTH 制剂治疗某些疾病，如席汉症等引起本病。

【临床表现】　多见于女性。常见症状为满月脸、向心性肥胖、水牛背，多血质面容，四肢无力，肌萎缩，腰、臀及下腹部因蛋白质合成障碍致皮肤薄而易皮下出血，出现紫纹，高血压、低血钾,精神异常,易激动。雄激素增多时可出现座疮、脱发及面部多毛,女病人可有闭经,男性发生阳委,由于脱钙严重稍受挤压及可发生骨折、常出现糖代谢紊乱,且易合并尿路结石。

【诊断】

1. 定位诊断

(1)肾上腺:B超对肾上腺腺瘤诊断符合率约80%,CT诊断率达100%。B超和CT检查均难以判断肾上腺是否增生。

(2)垂体:蝶鞍侧位摄片和正侧位体层摄片可发现较大的垂体腺瘤;CT除可发现较大腺瘤外,微腺瘤发现率达50%。MRI鞍区薄层扫描对微腺瘤发现率高达90%以上。对影像学难以发现的微腺瘤,可将导管插到直接引流垂体静脉血的双侧岩下静脉,并加上静脉注射ACTH释放激素(CRH),同时测双侧岩下静脉中血ACTH水平,可确定微腺瘤位于腺体的左侧还是右侧,然后施行该侧的垂体半切除术。疾病发展到临床症状明显时,多有典型体征,易作出诊断。

2. 定性诊断

(1)实验室检查:血红蛋白、红细胞稍增多,白细胞增多,中性粒细胞稍多而嗜酸性粒细胞及淋巴细胞减少。葡萄糖耐量呈糖尿病曲线。血皮质醇增高,尿中皮质醇也增高,尿17羟大于正常,但17酮多正常。如后者增高则癌可能性大。

(2)过夜地塞米松抑制试验:夜11时口服地塞米松1.5mg,当天早8时及次日早8时取血测皮质醇,若抑制后血皮质醇>4.0μg/dl或抑制率<70%为皮质醇增高,否则为单纯型肥胖。2.0mg,6h 1次共2天,试验前后测24h尿游离皮质醇,抑制>50%为皮质增生,否则为肿瘤。

【治疗】　皮质醇症如不及时治疗,常因病情逐渐加重,出现全身衰竭、感染、心血管并发症或严重消化道出血而死亡。5年内死亡率为50%。皮质醇症的治疗可分为垂体手术、垂体放疗、药物治疗和肾上腺手术四类。

1. 垂体瘤切除术　应用手术显微镜经鼻窦切除垂体肿瘤,比传统手术更安全,能完全摘除限于鞍内的垂体瘤;手术治愈率达80%以上,术后复发率在10%以下。少数垂体手术失败的病例,或肾上腺呈明显结节样或腺瘤样增生的病例,仍需施行肾上腺双侧全切或一侧全切,另一侧大部分切除术。

2. 垂体放疗　垂体放疗可用于治疗垂体疾患所致的皮质醇症.但对成人不能获得永久治愈,在儿童疗效较好。目前垂体放疗多用于垂体手术后效果不理想,又不宜作第二次垂体手术者,以及施行肾上腺次全切除术后复发的患者。

3. 药物治疗　皮质醇增多症的药物治疗只是作为辅助疗法之一,主要用于术前准备或其他治疗效果不佳时。第一类药物是皮质醇生物合成抑制药如氨基导眠能、甲吡酮、酮康唑和密妥坦,后者还可直接作用于肾上腺皮质的正常或肿瘤细胞,使束状带和网状带萎缩,更适用于肾上腺皮质癌。另一类是直接作用于下丘脑-垂体水平的药物,如赛庚啶和溴隐亭。

4. 肾上腺手术

(1)肾上腺皮质增生症患者在无条件施行垂体手术时,仍以肾上腺切除为首选。轻症或末成年者,施行一侧肾上腺切除,并作垂体放疗;其他病例行肾上腺大部分切除,即一侧全切除,2～4周后切除对侧肾上腺的4/5。由于肾上腺切除的复发率达30%～40%,故病情严重者作双侧肾上腺全切除,将肾上腺组织切成薄片,埋藏在肌内,术后移植组织有不同程度的存活和功能恢复。近年来开展肾上腺移植术,将切除的左侧肾上腺移植于腹壁皮下,将肾上腺中央静脉与腹壁下动脉吻合(静脉动脉化),切除部分肾上腺,将断端套入大隐静脉。或将带蒂的肾上腺移植于背部皮下。

(2)肾上腺皮质腺瘤施行腺瘤切除术，保留萎缩的肾上腺，疗效均甚满意。肾上腺皮质癌亦以手术治疗为主，无远处转移者切除原发肿瘤效果较好；有远处转移者，尽可能切除原发肿瘤和转移肿瘤，以提高局部放疗和药物治疗效果。对肿瘤不能切除或复发者，首选治疗方法是手术切除异位 ACTH 瘤；若肿瘤体积小，恶性度低，术后可获痊愈。异位 ACTH 诊断明确，但未找到肿瘤或肿瘤无法切除，而一般情况许可者，可施行双侧肾上腺全切或一侧全切、多侧大部分切除，以解除高皮质醇症对生命的威胁。

(3)肾上腺手术激素的应用：激素应用是否恰当，直接关系到手术成败。术前及术中给予氢化可的松 100～200mg 以补充皮质醇，术后再给予肌注醋酸可的松或地塞米松，以防止出现皮质功能低下，术后 2～3d 根据病情改为口服泼尼松。长期密切观察，如有肾上腺皮质功能低下，感染、损伤、发热，应加大激素用量，待应激因素过后逐渐调节激素用量。

老年患者注意事项：

(1)因为术后肾上腺皮质功能低下，需要补充糖皮质激素，而老年人抵抗能力差，所以手术后应选用有效的抗生素预防感染，除注意切口感染外，尤其应注意呼吸道感染。

(2)切口拆线日期适当延长以防伤口裂开。

(3)手术后需要补充糖皮质激素 3～6 个月，如强的松，但是该药可以增强胃酸及胃蛋白酶原的分泌，而老年患者往往有胃肠道溃疡病史，长期服用可引起溃疡病加重，甚至引起消化道出血，所以，在补充糖皮质激素应注意应用抑制胃酸、保护胃黏膜。

(4)长期补充糖皮质激素会抑制骨的形成而促进分解，而老年人本身容易出现骨质疏松，所以应用糖皮质激素时注意补钙，预防骨折。

第四节　嗜铬细胞瘤

嗜铬细胞瘤是嗜铬组织产生过多儿茶酚胺的肿瘤，表现为高血压和代谢紊乱。

【病因】 病变主要发生于肾上腺髓质，但也有少数发生于肾上腺外的交感神经系统的嗜铬组织产生过多儿茶酚胺，如腹主动脉，肠系膜下动脉处主动脉旁的嗜铬体中，腹腔神经丛及膀胱壁中。其中 10%为恶性，多数生长的较大，直径大于 6cm，并可有淋巴结、骨等转移，组织学检查常不能作为确诊根据，有复发或转移的证据才是确诊恶变的证据。10%嗜铬细胞瘤为双侧性。

【临床表现】 嗜铬细胞瘤的临床症状多样化，可毫无症状，亦可于手术探查才出现高血压，甚至高血压危象(即隐匿性嗜铬细胞瘤)。但多数表现为高血压和代谢紊乱。高血压可为持续性或阵发性以及持续性高血压伴阵发性加剧，后者多见于女性，可因劳累、体位或情绪改变等因素所诱发，其严重程度、间隔和持续时间不定。发作时伴有面色苍白或潮红，剧烈头痛，心悸，视觉模糊，呕吐，四肢冰冷，大汗淋漓，瞳孔散大等症状，还可引起基础代谢增高，糖耐量降低，发热，血糖增高及糖尿。常出现视网膜病变和视乳头水肿。严重者出现奔马律、心力衰竭、肺水肿、脑出血而猝死。膀胱部位的嗜铬细胞瘤表现为排尿时症状发作。

【诊断】

1. 定位诊断　常用的定位方法为超声和 CT 检查，阳性率分别为 80%和 91%。CT 薄层扫描(2mm 层厚)可发现 1.0cm 以下的肿瘤。^{131}I—MIBG 可检出 0.4cm×0.4mm 的肿瘤，为 CT 提供重要参考，二者结合常可达正确定位，且能确诊为嗜铬细胞瘤。腔静脉分段采血定位诊断对嗜铬细胞瘤的术前定位,特别是体积小的肿瘤、异位肿瘤或其他检查方法未能定位的肿瘤有较高的价值。因肿瘤多与周围大血管关系密切,必要时行 MRI 或动脉造影检查。

2. 定性诊断 测量尿内儿茶酚胺(CA)及其代谢产物,如香草苦杏仁酸(VMA)是常用的筛选试验,VMA 是儿茶酚胺最终代谢产物。测定血中 CA 及其代谢产物去甲肾上腺素(NE)及肾上腺素(E)则最为敏感。CA 明显高于正常时,诊断可基本确定。儿茶酚胺(CA)的三个组成部分,即 NE、E 及多巴胺(DA)在血循环中以两种方式存在,即游离状态和结合状态。80%的 NE 和 E 处于结合状态,几乎 100%DA 处于结合状态。以往实验室检查测定的都是游离 CA,不能反映实际情况。测定结合 CA 后发现:①结合 DA 明显增高常与恶性嗜铬细胞瘤有关;②肾上腺髓质增生患者游离 CA 可正常,但结合 CA 明显升高;③无症状嗜铬细胞瘤患者血中 NE 和 E 的水平升高,但血压不高,测定结合 DA 明显升高,推测是 DA 抢占了受体,对抗了 NE 和 E 的收缩血管作用,使内脏、肾血管扩张,因而血压不升高。

【治疗】 本病宜尽早施行手术。病程越长,高血压越可能成为不可逆性。未经术前药物治疗的无症状性肿瘤在手术探查时若出现严重高血压症状,取活体组织后应终止手术,待做好充分的术前准备后才再次施行肿瘤切除术。

1. 手术成功的关键在于恰当的术前准备 措施如下。

(1)控制高血压:可使用 α 受体阻滞药酚苄明或压宁定,剂量为每日 30～90mg,分 3 次口服。服药后周围血管阻力降低,静脉回心血量增加,血压下降。亦可使用哌唑嗪,一种选择性突触后 α_1 受体阻滞药,不影响 α_2 受体。根据血压调整用量,使血压控制在 90～140/60～90mmHg,现在多服用可多华或高特灵作为术前准备药物。一些患者在低血容量、高儿茶酚胺的刺激下,产生高肾素血症,使血管紧张素Ⅱ生成增加。对 α 受体阻滞药效果不佳,用血管紧张素转换酶抑制药有良效。应用钙离子通道阻滞药,阻滞钙离子进入细胞内,能抑制嗜铬细胞瘤释放儿茶酚胺,可减轻症状,稳定血压。

(2)控制心律:对于心率超过 140/min,曾有心律不齐、持久性窦性期外收缩,用 α 受体阻滞药后心率加快或心律不齐等情况,需加用 β 受体阻滞药,如普萘洛尔 10mg,每日 3 次口服,使心率控制在<90/min,术前 2d 停药。使血管床扩张,有效血容量增加,保证手术顺利进行。

2. 术中处理

(1)术前给药选用东莨菪碱及哌替啶,禁忌使用阿托品。必须注意在体位变动、麻醉诱导和疼痛等情况下,有可能诱发高血压危象。要密切进行心血管系统、体温、尿量的监测,并保证通畅的静脉输血及输液。

(2)麻醉诱导期及手术过程应将血压控制在 160/100mmHg 以下,血压过高时静脉滴注硝普钠或酚妥拉明。出现心动过速或心律不齐,可用 β 受体阻滞药或利多卡因。

(3)术中行血流动力学监测,应充分补给液体,根据中心静脉压或肺动脉压加以调整。本病患者血浆容量减少,当肿瘤摘除后,因周围血管扩张,血管容积相对增大,回心血量及心输出量减少、血压可能骤降,需要加快输血输液量。若补充血容量后血压仍下降,则需使用升压药物如去甲肾上腺素。如低血压持续,静脉注射氢化可的松 100mg,可能使血压恢复稳定。

(4)手术切口视诊断和定位准确程度以及肿瘤大小而定。单侧病变可采用第 12 或 11 肋切口,显露较好,恢复快。多发性、双侧性或异位嗜铬细胞瘤,以及巨大肿瘤与大血管关系密切时,应采用腹部切口。术中应小心探查,勿挤压肿瘤,先结扎肿瘤周围血管,完整地将肿瘤摘除。若肿瘤周围形成厚的纤维包裹,与周围器官紧密粘连,无法分离时,可切开包裹将肿瘤切除。

3.术后处理 患者术后应继续行血流动力学监测，注意血压等生命体征的平稳。

老年患者注意事项如下：

(1)围术期治疗：应注意进行心血管内科治疗，纠正长期高血压所致心功能改变。术前扩容为手术成功的关键，术前应常规扩容1～2周，术前可输血浆、白蛋白等胶体。

(2)患有嗜铬细胞瘤的老年人心脏功能往往受损，手术后血管床突然开放，致使血压出现巨变，对老年人影响很大，笔者建议，术后应到重症监护病房进行中心静脉压、血压、血氧等监测。如果手术采用全身麻醉，或经腹手术，留置胃肠减压时，术后注意呼吸道管理，必要时进行雾化吸入等。

4.其他 嗜铬细胞瘤中约有10%为恶性，也采用手术切除。未能切除的恶性嗜铬细胞瘤及转移癌，可使用儿茶酚胺合成阻滞药-α甲酪氨酸，该药不能抑制肿瘤生长，但可以改善症状。^{131}I－MIBG亦可用于治疗嗜铬细胞瘤，在有效剂量下可产生放射治疗的作用，因病理难于鉴别嗜铬细胞瘤的良恶性，临床主要依据其生物学特点诊断恶性，术后应行严密随访。

第五节 肾上腺转移癌

肾上腺是人体肿瘤转移的好发部位之一，仅次于肺、肝、骨居第四位。人体各脏器的原发癌皆可能转移至肾上腺，以腺癌为多。原发癌以肺癌、乳腺癌、胃肠道癌、淋巴瘤、甲状腺多见，但其他部位如肾癌、肝癌引起者亦不少见，亦有尚不知原发癌却首先发现肾上腺转移癌。提示临床工作者应重视，不能只满足于原发癌的诊断而忽视肾上腺转移癌的可能。

【病因】 原发癌引发肾上腺转移的机制尚不清楚。其途径主要为血行播散，也可经淋巴转移或直接蔓延。肿瘤转移至肾上腺者多为单侧，左右侧无明显差异，但在肾癌转移至肾上腺者，左侧多于右侧，可能与癌栓由左肾静脉逆向进入左肾上腺静脉有关。

【临床表现】 肾上腺转移癌者除少数因双侧转移可导致肾上腺功能低下外，大部分无特异性临床症状，内分泌检查无异常。

【诊断】 由于转移癌位置深，无特异症状及内分泌功能紊乱，所以诊断比较困难，故只要发现肾上腺包块而又暂时不能确定其性质，均应考虑到转移癌的可能，并进一步检查其他部位是否有原发灶。目前临床上应用B超、CT、MRI对确诊很有价值，文献报道B超及CT诊断符合率分别为96.4%和96.6%，而PET确诊率达100%，缺点是价格昂贵。原发癌不明，影像诊断有困难者，可在B超或CT定位下行穿刺活检。

【治疗】 对肾上腺转移癌的治疗有条件手术时仍以外科切除效果为好，无条件手术时，辅以放疗或化疗。

1.手术适应证

(1)原发癌得到基本控制。

(2)患者一般情况好，能耐受手术。

(3)术前确定肾上腺转移癌为孤立病灶。

2.手术方式 以单纯肾上腺切除为主，受累肾上腺的区域淋巴结清除手术病死率高，除非肾上腺转移灶向外生长，累及周围组织脏器，一般不采用此术式。双侧肾上腺同时发生转移癌时，可行一侧全切，另一侧部分切除，以保留肾上腺生理功能。部分肾上腺转移癌患者，因肿瘤浸润、破坏大部分肾上腺组织或肾上腺出血引起肾上腺皮质功能不全，临床上应注意补充皮质激素。

肿瘤体积较大时宜作经腹部切口为好，避免重要脏器的损伤，对体积小的肿瘤可采用腰部切口。关键步骤为游离肾脏，将肾脏向下、向内侧推移，即可将获得较大而清楚的手术野，使操作顺利进行。肿瘤切除困难时，瘤体无水酒精注射亦可取得良好效果。

第五篇 骨 外 科

第27章 创伤骨科疾病

第一节 上肢骨折

一、锁骨骨折

【病因与分型】 锁骨为长管状骨，全长呈S型。近端与胸骨柄形成胸锁关节，远端与肩峰形成肩锁关节。其外1/3截面呈扁平状，内1/3截面呈棱柱形，中1/3为内外两端的移行交接部，直径最小，加上缺乏韧带和肌肉的加固，所以锁骨的中1/3最易发生骨折。锁骨作为上肢带骨与躯干连接的唯一骨性结构，可加强上肢带的稳定，这在上肢上举重物和支撑时尤为重要。锁骨骨折多为间接暴力引起，老年锁骨骨折较少见，其发生率远低于青壮年及儿童。常见受伤机制是侧方摔倒，肩部或肘部着地，暴力传导至锁骨，发生骨折。直接暴力较少见，可由胸上方撞击锁骨，导致骨折。损伤的暴力较大或骨折端有明显的后下方移位的病例可合并有臂丛神经及血管的损伤。锁骨骨折一般按骨折部位分为外1/3骨折，中1/3骨折和内1/3骨折。中1/3锁骨骨折最为常见，约占锁骨骨折总数的75%～80%。

【临床表现及诊断】 锁骨位于皮下，位置表浅，骨折后局部可出现皮下瘀斑、压痛及肿胀。老年人由于肌肉松弛及肌力的衰减，胸锁乳突肌对骨折端的牵拉作用会不明显，所以骨折的移位、畸形以及疼痛症状不如年轻患者显著。病人一般较少会出现年轻患者常见的为减轻胸锁乳突肌的牵拉，而用健手托住肘部，头部向患侧偏斜的典型表现。诊断可根据有外伤史，局部瘀斑及压痛，骨擦感或锁骨的异常活动，锁骨的X线正位片可做出正确诊断。

【治疗】 老年锁骨骨折原则上采用保守治疗。由于老年患者骨愈合能力及塑形能力减弱，因此需要重视骨折的手法复位与外固定。非手术治疗虽然难以达到解剖复位，但骨折一般均可达到愈合。

1. 无移位的裂隙骨折以及内1/3移位不大的骨折 一般只用三角巾或颈腕吊带悬吊2～3周即可。

2. 中1/3或中外1/3有移位的简单骨折 用2%利多卡因骨折端局部麻醉，患者端坐，两手插腰挺胸位复位。复位手法有两种：①在助手牵引的情况下，术者立于患者之前面，用两拇指及示指摸清并捏住两骨折端向前牵拉，即可使骨折复位；②术者用两拇指摸清两骨折端，并以一拇指及示指捏住近侧骨折端向前下侧牵拉，同时另一手拇指及示指捏住远侧骨折端向后上方推顶，即可使骨折端复位。手法复位后，即向外的牵引力稍放松一些，使对位的两骨折端互相嵌紧，以便进行外固定。外固定一般使用专用的锁骨固定背带，也可使用“∞”字绷带或石膏固定。无论何种固定方法，手及前臂如有麻木感或桡动脉搏动不清，均表示固定过紧，应立即给予适当放松固定，直至症状完全解除为止。

对于粉碎性骨折整复与外固定较困难，不应强求解剖对位，以免骨折尖端刺伤皮肤或血管。

3. 外1/3有移位骨折　这个部位骨折手法复位容易，但固定较困难，可行三角巾悬吊即可。对于合并有肩锁及喙锁韧带损伤的病例应考虑手术治疗。

锁骨骨折切开复位内固定的手术指征：①开放骨折；②合并神经、血管损伤；③对“∞”字绷带固定不能耐受者；④锁骨远端1/3骨折合并喙锁韧带断裂；⑤骨折端软组织嵌入，影响骨折愈合；⑥骨折碎片有潜在顶破皮肤的危险不能闭合复位者；⑦合并肩胛颈骨折形成浮动肩者，需固定锁骨。

二、肱骨近端骨折

【病因与分型】　肱骨近端骨折是指包括肱骨外科颈、肱骨大、小结节以及肱骨头在内的骨折。肱骨近端骨折在临床上较为多见，它的发生与骨质疏松有密切关系。国内外的统计数据表明肱骨近端骨折占全身骨折的2%～5%。随着我国步入老龄化社会，流行病学调查显示该部位的骨折发生率有进一步增高的趋势。

肱骨近端由网状骨松质骨小梁构成，由于年龄因素以及骨与关节囊韧带结构的强度不同，可发生不同类型的骨折。正常的肱骨上端由较致密的网状骨松质骨小梁构成，其强度大于关节囊及韧带的强度。因而在青壮年时期，肩部外伤更易发生肩关节脱位，而年老的患者，尤其是绝经期以后的女性，由于骨质变疏松，骨强度大大减弱，因而较为轻微的外力即可造成骨折。跌倒时肩部外侧着地，是老年肱骨外科颈骨折最常见的原因。肩部受到暴力直接撞击常常是肱骨近端发生三、四部分骨折的常见原因。

目前骨折分型临床上广泛采用的是Neer分类和AO分类。

1. 肱骨近端骨折的Neer分类

Ⅰ型：无移位或轻度移位，可合并有大结节骨折（移位<1cm，成角<45°），为一部分骨折。

Ⅱ型：位于解剖颈骨折（移位1cm，成角45°），为二部分骨折。

Ⅲ型：第二型的基础上合并有大结节或小结节骨折，为三部分骨折。如果同时合并大结节和小结节骨折，又称为四部分骨折。

Ⅳ型：第一型的基础上合并大结节撕脱骨折伴明显移位，常伴有肩袖损伤。

Ⅴ型：小结节骨折。

Ⅵ型：合并肱盂关节脱位。

2. 肱骨近端骨折的AO分类

A. 关节外单一骨折

A_1 关节外单处骨折，肱骨结节骨折

1. 大结节骨折无移位；2. 大结节骨折有移位；3. 伴肩关节脱位。

A_2 关节外单一骨折，干骺端嵌插

1. 无向前成角；2. 伴内翻畸形；3. 伴外翻畸形。

A_3 关节外单一骨折，无干骺端嵌插

1.简单骨折伴有成角;2.简单骨折伴有移位;3.粉碎性骨折。

B.关节外双处骨折

B_1 关节外双处骨折伴干骺端嵌插

1.外侧+大结节骨折;2.内侧+小结节骨折;3.后侧+大结节骨折。

B_2 关节外双处骨折不伴干骺端嵌插

1.无骨骺骨折块旋转移位;2.有骨骺骨折块旋转移位;3.干骺端粉碎性骨折+结节骨折。

B_3 关节外双处骨折伴肩关节脱位

1.垂直颈线骨折伴前内侧脱位;2.垂直颈线骨折伴前内侧脱位,并有大结节骨折;3.小结节骨折伴有后脱位。

C.关节内骨折

C_1 关节内骨折伴轻度移位

1.肱骨头及结节骨折伴外翻畸形;2.肱骨头及结节骨折伴内翻畸形;3.解剖颈骨折。

C_2 关节内骨折嵌插伴移位

1.肱骨头及结节骨折伴外翻畸形;2.肱骨头及结节骨折伴内翻畸形;3.经头及结节骨折伴内翻畸形。

C_3 关节内骨折伴脱位

1.解剖颈骨折;2.解剖颈骨折和结节骨折;3.肱骨头,结节粉碎性骨折。

【临床表现及诊断】 一般肱骨近端骨折有明显的外伤史。伤后肩部疼痛,肿胀,活动受限。外伤 24h 以后可出现皮下淤血斑,范围可延及胸背部。由于肩部肿胀,局部畸形可不明显,但主、被动活动时均可引起疼痛加剧。有时可感觉到骨擦音。诊断骨折的同时必须除外有无神经、血管的损伤。肱骨上端骨折时,也应注意对肩胛骨、锁骨以及胸部的检查。此外也需要注意肩袖损伤,病理性骨折的诊断。

肱骨近端骨折伴盂肱关节脱位应与近端骨折伴肱骨头在关节内向下半脱位相鉴别。肱骨近端骨折后,由于关节内创伤出血或反应性积液,可使关节腔肿胀,肱骨头与肩盂间隙加大。肢体重量使肱骨头向下移位,正位 X 线片有类似向下方脱位的表现。但在液体吸收后,半脱位现象可自行消除。不应将此种现象误诊为肱骨头的脱位。此外陈旧性骨折的病例,由于制动,三角肌可发生失用性萎缩,失去正常的张力。由于上肢重力作用,肱骨头可发生向下半脱位的现象。一般当肩部肌肉通过康复锻炼恢复张力后,半脱位现象即可消失。

肱骨近端骨折一般采用肩胛前后位、肩胛侧位及腋位三个投照平面检查,可以从不同角度显示骨折线、骨折块的位移方向,对正确评价骨折的分型有帮助。另外,CT 检查对判定关节面的骨折范围及骨折的移位程度也有很大的帮助。

【治疗】 肱骨近端骨折的治疗原则是争取理想的复位,尽可能保留肱骨头的血循环供应,保持骨折端的稳定,并能早期开始功能锻炼。但也要认识到肩关节是全身活动范围最大的关节,因此一定程度的畸形,由于活动范围的代偿,一般不会造成明显的功能障碍。

在决定治疗方案时,除根据骨折的移位,成角的大小及骨折的解剖部位等因素外,要考虑到老年患者的全身状况,合并损伤,医疗技术条件等因素综合分析判断。肱骨近端骨折如为轻度移位骨折,一般均可采用非手术方法治疗。大多数二部分骨折也可采用非手术方法治疗。明显移位的结节骨折常需手术复位固定。而三部分、四部分骨折及骨折脱位和头的劈裂骨折多需手术治疗。

1.轻度移位骨折(一部分骨折)　由于骨折块间没有明显的移位和成角畸形,骨块间仍留有一定的软组织联系,因此骨折比较稳定。一般不需再复位。初期治疗是适当的制动,保持病人舒适与骨折的稳定。早期开始肩关节的功能锻炼。一般都可以取得满意的治疗效果。对有一定移位和成角的骨折,也可给予适当的整复后,采用颈腕吊带,三角巾等将患肢保护于胸前制动。也可采用绷带,棉垫将患肢包扎固定于胸壁,亦可达到止痛,制动的效果。制动7～10日后,当肿胀开始消退,疼痛减轻,骨折端相对更为稳定后,即可开始进行上肢的被动胸前摆动锻炼。功能锻炼期间需要间断拍X线片,复查骨折有无移位,以便指导功能锻炼。

2.二部分解剖颈骨折　解剖颈骨折较为少见。由于肱骨头的血循环受到破坏,因此肱骨头易发生缺血坏死。年轻患者早期应采用切开复位内固定;而老年患者,难以行内固定,可行一期人工肱骨头置换术。

3.二部分外科颈骨折　移位的外科颈骨折原则上应首选闭合复位治疗。闭合复位应在满意的麻醉下进行。全麻效果较好,以保证肌肉松弛,易于手法操作及复位。复位操作应轻柔,根据创伤解剖及移位的方向按一定的手法程序进行。不要盲目、反复、粗暴地进行复位。否则不仅增加损伤,而且使骨折端磨损圆滑,影响骨折端的稳定。有条件可在C型臂监视下进行复位。

移位的外科颈骨折可分为成角嵌插、完全移位以及粉碎移位三种类型。嵌插成角畸形大于45°者,应予手法矫正。外科颈骨折侧位片上多有向前成角畸形,正位常为内收畸形。整复时需先行轻柔牵引,以松动骨干与近骨折端间的嵌插,然后前屈和轻度外展骨干,矫正成角畸形。整复时牵引力不要过大,避免嵌插完全解脱,否则会影响骨折的稳定。复位后用颈腕吊带或绷带包扎固定。

完全移位的骨折,近端骨折块因大小结节完整,旋转肌力平衡,因此肱骨头没有旋转移位。骨折远端因胸大肌的牵拉向前,内侧移位。整复时应先向远侧牵引,当骨折断端达到同一水平时,轻度内收上臂以中和胸大肌的牵拉力量,同时逐渐屈曲上臂以使骨折复位。最好能使骨折复位后正位片上呈轻度外展关系。整复时助手需在腋部行反牵引,并以手指固定近端骨折块同时帮助推挤骨折远端以配合术者进行复位。复位后如果稳定,则可以行吊带或绷带包扎固定。如果骨折复位后不稳定,可在C型臂监视下行经皮穿针固定。操作方法:骨折闭合复位后,3枚直径2.5mm的罗纹针分别从前侧、前外侧、外侧进针固定。穿针时应使罗纹针在冠状面上与肱骨干成45°,在矢状面上与肱骨干成30°,必要时可追加第四枚针固定。术后以三角巾保护,早期进行肩关节功能锻炼,术后8周,可拔除固定针。有时由于软组织嵌入,影响骨折的复位。二头肌长头肌腱夹于骨块之间是常见的原因。此时只能采用切开复位内固定治疗。手术操作应减少软组织的剥离,以骨松质螺钉、克氏针、钢丝缝合固定或钢板螺钉固定。

粉碎型的外科颈骨折,如果移位不明显,可以复位后以吊带,绷带或石膏夹板固定。有时也可采用肩人字石膏固定或应用尺骨上端骨牵引维持复位。上臂置于屈曲、轻度外展位。待骨折处相对稳定或有少量骨痂时,可去除牵引以三角巾保护,并开始肩关节功能锻炼。

4.二部分大结节骨折　移位大于1cm的大结节骨折,因骨折块向后上方移位,肩外展时与肩峰撞击,影响盂肱关节的功能。因此应采用手术治疗,缝合或螺钉固定。对于盂肱关节前脱位合并大结节骨折发生率较高。一般应先闭合复位肱骨头,脱位复位后大结节多也复位,然后采用非手术方法治疗。如骨块不能复位时,则需行手术复位固定。

5.二部分小结节骨折　极为少见,常合并于肩关节后脱位。骨块较小,不影响肩关节内旋时,可行保守治疗。如骨块较大,且影响内旋活动时,则应切开复位,缝合固定。

6. 三部分骨折　三部分骨折原则上应行手术治疗，手法复位难以成功。老年患者因其骨质疏松，大部分难以内固定维持复位，可行人工肱骨头置换术。

7. 四部分骨折　四部分骨折好发于老年，尤其是骨质疏松严重者。比三部分骨折有更高的头缺血坏死发生率，文献报道为 13%～34%，可行人工肱骨头置换术。

8. 肱骨头嵌压和劈裂骨折　肱骨头嵌压骨折一般是关节脱位的合并损伤。头压缩面积小于 20%的新鲜损伤，可行保守治疗。后脱位常发生较大面积的压缩骨折，如果压缩面积达 20%～45%时，由于肩关节不稳，可发生复发性后脱位，需行肩胛下肌及小结节移位至骨缺损处，以螺钉固定。压缩面积大于 45%时，需行人工肱骨头置换术。

三、老年肱骨干骨折

【病因】　肱骨干骨折好发于骨干的中部，其次为下部，上部最少。中下 1/3 骨折易合并桡神经损伤。肱骨干为一长管状骨，中段以上呈圆形、较粗，以下逐渐变细，至下 1/3 逐渐变成扁三角状，并稍向前倾。老年人肱骨干骨折原因一般为直接暴力或间接暴力造成。直接暴力骨折常表现为开放性骨折，而且骨折多为横行骨折或粉碎性骨折。间接暴力为摔倒时肘部或手掌着地，暴力通过力的传导，作用于肱骨干而引发骨折。

【临床表现及诊断】　肱骨干骨折后可出现疼痛、肿胀、局部压痛、畸形、反常活动及骨擦音。对于不完全或无移位的骨折，单凭临床体检很难判断，所以对可疑骨折的患者必须拍 X 线片。拍 X 线片不仅可以确诊骨折，还可明确骨折部位，类型及移位情况，以供手法整复参考。若合并桡神经损伤，可出现垂腕、垂拇、垂指和手背虎口区感觉减退或消失。肱骨干骨折的患者应常规检查患肢远端血供情况，包括对比两侧桡动脉搏动，甲床充盈，皮肤温度等，必要时可进行血管造影，以确定有无肱动脉损伤。

【治疗】　治疗原则是有利于骨折尽早愈合，有利于患肢的功能恢复，尽可能减少并发症。根据骨折的类型和水平，骨折的移位程度，合并伤的情况以及老年患者全身的健康情况来决定治疗方案。

1. 闭合治疗

(1)适应证：可供参考的适应证为：①移位不明显的骨折(AO 分类：A_1，A_2，A_3)；②有移位的中下 1/3 骨折(AO 分类：A_1，A_2，A_3 或 B_1，B_2)经手法整复可以达到功能复位标准的。

(2)闭合治疗的复位标准：肱骨属于非负重骨，轻度的畸形愈合可代偿，其复位标准在四肢长骨中最低，其功能复位的标准为：2cm 以内的缩短；1/3 以内的侧方移位；20°以内的向前成角；30°以内的外翻成角；以及 15°以内的旋转畸形。

(3)常用的闭合治疗方法

①悬垂石膏：应用悬垂石膏治疗肱骨干骨折已经有半个世纪的历史了，目前在国内外仍有很多骨科医师在沿用。此法比较适合于有移位并伴有缩短的骨折或者是斜行，螺旋形的骨折。悬垂石膏应该具有适当的重量，避免过轻或过重，其上缘至少超过骨折断端 2.5cm 以上，下缘可达腕部，屈肘 90°，前臂中立位，在腕部有三个固定调整环。在石膏固定期间，前臂需始终维持下垂，以便提供一向下的牵引力。患者夜间不宜平卧，而采取坐睡或半卧位。吊带需可靠地固定在腕部石膏固定环上，向内成角畸形可通过将吊带移至掌侧调整，反之向外成角则通过背侧的固定环调整。后成角和前成角，可利用吊带的长短来调整，后成角时加长吊带，而前成角则缩短吊带。使用悬垂石膏治疗应经常复查 X 线片，开始为 1～2 周，以后可改为 2～3 周或更长间隔时间。石膏固定期间应注意功能锻炼，如握拳，肩关节活动等，减少石膏固定引起的

副作用。当骨折的缩短已经克服，骨折已达到纤维性连接时，可更换为U型石膏。老年患者悬垂石膏要注意骨折不愈合或延迟愈合，治疗期间应注意密切观察，若固定超过3个月仍无骨折愈合迹象，已经出现失用性骨质疏松时，应考虑改用其他方法，如切开复位内固定加植骨。

②U型或O型石膏：多用于稳定的中下1/3骨折复位后，或应用其他方法治疗肱骨干骨折的后续固定。U型石膏指石膏绷带由腋窝处开始，向下绕过肘部再向上至三头肌以上。若石膏绷带再延长一些，使两端在肩部重叠成O型石膏。U型石膏有利于肩、腕和手部的关节功能锻炼，而O型石膏的固定稳定性更好一些。

③小夹板固定：对侧方成角不大者，可采用两点直接加压方法。对侧方移位较多，成角显著者，常可用三点纸垫挤压原理，以使骨折达到复位。不同骨折水平的骨折需要用不同类型的小夹板：上1/3骨折用超肩关节小夹板；中1/3骨折用单纯上臂小夹板；下1/3骨折用超肘关节小夹板。其中以中1/3骨折的固定最为理想。利用小夹板治疗肱骨干骨折时，要注意随诊，根据患肢肿胀程度来调解夹板的松紧程度，避免因固定不当引起的并发症，同时要鼓励患者在固定期间积极功能锻炼。

2.手术治疗

(1)手术治疗的适应证

①保守治疗无法达到或维持功能复位者。

②合并其他部位损伤，如同侧前臂骨折、肘关节骨折、肩关节骨折，伤肢需早期活动者。

③多段骨折或粉碎性骨折(AO分类：B_3，C_1，C_2，C_3)。

④骨折不愈合者。

⑤合并有肱动脉，桡神经损伤需行探查手术者。

⑥合并有其他系统特殊疾病无法坚持保守治疗者。

⑦经过2～3个月保守治疗已出现骨折延迟愈合现象，开始有失用性骨质疏松者。

(2)手术治疗的方法

①拉力螺丝钉固定：单纯的拉力螺丝钉固定只能够用于长螺旋形骨折，而且术后常需要外固定保护一段时间，优点是软组织剥离少，骨折断端的血供影响较小，正确使用可缩短骨折愈合时间。

②接骨板固定：这是目前广泛使用的内固定器材。接骨板应有足够长度，螺钉孔数目不得少于6孔，最好选用较宽的4.5mm有限接触动力加压接骨板(LCDCP)或锁定接骨板(LCP)。对于短斜行骨折尽量使用1枚跨越骨折线的拉力螺钉，而粉碎性骨折最好同时植入自体或异体骨松质。

③带锁髓内钉固定：使用带锁髓内钉的优点是软组织剥离少，术后可以适当负重，用于粉碎性骨折时其优点更为突出。由于是带锁髓内钉，其尾端部分基本与肱骨大结节在同一平面，对肩关节影响不大(近期可能有一定影响)。使用时可采用顺行或逆行穿针方法，与股骨或胫骨不同的是，其近端锁钉一般不穿过对侧皮质(避免损伤腋神经)，而远端锁钉最好采用前后方向(避免损伤桡神经)。

④外固定支架固定：外固定支架固定的优点是创伤小，固定相对可靠，愈合周期比较短，不需二次手术取出内固定物，对邻近关节干扰小。缺点是针道可能发生感染；生活上多有不便；用于中上1/3骨折时可能影响肩关节活动。肱骨干骨折多用单边固定方式，有多种比较成熟的外固定架可供选择，治疗成功的关键在于熟悉和正确使用，而不在于外固定支架本身。

⑤Ender针固定：采用多根可屈性的髓内针—Ender针固定，现在国内外的医院仍有应

用。利用不同方向插针和三点固定原理，可较好地控制骨折的旋转、成角。操作比较简单，即可顺行也可逆行打入。术前需要准备比较齐全的规格、型号，包括不同长度和直径。切忌强行打入，否则可造成骨质劈裂和髓内针穿出髓腔。

四、老年前臂骨折

【病因及分类】 前臂由尺、桡骨组成。尺、桡骨干骨折可由直接暴力、间接暴力和扭转暴力引起，有时引起骨折的因素复杂，难以分析其确切的暴力因素。

1. 直接暴力　打击、碰撞等直接暴力作用在前臂上，能引起尺、桡骨双骨折。由于暴力的直接作用，多伴有不同程度的软组织损伤，骨折线常在一条直线上，骨折多为横行或粉碎骨折。

2. 间接暴力　多由跌倒时手着地，暴力传导至桡骨，并经骨间膜传导至尺骨，造成尺、桡骨骨折。骨折线多为斜行，短斜行，桡骨骨折线水平常高于尺骨。

3. 扭转暴力　可为跌倒时手掌着地，同时前臂发生旋转，导致不同平面的尺、桡骨螺旋形骨折或斜行骨折，这种骨折多为高位尺骨骨折和低位桡骨骨折。

【临床表现及诊断】 受伤后前臂肿胀、畸形、疼痛及功能障碍。前臂局部有压痛，骨折有移位时，可触及骨折端，并可感知骨擦音和骨折处的异常活动。X 线检查要包括腕、肘关节，可确定骨折的准确部位，骨折类型及移位方向，以及是否合并有桡骨头脱位或尺骨小头脱位。尺骨上 1/3 骨折可合并桡骨小头脱位，称为孟氏骨折。桡骨干下 1/3 骨折合并尺骨小头脱位，称为盖氏骨折。

【治疗】

1. 手法复位外固定　尺、桡骨干双折可发生多种移位，如重叠、成角、侧方及旋转等。若治疗不当可发生尺、桡骨交叉愈合，影响旋转功能。因此，治疗的目标除了良好的对位、对线以外，要特别注意防止畸形和旋转。正确的手法复位要注意以下几点。

(1)良好的麻醉：在无痛的情况下患者能很好的和医生配合，并且使肌肉松弛，常用的麻醉方法是臂丛阻滞麻醉。

(2)纠正旋转畸形：由于前臂存在旋前方肌、旋前圆肌、旋后肌及肱二头肌等旋转肌群，故不同水平的骨折，由于旋转肌的牵拉使两骨折端所处的旋转方位不同，所以，必须将前臂骨折远端置于与近端相同的旋转位置上，再开始复位。为此必须首先明确桡骨近端处于何种旋转位置上。

(3)牵引纠正缩短、重叠及成角畸形：牵引应由两名助手进行，一名牵引，一名反牵引。牵引时，远端应保持在与近端骨折端相同的旋转方向上。

(4)分骨并纠正侧方移位：分骨是在远、近骨折端，尺桡骨之间的掌背侧以手指捏压，其目的是使尺桡骨之间距离加大，使骨间膜紧张，利用骨间膜对尺桡骨骨间距离的限制作用，使远近骨折端的尺桡骨骨间距离相等，旋转方位一致。在此基础上，纠正侧方移位，方能达到满意的复位。

(5)外固定：在满意复位的基础上，应用石膏外固定，前臂中段以下的骨折可使用 U 型石膏，前臂中段以上的骨折，可使用长臂石膏前后托。在石膏凝固之前，尺桡骨骨间掌背侧以手指指腹塑形，使成双凹状，起到分骨的作用。复位后的前臂应尽量固定于中立位，以利旋转功能的恢复。特殊情况下必须置于非功能位时，应待骨折端初步粘连后更换中立位石膏。应用小夹板固定，应密切观察，及时调整松紧度，密切注意压力垫的位置及是否造成了压疮及前臂骨筋膜室综合征情况的出现。

2.切开复位内固定

(1)手术指征:①手法复位失败;②开放性骨折;③合并神经、血管、肌腱损伤;④同侧肢体有多发性损伤;⑤陈旧性骨折畸形愈合或不愈合。

(2)手术方法

①髓内固定:髓内固定的方法可用于尺骨、前臂的多段骨折、皮肤条件较差、加压接骨板固定失败及老年严重骨质疏松的骨干部骨折。但应注意桡骨存在旋转弓,所以,桡骨髓内固定不良可造成旋转弓消失,尺骨骨折端分离等不良后果,故髓内固定不是桡骨骨折的首选内固定物。

②接骨板内固定:对于老年严重骨质疏松的病人最好选用锁定接骨板(LCP)固定,可以最大限度地减少螺钉松动的可能。由于前臂骨折双接骨板的固定,X线正侧位片有时很难确定骨折是否愈合,加之接骨板的牢固内固定,外骨痂又形成的很少,所以,老年病人除非内固定物引发症状,一般不取出内固定装置,否则发生再骨折的概率会较高。

五、桡骨远端骨折

【病因及分类】 桡骨远端骨折是指距桡骨远端关节面3cm以内的骨折。这个部位是骨松质与骨密质的交界,为解剖薄弱处。另外,老年人由于骨质疏松的原因,该部位一旦遭受外力,更容易骨折。引起桡骨远端骨折的原因多为间接暴力。跌倒时,手部着地,暴力向上传导,发生桡骨远端骨折,根据受伤的机制不同,可发生伸直型骨折(Colles骨折)、屈曲型骨折(Smith骨折)、关节面骨折伴腕关节脱位(Barton骨折)。

1.Colles骨折 多为间接暴力所引起,常见于跌倒,肘部伸展,前臂旋前,腕关节背伸,手掌着地致伤,而老年人因骨质疏松,动作迟缓等原因特别易发Colles骨折。

(1)Colles骨折分类

Ⅰ型:关节外骨折,无尺骨远端骨折。

Ⅱ型:关节外骨折,合并尺骨远端骨折。

Ⅲ型:桡腕关节内骨折,无尺骨远端骨折。

Ⅳ型:桡腕关节内骨折,合并尺骨远端骨折。

Ⅴ型:下尺桡关节内骨折,无尺骨远端骨折。

Ⅵ型:下尺桡关节内骨折,合并尺骨远端骨折。

Ⅶ型:桡腕关节合并下尺桡关节骨折,无尺骨远端骨折。

Ⅷ型:桡腕关节合并下尺桡关节骨折,合并尺骨远端骨折。

(2)临床表现及诊断:伤后腕部疼痛并迅速肿胀,常波及手背及前臂之下1/3,骨折移位严重者,可出现典型畸形姿势,即侧面看成“银叉”畸形,正面看成“枪刺样”畸形。检查桡骨远端有压痛,腕关节、前臂旋转运动,手指的活动均因疼痛而受限。

X线片上,典型的错位表现为以下几点:①桡骨远端骨折块向背侧移位;②桡骨远端骨折块向桡侧移位;③骨折处向掌侧成角;④桡骨缩短,骨折处背侧骨质嵌入或粉碎性骨折;⑤桡骨远端骨折块旋后。

2.Smith骨折 此类骨折多为跌倒,腕背侧着地,腕关节急骤掌屈致伤,也可由腕部受到直接暴力打击发生,较Colles骨折少见。Smith骨折的分型如下。

Ⅰ型:关节外骨折。

Ⅱ型:骨折线穿过背侧关节面。

Ⅲ型：骨折线进入桡腕关节（相当于掌侧的 Barton 骨折脱位）。

其临床表现为受伤后腕部下垂，局部肿胀，腕背侧皮下瘀斑，腕部活动受限。检查局部有明显压痛。X 线片可发现典型移位，近端向背侧移位，远端向掌侧、桡侧移位，与 Colles 骨折移位方向相反。

3. Barton 骨折　这是桡骨远端骨折的一种特殊类型。在腕背伸，前臂旋前位跌倒，手掌着地，暴力通过腕骨传导，撞击桡骨关节背侧发生骨折，腕关节也随之而向背侧移位。临床上表现为与 Colles 骨折相似的“枪刺样”畸形及相应的体征。X 线片可发现典型的移位。当跌倒时，腕关节屈曲，手背着地受伤，可发生与上述相反的桡骨下端掌侧关节面骨折及腕骨向掌侧移位。这类骨折较少见，临床上常漏诊为腕关节脱位。只要仔细阅读 X 线片，诊断并不困难。

【治疗】　以手法复位外固定治疗为主，但不能忽视手术治疗。

1. 手法复位外固定

(1)麻醉方法：多为局部血肿内麻醉，简便易行。但要严格注意无菌技术，以防感染。

(2)整复时间：绝大多数主张尽早复位，延迟整复不仅增加患者的痛苦，也增加整复时的困难。开放骨折和背侧移位较重的多延迟整复（伤后 24h 之后）。

(3)整复方法：患者卧位或坐位，术者沿前臂长轴方向牵拉患者手掌及拇指，使腕部尺偏，并使前臂旋前。Colles 骨折整复是使腕关节掌屈并同时在桡骨远骨折段向掌侧及尺侧推压。保持腕部在旋前及轻度掌屈尺偏位。Smith 骨折手法整复与 Colles 骨折手法整复相反。

(4)外固定方法：无移位的骨折，可采用简单的短臂石膏托固定。有移位的，整复后采用短臂前后石膏托固定。

2. 切开复位内固定

(1)手术指征：手法复位后仍然有以下情况之一者：①桡骨短缩超过 5mm；②侧方倾斜丢失超过 20°；③关节面台阶大于 2mm；④关节面粉碎超过 50%；⑤掌侧或背侧移位超过 2mm；⑥复位后不稳定的 Barton 骨折。

(2)手术方法：一般采用掌侧入路，自桡侧掀开旋前方肌后既可显露骨折端，复位后固定可采用掌侧锁定 T 型接骨板，也可使用 K 氏针或外固定支架固定。背侧入路由于 lister 结节的干扰以及术后可能发生的伸拇长肌腱迟发断裂的问题，一般较少采用。

第二节　下肢骨折

一、股骨颈骨折

股骨颈骨折是老年人最常见的骨折之一，随着国人平均寿命的延长，其发病率也逐年增高。60 岁以上的老年人，全身激素水平下降，缺乏体育活动，往往患有不同程度的骨质疏松。这样，即使是一个较轻微的外力也可以造成股骨颈骨折。骨质疏松还影响骨折的治疗和康复，如何使老年患有骨折的病人能早期离床活动避免长期卧床所造成的并发症，降低死亡率是我们所面临的课题。

【病因与分类】　骨质疏松使得骨的质量下降从而降低了骨的强度，是老年人易发生股骨颈骨折的主要原因。此外，老年人反应迟钝，肢体活动不灵活，容易跌倒，特别是站立不稳摔倒时，下肢扭转情况下可以发生骨折。

股骨颈骨折的分类方法较多,常用的有:

1. 按骨折部位分类

(1)股骨头下骨折:骨折线位于股骨头与颈的交界处。此处骨折由于股骨头的血供基本中断使得骨折愈合困难,股骨头易发生缺血坏死。

(2)经股骨颈骨折:骨折线位于股骨颈中部,常呈斜行,股骨头供血不足,也易发生骨的不愈合及股骨头缺血坏死。

(3)股骨颈基底部骨折:骨折线位于股骨颈下端与转子间线之间。由于骨折两端的血供较好,骨折愈合较容易。

2. 按骨折移位程度分类 见图 27-1。

GardenⅠ型:股骨颈不全骨折。

GardenⅡ型:股骨颈完全骨折,但无移位。

GardenⅢ型:股骨颈完全骨折,有部分移位。

GardenⅣ型:股骨颈完全骨折,并完全移位。

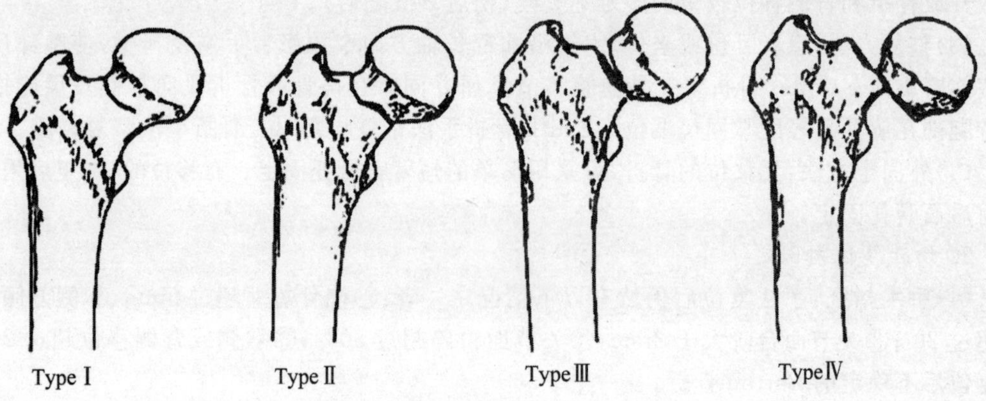

图 27-1 股骨颈骨折的 Garden 分类

【临床表现与诊断】 老年人往往有摔倒受伤史,病人感到髋部疼痛,下肢活动受限,站立和行走困难。但有时患者虽有外伤和疼痛,但仍可缓慢行走,甚至数日后才感觉疼痛加重而就诊。检查时可发现:患者仰卧位时出现患肢外旋畸形,外旋角度一般在 45°～60°。这是由于股骨颈发生骨折以后股骨颈缩短失去了对周围组织的轴的支撑作用而产生的。因为骨折位置较深,伤后较少出现髋部肿胀和瘀斑。下肢常可出现纵向叩击痛。骨折发生后患肢可缩短或患侧大转子升高,具体表现可通过测量 Nelaton 线(图 27-2)而获得。在平卧位,有髂前上棘与坐骨结节之间连线,正常情况下,大转子在此线之上,发生骨折时大转子将向上移位。拍摄 X 线片是诊断股骨颈骨折的主要手段,有些裂纹或嵌插型骨折正位片较难看出,需拍摄股骨颈侧位片。

【治疗】 股骨颈骨折的治疗是一个复杂的问题。一方面老年组病人都合并有不同程度的骨质疏松,给手术治疗和骨的愈合带来困难。另一方面,老年人股骨头的血液供应主要有两个来源:①股骨干滋养动脉分支,沿股骨颈进入股骨头;②旋股内、外侧动脉的分支。而骨折发生时这两组血管都遭到不同程度的破坏。老年人股骨头的血液供应较差也影响了骨折的治疗效

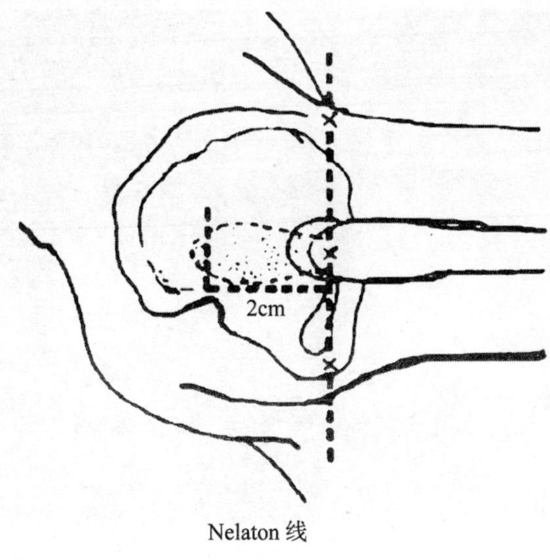

Nelaton 线

图 27-2

果和预后。多年来对股骨颈骨折的治疗方案尚无被一致公认的原则。但对不全骨折、无明显移位的骨折以及嵌插型骨折等较稳定的骨折，若年龄过大，合并有严重心、脑、肺、肾等功能障碍者，宜选用非手术治疗。

1. *非手术疗法*　患者可平卧，穿防旋矫形鞋，采用皮肤牵引或者骨牵引等方法制动并保持患肢伸直外展位。但非手术治疗患者需要长期卧床，患者活动能力将下降，容易发生肺部感染、压疮、消化道功能紊乱、便秘、尿潴留、尿路结石等并发症，长期卧床还可加重骨质疏松，有接近 1/5 老年患者因发生并发症而在治疗期间内死亡。

现代麻醉及骨科学的发展使手术和麻醉风险大为降低，手术治疗效果明显高于非手术治疗，因此认为，老年股骨颈骨折，除患者伤前已不能下地活动的患者，估计术后也不能再次下地活动只能坐轮椅或卧床的患者，恶性肿瘤终末期患者，因心肺等器官功能障碍不能耐受麻醉的患者外，均可选手术治疗，争取让患者尽早恢复到伤前的功能活动状态。

2. *手术疗法*　对于老年人的股骨颈骨折，治疗的目标是消除疼痛，早期活动，减少卧床所致的各种并发症，改善生活质量，降低病死率。无移位的股骨颈骨折可采用内固定治疗，对年龄较大且有明显移位的股骨颈骨折，首选进行人工髋关节置换。然而，关节置换术的缺点也应注意如手术时间较长，出血较多，感染发生率较高，经济负担较重。

手术方法包括内固定、半髋关节(人工股骨头)置换及全髋关节置换。方法的选择取决于患者年龄、骨折类型、骨的质量、健康状况、活动水平等因素。选择何种治疗方式，虽然年龄和骨折类型是重要的考虑因素，但患者的全身状况及生理年龄的差异更为重要。强调治疗方法的个体化，而不仅仅是依赖于年龄和骨折诊断本身。此外，在选择方法时应追求再次手术风险最小、无痛活动可能性最大的治疗方法。

内固定的原则：是坚强固定和骨折端加压，同时内固定物的选择还应考虑操作简便、手术创伤小、价格便宜等因素。内固定方法虽然有几十种，如多针、螺钉、钩钉、滑动螺钉加侧方钢板等。但多根加压螺钉固定股骨颈骨折是目前主要提倡的方法(图 27-3)，其中常用的有 7.3mm 中空加压螺钉。中空加压螺钉的优点有：骨折端可获得良好的加压力；三枚螺钉固定

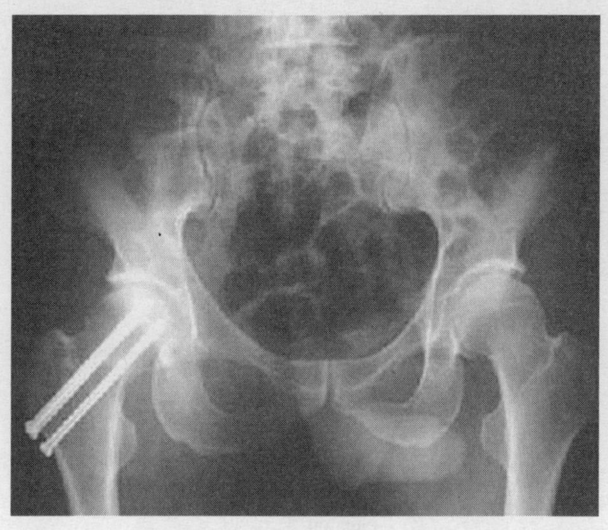

图 27-3　股骨颈骨折的内固定术

强度大、抗扭转能力强，因而具有很高的稳定性。而且手术操作简便，手术创伤小，骨折愈合率明显提高。

滑动螺钉加侧方钢板主要有动力髋螺钉(DHS)及 Richards 钉，其特点是对于股骨颈后外侧粉碎，骨折端缺乏复位后骨性支持者提供可靠的支持。其螺钉可延套管滑动，对于骨折端产生加压作用。许多作者指出，单独应用时抗扭转能力较差，因此建议在粗螺钉的上方再拧入一颗加压螺钉以控制旋转。

3.闭合复位内固定

(1)McElvenny 法：将患者置于牵引床上，对双下肢一同施行牵引；患肢外旋并加大牵引；助手将足把持住后与术者把持住膝部一同内旋；肢体内旋后将髋关节内收。McElvenny 认为解剖复位及外展复位均不稳定，主张使股骨颈骨折远端内侧骨皮质略内移，使其位于股骨头下方，以使其稳定性增加。因此提出在复位完成以后自大粗隆向内侧用力推骨折远端，至远端内移。

(2)Leadbener 法：Leadbener 采用髋关节屈曲位复位方法。首先，屈髋后行轴向牵引，髋关节内旋并内收。然后轻轻将肢体置于床上，髋关节逐渐伸直。放松牵引，肢体无外旋畸形。

4.切开复位内固定　一旦闭合复位失败，应该考虑切开复位，即直视下解剖复位。以往认为切开复位会进一步损害股骨颈血供。近年来，许多作者都证实切开复位对血供影响不大。Banks 的结论甚至认为切开复位后不愈合率及股骨头缺血坏死率均有下降。其理由是首先切开复位时关节囊切口很小，而解剖复位对血供恢复起到了良好的作用。切开复位可采用前侧切口或前外侧切口。有人提出，如存在股骨颈后外侧粉碎，则应选择后方切口以便同时植骨。但大多数作者认为后方切口有可能损害股骨颈后外侧残留的血供，故应尽量避免。

5.人工关节置换术　老年移位股骨颈骨折行半髋或全髋关节置换取决于多种因素。年龄特别大期望寿命较短，全身健康状况较差，合并症多，肌肉力量弱尤其是有脑血管病后遗症，活动要求较少，智力差，头脑不清晰，既往髋关节无疼痛不伴有骨性关节炎者，宜半髋置换。反之则应考虑全髋关节置换。半髋置换手术创伤小，时间短、脱位率底，但磨损致髋臼软骨进行性退变，发生率在 5%～50%，可致髋疼痛和功能障碍，常需翻修为全髋置换。全髋置换术后功能明显优于半髋置换(图 27-4)。

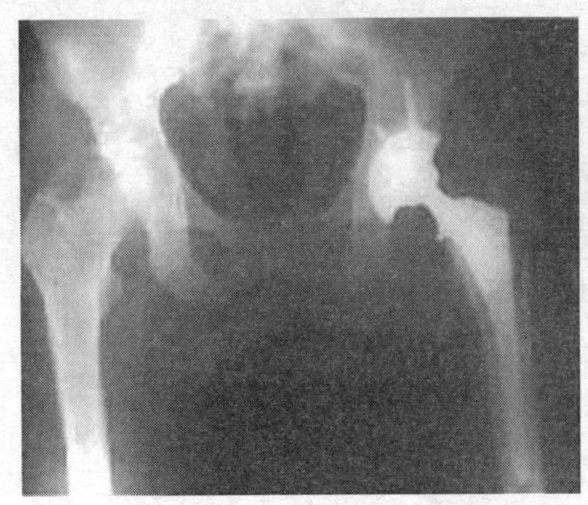

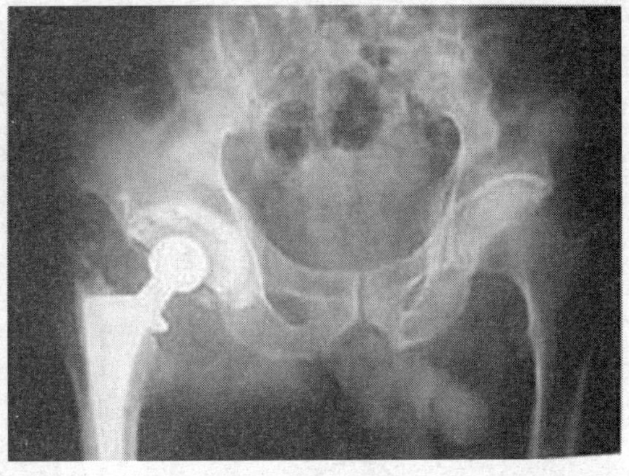

图 27-4　半髋置换与全髋置换术

6. *术后处理*　手术后，骨折端增强了稳定性，经过 2～3 周卧床休息后，即可在床上起坐，活动膝、踝关节。6 周后扶双拐下地不负重行走。骨愈合后可弃拐负重行走。对于人工股骨头置换或全髋关节置换术者可在术后 1 周开始下地活动。术后鼓励患者行功能锻炼、变换体位、深呼吸、咳嗽排痰，必要时给予超声物化吸入以 防止肺部感染。需要强调的是对于老年人股骨颈骨折，不仅需要外科治疗骨折本身，也应对其原发病骨质疏松进行治疗，以减低骨吸收，增加骨形成，改善骨质量。减少再骨折或其他部位的骨折。有调查显示 88%的患者在治疗股骨颈骨折时，未做过任何原发病骨质疏松的治疗。这些治疗包括使用钙剂、维生素 D、降钙素等。

二、股骨转子间骨折

股骨转子间骨折多见于老年人，随着社会的老龄化，股骨转子间骨折的发生率也呈上升趋势。股骨转子部骨折是指由股骨颈基底至小转子水平以上部位的骨折，包括转子间、大转子、小转子骨折。其中最常见者为转子间骨折，约占全身骨折的 4%，平均年龄稍高于股骨颈骨折的患者，由于转子部血供丰富，极少发生骨折不愈合或股骨头坏死，预后较股骨颈骨折为佳。

【病因与分类】　老年人随年龄增高而骨折的危险性增大，因年龄增大，骨内成骨减少，而破骨相对增多，使总的骨量减少；同时骨内小梁变薄和微骨折导致骨内微结构改变，骨强度降低。在受到轻微暴力时即可发生骨折，老年女性在绝经后骨丢失加快，骨量减少比男性更快。虽然骨强度受骨量和骨微结构等多种因素影响，转子间区是髋部骨密度最低部位，也是骨量丢失最敏感部位，骨量低下、骨结构的脆弱导致该部位易发生骨折。老年人髋部转子间骨折可因间接暴力或直接暴力作用引起。转子间是骨囊性病变的好发部位之一，因此，也可发生病理性骨折。

股骨距的完整与否，决定了骨折的稳定性。转子间骨折有多种分类方法。参照 Tronzo 和 Evans 的分类方法，可将转子间骨折分为五型(图 27-5)：Ⅰ型，为单纯转子间骨折，骨折线由外上斜向下内，即由大粗隆至小粗隆沿着粗隆间线所发生的骨折，无移位；Ⅱ型，在Ⅰ型的基础上发生移位，合并小转子撕脱骨折，但股骨距完整；Ⅲ型，合并小转子骨折，骨折累及股骨矩，有移位，常伴有转子间后部骨折；Ⅳ型，伴有大、小转子粉碎性骨折，可出现股骨颈和大转子冠状面的暴裂骨折；V型，为反转子间骨折，骨折线由内上斜向下外，可伴有小转子骨折，股骨距破坏。

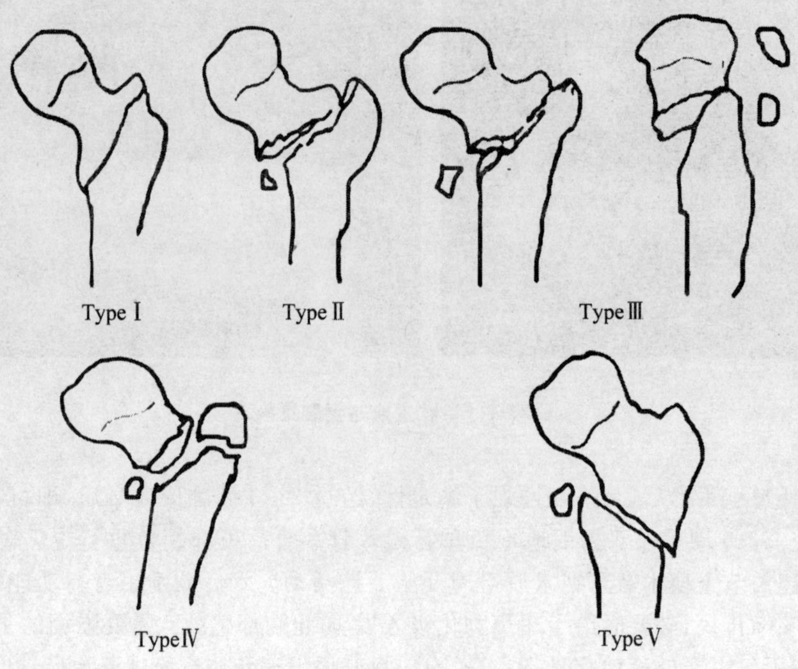

图 27-5 股骨转子间骨折的分型

【临床表现与诊断】 转子间是骨质疏松的好发部位，骨质疏松的发生速度在骨小梁较快，在股骨矩则较慢。在发展速度快的骨小梁与发展速度慢的股骨矩的接合部是骨质最薄弱处，因此易发生转子间骨折。受伤后，转子区出现疼痛、肿胀、瘀斑，下肢不能活动。检查发现转子间压痛，下肢外旋畸形明显，可达90°，有轴向叩击痛。测量可发现下肢短缩。X线片可明确骨折的类型及移位情况。

【治疗】

1. *非手术治疗* 采用胫骨结节或股骨髁上外展位骨牵引（图 27-6），手法复位，6～8 周后逐渐扶拐下地活动。但非手术疗法常需较长时间卧床，并发症多，死亡率高，在 20 世纪 60 年代，Horowitz 报道粗隆骨折采用牵引治疗死亡率达 34.6%，而采用手术内固定治疗死亡率仅为 17.5%。近几年更多的主张早期手术治疗，转子间骨折的坚强内固定和病人的早期活动被认为是标准的治疗方法。股骨转子间骨折是老年人常见骨折，骨质疏松是潜在因素。由于患者伤前多合并有心、肺等全身疾患，以往的牵引治疗因患者需要长期卧床而容易加重原有的内脏疾患或产生呼吸系统、泌尿系统感染、压疮、下肢深静脉血栓等并发症，死亡率较高。进行详细的术前伤情评估与准备，大部分老年股骨转子间骨折患者能够接受手术治疗。

2. *手术治疗* 对于不稳定骨折，或手法复位失败者，采用切开复位内固定方法治疗。手术目的是尽可能达到解剖复位，恢复股骨矩的完整性，纠正髋内翻畸形，早日无痛活动，避免并发症。转子间骨折的手术治疗方法较多，包括板钉结构[角钢板、DHS、动力髁螺钉（DCS）]、髓内固定系统（Ender 钉、Gamma 钉、PFN 等）（图 27-7）、外固定架系统等，各种固定方法在不同时期具有各自的特点。对于高龄患者应选择固定效果好、操作简单、技术熟练、损伤小的手术方法。

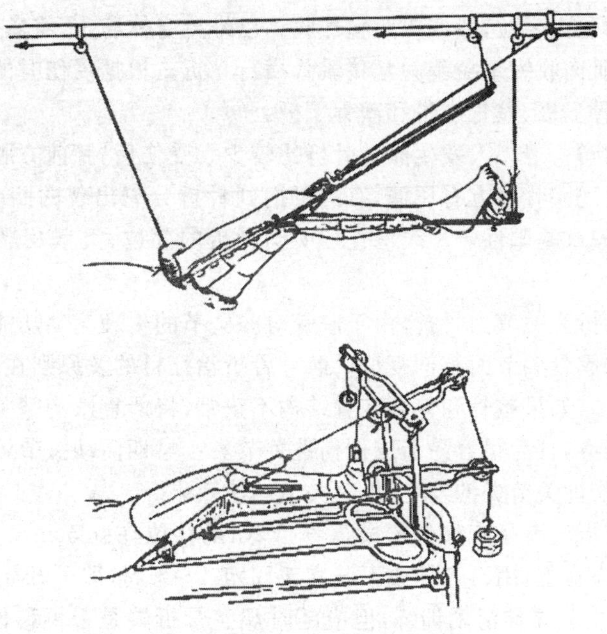

图 27-6 转子间骨折的牵引治疗

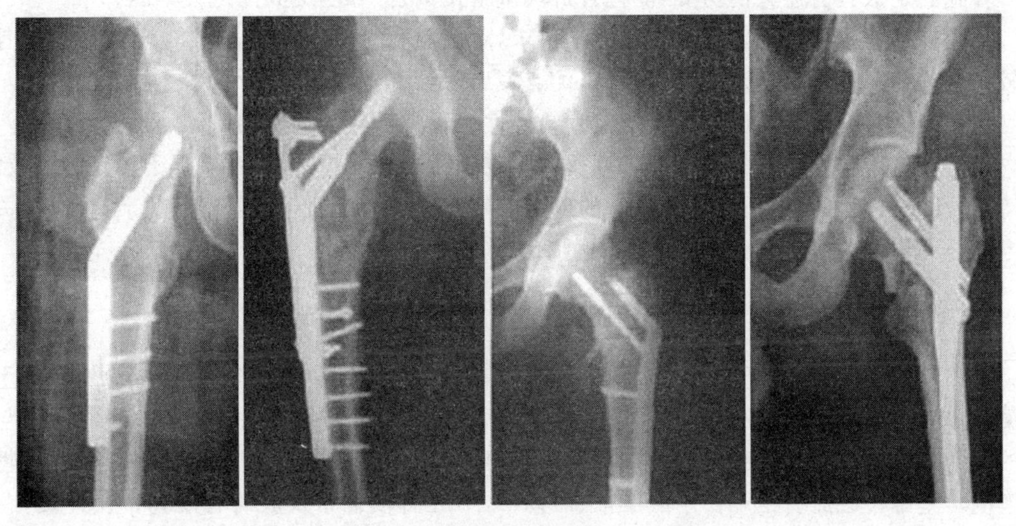

图 27-7 转子间骨折切开复位内固定法

三、髌骨骨折

髌骨能够保护膝关节，增强股四头肌肌力，髌骨在膝关节活动中有重要的生物力学功能，伸直膝关节最后 10°～15°时起滑车作用，若髌骨被切除，髌韧带更贴近膝的活动中心，使伸膝的杠杆臂缩短，这样，股四头肌需要比正常多 30％的肌力才能伸膝，老年人很难承受这么大的力，因此髌骨发生骨折后应尽可能保留髌骨，恢复其正常的解剖结构，早期活动，才能充分发挥髌股关节的滑移和自旋活动。

【病因与分类】 老年人骨质疏松，发病诱因多为行走时绊倒或滑倒，单膝着地发生骨折，一部分是由于肌肉的强力牵拉，股四头肌猛烈收缩以维持身体稳定，将髌骨撕裂。直接创伤常致髌骨粉碎性骨折；肌肉收缩牵拉暴力常致髌骨横行骨折。根据受伤时的姿势，肌牵拉力的大小，骨折可发生在髌骨上极、髌骨中份和髌骨下极。

【临床表现与诊断】 老年人发生髌骨骨折比较少。受伤后，膝前方肿胀，膝关节活动明显受限。体格检查可发现髌骨前方有压痛，有的可扪到骨折分离出现的凹陷。有的由于关节内积血较多，可出现浮髌试验阳性。X线检查可明确骨折的部位、类型及严重程度，是进行诊断和治疗的重要依据。

【治疗】 髌骨骨折为关节内骨折，由于髌骨对膝关节的生理运动功能起着重要作用，因此髌骨骨折后治疗要求髌骨关节面解剖复位。髌骨骨折治疗目的及原则在于使分离的骨折片复位，恢复关节面的平整，如果髌骨和伸膝装置结构不正常，将严重影响膝关节功能，特别是髌骨关节面不够平整和光滑，日后很容易造成创伤性关节炎。早期活动关节，预防和减少髌骨周围粘连的发生，减少创伤性关节炎的发生，提高关节功能效果。

无移位的髌骨骨折或者是有移位的横行骨折，如果移位在0.5cm以内，可采用非手术方法治疗，保持膝关节伸直位，用石膏托或下肢支架固定4～6周，即可开始股四头肌等长收缩。6周后开始作膝关节主动屈伸活动训练，但应随时观察骨折端是否再移位。超过0.5cm的分离应手术治疗，目前手术方法有多种：环扎固定法、克氏针钢丝张力带固定法、形状记忆合金聚髌器固定法等。

环扎固定法具有悠久的历史，能把骨折块重新拉聚在一起，但其固定欠牢固。

克氏针钢丝张力带固定符合生物力学要求，对抗屈膝时产生的张力较好，对髌骨横断骨折和较大块的粉碎性骨折的疗效已被公认，优点突出，是目前治疗髌骨骨折的主要方法。

形状记忆合金聚髌器固定是目前治疗粉碎性髌骨骨折较为理想的内固定术式。

有学者应用拉力空心钉及张力带钢丝内固定进行髌骨骨折的治疗，取得了较好的疗效。

随着微创外科的发展，关节镜技术的广泛应用，为了减少创伤，不暴露膝关节，可以在关节镜导引下完成髌骨骨折复位、内固定，从而减少并发症。

四、踝部骨折

踝关节由踝穴(胫骨下端关节面与内、外踝构成)、距骨及其周围的韧带组成。外踝位于内踝偏前1cm，其关节面也较内踝长1cm。距骨体后方略窄，前方较宽，在跖屈时，使距骨体与踝穴的间隙增大，因而活动度亦增大，使踝关节相对不稳定，这是踝关节在跖屈位容易发生骨折的解剖学基础。胫腓骨下端由下胫腓前、后韧带，下胫腓横韧带及胫腓骨间韧带相连接；距骨位于踝穴中间，其内、外侧均受韧带保护，前方薄弱部分有伸肌腱加强。称之为前踝，胫骨下关节面前上缘略向前凸的骨嵴向腓侧突起，与后踝向腓侧凸出的骨突形成纵向间隙，包绕外踝关节面以上的腓骨远端。胫骨后踝是胫骨下端关节面顶部向后下外方的延伸，可防止距骨后移。

【病因与分类】 踝部骨折多由间接暴力引起。由于力量的作用方向，大小，踝足所处的姿势各不相同，因此造成不同类型的骨折。有时暴力直接打击也可发生复杂性骨折。踝部骨折的分类方法很多，临床常用 Lauge-Hansen 和 Davis-Weber 两种分类法。

Lauge-Hansen 分类法有助于理解骨折的创伤机制(图27-8)。但由于它来自于尸体研究，因而有时难以描述分类临床所见骨折。其分为旋后-内收型，旋后-外旋型，旋前-外展型，旋前-外旋型和垂直压缩型。根据损伤程度又各分为Ⅰ、Ⅱ、Ⅲ和Ⅳ度而使用 Weber-AO 分类法较

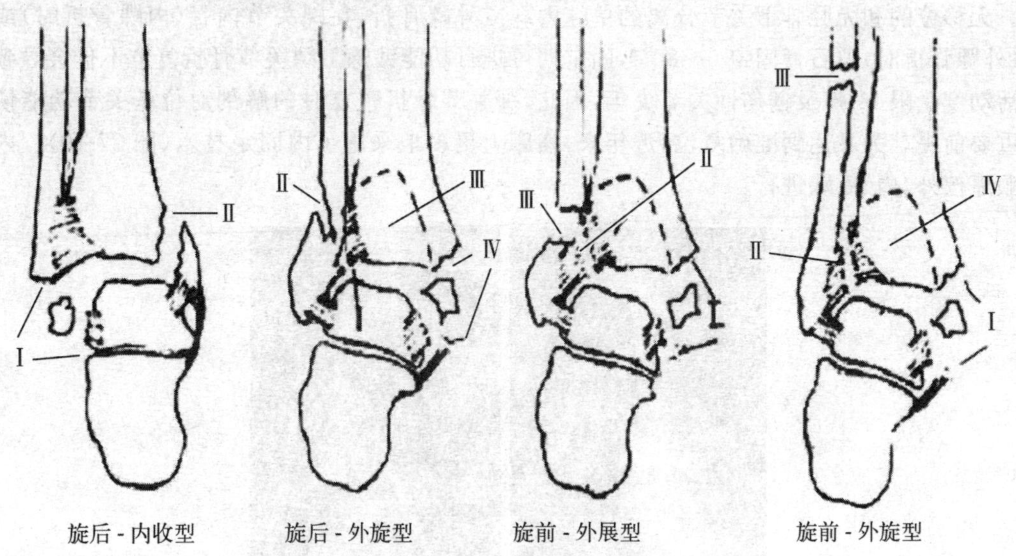

图 27-8　踝部骨折的 Lauge-Hansen 分类

简单方便。有一定指导治疗的意义。但却不能说明整个踝关节各种复杂改变。

【临床表现与诊断】　踝部受伤后，局部肿胀明显，瘀斑，有时可见张力性水疱，出现内翻或外翻畸形，活动障碍。检查可在骨折处扪到局限性压痛。踝关节正位、侧位和踝穴位 X 线片可明确骨折的部位、类型、移位方向，怀疑有侧副韧带损伤时，可加拍应力位片，对旋前-外展型骨折，需检查腓骨全长，若局部有压痛，应补充照 X 线片，以明确高位腓骨骨折（Maisonneuve 骨折）的诊断（图 27-9）。

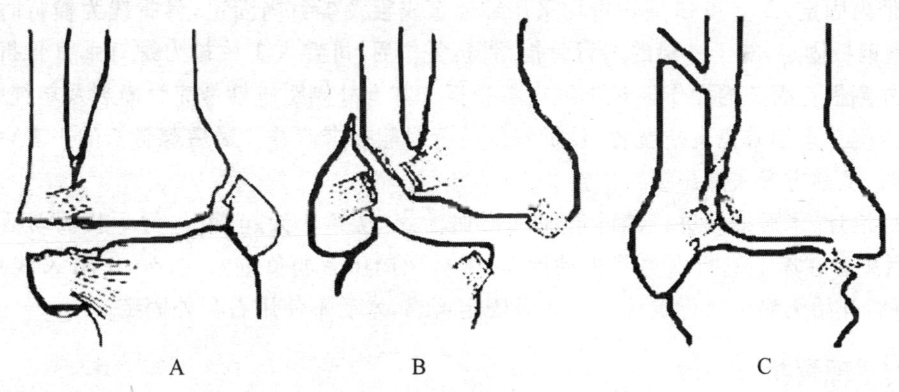

图 27-9　腓骨骨折

【治疗】　踝关节骨折属关节内骨折，治疗的目的是恢复关节的正常解剖结构，为早期活动提供充分稳定性。

踝关节骨折尤其伴有胫距关节脱位、肿胀严重者，往往于受伤后 1～3d 形成张力性水疱，严重的张力性水疱形成，先做临时手法复位石膏托外固定，待受伤踝部无水疱、肿胀消退、擦伤处的上皮形成、手术部位的皮纹出现后再手术。因此有学者主张在水疱出现之前，进行急诊手术，但对于老年人，由于多合并有其他疾病，需要对其进行详细的术前评估，因此不建议急诊手术。无移位的和无胫腓下关节分离的单纯内踝或外踝骨折，在踝关节内翻（内踝骨折时）或外翻（外踝骨折时）位石膏固定6～8周，固定期可进行功能锻炼。踝关节骨折复位不佳会导致关节活动度受限、疼痛及创伤性关节炎等，因此，踝关节骨折整复时的解剖对位是关节功能恢复的重要前提。为了达到准确复位，近年来，临床上更多地采用了内固定技术（图 27-10）。内固定顺序按外、内、后踝进行。

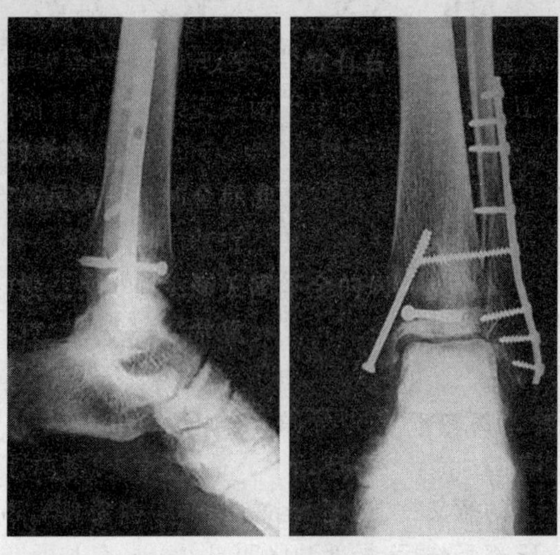

图 27-10 踝关节骨折内固定术

对内踝骨折的处理，分别于前后沿内踝关节面的方向平行置入2枚全螺纹骨松质螺钉；如果是粉碎性骨折，可根据情况补用张力带。对外踝骨折，A型骨折行克氏针或骨松质加压螺钉张力带内固定，B型和C型骨折均采用纯钛金属板及螺钉内固定，骨折线为横行时，可选用1/3管型钢板固定，对于外踝的斜行骨折，骨折复位后，可置入1枚拉力螺钉垂直骨折线，然后再进行外侧板钉固定的操作。对单纯内踝骨折合并有外侧距腓韧带完全断裂及单纯外踝骨折合并有内侧三角韧带完全断裂者，骨折修复后行对侧韧带修补。对后踝骨折的患者，大于关节面1/4时，从前方置入加压螺钉固定。

术后治疗：术后继续进行消除肿胀和淤血治疗，从第4天起，可进行下肢被动活动，术后10d起嘱患者在床上进行踝关节主动活动，术后2周患者非负重站立，6～8周X线片显示骨折线模糊，开始无痛负重行走练习。如果固定可靠，术后不使用石膏外固定。

五、足部骨折

每只足由韧带、关节连接成为一个整体。在足底，由骨和关节形成了内纵弓、外纵弓和前面的横弓，这是维持身体平衡的重要结构。足弓是人体直立、行走及负重时的装置，其弹性能缓冲地面对身体所产生的震荡，同时还有保护足底血管、神经免受压迫的作用。足部骨折若破坏足弓，将带来明显的功能障碍。因此，足部骨折的治疗目的是尽可能恢复正常的解剖结构和生理功能。

（一）跟骨骨折

跟骨是足骨中最大的跗骨，与距骨和骰骨分别构成距下关节和跟骰关节。跟骨具有上下、内外、前后6个骨面，由跟距、跟骰、距跟舟关节组成的关节面的不规则骨骼，以骨松质为主，又系海绵质骨，骨折后常无清晰的骨折线。跟骨后端为足弓的着力点之一。跟骨的载距突与距骨颈接触，支持距骨头并承担体重。由跟骨结节与跟骨后关节突的连线与跟骨前-后关节突连接形成的夹角称为跟骨结节关节角（Bohler 角），正常时一般在 25°～40°，由后关节面与从跟骨沟至跟骨前突顶点连线之间形成的夹角，称为 Gissane 角，一般在 120°～145°。若跟骨骨折，塌陷，使足底三点负重关系发生改变，足弓塌陷将引起步态的改变和足的弹性减震功能降低。

【病因与分类】　跟骨骨折（fracture of the calcaneum）是临床上常见的骨折之一，占跗骨骨折的 60%，占全身骨折的 1%～2%，致残率高达 30%，约 75%为关节内骨折。

跟骨骨折常为坠落伤所致，约 75%，常导致跟骨压缩或劈开，其余为交通伤和其他损伤。低能量的损伤引起无移位或轻微移位的骨折，高能量损伤导致较为粉碎的或关节内骨折。

以骨折是否影响跖骨下关节分为两类。

(1)不波及距骨下关节的跟骨骨折：这类骨折包括：①跟骨前端骨折，仅波及跟骰关节；②跟骨结节垂直骨折；③载距突骨折；④跟骨结节的鸟嘴状骨折。

(2)波及距骨下关节的骨折，目前较为常用的是 Sander 分型，基于冠状面 CT，依据跟骨距下关节后关节面骨折线和骨折块数，将跟骨关节内骨折分为四型，Ⅰ型：无移位骨折（移位＜2mm）；Ⅱ型：有一条骨折线两个骨折块，骨折明显移位（＞2mm）；Ⅲ型：有两条骨折线三个骨折块；Ⅳ型：有三条骨折线四个骨折块及以上的粉碎性骨折。骨折越粉碎，损伤时能量越高，预后越差。Sander 分型是现在指导治疗和报道治疗结果最常用的分类方法。

【临床表现与诊断】　在伤后出现跟部疼痛，肿胀，皮下瘀斑，局部畸形，功能障碍。检查跟部有局限性压痛，跟骨增宽畸形，应怀疑有跟骨骨折。踝关节正位、侧位、斜位和跟骨轴位拍片，可明确骨折的类型、移位程度。CT 扫描及其三维重建可了解关节面的骨折情况及骨折分类。跟骨骨折患者，出现持续严重的疼痛和肿胀时，要注意存在骨筋膜间隔综合征的可能，发生率为 4.7%～17%，70%的跟骨骨折患者会伴随其他损伤，10%～20%伴发脊柱骨折，主要发生在胸腰段，约 26%的患者发生肢体损伤，因此要引起注意，问清病史，并进行必要的检查，以免漏诊。

【治疗】　跟骨骨折的治疗原则是恢复距下关节的对位关系和跟骨结节关节角，恢复正常的足弓高度关系。在不波及距下关节的骨折中，管型石膏固定 4～6 周，即可开始功能训练。亦可适用于骨折严重粉碎而无法复位、局部软组织条件差、全身性疾病严重、年龄过大和有手术禁忌证的跟骨骨折患者。

切开复位内固定已成为治疗有移位跟骨骨折的最常用方法，适用于大多数有移位的跟骨骨折，尤其是关节内骨折。

关节内跟骨骨折的手术适应证：①关节面不平整，台阶≥1mm，如 Sander Ⅱ、Ⅲ、Ⅳ型骨折；②Bohler's 角缩小≥15°；③伴有跟骨周围关节的脱位或半脱位；④Gissan's 角≤90°或≥130°；⑤跟骨轴位片示内外翻成角畸形≥10。此外，还需要考虑其他因素，如局部软组织条件差、年龄过大患者和其他内科疾病引起行走减少的患者适合保守治疗，由糖尿病或其他神经系统疾病引起的肢体感觉减退或丧失则是切开复位内固定的禁忌证。

对一些简单的骨折，可采用螺钉固定，对复杂的跟骨骨折最好选用钢板进行可靠的固定（图 27-11）。目前可使用的钢板有多种：H 形钢板、Y 形及 Y 形加 H 形钢板固定、小蝶形钛钢板、重建钢板以及 AO 跟骨钢板都可达到可靠的固定。另外，可经皮复位螺钉内固定，外固定支架固定，距下关节镜辅助跟骨骨折的经皮复位内固定，及对部分严重跟骨骨折行距下关节融合术。

关于植骨问题，多数人认为跟骨以骨松质为主，血循环丰富，愈合能力强，除非有严重的缺

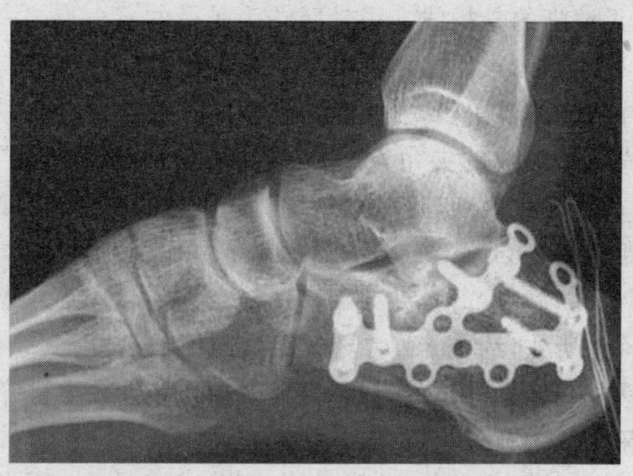

图 27-11　跟骨骨折的内固定术

损，多无需植骨。

(二)跖骨骨折

跖骨是前足的主要组成部分，它参与了足的纵弓和横弓负重时应力平均分配在第一跖骨的 2 个籽骨和其余四个跖骨头和足的跖侧皮肤上。在足的 5 个跖骨中，第 1 跖骨较粗大，很少发生骨折，第 2～4 跖骨较易发生骨折，第 5 跖骨基底由于是骨松质，常因腓骨短肌猛烈收缩而发生骨折。在大多数情况下跖骨骨折(fracture of metatarsal)为直接暴力引起，如重物打击、车轮辗压等。少数情况下，由长期慢性损伤(如长跑、行军)致第 2 或第 3 跖骨干发生疲劳骨折。第 1 跖骨与内侧楔骨、舟骨、距骨、跟骨共同组成内侧纵弓，第 5 跖骨与骰骨、跟骨共同组成外侧纵弓，跖骨骨折可发生在跖骨基底部、跖骨干和跖骨颈部。跖骨骨折后，可压迫或损伤足底动脉弓，可发生前足坏死，影响足的正常负重，会出现疼痛。

【临床表现和诊断】 受伤后足部疼痛、肿胀，皮下瘀斑，足部短缩畸形，行走障碍，体格检查可发现骨折部局限性压痛，可有纵向叩击痛。前足的 X 线检查可准确判断骨折的部位、类型和移位情况。

【治疗】 跖骨位于足的前部，其基底部与楔骨、骰骨组成跖跗关节，跖骨头是负重区域。任何损伤造成跖骨骨折，如不能解剖复位，可能发生严重并发症。跖骨骨折如对位对线不佳，可能影响足弓和足的负重功能，其中又以第 1 和第 5 跖骨较为重要，第 2～4 跖骨基底骨折常可导致前足血循环障碍，伤后应尽快手法复位，石膏外固定。若手法复位失败，可行克氏针或者微型钢板内固定。单纯的第 5 跖骨基底骨折在足外翻位用绷带固定或石膏固定 4～6 周即可进行功能锻炼，或者应用微型外固定支架固定。

无移位的单一跖骨干骨折不需特殊治疗，休息 3～4 周即可下地活动，有移位的多个跖骨干骨折先试行手法复位，若不成功则行切开复位内固定 4～6 周。

有移位的跖骨颈骨折先试行手法复位，石膏托固定，仔细塑形，使骨折端固定良好。若手法复位失败，作切开复位，交叉克氏针内固定，4～6 周后可拔出钢针。骨愈合牢固后负重行走。对于单根粉碎、移位明显的跖骨骨折，建议病人手术，对于多发骨折，累及跖骨干或跖骨颈，为长斜行或螺旋形骨折，或虽为横断骨折但移位明显，均考虑手术治疗。

(三)趾骨骨折

趾骨分为近节、中节及远节趾骨。趾骨之间为关节囊及韧带连接，其活动度较大，又由于位于足的前端，因此也是最容易受伤的部位。

【病因】 直接暴力损伤多见，如走路时踢伤、重物直接击打足趾等。踢撞硬物致伤多发生横行或斜行骨折。重物打击伤常导致粉碎性骨折或纵行骨折，可造成开放骨折，同时合并趾甲损伤。

【治疗】 伤后诊断不困难。无移位的趾骨骨折不需治疗，休息 2～3 周即可行走。有移位的单个趾骨骨折，行手法复位，将邻趾与伤趾用胶布或绷带一起固定，可早期活动。多数趾骨骨折在复位后，用超过足趾远端的石膏托板固定 2～3 周即可进行功能锻炼。

第28章 非创伤骨科疾病

第一节 骨关节化脓性感染

一、急性化脓性关节炎

急性化脓性关节炎(suppurative arthritis)是由细菌侵入关节内引起的急性化脓性感染。

【病因】

1. 老年人自身因素 老年人易于发生急性化脓性关节炎。任何原因导致的免疫功能不全、肿瘤、酒精中毒、糖尿病、类风湿性关节炎、系统性红斑狼疮、营养不良、慢性肝肾功能不全、骨关节炎均使机体易感染化脓性关节炎。患者的营养状况和免疫反应是很重要的,营养不良抑制中性粒细胞的杀菌功能,减少对细菌的清除率,并抑制炎性细胞向病灶的转移和抑制血浆的补体成分。

2. 致病菌 最常见的致病菌为金黄色葡萄球菌,其次为白色葡萄球菌、淋病双球菌、肺炎球菌和肠道杆菌等。

细菌进入关节内的途径有:①血源性传播:身体其他部位的化脓性病灶内细菌通过血液循环传播至关节内;②邻近关节附近的化脓性病灶直接蔓延至关节腔内,如股骨头或髂骨骨髓炎蔓延至髋关节;③开放性关节损伤发生感染;④医源性:关节手术后感染和关节内注射皮质类固醇后发生感染。本章节只叙述血源性化脓性关节炎。

【病理】 化脓性关节炎的病变发展过程可以大致分成三个阶段,是一个逐渐演变的过程,这三个阶段有时演变缓慢,有时发展迅速而难以区分。

1. 浆液性渗出期 滑膜明显充血、水肿,有白细胞浸润和浆液性渗出物,渗出物中含多量白细胞。本期关节软骨没有破坏,如治疗及时,渗出物可以完全被吸收而关节功能保持正常。本期病理改变为可逆性。

2. 浆液纤维素性渗出期 病变继续发展,渗出物变为混浊,细胞亦增加。滑膜及血管的通透性明显增加,多量的纤维蛋白出现在关节液中。纤维蛋白沉积在关节软骨上影响软骨的代谢,白细胞释放出大量溶酶体,破坏软骨,修复后必然会出现关节粘连与功能障碍。本期部分病理已成为不可逆性。

3. 脓性渗出期 炎症已侵犯至软骨下骨质,滑膜和关节软骨都已破坏。渗出物已转为明显有脓性。修复后关节重度粘连甚至纤维性或骨性强直,病变为不可逆性,后遗有重度关节功能障碍。

【临床表现】 原发化脓性病灶表现可轻可重,甚至全无。

大多起病急骤,有寒战高热等症状,体温可达39℃以上,严重出现谵妄与昏迷。病变关节迅速出现疼痛与功能障碍,浅表的关节,如膝、肘和踝关节,局部红、肿、热、痛明显,关节常处于半屈曲位;深部的关节,如髋关节,因有厚实的肌肉,局部红、肿、热都不明显,关节往往处于屈曲、外旋、外展位。关节腔内积液在膝部最为明显,可见髌上囊明显隆起,浮髌试验可为阳性。

【临床检查】

1. 化验 周围血象中白细胞计数增高可至 $10\times10^9/L$ 以上，多量中性多核白细胞。关节液外观可为浆液性（清的），纤维蛋白性（混的）或脓性（黄白色）。镜检可见大量脓细胞，或涂片作革兰染色，可见成堆阳性球菌，寒战期抽血培养可检出病原菌。红血球沉降率（ESR）增快，ESR 升高的峰值出现于感染后的 3～5d，在治疗后 3 周内恢复正常，C-反应性蛋白（CRP）能够更好地监测感染对治疗的反应，CRP 在感染发生 6 小时内升高，在感染后 2 天达到峰值，在有效治疗后 1 周内恢复正常。

2. X 线表现 早期只可见关节周围软组织肿胀的阴影，关节间隙增宽。早期骨骼改变的征象为骨质疏松，以后关节软骨破坏而出现关节间隙狭窄，至后期可出现关节挛缩畸形，关节间隙狭窄，甚至有骨小梁通过成为骨性强直，有时尚可见病理性关节脱位。

3. CT 及 MRI 检查 发现小的脓肿。

4. 诊断 根据全身与局部的症状和体征，一般可做出诊断，但有时可能非常困难。如果怀疑关节受到感染，在应用抗生素治疗前，行关节穿刺和关节液检查对早期诊断很有价值，应作细胞计数、分类，涂片革兰染色找病原菌，抽出物应作细菌培养和药物敏感试验。

【治疗】 原则是早期诊断，及时正确处理，保全生命，尽可能保留关节功能。

Nade 提出治疗急性化脓性关节炎的三项基本原则：①关节必须进行适当引流；②必须给予抗生素以减轻脓毒感染的全身反应；③关节必须置于一个稳定的位置。

1. 早期足量联合全身性使用抗生素 初始的抗生素治疗应经验性地根据对患者年龄和危险因素的判断来决定。由于致病菌大多为金黄色葡萄球菌，要联合应用抗生素，选用的抗生素一种针对革兰阳性球菌，一种为广谱抗生素，待检出致病菌并做出药敏再加以调整。

2. 关节腔内注射抗生素 关节穿刺，抽出关节液后，注入抗生素。如果抽出液逐渐变清，而局部症状和体征缓解，说明治疗有效，可以继续使用，直至关节积液消失，体温正常。如果抽出液性状转劣而变得更为浑浊甚至成为脓性，说明治疗无效，应改为灌洗或切开引流。

3. 经关节镜灌洗 在关节镜直视下反复冲洗关节腔，清除脓性渗液、脓苔与组织碎屑，放置引流管引流。

4. 关节腔持续性灌洗 适用于表浅的大关节，如膝部在膝关节的两侧穿刺，经穿刺套管插入两根塑料管或硅胶管留置在关节腔内，或在关节镜灌洗后在关节内置放两根管子，一根为灌注管，另一根为引流管。引流液转清，经培养无细菌生长后可停止灌洗，但引流管仍继续吸引数天，如引流量逐渐减少至无引流液可吸出，而局部症状和体征都已消退，可以将管子拔出。

5. 关节切开引流 适用于较深的大关节，如髋关节，应该及时做切开引流术。

6. 石膏托固定或用皮肤牵引 防止或纠正关节挛缩、患肢抬高，至急性炎症消退时，一般在 3 周后即可鼓励病人做主动运动。

7. 后遗症治疗 关节强直于非功能位或有陈旧性病理脱位者，须行矫形手术，以关节融合术或截骨术最常采用。为防止感染复发，术前、术中和术后都须使用抗生素。此类病人做人工全膝关节置换术感染率高，须慎重考虑。

二、慢性化脓性关节炎

【病因】 慢性化脓性关节炎转入慢性阶段的原因：①急性感染期未能彻底控制，反复发作演变成慢性；②系低毒性细菌感染，在发病时即表现为慢性化脓性关节炎。

【病理】 急性期如果治疗不彻底便会演变成慢性化脓性关节炎，此时炎症已侵犯至软骨下骨质，滑膜和关节软骨都已破坏，关节间隙狭窄，渗出物为脓性。

【临床表现】 原发化脓性病灶表现可有可无。

大多缓慢起病，没有寒战高热等症状，病变关节缓慢出现疼痛与功能障碍，浅表的关节，如膝、肘和踝关节，局部可有肿胀、疼痛；深部的关节，如髋关节，因有厚实的肌肉，局部红、肿、热都不明显。

【临床检查】

1.化验 周围血象中白细胞计数多数正常，少数增高可至10×10^9/L以上，中性多核白细胞大多增加。关节液外观多为脓性(黄白色)，镜检可见脓细胞。红血球沉降率(ESR)，C-反应性蛋白(CRP)可增快。

2.X线表现 关节软骨破坏而出现关节间隙狭窄，至后期可出现关节挛缩畸形。

3.CT及MRI检查 发现小的脓肿。

【诊断】 根据全身与局部的症状和体征，有时做出明确诊断可能非常困难。如果怀疑关节受到感染，在应用抗生素治疗前，行关节穿刺和关节液检查对诊断很有价值，应作细胞计数，分类，涂片革兰染色找病原菌，抽出物应作细菌培养和药物敏感试验。

【治疗】 原则是明确诊断，及时处理，尽可能保留关节功能。

1.足量联合全身性使用抗生素 初始的抗生素治疗应经验性地根据对患者年龄和危险因素的判断来决定。由于致病菌大多为金黄色葡萄球菌，要联合应用抗生素，选用的抗生素一种针对革兰阳性球菌，另一种为广谱抗生素，待检出致病菌并做出药敏再加以调整。

2.经关节镜灌洗 在关节镜直视下反复冲洗关节腔，清除脓性渗液、脓苔与组织碎屑，放置引流管引流。

3.关节腔持续性灌洗 适用于表浅的大关节，如膝部在膝关节的两侧穿刺，经穿刺套管插入两根塑料管或硅胶管留置在关节腔内，或在关节镜灌洗后在关节内置放两根管子，一根为灌注管，另一根为引流管。引流液转清，经培养无细菌生长后可停止灌洗，但引流管仍继续吸引数天，如引流量逐渐减少至无引流液可吸出，而局部症状和体征都已消退，可以将管子拔出。

4.关节切开引流 适用于较深的大关节，如髋关节，应该及时做切开引流术。

5.石膏托固定或用皮肤牵引 防止或纠正关节挛缩、患肢抬高。

6.关节破坏严重，影响关节功能，炎症控制半年后可行关节融合术或做人工全膝关节置换术，但关节置换应慎重考虑。

参考文献

[1] 卢世璧，主译.感染//坎贝尔骨科手术学.2001,2:555-595

[2] 吕厚山，主译.膝关节炎//膝关节外科学.2006,1:1031-1043

[3] 吴在德，等.化脓性关节炎//外科学.6版.2003,7:895-898

第二节 骨关节结核

随着人口的老龄化，结核病的发病率及病死率逐渐升高。据1979年、1990年及2000年我国结核病流行病学抽样调查资料显示，结核病人的年龄高峰逐渐向老年阶段推移，60岁以上的结核病患病率上升趋势明显。

老年结核病增多原因一是人口老龄化。随着人口老龄化，即使是患病率不变，老年结核病人数也会相应增加。二是现今老年人的青壮年时期正是我国结核病流行最猖獗时代，当时由于医疗条件限制，多数人未接受正规治疗，主要依靠其自身抗病能力使结核病暂时好转或保持相对稳定。到了老年，随着机体抵抗力的下降，形成内源性复燃。三是老年人缺乏检查的机会，临床症状不典型。在罹患其他疾病的同时，加重了结核病。四是老年患者往往合并有多种疾病，如慢性喘息性支气管炎、免疫性疾病等，免疫抑制药的使用造成老年人免疫力下降，进而使结核病灶扩散。五是老年患者依从性差，不愿意接受规律化疗，造成结核病的复治。

老年结核病人具有临床症状不典型、并发症多、多系统功能衰退以及受损等特点，因而老年结核病的误诊率、漏诊率均较高。

老年结核患者的全身表现可有不同程度的发热、乏力、消瘦、食欲不振、贫血、体重减轻等，这与病情轻重、有无基础疾病等有关。局部可表现为关节功能障碍、局部疼痛、关节肿胀、寒性脓肿或窦道、关节畸形等。

抗结核药物治疗过程中，老年患者要根据肾功能及肌酐清除率来调整用药剂量和延长用药间隔时间。一般来说氨基糖苷类药物不宜采用，需要时可以酌情减量，药物使用中要注意对肝脏的影响。老年结核患者常有较多并发症及并存症而服用各种药物，在治疗过程中既要注意到其耐受性及不良反应又要考虑到药物间的相互作用。

一、脊柱结核

脊柱结核在骨与关节结核中发病率最高，在脊柱结核中，椎体结核占绝大多数，极少数为椎弓结核。多发生于腰椎，其次为胸椎、胸腰椎、腰骶椎，颈椎与骶、尾椎少见。

【病原】 椎体结核病灶绝大多数为一处，少数可有两处或多处。每处病灶之间通常有较正常的椎体及椎间盘组织分隔开，这些病灶统称为“跳跃性病灶”。

脊柱结核可分为：椎体边缘型结核，椎体中心型结核，骨膜下型结核，附件型结核四种类型。

椎体边缘型结核是临床上最为常见病变，可发生于椎体上、下缘的两侧和前、后方，后方病变容易造成脊髓或神经根受压。

【临床表现】

1. 全身症状　早期症状不典型，低热、消瘦、乏力、盗汗等全身中毒症状有时被其他系统疾病掩盖。

2. 局部症状

(1)疼痛：持续钝痛是主要特征。劳累时加重，休息后可减轻，可有夜间痛。神经根受压时疼痛剧烈，疼痛可给脊神经放射。

(2)姿势异常：颈椎结核病人常有斜颈、转头受限、双手托下颌等。胸腰段或腰椎结核病人行走时挺胸凸腹，拾物试验阳性。

(3)畸形：由于相邻椎体破坏或压缩，往往出现后凸畸形，侧凸畸形较少见。

(4)压痛与叩击痛：局部压痛不太明显，叩击患椎棘突可引起疼痛。

(5)寒性脓肿与窦道：寒性脓肿常为患者就诊最早的体征。

(6)脊髓压迫症状：受压平面以下的感觉、运动、反射以及括约肌功能障碍。

【诊断】

1. 结核病史　了解结核接触病史及既往史。

2. 全身及局部症状

3. 实验室检查

(1)血常规检查:白细胞总数可以正常,中性粒细胞一般不高,淋巴细胞数升高,常伴有贫血。合并混合感染时中性粒细胞数可升高。

(2)红细胞沉降率(ESR):一般与病变活动相一致,血沉快提示有结核活动期可能。

(3)细胞学检查:穿刺液或分泌物涂片、培养以检查抗酸杆菌。有痰者进行痰的抗酸杆菌检查。

4. 影像学检查

(1)X线摄片:确定病变性质,显示病变位置、范围、有无死骨及寒性脓肿、有无病理性骨折脱位。

(2)CT检查:能发现早期椎体病变,显示椎旁脓肿的大小及脊髓受压的情况,显示X线上很难发现的病灶。

(3)MRI检查:对早期的脊椎结核的诊断率高,优于其他影像学检查,能显示脊髓及神经根受累情况。

(4)核素检查:可以发现早期骨的改变。

5. 细菌学及病理学检查

【治疗】

1. 非手术治疗　适于老年早期诊断病例、单纯椎体型结核、无明显寒性脓肿、无神经脊髓压迫者;老年脊柱结核伴有全身严重疾病不能耐受手术者。

(1)一般疗法:①加强营养;②呼吸新鲜空气;③处理原发灶,特别是肺结核。

(2)制动:卧床休息、保护型支架、牵引固定。

(3)药物治疗:遵循早期、联合、全程规律用药和适宜剂量原则。

长程化疗:异烟肼(INH)+对氨柳酸(PAS)头三个月加用链霉素(SM),全疗程1.5年,其治愈率89%。

短程化疗:近年来脊柱结核短程化疗方案较多,应用于无耐多药结核的病例。方案中至少包括2~3种敏感或未曾使用过的抗结核药物联合用药,强化期最好由5种药物组成,巩固期至少3种药物,首选药物有:氧氟沙星(OPLX)、左氧氟沙星(LVPX)、对氨柳酸(PAS)、对氨基水杨酸异烟肼(PA)和阿米卡星(AIC)等。

2. 手术治疗

(1)适应证:①出现脊髓受压,为促进脊髓功能恢复,应尽早行病灶减压术;②骨质破坏明显,有死骨存在或窦道形成,有寒性脓肿形成,非手术治疗效果不佳;③后凸畸形需矫形;④患椎需行融合者。

(2)禁忌证:①有严重器质性疾病,不能耐受手术者;②其他部位存在活动型结核未控制住。

(3)术前准备:一般选用有效抗结核药物用药3~4周,积极改善心、肺、肝、肾等器官功能,改善营养状况,纠正贫血,必要时先给予内科治疗。对有混合感染的急性期,应先控制感染,引流脓肿,待炎症急性期消退后再行病灶清除术。对有窦道者,术前3~5d应用敏感抗菌素。

(4)手术方式:①病灶清除术;②前路或后路融合术;③脊髓减压术。

二、髋关节结核

髋关节结核的发病率在骨关节结核中仅次于脊柱结核和膝关节结核。髋关节结核中，单纯骨结核和滑膜结核都比较少见，患者就诊时往往表现为全关节结核。

【病原】 单纯滑膜结核很少形成窦道和脓肿。单纯骨结核好发于髋臼上缘、股骨颈和股骨头。单纯骨结核形成脓肿较多见，可形成臀部脓肿、盆腔内脓肿、大腿外侧脓肿等。全关节结核晚期常发生病理性髋关节脱位和髋关节的屈曲内收畸形，甚至股骨近端因破坏而消失。

临床表现

1. 全身症状　消瘦、低热、乏力、盗汗等。

2. 局部症状　早期单纯滑膜结核髋部出现疼痛症状，常有轻度跛行。单纯骨结核髋部疼痛出现晚，髋痛可放散至大腿上部与膝内侧。大腿外侧股三角或臀部可出现寒性脓肿或窦道，Thomas 征阳性。股骨头破坏后出现下肢短缩，合并病理性脱位时下肢内收、内旋、前屈短缩畸形。

3. X 线检查　单纯滑膜结核表现为髋臼与股骨头骨质疏松，骨皮质变薄，骨小梁变细，髋关节间隙稍宽。骨结核表现为骨质破坏、空洞或死骨；全关节结核表现为关节面破坏、关节间隙狭窄，严重时有病理性脱位。

【诊断】 根据病史、症状、体征及影像学检查基本可确诊，必要时行关节穿刺抽液结核集菌检查或细菌培养帮助确诊。

【治疗】 早期诊断、早期进行病灶清除和抗结核药物治疗以保存关节功能，术前必须改善全身症状。手术方案的选择：

(1) 病灶清除术：适用于非手术治疗无效的单纯滑膜结核，单纯骨结核，早期全关节结核。

(2)病灶清除加股骨头颈切除髋关节成形术：适用于成人全髋结核静止期，继发感染的髋关节结核，股骨头、颈破坏消失的髋关节结核。

(3) 髋关节融合术：适用于晚期全关节结核，病灶清除术和关节成形术后功能障碍和明显疼痛者。

(4)人工全髋置换术可适用于静止期结核，对于活动期结核应禁止。

三、膝关节结核

膝关节结核发病率仅次于脊柱结核，在四肢骨关节结核中占首位。

【病原】 因为膝关节滑膜丰富，膝关节滑膜结核最常见。早期滑膜表面出现水肿、溃疡、结核结节、结核性肉芽组织，晚期软骨和软骨下组织受到破坏，关节韧带受累，关节半脱位或脱位。脓肿破溃可形成窦道。关节内外发生纤维性粘连，关节强直。膝关节单纯骨结核发生于股骨下端和胫骨上端，形成死骨、空洞、脓肿。

【临床表现】 起病缓慢，全身症状较轻。单纯滑膜结核早期表现为膝关节弥漫性肿胀、疼痛、股四头肌萎缩，浮髌试验阳性，穿刺液为黄色混浊液体。单纯骨结核局部肿胀和压痛，关节肿胀不明显，疼痛较轻，活动后加重，休息后减轻。全关节结核早期疼痛剧烈，活动受限明显，晚期关节周围有窦道、脓肿、关节脱位或强直。X 线检查：单纯滑膜结核关节囊肿胀、骨质疏松、关节间隙增宽和髌上囊肿胀；单纯骨结核干骺端呈磨玻璃样改变，发展后出现小死骨及空洞；全关节结核关节面破坏，关节间隙狭窄，晚期关节脱位、强直。

【诊断】 根据病史、症状体征及影像学检查基本可确诊。必要时行关节穿刺抽液结核集菌检查或细菌培养帮助确诊。

【治疗】 全身治疗、抗结核药物治疗及局部治疗。

1.单纯滑膜结核 全身用药加上局部关节内注射抗结核药物，80%保留正常或接近正常的关节功能。局部治疗无效或滑膜明显增厚，行滑膜切除术，术后再行关节内抗结核药物治疗。

2.单纯骨结核 病灶清除术。骨缺损较大时取髂骨植骨填充。

3.全关节结核 早期行病灶清除滑膜大部切除，晚期行关节加压融合或截骨矫形术。

参考文献

[1] 何家荣.实用结核病学.北京：科学技术文献出版社，2000

[2] 李世民，党耕町.临床骨科学.天津：天津科学技术出版社，1998：668-740

[3] 胥少汀，葛宝丰，徐印坎.实用骨科学.二版.北京：人民军医出版社，1999：1126-1179

[4] 端木宏谨，高微微.老年肺结核患病率偏高及其原因.实用老年医学，2002，16(1)：3-5

[5] 吴启秋.脊柱结核的化学治疗.中国脊柱脊髓杂志，2004，14(12)：766-768

第三节 代谢性骨关节病

一、糖尿病性骨病

老年人糖尿病包括60岁以后发生的糖尿病或者是60岁以前发病延续到60岁以后者。由于老龄人口的增加、人群寿命的延长及生活模式改变等因素影响，老年人糖尿病患病率逐年增加。糖尿病性骨病(diabetic osteopathy)是糖尿病多脏器损伤的一种，主要表现为骨量丢失，骨质疏松，是糖尿病在人体骨骼系统出现的严重并发症。

【病因】 糖尿病性骨病的原因及发病机制至今尚未清楚，可能由多种原因引起。一般认为，除与性别、年龄、体重、种族及营养状况等因素有关以外，与胰岛素绝对或相对不足，引起钙、磷、镁等矿物质代谢紊乱、骨基质代谢紊乱以及维生素D合成减少等关系密切。还有人认为与微血管病变有密切关系。

骨代谢过程与成骨细胞和破骨细胞有密切关系，成骨细胞活动与破骨细胞活动之间不平衡引起骨形成减少或减慢，骨吸收过程超过骨形成过程，骨吸收与骨形成之间正常动态比例失调是糖尿病性骨病的基本病理变化。骨代谢过程受甲状旁腺激素、降钙素、维生素D等调节。Ishida和Chistiansen等研究发现，非胰岛素依赖型糖尿病患者骨减少的程度与其24，25-$(OH)_2D_3$的下降程度有关。24，25-$(OH)_2D_3$对骨代谢钙化与骨化过程均有直接参与和促进作用，而且维生素D缺乏还影响肠钙及镁的吸收，出现继发性甲状旁腺功能亢进，从而造成骨量丢失。胰岛素相对或绝对不足时还可造成蛋白质合成障碍，大量的钙、磷丢失，前者直接影响骨形成，后者刺激甲状旁腺功能相对活跃，破骨细胞相对增强。此外有证据表明，钙、磷、镁等矿物质代谢紊乱也可引起骨量减少，骨质疏松。尤其老年男性血磷经常处于低水平，更易发生糖尿病性代谢性骨病。

【临床表现】 随着糖尿病病程及治疗情况的差异，临床上糖尿病性骨病有多种表现形式。老年患者最常见的是糖尿病足、糖尿病性骨关节病、糖尿病骨质疏松等。

1. *糖尿病足*　是糖尿病患者足或下肢组织破坏的一种病理状态，是下肢血管病变、神经病变和感染共同作用的结果，皮肤到骨与关节的各层组织均可受累，最常见的足溃疡，严重者需要截肢。足部病变在糖尿病人群特别是老年人中发病率很高，Gadea 报道，有 20%的糖尿病病人是因为足部疾患而住院治疗的，其主要表现为足溃疡，严重后果是足坏疽，最后截肢。糖尿病足的病理基础为慢性高血糖促使糖基化最终产物聚集在血管内皮，引起血管缺血及神经营养不良、肢体远端血供障碍。跖骨头下部位最易发生溃疡，溃疡伴发感染，深部感染是骨髓炎足坏疽的主要原因。

2. *糖尿病性骨关节病*　有较长糖尿病病史，但也有少数患者以骨与关节病变为首发表现，多发生在下肢尤其是足部，与同年龄无糖尿病和无神经病变对照组比较，合并神经病变的糖尿病患者足部骨关节病普遍增加。糖尿病时的外周交感神经纤维损伤，使血管收缩功能丧失导致充血及萎缩性神经骨关节病。神经营养血管内皮细胞缺血导致感觉神经末梢的轴突变性，引起增生性神经骨关节病。糖尿病性骨关节病的一种临床形式为糖尿病性骨关节炎，表现为受累关节无痛性肿胀，局部感觉下降或消失。以后逐渐出现骨破坏、脱位或半脱位及增生性骨膜反应，称为夏科神经关节病（Charcot neuroarthropathy），占所有糖尿病患者的 0.3%～0.5%，发生的平均年龄为 57 岁，糖尿病病史约为 5 年，其中 80%超过 10 年，男女发病无显著差别，5.9%～39.3%为双侧病变。

3. *糖尿病性骨质疏松*　糖尿病患者大约 50%发生骨质疏松，但早期症状不典型，临床不被重视，以后会出现经常性腰、髋、背部疼痛或持续性肌肉钝痛。临床上 25%以上的糖尿病患者有典型的周围神经损伤，导致痛觉减低或消失，加之老年患者自我护理意识差，当骨质疏松严重时在微小的外伤或超常负重时即可发生骨折，这是糖尿病骨折的一个特点。最常见的是足部骨折，其次是脊柱压缩性骨折，常存在多个椎体楔形改变。前臂远端、肱骨近端及股骨颈也是易发骨折之处。

4. *糖尿病化脓性椎体骨髓炎*　是糖尿病一种少见的严重并发症，不仅可发生在椎体，也可发生在棘突和椎弓。患者有较长的糖尿病史，血糖控制不佳，并伴发肾功能的损害。最常见的症状是持续性发热，对此类患者应及早进行影像学检查并与转移癌鉴别。

【诊断】　凡糖尿病患者有上述骨病临床表现，即应考虑糖尿病性骨病的可能性，如果影像学证实有骨量丢失、骨质疏松或骨关节破坏时，诊断便可成立。在临床中凡遇到不明原因的下肢和足部关节痛，肢端麻木的老年患者应想到本病的可能。

1. *实验室检查*　血清生化测定了解钙、磷、镁及碱性磷酸酶水平。老年患者血清中钙、磷、镁的水平较低。碱性磷酸酶水平的升高意味着骨转换率也相应增高，但大多数原发性骨质疏松症患者中血清碱性磷酸酶保持在正常范围。

2. *X 线检查*　是诊断糖尿病性骨病的最基本影像学方法。但只有当骨的矿物质丢失达 30%～50%以上或广泛的骨质破坏时才出现典型的骨质疏松改变。对骨髓炎的诊断敏感性和特异性均较差，当 X 线出现骨髓炎骨骼改变时，其表现比实际病程已经晚 10 天至数周。虽然 X 线不能由于早期诊断，但可作为疾病演变的参考。

3. *CT 及 MR 检查*　CT 诊断四肢骨髓炎时较 X 线敏感性高，但因其软组织分辨较差，诊断常需依靠骨髓炎继发改变的出现。MR 是一种理想的影像学技术，它能清晰地显示骨髓或邻近波及骨髓的微小病变，并具有特征性表现，因而具有较高的特异性。临床上怀疑糖尿病性骨病引起的骨髓炎特别是早期病变时，应及早行 MR 检查。

4. *骨密度测定*　单光子骨密度仪已广泛用于临床检查，但只能测定前臂、跟骨骨含量。双光子骨密度仪可用于躯干骨测定，更准确，更灵敏。因为骨质疏松首先发生在躯干骨，所以双光子骨密度仪对骨质疏松的早期诊断更有实际意义。

【治疗】 糖尿病性骨病的骨量丢失和骨质疏松与糖尿病轻重有关。轻者经治疗恢复快，重者则恢复较慢。糖尿病肝肾损害明显时，骨矿物质代谢紊乱亦难于纠正，出现骨畸形及病理骨折。

1. *糖尿病治疗* 糖尿病性骨代谢性骨病的治疗原则是积极控制糖尿病发展，因此，应及时补充胰岛素，控制糖尿病。胰岛素可通过纠正钙、磷及维生素 D 的代谢障碍，促进胶原合成，以调节骨代谢，治疗糖尿病性骨病。但亦发现胰岛素治疗糖尿病骨代谢性骨病可出现骨脆性增大的副作用。切忌只应用治疗骨质疏松的药，而忽视了造成骨质疏松的原因——血糖的控制。糖尿病按糖尿病治疗原则进行治疗，同时，应及时补充钙剂及适量维生素 D。

2. *骨质疏松治疗* 目前常用的药物是抗骨吸收剂，如钙制剂、雌激素、降钙素及二磷酸盐等。从理论上讲，这些抗骨吸收剂可增加由于正常偶联机制被拆离而丢失的骨量，使骨量达到理论骨折阈值以上。

绝经后的老年妇女的骨质疏松症治疗及预防均主张用雌激素，但绝经后糖尿病老年妇女的骨质疏松不应使用雌激素，因为实验研究表明雌激素可使血糖升高。这类患者可使用降钙素治疗。

降钙素是甲状腺 C 细胞分泌的一种多肽蛋白质，可抑制破骨细胞，拮抗甲状旁腺激素，从而减少骨吸收。降钙素在降低骨量丢失及止痛效果都比较肯定，对骨痛尤为明显。降钙素注射剂费用较贵，少数病人注射后还可出现面部潮红、恶心与呕吐，降钙素鼻喷剂可弥补上述缺陷，不仅方便，而且消除了一些副作用，其应用日益普遍。

机械应力可以增加骨的密度和强度，相反，失用则引起骨的萎缩，对老人来说，不活动就是引起骨质疏松的一种危险因素。许多报道都说适当锻炼起到一定有益作用，但很难提出一个明确的锻炼方案。应根据糖尿病人具体条件作出适当的建议，每天负重步行一定路程是一种很好的活动方式。

3. *糖尿病足治疗* 糖尿病足病变是可防可治的。处理糖尿病足的目标是预防足溃疡的发生和避免截肢以及防止、延缓缺血性血管病变，及早地作出正确的糖尿病足诊断和合理的治疗非常重要。有学者认为，糖尿病患者截肢中至少有 50％是属于可以防止的。

预防足溃疡的关键是要减轻原发病变造成的压力。可以通过特殊地改变压力的矫形鞋子或足的矫形器来达到改变患者足压力，此外，可采用利尿药或 ACEI 治疗水肿，只要有水肿，所有的溃疡均不易愈合。

缺血性病变主要是由于动脉闭塞和组织缺血所致，如果患者病变严重，应该行血管重建手术，如血管置换、血管成形或血管旁路术。坏疽患者在休息时有疼痛及广泛的病变不能手术者，要给予有效的截肢，尽可能在膝以下截肢。如有可能，截肢前最好做血管造影，以决定截肢平面。对于血管阻塞不是非常严重或没有手术指征者，可以采取内科保守治疗，静脉滴注扩血管和改善血液循环的药物。糖尿病足患者多系行走不便，并有多种疾病或并发症的老年，可以发生急性的下肢动脉栓塞，应及时发现并尽可能给予溶栓治疗。

4. *糖尿病合并感染的治疗* 并发感染的患者，尤其是有骨髓炎和深部脓肿者，应使血糖达到或接近正常，在血糖监测的基础上强化胰岛素治疗。加强抗炎，可采用三联抗菌素治疗。待细菌培养结果出来后，再根据药物敏感试验，选用合适的抗生素。深部感染若控制不佳则外科引流、切除感染的骨组织甚至截肢。

5. *糖尿病性骨关节病的治疗* 糖尿病性骨关节炎的关节症状在早期随着血糖的下降而减轻或消失。晚期出现 Charcot 关节病时主要是长期制动，防止溃疡发生及畸形出现。对于畸形和不稳定的关节应矫正畸形、固定关节和融合关节，使关节获得新的稳定，恢复部分功能。但外科手术治疗 Charcot 关节病，疗效不佳。对于病理骨折的患者，当血糖未能较好控制，有严重的外周血管疾病，有软组织或骨感染，骨质条件差，不能做坚强内固定时，不宜手术治疗。

二、痛风性关节炎

早在公元前 5 世纪，希腊医生组织 Asclepaid 就以“痛风”(gout)命名本病，1854 年 A. E. Garrod 证明了痛风病人有高尿酸血症，1907 年 E. Fisher 明确了尿酸的化学构造，确认它是嘌呤代谢的最终产物。至 1931 年 A. E. Garrod 肯定了痛风是一种嘌呤代谢疾病。近年来，我国痛风的发病率直线上升，这可能与经济快速发展、生活方式、饮食结构改变和人口老龄化有关。高尿酸血症和痛风已成为老年人的常见病和多发病。

痛风性关节炎多发于老年人，发病年龄平均在 50 岁左右，95%为男性，绝经以后的老年妇女偶可发病。50%病例有规律性饮酒史，10%～20%有阳性家族史。可分为原发性痛风和继发性痛风两种，继发性痛风常继发于血液病、肾脏病、恶性肿瘤等。本病的临床特点为突发性关节剧痛，痛风石沉积，痛风石性关节畸形，高尿酸血症。

【病因】 尿酸是嘌呤和组织蛋白的核酸的最终分解产物。嘌呤代谢失调，血液中尿酸过多为痛风性关节炎病的主要原因。血液中尿酸过多的原因有三：①体内嘌呤代谢失调，产生过多的尿酸。②体内尿酸分解减少。③肾脏排泄功能障碍，人体内嘌呤代谢失调发生的机制，目前尚未完全了解，有内分泌学说，过敏素质学说及其遗传学说。饮酒，进食蛋白质含量丰富的食物如动物的肝、肾、脑、瘦肉、鱼子、蟹黄、豆类等，手术，精神创伤，感染，过度疲劳，以及服用某些药物如磺胺、胰岛素等往往诱使痛风性关节炎突然发作。

老年人易患多种疾病，如动脉粥样硬化、高血压、冠心病、心力衰竭、血脂异常、慢性肾脏疾病、前列腺疾病、糖尿病、酸中毒等都可造成肾脏的损害，使肾内血循环量不足，减少了肾脏的血流灌注量，造成肾小球滤过率下降及肾小管排泌功能降低，影响肾功能引起血尿酸的排泄。另外，老年人易患的多种疾病，必然要使用多种药物治疗，长期服用均可使肾小管的排泌功能降低。此外，先天遗传性的肾脏病变，如多囊肾发展至老年人，其产生高尿酸血症及痛风的发生概率也明显高于非老年人。

尿酸盐在组织液中溶解度极低，常呈过饱和状态，当血液浓度超过 80mg/L 时，尿酸盐在关节滑膜、关节囊、软骨等处沉积，产生急性滑膜炎，在关节液的吞噬细胞中可见尿酸盐结晶。在早期，尿酸盐结晶可在急性发作后被吸收，关节恢复正常，不留痕迹。以后，反复发作，尿酸盐晶体形成痛风结石，沉着在滑膜和关节软骨上，导致滑膜增生和血管翳形成，软骨变性，软骨基质可有小裂隙，并可破坏软骨下骨，形成穿凿样改变，边缘有骨质增生。关节组织破坏严重，可以发生关节纤维化及关节强直。

痛风石是痛风的特征性病变。在关节滑膜、关节囊、韧带、骨膜、肌腱、滑囊、耳廓软骨及皮下组织、肌间隔等处，可有尿酸盐沉积，产生慢性异物反应，周围被上皮细胞、巨核细胞所包围，有时还有分叶、核粒细胞的浸润，形成痛风石。在显微镜下可见典型的尿酸盐结晶，部分组织坏死，甚至钙盐沉着。周围有异物肉芽组织，含有炎性细胞和异物巨细胞。邻近的结缔组织中，有血管周围炎性反应。

【临床表现】 发病多急速，75%的关节炎病例为侵犯跗趾跖趾关节，膝关节发病次之，也可见于踝及趾指等关节，其他关节很少发病。90％的病例只侵犯一个关节，单侧发病不对称。病变进行时间的不同，可分为三期。

1. 急性期　关节炎急性发作，最常发生于早晨3～6点时。发作前无先兆，但常有诱发因素，如外伤、手术、长途跋涉后，饮酒过多，高蛋白食物摄入过多，及精神紧张、疲劳、感染等。急性发作时，关节剧痛，于数小时内达到顶点，明显肿胀，肿胀范围常超出该关节。皮肤发红，触痛明显，关节积液，关节活动困难。红肿消退后，局部仍可见指压性水肿，皮肤松弛，有痒感或脱屑，发作期可有发热、头痛、心悸、疲乏、厌食等全身反应。首次发作一般持续3～11天，除局部皮肤可有脱皮和色素沉着外，不留痕迹。

2. 间歇期　此期长短不定，可间歇数月或数年。以后发作次数逐渐增多，间歇期逐渐缩短，发作时间延长受累关节增多，以致间歇期也不再全无症状，最后发展为慢性关节炎期。

3. 慢性关节炎期　病情继续进展，尿酸盐在局部组织沉着逐渐增多，形成痛风石。痛风石多在起病10年产生，是病程进入慢性的标志。较大的痛风石破溃可有白色团粉状的尿酸盐结晶排出，经久不愈，但较少继发感染。当痛风石发生在关节内，可出现关节软骨和骨破坏，经过反复多次发作后，关节出现持续性疼痛、僵硬、畸形和功能障碍。

【临床检查】

1. X线检查　急性期仅见受累关节软组织肿胀。慢性期可见骨、软骨被沉积的尿酸盐结晶侵蚀或破坏，呈穿凿状及虫噬状骨缺损。当病变继续发展时，骨关节的病灶扩大，呈蜂窝状改变。关节间隙变窄或消失。骨端膨大，骨赘形成，可伴有病理骨折，关节脱位或强直。痛风石钙化，出现钙化阴影。

2. 化验检查　患者血尿酸增高，一般以男性＞416μmol/L(70mg/L)，女性＞357μmol/L(60mg/L)为高尿酸血症。血尿酸增高并不一定引起痛风的症状，只有当尿酸以钠盐结晶形式沉积于关节、软骨、软组织等处时，才产生急性发作的症状。但血尿酸越高持续时间越长的病人，越易发生关节和肾脏病变。发作时期白细胞增多，血沉增快。晚期尿中常有蛋白和其他改变。将关节滑液或痛风石在偏振光显微镜下镜检，可见有负性双折光针状尿酸盐结晶，阳性率约为90％，是确诊本病的“金标准”。

老年人痛风的临床表现有以下特点：①老年女性患者比例增多。由于女性激素的作用，生育期妇女血尿酸浓度明显低于同龄男性，发生痛风者罕见。老年女性体内激素水平下降，发生痛风者明显增多。②多关节炎增多。与老年病程较长有关。有研究表明，病程与受累关节数存在相关性。③常合并多种慢性病。痛风病人常合并高血压、动脉硬化、冠心病和脑血管病。50％有肥胖病，50％左右有高血压、血管疾病及肾功能衰竭，或者肾性尿酸结石等。④老年人由于机体的退化，发作也可能不典型，临床表现不明显，往往给诊断带来困难，常常容易导致误诊。

【诊断】

1. 急性痛风性关节炎　目前多采用1977年美国风湿病学会(ACR)的分类标准或1985年Holmes标准进行诊断。同时应与风湿热、蜂窝织炎、化脓性关节炎、创伤性关节炎、假性痛风等相鉴别。1977年ACR的分类标准：关节液中有特异性尿酸盐结晶，或用化学方法或偏振光显微镜证实痛风石中含尿酸盐结晶，或具备以下12项(临床、实验室、X线表现)中的6项：①急性关节炎发作大于1次；②炎症反应在1日内达高峰；③单关节炎发作；④可见关节发红；⑤第1跖趾关节疼痛或肿胀；⑥单侧第1跖趾关节受累；⑦单侧跗骨关节受累；⑧可疑痛风石；⑨高尿酸血症；⑩不对称关节内肿胀(影像学检查证实)；⑪不伴骨侵蚀的骨皮质下囊肿(影像学检查证实)；⑫关节炎发作时关节液微生物培养阴性。

1985 年 Holmes 标准：①滑液中的白细胞有吞噬尿酸盐结晶的现象；②关节腔积液穿刺或结节活检有大量尿酸盐结晶；③有反复发作的急性单关节炎和无症状间歇期高尿酸血症及对秋水仙碱治疗有特效。具备其中 1 项者。

2. 间歇期痛风　通常此期无任何不适或仅有轻微的关节症状，因此，此期诊断必须依赖过去的急性痛风性关节炎发作的病史及高尿酸血症。

3. 慢性期痛风　痛风石形成或关节症状持续不能缓解是此期的临床特点。结合查找尿酸盐结晶和影像学检查诊断一般并不困难。此期应与类风湿性关节炎，银屑病性关节炎、骨肿瘤相鉴别。

【鉴别诊断】

1. 类风湿性关节炎　起病多缓慢，多为女性青少年，疼痛较轻，发作持续时间常有数月或数年，类风湿因子阳性，血尿酸含量正常，体质瘦弱，常贫血。X 线表现为骨质疏松、萎缩和关节间隙变窄。

2. 假性痛风　是双水化合物焦磷酸钙结晶所引起的滑膜炎，其病理与症状类似痛风，但不是由于尿酸盐结晶所引起。血尿酸检查正常。X 线片常显示关节软骨钙化，而不是痛风引起的穿凿样缺损。

3. 退行骨关节炎　在指节间产生的骨关节炎也可在关节周围形成结节称为 Hebenden 结节，很像痛风石，区分困难。最好的鉴别是前者血尿酸升高，而后者血中尿酸一般并不升高。

4. 丹毒　主要表现为界限明显的局限性斑块，边缘发硬、隆起，表面皮肤潮红、水肿、发热而具浸润性，向周围蔓延。常合并有足癣，首次发作可能与痛风难以鉴别，但关节肿痛、夜间加重、疼痛剧烈、炎症反应在 1 日内达高峰、血尿酸显著高于正常等临床特点高度提示痛风的诊断。

【治疗】　原发性痛风缺乏病因治疗，因此不能根治。治疗痛风的目的是：①迅速控制痛风性关节炎的急性发作；②预防急性关节炎复发；③纠正高尿酸血症，以预防尿酸盐沉积造成的关节破坏和肾脏损害；④手术剔除痛风石，对毁损关节进行矫形手术，以提高生活质量。

1. 预防　平时应节制饮食，减轻体重，禁食含嘌呤多或热量多的食物，如动物的肝、肾、脑等。慎食鱼、虾、肉类、豆类、菠菜等。避免酗酒和精神刺激。血尿酸钠偏高，可适当服排尿酸药物，并多饮水，多食碱性食物。禁用维生素 B_{12} 和磺胺类药物。防治伴发的疾病。

2. 急性发作期

(1)一般治疗：患者应卧床休息，局部适当固定，但要避免患处受压。可局部行冷敷，输液或大量饮水，饮水量应在 2 000ml/d 以上，以增加尿酸的排泄，但必须注意患者的肾功能，以防止饮水过多导致心功能不全。

(2)秋水仙碱：为治疗本病的首选药物。该药起于公元 5 世纪，沿用至今。它能抑制尿酸盐结晶引起的白细胞增高，干扰白细胞在趋化运动中造成的炎症反应，对其他类型关节炎的疗效一般，对急性痛风关节炎却有特异的消炎止痛作用。故对诊断有困难的病例，可用于诊断性治疗。不良反应为白细胞减少、脱发及轻度肝肾损害。老年患者若需要应用秋水仙碱治疗者，尽量以口服为主，且剂量较正常量减半，一般不采用静脉给药，以免引起肾功能损害。

(3)非甾体抗炎药物：此类药物的副作用较多，尤其对于老年患者其副作用相对更明显，使用时要特别慎重。可选择不良反应较小、疗效较高、能较长期应用的药物。

秋水仙碱与非甾类消炎药联合应用,不但能及时控制关节肿痛,并能减轻、减少秋水仙碱的不良反应。

(4)糖皮质激素:常用于秋水仙碱和非甾体抗炎药物无效或不能耐受者。但由于老年人的机体抵抗力较低,需要用糖皮质激素治疗的患者也要十分慎重,若已使用者,要特别注意感染和出血等副作用。

(5)降尿酸药:对首次急性发作后是否要用降尿酸药物治疗存在不同观点。有学者认为,无论是升高还是降低,血尿酸浓度突然波动都有可能诱发或加剧痛风的急性发作,因此,对初发的患者不要在急性发作期开始加用降尿酸药,必须等到急性发作期过后才开始降尿酸治疗。有学者认为,首次痛风发作时实际上关节软骨及其他结缔组织处早已存在尿酸盐晶体沉积,因此,首次发作后即应开始降尿酸治疗。但也有学者认为,仅小部分痛风患者出现痛风石和症状性慢性痛风性关节炎,并且通常是在长期反复急性发作后数年才缓慢出现,部分患者可能首次发作后 5 年内都不会出现第 2 次发作,甚至终身不会出现第 2 次发作,尤其是血尿酸水平轻微升高伴 24 小时尿中尿酸值正常者,主张对无痛风石及慢性痛风性关节炎的患者,出现每年 3 次或以上的急性发作时才值得使用降尿酸药物治疗。

3. 间歇期 主要是降低血液中升高的尿酸,使其维持在 60mg/L 以下。其措施包括抑制尿酸合成和增加尿酸排泄药物两类。

(1)抑制尿酸合成药物:别嘌醇(alloparinol)为黄嘌呤氧化酶抑制物,使次黄嘌呤不能转化为尿酸,却转化为易溶的中间代谢产物而排出,可逐渐降低血尿酸含量,本药为痛风治疗的一大进展。虽然它的排泄并不会随年龄的增长而逐渐减少,但其活性代谢产物氧嘌醇排泄量与年龄呈负相关,因而老年患者用该药后容易发副作用。另外,有研究表明,老年患者使用别嘌醇的累积量超过 400g 或连续用药超过 3 年以上,可增加患者白内的危险性。

(2)增加尿酸排泄的药物:有苯溴马隆(benzbromarone)、丙磺舒(probenecid)、苯磺唑酮(sulfinpyrazone)等,老年患者在使用前应检查肾功能和有无尿酸性肾结石的存在,若肾功能不正常或有肾结石时应慎用或不用,使用该类药物,应注意从小剂量开始,缓慢加大剂量(每 3～4 周加 1 次),使血尿酸水平缓慢、平稳降至目标值,然后以最小有效剂量维持治疗,同时在餐前口服碳酸氢钠或枸橼酸钾以碱化尿液,有利于尿酸的排泄。丙磺舒是一种价格较低疗效不错的药物,但此药不良反应较大,易发生过敏、恶心、呕吐等不良反应,6-磷酸葡萄糖脱氢酶缺陷者服用后可能会出现溶血性贫血。苯溴马隆商品名痛风利仙,或称立加利仙。此药价格虽稍高,但促尿酸排泄的作用明显,口服 100mg 后 3h 血清尿酸浓度即开始下降,而且不良反应小,偶有轻度的胃肠道反应或过敏性皮炎。老年患者最好服用此种排酸药。人类缺乏尿酸酶,目前重组尿酸酶 PEG Uricase 正在进行临床试验,用于治疗顽固性痛风包括痛风合并肾功能不全或器官移植相关性痛风。

鉴于治疗痛风性关节炎的药物大多有轻重不同的不良反应,因此在用药期间,必须定期检验血、尿常规,肝、肾功能,以便及时调整用药剂量或改用他药。

4. 慢性期 继续上述治疗,并应积极治疗痛风肾病及痛风结节、脓肿等。

(1)手术切除痛风石:巨大的痛风石如有穿破危险,或者压迫下面组织,妨碍关节功能,或肌腱内的梭形痛风石影响肌腱活动者,应考虑手术摘除。若已穿破形成窦道的痛风石,可将尿酸盐结晶刮除。等待肉芽组织形成后,予以植皮。如关节面已有破坏时,可将关节融合于功能位,防止畸形。对痛风病人的手术,一般不用局部麻醉,进行钝性分离。伤口不要缝合太紧,以便沉积物流出。术后加压包扎,固定时间不宜太长,以免发生关节僵直。

(2)关节镜清理术：近年来，关节镜的应用为本病的诊断和治疗增加了一个新的方法。大连医科大学附属第一医院采用 1.9mm 关节镜进入跗跖关节，运用钬激光对这类病人进行关节镜下手术，为那些耐药或者不能耐受药物治疗的患者开辟了一个新的治疗途径。它不仅可以直接在镜下清除尿酸盐结晶、解除病人痛苦，控制急性发作，缩短急性期病程，同时也可以预防因尿酸盐沉积在关节软骨、皮下形成痛风石，破坏软骨、皮肤，导致晚期骨性关节炎、关节畸形。关节镜下手术要取得好的效果，作者认为必须注意以下几点：①保持对口冲洗通畅；②附有尿酸盐结晶的增生滑膜及绒毛组织一定要彻底切除；③软骨表面附有的白垩样尿酸盐沉积要彻底刮除；④关节内漂浮的晶体必须冲洗干净。关节镜下手术仅是治疗急性痛风性关节炎的一种局部治疗方法，它可以减轻关节内的损害，但不能代替排酸、抑酸药物以及饮食控制等治疗，要保证关节镜术后持续的治疗效果，术后仍需坚持配合系统的内科治疗。

三、类风湿关节炎

类风湿关节炎(Rheumatoid Arthritis，RA)是一种原因不明的血清反应阳性的慢性炎症性疾病，主要病变部位在关节滑膜，也可累及关节外的其他器官和系统。它可发生在任何年龄，发病高峰年龄为 30～50 岁，女性和男性发病率之比为 2：1～3：1。据估计，我国有成年 RA 患者约 300 万，其中老年 RA 约占 24 万，而在我国 1 亿多 60 岁以上老年人口中，每年新增加的老年 RA 可达 14 万。从上述估计数可见随着我国人口老龄化，老年类风湿关节炎的发病率将逐年增加。通常把 65 岁以上的类风湿关节炎病人称为老年类风湿关节炎，这其中又分两种情况：一种是 65 岁以后发病的类风湿关节炎，称为老年发病的类风湿关节炎(elderly onset rheumatoid arthritis，EORA)，另一种是 65 岁以前发病，携带疾病步入≥65 岁即非老年发病的类风湿关节炎(NEORA)。老年类风湿关节炎在临床表现、诊断和治疗等方面都有与非老年类风湿关节炎不同的特点。

【病因】　病因尚不清楚，一般认为属于自身免疫性疾病。目前有三种不同病因学说，但它们相互之间有密切联系。

1. *免疫发病机制*　可能是类风湿因子所致免疫复合物引发此病。

2. *遗传因素*　可能与基因有关，在某些家族中发病率较高。

3. *感染*　长久以来认为系链球菌感染所致。近年来有人提出可能系慢性病毒感染所致。

寒冷、潮湿、疲劳、营养差、感染、创伤(尤其是关节局部外伤)及精神刺激等均可能为本病的诱因。也有人提出性格内向、多愁善感、易忧虑的人易发生此病。

类风湿关节炎是全身性的慢性炎症。关节部位的病理特点是，关节特异性滑膜炎、关节周围组织、肌肉和神经鞘膜有破坏性和增生性改变，导致关节破坏、强直和畸形。关节病变由滑膜开始，滑膜充血、水肿。滑液增多、稀薄、混浊。靠近软骨边缘的滑膜病变最为明显。在滑膜表面有纤维蛋白渗出物覆盖。滑膜有淋巴细胞、浆细胞及少量多核细胞浸润。滑膜内皮细胞增生、肥厚，增至数层，形成绒毛状皱褶，突入关节内，绒毛可坏死脱落。滑膜边缘部分长出肉芽组织血管翳，逐渐侵蚀破坏关节软骨，使之粗糙、变薄、坏死，继发增生性改变。晚期关节囊可由于水肿和纤维化而增厚。邻近关节骨质疏松，髓腔内肉芽组织形成的纤维组织侵入关节，关节内机化的血管翳导致关节纤维强直。新骨形成和骨小梁通过关节并不多见。

【临床表现】

1. *症状*　典型的类风湿关节炎以早期关节游走性疼痛、肿胀及运动障碍。发作与缓解交替进行。晚期病变呈僵硬及畸形，伴有关节附近骨骼退行性及肌肉萎缩，关节部位呈梭形肿胀为其特征。但老年类风湿性关节炎的临床表现往往不典型，容易误诊。而 EORA 与 NEORA 在男女比例、起病方式、受累关节方面也有所不同。

NEORA 一般主要累及女性，平均男女比例为 1∶5.65，而相应的 EORA 的平均男女比例更趋平衡，为 1∶1.1～2.59。二者的起病方式也有所不同，EORA 常急性起病，而 NEORA 常隐袭起病。NEORA 常对称性地累及四肢小关节，而 EORA 更常累及近端大关节，肩关节和膝关节作为首发肩关节受累的较多，而首发在跖趾关节及跖趾、趾间关节受累的少，但软组织水肿(尤其是手、足水肿)多见，常引起腕管和跗管综合征。疲乏、体重减轻、血沉增快可见于 EORA 和 NEORA，但在前者更为常见，晨僵时间短，皮下结节少见。关节症状及关节功能障碍均重于青中年患者。老年 RA 关节外表现以肺纹理增多和肺间质病变多见，并发心血管疾患亦明显增多。EORA 的临床表现有时与风湿性多肌痛相似，有人甚至认为 EORA 和风湿性多肌痛是同一疾病在老年人中的不同表现。

2.实验室检查

(1)类风湿因子(RF)：老年类风湿关节炎患者，类风湿因子阳性率低，如类风湿因子阳性则多有肺间质性病变。施桂英等发现类风湿因子出现与病程长短无关。皮下结节和类风湿因子滴度密切相关。一般类风湿关节炎中，类风湿因子的阳性率为 70%～80%，但在老年类风湿关节炎中，类风湿因子的阳性率明显减低，为 32%～58%。值得注意的是，在普通人群中，类风湿因子的阳性率约为 5%，在健康老年人中其阳性率可高达 10%～15%，但通常滴度低。因此，在老年人中，对类风湿因子的解释应慎重。

(2)抗角蛋白抗体(AKA)：对老年类风湿关节炎诊断具有很高的特异性，为其特异性抗体。早期老年类风湿关节炎中，AKA 阳性率为 28%，对老年类风湿关节炎具有一定的早期诊断价值。AKA 可出现于 RF 阴性患者，有助于 RF 阴性及早期老年 RA 诊断，在一定程度上反映病情活动性和严重程度。

(3)抗环瓜氨酸肽(cyclin citrulinated peptide，CCP)抗体：近年来大量研究表明抗 CCP 抗体可作为 RA 诊断和预后判断的标记性抗体。文献报道，抗 CCP 抗体诊断 RA 特异性在 90% 以上，敏感性在 43%～66%。老年类风湿关节炎患者抗 CCP 抗体阳性率为 65%，可作为与其他疾病鉴别。

(4)血沉与 C 反应蛋白：在类风湿关节炎中常升高，且与疾病活动度相关。但应注意血沉会随年龄的增加而增加，至少 20%～25%的 65 岁以上的老年人的血沉超过正常范围，所以，在老年人中血沉超过正常范围不一定就是异常。

(5)血清免疫球蛋白 IgG 和 IgM 多升高，EORA 的 IgM 浓度相对较高。

(6)关节滑液中有较多的类风湿细胞。

3.X 线检查　类风湿关节炎 X 线照片的严重程度与病程的长短密切相关。一般类风湿关节炎早期表现为骨质疏松。进而骨质疏松更加明显，关节间隙逐渐狭窄，关节破坏最终导致关节间隙完全消失，关节呈畸形位融合，或纤维性强直。而 EORA 以骨质疏松多见，很少有侵蚀性改变。

【诊断】

1.诊断　一般类风湿关节炎的诊断可根据临床表现，血清学检查及 X 线检查明确。现在国际上常用的诊断标准是 1987 年美国风湿病学会(ARA)提出的诊断标准，是从 1985 年的诊断标准修订而来，删除了损伤性检查和特异性较差的关节疼痛和压痛，对晨僵和关节肿胀的要求更加严格，其敏感性为 94%，特异性为 89%。但它是从观察、分析较年轻的类风湿关节炎群体[平均年龄(53±19)岁]中产生的。一些在老年人中常见的，但不常在年轻人中出现的情况未被充分考虑，因此用之于 EORA 的诊断时，其敏感性、特异性不甚清楚，应进一步研究。

2. *鉴别诊断*　在老年人中，一些与类风湿关节炎症状和体征相似的疾病容易出现，需要加以鉴别。

(1)风湿性多肌痛：常常与类风湿关节炎不易鉴别，因为 EORA 病人可有风湿性多肌痛样表现，包括肩、髋关节疼痛、晨僵，低热，体重减轻，血沉增快，类风湿因子的阴性。风湿性多肌痛也可有滑膜炎，使得鉴别诊断进一步困难。但一些具有风湿性多肌痛样表现的 EORA 会发展成典型的类风湿关节炎，因此在确诊前，临床密切观察是必要的。

(2)痛风：痛风通常累及单关节，但多关节受累的痛风在老年人中常见，易与类风湿因子阴性的 EORA 相混淆。此外，16%的 79 岁以上的老人有高尿酸血症。因此当老年人有多关节痛，血尿酸增高时，不一定就是痛风，也可能是 EORA，需要认真鉴别。在滑液和组织中发现尿酸鉴别，在滑液和组织中发现尿酸盐结晶可确诊痛风。

(3)骨性关节炎：骨性关节炎是老年人中最常见的关节病，在大多数情况下，与老年发病的类风湿关节炎鉴别并无困难。极少数骨性关节炎表现为反复发作的指间关节和第 1 腕掌关节炎症，与 EORA 很难鉴别。一般说来类风湿关节炎的晨僵时间比骨性关节炎长，类风湿关节炎的关节受累数目比骨性关节炎多，类风湿因子阳性率高；类风湿关节炎有全身症状，骨性关节炎的症状仅限于受累关节。

1987 年美国风湿病学会(ARA)提出的诊断标准：

1. 晨僵至少 1 小时(≥6 周)。
2. 3 个或 3 个以上关节肿(≥6 周)。
3. 腕、掌指关节或近端指间关节肿(≥6 周)。
4. 对称性关节肿(≥6 周)。
5. 皮下结节。
6. 手 X 线片改变。
7. 类风湿因子阳性(滴度＞1∶32)。

确诊为类风湿关节炎需具备 4 条或 4 条以上标准。但我国类风湿关节炎较西方国家为轻，标准第一条及第二条我国患者不尽都能符合，病程可以从 6 周缩短为 1 周，晨僵时间可以从 1 小时缩短为 15 分钟。

【治疗】　类风湿关节炎至今尚无特效疗法。但若采取综合治疗，多数病人均能得到一定的疗效。但 EORA 病人病情发展快，预后不良，可因心血管、感染及肾功受损等并发症而死亡。现行治疗的目的在于：①控制关节及其他组织的炎症，缓解症状。②保持关节功能和防止畸形。③修复受损关节以减轻疼痛和恢复功能。

1. *非手术治疗*　适当休息，正确理疗，合理锻炼和服用水杨酸制剂，是最简便而有效的基础治疗，无效时再增加其他治疗措施。

2. *药物治疗*　年龄本身不是使用任何抗风湿药物的禁忌证，但由于药代动力学、药效学、组织反应和内稳定机制的改变，老年人对药物的反应可能改变，老年人还可能同时服用多种药物，药物相互作用导致的不良反应常见，因此，老年病人药物副作用的发生率相对较多，宜引起临床注意。老年人用药要特别注意针对性强、方便、简单、副作用小。EORA 病人对非甾体类抗炎药反映较差，而对小剂量糖皮质激素和二线药物反映较好。

(1)非甾体类抗炎药：非甾体类抗炎药种类很多，大多都安全有效，但也有一些副作用，主要的副作用为消化道溃疡、肾功能不良、中枢神经功能障碍。特别是在老年人中，副作用出现的频率增多。这是因为老年人可能同时患有多种疾病，各器官功能差，同时服用多种药物，药物互相作用多之故。环氧化酶-2抑制药具有同样的抗炎止痛效，但胃肠道副作用少，老年人应首选。在用非甾体抗炎药时，可同时给质子泵抑制药、米索前列醇、H_2拮抗药预防消化道溃疡。

(2)糖皮质激素：自1949年糖皮质激素问世以来，它在类风湿关节炎中的应用就颇有争议，早期的研究发现与阿司匹林相比皮质激素在最初的2个月内可显著减低疾病活动度，但长期观察，在疾病活动度、关节功能和放射学改变方面与阿司匹林组无差别。皮质激素的主要副作用是骨质疏松，因而，糖皮质激素在EORA中应用仍有争议。由于起效快，小剂量、短疗程服用泼尼松可用于早期控制疾病活动。长期服用泼尼松应补充钙剂和维生素D，有骨质疏松或骨折史的病人应接受抗骨吸收治疗。

(3)二线抗风湿药物：病情改善药物包括金制剂、羟基氯喹、柳氮磺胺吡啶、甲氨蝶呤、青霉胺和硫唑嘌呤等。这些药物起效较慢，大约需2～6个月，甲氨蝶呤和柳氮磺胺吡啶起效较快，约需2～4周。甲氨蝶呤是最常用的治疗类风湿关节炎的药物，大量的临床研究证实低剂量是有效和安全的，严重副作用很少见。胃肠道不适，口腔溃疡，一过性转氨酶升高、粒细胞减少可出现，但大多不严重，不影响继续用药。但上述资料大部分来源于对一般类风湿病人的观察，在EORA病人中，对于甲氨蝶呤的疗效和安全性？Felson等观察了496例病人，其中90例大于65岁。他们发现决定副作用的主要因素是肾功能而不是年龄。Boloana根据病人开始服用甲氨蝶呤时间，把病人分成2组，65岁以上者53例，65岁以下者416例，发现2组病人的副作用的频率和类型相似。Boazhirshberg回顾性地分析了33例老年起病的类风湿关节炎，结果发现低剂量甲氨蝶呤在EORA是安全的。有人研究了年龄对二线药物耐受性的影响，发现65岁以上和65岁以下病人的撤药率没有差别，但有些副作用更易在老年人中出现。比如注射金制剂易引起血细胞减少、肾病综合征，柳氮磺胺吡啶易引起胃肠道反应，青霉胺易引起皮疹和味觉改变，抗疟药易引起视网膜病变。对老年病人用药，特别要注意个体化。

3. *手术治疗*　缓解疼痛、改善功能是手术的主要目的，而改善外观不是主要的手术指征。对于疼痛无法忍受、关节活动范围受限以及因关节结构破坏导致的功能受限，可以考虑手术治疗。外科治疗并非只是针对那些晚期关节已有严重破坏者，事实上许多早期病人如果能够及时得到手术辅助治疗，则可明显地延缓病情发展，减少破坏，最大限度地保持关节功能。如滑膜切除要在早期，一旦出现软骨的广泛破坏，滑膜切除术就失去了实际意义。老年RA的常用外科治疗包括滑膜切除术、关节清理术、人工关节置换术等。因老年人手术有一定的并发症，因而手术适应证应严格掌握。

(1)滑膜切除术：是外科治疗类风湿关节炎的经典方法之一，滑膜切除终止了滑膜免疫过程和炎症以及免除骨破坏从而降低了关节腔内的压力，改善了症状，此种手术的理想对象是诊断明确，病变尚处于滑膜期的RA患者，现在多采用关节镜下滑膜切除术，具有创伤小、诊断准确、治疗彻底和术后恢复快等优点。关节镜下滑膜切除术手术指征：①经过6个月正规药物治疗，但未奏效；②持续疼痛；③间歇或持续渗出；④临床上可触及肥厚滑膜；⑤关节早期间隙无明显狭窄。

手术治疗原则：①尽可能多地切除滑膜组织，至少应切除70％以上，以减少复发率；②必须将软骨面边缘的类风湿肉芽组织刮净，阻断肉芽组织赖以生长的丰富血供；③保护正常的骨组织、肌腱与韧带，以维持关节的稳定性。以利早期活动，减轻疼痛，改善功能。膝关节、肘关节、踝关节都可行滑膜切除术，但临床上经常做的是膝关节滑膜切除术。目前一致的意见，只要病例选择合适，手术时间和方法恰当，疗效是肯定的。

(2)关节清理术：手术的对象是关节病变已进入中期的老年患者。目的是清除关节内所有病变组织，并在缺损的软骨部位钻孔促进再生。关节镜下关节清理术仍是目前最理想的手术方法。手术治疗原则：①清除炎症增生的滑膜组织；②老年人常并存的妨碍运动的骨赘应刨削磨平；③清除即将剥脱的退变软骨、破碎变性的半月板和关节内游离体；④束窄的腱鞘也应切开。清理术与滑膜切除术的主要区别在于，前者限于 RA 的中期病例，即受累关节已有中等程度破坏的病例，而滑膜切除术却主要用于早期无骨质破坏的病例，显然清理术不能使关节恢复正常。但是，通过血肿机化或关节活动的模造作用，使清理后的缺损可暂时获得“修复”，因而一定程度改善了功能。而老年患者术后多在不长的时间又会因增生而引起相应病象。因此，关节清理后，应切忌过量活动。

(3)人工关节置换术：近 20 年来开始盛行，并取得良好的效果。用于晚期关节已有严重破坏，或已有骨性强直而影响功能者，特别适合于老年 RA 的晚期患者。目前人工关节几乎用遍全身各个部位。手术有助于缓解疼痛、改善功能。手术禁忌证：①病人不能合作，缺乏术后坚持锻炼的决心和信心者；②严重全身性病变，多关节受累而病变又处于活动性高潮者；③老年人已习惯或适应已有的畸形者；④全身条件不佳，难以耐受手术者。由于人工关节置换术的手术创伤大，老年人术后并发症多，因此一定要慎重。如果决定手术，围术期的处理至关重要，术后积极康复有助于功能的改善。

(4)其他手术：老年 RA 患者较少应用。关节融合术适用于膝关节、踝关节、腕关节畸形严重，又无经济能力行人工关节置换术的患者，关节融合术要求在功能位融合。截骨术适用于病情稳定，但有较大成角畸形者，如膝关节内、外翻或屈曲畸形的股骨髁上或胫骨高位截骨术。脊柱截骨术有一定的风险，应在有条件的医院进行。

第29章　关节外科疾病

第一节　关节脱位

关节面失去正常的对合关系，即称为关节脱位（又称为脱臼）。由暴力作用于正常关节所致的关节脱位称为创伤性脱位。关节的正常结构因结核、肿瘤、感染等疾病破坏所致的关节脱位称为病理性脱位。

1. 创伤性关节脱位的主要病理　①关节周围软组织损伤，关节囊破裂；②关节面骨及软骨损伤，普通X线片一般很难发现；③早期在关节腔内形成血肿，后期血肿机化，可使关节粘连和僵硬而导致关节活动受限。

2. 创伤性关节脱位的分类　①按脱位的方向：以关节远侧骨端的移位方向分为前脱位、后脱位等；②按脱位发生的时间和次数：脱位未超过2周为新鲜性脱位，超过2周为陈旧性脱位；同一关节脱位2次以上为习惯性脱位；③按关节腔与外界沟通与否：开放性脱位、闭合性脱位；④按脱位的程度：半脱位、全脱位。

3. 创伤性关节脱位的治疗原则　①早期复位；②复位后要在脱位反方向位置上固定；③早期功能锻炼。

一、老年髋关节脱位

髋关节是身体最大的杵臼关节，结构稳定，其周围有强大韧带和肌肉附着，故只有强大的暴力才能导致脱位，并往往伴有髋臼、股骨颈及其他部位的骨折。患者多为青壮年男性，老年相对少见，因为老年遭受强大暴力的机会相对较少，且同样的暴力在老年可能先引起髋部的骨折。

髋关节脱位按股骨头的移位方向分为前脱位、后脱位和中心脱位，其中后脱位最多见，占85％～90％。

（一）髋关节后脱位

【脱位机制与病理】　多由传导暴力冲击所致。当髋关节屈曲和大腿内收、内旋位时，传导暴力迫使股骨头冲破后关节囊滑向髋臼后方形成后脱位，若髋关节稍有外展，股骨头将撞击髋臼后缘发生髋臼后缘骨折，或股骨头前下方发生骨折。常合并股骨上端骨折和坐骨神经损伤。此外，可合并股骨头软骨面损伤，股骨头边缘塌陷骨折，以及圆韧带撕脱，滋养动脉损伤等，但髂股韧带大都保持完整。这些合并损伤对髋关节脱位的复位和后期功能均会产生重大影响。

【临床表现与诊断】　患者有明确的外伤史，伤后出现患髋疼痛，功能丧失。患髋关节呈屈曲、内收、内旋及下肢短缩畸形（弹性固定）。臀部隆起，可触及向后上移位的股骨头。X线检查：股骨头脱出髋臼，Shenton线中断。还应注意是否合并骨折。CT可明确显示髋臼后缘及关节内骨折片情况。注意勿将髋臼发育不良、发育性髋脱位者局部外伤后误诊为外伤性髋脱位。通过病史、查体有否弹性固定及特征性的X线表现可进行鉴别。

Epstain 将髋关节后脱位分为五型：

Ⅰ型：单纯性髋关节脱位，不伴髋臼骨折或仅有髋臼后缘小骨折片。

Ⅱ型：髋关节脱位合并髋臼后缘较大的非粉碎性骨折。

Ⅲ型：髋关节脱位合并髋臼后缘粉碎性骨折。

Ⅳ型：髋关节脱位合并髋臼后缘及髋臼顶部骨折。

Ⅴ型：髋关节脱位合并股骨头骨折。

【治疗】 应早期手法复位，应用麻醉使肌肉在松弛状态下进行。常用 Allis 法（提拉法）复位，病人仰卧于地面木板上，助手双手向下按压两侧髂前上棘以固定骨盆。术者面对病人站立，两大腿骑跨于患肢小腿，双手握住小腿上端使髋、膝关节屈曲 90°，再向上用力提拉持续牵引，待肌肉松弛后，再缓慢外旋，当听到或感到弹响，表示股骨头滑入髋臼内即复位成功。复位后患肢畸形消失，髋关节活动恢复。此法操作简单，安全可靠，较为常用。

复位后患肢皮牵引 2～3 周，并行股四头肌收缩锻炼。4 周后可持腋杖下地活动，3 个月后可完全负重活动。

当手法复位失败或合并髋臼骨折及软组织嵌入使复位困难时，应手术切开复位，同时将骨折复位内固定。

合并伤的处理：①髋臼后缘骨折：骨折片与关节囊相连，小的骨折片能随关节复位而复位，自行愈合，不影响髋关节功能。大的骨折片有移位者，应手术切开复位内固定。②股骨头骨折：小的骨折片在髋臼内影响整复，须手术取出。大的骨折片，在手术复位后将其用螺钉或可降解材料螺钉固定在股骨头上。③股骨干骨折：先手术内固定股骨干骨折，再复位髋关节脱位。④坐骨神经损伤：后脱位合并坐骨神经损伤，一般情况下，当脱位复位后，坐骨神经麻痹可逐渐缓解。若 3 个月后不见缓解，可考虑为神经有原发损伤或粘连、瘢痕压迫存在，应手术探查。

（二）髋关节前脱位

【脱位机制】 髋关节前脱位较为少见。当下肢强力外展、外旋时，大转子顶于髋臼缘上，形成杠杆的支点，如突然暴力致使下肢继续外展，可使股骨头向前滑出，穿破髋关节前侧关节囊，发生髋关节前脱位。

【临床表现与诊断】 患肢外展、外旋和轻度屈曲畸形，比健肢稍延长。髋关节疼痛，功能完全丧失。髋关节前下方可触及脱位的股骨头。X 线检查：股骨头脱出于髋臼的下方，与闭孔或耻骨坐骨重叠。

【治疗】 应早期在麻醉下手法复位。病人仰卧床上，术者位于患者侧方，用手握住患肢小腿上端使髋轻度外展并屈膝屈髋 90°，再沿股骨纵轴持续牵引。助手站于对侧用双手推按大腿内上端向外。当股骨头接近髋臼时，术者在持续牵引下内收、内旋髋关节，闻及弹响声后伸直下肢，股骨头滑入髋臼则复位成功。复位后患肢固定及功能锻炼与前脱位相同。

（三）髋关节中心脱位

【脱位机制】 为强大暴力所致的严重损伤。当暴力直接作用于股骨大转子时，可使股骨头向髋臼中心撞击，髋臼可出现横形、斜形及凹陷粉碎性骨折。严重者股骨头穿破髋臼突入盆腔，可损伤内脏器官或大血管。

【临床表现与诊断】 有强大暴力外伤史，如车撞伤或高处坠落。伤情严重可出现创伤性休克、腹部内脏器官损伤的表现。髋部肿胀和剧烈疼痛，关节活动障碍，患肢短缩程度取决于股骨头突入盆腔程度。大转子部可见淤血，腰背部皮下淤血表示有腹膜后间隙血肿。X 线检查:可明确股骨头移位或髋臼骨折。CT可显示髋臼骨折程度及类型,螺旋CT三维成像可立体再现脱位骨折情况。同时应检查腹部内脏及盆腔血管损伤情况。

【治疗】　应首先处理创伤性休克及腹部内脏器官和大血管损伤,抢救生命。生命体征稳定后,进行如下处理。

(1)牵引治疗:对于股骨头轻度内移,髋臼仅为横形、斜形骨折而无明显凹陷粉碎性骨折,可行短期皮牵引或股骨髁上骨牵引,卧床休息0～12周。对于股骨头内移明显者,应用股骨髁上骨牵引,同时经大转子下穿入一粗大螺钉达股骨头进行侧方牵引,两牵引的合力方向与股骨颈的纵轴一致,可将突入盆腔的股骨头拉出,同时髋臼凹陷骨折也可复位。一般骨牵引4～6周,3个月后待骨折坚固使命可负重活动。

(2)手术治疗:对于髋臼骨折牵引复位不良或股骨头突入盆腔,股骨颈被嵌夹在髋臼骨折裂隙中,牵引整复困难者,应手术切开复位,用螺丝钉或特制钢板固定髋臼骨折。严重的髋臼粉碎性骨折,晚期髋关节常发生创伤性骨关节炎,必要时可行关节事例术或人工关节置换术。

二、肩关节脱位

肩关节脱位是全身关节脱位中最常见部位之一。多发生于青壮年,男性多于女性。老年人尤为常见,主要有两种因素,一是因关节及周围软组织的退变使得肩关节变得更松弛,二是因老年身体的不灵活较年轻人更易摔倒。按肱骨头移位的方向分为:①前脱位:包括喙突下、盂下和锁骨下脱位;②后脱位:含肩峰下、盂下和冈下脱位;③垂直脱位:即盂下脱位和盂上脱位。各类脱位中,以前脱位最为多见。

(一)老年肩关节前脱位

【肩关节前脱位机制与病理】　跌倒时,手掌着地,上肢呈外展、外旋位,躯干向一侧倾斜,肱骨大结节抵于肩峰成为杠杆的支点,迫使肱骨头向前下滑脱,撕破前方关节囊,而发生肩关节前脱位。先形成盂下脱位,若外力仍存在,肱骨头则继续滑移,相继形成喙突下脱位及锁骨下脱位。其中喙突下脱位最常见。

损伤病理包括肩关节前下盂唇软骨撕裂,占85%,肱骨头后外侧面塌陷骨折,占83%,此外,常合并肩袖帽撕裂和肱骨大结节骨折等,也可合并肱骨外科颈骨折和腋神经损伤。

临床表现与诊断

(1)外伤后肩关节疼痛、活动受限,上肢呈外展位弹性固定。病人常用健侧手托住患肢以减轻疼痛。肩关节前方压痛,肩外展、外旋时疼痛加重,前部常可扪及移位的肱骨头。

(2)方肩畸形:正常肱骨大结节位于肩峰外侧三角肌的深面,显示肩部丰满圆钝肩关节脱位后肱骨头移位,显示肩峰突出,肩峰下空虚。

(3)Dugas征阳性:即当患肘紧贴胸壁时,其手掌不能搭到健侧肩部,或伤手搭到健肩时患肘不能贴胸。

(4)X线检查:既可明确诊断及脱位类型,又可显示有无合并肱骨大结节和肱骨外科颈骨折。

(5)值得注意的是:某些患有脑血管病的老年人常因肌肉萎缩、局部骨突出明显酷似方肩畸形而X线关节间隙增宽易被误诊为肩关节脱位。CT可以鉴别之。

【治疗】　一旦确诊后,一般均可行闭合复位。多数不用麻醉,辅以镇痛、镇静剂即可。老年人肌肉松弛复位容易,但需注意排除合并的心血管等内科疾病。如复位困难可考虑静脉应用异丙酚或全麻，局麻或臂丛常效果不佳。常用的复位方法如下。

(1)Kocher 复位法：本法是最常用的复位方法之一，老年患者静脉注射地西泮(安定)，年轻患者再肌注哌替啶(杜冷丁)后，常可成功复位。剧痛或肌肉发达的患者应行全麻。①先牵引。②然后外旋上臂。外旋上臂要花费一定的时间，如患者清醒，能感到肌肉的拮抗，应短暂歇息后继续牵引，通过交谈分散患者的注意力。应尽可能上臂旋外至 90°。如果肌肉剧痛或者痉挛妨碍旋转，则需要作全麻。应避免过度用力以防肱骨干骨折。上臂外旋过程中，肩关节复位时常出现清脆的“咔嚓”声，上举肘部以屈曲肩关节，然后内收，将肘关节跨过胸前。完成这些动作要快。接下来，内旋肩关节，将患者手置于对侧肩部。如果没有复位，重复上述步骤，并在第二步中更多地外旋上臂。如果仍有疑问，需重新拍片。全麻下复位失败罕见。对于清醒镇静的患者，如果复位失败，应予全麻。

(2)Hippocrates 法(手牵扯足蹬法)：病人仰卧，患肢腋窝垫棉垫，术者位于患侧床旁，将同侧足伸于患肢腋下紧靠胸侧壁作反牵引力，再双手紧握患肢腕部或前臂，稍外展患肢持续牵引。当持续一段时间，肩部肌肉逐渐松弛，肱骨头被牵扯拉到接近肩关节时，利用蹬足内侧面作为支点，将肱骨头向外侧推移，并同时内收内旋患肢，如闻及响声，表示肱骨头已滑入关节。再内收上臂至胸前，将手搭于对侧肩上，显示 Dugas 征阴性则表示复位成功。此法简易、安全可靠，最常使用。

(3)Stimson 法(悬垂法)：病人俯卧于诊断床上，患肢垂于床边，腕部行重力牵引(10kg)，逐渐拉肱骨头使其自行复位。此法适合于高龄老人，但俯卧位易影响呼吸功能，可用侧卧位。

脱位复位后，腋下垫棉垫，用三角巾悬吊上肢，肘关节屈曲 90°，通常固定 3 周；如合并肱骨大结节骨折，但无显著移位，可延长固定 2 周。部分病人因肩关节周围软组织损伤较重肩部肌力减弱或合并有腋神经损伤，复位后 X 线片仍可呈现半脱位，可用搭肩位胸肱绷带固定，即取 Dugas 阴性体位，用绷带托肘部并将上肢固定在胸壁，可逐渐纠正半脱位。

固定期间行手指及腕部活动去除固定后及时行肩关节全方位主动功能锻炼。

手法复位失败者应手术复位，具体指征如下：①合并肱骨大结节骨折时，一般可随手法关节复位而自行复位，如骨折仍有明显移位，应手术复位内固定；②合并肱骨外科颈骨折，经手法复位不成功；③肱二头肌长头腱向后滑脱，阻碍手法复位；④合并肩胛盂大块撕脱骨折。

对于超过 2 周以上的陈旧性肩关节脱位，在关节周围已形成广泛的粘连，手法复位困难。可选用全身麻醉使肩部肌肉充分松弛，先试行手法复位，如不成功，行手术复位，同时修复关节囊。

对于习惯性肩关节脱位，常由于新鲜性脱位经复位后肩关节仍存在外旋不稳定因素，如肩关节前关节囊撕裂愈合松弛，关节盂唇撕裂未愈合及肱骨头的后外侧面上有塌陷骨折等。如严重影响生活或工作可行手术治疗。常用手术：①肩胛下肌及前关节囊紧缩术；②肩胛下肌腱外移术。

(二)老年肩关节后脱位

【脱位机制与病理】　直接暴力或间接暴力均可引起后方脱位。直接暴力是从肩关节前方向后撞击肱骨头，使肱骨头冲破关节囊后方和盂唇软骨，而滑入肩胛盂下，常伴有肱骨头凹陷骨折成肩胛冈骨折。间接暴力损伤者，系上肩伸展位，内收内旋、前屈位着地时，传导暴力使肱骨头向后脱位。

【临床表现及诊断】

(1)肩关节后脱位的临床症状不如前脱位明显，因此常易误诊。主要是由于肩关节后脱位大部分为肩峰下脱位，而这种类型脱位没有明显方肩畸形及肩关节弹性固定现象，因而误诊率较高，有报道高达60%。

(2)最明显的临床表现为肩峰异常凸起，上臂呈内收、内旋位，外展活动明显受限。查体：与肩峰下可触及脱位的肱骨头，上臂前屈时明显，肩关节前侧空虚。

(3)X线：正位片盂肱关节关系大致正常，但需仔细阅片，对比双侧肩关节结构，可发现肱骨头呈内旋位，大结节消失，肱骨头与肩胛盂半月阴影消失。正常肩X线片肱骨头与肩胛盂后3/4形成一个重叠半月形阴影。肱骨头面与盂前缘的影像均为光滑弧形曲线，而肩关节后脱位这种平行关系破坏。肱骨头与盂前缘和下缘距离增宽>6mm。如果正位像难以确诊，则须进一步拍照X线束通过胸腔侧位像、斜位像或立体摄影。X线透视下也可直接观测肱骨头位置。肩关节后脱位常合并有肱骨小结节或肩胛冈骨折，因此，如果X线片提示有肱骨小结节或肩胛冈骨折，应注意有否肩关节后脱位，防止漏诊。

【治疗】

(1)新鲜肩关节后脱位：手法整复大部分均可成功、获得满意疗效。手法复位方法，患者靠坐位或仰卧位。术者握住伤肢腕部，沿肱骨纵轴牵引，同时内旋上臂使肱骨头与盂后缘解脱，此时助手用一拇指向前下推压肱骨头，同时外旋上臂，即可使肱骨头复位。肩关节复位后可用外展架或肩人字石膏外固定，保持外展30°，后伸和轻度外旋位，固定3周后加强肩关节功能锻炼。

(2)手术治疗：对于闭合复位不成功或合并肱骨小结节骨折，且骨折块移位较大者，或陈旧性及复发性肩关节后脱位者均可采用手术切开复位，其术式选择根据肩关节后脱位损伤时间及病变程度所决定。如关节软骨无明显改变可单纯行切开复位，手术切口自肩峰开始，沿肩峰及肩胛冈下缘向后延伸10～12cm，暴露三角肌。并沿肩峰切断三角肌止点部，然后将冈上肌、冈下肌、小圆肌的联合腱抵至平面上2cm处切断，即暴露脱位的肱骨头合并在牵引及外旋上臂的操作下，将肱骨头送回关节腔内与盂对合，活动检查整复情况后，缝合联合腱与三角肌，缝合皮肤，对肱骨头合并内侧较大缺损的病例，在复位同时，可将肱骨小结节连同肩胛下肌腱一并移位到肱骨头缺损后(改良MC Laughlin手术)，以增强关节的稳定性。如脱位时间较长，但关节活动时无疼痛且有一定范围时可不行手术治疗，只行功能锻炼即可。如果肱骨头软骨面已有改变，或肱骨头缺损较大，关节活动受限且有疼痛症状时，可考虑行人工肱骨头置换术或肩关节融合术。

(三)肩关节垂直脱位

【受伤机制及分度】 肩关节垂直脱位极为少见。其发生机制为上臂过度外展时致伤，肩峰顶抵于肱骨解剖颈部，使肩峰形成支点，产生肱骨头向下脱位伤力。当关节囊下方撕裂伤，但其结构保持完整，肩关节保持原位，为肩关节轻度损伤，如伤力超过肩关节囊强度时，关节囊下方部分撕裂伤，致肩关节半脱位。当伤力继续经上臂传导使其关节囊下方完全撕裂，使肱骨头穿破关节囊向下方脱位，并被绞锁于盂窝下，产生肩关节完全垂直脱位。

【临床表现及诊断】

(1)轻度肩关节扭伤：肩关节外伤后，肩关节囊下方牵拉伤，但结构完整，其临床表现为肩关节周围压痛，尤以腋窝压痛明显，试图活动肩关节可引起疼痛加重，X线检查无异常发现。

(2)肩关节半脱位：肩峰抵于肱骨大结节并产生向下、向外伤力，关节囊下方部分撕裂，产生肱骨头向下半脱位，此时伤肩剧痛，肩外展及上臂上举受限且疼痛加重，肩关节不稳现象或有关节弹响。X 线检查可确定诊断,并有助于发现合并骨折。

(3)肩关节全脱位:其临床表现及体征非常明显,上臂固定于上举过头。肘关节呈屈曲位,关节活动障碍。腋窝可触及脱位的肱骨头,局部压痛明显,常合并有腋神经、血管损伤,X 线检查可确定诊断。

【治疗】

(1)肩关节轻度扭伤:三角巾悬吊保护伤腋 3~7d,2 周后可逐步恢复正常活动。

(2)手法复位:沿上臂畸形方向向外上持续牵引,同时用布单绕肩向下做反牵引,术者自腋窝部向外上推挤肱骨头,同时逐步内收上臂即可复位。

(3)若手法复位不成功,需手术治疗,将关节囊裂口扩大后始可复位。

第二节 关节韧带损伤

近年来,随着人们生活水平和健康保障意识的日益提高,越来越多的老年人热衷于户外锻炼和健身体育运动,如徒步旅行、爬山、打网球、乒乓球、骑自行车等,加之交通的快速发展,运动伤害和交通肇事更多地侵向老年人,使得关节韧带损伤逐渐增多。老年人的骨与关节组织由于其生理上的老化,整个机体功能衰退,应变能力降低,关节韧带弹性减退,组织修复能力下降,导致损伤后恢复慢,后遗症多,这些特征与青年人有很大差异。因此,在治疗上有着自己的独特原则。

一、膝关节韧带损伤

韧带是连接骨与骨的致密结缔纤维组织带,是稳定关节的静力装置。前后交叉韧带以及内、外、后侧的侧副韧带和关节囊韧带构成韧带关节囊网,成为维持膝关节稳定的基本条件。它既在一定程度上限制膝关节的活动范围,又制导膝关节有规律地运动。韧带损伤后,其制导作用和限制作用受到破坏,膝关节在某种活动状态下即可出现不稳。为按照标准化对韧带损伤进行评价,1968 年美国运动医学委员会联合发表了《运动损伤标准化合名法》手册,明确指出,扭伤指损伤只局限于附着到骨与骨之间的连接组织,而应力损伤是指肌肉或肌肉附着到骨组织上的腱性组织损伤。扭伤分为三种不同程度的扭伤:Ⅰ度是限于极少韧带纤维的撕裂,伴有局部疼痛,无不稳定;Ⅱ度是指有较多的韧带纤维撕裂,伴有较多的功能丧失和较多关节反应,但没有不稳定;Ⅲ度是韧带的完全破裂,伴有明显的不稳定。外伤造成的新鲜韧带损伤所引起不稳定(<3 周),称为急性不稳定,伤后数周(>3 周)后出现的不稳定称为慢性不稳定。膝关节不稳,使关节内各间室组织受力改变而形成继发损害。老年人的骨关节本身已发生退变,关节周围组织脆性增加,韧带弹性减退,受侵袭后更容易遭受伤害。早期正确论断和选择合理的治疗方案,对老年人关节的稳定性恢复和尽可能小地减少功能丧失至关重要。

(一)膝关节内侧副韧带损伤

膝关节内侧副韧带又称作胫侧副韧带,可分为深浅两层,它是膝关节对抗外翻负荷的最主要内侧稳定结构。浅层起于股骨内上髁顶部的内收肌结节附近,止于胫骨上端的内面,距胫骨关节面 2~4cm 处,前部纤维纵行向下,称前纵部;后部由短纤维组成,又分为后上斜部和后下斜部,后上斜部起于前纵部浅层上端后缘,斜向后下,止于胫骨内侧髁后缘,并向后延展,附着于内侧半月板后缘;后下斜部起于前纵部下端后缘,斜向后上,越过半膜肌腱,止于胫骨内侧髁后缘，并附着于于内侧半月板后缘。深层较短，构成关节囊的一部分，即内侧关节囊韧带，又分为前、中、后1/3，后1/3又称后斜韧带。深层起于股骨内上髁，止于胫骨干内面和关节边缘，内面与内侧半月板紧密相连，并对内侧半月板起着重要的锚固作用。

内侧副韧带的张力随着关节活动位置的不同而发生改变，以此来保持关节的稳定，其功能主要是对抗外翻应力，同时内侧副韧带和后斜韧带还能对抗胫骨的异常外旋。

【病因】　膝关节内侧副韧带损伤机制主要源于大腿下端和小腿上端外侧受到撞击，小腿外展、屈曲及股骨在胫骨上内旋而发生。内侧副韧带是具有限制膝关节在伸直位和屈曲位时所受外翻应力的膝关节最主要的静力结构。当屈膝位小腿外展，承受外翻应力的静力结构主要是内侧副韧带的浅层，它承受应力，首先受到损伤，当暴力足够重时，前交叉韧带、内侧半月板、后关节囊、内侧结构均可遭到完全撕裂，形成关节的复合韧带损伤，导致严重的关节不稳，甚至脱位或半脱位，使治疗较为困难。

内侧副韧带损伤分为不完全损伤（Ⅰ度、Ⅱ度）、完全性损伤（Ⅲ度）和复合韧带损伤。不完全损伤可局限于韧带浅层、深层的上部或下部韧带附着处、后上斜部或后下斜部，有时可引起小片撕脱骨折。完全损伤断裂位置并无一定，可能为浅层自胫骨附着处断裂，或深层自股骨附着部断裂，也可中央实质部断裂，浅层自胫骨附着处撕脱更为常见。

深层韧带中央实质部断裂时多合并有内侧半月板边缘破裂。若深浅两层均在中央部断裂，则交叉韧带常同时断裂，使得膝关节的稳定性遭到严重破坏。

膝关节内侧副韧带损伤非常多见，主要是青少年运动员。近年来，由于现代高速车辆损伤和竞赛娱乐的日益增多，老年膝关节内侧副韧带损伤呈上升趋势，已引起人们的关注。

【临床表现】　主要表现为膝关节内侧疼痛，韧带断裂发生出血及组织反应引起内侧局部肿胀，疼痛剧烈，肢体不能负重，有时有绞锁现象，内侧副韧带走行区压痛（＋），屈膝30°位外翻压力试验（＋），X线外翻应力位片显示膝关节异常侧向移动，内侧关节间隙较健侧明显增宽（＞5mm）。O'Donoghue将其韧带损伤分为三度：轻度（Ⅰ度）损伤仅限于韧带或其附着点之内部纤维，外观仍然完整，强度不丧失，松弛度不增加。中度（Ⅱ度）是韧带的部分断裂，其范围较广，从轻微撕裂到严重撕裂仅剩少许纤维相连，韧带强度或多或少受到损伤。重度（Ⅲ度）韧带本身或其附着点完全断裂。

【诊断】　根据明确的外伤史，典型的临床表现，诊断并不困难，但老年人活动量小，受伤机制不典型，疼痛不敏感，加之陈述又不很明确，往往使诊断相对困难。主要的诊断标准：①有明确的膝关节屈曲外展受伤病史；②膝内侧肿痛，关节活动受限，局部压痛（＋）；③压膝30°位外翻应力试验（＋）；④X线外翻应力位片，内侧关节间隙较健侧明显增宽（＞5mm）。

【治疗】　韧带的愈合分为三期：第一期为伤后72小时内，属于急性炎症和反应期，表现为血肿和红肿热痛。第二期从伤后2～3天到伤后大约6周，为组织修复和再生期，炎症消退，愈合开始。第三期从伤后6周到12个月或更长时间，为组织重塑和成熟期，紧缩程度和张力强度增加。

治疗选择主要依据损伤的程度决定。标准的治疗方法选择：轻、中度损伤，采取保守治疗，伸膝位石膏固定4～6周后，逐渐进行康复锻炼。重度损伤选择手术治疗，将断裂的韧带进行修补缝合，恢复其完整性和张力，以保证关节的稳定性。文献报道，内侧副韧带撕裂发生在近端附着处，不合并其他组织结构损伤，保守治疗结果是良好的。而远端严重撕裂，非手术治疗不会愈合，保守治疗效果不可能像近端撕裂一样可以预期。老年病人由于其特殊性，不指望恢复强有力的活动，对于单纯内侧副韧带损伤，均首选采用非手术治疗，Ⅲ度损伤合并有半月板损伤或是复合韧带损伤，有严重的关节不稳，仍需选择手术治疗。

陈旧内侧副韧带损伤导致关节不稳较为少见，往往是由于全身复合伤，早期抢救生命后二期的组织功能恢复或重建，对于老年人只有在明显的关节不稳定，严重影响生活的情况下，可考虑手术治疗，过于积极的手术选择，常导致关节僵硬。手术要求简单、有效、损伤小，便于早期进行康复，手术选择建议选用膝内侧韧带移位缝合或选用同种体肌腱或人工韧带，用界面螺钉嵌入固定方式重建内侧副韧带。

(二)膝关节外侧副韧带损伤

膝关节外侧副韧带又名腓侧副韧带，长 12.5mm，近端附着于股骨外上髁(图 29-1)，位于腘肌沟近侧，远端止于腓骨头稍前方，是膝关节后外侧稳定静力结构的一部分。膝关节的外侧不稳定主要表现为膝内翻不稳定和后外侧旋转不稳，单纯的直向不稳很少见，更多的情况下为后外侧旋转不稳，因而膝外侧及后外侧的稳定有赖于动力性和静力性两组稳定结构。动力性稳定结构包括股二头肌肌腱，髂胫束，腘肌肌肉肌腱复合体；静力性稳定结构包括外侧副韧带、腘腓韧带、弓状韧带复合体、豆腓韧带和后外侧关节囊，其中外侧副韧带主要防止膝关节内翻，同时亦辅助防止胫骨外旋和后坠，膝外侧副韧带是对抗膝内翻的主要结构，而腘腓韧带是对抗胫骨上端后外旋的主要机制。

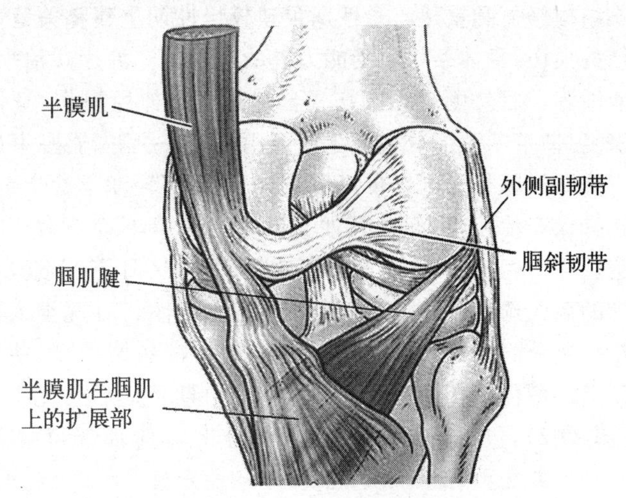

图 29-1 膝关节外侧副韧带

【病因】 由于膝外侧副韧带在伸直时绷紧，屈曲时放松，膝外侧的稳定更有赖于阔筋膜、髂胫束、股二头肌和腘肌，加之遭受内翻损伤时，受对侧肢体的保护，因而外侧副韧带损伤较内侧少。膝外侧副韧带主要是伸膝位损伤，往往发生于止点处，可伴有腓骨小头撕脱骨折。单纯外侧副韧带损伤非常少见，绝大部分为外侧副韧带、腘腓韧带和腘肌腱的联合损伤，严重者合并有交叉韧带损伤。

【临床表现】 膝关节外侧或后外侧局限性疼痛，腓骨小头区肿胀、淤血，局部压痛(＋)，膝关节活动障碍，部分病人有腓总神经卡压症状。Fanelli 将膝后外侧韧带结构损伤分为三型。A 型：屈膝 30°，外旋增加，无内翻不稳，表明腘腓韧带、腘肌腱损伤。B 型：屈膝 30°，外旋增加，10°～20°内翻不稳，表明腘腓韧带、腘肌腱撕裂，外侧副韧带部分损伤。C 型：屈膝 30°，外旋增加，30°内翻不稳，表明腘腓韧带、腘肌腱、外侧副韧带撕裂，可能合并交叉韧带损伤。

外侧副韧带损伤的诊断主要靠屈膝 30°位膝关节内翻来确定，因为此时排除了腘肌肌肉肌腱复合体和腘腓韧带对膝关节内翻的阻滞作用，依据膝关节内翻程度和硬性终止点有无可以确定韧带损伤的程度。腘肌肌肉肌腱复合体和腘腓韧带损伤的诊断主要靠屈膝 30°小腿外旋确定，外旋活动度的增加超过 10°，意味着这两组结构的损伤。伸膝位膝关节内翻稳定性由这三组结构同时控制，在这种情况下的不稳定常意味着这三组结构的严重损伤。X 线片可见膝外侧间隙增宽，腓骨头撕脱骨折，胫骨外侧缘撕脱骨块。陈旧性损伤的病人可见膝外侧间室、髌股关节的骨性关节炎。MRI:膝外侧“弓状信号”具有牲性意义。腓骨头髓内水肿,腓骨头骨片撕脱骨折均可呈现弓状信号。

【诊断】 依据膝关节有明确的内翻外伤史、典型的临床表现可作出诊断。诊断标准:①有明确的膝内翻外伤史;②膝外侧疼痛、肿胀、局部压痛(+),以腓骨小头区明显;③屈膝30°位膝内翻外翻应力试验(+);④X线显示腓骨小头骨折,膝内翻应力位片可见外侧关节间隙明显增宽;⑤MR:膝外侧具有特征性“弓状信号”,腓骨头骨挫伤。

【治疗】 膝外侧副韧带损伤治疗不当,则会导致膝关节外侧的旋转不稳,因而治疗上不仅要达到解剖位置的重建,还要力求恢复膝关节正常的运动功能,应争取在急性期尽早进行外侧损伤结构修复和重建。急性期重建较慢性期重建膝关节可获得更大的稳定性。老年人单纯外侧结构损伤,身体条件耐受能力差的首选保守治疗。治疗方法采取石膏固定4～6周后行关节功能锻炼。后外侧C型损伤或合并有腓总神经损伤,身体情况许可,新鲜损伤可采用直接手术修复,韧带断裂部分直接缝合或用股二头肌腱、髂胫束加强修补。

陈旧性膝外侧副韧带损伤,造成膝关节轻度不稳定的老年病人,活动量小、需求较低的患者选择保守治疗,可佩戴轻便支具改善关节不稳。对于直向和旋转均不稳定的病人,严重影响生活质量,且有着较高活动需求的病人选择手术,以恢复关节的稳定性。对这类人群手术治疗要求简单、损伤小、有着更好的韧带初始强度,便于早期康复。最佳选择为用同种异体肌腱一期重建后外侧损伤结构(图29-2),包括交叉韧带、外侧副韧带、腘腓韧带和腘肌腱,这种治疗方法更有利于恢复膝关节的稳定性。

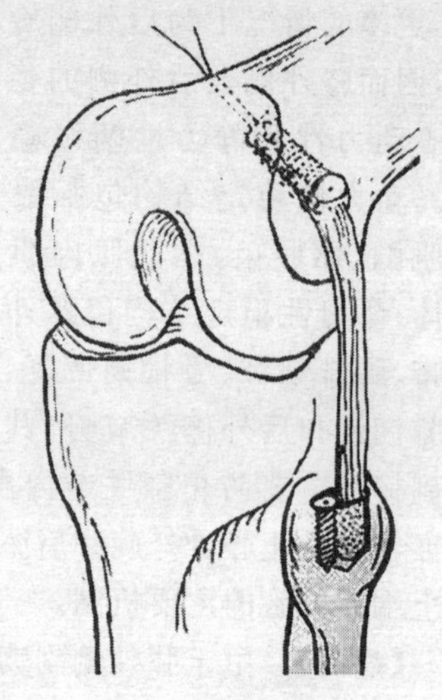

图29-2 用同种异体肌腱一期重建后外侧韧带

(三)前交叉韧带损伤

前交叉韧带是维持膝关节稳定最重要的韧带之一。主要作用是防止胫骨在股骨上向前移位,制止膝关节过分伸直和旋转。前交叉韧带起于胫骨平台内侧髁间嵴前方,近内侧半月板前角附近关节面,向外、上、后走行,止于股骨外髁的内侧面。前交叉韧带由多组纤维束组成,分为前内侧束和后外侧束两部分,其走行过程中有一定程度的扭转,胫骨附着点处位于前方的纤维在股骨附着点处转为内侧纤维,在膝关节屈伸过程中始终有一部分纤维是紧张的,完全伸直时后外侧束紧张、前内侧束松弛;屈膝90°时,前内侧束紧张而后外侧束松弛。

近年来,随着老年人体育活动增加,前交叉韧带损伤的发病率也在增加,特别是对热衷于户外运动的老年人。由于老年人韧带胶原纤维缺乏伸展能力,髁间窝狭窄,骨赘增生,韧带受髁间窝增生骨赘撞击、磨损,韧带内纤维极易受牵拉,过度伸展撕裂。常见的损伤机制主要见于:①膝关节外翻、外旋受力;②膝关节内翻、内旋受力;③胫骨受力内旋同时膝关节处于伸直位。单纯的前交叉韧带损伤很少见,多数为复合韧带损伤,以合并内侧副韧带损伤多见。

【临床表现】 膝关节损伤时有明确的“啪”的声音和剧痛,关节内积血,关节活动范围明显减小,浮髌征(+),Lachman征(+)。对于陈旧性损伤病人,前抽屉试验(+),轴移试验(+)。病人走路时膝关节有错动感,并有打软腿现象。MR显示前交叉韧带增宽,并呈高密度信号,形态不规则,股骨髁和胫骨平台表现有骨性挫伤。

【诊断】 病人有明确的外伤史，伤后关节肿胀、积血、疼痛，关节活动范围减小。前交叉韧带损伤临床诊断更主要的是通过特殊检查方式来确定。Lachman 试验是常规的检查方法。急性损伤病人由于关节疼痛、肿胀、积液等原因，往往给诊断造成假象。因此对于前交叉韧带损伤急性期确诊仍很困难，MR 检查有助于诊断，而关节镜检查是确诊的金标准。伤后关节内血肿是引导关节镜检查的重要指征。Adalberth 等人报道在伤后一周内进行关节镜检查时，85％的急性创伤性关节内积血均合并有前交叉韧带损伤。老年人由于组织退化，对损伤反应相对迟缓，伤后通常肿胀是逐渐出现，因而对于老年前交叉韧带损伤通过详细的病史和临床检查得以初步诊断，再经 MR 和关节镜检查来验证和确诊那些可疑的病例。

【治疗】 近年来随着对交叉韧带的解剖、生理、生物学特性、伤后转归以及其对膝关节功能影响的研究进一步加深，对老年前交叉韧带损伤的治疗有了新的认识，病人的活动水平是选择治疗方法的唯一重要因素。对于愿意选择低风险生活方式的老年人，且日常生活需求偏低的病人，可行非手术治疗。通过控制炎症、支具固定和早期的功能锻炼，非手术治疗可能取得成功。Buss 等评估老年低要求的急性前交叉韧带完全损伤保守治疗患者的效果，结果显示：70％的病例能够继续参加中度要求的体育活动，并认为尽管存在中度残余不稳定，该组患者的保守治疗是成功的。合并有膝关节内复合结构损伤，有着严重关节失稳症状，并有着高需求的老年病人，手术是一个最佳的选择。前交叉韧带重建手术是使损伤的膝关节恢复其稳定性的最可靠和最具生力的方法。重建断裂的前交叉韧带不仅要依据病人是否存在关节不稳的症状，更要取决于病人的生活方式和活动水平，年龄不能作为是否手术的一个指标，老年个体仍然要求参加较高水平的娱乐性体育，并会长时间坚持。对这些有症状且对生活方式要求较高的老年人应早期选择手术治疗，目的就是稳定关节，使其尽可能恢复从前活动水平，减少关节的进一步损伤。已经证实，韧带实质部位损伤后，单纯缝合修补，愈合效果很差，必须进行手术重建。

老年膝关节前交叉韧带重建就是希望尽快恢复活动能力，避免长期卧床，重建选择关节镜下 LARS(Ligament Advanced Reinforcement System，LARS)韧带重建前交叉韧带为最佳。而应用自体组织重建，以选用腘肌腱并发症更少，因为对于老年人，更多的病人合并有髌股关节疾病，他们均不适宜取髌腱重建。

(1)应用 LARS 韧带重建前交叉韧带：LARS 韧带 1985 年创建于法国，是一种高韧性的聚酯纤维，它将左右膝分开设计，关节腔内部分设计为游离纤维，更适合人体结缔组织长入，并有着独特的编织，强度更大，组织相溶性更好，是唯一通过牵拉-扭转-屈曲实验的人工韧带产品，其应用避免了取材所产生的并发症，手术时间短，创伤小，操作方便，术中即刻就能获得足够的抗拉强度，手术后可以早期活动，康复快。

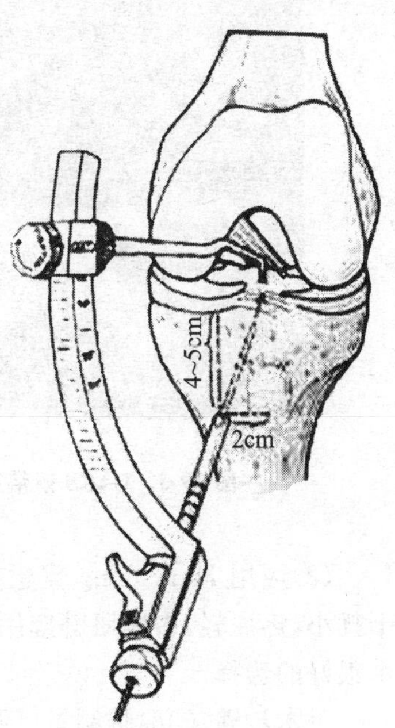

图 29-3　胫骨骨道建立

手术步骤：①胫骨骨道的建立(图 29-3)。②髁间窝成形，股骨骨隧道的建立(图 29-4)：在老年人由于关节退变增生，髁间窝内壁有大量的骨赘形成，造成髁间窝狭窄，伸膝时与前交叉韧带明显产生撞击，导致前交叉韧带断裂。因此，在前交叉韧带重建时，必须先行髁间窝扩大成形手术。③韧带安装(图 29-5、图 29-6)。

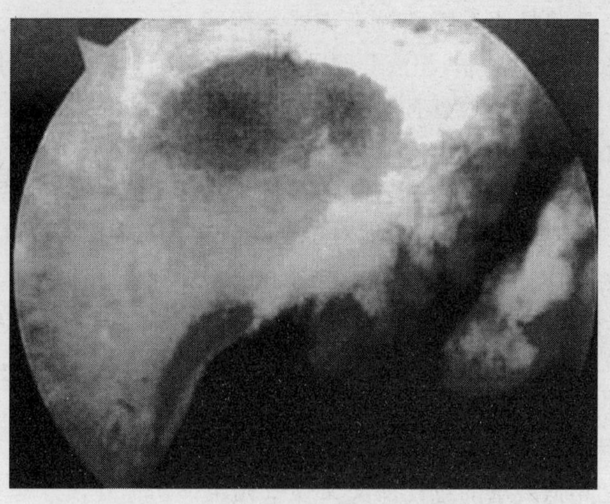

图 29-4 髁间窝成形，股骨骨隧道建立

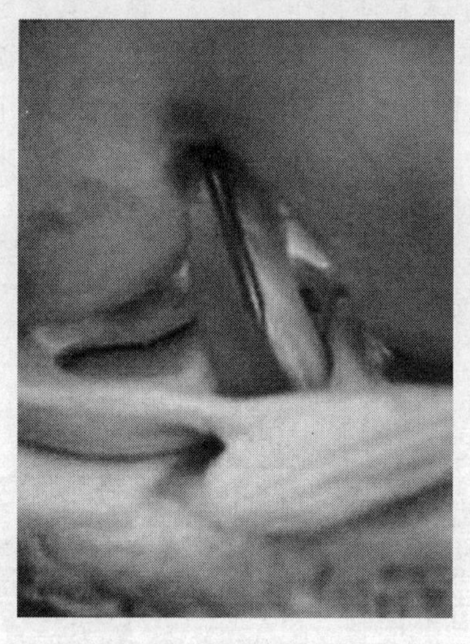

图 29-5 LARS 韧带重建

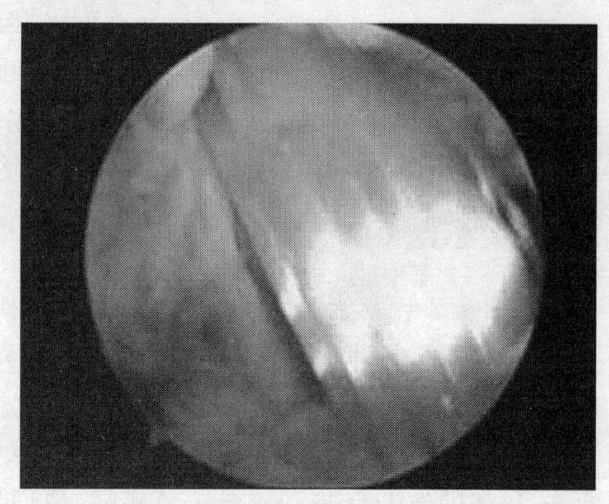

图 29-6 重建后的 LARS 韧带

(2)应用 Hamstring 重建前交叉韧带：应用腘绳肌腱，取材不影响伸膝装置，对髌股关节干扰小，疼痛轻，多股肌腱应用可获得足够的强度，对老年前交叉韧带损伤需重建的病人是一个很好的选择。

手术步骤：①取腱制备(图 29-7)；②建立胫骨、股骨骨隧道及安装(图 29-8～图 29-10)。

(四)后交叉韧带损伤

后交叉韧带的强度是前交叉韧带的两倍，且位置靠近旋转轴，现今认为它是膝关节的主要稳定结构。后交叉韧带起于胫骨平台髁间区后部近胫骨骺线处，它向内、上、前方延伸，止于股骨内髁外侧骨面前部。分为前外侧束和后外侧束。前外侧束是主要的稳定结构，粗大，伸膝时松弛，屈膝时紧张；后内侧束细小，伸膝时紧张，屈膝时松弛。现代观点认为，膝关节内结构不

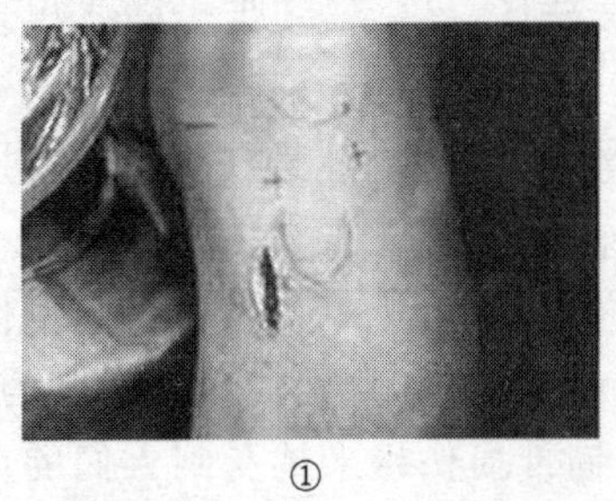

①

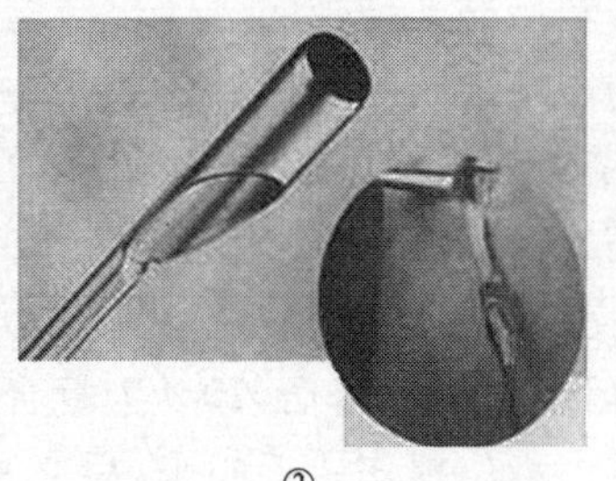

②

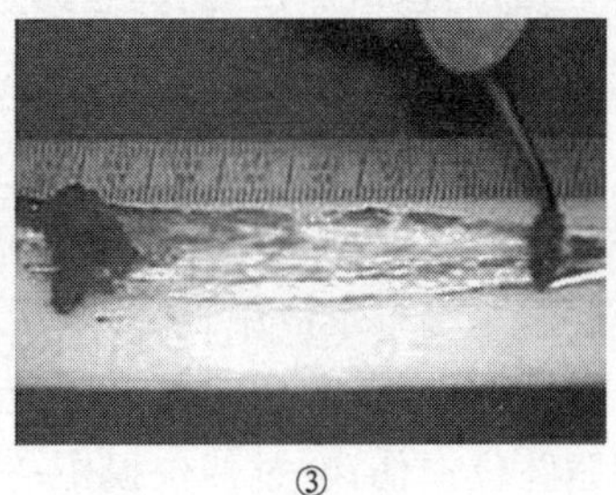

③

图 29-7　取腱制备

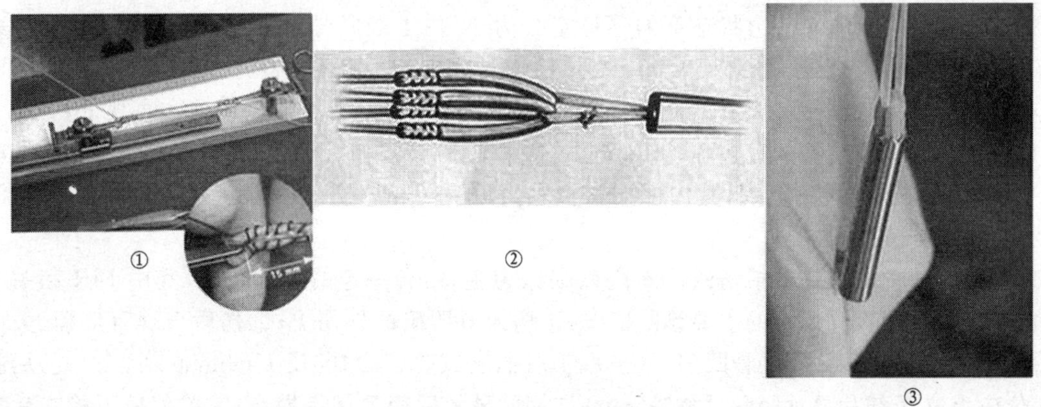

①　②　③

图 29-8　建立胫骨、股骨骨隧道及安装

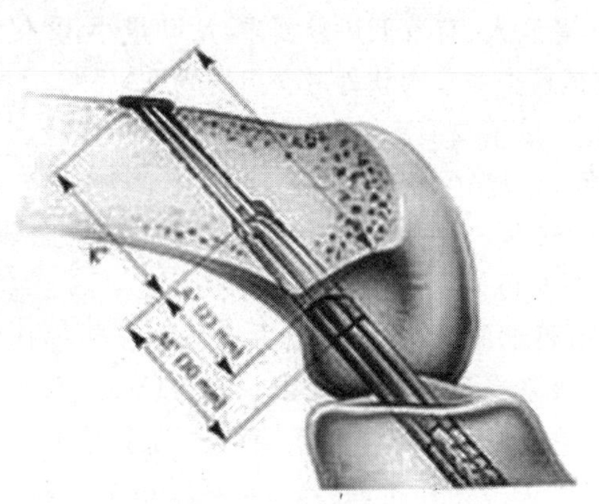

图 29-9　安装示意

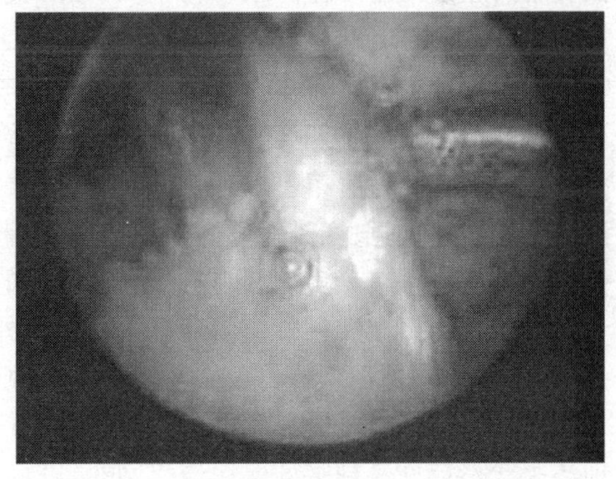

图 29-10　镜下所示

能孤立地看，前交叉韧带+后交叉韧带组成“8”字结构，将韧带和半月板联系在一起。研究发现，一根韧带损伤后，前交叉韧带和后交叉韧带的一体化结构被破坏，另一根韧带也随之出现异常变化。后交叉韧带的主要功能是限制胫骨后移，控制膝关节过伸和过度旋转。对于老年人，后交叉韧带损伤后造成膝关节严重失稳，关节面接触压力增加，进而使得关节软骨退化损伤加速，促使骨关节炎的进展，病人关节疼痛，功能障碍，导致生活质量的下降。

汽车肇事事故中，膝关节后交叉韧带损伤相对常见。在所有韧带损伤中，后交叉韧带损伤占3%～20%，其中30%是单纯后交叉韧带损伤，70%为复合韧带损伤。常见的损伤机制为：①屈膝位损伤；②过伸位损伤；③内翻位损伤。近年来，后交叉韧带损伤越来越受到人们的重视。

【临床表现】 病人有明确的外伤史，受伤时常能感觉到膝部有撕裂感，并逐渐出现关节肿胀、积血，表现有剧痛，关节活动范围减小。特殊检查见：膝关节浮髌征(+)，胫骨塌陷征(+)，后抽屉试验(+)，反 Lachman 征(+)。屈膝 90°位 X 线片显示胫骨向后移位较健侧<5mm。美国运动医学联合会对应力状态下的不稳定分为三级：Ⅰ级胫骨后移<5mm；Ⅱ级胫骨后移在5～10mm；Ⅲ级，胫骨后移>10mm。MR 检查对后交叉韧带有着特异性，准确率很高，可清晰显示后交叉韧带断裂。关节镜是诊断关节内结构损伤的“金标准”，但即使在直视下，有时也难以准确评价韧带结构的完整性。Kennedy 等发现，韧带损伤后，肉眼观察下的完整韧带在电镜下能发现胶原纤维的撕裂，其内部损伤较表面更明显，故关节镜检时，应仔细探查，以防漏诊。

【诊断】 后交叉韧带损伤的诊断应以临床为主，结合一定的辅助检查，其中 MR 和关节镜的诊断价值最大。确诊的主要诊断依据：①病人有明确的外伤史；②伤后表现有疼痛、关节肿胀、积血、功能障碍；③胫骨凹陷征(+)；④后抽屉试验(+)；⑤反 Lachman 征(+)；⑥屈膝90°位应力位 X 线片显示胫骨后移>5mm；⑦MR 显示后交叉韧带损伤；⑧关节镜下检查后交叉韧带完全断裂。

【治疗】 单纯的后交叉韧带损伤，选择手术还是非手术治疗一直存在争议，非手术治疗后交叉韧带损伤关键是加强股四头肌强化训练以减少胫骨后移，使韧带愈合机会最大，同时通过股四头肌锻炼增加胫骨结节的提升力来代偿后交叉韧带。对于老年人后交叉韧带损伤的治疗，主要选择非手术治疗为主，依据的指标主要包括：①年老病人，有着低风险要求，活动量小；②仅有一个方向活动不稳定，膝关节失稳在Ⅰ～Ⅱ级；③关节镜检查关节内软骨退变损伤严重。

保守治疗强调早期运动和积极的康复训练，患膝采用支具固定以减轻不稳定的症状。治疗方法：①伤后早期(第1周)：予以制动、冷敷、消肿、镇痛；②疼痛、肿胀减退(第2～4周)：逐渐进行关节活动，股四头肌锻炼；③本体反射训练(>4周)：使用 CPM 等设备增加膝周肌肉的张力与反应。关节无疼痛、肿胀，肌力达健侧的85%时可恢复正常运动。

对于Ⅲ级后交叉韧带损伤且有着强烈户外活动要求的老年人，或合并有侧副韧带损伤的病例，手术仍然是必需的。后交叉韧带完全缺失的膝关节严重失稳，使得髌股和胫股关节内压力均增加，将使原本已发生退化的老年膝关节的骨关节炎呈进一步恶化，而通过加强股四头肌训练来代偿后交叉韧带的保守治疗，亦是以牺牲髌股关节为代价的。Cross 和 Powell 发现后交叉韧带损伤后，膝关节生物力学改变了，后部的控制依赖于髌骨和髌腱，导致作用在髌股关节面上的力增加，髌股关节上力的增加和胫股关节移位的增加，最终将会使膝关节三间隙退行性变的加重。选择手术治疗是获得更好预后的关键，对于老年人而言，用安全、有效、不牺牲膝关节周围正常组织的方法来重建交叉韧带是膝关节外科的首选方案。

后交叉韧带可以愈合已被证实，而伤后韧带彻底愈合而不被拉长是治疗的目标，使用 LARS 人工韧带可以使膝关节恢复正常的位置，使后交叉韧带在正常解剖位置上愈合。对于希望尽快恢复活动能力的Ⅲ级后交叉韧带损伤的老年病人，关节镜下 LARS 韧带重建后交叉韧带是治疗老年后交叉韧带重度损伤的首选方法。该方法创伤小、恢复快，不损伤伸膝装置，固定可靠，技术简单快捷，可以早期活动，避免了老年人因长期卧床治疗所带来的一系列并发症。

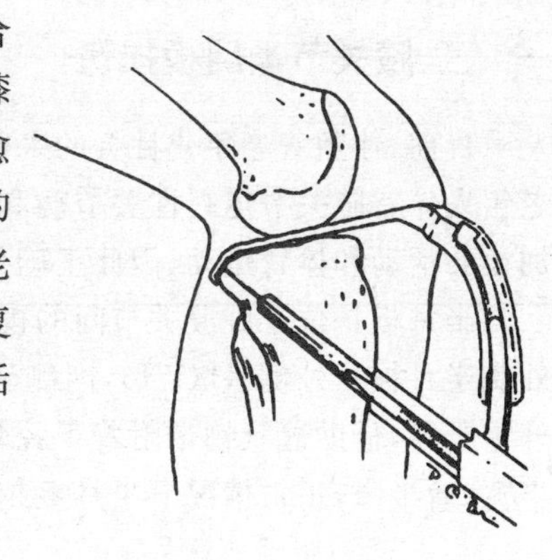

图 29-11　建立胫骨骨道

手术步骤：

(1)胫骨骨道的建立(图 29-11)；

(2)股骨骨隧道的建立(图 29-12～图 29-13)；

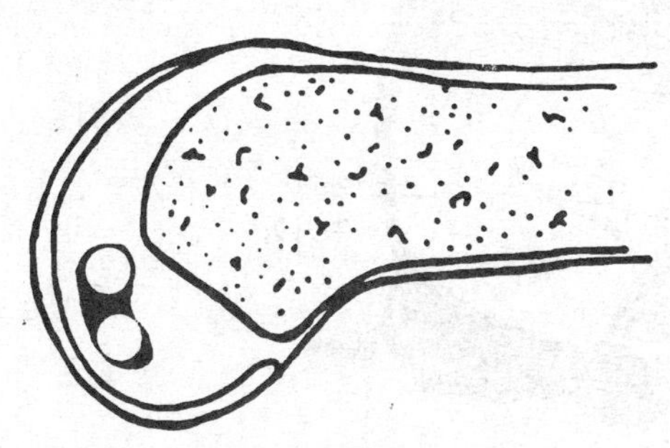

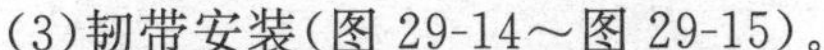

图 29-12　股骨隧道定位点

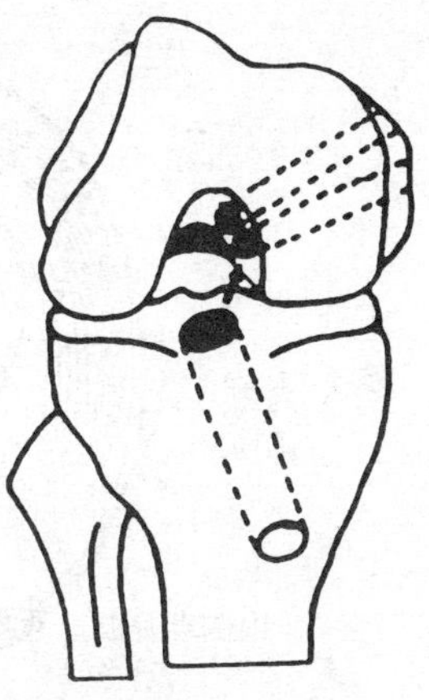

图 29-13　骨隧道建立

(3)韧带安装(图 29-14～图 29-15)。

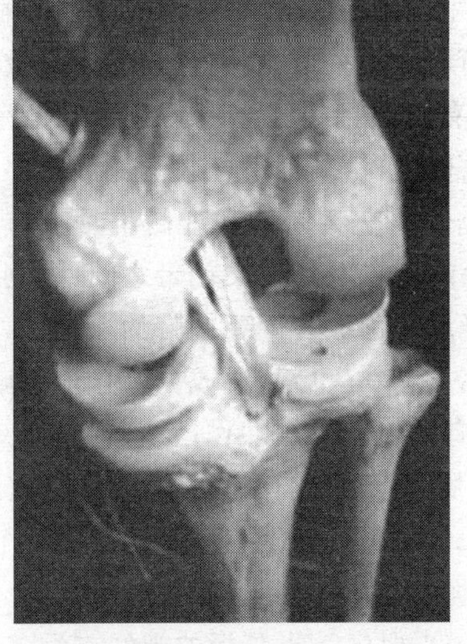

图 29-14　LARS 安装示意

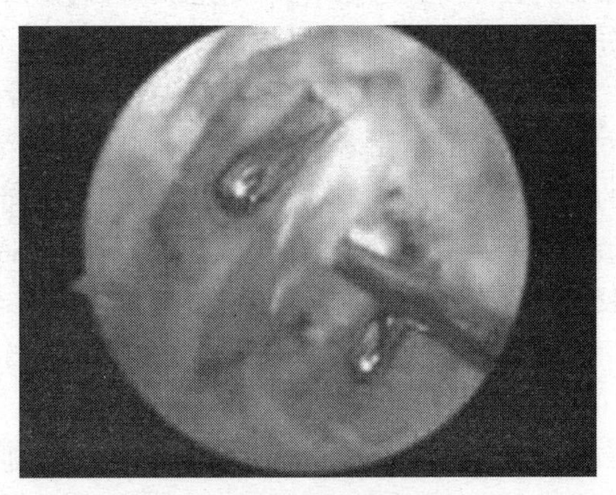

图 29-15　LARS 镜下所示

二、膝关节半月板损伤

目前，伴随着老年化社会的来临，老年人数逐年增多，受老龄化的影响，各器官衰老，多数老年人伴有膝关节退行性关节病和半月板疾患。但是对这些老年人来说，他们仍希望积极参加社会活动和体育运动，因此正确处理好老年半月板损伤具有特殊重要的意义。

半月板是位于胫股关节间的楔形纤维软骨组织(图 29-16)，上面凹陷，下面平坦，分为内、外侧半月板。外侧呈“O”形，内侧呈“C”形。内外侧半月板前角借膝横韧带彼此相连。半月板外缘肥厚，借助冠状韧带附着于胫骨髁边缘，半月板是膝关节唯一没有滑膜覆盖的组织，其前半宽，后半窄，正常情况下半月板越窄的区域越不易发生撕裂。

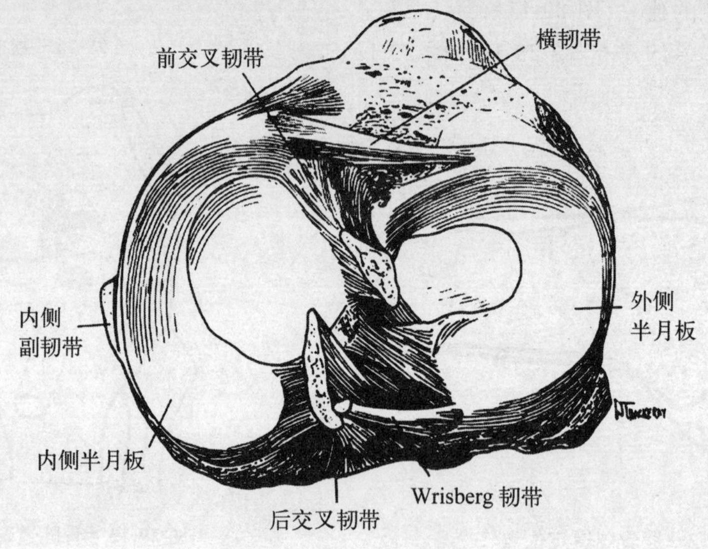

图 29-16 半月板结构

外侧半月板前角附着于前交叉韧带胫骨止点周围并与之相融合，后角附着于髁间棘后方，并常于前交叉韧带胫骨止点后方纤维相融合，其周围面与外侧关节囊相连，外侧半月板的特点是：具有 Humphry 和 Wrisberg 韧带，周围边缘附着处有腘肌腱裂孔，外侧副韧带附着处有部分断裂。因此，外侧半月板与外侧关节囊的附着不如内侧紧密，其活动性较内侧大得多。

内侧半月板较大，前角薄而尖，附着于髁间前区，位于前交叉韧带和外侧半月板前角的前方，后角宽而厚，附着于髁间后区，位于外侧半月板后角附着点及后交叉韧带之间，内侧半月板的周围面不间断地与关节囊紧密附着，其中部由关节囊增厚形成内侧副韧带的深层。

在老年人半月板组织中 75%为胶原，主要为Ⅰ型胶原，80 岁后胶原成分的含量逐渐下降，胶原纤维在半月板内呈环形、径向和纵向方式排列，能有效地起到缓冲作用。

半月板的血液供应主要来自膝内、外侧及膝中动脉。半月板有血管区的范围在内侧为 10%～30%的宽度，外侧为 10%～25%的宽度。Arnoczky 将半月板按血供范围分三个区(红白区分类法)：半月板-滑膜结合部 3mm 以内为绝对有血管区，为红区；相距 5mm 以上者为绝对无血管区，即白区；相距 3～5mm 为相对有血管区，为红-白区。半月板的神经支配多位于其前后角附近，其中间 1/3 的体部无神经支配。

半月板有少数产生变异，主要为盘状软骨和外侧半月板缺乏后方冠状韧带，在老年人由于退变，常产生慢性损伤的症状，其诊断需通过关节镜下检查方能发现。

半月板的生物力学功能包括：吸收震荡，传播负荷，减少压力，稳定关节，润滑和营养关节。老年人的半月板因退变弹性降低，表面变得粗糙、硬化，色泽发黄，游离缘常呈磨损破裂。

半月板的损伤分为直接接触损伤和非接触间接损伤两种。直接接触损伤多见于剧烈的对抗性体育运动，主要因膝关节直接遭受暴力打击，通过三个共同的特征性要素产生剪力，致使半月板撕裂。三个共同致伤因素为膝关节屈曲，胫股关节处于压力负荷下，并同时伴有胫股关节的旋转，缺一不可。非接触性间接损伤是指影响膝关节胫股关节间相对运动的间接暴力引起半月板嵌夹于胫股关节间隙中，导致的半月板撕裂。主因在间接力的作用下，胫股间的锁扣机制受到干扰，半月板的自由活动受到限制，并被紧固于胫骨关节表面，膝关节突然伸屈活动时，半月板会受到巨大的瞬间张力的影响发生撕裂。除上述机制外，半月板损伤还受许多因素的影响，包括年龄、性别、体重、关节稳定性等。

年龄是影响半月板损伤的一个重要的因素。人随着年老，半月板弹性下降，并伴有不同程度的退行性改变，轻微的损伤常导致半月板的撕裂。老年人的致伤体位为在下蹲或下跪起立时，或是轻微的异常旋转，由于半月板性的弹性下降，致使半月板在力学薄弱点因剪力作用发生撕裂。多见于内侧半月板后角及外侧半月板的中 1/3 处。

按照 O'Connor 分类法，半月板损伤分为垂直撕裂、水平撕裂及其他类型撕裂。水平撕裂是老年患者最常见的撕裂类型，主因退行性改变引起，常继发于微小损伤。水平撕裂又称“夹层撕裂”，分为单纯夹层撕裂和部分夹层撕裂，部分夹层撕裂常发展成为瓣状撕裂，夹层撕裂多见于内侧半月板后角。其他类型撕裂中，复杂性撕裂和退变性撕裂亦是老年人常见的半月板损伤类型。

【临床表现】　病人常有明确的外伤史，对于老年人有相当一部分的半月板撕裂发于日常活动的简单动作中，随年龄增高，半月板撕裂几乎成为退行性改变的结果。病人典型的主诉为关节疼痛，“打软腿”现象，关节绞锁，但并无特异性，在老年退变性关节中常要与假性绞锁相鉴别。体格检查有明确的关节间隙压痛，膝关节伸直或屈曲受限，特殊的物理检查试验阳性。临床常用的试验方法有：McMurray 试验，病人仰卧，医生一手握住患者足部，另一手的拇指和其余 4 指置于关节线上，尽量屈髋屈膝，然后不断在膝关节屈伸活动中施以内、外旋及内、外翻应力引起关节疼痛或弹响，即为阳性。Apley 试验，病人俯卧位，屈膝 90°，检查者对小腿施以轴向压力并旋转足部，病人出现疼痛即为阳性。Steinmann 试验，患者坐位，屈膝 90°，检查者施以内旋或外旋应力，引出内外侧关节线处的疼痛，即为阳性。X 线检查对半月板损伤无诊断价值，主要用于鉴别诊断，除外关节内游离体等关节内紊乱引起的绞锁，MR 目前是临床诊断半月板损伤的一个重要手段，Lotysch 将半月板病变在 MR 上的表现分为三级：Ⅰ级，半月板内类似圆形的异常信号增强，未延伸到关节囊。Ⅱ级，半月板内线性的异常高信号影，不与关节面相连。Ⅲ级，半月板内的线性高信号延伸至与关节面相连通。Ⅰ、Ⅱ级改变为半月板黏液样变性和半月板微小裂缝有关，而非撕裂表现，在 50 岁以上人群较为常见，Ⅲ级改变就是半月板撕裂。

【诊断】　半月板损伤的诊断并不容易，即使对一些经验丰富的医生也是如此，为了减少漏诊，特别是对于老年病人，症状、体征并不是很典型时，应通过系统的病史收集，仔细的检查和必要的影像学及关节镜检查作出正确的判断。诊断的主要依据：①有明确的外伤史；②表现有关节疼痛、打软腿、弹响、绞锁的症状；③关节间隙压痛；④特殊物理试验检查阳性；⑤MR 显示可见半月板损伤征象；⑥关节镜检查作出诊断。

关节镜检查是诊断半月板疾病的最佳方法。半月板的损伤分型就是以关节镜下的发现为基础。老年人的半月板以退变性损伤多见，关节镜检是确诊的首选(图 29-17)。查振刚在关节镜下将半月板退化损伤分为四度：Ⅰ°，半月板清晰可见，但边缘粗糙。Ⅱ°，半月板两个以上边缘裂口，均不超过半月板横径的 1/5。Ⅲ°，半月板损伤同Ⅱ°，相应的股骨髁软骨和胫骨平台软骨均有破坏。Ⅳ°，半月板有明确的各种类型破裂。退变半月板的破裂常常是复合型的，这也常常是引起关节疼痛、绞锁的原因之一，准确评价半月板损伤程度，以确定半月板的保留与否是非常重要的。对于老年人来说，退行性膝关节半月板损伤并不是关节镜手术的适应证，而膝关节的机械学症状，才是关节镜手术真正的适应证。

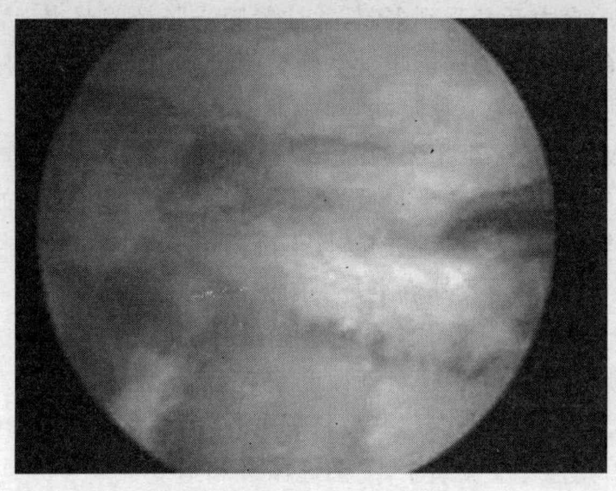

图 29-17 半月板的关节镜所见

【治疗】 并非所有的半月板撕裂需要立即进行手术治疗，年龄对于半月板修复是治疗必须考虑的一个问题，年龄大的患者常有严重关节炎病变，关节镜下半月板手术疗效不佳，尤其高龄患者疗效差，主要是因为老年关节软骨广泛退变所致。

Barrett 和 Ruff 研究证实，即使年龄大于 60 岁，关节镜下半月板切除术仍对改善功能有益。Bonamo 等认为联合施行半月板部分切除加上有限的关节内清理，对伴有退行性改变的老年人是有益的。因此，关节镜下手术仍是治疗老年有症状半月板损伤的首选。

老年人的半月板损伤主要以退变性损伤为主，半月板内主要胶原结构常多数受到破坏，因此在治疗上不适宜选择缝合的方法，多考虑行半月板切除手术，仅少数病人的急性滑膜缘的纵裂可选用缝合的方法。半月板切除的目的在于切除活动的半月板裂瓣，尽可能多地保留一个完整、稳定、边缘弧度走行自然的半月板剩余部分。Metcalf 对关节镜下半月板切除术指出数条原则：①应去除异常活动的碎片；②半月板边缘形状应保持渐进性改变，避免“突然”发生改变；③应保留半月板关节囊的附着部；④切除范围应尽可能保守；⑤术中反复使用探针检查。

手术方法：选用前内、外侧入路进镜和器械，探查半月板破裂的类型和裂缘的位置，用蓝钳将破裂部分半月板一点点去除到裂缘，再用激光或 RF 修整残余边缘，直至保留部分的边缘稳定平衡，最后将关节腔内碎肉冲洗干净，活动关节正常，手术结束。术中应注意判断复合裂伤，避免遗漏，特别是半月板的基底部，需反复检查。

老年盘状软骨较少见，多因退变和长年反复损伤破裂，多为水平裂或复合裂伤，常破裂至边缘而产生绞锁。关节镜下可见明显的“波浪症”，手术多采取盘状软骨次全切或全切手术。老年人半月板术后的康复和手术同等重要，康复治疗需遵循以下原则：①控制疼痛，消除肿胀；

②尽快恢复关节的正常活动范围;③迅速恢复肌力,使其达到或接受正常水平;④帮助病人重返正常生活,恢复体育活动。

参考文献

[1] 王亦璁.骨与关节损伤.3版.北京:人民卫生出版社,2001

[2] 吴海山.膝关节外科.上海:上海科学技术文献出版社,1997

[3] 查振刚,林道贤,戴荣.膝关节骨性关节炎的关节镜检查和清理术.骨与关节损伤杂志,1990,4:206

[4] 吴海山,徐长明.关节损伤临床研究新进展.国外医学·骨科学分册,2005,2:69-71

[5] 孙材江,滕学仁.关节镜学.长沙:湖南科学技术出版社,1999

[6] 周肇庸.现代关节镜外科学.费起礼主译.天津:天津科学技术出版社,2005

[7] Boeree NR,Ackroyd CE. Magnetic resonance imaging of anterior cruciate ligament rupture:a new diagnostic sign. J Bone Joint Surg (Br),1992,74:614-616

[8] Liu SH,Osti L,Dorey F,et al. Anterionr cruciate ligament tear:a new diagnostic index on magnetic resonance imaging. Clin Orthop,1994(302):147-150

[9] Kremchek TE,Welling RE,Kremchek EJ. Traumatic dislocation of the knee. Orthop Rev 1989,18(10):1051-1057

[10] Cross MJ,Powell JF. Long term follow up of posterior cruciate ligament rupture:a study of 116 cases. Am J Sports Med 1984,12:292-297

[11] 陈百成.膝后十字韧带与后外侧角韧带结构损伤.中华骨科杂志,2004,3:189-192

[12] 陈百成.人工韧带在重建膝关节交叉韧带中的应用.国外医学·骨科学分册,2005,3:75-77

[13] 李箭.膝关节后交叉韧带重建手术.国外医学·骨科学分册,2005,3:78-80

[14] 吕厚山,译.膝关节外科学.3版.北京:人民卫生出版社,2006

[15] 潘险峰,林月秋,李主一.半月板损伤的临床治疗及实验研究进展.中华创伤杂志,2000,12:757-758

[16] 康一凡,王倩.半月板损伤的治疗进展.国外医学·骨科学分册,2003,1:6-8

[17] 向志勇,吴海山.关节镜半月板外科研究进展.国外医学·骨科学分册,2004,2:78-80

[18] Barrett GR,Ruff CG. The effect of anterior cruciate ligament reconstruction on symptoms of pain and instability in patients who have previously undergone meniscectomy:A prereconstruction and postreconstruction comparison. Arthroscopy,1997,13:704

[19] Bonamo JJ,Kessler KJ,Noah J. Arthroscopic meniscectomy in patients over the age of 40. Am J Sports Med,1992,20:422

[20] Chan KM,Fu FH,Maffulli N. 骨科运动医学的最新观点与争论.刘亚波,黄雷,吴新宝译.北京:北京医科大学出版社,2002

[21] 郭世俊.临床骨科解剖学.天津:天津科学技术出版社,1997

[22] 孙康,王立德,张羽飞,等.急性前交叉韧带腱部Ⅲ度损伤单纯修补与重建术的疗效比较.中华创伤杂志,2001,17:693-694

[23] 孙康,王立德,张羽飞,等.前交叉韧带损伤的手术选择与疗效分析.中华创伤杂志,2001,17:320

[24] 翟桂华,高波,刘得泉,等.膝关节前交叉韧带损伤的诊断.中华外科杂志,1992,30:10-13

[25] 敖英芳,田得祥,王健全,等.膝关节前交叉韧带急性损伤早期关节镜下检查和手术治疗.中华外科杂志,1999,37:671-673

[26] 李海清,王大伟,赵金忠.膝关节后外侧角损伤诊断治疗进展.中国矫形外科杂志,2005,18:1423-1424

[27] Fanelli GC,Larson RV. Practical management of posterolateral instability of the knee. Arthroscopy,2002:1-8

[28] Krukhaug Y, Molster A, Rodt A, et al. Lateral ligament injuries of the knee. Knee Surg. Sports Troumatol Arthrosc 1998, 6 (1): 21-25

[29] 张羽飞，许春利，王福生，等. 急性膝关节前交叉韧带不完全损伤关节镜下治疗方法选择. 中华创伤杂志，2005，12：911-913

三、踝关节韧带损伤

踝关节是人体重要的负重关节，踝关节周围韧带在维持踝关节的稳定性、保持其负重和运动功能发挥着举足轻重的作用，从外侧向内侧踝关节韧带结构有：①外侧韧带；②下胫腓联合韧带；③内侧韧带。

老年人随着年老带来的生理性变化，韧带的强度和刚度明显下降，日常生活中，老年人的活动剧烈程度相对偏低，因而在踝关节损伤中主要表现为踝关节的韧带扭伤，其发病率在各关节韧带损伤中占首位，踝关节韧带的完整性受到破坏，将影响踝关节的稳定性，导致关节疼痛、功能障碍。

（一）外侧韧带损伤

踝关节外侧韧带由3束构成（图29-18）。

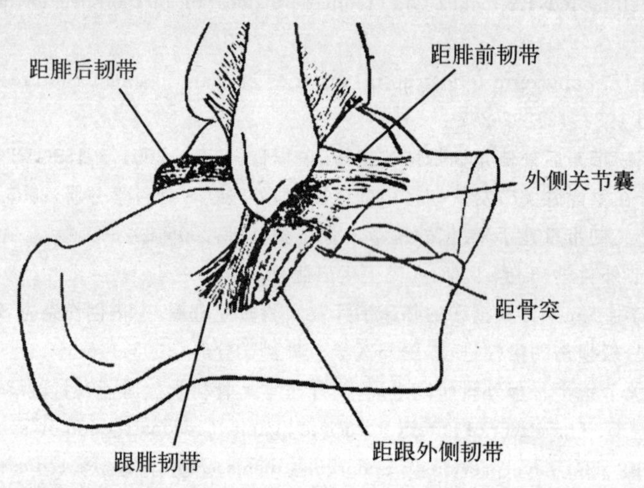

图 29-18　踝关节外侧韧带

1. 距腓前韧带（前束）　起于外踝前缘，向下向前斜行，止于距骨颈外侧面，近附骨窦部，是外侧韧带中最脆弱的一束，主要作用是限制距骨向前半脱位，并限制踝关节内旋及跖屈。

2. 距腓后韧带（后束）　呈三角形，起自外踝关节面后下方，向下内止于距骨关节面后缘，是三束韧带中最强的一束。其作用是阻止距骨向后移位，有阻止踝关节内收、内旋和内移的功能。

3. 跟腓韧带（中束）　起自踝尖端前凹陷处，斜向下后，止于跟骨外侧面，它越过踝关节和跟距关节两个关节，主要限制距骨倾斜和内收，阻止足内翻。

在踝关节周围韧带损伤中，以外侧韧带损伤最为常见，约占踝关节韧带损伤的90%，内翻和跖屈是踝关节外侧韧带损伤主要原因。足在跖屈位，突然内翻、内收，距骨在踝穴内收、内旋，导致踝关节外侧韧带撕裂。距腓前韧带是最多见的韧带损伤，常与跟腓韧带同时损伤，二者是外踝的主要平衡装置，距腓前韧带和跟腓韧带损伤是踝关节外侧不稳定的基础。

【临床表现】　病人有明确的跖屈内翻受伤病史，外踝肿胀、出现淤血，局部压痛，踝关节内翻及前足内收时，损伤处疼痛加剧。X-线检查无骨折发现。

【诊断】　老年人因行动迟缓，较少发生韧带的完全撕裂，单纯踝关节外侧韧带扭伤更为常见。主因老年人在快速行走或下台阶时，因反应迟纯，足来不及协调位置造成内翻跖屈位着地，导致韧带撕裂。

诊断依据：①有明确的踝关节内翻跖屈位损伤史；②外踝区肿胀、淤血，压痛(＋)；③内翻应力试验阳性；④踝关节造影显示造影剂溢出关节外。

外侧韧带损伤按病理、功能和不稳定程度分为三度：Ⅰ度：韧带牵拉伤，无肉眼可见撕裂，关节稳定，功能无损害。Ⅱ度：中等损伤，肉眼可见部分撕裂，轻至中度不稳定，中度肿胀，压痛存在，功能有损害。Ⅲ度：严重损伤，韧带完全撕裂，明显肿胀，有瘀斑，关节不稳定。

【治疗】　踝关节韧带损伤中外侧韧带损伤占 90%，对于老年病人主要多见单纯踝关节外侧扭伤，常为外侧韧带部分纤维断裂，呈Ⅰ～Ⅱ度损伤，关节的稳定性影响不大。治疗主要采取冷敷、止痛，行石膏外固定或胶带踝关节固定 3 周，抬高患肢，防治肿胀，鼓励病人早期进行功能锻炼。

Brostron 指出 20%踝关节内翻损伤有两条以上韧带损伤。临床上踝关节扭伤，除韧带损伤外，常伴有骨组织等损伤。老年病人活动量少，术后要求相对偏低，对复合性外侧韧带断裂，仍主张采用非手术治疗，建议踝关节背伸 90°，外翻位石膏固定 6 周；合并有严重移位骨折的踝损伤，踝关节严重不稳，可行手术作骨折固定和外侧韧带修补，术后石膏固定 6 周。对于跟腓韧带完全断裂，后期韧带松弛，日常生活中踝关节严重不稳，反复出现距骨半脱位，影响走路，可行跟腓韧带重建手术，选择 Evans 法对老年人更为简单、有效。在减少踝关节不稳的前提下，尽可能鼓励病人早期活动，促进康复，系统的康复治疗对老年人关节功能的恢复尤为重要。

(二)下胫腓联合韧带损伤

下胫腓联合是维持踝关节稳定的重要结构，其损伤占踝关节损伤的 1%～11%，多合并踝部其他损伤，下胫腓联合韧带包含 4 条韧带：①前韧带：呈三角形，由胫骨下端的边缘向下外附着于外踝前面及附近粗糙骨面上，附着于胫骨及腓骨的前结节，其纤维与胫骨骨膜相融合；②后韧带：是一条坚韧的纤维束，由胫骨的下关节面的后缘，斜行伸至外踝内侧后部；③骨间韧带：为骨间膜的向下延长部，由胫骨斜向腓骨，使胫腓骨紧紧连在一起，以加强腓骨的稳定性；④横韧带：为胫腓骨间的滑膜延长部，横行于胫骨后面的下缘与外踝内侧面的三角间隙内。其中骨间韧带、下胫腓前、后韧带较为重要。

下胫腓联合是一种微动关节，主要功能是协调踝关节的运动，并维持踝关节的稳定性，同时还具有传递和调节腓骨负重的作用，10%～17%的体重通过下胫腓连接传至腓骨，下胫腓联合的损伤，将造成踝关节负重特点发生改变。

下胫腓联合分离产生的直接原因是距骨受到外翻、外旋应力所致，常与内外踝损伤同时存在。

【临床表现】　踝部有明确的外伤史，表现有胫腓骨之间局部肿胀，按压胫骨下端外侧缘可产生疼痛，症状较为局限，外旋前足可使该部位疼痛加重。

特殊临床试验检查：①Cotton 试验：距骨有内外方向的过多活动为阳性；②外旋试验：屈膝 90°，踝处于中立位置，外旋足踝，引起下胫腓间疼痛为阳性；③挤压试验：在腓骨下胫腓骨处向胫骨挤压，下胫腓韧带处疼痛为阳性；④腓骨横移试验：腓骨前后移动引起下胫腓处疼痛为阳性；⑤侧向试验：踝关节于中立位，一手握住胫腓骨，一手握住跟部并施加向内向外的力，引起疼痛或有撞击声为阳性。

影像学检查：X 线前后位片显示踝穴增宽，Harper 认为踝关节面上 1cm 处下胫腓间隙≥6mm，胫腓重叠<腓骨宽度的 42%；踝关节面下 1cm 处的内侧间隙≥4mm 时，提示下胫腓损伤。该指标受不同人群、年龄影响较大，需作双侧对比，CT 和 MR 是发现下胫腓损伤的最准确方法。

【诊断】 下胫腓损伤分离分为单纯损伤和合并踝部其他组织结构损伤两种。损伤性分离表现有：①潜在性分离（常规 X 线片正常而压力试验阳性）；②明显分离（常规 X 线片显示异常）。依据临床检查可作出明确的诊断：①有明确的外伤史；②按压胫骨下端外侧缘可产生疼痛；③特殊临床试验检查阳性；④X 线显示异常；⑤CT 或 MR 检查可见下胫腓联合复合体破裂。

【治疗】 下胫腓韧带的完整性对踝关节的稳定性发挥着重要的作用，对其损伤应积极治疗，以防止慢性不稳定而导致疼痛。对于单纯性潜在性分离损伤，无明显的关节不稳定，采取保守治疗，行 U 型石膏固定 4～6 周。单纯性下胫腓明显分离，高龄、活动量少的病人，也可采用石膏固定 6～8 周，以后扶杖走路。对于下胫腓明显分离合并有严重的内侧结构损伤，或外踝严重骨折，距骨移位，踝关节严重不稳的，需行手术治疗。手术方法要行外踝骨折固定，内侧结构损伤修复固定（三角韧带损伤缝合，或内踝骨折固定），下胫腓分离处选用皮质骨钉横行固定。因老年人骨质疏松，愈合能力差，固定时间选择 8 周，负重前将横向固定钉单独取出。过早取钉，易出现复发或形成慢性下胫腓不稳，固定时间过长影响关节功能的恢复。

（三）内侧韧带损伤

踝关节的内侧韧带又称三角韧带，位于胫后肌腱的深面，是一个非常强大的组织，分为深浅两层，浅层有 3 束，主要对抗足的外翻，包括：胫距后韧带、胫舟韧带和胫跟韧带，深层为胫跟前韧带，是踝关节内侧的主要韧带结构，主要防止距骨外旋和外移，在踝关节的侧向稳定中起重要作用。三角韧带的浅层起于内踝前丘部，由后向前分别止于距骨内侧结节、舟骨和跟骨载距突，深层起于内踝的后丘部及丘部间沟，止于距骨内侧。

三角韧带损伤主要见于旋前（外翻）外展或旋前（外翻）外旋型损伤。即足在外翻位置时，三角韧带处于紧张状态，当外展伤力继续作用于距骨，或因距骨外旋，三角韧带遭受的牵张力更加增强，导致三角韧带撕裂。有研究发现，三角韧带浅层断裂，踝关节的稳定性不受影响，但随着深层韧带断裂范围的增加和合并下胫腓损伤时，会使距骨的倾斜进一步加大，并向外移位，踝关节极度不稳定。因此，对踝关节内侧韧带损伤应予以高度重视。

【临床表现】 三角韧带损伤后主要表现踝关节内侧明显肿胀，主要位于内踝尖的下方，局部压痛，触之有明显的凹陷，足被动外翻时疼痛加重。三角韧带的全层断裂多合并有外踝骨折，亦可同时有下胫腓韧带损伤。

X 线检查可发现距骨外移，内侧间隙增宽，应力位下摄片显示踝关节内侧间隙增宽>4mm，证明三角韧带完全断裂。

【诊断】 单纯的三角韧带损伤很少见，尤其老年人，因骨质疏松，在旋前、外展或外旋位踝部损伤时，多见于内踝骨折。它常常伴有并发损伤的体征，诊断时应注意仔细检查，确诊三角韧带损伤的主要依据：①踝关节有明确的外伤史；②伤后内踝肿胀，压痛，足被动外翻位时疼痛加重；③X 线检查无内踝骨折，距骨外移，内侧间隙增大>4mm；④踝关节造影可见内踝处造影剂外溢。

【治疗】 三角韧带部分断裂，不影响踝关节的稳定性，可选用 U 型石膏内翻位固定 4-6

周。对于老年人,因其活动量少,完全三角韧带断裂,即使合并有其他组织结构损伤,X 线显示内侧间隙<3mm,仍主要选择石膏固定的方法。

对于三角韧带完全断裂合并有外踝和下胫腓损伤,踝关节不稳,经手法整复不能恢复踝穴的解剖关系,且复位后 X 线显示内侧间隙仍>4mm,怀疑三角韧带断端或胫后肌腱嵌入关节内,可选择手术治疗。手术时需先行三角韧带深浅层分别予以贯穿缝合后,作外踝损伤的复位固定,最后将三角韧带的缝线打结固定,轻度内翻位石膏固定 6~8 周。

【康复】 系统的康复对老年踝关节韧带损伤的恢复尤为重要。老年患者的特殊性决定其治疗主要以保守治疗为主。良好的功能治疗既可防止慢性踝关节不稳,又能保证踝关节功能的恢复。功能康复分为三个阶段。

第一阶段(1~2 周):早期限制活动,石膏固定,抬高患肢,予以冷敷,3/d,控制肿胀,鼓励病人足趾活动。

第二阶段(2~6 周):肿胀消退,疼痛明显减轻,可行跟腱牵伸训练,踝背屈活动,扶拐走路。踝关节跖屈易导致关节不稳,故此阶段不可行跖屈训练。

第三阶段(>6 周):加强肌力训练,增加踝关节运动协调性操练,开始慢走,逐步行慢跑,过渡至跳跃训练。

参 考 文 献

[1] 陆宸照.踝关节损伤的诊断和治疗.上海:上海科学技术文献出版社,1998

[2] 王亦璁.骨与关节损伤.3 版.北京:人民卫生出版社,2001

[3] 姚太顺,孟宪杰.踝关节外科.北京:中国中医药出版社,1998

[4] 燕晓宇,俞光,等.踝关节不稳定的生物力学研究现状.国外医学·骨科学分册,2003,4:230-233

[5] 燕晓宇,俞光,等.下胫腓联合损伤的诊治进展.国外医学·骨科学分册,2004,4:222-225

[6] Grass R,Rammelt S,Biewener A,et al. Peroneus longus ligamentoplasty for chronic instabilily of the distal tibiofibular syndesmosis. Foot Ankle Int,2003,24(5):392-397

[7] Burns WC 2nd,Prakash K,Adelaar R,et al. Tibiotalar Joint dynamics:indications for the syndesmotic screw—a cadaver study. Foot Ankle,1993,14(3):153-158

[8] Thornes B,Walsh A,Hislop M,et al. Suture-endobutton fixation of ankle tibio-fibular diastasis:a cadaver study. Foot Ankle Int,2003,24(2):142-146

[9] Beumer A,van Hemert WL,Swierstra BA,et al. A biomechanical evaluation of the tibiofibular and tibiotalar ligaments of the ankle. Foot Ankle Int,2003,24(5):426-429

[10] Richter J,Schulze W,Clasbrummel B,et al. The role of the tibiofibular syndesmotic and the deltoid ligaments in stabilizing Weber B type ankle joint fractures — an experimental investigation. Unfallchirurg,2003,106(5):359-366

[11] Michelson JD,Hamel AJ,Buczek FL,et al. Kinematic behavior of the ankle following malleolar fracture repair in a high-fidelity cadaver model. J Bone Joint Surg Am,2002,84(11):2029-2038

[12] Colville MR. Surgical treatment of the unstable ankle. J Am Acad Orthop Surg,1998,6(6):368-377

[13] Bahr R,Pena F,Shine J,et al. Ligament force and joint motion in the intact ankle:a cadaveric study. Knee Surg Sports Traumatol,1998,6(2):115-121

[14] Becker HP,Rosenbaum D. Chronic recurrent ligament instability on the lateral ankle. Orthopade,1999,28(6):483-492

四、肘关节韧带损伤

肘关节包括3个关节，即肱尺关节、肱桡关节和尺桡近侧关节，其功能主要为屈伸和旋转，关节周围韧带的完整是维护关节稳定性的重要因素之一。老年人由于运动少，尤其上肢肘关节的剧烈活动少，因而肘关节韧带损伤临床少见，常因不重视而导致遗漏。肘关节的韧带主要包含内侧副韧带和外侧副韧带两部分。

(一)内侧副韧带

内侧副韧带分为前束、后束和横束，称为内侧副韧带复合体(图29-19)。其中前束是最主要的外翻稳定结构，起于内上髁的前下面，止于冠状突；其内侧面在关节屈曲时均维持紧张状态，它提供70%的外翻稳定结构。内侧副韧带复合体的功能是对抗外翻应力，维持肘内侧的稳定，内侧副韧带的最常见损伤机制是长期受到慢性损伤，是外翻和外旋应力的共同作用所致。老年人的肘部急性损伤，多见于车祸或摔伤造成其止点的撕脱性损伤，通常在肘关节单纯脱位时损伤。

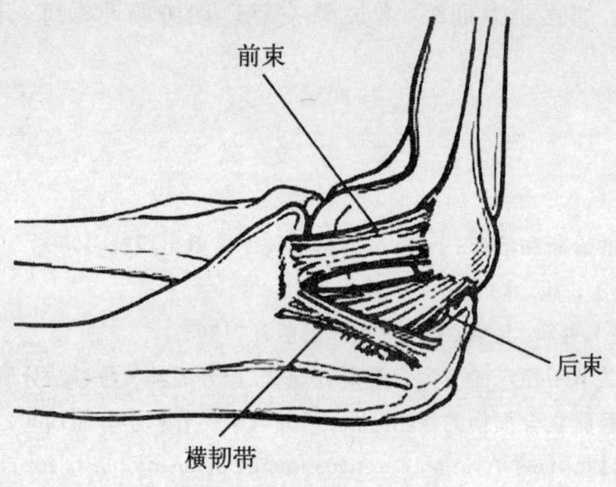

图29-19　肘关节内侧副韧带

【临床表现】　病人在受伤时肘内侧有爆裂声和剧痛，局部肿胀、淤血、压痛(+)，屈肘30°位外翻应力试验阳性，应力下X线片显示肘关节内侧间隙增宽。MR可见急性韧带断裂的病人韧带不连续，而在慢性损伤病人可见韧带变细。

【诊断】　对肘关节内侧副韧带损伤的诊断依据外伤病史、外翻应力试验检查以及X线、MR检查确诊往往不困难，但需注意对血管、神经情况进行详细检查，特别对尺神经的嵌夹应注意防止遗漏。

【治疗】　外翻松弛一般来说对老年人日常生活影响不大，治疗主要采取保守治疗。急性损伤，内侧副韧带完全断裂、关节不稳 、脱位，行关节复位，屈肘90°位石膏固定，3～4周后进行功能锻炼。慢性损伤的病人亦首选保守治疗，主要采取休息、物理治疗和使用非甾体类抗炎药物。治疗中早期的关节活动对肘关节的功能恢复十分关键。

(二)外侧副韧带损伤

外侧副韧带复合体包括四个部分：桡侧副韧带、外侧尺副韧带、辅助性外侧副韧带和环状韧带。外侧尺副韧带是最主要的抵抗后外侧旋转不稳的结构，在创伤所引起的外侧不稳定中，后外侧旋转不稳最常见。主要的受伤机制是肘关节屈曲时的外翻、外旋和轴向的联合应力致使外侧副韧带近端变薄弱或受伤时韧带或肌肉的外上髁起点发生撕脱。依据软组损伤程度分为三期：Ⅰ期，外侧尺副韧带断裂，而其余的外侧副韧带复合体部分或全部断裂，导致后外侧旋转半脱位，可自动复位。Ⅱ期，Ⅰ期再加前后方破裂，造成后外旋转半脱位，其喙突已移位到滑车间。Ⅲ期，伴有内侧副韧带破裂。

【临床表现】　肘关节损伤后外侧有局部疼痛，压痛(+)，肘关节外侧轴移试验阳性。具体方法(图 29-20)：病人仰卧，患肢置于头顶，检查者握住病人的腕和肘，肩外旋、前臂旋后，施以外翻和轴向压力，同时将肘关节由伸直逐渐屈曲，在 40°位时，桡骨头和尺骨呈半脱位状，后外侧形成突起，继续屈曲时，尺桡骨突然复位，出现弹响，突起消失。内翻应力 X 线片可见外侧关节间隙变大，MR 可显示外侧副韧带的断裂。

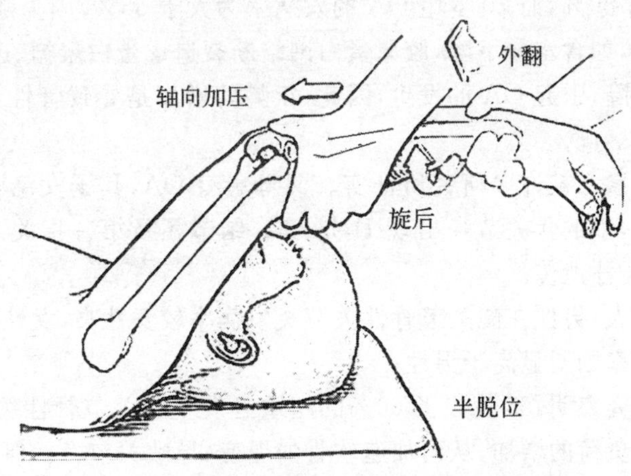

图 29-20　肘关节外侧轴移试验

【诊断】　肘关节外侧副韧带损伤通过询问病史和仔细的体格检查多可以明确诊断。诊断标准：①肘关节有明确的急、慢性损伤病史；②肘外伤疼痛、肿胀、局部压痛，关节活动障碍；③肘关节外侧轴移试验阳性；④内翻应力位 X 线片显示外侧关节间隙增宽；⑤MR 显示外侧副韧带断裂。

【治疗】　肘关节外侧副韧带损伤治疗，在于恢复韧带稳定结构，防止关节不稳定。老年人韧带老化、弹性降低，恢复慢，由于老年患者对功能要求不高，故首选保守治疗。稳定性和早期活动是肘关节功能恢复的两个最关键的因素。

治疗方法：可行石膏固定 4 周，逐渐行关节功能锻炼，或选择绞链式外固定器，即可维持关节的稳定，同时亦可早期行主动或被动的功能锻炼。4 周后进行系统的康复治疗，促进损伤肌肉的修复和肌力的恢复。仅对于严重关节不稳，反复出现关节脱位，保守治疗无效，可选择手术治疗。手术选择肌腱移植重建外侧尺副韧带，方法是在其起止点位置建骨隧道，将肌腱穿过，用不可吸收的肌腱缝合线固定，术后支具固定 6～8 周，功能锻炼。

第三节　退变性骨关节炎

骨性关节炎是一种关节软骨变性所引起，严重危害老年人健康的慢性进行性骨关节病，

1890 年 Garrod 首先提出 OA 的概念，继而 Nichols 和 Richardson 在 1908 年用退行性变关节病(degenerative joint disease)描述本病的病理改变。

骨性关节炎是一种中老年人多发病、常见病。人口构成的老龄化，使越来越多的国家走入老年化社会，据最近“中国人口年龄化发展百年预测”专题研究显示，中国在 1999 年已进入老龄化社会，目前 60 岁以上老年人口已达 1.43 亿，占总人口 11%，为亚洲老年人口的一半，21 世纪的中国将是一个不可逆转的老龄社会。由于 OA 发病逐年增多，已成为影响中老年生活质量的主要疾病之一。近年来，由于药物、关节镜及关节置换技术的临床应用，为临床医生治疗骨性关节炎提供有效途径。

OA 多发于中老年人，目前 OA 的病因仍不十分清楚，考虑与以下因素有关。

(1)年龄：是 OA 发展的主要因素。据有关 X 线资料显示：20 岁左右组的 OA 发病率为 4%，60 岁以上人群占 80%，而 70 岁组 OA 的发病率为大于 85%，因为随着年龄的增长，关节软骨的成分发生改变，如含水量下降，胶原蛋白网络断裂造成蛋白聚糖、透明质酸的降解，导致关节软骨抗压功能下降，引起 OA 的发生，因此，年龄的增加是导致骨性关节炎的发病因素之一。

(2)遗传：遗传因素已被许多研究所证实。父母患有 OA，其子女患有 OA 的危险性就很高。在原发性 OA 中，手的骨关节炎出现 Heberden 结节累及第一指关节是由第一常染色体基因传递，在女性是显性遗传。

(3)性别：在老年人，男性在髋关节骨性关节炎发病率较女性高，女性在膝关节炎及手部远侧指间关节炎的发病率则明显高于男性。

(4)肥胖：临床研究表明，65 岁以上 60%的超重者发生膝关节骨性关节炎，说明超重造成关节面软骨额外机械负荷的增加，从而加速软骨的退变，导致关节炎。但至今尚未发现任何激素或生物性的因素能解释肥胖与 OA 间的关系。

(5)其他因素：近年来研究发现骨性关节炎与职业和运动有一定的关系，关节的反复过度使用使外力传导至关节软骨，使其发生损伤。此外，流行病学调查表明，骨性关节炎与种族、地域、生活习惯也有一定的关系。

总之，OA 的发生是多因素共同作用的结果，在其预防和治疗时应全方位综合分析。

一、髋关节骨性关节炎

【临床表现】 老年性髋关节炎发展缓慢，但呈进行性加重。

1. 症状与体征　疼痛，一般出现在腹股沟区，向大腿内侧或膝部传导，就诊常诉晨起时离床活动时疼痛，以后为持续性，严重时可影响睡眠。

2. 关节僵硬　最初在晨起穿袜子、系鞋带感到困难，以后进行性加重，可有跛行。

3. 畸形　患肢于外旋位，有固定性屈由，外旋畸形，“ 4 ”字试验阳性。

4. X 线表现

(1)负重区关节间隙变窄，骨质硬化，髋臼周围有骨赘形成。

(2)股骨头下可有囊性病变。

(3)股骨头向外上方移位。

(4)骨质破坏，股骨头的形态不规则，关节间隙变窄或消失，髋关节半或全脱位。

【治疗】

1. 非药物治疗　通过开展社区教育及利用多样化媒体形式普及骨关节炎原因，疾病特点，预后及治疗方面的知识，采取适当休息和锻炼理疗，减轻体重，避免剧烈活动，减少关节的负重如长时间站立，下蹲及上下楼梯，必要时拄手杖。尽可能延缓关节的退变进程。

2. *药物治疗*　镇痛药、非甾体类药物、皮质激素是髋关节骨性关节炎常用治疗的药物，目的是缓解疼痛，在应用药物的同时注意药物的毒性作用和心血管、胃肠道的副作用。

3. *手术治疗*　主要有截骨术、关节融合和髋关节置换术，髋关节置换术是我国目前开展最多，也是手术疗效最好，技术最成熟的人工关节置换术。老年性髋关节炎，出现疼痛及关节功能障碍是关节置换术首选的适应证，由于股骨头和髋臼均受累，因此需采用人工全髋关节置换术治疗。

二、膝关节骨性关节炎

【临床表现】　膝骨性关节炎初起时可发生于髌股关节，也可发生于股胫关节，发展缓慢，关节软骨面受侵蚀，破坏，有软骨片剥脱，形成关节内游离体，半月板发生退变，破裂，滑膜增生，肥厚，晚期表现明显疼痛，肿胀，活动受限和关节变形。

1. *症状和体征*　关节主动活动时有摩擦音和疼痛，蹲起、上下楼梯、从座位站起时特别明显，关节常有肿胀，严重的患者可有关节绞锁及打软腿，后期出现股四头肌萎缩，关节疼痛，屈伸困难，甚至关节变形。

2. *X 线*　早期无变化，以后可在髌骨上下角有骨质增生，髁间嵴变尖，胫骨平台有骨赘形成，轴位像及站立位像更有临床意义。

3. MRI　可以了解软骨退行性变的程度，也能较早较准确地反映半月板及交叉韧带及关节积液情况。

4. *关节滑液的检查*　通常用于各种关节炎之间的鉴别诊断。

【治疗】

1. *综合保守治疗*　如前所述，减轻体重，适当休息和锻炼是治疗膝关节骨性关节炎必不可少的环节，如游泳、骑车、股四头肌功能练习，此外，口服止痛药物，理疗也能起到减轻症状、缓解疼痛，改善功能的作用。

2. *关节腔内注射药物*　作为治疗膝关节骨关节炎的一种方法，主要成分为透明质酸钠，可恢复关节滑液的正常黏弹性，增加润滑作用，注射后除能显著缓解疼痛与肿胀之外，还可提高关节功能，每周关节内注射 1 次，连续 5 周。

3. *膝关节镜手术*　轻中度骨性关节炎，保守治疗无效，可采用关节镜下关节清理术。通过清除关节内的“垃圾”：软骨、骨、半月板等碎片，术中应用大量关节冲洗液，冲去炎性物质，取出游离体，切除部分炎性滑膜组织，最终可注射止痛药物，可明显缓解疼痛，改善关节功能。对关节破坏严重，关节间隙狭窄，应慎用，一般建议行关节置换。

4. *关节置换术*　全膝关节置换术是当前最成功的骨科手术之一。它能有效地解除膝关节的疼痛，恢复关节功能，已经成为晚期膝关节骨性关节炎治疗的重要手段。

三、踝关节骨性关节炎

临床表现

1. 老年性踝关节骨关节炎较少，一般表现为踝关节疼痛和活动受限，以负重和行走痛多见，踝关节肿胀，背伸和屈曲受限。

2. X 线表现：早期 X 线常为阴性，逐渐出现关节间隙狭窄，距骨软骨下骨硬化，踝关节胫骨前后缘变尖，有骨赘形成，晚期踝关节出现畸形和脱位。

【治疗】 包括药物治疗、理疗及消除关节劳损因素，经保守治疗无效，病情重影响病人生活和工作，可采用手术治疗，包括关节清理术、关节融合术和人工关节置换术等。

四、手部骨性关节炎

【临床表现】

1. 多见于老年妇女，手部远侧指间关节背侧有二个隆起，初期触之软，波动缓慢发展，后期变硬，称 Heberden 结节，偶尔近侧指间关节背侧有二隆起，称为 Bouchard 结节，常有家族遗传史，就诊时诉关节僵硬，晨起较重，活动后减轻，注意与类风湿相鉴别。

2. X 线表现：可见远侧指间关节狭窄。

【治疗】 曾有医师把 Heberden 结节误认为“囊肿”手术切除，由于关节液渗出多，造成切口愈合困难。治疗上以口服止痛药，外敷消炎止痛膏剂，如以扶他林乳剂为主。

参 考 文 献

[1] 吕厚山. 关节炎外科学. 北京：人民军医出版社，2002
[2] 耿德章. 中国老年医学. 北京：人民卫生出版社，2002
[3] 曹建中. 老年骨骼疾病治疗学. 北京：中国医药科技出版社，1992
[4] 陈百成，张静. 骨关节炎. 北京：人民卫生出版社，2004

五、肱骨外上髁炎

在老年人，尤其老年女性，由于慢性反复性劳损，肘关节外侧是肘部疼痛的最常见发生的部位(图 29-21)，其主要的发病机制是因运动、职业、生活劳动等因素造成，反复微小的创伤对伸肌总腱起点部位的牵拉损伤，致使腱膜破裂，桡侧副韧带撕裂，环状韧带纤维化或炎症等病理改变，局部形成反应性肉芽肿，导致肿胀、疼痛、伸肌无力。

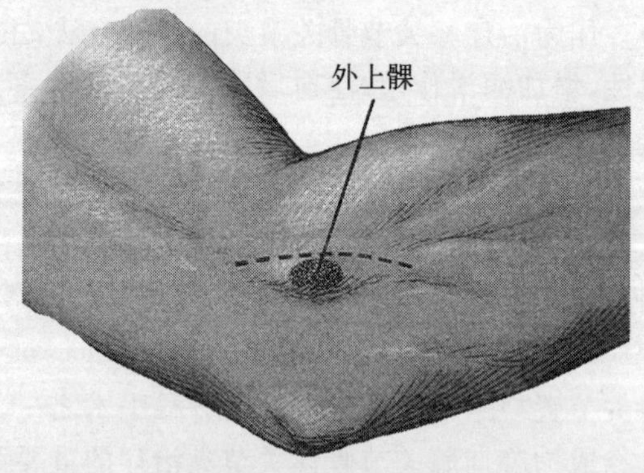

图 29-21 肘关节外上髁

【诊断】 根据病人的主诉和典型的临床表现，诊断往往不困难，主要依据：①肘外伤有长期反复牵拉病史；②肘外侧疼痛，持物时加重，尤其在拧毛巾时明显；③检查肱骨外上髁区压痛(+)，Mill 征(+)，即伸肘，前臂旋前，握拳屈腕，肘外侧出现疼痛；④X 线检查无异常。

【治疗】　本病在老年人比较常见，绝大多数病人非手术治疗可获得成功。主要方法：避免采用导致疼痛的动作、理疗、应用抗炎药物、封闭疗法。对于症状特别严重，非手术治疗无效，顽固疼痛，严重影响以后正常生活，可选择手术治疗。手术方法是将伸肌总腱作骨膜下松解，局部钻孔减压，伸肌总腱下方的肌皮微血管神经束切除。

参 考 文 献

[1]　陈进利，董宫国. 肘关节不稳定研究进展. 国外医学・骨科学分册，2003，2：111-113

[2]　蒋协远. 肘关节侧副韧带的解剖及临床意义. 国外医学・骨科学分册，2003，5：314-315

[3]　Floris S, olsen BS, Dalstra M, et al. The medial collateral ligament of the elbow joint: anatomy and kinematics. J Shoulder Elbow Surg, 1998, 7(4): 345-351

[4]　King GJ, Dunning CE, Zarzour ZD, et al. Single-strand reconstruction of the lateral ulnar collateral ligament restores varus and posterolateral rotatory stability of the elbow. J Shoulder Elbow Surg, 2002, 11 (1): 60-64

[5]　Lee ML, Rosenwasser MP. Chrohic elbow instability. Orthop Clin North Am, 1999, 30 (1): 81-89

[6]　Cohen MS, Hastings H Ⅱ. Rotatory instability of the elbow. The anatomy and role of the leteral stabilizers. J Bone Joint Surg Am, 1997, 79(2): 225-233

[7]　O'Driscoll SW. Stress radiographs are important in diagnosing valgus instability of the elbow. J Bone Joint Surg Am. 2002, 84(4): 686-687

第30章　脊柱外科疾病

第一节　脊柱骨折和脊髓损伤

随着生活水平的提高，医疗卫生条件的改善，我国的人口已逐步进入老龄化状态。伴随而来的老年脊柱骨折和脊髓损伤，由于其危害性已越来越引起人们的广泛重视。流行病学研究表明，中国男女脊柱骨折存在着共同暴露的相关危险因素，其中年龄因素在影响脊柱骨折发生上占有较重要的位置。随着年龄增加，两性均发生不同程度的骨钙量减少，女性骨钙量减少发生的时间更早，在绝经前后还有10年左右快速的骨钙丢失，因此老年女性脊柱骨折发生率明显高于男性。老年脊柱骨折有其特殊性，外伤和骨质疏松是两大根本的病因。发生在颈椎的骨折与胸腰椎骨折的受伤机制不相同，老年颈椎骨折多因很强的外力，以头颈部先着地致伤，显然都有明确的外伤史，而老年性胸腰椎骨折的主要病因是老年性骨质疏松症，常由轻微外力所致，如坐车颠簸、平地滑倒、身体扭转，甚至无明确外伤史亦可发生骨折。在临床诊断时应多加注意，对老年患者特别是脊柱损伤必须做X线片及骨密度检查，仔细询问患者的既往史，必要时做CT、MR等检查。特别是腰椎骨折，如不详细询问病史和仔细检查常可导致漏诊或误诊。老年人多数伴有心血管及呼吸道疾病，长期卧床制动对他们有致命的威胁和心理恐慌，因此，在治疗上要减少卧床时间争取早期下床活动，对无手术禁忌证的应采用早期切开复位内固定方法。在治疗老年脊柱骨折的同时，应注意对骨质疏松症的治疗，这不但有利于促进骨折的愈合，而且对减轻骨质疏松症所致的全身性疼痛症状具有显著效果，更重要的是对防止再骨折具有重要的临床意义。

一、老年颈椎骨折

【病因】　老年颈椎骨折最常见的原因是创伤，其中汽车事故和坠落伤占大多数，伴随头颅损伤率可高达26.55%。伴随头颅损伤的颈椎损伤延误诊断发生率较高。因此，对任何有颅脑损伤，严重面部或头皮裂伤的患者都要怀疑有脊柱损伤。通常在棘突处有压痛，棘间韧带处摸到缺损。老年颈椎骨折的其他原因包括，颈椎骨关节病，发育性颈椎管狭窄，颈椎转移瘤，类风湿脊柱炎，强直性脊柱炎，DISH病等，这些原因的存在使颈椎活动范围明显受限，使其极易发生颈椎损伤，甚至轻微的外伤也可发生颈椎损伤。这类损伤合并脊髓损伤的发生率很高，往往颈椎不稳定和移位，常需要手术治疗。颈椎骨折中67.18%伴有脊髓损伤，其中38.62%为不完全脊髓损伤，28.56%为完全脊髓损伤。Jefferson发现创伤引起颈椎损伤涉及两个区域：C_1～C_2和C_5～C_7。Meyer认为C_2和C_5是颈椎损伤最常见的两个节段。10%创伤性脊髓损伤患者可无X线证据。

【临床表现】　颈椎损伤分为上颈椎损伤和下颈椎损伤两大部分。

1. 上颈椎损伤　上颈椎指颈$_2$以上的颈椎部分，包括枕颈关节。此段的损伤主要包括枕颈脱位，寰椎骨折，寰枢关节半脱位，齿状突骨折，枢椎椎弓骨折。

(1)枕颈脱位：完全脱位患者多在现场立即死亡。外伤仅仅引起部分韧带及肌群损伤，导致枕寰失稳,主要表现为颈痛,活动受限,被迫体位及枕颈交界处压痛。

(2)寰椎骨折:又名 Jefferson 骨折。1920 年首次报道,头颈部纵向挤压暴力引起,多伴有颅脑外伤,少有神经症状。临床表现:颈痛(通过枕大神经向后枕部放射),枕颈部压痛明显,颈肌痉挛,头颈活动受限,尤以旋转受限为甚。很少发生脊髓损伤。

(3)寰椎横韧带断裂:寰椎与齿状突双侧侧方移位总和超过 7mm。

(4)寰枢椎脱位:头颈后部外伤作用,屈曲型损伤多见。1908 年首次记载,1934 年由 Coutts 报道。损伤可造成横韧带断裂或齿状突骨折,单纯地旋转半脱位很少有脊髓损伤。临床症状悬殊大,轻者无异常主诉,重者完全性瘫痪,重者病死率高。颈痛,肌肉痉挛,活动受限,持续的疼痛性斜颈。

(5)枢椎齿状突骨折:1974 年 Anderson 与 D'Alonzo 将齿状突骨折分为Ⅰ型:顶部斜形撕裂性骨折;Ⅱ型:腰部骨折;Ⅲ型:基底部骨折。

(6)临床表现:颈痛,压痛,活动受限。枢椎椎弓骨折:又称绞刑架骨折,Hangman Fracture。1913 年 Wood-Jones 首先描述,1965 年 Schneider 再次描述并命名。下颌部外力作用颈椎仰伸造成损伤,发生于枢椎椎弓部骨折。临床表现:颈部疼痛,压痛,活动受限,颈肌痉挛,一般不伴有脊髓神经症状。

2. 下颈椎损伤　下颈椎指颈$_{3\sim7}$颈椎。发生骨折脱位较上颈段多,且易伴发脊髓损伤。一般骨折脱位多见,60%～70%合并脊髓损伤及神经根刺激症状。直接暴力和间接暴力造成损伤,下颈椎骨折 80%好发于颈$_{4\sim6}$节段。下颈椎损伤伴颈$_{4\sim6}$段脊髓完全损伤时,常常出现生命体征的改变:低血压-外周交感神经功能丧失,引起外周血管扩张。心跳过缓-心脏交感神经支配丧失,副交感神经亢进。体温降低-皮肤血液进入外周血池。下颈椎损伤的常见损伤类型包括过伸性损伤(挥鞭伤,或中央管症候群),椎体压缩性损伤,椎体暴散性骨折,颈椎半脱位及全脱位。颈$_4$ 或颈$_5$ 髓节损伤,可能引起自主通气功能改变,呼吸频率增加,每分钟必要通气量减少,二氧化碳分压增加。因此,所有急性颈椎损伤病人,应心电监测和血氧和血气检测。

【诊断】　老年颈椎损伤的诊断主要根据外伤病史,临床症状,结合必要的影像学检查,并详细询问既往病史。老年病人通常合并有其他颈椎病变:颈椎骨关节病,发育性颈椎管狭窄,类风湿脊柱炎,强直性脊柱炎,DISH 病等,常是发生老年颈椎损伤的诱因。

【治疗】

1. 颈椎损伤治疗目的　脊柱复位,预防未受损伤的神经组织的功能丧失,促进神经功能的恢复,获得并维持脊柱的稳定性,获得早期的功能恢复。

2. 非手术治疗　无神经压迫,稳定型颈椎损伤,强固定 8～12 周,颈部支架或 Halo-Vest。稳定的椎体压缩性骨折,无移位的椎板,侧块或棘突骨折,经牵引已复位的单侧小关节脱位,行 Halo-Vest 8～12 周。严密观察,前 3 周每周复查 X 线,6 周、3 个月、6 个月,1 年复查 X 线,防止颈椎亚急性不稳定。

3. 手术治疗　无论有无神经受累,颈椎的不稳定性损伤一般都需要手术治疗。应早期切开复位内固定,达到稳定及早期功能康复的目的。在通过牵引无法复位,而又无神经症状或神经症状极轻微的半脱位或脱位患者中,确定是否存在椎间盘突出是非常重要的。现做前路手术,而后行后路固定,防止医源性神经损伤。

(1)减压固定手术基本原则:术前 X 线、CT、MRI 评估;椎板切除术可引起临床不稳定或神经损害;前方压迫行前方减压融合内固定;后部韧带或骨性不稳定适合后路内固定及植骨。前后路联合手术适于颈椎严重不稳定,并且有明显神经压迫性病变者。

(2)具体损伤的治疗方法。

①枕颈脱位治疗：颅骨牵引固定，伴有脊髓损伤，应用呼吸机，脱水治疗，及其他治疗。伤后3个月，枕寰不稳，行后路植骨融合术。

②寰椎骨折：可保守治疗。颅骨牵引后，Halo-Vest固定8～12周。如果保守治疗仍不稳定，还需枕颈后融合术。

③寰椎横韧带断裂治疗：单纯断裂不伴有颅脑损伤及脊髓神经症状，枕颌带牵引5～10天，头颈胸石膏固定10～12周。伴有脊髓神经症状者，颅骨牵引至少3周，观察神经症状恢复。

④寰枢椎脱位治疗：无论是否伴有脊髓损伤，均按危重病人处理。枕颌带或颅骨牵引，颈部固定制动，保持呼吸道通畅，脱水治疗。齿状突骨折移位轻度，复位后对位良好稳定者，或无移位齿状突骨折，采用颅骨牵引4～6周，再头颈胸石膏固定6～8周。对于移位明显，复位后仍不稳定，及陈旧性骨折，采用手术治疗，行后路融合术，前路齿状突骨折复位螺钉内固定术。术后固定时间需3～4个月左右，容易发生齿状突骨折不愈合。

⑤枢椎齿状突骨折治疗：Ⅰ型、Ⅲ型和Ⅱ型无移位骨折，非手术治疗，枕颌带或颅骨牵引1.5～2.0kg，1～2周复查，3～6周更换Halo-Vest固定。移位的Ⅱ型骨折，假关节及愈合延迟Ⅲ型骨折，采用手术治疗，行长螺钉内固定或寰枢椎融合术。

⑥枢椎椎弓骨折治疗：无移位骨折，前屈位牵引2～3周，头颈胸石膏固定6～10周。明显移位骨折，手术治疗，行后路椎弓根钉内固定或前路椎体间植骨融合术。若伴有脊髓损伤，按中央管症候群处理。

⑦下颈椎损伤治疗：单纯的棘突骨折或椎板骨折，是稳定骨折，支具固定6～8周。关节突关节脱位伴有或不伴有骨折，是严重的损伤，椎管变形，压迫神经组织，应尽可能早地开始复位，行颅骨牵引术。无脊髓损伤，颅骨牵引3～4周，换头颈胸石膏固定4～6周。伴不全性脊髓损伤，牵引治疗，神经症状改善后保守治疗，若神经症状无改善，加重或停滞，采用手术治疗。伴有完全性脊髓损伤，病情稳定，无严重并发伤，尽早手术治疗，减压，稳定颈椎，早期活动。颈椎成角畸形大于11°，或水平移位大于3.5mm，表明颈椎显著不稳定，需手术治疗。

二、胸腰椎骨折

胸廓由胸椎脊椎与两侧肋骨，胸骨构成，胸椎的稳定性增加，伸屈活动相对较小，旋转活动度亦相对较小。相反腰椎由于其结构特点，椎体大而厚，活动范围大，可做屈伸、侧弯、旋转运动，故腰椎损伤的发病率高于胸椎。胸腰段为临床骨科习惯用词，目前普遍接受的“胸腰段”定义为T_{11}～L_2脊柱节段，是胸椎与腰椎的接合部。T_{11}、T_{12}的肋骨为游离肋，相对固定于胸廓中的其他胸椎，T_{11}、T_{12}参加了腰部的活动。胸腰段是固定的胸椎向活动的腰椎的转换点，也是胸椎生理后凸与腰椎生理前凸的衔接点，因此是应力较为集中的部位，容易遭受暴力作用导致损伤。此节段的关节突的关节面由冠状面转为矢状面，易遭受旋转暴力作用导致损伤。另外，胸腰段又是脊髓圆锥的终止处，集中了腰$_2$～骶$_2$的脊髓及相应神经根，是脊髓与神经根混合的部位。同时是腰骶膨大所处部位，脊髓周围间隙相对狭小，损伤后可合并脊髓圆锥和神经根损伤。由于“胸腰段”的特殊解剖和应力特点，胸腰段骨折在胸椎、腰椎损伤中发病率最高，在胸椎和腰椎骨折中占重要地位。

【病因】　胸腰椎损伤常见的病因包括间接暴力造成屈曲型损伤，直接暴力，肌肉拉力撕脱骨折，病理性骨折。胸腰椎是人体的中枢支柱，维持其稳定性是首要的，没有稳定性就无脊柱的正常功能。由于胸腰椎骨折的损伤病理机制复杂，产生的骨折类型各异，目前被广泛接受和在临床中应用较多的分类系统包括：Denis 于 1983 年提出的分类系统和 20 世纪 90 年代 AO 学派提出的分类系统。Denis 于 1983 年提出了三柱的概念，并将胸腰椎骨折分为 4 大类：A 类压缩性骨折；B 类爆裂性骨折；C 类安全带骨折；D 类骨折脱位。又将其中 B 类分为 5 型：A 型上下终板型；B 型上终板型；C 型下终板型；D 型爆裂旋转型；E 型爆裂侧屈型。AO 学派将胸腰椎骨折分类为 3 型 9 亚型。A 型：椎体压缩；B 型：前方及后方结构牵张性损伤；C 型：前方及后方结构旋转性损伤。A、B、C 各型又细分为 3 个亚型。

【临床表现】 胸腰椎损伤是严重的外伤，损伤的部位、程度、范围及个体特性不同，临床症状和体征差别大。有严重外伤史，局部疼痛，活动受限，压痛，叩痛，肌肉痉挛，腹胀，腹痛，便秘（腹膜后血肿刺激自主神经肠蠕动减弱）。同时损伤脊髓或马尾神经，损失平面以下的感觉，运动，膀胱，直肠功能均出现障碍。

【诊断】 根据病人外伤病史，同时行相关的 X 线、CT、MRI 检查，可以得到明确的诊断。对于晚期合并脊髓压迫症状病人，应行脊髓造影了解外在性压迫。

【治疗】 胸腰段骨折的治疗不仅取决于骨折的分类，还要考虑患者的年龄、骨质疏松情况，神经损伤等因素。老年患者长时间卧床，心肺等并发症可能导致其死亡，积极手术治疗可以使患者早期下床活动，降低并发症和减少死亡率。有神经损伤的患者，则需要积极手术减压，矫正畸形，稳定脊柱。有严重骨质疏松的患者，卧床 2～3 个月将加重骨质疏松和心肺等并发症，不宜采用保守治疗。胸腰段骨折在何种情况下进行非手术治疗，还是手术治疗，在选择标准上目前还存在着争议。

1. 稳定性骨折　卧床休息，镇痛，腰背肌锻炼，6～8 周起床活动。

2. 不稳定性骨折　早期手术复位与固定，保护脊髓避免重复损伤，及早解除对神经组织的压迫。

3. 胸腰椎骨折　手术治疗可以有效恢复伤椎的高度，维持脊柱的正常序列，同时能够恢复受损椎管的管径，解除脊髓神经受压，促进神经功能恢复，并且通过内固定重建脊柱的稳定性，使患者能早期下床活动，为康复训练创造条件，即使截瘫患者，恢复脊柱的稳定，对于术后护理也是十分有利的。

4. 手术指征　急性胸腰椎损伤伴有不完全性脊髓损伤者；截瘫症状未恢复并逐渐加重；CT 提示椎管内骨块压迫；小关节突绞锁；开放性损伤；各型不稳定性新鲜或陈旧性骨折。

5. 手术入路选择　一般取决于骨折的类型，部位，受伤后的时间和术者对手术方式的熟悉程度。脊髓前方受压，前方减压，脊髓背侧受压，椎板减压。①后路手术系指经脊椎后侧进路手术，具有手术显露好，出血少优点；②椎弓根内固定技术包括：板系统（钢板＋螺钉）和棒系统（棒＋螺钉）。并发症：螺钉断裂，螺钉松动，神经根损伤，脑脊液漏；③前路手术：较好恢复神经功能。前路手术内固定力学性能好，解除脊髓前方压迫效果肯定，晚期脊髓损伤亦有疗效。

6. 手术并发症　出血；神经损害加重，硬膜破裂脑脊液漏；损伤交感神经干对侧下肢发凉 1～2 周；胸-腹膜损伤；深部感染。

三、脊髓损伤

脊髓损伤是脊柱骨折脱位最严重的并发症。脊髓损伤后迅速出现的病理生理变化常分为三种类型：脊髓震荡；脊髓挫伤；脊髓横断。

【病因】 直接暴力或者间接暴力作用在正常脊柱和脊髓组织，均可造成脊髓损伤。重物砸伤、高处坠落伤、交通事故伤、跳水意外伤等。脊髓损伤多发生于年轻人，80%为40岁以下的男性。脊柱骨折有1/3合并脊髓损伤。脊髓损伤好发于颈椎下部，其次为胸腰段脊柱部。屈曲型损伤所致的脊柱骨折脱位是脊髓损伤的常见原因。除了创伤原因外，脊柱结构存在异常时，受到轻微的外伤，可造成脊髓损伤而致瘫痪。发育性颈椎管狭窄、DISH、OPLL、OYL、颈椎病、强直性脊柱炎，老年脊髓损伤多发生于上述情况。

【临床表现】 损伤平面以下感觉、运动、反射及括约肌功能障碍。脊髓的感觉传导束主要有浅感觉传导束和深感觉传导束两种，浅感觉有触觉、痛觉、温度觉，深感觉有压觉及肌肉、关节的本体感觉。完全截瘫病人，紧接损伤平面以上可有痛觉过敏，而损伤平面以下所有感觉完全消失。脊髓的基本反射有五种：牵张反射和屈肌反射、血压反射、膀胱反射、排便反射、阴茎勃起反射。深反射-肌腱反射。浅反射-腹壁反射，提睾反射，肛门反射，足趾反射。锥体束-大脑皮质锥体束部的轴突经过脊髓的皮质脊髓束到达脊髓灰质的前角运动细胞。

全身常有呼吸，循环，代谢以及体温调节方面的变化。①循环系统：心动徐缓，脉压差大，脉搏有力，血压偏低。②呼吸系统：呼吸动力不足，支气管内分泌物聚积，肺活量降低，气体交换不足，血氧分压降低，血二氧化碳分压增高。③代谢变化：脊髓损伤患者对糖原的利用发生障碍，不能大量利用葡萄糖，消耗脂肪和蛋白质。④体温调节障碍：体温升高。⑤自主神经机能紊乱：交感神经机能阻滞，自主神经反射亢进。⑥生殖机能的变化：女性截瘫病人卵巢功能及内分泌水平发生长期紊乱。男性截瘫病人大部分发生阳痿。

【诊断】

1. 脊髓损伤后，损伤节段平面以下发生感觉、运动、反射或括约肌功能障碍，四肢弛缓性麻痹。通过细致的神经系统检查来确定脊髓损伤发生的部位，是否存在不完全或完全的脊髓损伤。

2. 完全性脊髓损伤是指：损伤节段平面以下呈弛缓性瘫痪，感觉消失，肌张力低下，不能运动，运动系统和自主神经系统的反射减弱或消失，病人不能维持正常体温，大便滞留，膀胱不能排空，血压下降。早期脊髓休克可能出现血压下降，但不伴有代偿性脉搏增加。

3. 不完全性脊髓损伤表现为两个过程：脊髓休克，同完全性脊髓损伤。脊髓休克恢复后，残留某些感觉机能，运动机能，反射改变，引出病理反射。

(1)重要的皮节标志：乳头连线 T_4，剑突 T_7，脐 T_{10}，腹股沟区 T_{12} 及 L_1，会阴肛周 S_2、S_3、S_4。只要骶部有感觉保留，不完全性脊髓损伤的诊断就可以成立。四肢瘫痪的患者，在明确损伤的颈髓支配区以远，唯一有感觉的区域可能就是肛门周围。如果骶神经支配的肌肉有自主运动，那么运动功能恢复的预后良好。腿部对针刺的屈曲收缩不能表明有自主运动。

(2)肌力的分级：0——完全瘫痪；1——肉眼或可触及的肌肉收缩；2——有主动运动，但不能抵抗重力；3——能抵抗重力运动；4——能部分抵抗阻力运动；5——能完全抵抗阻力运动。脊髓损伤的肌肉定位：C_5 屈肘(肱二头肌，肱肌)；C_6 伸腕(桡侧腕长短伸肌)；C_7 伸肘(肱三头肌)；C_8 屈指(中指指深屈肌)；T_1 小指外展(小指外展肌)；L_2 屈髋(髂腰肌)；L_3 伸膝(股四头肌)；L_4 踝关节背屈(胫前肌)；L_5 拇背伸(拇长伸肌)；S_1 踝关节跖屈(腓肠肌比目鱼肌)。球海绵体反射阳性或肛门反射的恢复是脊髓休克结束的标志。脊髓休克恢复后，损失平面以下仍无运动和感觉，表明是完全性脊髓损伤，预后不好。

4. 颈椎或上位胸椎骨折伴有 T_6 以上脊髓损伤，三个生命体征的改变：低血压，低体温，心跳徐缓。

【治疗】

1. 脊髓损伤病人现场急救　老年急性脊髓损伤病人往往病情较重，常常合并有休克，呼吸道梗阻，重要脏器损伤。采用心肺复苏术，输血输液，气管切开等措施。按脊柱骨折处理方法搬运病人，避免增加病人痛苦及加重损伤。颈椎中立位制动，头低足高位，防止误吸为内容物及休克。

2. *急诊处理*　进行全身体格检查，详细神经系统检查。排除休克，颅脑，内脏，或其他部位合并伤，优先处理危及生命合并伤。确定损伤平面，完全性或不完全性瘫痪。输血，补液，导尿，胃肠减压。静脉激素，脱水治疗。有骨折脱位应行牵引治疗。

3. *手术疗法*

(1)手术治疗的目的：解除脊髓及神经根的压迫，清除毒性代谢产物，清除突出到椎管的骨块，稳定脊柱，恢复神经机能，防止晚发脊髓损害，早期活动，防止长期卧床并发症。

(2)手术适应证：脊髓损伤症状逐渐加重者；奎根试验有梗阻者；椎管内有骨折块突入者；小关节绞锁闭合复位失败者；颈椎屈曲型压缩骨折伴有间盘损伤者；第 2 腰椎以下严重骨折脱位，马尾神经损伤呈完全性截瘫者；开放性脊髓损伤者。

(3)手术禁忌证：患者状况不好不能耐受手术者；无骨折移位的脊髓完全横断者；颈椎过伸型损伤，表现中央管综合征，无脑脊液梗阻者；神经症状逐渐好转，影像学显示无脊髓受压者；除马尾神经以外，脊髓受伤在 2～3 年以上者。

4. *非手术疗法*

(1)局部降温疗法。

(2)高压氧疗法。

(3)药物疗法：脱水药，肾上腺皮质激素。急性脊髓损伤甲泼尼龙使用方案：15 分钟内，30mg/kg 体重静推。45 分钟后，5.4mg/(kg·h)静点 23 小时。并发症是伤口感染和胃肠道出血。

四、脊柱骨折和脊髓损伤康复治疗

【概述】　康复是预防与治疗的发展与延续，具有广泛的社会意义和实用价值。脊柱骨折和脊髓损伤的康复治疗，不仅对个人，而且对患者的家庭、单位，乃至社会均有积极的意义。因此在强调对脊柱骨折和脊髓损伤预防，早期诊断与早期治疗的同时，必须强调康复的重要性，并积极开展和应用各项有效的康复措施。由于脊柱骨折和脊髓损伤的病情，治疗早晚及其他各种情况存在较大差异，因此对康复治疗的要求、方法及后果亦有明显的差异。有效的康复治疗措施是增强其治疗信心及获得最大限度恢复的主要手段。除了手术无效病例外，尚应对术后症状加重，甚至引起肢体完全瘫痪者，及时加强康复治疗。在改善其精神状态前提下配合其他有效的措施，争取使其功能最大限度地好转与康复，避免症状的进一步严重与恶化。对于病程长，病情已进入脊髓变性阶段的后期病例，非手术疗法和手术疗法均无效，唯有寄希望于康复医疗以争取改善全身状态及四肢功能，尤其是要想方设法促进其双手功能的重建，以减少对他人的依赖。最终目的是通过各方面的有机配合和努力，使病人能够扶拐站立或借助于轮椅坐立，并有可能从事一定的工作和参加一定的社会活动。康复的内容包括精神疗法，物理疗法，职业训练，功能锻炼，矫形治疗。

【精神疗法】　精神疗法十分重要。脊髓损伤截瘫经过一段时间的治疗，截瘫仍未恢复，患者在思想和精神上会有很大的负担。要对患者进行安慰和鼓励，消除悲观心理，消除急躁情绪，适当加以暗示促进有效恢复，对治疗无效者加以正确引导。对于脊髓完全损伤病例，树立活下去的信念，增进其求知欲，加强爱的教育，使其能够以顽强的毅力配合各项康复工作。

【物理治疗】 应尽早地进行按摩，关节被动活动，功能性电刺激疗法等物理治疗。按摩的目的是防止肌肉萎缩、关节强直，改善局部血液循环，促进淋巴回流。按摩手法宜轻柔，由远及近地对四肢各部位进行按摩，同时还要进行腹部和背部的按摩。对于弛缓性瘫痪的病人，应用功能性电刺激疗法，可以防止肌肉萎缩及纤维变性，改善肌肉营养状况，使肌肉保持功能状态，以便在神经功能恢复时发挥作用。

【功能锻炼】 尽早开始四肢的主动及被动功能锻炼，在减轻肌肉萎缩的同时，有助于关节功能的维持。制定详细的计划，由简单到繁杂，由容易到困难。手部的活动功能及下肢的站立行走功能最重要，加强锻炼恢复功能。树立坚持不懈，进行到底的观念。进行床上、床下及轮椅等几个方面的训练。增强肌力，防止关节萎缩，矫正某些畸形，增加肺活量与心脏功能。从轻量级开始，循序渐进，注意防止外伤。

脊柱骨折未愈合患者进行功能锻炼，主要是锻炼未瘫痪的肢体肌肉和肌群。增强上肢的臂力和腰背肌肌力，为将来能够扶拐和行走打基础。卧床期间可以做深呼吸锻炼，防止发生坠积性肺炎。加强腹肌力量训练，提高腹压，促进肠蠕动，协助大小便排出。若条件允许，必要时可早期采用被动站立锻炼方法，预防压疮、泌尿系感染和结石。患者精神愉快，促进食欲。

脊柱骨折已愈合患者的功能锻炼，伤后3～4周脊柱骨折基本稳定，病人可以自己锻炼翻身，俯卧位时伸展运动锻炼腰背肌力量。伤后2～4个月脊柱骨折已愈合，脊柱稳定，开始锻炼起坐，上下轮椅，带支具站立和行走。

【个人生活自理与家务劳动训练】 对于肢体已失去正常功能者，让患者起码能做到个人生活自理，有可能时参加适当的家务劳动。这不仅对个人的精神状态，而且对家庭、社会都有直接关系。肌力的训练，尤其是手部活动应着重加以训练，使用简单支撑装置，改善肢体功能，训练使用轮椅和自动装置。在解决生活自理的前提下，有可能应让其适当参加家务劳动，不仅有助于功能重建，更有助于增加生活兴趣与改善精神状态。

【职业训练】 当患者病情稳定后，根据病人四肢功能恢复的情况，结合受伤之前的职业、专长和爱好，教患者进行一定职业方面的训练，做一定的工作。一方面可以锻炼上肢的功能，同时又能够使其掌握一定的技能，为社会作一些贡献，并使患者增强热爱生活的信心。

第二节　颈肩、腰腿痛

一、颈肩综合征

颈肩综合征是以颈椎退行性病变为基础（椎间盘突出、骨质增生等）以及由此引起的颈肩部酸麻、胀痛症状的总称。颈肩综合征是中老年的常见疾病，发病率较高，病程较长，它是临床上常见的软组织损伤，是由于颈椎的小关节紊乱、骨质增生或其周围的肌肉、韧带劳损所致的颈后及肩背部疼痛不适及颈部功能障碍的一系列症候群。

【病因】 颈肩综合征的病因很多，归纳起来有：①颈部肌肉扭伤韧带撕裂引起，颈肩背部深浅部肌肉组织（斜方肌、肩胛提肌、大小菱形肌等）的附着点都在颈椎的周围，当人体劳动时，上肢或肩部所受到的应力大部分通过肌肉作用于颈椎，当人体长时间的劳动时就会通过肌肉组织造成颈部韧带的劳损，加之错误的姿势，也能引起颈肩背部动力肌和韧带的劳损，使周围的软组织发生损伤性疼痛。②小关节嵌顿引起，长期的劳动作用于颈部，可是小关节的关节囊松弛，引起小关节的嵌顿，造成枕颈部的疼痛，颈部活动受限。③椎间盘病变和窦椎神经受刺激：颈椎退变初期，主要表现为髓核与纤维环的脱水、变性与椎节局部张力降低，进而继发引起椎间隙的松动与不稳。患者的症状常于晨起、过劳、姿势不正及寒冷刺激后突然加剧。椎节的失稳不仅引起颈椎局部的内外平衡失调及颈肌防御性痉挛，且同时直接刺激分布于后纵韧带及两侧窦椎神经末梢，以致引起颈部症状。

【临床表现】　颈部剧痛，放射到枕顶部或肩部，头颈部因剧痛而活动受限，头都多偏向一侧，患者常用手托住下颌以缓解疼痛。查体发现患者颈项肌紧张，一侧或双侧有压痛，头颅拒绝活动。X 线显示颈椎生理弧度在病变节段中断，此节段小关节分开，有时称之为半脱位，因肌痉挛头偏歪，侧位 X 线可出现椎体后缘一部分有重影，小关节也有一部分重影，称双边双突。

【诊断】　典型的临床表现如颈部剧痛，活动受限，查体见颈项肌痉挛，颈部僵直，偏向一侧，X 线显示颈椎曲度改变，小关节半脱位，并除外颈椎扭伤、肩关节周围炎、风湿性肌纤维织炎等疾病则可诊断。

【治疗】　一般均能自愈，热敷、理疗、牵引、按摩均有效，局部封闭也可选用。中医的针灸疗法亦可采用。

二、颈椎病

颈椎病是以颈间盘退行性变本身及其继发的椎间关节退行性变刺激或压迫邻近组织（脊髓、神经根、椎动脉、交感神经），并引起各种症状和体征的颈椎退行性疾患。它源于颈椎间盘的退变，颈间盘的退变本身就可以出现许多症状和体征。而大多数患者在颈椎原发性退变的基础上又产生一系列的继发性改变，如髓核突出、骨刺形成等器质性改变和颈椎不稳的动力性改变。颈椎病是老年人的常见病、多发病。有调查资料显示，60～70 岁的老年人患病率达 50%左右，而 70 岁以后则接近 100%。

【病因】

1. 颈椎退行性变　椎间盘退变是颈椎病发生和发展的最基本原因。椎间盘退变使椎间隙变窄，关节囊、韧带松弛，从而使颈椎的稳定性下降，进而引起椎体、关节突关节、钩椎关节、黄韧带、前后纵韧带等变性、增生、钙化，椎体边缘骨刺形成，最后发生脊髓、神经根、椎动脉、交感神经等受到刺激和压迫，出现各种症状和体征。

2. 慢性劳损　有别于明显外伤或意外等，易被忽视，但与颈椎病的发生、发展及预后等都有着直接关系。主要有不良的睡眠体位、不当的工作生活姿势。很多老年人存在长时间低头打麻将、长时间看电视和睡眠时枕头过高等不良生活习惯，这种颈椎长时间处于屈曲状态的体位加速颈椎间盘的退变和颈部软组织的劳损。

3. 急性损伤　头颈部的外伤可直接造成颈部的肌肉和韧带受损，致使肌张力减低，韧带松弛，椎节内外平衡失调，破坏颈椎的稳定性，促进退变的发生和发展。

4. 颈椎发育性椎管狭窄　是指在胚胎或发育过程中椎弓根过短，使椎管矢状径小于正常（14～16mm）。在此基础上即使退变比较轻，也可以出现压迫症状而发病。

【分型和临床表现】　由于颈椎病的病理变化多样，其分型方法也不尽相同。下面将根据分型阐述各型的临床表现，并结合影像学资料进行分析。

1. 神经根型颈椎病　该型发病率最高，占颈椎病的 50%～60%。是由于颈椎间盘突出、关节突关节和钩椎关节的增生，刺激或压迫神经根所致。根性痛是最常见的症状，疼痛开始多为颈肩部，疼痛范围与受累的椎节的神经分布区一致。症状短期加重，并向上肢放射。相应区皮肤可有麻木、过敏、感觉减弱等症状，同时可伴有上肢肌力下降、手指动作不灵活。当头部或上肢姿势不当时可发生剧烈的闪电样锐痛。

查体可见患侧颈部肌痉挛，头常偏向患侧，颈旁可有压痛，压迫头时可有疼痛，棘突也可以有压痛。当颈间盘突出时，可出现压颈试验(Eaton 试验)阳性，脊神经牵拉试验(Spurling 试验)阳性。

X 线平片可显示颈椎生理前突消失，椎间隙变窄，椎体前、后缘骨质增生，钩椎关节增生及椎间孔狭窄等表现。CT 和 MRI 可见椎间盘突出，椎管及神经根管狭窄及脊神经受压的表现。

2. 脊髓型颈椎病　占颈椎病的 10%～15%，40～60 岁多见。多以隐性侵袭的形式发展，易误诊为其他疾患而延误治疗时机。该型主要是因为中央突出的髓核、椎体后缘的骨赘、增生肥厚的黄韧带及钙化的后纵韧带等压迫脊髓，症状主要是四肢乏力、行走、持物不稳，走路有踩棉花感，同时常有胸以下皮肤感觉减退，胸腹部发紧，即束带感，可无明显颈部症状。

查体最明显的是四肢肌张力增高，可有腹壁反射、提睾反射减弱或消失，深发射亢进、踝阵挛，亦可出现病理征阳性。

X 线表现同神经根型相似。CT、MRI 可显示脊髓受压，MRI 可见脊髓的信号改变。

3. 椎动脉型颈椎病　此型临床上症状复杂，诊断亦较困难。本病是因各种机械性与动力性因素致使椎动脉受刺激或压迫所致血管狭窄、折曲而造成椎-基底动脉缺血，脑供血不足为主要症状的一组症候群。常见的症状主要有：①偏头痛，约有 80%以上，常因颈部突然旋转而诱发，以枕部为重，也可放射至双侧颞部，呈跳痛或刺痛，多为单侧出现，常伴有恶心、呕吐、出汗等自主神经紊乱症状；②眩晕，占 70%左右，其发生、发展及加剧与颈部旋转动作有直接关系；③耳鸣、听力减退，占 80%；④视力障碍，约有 40%的病例出现视力减退、视物模糊、复视及短暂性失明等症状；⑤猝倒，为本病的特殊症状，发作前无预兆，多在头部突然旋转和屈伸时发生，是椎动脉痉挛所致。其他症状有记忆力减退、发音障碍及面部感觉异常等较常见。

X 线表现可见钩椎关节增生，椎间孔狭窄。无损伤的椎动脉 MRI 成像技术(MRA)，对本病有诊断价值。股动脉穿刺的 DSA 技术可获得清晰的椎动脉图像，临床上可采用。

4. 交感神经型颈椎病

(1)交感神经兴奋症状：如头痛或偏头痛，头晕，有时伴有恶心、呕吐、视物模糊、视力下降、瞳孔扩大或缩小；心跳加速、心律不齐、心前区痛和血压升高；头颈部和上肢出汗异常，以及耳鸣、听力下降等。

(2)交感神经抑制症状：主要是头昏、眼花、流泪、鼻塞、心动过缓、血压下降及胃肠胀气等。

颈椎病除上述四种类型外，可同时有两种或多种类型症状同时出现，称为“复合型”。

【诊断】　中老年患者，根据病史、体检，特别是神经系统检查，以及 X 线一般可诊断。必要时辅以 CT、MRI 等特殊检查。值得注意的是除了神经根型颈椎病外，其他类型的颈椎病临床表现复杂，容易误诊为心脏、五官、神经系统疾病，故鉴别诊断特别重要。

神经根型颈椎病需与肩周炎、腕管综合征、胸廓出口综合征、颈神经根肿瘤等相鉴别；脊髓型颈椎病需与脊髓肿瘤、肌萎缩型侧索硬化症、脊髓空洞症、后纵韧带骨化症、脊髓血管畸形等鉴别；椎动脉型颈椎病需与梅尼埃病、脑动脉粥样硬化、药物引起的前庭损害、屈光不正引起的眼性眩晕、神经官能症、锁骨下动脉缺血综合征等鉴别；交感神经型颈椎病需与冠状动脉供血不足、神经官能症等鉴别。

【治疗】

1. 非手术治疗

(1)牵引治疗:适用于脊髓型以外的各型颈椎病。牵引可解除肌痉挛,增大椎间隙,减少间盘压力,从而减轻对神经根的刺激。卧位和坐位前引均可采用。具体方法是:颈部呈中立位,以枕颌带牵引,重量为 2～6kg,每日数次,每次 30～60 分钟,两周为一个疗程。牵引重量应从轻重量开始,不宜过重。

(2)理疗:可减轻受累组织的水肿、渗出等炎症反应,改善血液循环,缓解肌肉痉挛。常用方法有光疗(包括红外线、激光疗法等)、电疗(包括直流电和药物离子导入、电疗刺激法、低频脉冲疗法等)、磁疗法、超声疗法、温热疗法、重要熏蒸疗法等方法。

(3)颈托制动:对颈椎的制动可以减少椎间关节的活动,从而消除不稳定因素所造成的对神经根的刺激。

(4)推拿按摩:对脊髓型以外适用。具有缓解肌痉挛,改善局部血供的作用。手法需轻柔,不宜大力推拿和旋转。操作人员应经过严格培训。

(5)药物治疗:采用非甾体类抗炎药,通过抑制炎症反应来缓解疼痛,对急性或剧烈神经根性疼痛可短期应用脱水治疗。

(6)硬膜外封闭:对症状较重及病情顽固者可试用。

2. 手术治疗

手术指征:诊断明确的颈椎病经非手术治疗无效或反复发作,脊髓型颈椎病症状进行性加重适用于手术治疗,根据手术途径分为前路、前外侧、后路手术 3 种。

①前路手术:适用于颈间盘突出,需行髓核摘除术者;椎体后缘骨质增生为主的颈椎病,需从前方切除骨赘减压的;脊髓型颈椎病节段较少,行前路减压的;神经根型颈椎病需从前方减压摘除髓核者。

常用术式包括单纯型颈椎间盘切除术、经椎间隙颈椎前路减压融合术和颈椎椎体次全切除减压融合术等。

A. 单纯型颈椎间盘切除术:主要用于单纯性髓核突出症。手术通过前路摘除髓核后行椎体间植骨融合,亦可采用椎间融合器融合或采用人工间盘。

B. 经椎间隙颈椎前路减压融合术:主要用于压迫局限于椎间隙水平,包括骨赘及突出的间盘。手术切除间盘和椎体后缘的骨赘,行椎间植骨钢板内固定,亦可采用 Cage、钛网等内植物融合。

C. 颈椎椎体次全切除减压融合术:主要用于多节段脊髓型颈椎病,根据压迫范围选择所需切除的椎体,使用钢板固定,椎体间植骨(Cage、钛网等)融合。

②前外侧手术:即颈前路的侧前方减压术,主要应用于颈脊神经根或于椎动脉受压症状为主者。

③后路手术:主要是通过椎板切除和椎管成形术达到对脊髓的减压。适用于颈椎病合并发育性椎管狭窄者;颈椎病合并黄韧带和后纵韧带骨化者;颈椎病节段多、范围广(病变超过三个阶段以上)。

A. 椎板切除减压术:通过切除单侧或双侧椎板达到减压及切除病变的目的。根据切除范围又可分为半椎板切除术、常规双侧椎板切除减压术和扩大性椎板切除减压术。

B. 颈椎椎管成形术:即椎板开门术,将椎板一侧或两侧切开,使椎板向后侧移位以扩大椎管。其代表术式主要有:单开门椎管成形术、双开门椎管成形术、Z 字成形术等。

三、颈椎间盘突出症

颈椎间盘突出症是指颈椎间盘受到一定的外力作用后，纤维环和后纵韧带破裂，髓核突出而引起颈髓或神经根受压的一系列临床表现。本病大多为急性发病，常是突发外伤或被迫体位过久所致，并经影像学检查证实有椎间盘破裂或突出，而无颈椎骨折脱位并存的临床表现，亦有少数病例为缓慢发病。本病在 MRI 检查问世前较难发现，但随着 CT 和 MRI 的广泛应用，尤其是 MRI 的普及，使得本病发现率日益增多。Gore 及其同事回顾了一组无症状型患者后发现，在 60～65 岁的人群中，95%的男性和 70%的女性在颈椎侧位平片上可减到至少一个平面的退变。Kelsey 及其同事分析了急性颈间盘突出症的流行病学发现，40 岁年龄组较其他年龄组更易患病。

【病因及发病机制】 颈间盘突出症的发病与颈部突然的损伤和椎间盘发生退变有关。有学者认为，颈椎间盘突出是颈椎病病程中的一个阶段，与退变有一定关系，但也有认为，本病的发病机制是在椎间盘尚无明显退行性改变的基础时突然发生的，是因受到一定的外力作用后使纤维环破裂而引起的髓核后突。突出的髓核直接引起颈髓或神经根受压。由于齿状韧带的作用，颈髓较固定，当外力之椎间盘纤维化和后纵韧带破裂后，髓核易引起颈髓受压症状。

【分型、临床表现与影像学表现】 本病多急性起病，少数病例可隐性发病。急性发病患者常由不同程度外伤引起，临床症状明显。伤后即出现脊髓压迫症状或神经根压迫症状，颈椎活动受限，病变椎节棘突常有压痛，影像学检查证实髓核破裂或突出并有颈髓或神经根压迫征象。慢性起病者多在连续劳累多日后发生，多线出现根型症状，再出现脊髓压迫症状。临床表现和影像学表现相似。根据病理解剖角度可分为中央型、侧方型两类。

1. *中央型* 椎间盘突出于椎间隙的后缘正中部位，主要以脊髓压迫为主。可出现不完全或完全性四肢瘫痪、二便功能障碍，四肢腱反射亢进，病理征可阳性。感觉减退或消失于突出的节段对应。X 线可见颈椎正常生理前突消失，急性发病和年轻患者椎间隙无明显异常，而中老年人可见不同程度的退行性改变。MRI 可见突出节段的间盘从正后方突出压迫脊髓，受压的脊髓局部弯曲，变扁或凹向后方，并出现异常的信号增高。

2. *侧方型* 椎间盘突出于椎间隙的侧后方，主要以神经根压迫为主。主要症状为颈部疼痛、活动受限，与落枕相似，疼痛可放射至肩部，也有少数放射至枕部。多为一侧上肢有疼痛、麻木感，双侧少见，症状多间歇出现。查体见头颈部多处于僵直位，下颈椎棘突及肩胛区有压痛。椎间孔挤压试验阳性，牵拉患侧上肢可引起疼痛。上肢的肌力多部受累，感觉障碍与椎间盘突出平面对应。X 线表现同中央型，MRI 可见间盘从后外侧突出，压迫神经根，颈髓前外侧受压变形，向后方和健侧移位，神经根部向后外移位或消失。

【诊断与鉴别诊断】 根据病史、临床表现和影像学检查可作诊断。即所有明显的外伤史，急性起病，发病前多无症状，发病后有颈髓或神经根的压迫症状，MRI 证实有间盘突出，神经根或颈髓受压，受压节段与临床表现对应。

本病应与脊髓型颈椎病和神经根型颈椎病以及椎管内肿瘤相鉴别。

【治疗】 本病以非手术治疗为主，当出现脊髓压迫症状时或非手术治疗无效时，则应尽早行手术治疗。

1. *非手术治疗* 颈椎间盘突出的早期和突出仅表现为神经根受压迫者可首选保守治疗。

(1)颈椎牵引治疗：主要应用于侧方型。可采用坐位或卧位枕颌带牵引，重量为 2～6kg，每日数次，每次 1～2 小时，两周为 1 个疗程。牵引重量应从轻重量开始，不宜过重。对于症状重者可采用轻重量(1.5～2kg)持续牵引,3～4 周为 1 个疗程。牵引过程中出现不良或不适反应,应暂停牵引。

(2)颈托保护:颈托能增加颈部的支持作用和减轻椎间隙的压力。

(3)理疗和按摩:在常用的理疗中,蜡疗和醋离子透入法疗效较好,对轻型病例可选用。按摩和推拿具有缓解肌痉挛,改善局部血供的作用,但有致瘫报道,应慎用。

(4)药物治疗:采用非甾体类抗炎药,通过抑制炎症反应来缓解疼痛,亦可口服神经营养药物。

2.*手术治疗*　症状反复发作非手术治疗无效者,明显脊髓压迫症状且进行性加重者,影像学表现与临床表现一致者,均可采取手术治疗。

(1)前路手术:前路手术以减压、间盘摘除术为主,并行椎体间植骨融合钢板内固定。近年来应用椎间融合器融合和人工间盘置换成为治疗颈椎间盘突出症的新方法。

(2)后路手术:适用于侧方形间盘突出或多节段间盘突出以及合并颈椎管狭窄者术式包括后路开窗减压、椎板切除以及椎管成形术。

四、腰椎管狭窄症

腰椎管狭窄症是老年人最常见的退行性腰椎病,也是老年人腰腿痛最常见原因。是由于椎管狭窄致使神经根或马尾神经受压迫所出现一组综合征,分为先天性发育性椎管狭窄和后天性椎管狭窄及混合性椎管狭窄。临床上以后天性椎管狭窄较常见。从发病部位上又分为中央管狭窄和侧隐窝狭窄。Vexliest 提出发育性椎管狭窄症,X 线片测量椎管矢状径小于 10mm 属于绝对狭窄,10～12mm 为相对狭窄。近年来许多学者及作者研究认为,单纯先天发育的椎管狭窄并不产生神经压迫症状,只有在此基础上附加其他病变(如椎间盘膨出、椎间盘突出症、黄韧带增厚及椎管内骨质增生等)方可发病,所以,临床上我们几乎看不到先天发育性椎管狭窄症,这一点我们一定要认识清楚,基本上均是后天继发性椎管狭窄症。

【病理原因】　椎间盘的主要组成是水和胶原及蛋白多糖,随着年龄的增长,水分逐渐减少,髓核的脱水,引起其分散压力的功能减弱,导致纤维环内裂,间盘膨出或突出,引起椎管前方受压,在 30 岁以后,椎间盘退变加快,到 50 岁后几乎所有人均有不同程度的退行性改变,由于间盘脱水、椎体间关节松弛、椎体不稳致生物应力的变化,使小关节椎体前后缘代偿性骨质增生及黄韧带增厚,以上这些因素导致椎管的容积进一步缩小,从而压迫椎管的侧后方及前方。CT 或 MRI 上表现为椎管横截面由正常的椭圆形变为三角形改变,从而出现神经压迫症状。当行走时其支配的神经根增加了血供供应,使椎管内容物又增大,加之行走时腰椎前凸加大,神经变短变粗,黄韧带出现前凸皱褶突向椎管后侧,间盘压力增加膨出加重,前后挤压椎管,导致神经的血供减少,同时阻碍静脉回流,加剧神经的缺血、缺氧而出现腰痛及麻木。休息时或姿势改变(如弯腰行走)黄韧带不出现皱褶、椎管容积扩大、神经血供好转症状即缓解。

【临床表现】　发病年龄一般在 60 岁以后,女性略多于男性,常发生在腰$_4$～腰$_5$和腰$_3$～腰$_4$。本病主要症状为腰骶部疼痛及间歇性跛行(神经源性跛行),下肢疼痛、麻木、行走无力。蹲坐少许症状消失,病人弯腰行走时,行走能力增强。下肢症状可单侧,多为双侧。症状多,体征少是本病的特点之一,多数病人静息时无阳性体征,部分病人症状突然加重,而查体时体征较少,甚无任何体征,直腿抬高试验多为阴性。临床较常见体征是腰椎后伸受限,后伸时可出现腰腿痛,多无感觉障碍,随着病情发展,坐和卧位也不能缓解疼痛,严重病人出现静息痛或神经性膀胱症,包括尿急、尿频和尿失禁。

【诊断】 根据典型症状:老年腰骶痛,臀部下肢疼痛,间歇性跛行,后伸时症状加重,足背动脉或胫后动脉搏动可触及(排除血管疾病),椎体束征阴性,做相关辅助检查(排除其他相关疾病)。

1. X线平片 可见骨质唇样增生明显,间隙变窄,骨性关节炎,影像学表现小关节增生,可出现脊柱侧弯。

2. CT 可见间盘膨出或突出,黄韧带肥厚致硬膜囊受压呈三角形改变,椎管面积减少,小关节突增生,侧隐窝狭窄,神经根受压或显示不清,CT对骨质显影较清晰,特别对侧隐窝和小关节突影像清晰。

3. MRI 可显示间盘膨出或突出,黄韧带增厚,椎管面积明显减少,硬膜囊受压,神经根受压,并可从矢状径和轴径两方面看受压情况,其特点是对神经组织显示清楚,可排除神经组织肿瘤,对骨质早期改变观察良好,目前是一项必不可少的检查项目,优点较多。

4. 脊髓造影 水溶性脊髓造影后CT扫描是标准的医学影像检查技术。脊髓造影和CT扫描两种技术的结合能显示出更好的中央和侧方椎管的图像,因为是有创侵入性检查,故只用于欲手术的病人。作者经验,脊髓造影给药后摄双斜位及前后位X线片,通过病人站立和伸展脊椎动态观察受压情况,摄动力位X线片,一次操作可观察多个平面,特别是对神经根袖显影极佳,最后取俯卧位CT扫描,观察神经根受压是单发或多发,以指导术者减压时扩大或缩小手术范围。

【治疗】

1. 非手术治疗 老年性腰椎管狭窄常发病较慢,功能丧失过程缓慢,所以可做一些初期的非手术治疗,推迟手术且不会对以后手术的效果有特别大影响。

(1)活动形式的改变与相对休息可减轻疼痛,目前不推荐严格卧床休息。

(2)弹性腰围,不推荐使用硬性支具,腰围不能长期应用,以防腰肌萎缩。

(3)药物治疗,首选水杨酸制剂及非甾体类抗炎药物,也可加用肌松剂缓解痉挛,三环抗抑郁药物对一些有慢性麻木及感觉迟钝的神经痛患者有效。降钙素可缓解一部分病人的症状。

(4)硬膜外激素封闭及选择性神经根阻滞疗法对急性疼痛有作用。

(5)腰背肌及腹肌的功能锻炼可增加脊柱的稳定性,减轻症状。对那些难以忍受的疼痛,痛苦程度较高,不能短距离行走者可行手术治疗。

2. 手术疗法

(1)适应证:病人行走忍受力和日常生活受限是潜在的适应证,最终的选择权属于病人,即病人的痛苦程度是最重要的。顽固性疼痛,特别是神经源性跛行(腿或臀部疼痛)是手术的适应证。最佳的指征是:神经源性跛行伴严重的腿部症状,且与影像学检查结果一致。

(2)手术减压术:椎板切除术是金标准,但彻底的减压与更多地保留脊柱的稳定性是手术成败的关键。一方面要求彻底减压,广泛切除减压范围;另一方面要求要尽量少地切除组织结构,从而维持脊柱的稳定。尽量少地切除关节突,至少保留关节突间节的50%。椎间盘如术中见无明显突出(仅为膨出)可保留椎间盘(如不做融合术)。如仅一侧下肢有症状,则可从单侧入路,保留健侧黄韧带、椎板、关节突等相应结构对脊柱的稳定起保护作用。椎板的切除也应根据影像学上狭窄的位置来决定切除的多少,尽量保留上位椎板的上缘椎板(因其是上一正常间隙黄韧带的起止点),节段的多少也相当的重要,要明确责任病灶及症状体征与影像学的三结合,多半局限于一到两个节段的狭窄所致。

①全椎板切除术:适用于严重广泛椎管狭窄症。

②双侧/单侧开窗椎管减压术：适用于中度椎管狭窄症。

③间盘镜下椎管减压术：适用于中、轻度椎管狭窄症，不适合多节段、广泛、严重椎管狭窄症。随着纤维内窥镜的临床广泛应用，利用间盘镜手术行椎管减压的临床应用越来越多，因其具有切口小、创伤小、视野清晰、出血少、减压准确、可移动并可同时行神经根管/侧隐窝扩大减压等特点，故在临床上应用将会更广泛。

④全椎板减压椎板回植术或人工椎板覆盖术：为解决全椎板切除后脊椎后方的稳定及神经后方保护结构，防止瘢痕压迫及粘连，作者应用微型摆锯，沿下关节内侧截断椎板向上方翻起(保留上方棘上及棘间韧带)彻底减压后将其还纳覆盖固定，获得了良好效果，也有学者采用人工椎板覆盖手术，获得良好效果。

(3)椎管减压术后是否同时行内固定植骨融合术。老年的椎管狭窄症本身发病是由于退变，脊柱不稳，结构增生压迫神经所引起，故手术减压的同时也增加了脊柱的不稳性，引起术后腰椎不稳，但内固定植骨融合术，使手术复杂化，延长手术时间，增加了失血量。下列因素应同时行内固定植骨融合术：

①屈伸位 X-线片显示，椎体平移超过 3mm，成角大于 11°。

②复发性椎管狭窄再手术。

③两个或两个平面行广泛椎板切除。

④合并脊柱侧凸或后凸。

⑤小关节切除过多，切除大于 50%时需同时行内固定植骨融合术。

(4)手术效果：曾报道腰椎管狭窄减压术的疗效优良率达 80%，手术效果与病程有关。手术效果最佳者是发生症状后头两三年，尤其是一年之内者手术效果更好。

(5)术后护理：无论施行何种手术，要鼓励患者手术当日或次日起床，要早期活动，佩戴腰围或支具。

五、腰椎间盘突出症

腰间盘突出症(lumbar intervertebral disc herniation)是骨科的常见病和多发病，是腰腿痛最常见的原因。椎间盘是体内最大的无血管结构，主要通过软骨终板中央和周围纤维环获取营养。因椎间盘无血管特性，意味着发生结构性破坏时无愈合能力，任何裂隙和断裂不可自愈。间盘退变开始于青年期(14 岁)，表现为间盘内出现裂隙。随年龄的增长，间盘含水量低，因间盘内口脱水，髓核可使纤维环后部破裂，间盘突入椎管，成为神经根的致压物。

【病原】　椎间盘退行性变时最基本因素，积累性劳损是椎间盘变性的主要原因，也是腰间盘突出的诱因。遗传因素、妊娠也是发病原因之一。致病因素中，最常见的是局部疾病(扭伤、劳损、退变)和体位姿势不良为主，后者一定要引起老年人的注意，腰椎的稳定是由外在肌肉和内在的椎骨、间盘和韧带构成。生理曲线的存在，表明腰椎自身的稳定，此种稳定的存在与维持，主要依靠于内在结构和外在结构的平衡，此种平衡状态保证了腰骶部的正常功能，一旦平衡失调，多为外在因素破坏了此种平衡，则引发间盘突出。临床观察中发现，脊柱外在因素较内在因素更为重要。外在结构主要指脊柱周围肌群，因此日常生活中一定要加强脊柱周围肌群(即腹肌和腰背肌)的功能练习。

【临床表现】

1. 腰痛或放射性腿痛　是本病突出症状，发生率达 95%。腰$_{2\sim3}$、腰$_{3\sim4}$间盘突出引起股神经痛，其发生率不足 5%，腰$_{4\sim5}$、腰$_5$～骶$_1$ 间盘突出引起坐骨神经痛，发生率高达 97%。坐骨神经痛是从下腰部向臀部、大腿后方、小腿外侧直到足部的放射痛。咳嗽、打喷嚏、排便等腹压增高时腰腿痛明显，卧床休息时减轻，多为单侧。

2. 腿麻无力　可出现感觉过敏，重者肌肉瘫痪。

3. 大小便功能变化　间盘突出较重时，马尾神经受压，可出现便秘，排便困难，尿频，尿急，会阴部麻木，性功能障碍。

【诊断】

1. 症状　腰痛和放射性下肢痛，下肢麻木无力，咳嗽及打喷嚏时加重。

2. 查体　棘突间旁侧有明显压痛点或叩痛，放射至下肢，可出现伸踇肌力减弱、膝腱或跟腱反射减弱或消失、直腿抬高试验阳性、股神经牵拉试验阳性、足背或外侧感觉减弱或过敏、腰部僵硬或侧弯。

3. 影像学检查

(1)X线平片：部分病人可无异常变化，可出现脊柱侧弯，生理前凸减小，甚至局限性后凸(相邻椎间)。椎间隙左右不等、前后等宽或后宽前窄、椎间隙变窄、增生等骨性关节炎改变。

(2)CT/CTM：可清晰显示椎间盘突出的部位、大小、形态和神经根、硬膜囊受压影像，准确率达80%～92%，脊髓造影后CT(CTM)准确率更高。

(3)MRI：在脊柱脊髓疾病诊断有很大优越性，阳性率达99%。影像更清晰，可显示椎间盘退变时信号减弱，对神经组织显影较好。

(4)脊髓造影：正位像可观察神经根袖是否受压显影情况，最大特点是可动态观察椎管受压情况，特别是脊柱过伸、过屈时动态显影。

以上4种影像学检查，各有其特点，相互不可替代，对鉴别诊断更有意义。

【治疗】

1. 非手术治疗　适应于年轻、初发或病程较短，休息时症状自行缓解。

(1)卧床休息：严格卧床休息(并不要求卧硬板床，适中即可)2周，同时口服抗炎止痛药物和肌肉松弛剂。这是最基本且确定的非手术疗法。

(2)硬膜外激素注射及神经孔、神经根激素注射：通过硬膜外或经神经孔、神经根穿刺注射激素及麻药来提供止痛和局部抗炎作用，部分病人可缓解症状。

(3)持续牵引：牵引重量根据个体差异在7～15kg，持续2周。

(4)腰围：卧床时去掉腰围，且要注意腰背肌锻炼，否则会引起腰背肌萎缩，一般不得超过3个月。

2. 手术治疗　大部分腰间盘突出症患者可经非手术治疗而治愈，但仍有10%～18%的病人需手术治疗。其手术适应证是：①病史超过6～12周经严格非手术治疗无效，或有效但仍常复发者；②首次发病，症状严重尤以下肢症状为甚，病人因疼痛难以行动和入眠，被迫处于屈髋、屈膝侧卧或跪位(虽病史不超过6周)；③中年病人病史较长，严重影响工作和生活；④马尾神经综合征或单根神经麻痹患者。只有症状与体征均较严重，又与影像表现一致时，手术才是最佳选择。

(1)全椎板切除术：是传统的经典手术，现已很少应用。因其对脊柱后方结构破坏较大，远期疗效不尽人意。现只适用于老年病人伴严重腰椎管狭窄、中央型巨大、骨化突出间盘且双下肢均有症状者。

(2)半椎板切除术：远期疗效略优于全椎板切除术。适用于老年病人伴重度腰椎管狭窄、间盘突出巨大且只有单侧肢体症状者。

(3)开窗术:疗效优于全椎板及半椎板切除术。腰椎稳定性的破坏较小,现广泛开展,效果良好。

(4)前路腹膜外腰间盘摘除术:由于后路椎间盘摘除术对椎节的损伤较大,且不易完全摘除病变的椎间盘,特别是中央型巨大且骨化者,加之手术部位出血、血肿易引起神经根粘连,故行前路手术,并可同时行骨性融合。适用年轻、重体力劳动者并伴有巨大中央型间盘突出且骨化者。

(5)显微腰间盘摘除术:利用显微外科技术,于显微镜下更准确地观察解剖结构,大大降低损伤硬膜和神经根的危险性,减少椎管内出血,使术野清晰且减少术后粘连。

(6)经皮腰间盘摘除术(包括切吸术及经皮激光减压术):手术适应证较窄,疗效不确切。

(7)后路显微内窥镜下腰间盘切除术:新近发展起来的后路显微内窥镜下腰椎间盘切除术(Microendoscopic Discectomy,MED)给内窥镜下腰椎间盘切除带来了全新的概念。MED 椎间盘镜可以说是目前世界上最先进的腰椎间盘摘除手术系统,因而被誉为是微创与腔镜脊柱外科领域中一个重要的突破。内窥镜下腰椎间盘切除术是一种经后路椎间隙的腰椎内窥镜手术,其特点是在内窥镜辅助下通过一个直径 1.8cm 的工作通道完成全部手术操作。其镜下视野放大到 64 倍,临床应用效果更加满意。MED 是微创脊柱外科中发展最快,应用最广的技术。MED 具有微创、效果确实和容易掌握等特点,国内外文献报道其术后 1 年内的优良率超过 94%。MED 椎间盘镜手术系统与以往的经皮穿刺椎间盘镜有本质的不同,它是将传统的开放椎间盘摘除技术与内镜技术有机结合起来,手术者能够在影像监视系统清晰而又放大作用的帮助下,易于辨别各种组织,清楚了解硬膜囊、神经根及突出的椎间盘关系,可以彻底解决神经根的压迫,同时避免损伤神经根和硬膜囊,可以彻底止血,并可以同步录像,提供研究及示教之用。从近年来的临床应用实践来看,利用该手术系统可以完成腰椎间盘摘除、椎板切除、内侧小关节切除、椎板成形、侧隐窝减压术。可以适用于包括突出型、脱出型和游离型所有类型的腰椎间盘突出症,同时借助辅助工具可以解决腰椎管狭窄、神经根管狭窄等问题。目前认为 MED 的手术适应证与常规椎间盘手术相似,其优势是微创,术中可以看清楚解剖结构,能够切除椎板、关节突、骨赘、钙化韧带、突出的椎间盘组织。从这个意义上看很难提出绝对禁忌证,各人可以根据自己的经验决定手术限度。现代外科的重要发展趋势之一是手术的有限化和微创化,腰椎间盘突出症的外科治疗充分体现了这一趋势。

(8)人工腰椎间盘置换术分为全腰间盘置换术和髓核置换术。近期临床效果优良,但要经过长期的临床随访方可得出结论。

六、腰椎滑脱

腰椎滑脱是指因椎体间骨性连接异常而发生的一个椎体与其相邻的下一椎体表面部分或全部的滑移。腰椎滑脱已成为骨科常见病,在人群中发病率约 5%。国际腰椎研究学会推荐,按病因可分为先天发育不良型、峡部病变型、创伤型、退变型和病理型 5 类,此外还有医源性滑脱。老年腰椎滑脱多为退变型,多见于 50 岁以上人群,女性比男性多 5～6 倍。脊柱可向前、后及侧方滑脱,最常见的是前滑脱。腰$_4$ 椎体滑脱最常见,其次是腰$_5$ 椎体,移位一般不超过 15%。

【病原】 老年性腰椎滑脱的主要原因是腰间盘及腰椎后关节突的退行性变。正常的椎间盘富有弹性和韧性,具有强大的抗压能力。随着年龄的增长,负重的增加,日常生活中,腰椎间盘反复承受挤压、弯曲和扭转等负荷,使纤维环逐渐变薄弱,松弛,髓核含水量逐渐减少、纤维化;椎间隙变窄。由于椎间盘高度下降,使小关节承受负荷增大,导致小关节发生退变。由于小关节退变,关节软骨面剥离,软骨下骨裸露,使下一椎体的上关节突后面磨损、吸收,前面增厚;上一椎体的下关节突前面磨损。椎间盘的变性及小关节的退变,失去了对腰椎的保护作用,易致腰椎不稳定,从而在外加作用力下发生滑脱。椎体滑脱发生后,改变了脊柱的正常负荷结构,腰椎前凸,骨盆前倾,最终椎体间连结异常,使肌肉、韧带、关节囊等组织处于劳损状态,引起腰痛。骨结构改变,使不负重的关节成为负重的,甚至外伤性关节炎都是腰痛原因。由于滑脱和骨质增生,黄韧带增生肥厚,椎管出现狭窄,从而出现腰腿痛症状。

【临床表现】 老年性腰椎滑脱多发生于腰$_4$、腰$_5$节段。腰椎滑脱不一定都有腰痛症状,因其他病而发现腰椎滑脱者,或因体检 X 线照片中而发现腰椎滑脱者不少见。亦有慢性腰痛史,而中年后才发现滑脱者,而此时已无症状。

有症状者,一般为慢性下腰痛,其程度多数较轻,开始在直立、用力时腰痛,弯腰活动则缓解,适当休息或服用止痛药物以后多有好转,故病史多较长。腰痛初为间歇性,以后痛为持续性,劳动、伸腰、弯腰等用力时痛,甚至休息亦不能缓解。腰痛可向臀部或大腿后方放射,放射至小腿少见,此可能系脊神经支受刺激所致。腰椎滑脱伴腰椎管狭窄,可出现整个下肢单侧或双侧疼痛,并伴有运动、感觉障碍,甚至有些患者会出现间歇性跛行。若合并腰间盘突出症,可表现间盘突出的临床症状。

腰椎滑脱站立时腰椎前凸增加,病椎的棘突后突,而其上方的棘突移向前方,形成台阶状。腰$_5$棘突及其上下韧带常有压痛,背伸肌多呈紧张状态。腰椎活动度可受限,直腿抬高多不受限,下肢运动、感觉及腱反射多无异常。有神经根受压症者,可根据神经分布作出判断。

【诊断】

1. X 线检查 应摄腰骶段正侧及两斜位片,从正侧与斜位片上可清楚显示小关节情况,椎间盘退变及滑移程度。可用以下几种方法测量滑脱程度。

(1)Meyerdling 方法:将下位椎体上缘前后径分为 4 份,由滑脱椎体后缘引出直线,与下位椎体上缘交角处,测量前移程度。前移在 25%以内者为Ⅰ度,在 50%以内者为Ⅱ度,超过 50%以上者为Ⅲ度,超过 75%以上者为Ⅳ度,与下位椎体完全错开者为全滑脱。滑脱的程度大多在Ⅰ～Ⅱ度。

(2)Garland 征象:自骶$_1$椎体的前上缘作一条垂线,正常腰$_5$椎体的前下缘在此线的后方 1～8mm。若与此线接触或在此线前方者表示有滑脱。

Meschan 方法。第一条线为腰$_4$椎体后下缘与骶$_1$椎体后上缘连线,第二条线为腰$_5$椎体后上缘与其后下缘的连线,正常两线平行,两线之间距离不超过 3mm,也可以相交交点在腰$_4$以下,两线之角不大于 2°。若有滑脱,其交点均在腰$_4$下界以上,根据相交角度及两线间的距离,将滑脱程度分为 3 种:轻度,两线相交角为 3°～10°或两线平行,其间距为 4～10mm;中度,两线相交角为 11°～20°或两线平行,其间距为 11～20mm;重度,两线相交角为 21°以上或两线平行,其间距在 20mm 以上。

2. CT、MRI 检查 可做鉴别诊断或当伴有腰间盘突出症、腰椎管狭窄症时,可明确硬膜囊及马尾压迫部位及程度。

临床诊断依靠症状、体征和 X 线摄片,通常并不困难。此外临床还需检查有无其他下腰痛的体征,X 线片有无其他下腰畸形,需排除其他下腰痛的原因,才能肯定本病的诊断。必须明确腰椎滑脱是否确为腰痛的原因,是否有神经根或马尾受压症状,是否必须作 CT 及 MRI 等进一步检查。

【治疗】

1. 非手术治疗 腰椎滑脱者，并不是都有症状，对有症状者，应先行非手术治疗，主要包括：①休息，减少腰部旋转，蹲起等活动；②减轻体重，尤其是减少腹部堆积的脂肪，以减少使腰椎前凸的拉力；③使用腰围或支具，腰背肌锻炼；④腰骶部疼痛明显可用抗炎止痛药物，局部封闭；⑤理疗、热疗、推拿、牵引等中医中药疗法。只有少数腰痛症状持续、反复发生或保守治疗无效者才适应外科手术治疗。

2. 手术治疗

(1)手术适应证：①Ⅰ度以上腰椎滑脱，非手术治疗不愈者；②进行性滑脱或Ⅱ度以上滑脱；③腰椎滑脱并有神经根或马尾压迫症状者。

(2)手术包括：①解除压迫；②滑脱复位；③植骨融合。具体有：①减压，复位内固定，椎体间植骨融合术：对Ⅱ度及以上滑脱适于此方法，术后卧床，使用植骨块者卧床 6～8 周后可带腰围起床。目前，此法应用较多。②减压，复位或不复位后侧方植骨。③前路手术：前路椎间植骨融合，切除椎间盘，复位植骨钢板内固定。

(3)手术要注意的几个问题：①并不是所有患者都能 100％复位；②前路手术可并发骶前神经丛损伤，发生反流射精；③椎管减压后复位时避免粗暴复位以免复位后还会压迫马尾、神经根。

第31章 骨科肿瘤

第一节 概 述

骨肿瘤，顾名思义，是指发生在骨骼系统的肿瘤，即凡发生在骨内或起源于各种骨组织成分的肿瘤，不论是原发性、继发性还是转移性肿瘤统称为骨肿瘤。原发性骨肿瘤起源于骨的基本组织（包括骨、软骨和骨膜）和骨的附属组织（包括血管、神经、脂肪及骨髓网状内皮系统 56
等），其中又分为良性和恶性。继发性骨肿瘤是身体其他组织或器官的肿瘤（包括癌和肉瘤），经血行或淋巴转移或直接侵犯骨组织所致的肿瘤。

毋庸置疑，骨肿瘤的发生和发展有其普遍的规律和特征，老年人骨肿瘤也不例外。但老年骨肿瘤又有其相对于其他年龄段的独特的疾病特点。第一，骨肿瘤有其年龄分布特点，部分骨肿瘤在中老年期有好发倾向，如骨髓瘤、骨转移瘤、脊索瘤等。第二，尽管绝大多数骨肿瘤在不同年龄期有其不同的好发倾向，但任何骨肿瘤均可在老年发病，其中有原发和继发骨肿瘤，亦有良性和恶性之分。第三，老年人最常见的骨肿瘤多为恶性或低度恶性，如骨转移瘤、脊索瘤、恶性纤维组织细胞瘤、脂肪肉瘤等。第四，老年人原发的良性骨肿瘤在临床上也可见到，但多是在年轻时发病，由于症状轻微，发展缓慢，到老年时才被发现，治疗上也较恶性骨肿瘤简单，效果好。

随着社会的进步以及人们生活水平的不断提高，人类的寿命相对延长，老年人口比例不断增加。环境污染日趋加重，致癌因素潜移默化地影响着人们的日常生活，各种癌症的发病率不断升高。再加之医学的发展，疾病检测手段的进步，因此，近年来老年人原发或继发骨肿瘤的发生率也呈上升趋势。对老年骨肿瘤如何进行早期诊断及合理治疗，提高他们的生活质量，是摆在临床医生面前的重要任务。常规体检和重点普查是老年人骨肿瘤早期诊断的重要手段，临床医生亦应充分掌握老年骨肿瘤的诊断及治疗特点，同时，老年人自己对临床常见的骨肿瘤有一定的了解也很重要。那么，怎样才能早期发现骨肿瘤呢？

1. 疼痛是骨肿瘤的重要症状，良性肿瘤多无疼痛，恶性肿瘤几乎均有局部疼痛，开始为间歇性，轻度疼痛，后来发展为持续性剧痛，夜间明显，并可有压痛。良性肿瘤恶变或合并病理骨折，疼痛可突然加重。故老年人早期出现不明原因的肢体某部分疼痛时必须给予足够重视。

2. 逐渐长大的包块是诊断骨肿瘤的依据。良性包块生长缓慢，恶性骨肿瘤生长迅速，肿瘤表面皮肤静脉曲张，皮温增高，可有关节肿胀和活动障碍。骨盆或骶骨的肿瘤早期不容易发现，但可会有会阴部疼痛、麻木，便秘和排尿障碍等症状。

3. X线片、CT、核磁扫描（MRI）和全身骨扫描（ECT），可明确骨肿瘤的部位，范围，肿瘤与周围正常组织的关系，有利于术前判断骨肿瘤的良、恶性和判断手术彻底切除的可能性。

老年骨肿瘤诊断主要依靠临床表现、影像学检查和病理检查，这三方面缺一不可，必须密切配合才能做出正确诊断，但病理是最后诊断的依据。老年骨肿瘤的临床诊断必须与老年性骨质疏松、骨结核、陈旧性骨折等其他骨疾病相鉴别。

骨肿瘤的治疗分为手术治疗和非手术治疗，手术治疗是良恶性肿瘤治疗的最主要的手段。

手术方法的选择和切除范围应以 Enneking 外科分期为依据。由于现代医学的飞速发展，先进的医学技术和手段的临床应用，大多数良性骨肿瘤是可以通过手术彻底治愈的，即使是原来认为无法治疗的恶性骨肿瘤也能够被完整切除，病人得以保留肢体，避免截肢，通过配合术前的化疗和术后的放疗、化疗、免疫治疗以及中西医结合治疗等使治愈肿瘤成为可能。因此骨肿瘤的治疗强调早期发现和早期手术治疗。

第二节　软骨肉瘤

软骨肉瘤(chondrosarcoma)是来源于软骨组织的中老年期常见的恶性肿瘤，是一类细胞有向软骨分化趋向的肉瘤。软骨肉瘤的发病率仅次于骨肉瘤，在恶性骨肿瘤中列第二位。据资料统计，软骨肉瘤占原发性恶性肿瘤的 7.91%，占原发性恶性骨肿瘤的 19.08%。根据肿瘤的发生部位，分为中央型和周围型；根据肿瘤起源分为原发性和继发性。90%的软骨肉瘤是原发性，10%软骨肉瘤为继发性。中央型以原发性居多，好发于四肢长管状骨及骨盆，以股骨、胫骨及肱骨多见。周围型软骨肉瘤常继发于骨软骨瘤、内生软骨瘤、Ollier 病、Maffucci 综合征等。按组织细胞学特点可分为普通型、间叶型、透明细胞型、去分化型等亚型，其中以普通型软骨肉瘤为常见，约占所有病例的 80%。本节讨论的主要是普通型软骨肉瘤。

【临床表现】　中央型软骨肉瘤是一种起源于骨内的软骨肉瘤，其细胞学特征是由单纯的透明和黏液样软骨形成的恶性肿瘤。男性好发，男女之比为 1.5～2：1。好发年龄 30～70 岁之间，平均年龄 40～50 岁。最常发生的部位是骨盆和长骨，特别是股骨和肱骨，但也可发生在骨骼的任何部位。周围型软骨肉瘤是一种发生于骨外的软骨肉瘤，常继发于骨软骨瘤，特别是那些多发的骨软骨瘤。原发性软骨肉瘤以钝性疼痛为重要症状，由间歇性逐渐转为持续性，特点是症状轻，发展缓慢。早期因病变深在，临床不能触及肿块，仅表现为轻微的骨膨大。晚期可形成大的、能触及的软组织肿块，无明显疼痛，周围皮肤可伴有轻度红热现象。继发性软骨肉瘤以肿块为主要症状，临床上一般发病率年龄较高，病程发展缓慢，病程长。早期瘤体小、多无症状，随着肿瘤生长可压迫邻近的组织、骨关节及神经而出现疼痛和功能障碍。肿块因疼痛不是很剧烈常延迟治疗而生长过大，导致压迫症状。如生长在骨端可引起关节功能受限，生长在骨盆骨压迫膀胱或直肠发生梗阻症状。

【影像学表现】　软骨肉瘤的影像学表现与肿瘤病理分级密切相关。低度恶性肿瘤多呈囊样、膨胀样改变，边界较清，部分病变有假包膜，肿瘤内钙化明显，多无骨膜反应。高度恶性肿瘤多呈溶骨性破坏，病变无明显边界，瘤组织内钙化少，多有骨膜反应，常有软组织肿块形成。

1. X 线平片特点

(1)软骨钙化：是软骨肉瘤基本 X 线征象。钙化形态、大小、数量不定。X 光片上可看到斑点状、弧形、半环形、环形、团块状或棉絮状等，大量棉絮状钙化影甚至可掩盖骨质破坏区。钙化可以帮助了解肿瘤的恶性程度，钙化越多，恶性程度越低；反之恶性程度越高。

(2)骨质破坏：是软骨肉瘤对骨的侵犯。中央型软骨肉瘤早期在髓腔内破坏呈斑片状、虫蚀状、囊状溶骨性破坏，周围有硬化边缘，随肿瘤生长，出现不同程度的膨胀性骨质破坏区。周围型主要是破坏骨皮质，晚期可破坏髓腔。

(3)骨膜反应：当肿瘤细胞穿破骨皮质侵犯到骨外膜时，可引起局限性或少量骨膜增生，出现“袖口征”和骨皮质增厚。

(4)软组织肿块：肿瘤自骨髓腔突破骨皮质后，在软组织内迅速分裂增殖而成弥漫性肿胀或肿块。

2. CT 检查 最适用于显示软骨肉瘤的基质内钙化和骨皮质的情况，在 CT 片上，软骨肉瘤通常表现为骨髓腔内分叶状肿块伴有斑点状钙化，对于显示软组织肿块，CT 也较 X 线平片更为准确。

3. MRI 显示肿瘤在软组织内的范围及其与重要血管的关系较 CT 更为有用。

4. ECT 多表现为放射性核素浓聚，可显示软骨肉瘤侵犯的范围，对多发性病变意义较大。

【病理学表现】 软骨肉瘤来源于软骨组织，可发生于髓腔、骨膜，另有少数发于软组织。大体标本常呈不规则圆形或分叶状肿物，体积较大，边缘不清，切面呈灰白色或灰蓝色，有光泽，呈半透明状。肿瘤出血、坏死常见，分化低的软骨肉瘤钙化不明显。镜下观察瘤细胞变化复杂、形态多样，主要有肿瘤性软骨细胞与细胞间软骨基质构成，常见软骨基质钙化，细胞大小不一，排列紊乱，细胞核大小、数目不一，异型性明显。

【治疗】 软骨肉瘤对放射疗法不敏感，辅助性化疗对软骨肉瘤作用有限，因此手术是目前治疗软骨肉瘤的主要手段。手术的设计及切除范围应取决于肿瘤的组织学分级，以及通过影像学检查(骨扫描、CT、MRI)提示肿瘤所侵及的确切范围。组织学分级可通过术前局部穿刺或切开活检获得，也可术中冰冻，若其结果与临床症状及影像学不相符合，甚至要重新取材，或依据石蜡块病理结果。手术方案因人而异，病变局限于骨内且恶性程度低者，可行局部肿块广泛切除或根治切除，然后根据骨缺损的部位，采用不同的方法进行相应重建。如病变广泛且周围软组织明显侵犯，与周围重要血管神经广泛粘连，组织学表现恶性程度高者，可考虑做截肢术或关节离断术。

软骨肉瘤的预后较骨肉瘤好，手术治疗后 5 年生存率可达 40%～60%。

第三节 软组织肉瘤

软组织肉瘤(soft tissue sarcoma)是指发生于纤维、脂肪、平滑肌、横纹肌、间皮、滑膜、血管和淋巴管等组织的恶性肿瘤，均来源于间叶组织。近年来随着发病率的上升，软组织肉瘤也越来越得到人们的认识和重视。

软组织肉瘤约占成人恶性肿瘤的 1%，仅次于白血病、淋巴瘤、脑肿瘤，列第四位。软组织肉瘤可发生于任何年龄，但以年龄在 30～70 岁的中老年人多见，占 68%～78.8%。发病部位可见于全身任何部位，但以下肢和臀部为多，约占半数以上，其他依次为躯干、腹膜后间隙、上肢和头颈部。综合文献分析，软组织肉瘤最常见的病理类型依次为恶性纤维组织细胞瘤、脂肪肉瘤、平滑肌肉瘤、纤维肉瘤、横纹肌肉瘤、滑膜肉瘤和间皮瘤。17.5%～51.4%的软组织肉瘤可出现血行转移，常见的转移部位为肺、骨、脑和肝。至少 20%～30%软组织肉瘤将出现局部复发，大部分软组织肉瘤以局部侵袭或沿肌束间蔓延为主。

软组织肉瘤的诊断依赖于临床表现与以 CT、MRI 为主的影像学、病理形态学以及免疫组织化学的密切结合。在临床治疗上，外科手术占主导地位，争取局部广泛切除，术后加放疗和(或)化疗。根据软组织肉瘤的分期、分级和生物学特性采用不同的综合治疗，以减少局部复发和远处转移，提高生存率。据文献报道，经综合治疗结果，软组织肉瘤的 5 年生存率可达 45%～83%，局部控制率可达 47%～97%。本节对老年人软组织肉瘤最常见的恶性纤维组织细胞瘤和脂肪肉瘤分别作一介绍。

一、恶性纤维组织细胞瘤

恶性纤维组织细胞瘤(malignant fibrous histiocytoma,MFH)是中老年最常见的一种软组织肉瘤。1963 年由 Ozzello 等首次报道,1967 年 Stout 和 Latters 首先将这类肿瘤命名为恶性纤维组织细胞瘤。

【临床表现】 恶性纤维组织细胞瘤大多数发生于 50～70 岁,20 岁以前尤其小儿发病少见,以男性较多,男女之比 1.5∶1。其发病率占软组织恶性肿瘤的 20%～25%。

肿瘤最好发于下肢,其次是上肢和腹膜后。临床表现主要是疼痛或无痛性持续性生长的肿块,约 90%以上的病变部位深在,多在筋膜下发病,10%的病变发生在浅表部位。有时生长较缓慢,有时则较快。通常从发生肿块到确诊的时间,从数月到数年不定。肿瘤累及主要神经时,局部可出现钝痛,尤以腹股沟区及臀部为多见。少数病例可出现发热、白细胞增多或血糖降低等表现。

X 线平片可看到软组织中的局部性肿块,边界可清楚或不清楚,无特征性。偶有相邻骨表现为骨膜反应或侵蚀,可并发病理性骨折。CT 可进一步明确肿块的大小、部位、边缘以及与附近软组织的关系。CT 增强后可见软组织肿块的边缘强化,其中不规则低密度区反应肿瘤内出血或坏死。MRI 显示软组织肿块更为清楚,大多为分叶状,边缘不清楚。MRI 还可观察肿瘤与附近神经血管的关系,血管造影可见供应肿瘤的血管增多、增粗。

【病理表现】 肉眼观察肿瘤为单发性,分叶状肿块,直径通常在 5cm 以上,可无包膜,呈浸润生长,切面是灰白色鱼肉状,质地较硬,较大肿块常伴有出血、坏死和囊性变。

显微镜下主要成分是成纤维细胞和组织细胞,还可伴有数量不等的单核或多核巨细胞、泡沫细胞以及未分化的原始间充质细胞和各类炎症细胞。各种成分的比例及异型性的程度不同。

按 WHO1994 年软组织分类,MFH 分为 5 个亚型,即通常型(席纹样-多形性)、黏液型、黄色瘤型、巨细胞型和血管瘤样型。依照 Enneking 判定的软骨组织恶性肿瘤 GTM 分期法,MFH 属于高度恶性软组织肉瘤,即 G2 级。

【治疗】 外科手术是治疗 MFH 的主要方法。依据手术切除范围可分为边缘切除术、广泛切除术、根治切除术、截肢术。手术治疗前需判断肿瘤的生长部位、浸润周围组织的范围,是否易切除、是否累及周围主要血管、神经及邻近脏器,是否属复发性肿瘤,以便确定手术切除的范围和深度。对于体积较大,分期比较晚的 MFH,宜手术前行化疗或动脉灌注化疗,可缩小瘤体,提高切除率,有效降低复发率和远处转移的发生率。术后早期应用化疗,对于避免转移、延长生存期有效。对于手术不能根治的患者应用辅助放疗,也有一定的疗效。如化疗、放疗无效,不排除截肢可能。

【预后】 MFH 的复发及预后与分期、手术方式以及肿瘤部位密切相关。复发率随分期升高而升高。发生在腹股沟、腘窝区及肩胛部的肿瘤,因邻近神经、血管、骨关节而限制了肿瘤切除范围,不能达到根治切除,预后较差。据统计,恶性纤维组织细胞瘤局部复发率可达 41%～51%,转移率为 14%～55%。

二、脂肪肉瘤

脂肪肉瘤(liposarcoma)是成人较常见的一类恶性软组织肿瘤,好发于中老年人,其仅次于恶性纤维组织细胞瘤,居软组织肉瘤发病率的第二位。据统计,脂肪肉瘤占人体全部软组织肉瘤的9.8%～16%。

【临床表现】 由于脂肪组织约占成人体重的10%～20%，因而在软组织肉瘤中脂肪肉瘤是较常见的一类。脂肪肉瘤好发于40～60岁的成年人，很少发生于儿童，5岁以下更罕见。男性与女性发病率之比为1.03∶1。脂肪肉瘤可发生于全身各处，常发生在深部软组织，极少发生于皮下，这点与脂肪瘤相反。脂肪肉瘤最常发生于下肢，尤以大腿多见，占13%～68%。其次是腹膜后，占10%～36%，腹膜后部位的脂肪肉瘤体积多较大，常位于肾脏周围及骨盆等处。头颈部和四肢远端很少发生。

脂肪肉瘤一般没有特征性的临床表现，临床上通常表现为缓慢生长、位置深在、界线不清的肿块，很少有压痛或疼痛，由于缺乏症状且常发生于组织丰厚之处，脂肪肉瘤在就诊时通常体积较大，常常巨大。患者往往因肿物增大显著或出现疼痛等压迫症状才就医，因而术前病程可长达数年之久。位于腹膜后的脂肪肉瘤，逐渐出现弥漫性腹部胀大、腹痛，有时可扪及肿块，并可能出现内脏压迫症状。

【影像学表现】 脂肪肉瘤X线平片表现主要根据瘤内的不同结构和所含脂肪成分的比例而不同。分化良好的脂肪肉瘤表现为以脂肪成分为主，X线平片表现为边界清楚的低密度阴影，类似单纯性脂肪瘤的表现。而恶性程度高的脂肪肉瘤，所含的脂肪成分较少，可表现为类似软组织肿块的密度，难以分清其边界。

CT及MRI较平片更敏感，可以发现较为微小而隐蔽的病变，能更好地观察肿瘤的确切部位、形态、体积及与周围肌肉、神经、血管的关系，为手术前的计划提供有价值的资料。

【病理学表现】

1. 肉眼所见 根据肿瘤分化程度的不同而差异较大。大部分脂肪肉瘤表现为有明显包膜、体积较大的分叶状肿块。分化良好的脂肪肉瘤，其切面一般呈黄色，类似脂肪瘤，如伴有纤维组织增生则可见灰白色条索穿插其间。分化不良者切面可呈胶冻状、鱼肉样、脑髓样改变，质软，也可坚硬如纤维性。较大的可有出血、坏死、囊性变。

2. 镜下所见 显微镜下脂肪肉瘤变化很大，主要是可见到成脂肪细胞，不同分化阶段的成脂肪细胞及成熟的脂肪细胞等。这些肿瘤性细胞，由于分化阶段不同，细胞形态也不同，其共同的特点是，各种脂肪肉瘤细胞不论分化高低，都有不同程度的异型性。根据细胞成分的不同，脂肪肉瘤又可分为：①高分化型，进一步又分为脂肪瘤样型、硬化型和炎症型3个亚型；②黏液型；③圆形细胞型；④多形性型；⑤未分化型。但分型只是相对的，同一肿瘤中不同区域可有很大差别，混合型常见。

【治疗】 脂肪肉瘤的治疗以手术治疗为主，手术治疗遵循软组织肉瘤的一般处理原则，并根据脂肪肉瘤不同类型而决定。低度恶性的Ⅰ期病变(高分化型和大多数黏液型)可行广泛切除或经满意的术前放疗后行边缘切除；Ⅱ期高度恶性者(圆形细胞型、多形性型和未分化型)则需根治性切除或经满意的术前放疗后行广泛切除。脂肪肉瘤的术后局部复发率较高，可达57%～70%，对复发性肿瘤，应积极争取再次手术，如情况许可，可多次手术，切除局部病灶，解除压迫症状，以提高患者的生存质量和延长生存时间。

对脂肪肉瘤局部广泛切除后进行放射治疗在黏液性和分化良好型脂肪肉瘤中，可取得很好的局部疗效并降低转移率。放射治疗还可用于广泛切除困难的术前病例，可使手术切除范围缩小，提高保肢率；也可作为不能耐受手术的老年患者以及已发生转移的患者的姑息治疗。分化良好的脂肪肉瘤如行根治性切除术，可不必行放射治疗。

化疗由于高分化脂肪肉瘤恶性度低，转移的可能性小，化疗意义不大。对于恶性度较高的类型为术后防止转移,可以行化疗。由于现在尚无对脂肪肉瘤特效的化疗药物,故多采用联合化疗,常用的药物有阿霉素 ADM、顺铂 DDP、环磷酰胺 CTX、长春新碱 VCR 等,对于发现临床转移以前的微小转移灶有治疗意义。

【预后】 脂肪肉瘤的预后与肿瘤的病理类型、部位、治疗方法有密切关系。有文献报道,脂肪肉瘤的5年及10年的生存率分别为35.9%～68.4%和12.5%～56.7%。高分化型及黏液型脂肪肉瘤预后较好,多形性型、圆形细胞型、去分化型脂肪肉瘤预后差。转移以血行转移为主,多转移到肺。肿瘤远处转移常见于分化不良的肉瘤。

第四节 骨恶性纤维组织细胞瘤

骨恶性纤维组织细胞瘤来源于原始间叶细胞,是由组织细胞和成纤维细胞组成的高度恶性肿瘤,是一种在中老年期多见的骨肿瘤。1972年由 Feldmen 等首先报道了骨的 MFH,其后国内外文献相继报道,近年来发病率有上升趋势,据国内统计,MFH 占原发性骨肿瘤的1.3%,占恶性骨肿瘤的4%～5%。

【临床表现】 骨 MFH 可发生于任何年龄组,但多见于中老年,以50～70岁最多见,男女比例为1.5～2:1。发病部位好发于四肢长骨的干骺端,其中以股骨下端最多见,其次为胫骨上端、股骨上端、肱骨等,也可见于盆骨和脊柱。

病程较缓慢,可持续数月至数年,局部疼痛和肿块为主要常见的症状。早期症状轻微,可有轻度疼痛,夜间不加重,偶尔有体温升高、白细胞增多现象。一般先疼痛后出现肿块,肿块逐渐增大。少数病人先出现肿块而后有疼痛、呈无痛性渐生长肿块。肿块质较硬、边缘不清、较大肿块的皮肤表面可出现静脉怒张,且影响附近的关节活动,少数病人可发生病理性骨折,发生脊柱者,可引起截瘫。

化验室检查可出现血沉增快、轻度贫血,但碱性磷酸酶一般不高。

【影像学特点】 骨 MFH 的 X 线表现为长骨干骺端或骺端偏心性溶骨性破坏,边界不清,多数为单一的大片状溶骨,也可表现为多个小片状溶骨,呈虫蚀样或地图状改变。破坏区内多无骨小梁残留,呈无结构的纯溶骨性破坏为其特点。骨质破坏常伴发骨膨胀增粗,也可见骨皮质中断,肿瘤穿破骨皮质侵入软组织内则形成软组织肿块。病变区内无肿瘤钙化和新骨形成,骨膜反应少见,常伴有病理性骨折存在。

血管造影可呈现肿瘤侵犯的确切范围,有利于术前计划的参考。

CT 可显示骨内骨外肿瘤侵犯的范围、骨皮质断裂和软组织肿块,明确肿瘤与周围组织的关系。

MRI 可明确肿瘤及软组织肿块的范围、髓腔内播散的情况以及与血管的关系。

【病理特点】 肿瘤肉眼呈灰白、灰红色、鱼肉状、瘤体与正常骨分界不清,瘤体中有灶性坏死、出血及黏液变性区。有的切面因含铁血黄素而呈褐色、黄色。

光镜下肿瘤细胞呈多样化,主要由成纤维细胞、组织细胞样细胞、巨细胞及泡沫细胞等组成。成纤维样肿瘤细胞呈梭形,细胞呈特征性的束状或轮辐状排列,可见其向纤维细胞过渡的肿瘤细胞。组织细胞样肿瘤可吞噬脂类、细胞碎片、含铁血黄素颗粒等,形成泡沫细胞。此外尚有多核瘤巨细胞、炎症细胞浸润等。肿瘤细胞的多种多样是该肿瘤的最重要的组织学特征。

【诊断】 由于骨 MFH 的临床及影像学均缺乏特异性表现,因此,组织学诊断成为临床诊断的主要依据。Schajowicz1983 年提出4点组织学诊断标准得到了多数学者的共识:①双相生长，即同时有肿瘤性成纤维细胞和组织细胞成分存在；②梭形细胞呈特殊的花瓣状或轮辐状排列；③多核瘤巨细胞的存在；④炎性细胞，特别是淋巴细胞的浸润。

【治疗】 骨 MFH 属高度恶性肿瘤，应及早采取手术为主的综合治疗。对 Enneking 外科分期属Ⅱ$_a$或Ⅱ$_b$期，宜采用根治性局部切除。如肿瘤过于广泛，侵犯主要神经、血管或关节时，应考虑截肢或关节离断术，手术前辅以化疗。如作根治性局部切除，患肢可用异体骨或人工假体重建缺损部功能。已经证实化疗在治疗骨 MFH 上确实有效。目前常用的方案有 ADM-DTIC，CTX-VCR-ADM-DTIC 的联合用药，以及 ADM- IFO 联合用药等，并主张术前术后均需化疗。放疗对此肿瘤的治疗效果尚不肯定。有人认为，此肿瘤对放疗不敏感，不宜采用。也有人认为放疗对消灭术后残留病灶有效。

【预后】 骨 MFH 的预后较骨肉瘤、纤维肉瘤为佳，但有局部复发和转移倾向，转移以肺为主。有报道复发率为 44%，转移到肺部者为 82%，其他部位少见。国外报道 5 年生存率为 38%～57%，10 年生存率为 28%。

第五节 脊 索 瘤

脊索瘤(chordoma)是一种先天性、来源于残余的胚胎性脊索组织的低度恶性骨肿瘤。主要特征是肿瘤组织呈球形排列，有气泡性细胞和黏液基质。肿瘤好发于脊椎两端，即颅底和骶椎，以骶椎最为多见，约占 50%。大多数脊索瘤生长缓慢，病程长，又由于发生部位的特殊性，临床不易早期发现，且易与老年性骨疾病及其他骨肿瘤相混淆，因此它是易于漏诊和误诊的中老年骨疾病之一。

【临床表现】 脊索瘤少见，占原发恶性骨肿瘤的 1%～4%，男性多见。脊索瘤一般见于中老年，多在 50～70 岁发病。其主要症状是疼痛和肿块，由于病情发展缓慢，早期症状不明显，常多年不被注意，有时在外伤后才发现。骶部肿块压迫症状出现较晚，典型症状是慢性下腰部或骶部疼痛，有时可放射至臀部、会阴或下肢，位置不确切。疼痛呈持续性，夜间加重，病史可长达半年到一年。缓慢生长的肿瘤包块多数向前方膨胀生长，临床不易发现，只有在晚期。当肿瘤向后方破入臀肌、骶棘肌或皮下才被发现，下腹部也可扪及包块。肿块向前挤压盆腔脏器，产生机械性梗阻，引起小便障碍和大便秘结，部分病人可出现直肠刺激症状，如排便习惯的改变、里急后重感等。肿瘤如向后方生长，则局部可见肿块，如向前方生长，则直肠指检可扪及肿块，质硬固定于骶骨不易推动，表面光滑。因此，肛门指诊是早期发现骶骨肿瘤的常规检查。乙结肠镜检查直肠后壁隆起，但黏膜正常。

发生在颅骨和脊柱者常无典型症状，通常也只有疼痛和神经根压迫症状，晚期可出现脊髓压迫造成截瘫。

【影像学表现】 脊索瘤 X 线平片表现为显著破坏的膨胀性溶骨性病变。位于骶骨的病变多位于中心位，如偏于一侧，则提示肿瘤尚在早期。一侧或两侧骶孔因骨质破坏而扩大，边缘有轻度骨质硬化。肿瘤沿髓腔侵蚀蔓延，髓腔内骨结构疏松或消失，但破坏区上下方骨皮质外形尚正常。瘤体内可见残存的碎骨片，有时可见基质钙化，肿瘤边缘可见明显硬化，并常发生病理性骨折，病变常伴有软组织肿块。

CT 可显示脊索瘤骨质破坏的范围、软组织肿块的大小，以及肿瘤与周围组织之间的关系。MRI 能更好地显示病变的全貌、范围、生长方向(尤向椎管内)和内部结构，明确软组织侵犯与周围主要脏器的关系，对手术有指导意义。ECT 全身骨扫描显示核素密度减低或冷结节。肿瘤周边出现核素摄取增加。血管造影检查对脊索瘤诊断也很有帮助，可确定肿瘤血供丰富与否以及血供来源，确定肿瘤与大血管的关系，对手术设计很重要。

【病理特点】

1. 肉眼观察　肿瘤多单发，少数多发，边缘清楚，质地硬而有弹性，亦有软而脆者，有不完整的包膜。肿瘤呈分叶状，切面为灰白色半透明，胶冻状或黏液样，常伴有出血、坏死和囊性变。

2. 镜下所见　肿瘤组织被纤维组织分隔成分叶状，小叶周边部多为较小的星形或梭形细胞，排列成巢状。小叶中心部瘤细胞大，常见胞浆内空泡，核被挤向一侧，呈印戒状，即“液滴状”细胞，空泡内黏液染色呈阳性。可见少数大核及双核细胞，细胞间为黏液软骨样基质。

【诊断】　由于脊索瘤可无特殊症状且症状发展缓慢，早期不易确诊。骶尾部和腹部疼痛有时误认为其他肛肠疾病和骨科疾病。脊索瘤的初步诊断主要依靠影像学诊断，但病理组织学检查是确诊的最终依据，因此术前闭合活检对确诊有指导意义。

【治疗】　由于脊索瘤对放疗及化疗不甚敏感，故脊索瘤的治疗主要以手术治疗为主。骶尾部局部解剖复杂，其前临直肠及骶前静脉丛和盆腔血管，椎管内有极重要的 S_1～S_5 神经，且局部骶尾骨常常广泛破坏，术中极易发生大出血及骶神经损伤。因此，切除骶骨脊索瘤所面临的问题主要是如何在手术中控制大出血，在尽可能保留骶神经功能的情况下，完整切除肿瘤组织，以及全骶骨切除后重建脊柱骨盆稳定性的问题。术前要设计好手术入路，准备好充足的血源。目前骶尾部脊索瘤的手术入路包括经骶入路和骶-腹联合入路，前者常用于 S_3～S_5 部肿瘤，后者被用于累及 S_1～S_2 甚至 L_1 者。对于不能切除或切除不彻底的肿瘤可行放疗，但复发率高。化疗对脊索瘤无效。

第六节　转移性骨肿瘤

转移性骨肿瘤(bone metastasis)是指原发于骨外器官或组织的恶性肿瘤，通过血液循环或淋巴系统转移至骨骼，并继续生长而形成的继发肿瘤。骨转移瘤是恶性骨肿瘤最常见的形式，也是中老年人最常见的骨疾病之一。任何一种恶性肿瘤都可以转移到骨骼。文献报道转移性骨肿瘤占恶性骨肿瘤的 20%～35%，且在恶性肿瘤中，骨转移的发生率仅次于肺及肝脏，居第三位。常发生骨内转移的肿瘤依次为乳腺癌、前列腺癌、肺癌、肾癌等。随着医学的进步，各种诊疗技术的提高，特别是对原发恶性肿瘤积极有效地治疗，肿瘤患者的生存期显著延长，骨转移瘤的发生机会也逐渐增多，其发生率呈增长趋势。骨转移瘤的发生是表示骨肿瘤预后不佳的征象，虽然近年来人们对其发生机制、防治方法等方面进行了不懈的努力，但迄今为止仍未找到有效的根治手段。尽管如此，随着近年来化疗、放疗、生物治疗以及肿瘤外科的进展，对骨转移瘤的治疗观念有了明显的更新。现代的各种检查技术手段不断完善也使得骨转移瘤易被较早期发现，使人们逐渐认识到骨转移瘤并不都是癌症患者的终末期，不应采取消极的态度，而应对其积极而恰当地进行治疗，以消除或缓解疼痛，恢复或改善功能，延长病人生命，提高病人生活质量，使他们较安乐地度过有限的余生。

【临床表现】　骨转移瘤好发于中老年人，40～60 岁多见。原发灶常在骨转移瘤被诊断以后查出，有的早年有癌瘤手术切除病史。约有 1/3 病人不能查出原发灶，甚至少数病例经尸检也不能查出原发灶。骨转移瘤最好发部位是脊柱、骨盆、肋骨、上下肢的近端，膝、肘以远的骨骼非常少见。

疼痛是骨转移瘤的临床首发症状，但部分病人可长期无疼痛，在早期疼痛较轻，症状可呈进行性加重，也可间歇性发展，可长达数月或数年。后期疼痛逐渐加重，持续时间延长。晚期疼痛剧烈，一般止痛药难以止痛，尤以夜间为重。位于脊柱者可表现为胸背痛、腰痛、坐骨神经痛等，在胸椎者常伴单侧或双侧的肋间神经痛，在腰椎者有时可表现出腹痛或股神经痛。位于骨盆者，常伴有髋关节及股内侧疼痛，位于股骨上端及肱骨上端者常伴有关节功能障碍。

病理性骨折也是骨转移瘤常见的症状和体征，病人在此之前可全无自觉症状，轻微活动后即导致骨折。在下肢出现率最高，一旦发生病理性骨折，疼痛加重，肿胀明显。在脊柱者，有轻微外伤或根本无任何诱因，就可发生椎体压缩性骨折，很快出现神经根或脊髓压迫症状，此时疼痛加剧，很快发生截瘫。

有5%～10%骨转移病人可发生高钙血症，主要见于乳腺癌、多发性骨髓瘤及肺癌骨转移病人中。转移癌的晚期可出现发热、贫血、消瘦、低热、乏力等恶病质的表现。

【影像学表现】 X线检查骨转移瘤的首选的影像学诊断方法。骨转移可单发或多发，以多发常见。

骨转移瘤的X线表现为溶骨性、成骨性（如前列腺癌）和混合型的骨质破坏，以溶骨性为多见。溶骨性骨破坏常呈多发性穿凿样、地图样的表现，病灶可为大的单个的溶骨性破坏区，边界不规则。也可呈虫蚀样表现，界限不清楚，边缘不规则，周围无硬化。骨转移癌多数无软组织阴影，少数可引起骨皮质膨胀及骨膜反应。胸、腰椎多个椎体不同程度的溶骨性破坏，可呈连续性或跳跃性分布，椎体破坏伴塌陷，但椎间隙可保持正常，椎体破坏常累及椎弓并形成椎旁软组织肿块。成骨性骨破坏呈斑点状、片状致密度增高的骨化或钙化阴影，甚至为象牙质样，其间骨小梁紊乱增厚粗糙，有时骨膜下有大量新骨形成。混合型骨转移可兼有成骨和溶骨两种改变。

核素骨扫描（ECT）对骨转移灶局部代谢改变非常敏感，诊断价值较大，不容易漏诊。它可早期发现病灶，但必须除外假阳性，因肿瘤侵袭、创伤和感染在ECT上均表现为异常浓聚，故需结合临床及其他影像学进一步检查而确定。核素检查诊断骨转移瘤的敏感性和特异性分别大约为95%和60%。

正电子发射计算机断层成像（PET）是在分子水平上反映人体生理或病理变化，是一种代谢功能成像，能在形态学变化之前发现代谢功能异常。对于骨转移瘤，PET有助于发现一般手段难以发现的微小原发灶和软组织转移灶，PET诊断骨转移瘤的敏感性与ECT相近，但特异性较高。近年来，随着新的示踪剂的不断应用，PET对骨转移瘤的诊断价值显示出更多的优势。

CT诊断骨转移瘤较常规X线敏感，有助于肿瘤的早期发现，可明确骨皮质和骨小梁的微小破坏，能准确显示和判断肿瘤侵及范围，以及病变与周围重要组织之间的关系，从而为手术切除范围提供依据。

MRI是诊断骨转移瘤的重要手段，对早期转移灶有很高的灵敏度，能准确显示侵犯部位、范围及周围软组织情况，并可以多平面成像。同时MRI可显示肿块和重要血管的关系，界定肿瘤的反映区，能为手术中确定整体或广泛切除的范围提供依据。

DSA对于重要部位的转移瘤意义重大，可确定肿瘤血供情况以及与周围血管的关系，为手术提供参考。

【实验室检查】 实验室检查在骨转移瘤的诊断中也发挥着积极的作用，尤其对于监测病情变化、预测治疗效果和预后等更具有价值。溶骨性骨转移时，血钙升高；成骨性骨转移时，血清碱性磷酸酶升高；前列腺转移癌中，酸性磷酸酶升高。

根据原发肿瘤的不同可有一些不同的肿瘤相关标记物检出，如 CEA、PSA、CA199、CA120、NSE 等，对查找原发肿瘤有一定的帮助。

病理活检非常重要，可以明确病变的性质，帮助发现原发肿瘤，指导术前及术后治疗。但有时活检也难以对诊断做出肯定的结论。

【诊断】 骨转移瘤的诊断应包括原发肿瘤的诊断和转移病灶的诊断，即骨转移瘤的诊断是肿瘤系统诊断的一部分。临床症状出现前，早期诊断非常困难。出现临床症状后，有些肿瘤以转移病灶为首发表现，有些以转移病灶的表现为主，还有约 1/3 的骨转移瘤甚至找不到原发灶。因此，在骨转移瘤的诊断中，详细询问病史，全面细致的查体非常重要。此外，X 线平片、CT、MRI、ECT 等辅助检查也起到了非常重要的作用。注意原发病灶的查找，同时注意应用 ECT 发现其他部位的转移灶。临床及影像学诊断不明确时，应行病灶活检。在诊断中还应注意与原发性恶性骨肿瘤、多发性骨髓瘤、老年性骨质疏松、陈旧性骨折等疾病相鉴别。

【治疗】 肿瘤发生骨转移提示肿瘤已经进展至晚期，所以，对骨转移瘤治疗原则是减少或缓解病人的痛苦、预防和治疗病理性骨折，保持或改善一定的功能，提高生活质量，尽可能延长患者寿命。治疗骨转移瘤的方法几乎包括治疗肿瘤的所有方法，可采用化疗、放疗、内分泌治疗和手术治疗等方法综合治疗原发肿瘤和转移瘤。

(一)手术治疗

手术治疗在骨转移瘤的综合治疗中占有特殊的地位，特别是骨转移瘤引起的病理性骨折、脊柱不稳、脊髓压迫和疼痛，非手术疗法往往难以达到确切的疗效。只要掌握好手术适应证，选择合适的术式，手术治疗就能达到切除病灶，减轻病人的疼痛，改善功能，提高生活质量的目的。对于骨转移瘤可根据不同的部位和病灶范围，选取相应的手术治疗方法。

对于非主要骨(如髂骨翼、肩胛骨、肋骨等)可行单纯切除；对于四肢骨干骨折，最适宜的方法是采用交锁髓内钉内固定术，术后可早期下床活动；对于股骨颈骨折可采用长柄股骨头或全髋人工关节置换；股骨转子部骨折用 Gamma 钉或 Rechards 针内固定；上述手术过程中应将骨转移瘤病灶切除，骨缺损处可用骨水泥填塞，骨水泥能协助内固定物固定骨折，提高瘤骨的机械强度。

骨盆是骨转移瘤的好发部位，大多数可采用非手术方法治疗。当转移瘤累及到髋臼和骶髂关节，影响患者行走时，则需要手术治疗。因骨盆手术时间长，出血多，危险性大，故预计患者能存活半年以上者，才进行手术。术前要做好充分的准备，周密的计划，对手术的危险性有足够的估计。

脊柱转移瘤可引起脊椎骨折、脊柱不稳、脊髓受压，导致截瘫，严重威胁患者的生命和生存质量。手术治疗脊柱转移瘤的目的是：①恢复和保留充分的神经功能；②缓解疼痛；③切除肿瘤或肿瘤减压；④确保即时或永久的脊柱稳定。

一般认为患者的预期寿命大于 3～6 个月，且具有以下指征之一者可考虑手术治疗：①脊柱不稳、畸形或椎间盘、骨折片压迫脊髓、马尾和神经根引起进行性神经功能障碍；②顽固性疼痛经非手术治疗无效；③转移灶对放化疗不敏感或经放化疗后复发引起脊髓压迫；④诊断不清，需行组织病理学确诊。

手术禁忌证：①预计患者存活期少于 3 个月；②严重免疫功能低下；③继发性凝血机制严重障碍；④感觉运动完全丧失超过 12 小时，而判定手术减压无效者。

手术方式和手术入路应根据脊椎受累节段、位置、转移灶大小、脊髓压迫的程度及脊柱稳定重建的需要来选择。目前常用的手术入路有：前路、后路、后外侧入路和联合入路，可同期或分期进行。脊柱转移瘤大部分位于椎体，肿瘤切除后需重建脊柱稳定性，重建方法有骨水泥、骨移植（包括自体或异体骨移植）、椎体间融合器、钛网、人工椎体等，并辅以前后方内固定。由于肿瘤患者生存期普遍较短，重建的目的在于获得即刻稳定，减少卧床时间，提高患者生存质量。对预计存活期少于半年者宜行经皮椎体成形术，以增加椎体强度，缓解疼痛，改善患者生活质量。

（二）化疗和内分泌治疗

对于骨转移瘤的患者，有效而实用的全身化疗及内分泌治疗十分必要。化学疗法既对原发肿瘤病灶有治疗作用，还可对转移病灶（包括骨转移灶）产生作用，有效地消灭亚临床病灶，减少肿瘤的复发和转移。其治疗效果取决于肿瘤对化疗药物的敏感程度。化疗的选择主要依据原发肿瘤的生物学特征，采用不同的化疗方案进行，目前已证实对乳腺癌、小细胞肺癌、淋巴瘤和生殖细胞肿瘤所致的骨转移化疗有效，对甲状腺癌、乳腺癌、前列腺癌等肿瘤发生的骨转移激素治疗有效。化疗时应注意对化疗疗效进行评估，判断骨转移瘤的化疗效果，同时应注意化疗的毒副作用。

二磷酸盐和降钙素等能抑制破骨细胞活性的药物也在骨转移瘤的治疗中起到一定作用。二磷酸盐是内生性磷酸盐的同分异构体，它通过竞争抑制破骨细胞的活性，阻断病理性骨溶解，对抗癌症引起的高钙血症，缓解骨转移引起的骨痛。目前国内常用的是双氯甲烷二磷酸二钠，即骨磷，另一种常见药物是降钙素，系矿物质及骨代谢的主要调节因子，有抑制破骨细胞，抗骨溶解，抑制骨吸收的作用，能抑制骨转移瘤引起的高钙血症，阻止疼痛诱导因子的释放，抑制新转移灶的形成。但上述两种药物不具备直接的抗癌作用，不能改善骨转移的预后，只能作为晚期骨转移瘤的一种止痛措施。必须和其他抗癌措施一起使用，才能控制疾病的进展。

（三）放射性核素治疗

放射性核素治疗癌性骨痛是通过静脉注射，将亲骨性强、能发射 γ、β 射线且半衰期适宜的放射性物质注入体内，使骨转移部位出现高度选择性的放射性核素浓聚，利用该核素不断发射的射线对转移灶进行照射达到止痛和杀死肿瘤细胞的作用。目前应用于临床的放射性核素主要有锶（^{89}Sr）和钐（^{153}Sm）等标记物，国内外报道其总有效率达 75％和 90％，其主要的毒副作用为骨髓毒性，影响白细胞和血小板。

（四）放射治疗

放射治疗对缓解骨转移瘤引起的疼痛，减少病理性骨折的发生及减轻肿瘤对脊髓的压迫等有明显的疗效，可明显地改善骨转移瘤患者的生存质量，但对延长生存期作用不大。选择放疗方案时应根据预知的原发肿瘤类型对放疗的敏感性，如淋巴瘤、骨髓瘤和精原细胞瘤对放疗敏感，乳腺癌、前列腺癌对放疗中度敏感。患者在放疗后疼痛能得到有效地缓解。目前认为，放疗的时机主要是根据是保守治疗还是手术治疗。如该患者拟行手术治疗则应先行手术治疗，辅以术后放疗。

参 考 文 献

[1]　徐万鹏，冯传汉. 骨科肿瘤学. 北京：人民军医出版社，2001

[2]　王玉凯. 骨肿瘤 X 线诊断学. 北京：人民卫生出版社，1999

[3]　段承祥，王晨光，李健丁. 骨肿瘤影像学. 北京：科学出版社，2004

[4] 曹建中,何玉香,曲国衡,等.老年骨内科与骨疾病.北京:中国医药科技出版社,1994

[5] 曲国衡,等.老年骨科诊断学.北京:人民卫生出版社,1996

[6] 陈晓钟.骨转移瘤的临床研究进展.中国肿瘤,2006,15(3):183-186

[7] 黄承达,等.骨肿瘤及瘤样病变.38 959 例统计分析.中华骨科杂志,1990,(增刊):27

[8] 刘子君,等.骨肿瘤及肿瘤样病变.12 404 例病理统计分析.中华骨科杂志,1986,3:162-169

[9] 范顺武,杨迪生,施培华.骨转移瘤的治疗.中华骨科杂志,2000,20(增刊):64-67

[10] 闫洪印.脊柱转移瘤的临床研究近况.中国脊柱脊髓杂志,2005,15(8):496-497

[11] Ratliff JK,Cooper PR. Metastatic spine tumors. South Med J,2004,97(3):246-253

[12] Aebi M. Spinal metastasis in the elderly. Eur Spine J,2003,12(suppl 2):202-213

[13] Wai EK,Finkelstein JA,Tangente RP,et al. Quality of life in surgical treatment of metastatic spine disease. Spine,2003,28(5):508-512

[14] 张贺龙.癌症骨转移的诊断和治疗现状.中国医刊,2006,41(3):5-7

[15] Tomita K,Kawahara N,Kobayashi T,et al. Surgical strategy for spinal metastases. Spine,2001,26:298-306

[16] 贾连顺,陈华江.脊柱转移瘤外科诊断治疗的现状与进展.中华骨科杂志,2003,23(6):331-334

[17] 王林森.骨转移瘤影像学诊断价值.实用肿瘤杂志,2005,20(5):378-380

[18] 杨迪生,叶招明.转移性骨肿瘤综合治疗进展.实用肿瘤杂志,2006,21(1):8-11

[19] 袁峰,杨惠林.骶骨脊索瘤的治疗进展.中国脊柱脊髓杂志,2003,13(12):751-753

[20] York JE,Kaczaraj A,Abi-Said D,et al. Sacral chordoma:40-year experience at a major cancer center. Neurosurg,1999,44(1):74-79

[21] 孙才兴,谢尚闹,杨红健,等.骶尾部脊索瘤的诊断与外科治疗.实用肿瘤杂志,2005,20(1):63-65

[22] 商冠宁,郑珂,肖泽浦,等.恶性纤维组织细胞瘤 53 例临床分析.肿瘤研究与临床,2002,14(2):128-129

[23] 温宏,张宇,刘忠堂,等.软骨肉瘤的手术疗效.临床骨科杂志,2002,5(2):133-134

[24] Lee FY,Mankin HJ,Fondren G, et al. Chondrosarcoma of bone:An assessment of outcome. J Bone Joint Surg Am,1999,81(3):326-328

[25] 李勇.软组织肉瘤的诊断与综合治疗.癌症进展杂志,2005,3(4):332-352

[26] 吴密璐,李积德,李克文.85 例软组织肉瘤回顾分析及软组织肉瘤诊治进展.中国骨肿瘤骨病,2006,5(1):1-6

[27] 方志伟,陈勇,宋金刚,等.796 例软组织肉瘤分析.中国肿瘤临床,2006,33(2):87-90

第 32 章　骨质疏松症

骨质疏松症(osteo porosis,OP)是 Pommer 1885 年从骨质软化中分出成为一种独立性疾病。原发性骨质疏松症(primary osteo porosis,POP)是由多种原因引起的一种全身性骨骼疾病,分为两 种亚型,即Ⅰ型和Ⅱ型。Ⅰ型又称绝经后骨质疏松症,Ⅱ型为老年性骨质疏松症。它以骨量减少、骨组织显微结构退化、骨的脆性增加为特征,易于发生骨折。骨量的维持初始于破骨细胞前体的激活,后者侵蚀某些骨重建部位(称为基础多细胞单位),促使成骨细胞前体激活而充填每个多细胞单位。在正常青年骨组织,这种"激活-再吸收-形成"的过程是紧密连接的。然而,在骨质疏松症的发展过程中,骨再吸收和骨形成阶段的解耦联而导致骨量丢失。

第一节　绝经后骨质疏松症

【病因】　绝经后骨质疏松症(post menopausal osteo porosis,PMOP)属高代谢转换型,由于妇女绝经后雌激素水平的急剧下降,对骨吸收的抑制减弱,从而造成骨质丢失。正常骨代谢周期,其骨吸收和骨形成维持在一种动态平衡状态。破骨细胞的骨吸收活动和成骨细胞的骨形成活动相互耦联,不断进行着骨重建。一旦耦联被打破,平衡失衡,破骨细胞的骨吸收活动相对增强或成骨细胞的骨形成活动相对减弱,骨吸收大于骨形成就发生骨质丢失。

目前认为绝经后骨质疏松的发生与激素调控、营养状态、遗传基因、物理因素、生活方式等有关。

(一)内分泌因素

1. *雌激素*　女性原发性骨质疏松最主要的病因之一是雌激素缺乏,其对骨的作用主要为引起骨的吸收和重建平衡失调。雌激素主要通过雌激素受体(ER)对成骨细胞和破骨细胞发挥作用,有 3 种模式。

(1)直接调节机制:目前认为,雌激素通过受体途径直接调节破骨细胞的骨吸收和成骨细胞的骨形成,在骨质疏松发病中起重要作用。雌激素和 ER 结合,通过影响细胞周期诱导破骨细胞的凋亡,抑制破骨细胞前体形成细胞的募集和分化,抑制破骨细胞的活性。

(2)旁分泌机制:一方面雌激素抑制成骨细胞产生刺激破骨细胞增殖,分化和活化的细胞因子。另一方面雌激素通过对体液因子如甲状旁腺激素(PTH)、降钙素、维生素 D 的调控,影响成骨细胞的增殖分化、促进骨的形成,抑制破骨细胞的吸收,发挥抗骨质疏松作用。

(3)细胞凋亡机制:雌激素通过 Fas 系统促进破骨细胞的凋亡。

妇女绝经后,雌激素水平明显降低,由此造成体内骨骼的正常生理代谢即骨吸收与骨形成之间的相对平衡被破坏,使骨吸收明显高于骨形成,久之骨含量减少,骨密度降低,骨小梁间架结构稀疏、断裂。

2. *孕激素*　孕激素通过膜结合位点-胞浆 Ca^{2+}、三磷酸肌醇(IP_3)等在成骨细胞膜上的非基因组作用,调节成骨细胞的活性。研究发现,孕酮可增加细胞膜型基质金属蛋白酶-1(MT1-MMP)的蛋白的表达,有利于发挥促进骨形成的作用。孕激素还能增强 IGF-1 和 IGF-2 对成骨细胞促有丝分裂功能。临床发现,卵巢黄体期功能障碍者,使用孕激素后骨量增加,改善了绝经后妇女骨质疏松的症状，尤其增加了皮质骨量。反之，孕激素的缺乏常常导致骨折和骨质疏松。

3. *雄激素*　绝经后的妇女血睾酮及其类似物都明显下降，女性血清的去氢异雄酮硫酸盐与股骨颈、腰椎和桡骨 BMD 成正相关，有两种可能的机制。一方面雄激素受体直接发挥作用，另一方面将雄激素芳香化成雌激素而起作用。试验表明，雄激素如同雌激素一样，可通过生长因子和细胞因子的调节因子(胰岛素生长因子、IL-6、IL-1 等)来作用于骨代谢。雄激素尤其在膜性骨(骨膜骨，periosteal bone)形成过程中起着更加重要的作用。这也是男性和女性在骨代谢中产生差异的重要因素。

4. *钙调节类激素*　甲状旁腺分泌甲状旁腺素，骨质疏松患者因雌激素缺乏可导致 1，25 双羟维生素 D_3 合成障碍，肠钙吸收减少，继发甲状旁腺功能亢进，甲状旁腺素分泌增加，骨吸收作用增强。此外，雌激素减少亦可使骨对 PTH 的敏感性增强，从而导致骨钙的释放，骨矿物质的加速流失。

降钙素(CT)是一种由甲状腺滤泡旁细胞分泌的多肽激素，可抑制破骨细胞的活性，拮抗 PTH，缓解骨吸收。CT 水平随年龄老化而逐渐降低，引起骨量丧失。

活性维生素 D 随着衰老、肾脏 1α-羟化酶活性及机体对甲状旁腺素(PTH)和生长激素(GH)的反应性逐渐降低而引起合成不足，小肠钙吸收减少，从而导致骨矿化障碍，形成骨质疏松。

5. *糖尿病患者*　由于内分泌代谢障碍，造成蛋白质、脂肪、碳水化合物三大代谢紊乱。从而使骨的生成及骨对营养物质的吸收不足，因此成骨细胞活性减弱，而破骨细胞活性则相对增强。加之糖尿病人多饮多尿，导致了大量的钙、磷由尿中排出，使骨钙含量逐渐减少。

(二)营养结构失调

现代营养生理学研究证明，血钙水平下降刺激甲状旁腺分泌增加，加速骨质丢失。造成钙的摄入不足和缺乏的主要原因则由于：①一部分不习惯饮用牛奶或饮用后奶中乳酸糖不能被消化分解吸收而发生腹痛、腹泻等症，使唯一含钙质最丰富的食品摄入来源不足；②膳食结构不科学，营养不良可导致人体对蛋白质、脂肪等营养素摄入不足。长期摄入低钙饮食对于骨的形成和骨含量的提高十分不利；③长期缺乏户外体育运动，机体较少接受太阳紫外线的照射，维生素 D 的合成不足，对于钙质吸收不利，使本来就摄入不足的钙更加吸收不足。

(三)体力活动能量消耗

从能量消耗的角度探讨绝经后女性经常性体力活动能量消耗与骨密度、骨结构指标的关系。体力活动增加骨的力学负荷主要通过两种方式：一是直接作用，二是通过肌肉间接作用。增加的负荷使骨产生较大的应变来调节骨的重建，使骨量增加和骨结构改变以适应力学环境的变化。体力活动促使骨皮质厚度增加的原因，主要是由于减少了骨内膜面的骨吸收所致，而不是由于促进了骨外膜面的成骨作用。体力活动对成年骨的影响表现为一定程度的骨量增加或阻止骨量丢失。如果运动负荷停止则增加的骨量可以再度丢失，而长期不活动或卧床不起者，骨矿含量会呈进行性减少，骨质变疏松。

(四)氧化应激

活性氧(reactive oxygen species，ROS)是生物体内有氧代谢产生的含氧自由基，主要包括超氧阴离子、羟基和过氧化氢。ROS 在骨代谢中发挥了重要作用：①增强破骨细胞的表达，从而刺激破骨细胞分化；②抑制成骨细胞的分化；③促进 Ca^{2+} 从胞内 Ca^{2+} 库的释放，扰乱成骨细胞内 Ca^{2+} 的内稳定，进而抑制成骨细胞的分化；④在破骨细胞外的吸收陷窝及胞内的胞转小泡参与骨基质的降解。ROS刺激破骨细胞的活化和分化，抑制成骨细胞的分化，并直接参与骨基质的降解，在原发性骨质疏松症的发病机制中发挥了重要作用。

(五)初潮年龄和绝经年龄

对不同月经初潮年龄、绝经年龄、生育次数及哺乳时间妇女的骨质疏松症发生率及骨密度进行分析比较发现，月经初潮时间晚及绝经时间早的妇女，骨质疏松症的发生率高；生育次数多，哺乳时间长的妇女的骨密度低于生育次数少、哺乳时间短的妇女。月经初潮越早，体内雌激素水平越早接近成年人水平，雌激素的作用发挥越早，从而可能使骨量峰值上升越高。绝经说明妇女卵巢功能的衰竭，提示体内雌激素水平的下降。哺乳时间对骨密度也有一定影响，随着哺乳时间的增加，骨密度也逐渐下降。生育次数多及哺乳时间长的妇女的骨密度降低，可影响骨的代谢。原因可能与孕期及哺乳期钙的代谢有关。孕期母体除维持自身的营养平衡外，还必须满足胎儿生长发育的需要。另外，由于哺乳期下丘脑-垂体轴受到抑制，使催乳素分泌增加，垂体促性腺激素分泌受到抑制，雌二醇分泌减少，可直接影响骨代谢。

(六)生活习惯

一些不良的生活习惯可能引起骨量的下降，大量吸烟饮酒者骨峰值低，绝经后妇女及男性吸烟者骨折危险度高于不吸烟者。若每天吸20支烟，25～30年后骨量就会下降8%～10%。吸烟危害骨健康的机制可能与烟草中的烟碱能增加骨吸收、抑制骨形成有关。无论男性还是女性，过量饮酒均会导致骨质疏松，使骨折危险度增加。乙醇引起骨质疏松症的原因是多方面的，主要与抑制成骨细胞功能、影响性激素、甲状旁腺激素分泌等有关。咖啡摄取量与骨量成负相关。咖啡因可刺激骨吸收，降低骨基质对钙盐的亲和力。饮用碳酸型饮料如汽水、可乐等同样不利于骨健康。

(七)骨中有机基质

骨中有机基质的90%由胶原组成，Ⅰ型胶原是骨中主要的有机物成分。作为骨的支架，它的质和量的任何病理变化均可导致骨骼疾病的发生。骨的稳定性、可塑性和高抗张强度均源于胶原。骨质疏松症患者，Ⅰ型胶原染色变淡，纤维变细，排列紊乱，骨小梁中断。

(八)细胞因子

细胞因子间具有潜在的协同效应，包括白细胞介素-6(IL-6)、白细胞介素-1(IL-1)、肿瘤坏死因子(TNF)、转化生长因子、胰岛素样生长因子等，在骨的微环境中几个促骨吸收因子浓度较小的波动即可引起骨吸收的相应改变。因此，对于其作用，应从整体着手进行考虑。通过对与绝经后骨质疏松症相关的细胞因子加以认识，提示我们今后对绝经后骨质疏松症治疗的研究可以从增强具有促进骨形成或抑制骨吸收作用的细胞因子的活性和强化类雌激素作用等方面出发。

(九)种族与遗传

生长期骨峰值的获得和绝经后骨密度(BMD)的下降，均有很强的基因背景，遗传基因可解释80%以上骨密度变异，不同种族发生率不一样。白种人骨质疏松的发病率比较高，尤其西北欧妇女，居世界之首，黑人妇女的发病率最低。多种基因与骨密度有关，但各基因对BMD影响的分子机制及影响大小不清楚，有待于进一步研究。

(十)峰值骨密度

峰值骨密度(PBM)是人骨质生长期获得的最大骨量，其数值可预测中老年期骨质丢失程度以及骨质疏松症的发病率，男性各部位PBM值出现在25～29岁年龄段，女性PBM值出现在35～39岁。女性各部位骨密度值45～50岁组与35～39岁组比较明显下降，50岁时骨量丢失率：$L_{2\sim4}$为 15%，Neck 为 14%，Wards 为 19%，女性骨质疏松症于绝经后 5 年出现高峰，老年时期骨质疏松症又达一个高峰，且老年女性骨质疏松患病率明显高于老年男性。

(十一)其他因素

抗凝剂、抗惊厥药、糖皮质激素等药物可导致骨质疏松症，各种药物的作用机制不同。骨组织放射性治疗中会产生放射性骨坏死的严重并发症，表现为自发性骨坏死和骨的愈合能力障碍。开始表现为破骨性骨溶解和骨生成障碍，然后表现为胶原纤维性骨组织纤维化和成纤维细胞化，最后表现为大理石骨病，可能伴有化脓性病理改变。

综上所述，骨质疏松症的病因十分复杂。因此，在不可能改变遗传基因的情况下，提倡健康的生活方式和合理的膳食习惯就显得非常重要，同时对骨质疏松病因的掌握，是临床医生诊断和治疗骨质疏松症的关键所在，并且，对骨质疏松病因的研究是为新药物的开发和新的治疗方法提供新的理论基础和发展前景。

【临床表现】

1. *全身性骨痛* 骨质疏松引起的全身性骨痛为骨质疏松患者的最常见症状，全身性骨痛部位多为腰部、背部、骶尾部、双侧肋缘、髋部、双下肢及肩部，大多数患者为多部位疼痛。

2. *骨折史* 经临床发现，绝经后骨质疏松引起的骨折常因轻微创伤活动引起，如负重、摔倒、挤压、弯腰等后发生，骨折史约占 38.8%。绝经后的骨质疏松妇女多为脊椎压缩性骨折，脊髓、神经根常无受压，骨折后常取被动体位。髋部多发生股骨颈、粗隆间骨折，约占 60% 以上。前臂、腕部等部位也可发生骨质疏松性骨折。

3. *椎体变形* 椎体变形包括椎体楔形、双凹、扁平等。

4. *肌肉痉挛* 约 63%的患者有肌肉痉挛或者曾经有过肌肉痉挛的症状，肌肉痉挛多发生在小腿、足底部、腹部、肋缘部等处肌肉。

5. *畸形和感觉异常* 驼背是继腰背痛后出现的重要临床体征之一。分为无、轻度、明显 3 个等级。骨质疏松时，椎体内部骨小梁破坏，数量减少，使脆弱的椎体受压，导致椎体变形，经过数年，会使整个脊椎缩短 10～15cm，从而导致身长缩短。有资料表明，妇女在 60 岁以后逐渐出现身高缩短，到 65 岁时平均缩短 4cm，75 岁时平均缩短 9cm。椎体前方压缩，特别是像 11、12 胸椎和第 3 腰椎等活动度大、负重量较大的椎体的前方压缩，可导致脊柱前屈，背凸加重，形成驼背。驼背的程度越重，腰背痛越明显。除此之外，还可表现为鸡胸，腰膝酸软，行走感觉疲乏无力，O 型腿等。

6. *骨质增生* 见于颈椎、腰椎、膝关节、足跟骨等。

【诊断】 对于 POMP 的诊断首先需明确其诊断的程序问题：①根据骨密度测定结果确定 OP 是否成立；②需排除继发性 OP(有原发性疾病)；③根据年龄、绝经时间及骨转化类型确定是 POMP 还是 SOP。

临床上诊断 POMP 需依靠临床表现、骨量测定、骨转化生物学的指标进行综合判断。

(一)诊断标准

1994 年由英国 Scheffield 大学医学院 John A Kanis 等制定的并为 WHO 所引用和推荐的白人妇女 OP 的诊断标准，即骨密度(bone mineral density，BMD)或骨矿含量(bone mineral content，BMC)在同性别青年成人平均值的 1 个 S 为正常，若在平均值的－1S 和－2.5S 之间者为骨量减少(osteopenia)，若低于－2.5S 者为骨质疏松，若低于－2.5S 伴有一处或多处骨折为严重骨质疏松。

但上述诊断标准仅适合于西方白色人种，由于人种差异，中国人比欧美人骨峰值普遍降低

5%～15%(－0.5S)，因此根据国人体质并参照WHO的标准，制定了中国人OP的诊断标准：

BMD<－1S　　正常

BMD －1S～－2S　　骨量减少

BMD<－2S　　骨质疏松

BMD<－2S伴有一处或多处骨折　　严重骨质疏松

参照日本1996年修订版标准，当不便使用S时，可采用腰椎骨量丢失百分率诊断法：

>M－12%　　正常

M－13%～24%　　骨量减少

<M－25%　　骨质疏松

<M－25%一处或多处骨折　　严重骨质疏松

<M—37%　　即使无骨折，严重骨质疏松

刘忠厚提出的适合中国人POP诊断标准(表32-1)

表32-1 中国人POP诊断标准

分度	临床表现			BMD峰值骨量丢失百分率(%)	相应骨峰值标准差(SD)的骨丢失
	征象	男(岁)	女(岁)		
初期	无症状	64±8	49±7	<12	<1
骨量减少(轻度)	有症状，骨骼疼痛，驼背，骨折	74±8	59±7	13～24	1～2
中度骨质疏松症	严重骨骼疼痛，驼背	84±8	69±7	25～36	2～3
重度骨质疏松症	一处以上骨折	94±8	79±7	≥37	>3

(二)BMD的测定

BMD的测定方法有多种，如X线法、光密度测量法(RA)、光子吸收法(SPA、DPA)、单能X线吸收法(SEXA)、双能量X线吸收法(DEXA)、定量CT法(QCT)、定量超声检查法(QUS)、核素骨显像法等。

1. *X线法*　X线检测BMD是一种比较早的传统方法，可观察骨骼密度、形状、骨小梁的粗细，当发生OP时，X线片上可出现骨密度降低、小梁减少、间隙增宽等，此方法简单易于接受，但其灵敏度较低，一般在骨量丢失30%以上才有明显改变，不利于OP的早期诊断。

2. *光密度测量法(RA)*　该方法是将一楔行铝块与手同时投照，然后用光密度仪测量X线片光密度，最后换算成骨密度值，此方法简单，但精度不高，质量不易控制。

3. *单光子吸收法(SPA)*　SPA是利用光子束在穿透骨组织时被吸收使其能量衰减，以计算其通过被测物后衰减强度，再转换成BMD，通常是利用放射性核素^{125}I或^{241}Am放出的光子作为入射光子束。一般常用的测定部位是非优势前臂桡骨和尺骨中远1/3交界处，SPA仪器成本低、易操作、辐射小，但因不能解决软组织的衰减问题，不能测量软组织成分变异较大的部位，如脊柱、髋骨的BMD。

4. *双光子吸收法(DPA)*　DPA出现于20世纪70年代，80年代开始应用于临床。该方法是使用两种不同的放射性核素或发射两种不同能量射线的放射性核素作为放射源，利用其高能和低能射线通过被测部位的不同剂量分布曲线来校正软组织衰减，因而适用于软组织较

厚或差异较大的部位，如腰椎、髋骨等。DPA 是一种较好的早期检测 OP 的工具，其准确性及精确性明显优于 SPA，但其仍有与 SPA 相同的缺点，即射线强度低、检查时间长、放射源需定期更换等。

5. 单能 X 线吸收法（SEXA） 其测定原理、方法、部位与 SPA 基本相同，区别在于发射源为 X 线，而非^{125}I 或^{241}Am。

6. 双能 X 线吸收法（DEXA） DEXA 目前被公认为是 OP 检查诊断的首选方法和金标准，已成为临床常规检查项目。前述的诊断标准中所指的 BMD 测定值即是通过 DEXA 对腰椎正位、髋部或前臂进行测定所测得的结果。此方法于 1987 年首先由美国推出，其后很快引入我国，目前已被世界范围内公认为首选方法。其原理与 DPA 检测原理相似，只是照射源改为 X 线球管，可以产生两种能量的 X 射线而取代双光子。其优点在于 X 线球管可以产生更多的光子流使扫描时间短，图像更清晰，从而提高了精度和准确性，且不存在放射性检查衰变问题，辐射剂量低，操作简便易行。DEXA 常规的检查部位包括腰椎、股骨近端和桡骨等。腰椎检测分前后位及侧位。后者因可克服腹主动脉硬化、腰椎骨折等因素的影响，所测结果更准确、更敏感。可预告有无骨折危险性并进行预防性治疗。但因侧位采集时间长，不被作为常规检查。

20 世纪 90 年代开始，DEXA 又由笔形束 X 射线向扇形束转变，可测定全身任何部位的 BMD。仪器精密度及图像空间分辨力均较从前有更大的飞跃，一般医院应将 DEXA 作为常规的检查手段。但由于 DEXA 检测价格昂贵，需要有固定场所，不利于其开展。

7. 定量 CT 法（QCT） QCT 能精确地选择特定部位的骨骼来测定 BMD。因 CT 具有良好的分辨率，QCT 方法是唯一一种可以分别评价骨皮质和骨松质 BMD 的定量方法，可分为单能定量 CT（SEQCT）和双能定量 CT（DEQCT）两种。采用 DEQCT 可以纠正 SEQCT 受骨松质内脂肪影响产生的误差。最近又推出了三维定量 CT（VQCT）、显微 CT（VCT）、周围 CT（PQCT）等新技术，与其他方法相比 QCT 因辐射量较大，且价格昂贵，限制了其应用。

8. 定量超声检查法（QUS） 是无辐射的 BMD 的测定方法，以声波速度和衰减幅度来反映 BMD 的变化，其主要参数为超声波传导速度（SOS）及超声波振幅衰减（BUA），作为评价骨数量、骨质量、骨状态和骨强度的指标。临床上主要用于 OP 的诊断和骨折危险性的预测。由于其廉价、无辐射、精密度高，临床应用颇为广泛。

9. 核素骨显像法 对于 OP 放射性核素骨显像，其敏感性及特异性均优于 X 线，在临床应用中已渐渐成为常规检查项目。

（三）骨转化生物学的指标

1. 骨生化代谢指标

（1）血清总钙：正常值为 2.1～2.75mmol/L，POMP 时下降，而 SOP 一般在正常范围。

（2）血清无机磷：POMP 血磷增高，SOP 一般正常。

（3）血清镁：POMP 及 SOP 患者血清镁均下降。

2. 与骨形成有关的生化指标

（1）碱性磷酸酶（ALP）：ALP 存在于许多组织，对骨无特异性，单纯测血清 ALP 意义不大而部分 POMP 患者骨 ALP 可升高。

（2）骨钙素（osteocalcin，bone glaprotein，BGP）：POMP 患者 BGP 升高明显，而 SOP 患者 BGP 可有轻度增高。

（3）Ⅰ型前胶原羧基端前肽（procollagen type Ⅰ c-terminal peptide，PICP）：血清中 PICP

的水平是反映成骨细胞活动和骨形成以及反映Ⅰ型胶原合成速度的特异性指标，POMP及SOP患者PICP变化不明显。

3. 与骨吸收有关的生化指标

(1)尿羟脯氨酸(hydroxyproline，HOP)：健康人24h尿HOP排出量1～14岁为20～180mg，成人为15～43mg。POMP患者尿HOP升高，SOP患者尿HOP变化不显著。

(2)尿羟基赖氨酸糖苷(hydroxylysine glycoside，HOLG)：HOLG是胶原中一种特异氨基酸。HOLG比HOP更敏感，SOP时尿HOLG升高，而POMP患者变化不明显。

(3)尿胶原吡啶诺林(dexypyridinoline，D-PYR)：POMP患者比值显著升高，SOP增高不显著。

(4)血浆抗酒石酸酸性磷酸酶(tartratercsistant acid phosphatase，TRAP)：TRAP主要由破骨细胞释放，是反映破骨细胞活性和骨吸收状态的敏感指标，POMP患者TRAP增高，SOP增高不显著。

【治疗】

(一)一般治疗

1. 止痛　有疼痛者可以使用非甾体类镇痛药，例如，阿司匹林，每次0.3～0.6g，每日不超过3次；吲哚美辛片(消炎痛)，每次25mg，每日3次。

2. 骨折处理　有骨折者可给予牵引、固定、复位及手术治疗，同时需尽早给予物理疗法和康复治疗。

3. 纠正不良生活习惯　如戒烟、防止肥胖和过度运动。

4. 改善营养状况　补给足够的蛋白质，可以有助于骨质疏松和骨折的治疗。

5. 运动训练　可以通过治疗体操，作用于躯干伸肌肌力训练，适用于脊柱变形和腰背部疼痛轻微的患者；步行训练；保持良好的卧、立、坐位的姿势，患者在训练间隙时应保持立位姿势，保持运动和休息的平衡。一般在活动2h后卧床休息20min。

(二)钙制剂和维生素D的补充治疗

钙制剂是治疗骨质疏松症有效性和安全性均较为肯定的药物之一，目前市售钙剂有无机钙类、有机钙类、有机酸钙类、中药钙制剂类等，一般每日钙摄入量应＞1 000mg。活性维生素D作为一种骨代谢调节激素，可以促进肠钙吸收，增加肾小管对钙的重吸收，升高血钙，能起到维持骨量、减少骨丢失、降低骨折风险的效果，同时服用钙剂和维生素D可预防骨折的发生，每日补充维生素D可增加钙的吸收与利用。

常用的活性维生素D制剂有1α，25-$(OH)_2D_3$或1α，25-$(OH)D_3$，维生素D摄入量每天为400～800U。

应用活性维生素D的应防止高钙血症和高磷血症。

(三)特殊治疗

1. 雌激素补充疗法(estrogen replacement theatment，ERT)　在绝经后5～6年内开始进行时最有效，是绝经后骨质疏松症的首选防治方案，作用机制尚未完全阐明，可能是对骨形成和骨吸收均有抑制作用，但对于这种治疗应持续多长时间，目前还不明确。目前国内雌激素制剂主要有天然和合成两大类，为了拮抗雌激素的促子宫内膜增生，降低子宫内膜癌的危险，现普遍采用雌激素加孕激素的联合替代疗法。

天然雌激素包括雌二醇、雌酮、雌三醇和结合雌激素。

合成雌激素包括已烯雌酚，乙炔雌二醇等。

常用制剂和剂量：

(1)倍美力：0.3～0.625mg/d。

(2)17β-雌二醇或戊酸雌二醇 1～2mg/d。

(3)炔雌醇 10～20μg/d。

(4)利维爱：为人工合成，在体内分解为雌、孕、雄三种激素，每片 2.5mg，每日 1.25～2.5mg，连续用，不需加孕激素，有确切疗效。

2. *降钙素*　可以减少骨吸收。主张降钙素与钙剂联合应用，可以克服降钙素所致低血钙。另外降钙素具有止痛作用，其作用主要是使 β-内啡肽水平升高，作用于中枢神经系统，提高痛觉阈值，减轻疼痛，特别是脊椎骨压缩性骨折引起的剧痛止痛效果好。对于绝经后骨转换增高的妇女，200U 隔日使用，即可防止骨量丢失；对于绝经早期妇女，可以采用 50U/次，5 次/周的剂量。

人工合成的降钙素：有鲑鱼降钙素(calaimer，密钙息)、鳗鱼降钙素(elcatonin，益钙宁)和人工降钙素(calbacalcin)。

常用剂量：益钙宁：每次 20U，每周 1 次，肌内注射或每次 10U，每周 2 次；密钙息：50U 隔日或每日肌内注射 1 次，鼻喷剂每日或隔日 200U。

3. *孕激素*　主要与雌激素产生协同作用和拮抗作用的多相性效用，可以增强雌激素的抗骨质疏松作用，孕激素包括孕酮、孕二酮、甲基孕酮等。

4. *二膦酸盐*　是一类与钙有高度亲和力的人工合成化合物，可抑制破骨细胞活性和骨吸收，降低骨折发生率。适用于高转换型绝经后的骨质疏松同时又不宜用雌激素治疗者，对缓解骨痛症状、增加骨量有较好疗效。目前，治疗骨质疏松症的双膦酸盐类药物已开发出 3 代产品，第 1 代如依替膦酸钠 400mg/d，主张间歇性、周期性治疗；第 2 代如替鲁膦酸钠、帕米膦酸二钠 90mg/d；第 3 代如阿仑膦酸钠、利塞膦酸钠、伊拜膦酸钠。阿仑膦酸钠(福善美、固邦)和利塞膦酸钠治疗骨质疏松症比较方便和高效。阿仑膦酸钠 5mg，每日 1 片，疗程 1 年以上，临床上有 10mg/片(每日 1 次)和 70mg/片(每周 1 次)两种，后者服用更方便，对消化道刺激更小，有效且更安全。

5. *氟化物(fluoride)*　能增加骨小梁骨量，可显著增加骨密度，能够直接刺激成骨细胞生成新骨，但新骨脆性增加，骨折率上升。低剂量、缓慢释放的氟制剂，一般仅适合治疗Ⅰ型病人，如：特乐定[单氟磷酸盐(MFP)与钙的复合剂]每日 3 片，宜进餐时嚼碎后吞服。

6. *依普拉芬(ipriflavone)*　是一种合成的异黄酮衍生物，属于植物性雌激素类药物，它通过增强雌激素作用，抑制破骨细胞前体细胞分化，抑制骨吸收，同时还能刺激成骨细胞，也有一定镇痛作用。该药能明显降低绝经后骨质疏松患者的骨转换速度，增加腰椎骨密度，对老年性骨质疏松症也有一定治疗作用。依普拉芬的不良反应较少，多为食欲减退、恶心、呕吐、腹痛等，并具有良好的依从性，被认为是一种极具潜力的新型抗骨质疏松症药物。剂量每天 600mg，分 3 次口服。

7. *ADFR 治疗*　ADFR 是 activation(活化，即激活骨的重建过程)、depress(抑制、即抑制骨的吸收过程)、free(解除，即在无干扰下进行骨的形成过程)、repeat(重复)。即通过外来药物的干扰，使骨重建单位的重建循环同步化。常用药物为 1α-(OH)D_3、二膦酸盐(EHDP)、生长激素和无机盐类等。活化阶段可选择的药物有 1α-(OH)D_3、生长激素；抑制阶段可选择的药物有鳗鱼 CT(鳗鱼降钙素)、二膦酸盐；解除阶段可选择的药物有钙和 1α-(OH)D_3；重复阶段中新的骨重建循环的时间和药物选择有不同意见。

8. *中药治疗*　中医认为，女子绝经期肾虚阴液亏少，精髓不足，故应以滋阴清热、补肾健脾为治疗骨质疏松症的根本措施。

9. *雷尼酸锶*　雷尼酸锶(strontium ranelate) 是新一代抗骨质疏松药，它是由微量元素锶(strontium) 和雷尼酸(ranelicacid)形成的大分子络合物。其中锶是骨骼的重要组成部分，在人体骨骼中的浓度最高，它能够促进骨骼的发育和类骨质的形成，并具有调节钙代谢的作用。雷尼酸锶作为治疗骨质疏松症的合成药物，对骨代谢具有双向调节作用。

10. *其他治疗*　包括补充维生素 K、维生素 C、甲状腺素、拟钙化合物、生长激素和 IGF-1、他汀类药物等方法。

第二节　老年性骨质疏松症

老年性骨质疏松症(senile osteoporosis，SOP)又称Ⅱ型骨质疏松症，是一种全身性、退行性的老年性疾病，由于年老各组织生理性衰退和雌激素减少等原因造成骨的代谢紊乱，致使骨吸收超过骨形成，出现骨重建平衡失调与骨转换加快，骨矿成分和骨机质等比例减少，骨质变薄，骨小梁数量减少，骨脆性增加和骨折危险性升高的一种全身骨代谢障碍的疾病，女性一般在绝经后 20 年以上，男性年龄大约在 70 岁以上。其发病率女性为男性的 2 倍。

【病因】　老年性骨质疏松症的主要原因有内分泌紊乱、钙摄入减少、骨代谢调节因子调节机制障碍、饮食习惯、运动和负荷减少等。

(一)内分泌的影响

老年人性激素分泌减少是导致骨质疏松的重要原因之一。雌激素水平下降，导致有机骨基质的萎缩和钙磷等无机盐的沉积，明显抑制了骨钙的吸收。雄激素参与骨代谢，对骨的生长和骨量的维持有重要作用，雄激素与骨矿密度之间密切相关。雄激素能够促使成骨细胞增殖和分化，影响成骨细胞向破骨细胞的信号传递，抑制破骨细胞的聚集，从而有人把雄激素减少作为男性老年性骨质疏松症的主要原因。

随着年龄的增长，钙调节激素的分泌失调也致使骨代谢紊乱。人体有 3 种钙调节激素，即降钙素、甲状旁腺激素、1，25 双羟维生素 D_3。降钙素可降低骨转换，抑制骨吸收，促进骨形成，甲状旁腺激素使骨代谢活跃，促进骨吸收，1，25 双羟维生素 D_3 促进钙的吸收利用。老年人肾功能显著下降，肌酐清除率降低，导致血磷升高，继发性使甲状旁腺激素上升，骨吸收增加，骨钙下降。老年人肾内 1α 羟化酶活性下降，使 1，25 双羟维生素 D_3 合成减少，肠钙吸收下降，又反馈性使甲状旁腺激素分泌上升。同时，降钙素分泌减少，故易形成骨质疏松。

肾上腺皮质功能亢进亦可引起骨质疏松，而且临床上如长时间向病人投予肾上腺皮质激素，可加速骨质疏松的过程，而性激素则对此过程起抑制作用。

(二)营养因素

在营养因素中钙、磷和蛋白质是骨质的重要组成成分，尤其是钙在一般食物中含量低。妇女及青春期早期足够营养素的摄取，特别是钙，对于他们的骨峰值很有利。钙是构成骨矿物质的重要成分，也是人体含量最多的矿物质。钙和维生素 D 是影响骨密度最大的营养因素。随年龄增长老年人血清免疫反应性甲状旁腺激素和生物活性甲状旁腺激素含量升高，这暗示老年人存在着由于钙摄入不足或吸收功能缺陷而造成的程度不同的低钙血症。在低钙血症时甲状旁腺激素含量继发性升高，可促进骨吸收和骨钙释出，同时加速骨质丢失。因此，膳食摄入量的大小和它的生物可利用性好坏对老年人骨质状况有很大影响。膳食中磷的摄入量可以降低钙的肠道吸收，其机制目前认为与血清磷在肾脏合成 1,25 双羟维生素 D_3 的作用有关。膳食磷可使 1,25 双羟维生素 D_3 合成速度降低，同时可减少肾钙排泄，对健康年轻成人钙平衡可能无太大影响，然而，对于肾功能下降或需要更大正钙平衡的人来说，则可能产生不良影响。特别是高磷低钙的膳食对于钙吸收和运动功能低下的老年人，则可能引起继发性甲状旁腺功能亢进，从而加速与年龄相关的骨丢失。另外，由于老年人户外活动少及肾脏功能降低，血清维生素 D，特别是 1,25 双羟维生素 D_3 的浓度常常低于年轻人。1,25 双羟维生素 D_3 的数量和效能降低可能是导致老年人骨质疏松发生的重要原因之一。

（三）骨膜退行性改变

成人后骨骺关闭，骨骼的形态发生变化，内外膜面积都在增加，骨皮质及骨小梁便逐渐减少，年递减率男性 0.5%～0.75%，女性 1.5%～2%。

（四）老年病

骨质疏松与老年病的存在有着密切的关系。大多数老年人因患慢性疾病易导致骨质疏松，或二者存在着因果关系。如心血管疾病，内分泌疾病，慢性阻塞性肺病，终末期肾病，肝硬化，神经系统疾病等，也促使骨质疏松的发生、发展。反之，严重骨质疏松症亦会加重老年病的发生。所以，除了及时防治骨质疏松外，也应积极预防和治疗老年疾病。同时，积极锻炼身体，增强肌力，改善居住环境（如照明、地板防滑、去除道路上的障碍）等，也是预防老年人骨质疏松症的一种简单、方便、有效的措施。

（五）体力活动

随着年龄的增长，户外运动减少也是老年人易患骨质疏松症的重要原因。机械负荷可以增加骨转换率，刺激成骨细胞生物活性，增加骨的重建和骨量的积累。长期坚持有规律的负重行走或跑步、爬楼梯，可以增加椎体的骨密度，无论男女老少，只要长期坚持体育锻炼及体力劳动，均可减少由于增龄而导致的骨量丢失。

（六）高龄

大约 40 岁后骨组织数量逐渐减少。60 岁以后每增加 5 岁，其发生率可增加 1/2，且女性多于男性。在 55 岁老年人中，随着年龄的增加，患病率逐渐上升。骨密度值却是逐渐下降的。老年女性更易患有骨质疏松，特别是在绝经以后，由于雌激素的迅速下降，钙吸收也较差，尤其在绝经的前 5 年内，骨密度下降很快，很容易发生骨质疏松，甚至骨折。随着女性绝经时间的延长，骨密度下降越多。因此，对于老年人，及时补钙、针对骨质疏松的危险因素进行健康教育是必需的。

（七）降钙素

降钙素也是一种重要的钙调节激素，它可以维持骨代谢的稳定性并能预防过度骨吸收，女性降钙素的基础分泌低于男性，而老年妇女降钙素的分泌较年轻妇女亦明显减少。由于降钙素可使破骨细胞内的钙离子转移至线粒体内，从而抑制破骨细胞的活性，并可抑制大单核细胞向破骨细胞的转化。一旦降钙素对骨的保护作用减弱，必将导致骨量的丢失。

（八）一氧化氮的作用

一氧化氮（nitric oxide，NO）是一种自由基性质的物质，NO 在骨组织中除参与细胞内的信息传递外，在细胞间的信息传递中亦发挥着重要的调控作用，从而对骨重建过程进行调控，研究发现，NO 可抑制破骨细胞的骨吸收。随着年龄的增长机体通过内在调节使 NO 的合成增加，而当其内源性合成相对减少时，对促进破骨细胞活性的细胞因子抑制作用减弱，使骨吸收加速，破坏了骨吸收形成耦联的平衡则导致骨质疏松症的发生。

（九）其他

酗酒、咖啡因等摄入过多的影响。酗酒能直接抑制成骨细胞，损害肝脏对活性维生素 D_3 的合成作用。咖啡因蓄积对骨量影响具有部位特异性，这种特异性表现在对股骨干骨密度的影响。阳光照射不足者，过度疲劳与承受精神压力大者也易患骨质疏松症。

【临床表现】

（一）骨折

患者受轻微的外力就易发生骨折，常发生在扭转身体、持物、开窗等室内日常活动时，即使没有较大的外力作用也可发生。增龄所致骨量减少，骨脆性增加是骨质疏松性骨折易感性增加的主要原因。骨转换在骨小梁表面进行，骨松质、骨小梁表面积大，因而富含骨松质的骨组织如股骨近端、脊椎骨椎体、桡骨远端等在老化过程中骨量丢失较快，更易骨折。所以，随着年龄的增加，骨折的发生率有逐步上升的趋势。研究表明，骨密度下降一个标准值，骨折的危险性就增加 1.5～3.0 倍。跌倒是骨质疏松性骨折的又一大危险因素，人口的老龄化是主要原因，据报道，30％的 65 岁以上老年人每年至少摔倒一次，随着年龄的增长，摔倒的概率会逐渐增加，80 岁以上的老年人摔倒的年发生率高达 50％，其中 5％～10％的摔倒可导致骨折。老年人髋、腕、踝、肩和骨盆等是常见的骨质疏松骨折部位，这些骨折都与摔倒有着密切的关系，故有人把老年性骨质疏松性骨折又称为“摔倒相关的骨折”。

（二）疼痛

腰背疼痛为主占 70％～80％，疼痛由脊柱向两侧扩散，久坐久立疼痛加重，仰卧时疼痛减轻，直立后伸时疼痛加剧，日间疼痛减轻，夜间和清晨醒来时疼痛加重，弯腰、肌肉运动、咳嗽和大便用力疼痛亦加重。新鲜胸腰椎压缩性骨折，开始产生急性疼痛，在相应部位脊柱棘突有强烈压痛，疼痛的程度个体差异较大，但数周后部分患者症状减轻或消失，一部分患者也可为慢性腰背痛。除此之外，还可见于跟骨疼痛、长管骨隐痛等。

（三）畸形和感觉异常

身高缩短和驼背是老年骨质疏松症的重要临床表现。正常人每人 24 节椎体，每个椎体高度约 2cm 左右，老年性骨质疏松症每个椎体平均缩短 2mm，身长平均缩短 3～6cm。由骨松质和骨皮质组成的骨骼中骨松质更易发生骨质疏松改变。特别是脊椎椎体前部，几乎全部是骨松质，而且支持体重，负重量大，易产生症状。椎体压缩性骨折时脊髓、马尾或脊神经根的刺激或压迫可出现双下肢的感觉运动障碍等症状，严重者可影响膀胱、直肠功能。

【诊断】

（一）SOP 的诊断可参考 POMP 的诊断。

（二）POMP（Ⅰ型）和 SOP（Ⅱ型）的鉴别诊断（表 32-1）

表 32-1 POMP（Ⅰ型）和 SOP（Ⅱ型）的鉴别

	Ⅰ型	Ⅱ型
年龄	50～75 岁	＞70 岁
女：男	6：1	2：1
骨丢失形式	骨松质为主	骨皮质为主
骨折	椎体（压缩性）	椎体（多发性楔形变）
	桡骨远端	髋骨
骨丢失速度	快	慢

【治疗】

(一)基础治疗

适当运动、晒太阳,多进行户外运动;适当补充钙、维生素 D 或其羟化物,应注意合理的膳食,避免静止的生活方式,积极进行体育锻炼,增加肌力和身体的协调性,保证充足阳光照射,避免吸烟、酗酒等不良嗜好,停用或减少影响骨骼健康的药物,注意避免摔跤和外力冲撞。

钙制剂是治疗骨质疏松症有效性和安全性均较为肯定的药物之一,同时服用钙剂和维生素 D 可预防骨折的发生,但单用维生素 D 不能预防骨折的发生,每日补充维生素 D 可增加钙的吸收与利用。国外建议年轻骨质疏松男性每日元素钙摄入量可达 1 000mg,65 岁以上应该达到 1 200～1 500mg,补充钙剂对老年人骨质疏松症尤为重要,应注意:①一般每日钙摄入量应≥1 000 mg (指元素钙);②先有目的地增加饮食钙含量,其次补充安全且价格合理的钙制剂;③ 补钙同时提倡进清淡低盐的膳食,并强调进食适量蛋白质,以避免高钠、高蛋白饮食使尿钙丢失过多。维生素 D 摄入量每天为 400～800U。

(二)促进骨形成的药物

目前临床上常用的促进骨形成的药物有氟化物、甲状旁腺激素、胰岛素样生长因子及他汀类药物等。

1. *氟化物* 同 PMOP 所述。

2. *甲状旁腺激素*(PTH) 研究表明,PTH 既具有刺激骨质吸收的功能,又具有促进成骨细胞增殖与分化的功能,间歇服用 PTH 能够刺激成骨细胞的生成和骨质量的增加,尤其是在小梁间隔区。

3. *胰岛素样生长因子* 1 (IGF-1) IGF-1 是调节骨细胞功能和代谢的重要因子。它能够缓解骨胶原退化,增加骨质沉积,促进成骨细胞分化、成熟和补充。IGF-1 参与骨重建,可增加成骨细胞数目、刺激骨的生成,并且已证明没有过多的不良反应,如糖尿病、腕管综合征等。IGF-1 的主要缺陷是其对很多器官系统有广泛的渗透作用。

4. *他汀类药物* 他汀类药物在治疗高血脂的过程中,发现其对骨质疏松也有治疗作用。其通过提高骨形态发生蛋白 2(BMP-2)和骨钙素的表达来促进骨形成、增加骨密度,并且能够加快骨微结构的修复从而减少骨折的风险。

(三)抑制骨吸收的药物

目前雌激素替代疗法、选择性雌激素受体调节剂、降钙素、双膦酸盐、依普拉芬、雷尼酸锶 6 类骨吸收抑制剂广泛用于预防和(或)治疗绝经后骨质疏松症。

1. *雌激素替代疗法* 同 PMOP 所述。

2. *选择性雌激素受体调节剂*(SERM) 是人工合成的非甾体类化合物,它在骨骼及心血管系统发挥雌激素样作用,在子宫内膜、乳房等组织则表现为雌激素拮抗作用。目前已用于治疗骨质疏松症的 SERM 有雷洛昔芬,每日 30～150mg,雷洛昔芬可增加骨质、降低骨折危险、改善脂质代谢,且起效迅速,能较好地预防首次骨折、多处骨折和椎体骨折。

3. *降钙素* 同 PMOP 所述。

4. *双膦酸盐* 同 PMOP 所述。

5. *依普拉芬* 同 PMOP 所述。

6. *雷尼酸锶* 同 PMOP 所述。

(四)中医药在治疗骨质疏松症中的应用

中医药治疗骨质疏松症具有不良反应少、价格合理、标本兼治等优点,目前已成为国内医药界的研究热点。中医药治疗骨质疏松症多以健脾和胃、滋补肝肾、温阳补阴、行气活血为基础,而补肾健脾则是治疗骨质疏松症的根本措施,活血化瘀是治疗骨质疏松症的重要手段。药理研究已经显示,活血化瘀中药不仅可以改善微循环和血液流变学,间接治疗骨质疏松症,丹参、牛膝、当归、红花、益母草等都具有类雌激素样作用,通过调节体内激素水平及其受体表达来治疗骨质疏松症。

(五)ADFR 治疗

同 PMOP 所述。

参考文献

[1] Alanay Al Point of view1 Spine,2003,28 :2265-2226

[2] Mone Z B, aliit SM,Li S,et al. Understanding osteoelast formation and funetion:Implications for future therapies for osteoporosis. CurrOpin Orthop,2003,14(5):341-350

[3] 林守清.雌激素对骨质疏松的防治及在骨转换中作用.中华医学杂志,2005,85 (11) :728-731

[4] Garcia,Moreno C,Catalan MP,et al. Modulation of sun f、alin osteoblasts from I10stmen0pausal women. Bone,2004,35(1):170-177

[5] Weinsteir RS,Manolagas SC. Apoptosis and osteoporosis Am J Med,2000,108:153-164

[6] 丛芳,纪树荣.继发性骨质疏松的预防和治疗.中国康复理论与实践,2004,10 (3) :172-174

[7] 胡仁明.内分泌代谢病临床新技术.北京:人民军医出版社,2002:315-322

[8] Sunyer T,Lewis J,CollinOsdoby P,et al. Estrogens bone protective effects may involve differential IL-1 receptorregulation in human osteoclast like cells. J Clin Invest,1999,103:1409-1418

[9] 李爽,罗毅文,刘庆思,等.运动对Ⅰ型原发性骨质疏松症形成的干预.中国康复,2004,19 (5) :2620-2621

[10] 孟迅吾.骨质疏松症——我们面临的严峻挑战.国外医学.内分泌学分册,2004,24(4):219-221

[11] 顾维正.骨质疏松症的现代分类与诊断.医师进修杂志,2005,28(5):1-3

[12] 王长江.原发性骨质疏松症的诊断及其常用诊断方法.安徽医学,2002,23(2):3-4

[13] 孙洪勋,王乃宏,等.原发性骨质疏松症研究进展.中国中西医结合影像学杂志,2005,3(1):15-17

[14] 余卫.骨质疏松症诊断及相关问题探讨.中华医学杂志,2005,85(11):725-726

[15] 伊廷夫.骨质疏松症及其诊断现状.临沂医学专科学校学报,2003,25(6):465-467

[16] 黄武,刘幼硕.老年性骨质疏松症的诊断及治疗要点.中华老年医学杂志,2005,24(12):939-940

[17] 刘建立.绝经后骨质疏松症的诊断与防治.中华妇产科杂志,2005,12(12):793-794

[18] 李继俊.绝经后骨质疏松症的研究进展.现代妇产科进展,2003,12(2):156-157

[19] 金世鑫.近年骨质疏松症诊断治疗状况.中国骨质疏松杂志,2005,11(4):518-519

[20] Fuerst T. Consensus development conference:Diagnosis,prophylaxis and treatment of osteoproisis. Am J Med,1995,94:646-650

[21] Ian R,Reid M. Intravenous zoledronic acid in postmenopausal woman weith low bone mineral density. N Engl J Med,2002,346(28):653-661

[22] Fogelman I,Blake GM. The future of bone density measurements. Eur J Nucl Med,1998,25(1):1-2

[23] Dubois EF,Bergh JP, Smals AG,et al. Comparison of quantitative ultrasound parameters with dual energy X-ray absorptiometry in pre- and postmenopausal women. Neth J Med,2001,58(2):62-70

[24] Demas PD. Biochemical markers of bone turnover. J Bone Miner Res,1993,8(sup2):5549

[25] Jorgensen HL,Warming L,Bjarmason NH,et al. How does quantitative ultrasound compare to dual X-ray absorptiometry at various skeletal sites in relation to the WHO diagnosis categories. Clin paysiol,

2001,21(1):9-11
[26] Marshall D,Brogi E,Bindi G,et al. Bone density measurement-asystematicreview. J Inter Med,1997,739 (suppl):1-60
[27] 廖二元,谭利华. 代谢性骨病学. 人民卫生出版社,2003:623-701
[28] 郭世绂,罗先正,邱贵兴. 骨质疏松基础与临床. 天津科学技术出版社,2001:443-516
[29] 狄勋元,周围,李景云. 骨科医师进修必读. 北京. 人民军医出版社,1999:470-474
[30] 蒋晔,郝福,蒋懿,等. 预防和治疗骨质疏松症药物的研究进展. 临床荟萃,2005,20(22):1319-1321
[31] 刘亚妮,孙静,冯梅. 绝经后妇女骨质疏松的治疗. 现代康复,2001,5(7):114
[32] 廖二元. 骨质疏松的治疗. CHINA MEDICAL NEWS,2005,20(20):16
[33] 李娟. 原发性骨质疏松症的治疗进展. 医师进修杂志,2005,28(增刊):216-217
[34] 唐海,罗先正,任喜梅,等. 中国人原发性骨质疏松诊断标准探讨. 中国骨质疏松杂志,1997,3 (3) :1-5
[35] 杨定焯,王洪复. 骨质疏松指南. 成都:四川科学技术出版社,1998
[36] 杨欣,郑淑蓉. 骨质疏松症和激素补充治疗 . 中国骨质疏松杂志,2002,8 (3) :1-11
[37] 甘东,戴玉日. 雄激素与男性骨质疏松. 医学研究生学报,2002,15 (2) :163-165
[38] 曹建中,刘福成,张雪松,等. 老年骨内科疾病学. 北京:中国科学技术出版社,1998
[39] 戴力杨. 男性骨质疏松. 中华骨科杂志,1995,15:302 -304
[40] 刘汴生,张思雄. 实用临床老年病学. 北京:中国医药科技出版社,2001,553-555
[41] 刘忠厚. 骨质疏松学. 北京:科学出版社,1998,202 -208
[42] 罗先正,王宝军. 骨折与骨质疏松. 中华骨科杂志,1998,骨科教程第 2 辑:38- 49

第六篇 神经外科

第33章 颅脑外伤

第一节 老年神经系统特点

随着我国经济的发展，人民卫生保健事业的不断提高，人口逐渐老龄化，在临床工作中势必有更多的老年神经外科病人就诊。老年人机体状态尽管有程度的不同，但随着年龄的增长都会发生一些衰退，各系统的生理功能可因各项储备能力的减退而降低。老年人某一系统患病，在诊治过程中都会引起其他系统功能的紊乱，而形成复杂的临床症状。

老年人神经系统老化主要表现为大脑皮质神经细胞数减少，脑重量减轻。脑萎缩严重者可见脑沟增深变宽、脑回变窄、脑室扩大，颅腔代偿容积增大。老年脑组织重量较30岁者减轻18%，采用放射照相显示，大脑组织30～80岁的50年间颅内组织所占颅腔容积由92%降到87%，约减少5%，在60岁以后脑组织减少明显加快。

老年人颅内特殊区域功能性神经元减少，与其有关的神经递质如乙酰胆碱（ACh）、多巴胺、去甲肾上腺素、酪氨酸、5-羟色胺等也相应减少，而其分解酶如单胺氧化酶、儿茶酚氨-O-甲基转移酶等活性增强，更加重颅内神经递质不足。另外，老年人神经组织的受体部位在神经递质减少时代偿性增加受体数量的速度减慢、受体对神经递质分子的亲和力降低。乙酰胆碱与学习记忆关系密切，M胆碱能突触是记忆的基础，ACh可增强如谷氨酸等其他递质的作用，增强信号选择能力，胆碱能神经退化是造成老年痴呆（Alzheime's disease，AD）的重要病理因素。因此，老年人智力及记忆力有所下降，但是老年人神经元数量降低和触突联系网络损害是缓慢发生的，加之神经元间在解剖和功能上的代偿作用，使老年人的脑功能得到一定的保护，一些老年人远期记忆、信息贮存、理解能力等都能得到保护。

老年人多因为高血压、动脉硬化及糖尿病使颅内大、中、小动脉粥样硬化改变加重，而且常伴有小动脉和毛细血管的微血管病，血管弹性降低，脆性加大，一旦外伤破裂出血不易自行停止，容易出现迟发血肿或颅内亚急性、慢性血肿。老年神经外科疾病的特点取决于老年人神经系统的生理特点。多数老年人脑组织发生不同程度的退行性变和脑萎缩，颅腔空间较青壮年稍大，不易产生颅内压增高症状，因此多数老年人以精神障碍为首发症状，易误诊为脑血管病或早期老年性痴呆。

第二节 老年人颅脑外伤

老年人颅脑外伤是指年龄在 60 岁以上的老人，由于各种原因所致的颅脑损伤，在老年神经系统疾病中仅次于脑血管病和面神经炎，严重威胁老年人生命与健康。老年人颅脑损伤后症状与体征方面与青年人无大差异，但是其生理方面趋向于退行性变化，保护性反应差，机体应激能力降低，恢复能力差，且容易出现并发症，导致致残率和病死率均较其他年龄组高。颅脑损伤中最重要的当属脑损伤，分为原发性和继发性损伤两种。前者包括脑震荡（cerebral concussion）、脑挫裂伤（cerebral contussion）和弥漫性轴索损伤（diffuse axonal injury），后者包括脑水肿、脑肿胀及颅内血肿。

一、颅骨骨折

【病原】 老年人骨指疏松，脆性加大，当外力作用于头部，大于颅骨弹性时即可导致颅骨骨折，分为颅盖骨折和颅底骨折。鼻漏、耳漏、以及影像学检查发现颅内积气是开放性颅骨骨折的明确证据，有增加颅内感染的危险。颅骨骨折的重要性不在于骨折本身，而在于颅内并发损伤，特别是骨折线通过血管沟、静脉窦等所致的颅内血肿以及开放性、内开放性所致的颅内感染等，严重威胁患者生命。

【临床表现】

1. *颅盖大面积凹陷骨折* 可以引起颅内压增高，产生头痛、呕吐及视神经乳头水肿等症状及体征。当凹陷骨折位于重要功能区时，可产生偏瘫、失语等症状。骨折片刺激及插入可引起癫痫等临床表现。

2. *各部位颅底骨折特点如下（表 33-1）*

表 33-1 各部位颅底骨折的特点

骨折部位	软组织出血	颅神经损伤	脑脊液漏	脑损伤
颅前窝	眼睑青紫肿胀球结膜下出血	嗅神经损伤	鼻腔流出血性脑脊液	常造成额叶底部损伤
颅中窝	颞肌下出血及压痛	面、听神经损伤多见	常由外耳流出血性脑脊液	颞叶底部损伤
颅后窝	乳突皮下及胸锁乳突肌出血、颈项强直压痛	偶有第 9～12 颅神经损伤	脑脊液外漏到胸锁乳突肌及乳突皮下，该部位表现为淤血、肿胀及压痛	可并发延髓损伤

【诊断】

1. *颅盖骨折* 确诊需要 X 线检查。头颅 X 线除对颅骨骨折有诊断意义外，还可了解有无颅缝分离、颅内异物、颅内积气以及钙化的松果体有无移位。头颅 CT 检查非常必要，骨窗像对颅骨骨折诊断很有价值，同时还可除外颅内血肿存在。

2. *颅底骨折* 诊断主要依据颅前窝、颅中窝及颅后窝骨折的临床表现，通常无须拍照颅底像。

【治疗】 对伤后无神经系统症状及体征的闭合性线状颅盖骨折，可无需特殊处理。当骨折线通过血管沟及静脉窦时应严密观察，警惕颅内血肿发生的可能。凹陷骨折下陷在1.0cm以上者，无手术禁忌证一般均应手术复位，解除脑受压，防止骨折片损伤脑组织，引起癫痫发作及颅内血肿。位于静脉窦附近的凹陷骨折，如果伤后无明显症状及体征，可在术前准备充分的情况下再手术，以防造成大出血。开放性颅骨骨折的治疗原则，应及早彻底清创，并给予大量有效抗生素预防和控制感染。

颅底骨折的治疗原则为预防感染，对脑脊液鼻漏或耳漏的患者禁止堵塞。保持耳鼻清洁，尽量减少打喷嚏，擤鼻涕。床头抬高减轻脑脊液外漏。禁止腰椎穿刺，以防止逆行感染。患者脑脊液漏多在1周左右自行停止。如果迁延1个月以上不愈合，可根据病人情况作修补术。

二、脑震荡

【病原】 头部受直接或间接外力作用后引起的脑损伤，是闭合性颅脑损伤中最轻微的一种。

【临床表现】

1. 意识障碍　多数较轻，伤后立即发生，为短暂的神志恍惚或昏迷，持续时间多为几秒钟或几分钟，不超过30分钟，与脑干网状结构受损有关。部分患者不能回想起受伤经过，称为“逆行性遗忘”，远期记忆并无障碍。

2. 头痛、头昏　多为头部胀钝痛，老年人头昏较头痛为重。通常于伤后一周内恢复，少数持续时间较长。

3. 恶心、呕吐　老年人此症状较轻，一般呕吐一两次即停止。

4. 其他症状　受伤当时除意识障碍外，常有面色苍白，呼吸浅快甚至不规则等临床表现。

【诊断】 直接外力或间接外力作用于头部后，存在短暂意识障碍，清醒后有“逆行性遗忘”，神经系统检查及CT检查正常，即可诊断为脑震荡。

【治疗】 急性期治疗主要为卧床休息，老年人约需2周左右，此间可根据病情给予对症治疗，如镇痛或神经营养等。多数患者经过短期休息治疗后都可痊愈。

三、脑挫裂伤

【病原】 脑挫裂伤是肉眼可见的器质性损，分为脑挫伤和脑裂伤。临床表现与脑震荡相似，但程度较之为重，老年人脑挫裂伤发生率较儿童和成年组为高。受伤部位可位于着力点，亦可位于受力的对冲部位，即对冲伤。常发生在额底、额极、颞极等。属于中重型脑损伤，由于受损的程度、部位等不同，临床表现差异很大。

【临床表现】

1. 意识障碍　是脑挫裂伤最突出的临床表现之一，伤后多立即昏迷，时间由伤情决定，一般由30分钟至数日乃至数年，严重者甚至死亡。长期昏迷者多有广泛脑皮质损害或脑干损伤存在。轻者可无原发性意识障碍。

2. 神经系统症状及体征　依据脑挫裂伤部位及范围不同，患者在伤后可立即出现相应的神经系统体征，如锥体束征、偏瘫、失语、感觉障碍等。如果仅伤及额叶或颞叶前端等所谓“哑区”，可无神经系统损伤表现，无神经系统体征者也不能完全排除挫裂伤可能。早期没有神经系统阳性体征者若在观察过程中出现新的定位体征时，应该考虑到继发性颅内损害可能，及时进行检查。

3. 头痛、头昏　清醒后患者可有头痛、头昏、恶心呕吐及躁动不安等症状，持续时间较长。

4. 生命体征改变　一般早期都有血压下降、脉搏细弱及呼吸浅快，这是由于伤后脑功能抑制所致，常在伤后不久恢复。如果持续低血压，应注意有无复合伤存在。体温可轻度升高，一般约 38℃左右，若持续高热多伴有丘脑下部损伤。

5. 脑挫裂伤病人　多伴有蛛网膜下腔出血，脑脊液含血程度由损伤程度决定。一般出血在伤后 4～7 日逐渐吸收，但老年人吸收较慢，且易导致脑血管痉挛，影响脑血液供应，严重者可出现脑梗死，使病情复杂化。

【诊断】

1. 头部外伤、伴有伤后昏迷时间较长病史。

2. 轻者多无体征，中、重度损伤者伤后早期即可出现不同程度的神经系统体征，并伴有生命体征改变。

3. 辅助检查　多以 CT 为首选检查方法。CT 可清楚地显示脑挫裂伤的部位、程度和有无继发性损害，如出血和水肿情况。MRI 成像时间较长，某些金属设备不能进入机房，躁动病人难以合作。但在某些特殊情况下，MRI 优于 CT 检查，如对脑干、胼胝体及颅神经的显示；对微小的脑挫裂伤灶、早期脑梗死及轴索损伤的显示；对血肿处于 CT 等密度阶段的显示和鉴别诊断方面都是 CT 所不及的。

【治疗】

1. 对伤后昏迷时间较短、损伤局限、症状体征轻微的患者，治疗方法与脑震荡相似。除卧床休息时间较脑震荡长外，一般对症治疗即可。

2. 对有意识障碍的老年患者处理较复杂，特别是针对严重的脑水肿、脑肿胀的发生和治疗仍是研究课题。

3. 非手术治疗　包括生命体征监测、保持呼吸道通畅、脱水疗法、糖皮质激素应用、改善脑细胞代谢、抗生素、高压氧等。但是对于老年患者应注意各项治疗并发症，如脱水治疗用药剂量应适当减少，严密注意水和电解质平衡，并适当补充。糖皮质激素易导致老年患者无菌性股骨头坏死等，应尽量减少其发生。

4. 手术治疗　严重脑挫裂伤后脑组织碎裂、出血、严重脑水肿等，单纯脱水治疗不能解决时去除骨瓣是公认的有效减压措施。老年患者术后应积极预防心肺等并发症，加强呼吸道护理，降低死亡率。

四、脑干损伤

【病原】　脑干损伤(brain stem injuries)是指中脑、脑桥及延髓的损伤，是一种严重的颅脑损伤。分为原发性和继发性两种，前者是指外界暴力直接作用下造成的脑干损伤，后者是指继发于其他严重的颅脑损伤后，因脑疝或脑水肿引起的脑干损伤。脑干是生命活动中枢所在的部位，老年人又常有椎基底动脉硬化，供血不全，因此老年人脑干损伤临床过程更为严重，预后不良。

【临床表现】　脑干含有大部分颅神经核，全身感觉及运动传导束皆通过脑干，呼吸循环中枢亦位于此，而且脑干网状结构则是参与维持意识清醒的重要结构。所以脑干损伤后，除了颅神经受损表现外，意识障碍及运动感觉障碍的临床表现往往较重，还可有呼吸循环功能的衰竭，危及生命。

1. 意识障碍　脑干网状结构上行激活系统的损伤常导致严重的意识障碍。昏迷时间长短不一，数周、数月或终身昏迷不醒。

2. 呼吸及循环功能紊乱　严重原发性脑干损伤延髓呼吸中枢受损多数表现急性呼吸功能紊乱，表现为呼吸先深则快，后深则慢，且不规则，直至完全停止或伤后自主呼吸立即停止。在呼吸功能紊乱同时，也出现循环功能紊乱，表现为脉速而弱，血压降低。如果抢救及时，在呼吸衰竭停止后，心跳可维持数小时乃至数日。继发性脑干损伤病人多有一逐渐演变过程，早期有中枢代偿，表现为血压升高、脉缓有力及呼吸深快。随着损害的进一步加重，表现为血压下降、脉搏细速、呼吸慢而且不规则的失代偿表现，直至呼吸心跳停止。

3. 去大脑强直　是中脑损伤的一个重要表现之一，通常老年人少见。典型病例表现为双上肢过伸并内旋，下肢亦过度伸直，颈部后仰呈角弓反张。损伤轻者可为阵发性，重者呈持续发作。

4. 眼球活动及瞳孔变化　动眼神经、滑车神经及外展神经核均位于脑干，脑干损伤时可有相应变化。脑干损伤严重者，眼球固定，双瞳散大，对光反射消失。中脑损伤可表现为双侧瞳孔大小不等、大小变化不定或双侧瞳孔散大。脑桥损伤时瞳孔极度缩小，对光反射消失，两眼同向偏斜或两眼球分离。

5. 锥体束征　可出现肢体瘫痪、肌张力增高、腱反射亢进及病理征阳性等临床表现。脑干损伤后多立即出现双侧病理反射，但严重损伤处于休克期时，全部反射可消失，待病情稳定后才可出现。

【诊断】　对于伤后立即持续昏迷、去大脑强直、双侧锥体束征阳性、双侧瞳孔大小及形状多变、呼吸循环功能紊乱或衰竭患者原发性脑干损伤基本成立。必须注意的是，在病情允许情况下行辅助检查以排除因颅内血肿所导致的继发性脑干损伤，因为二者的治疗原则有区别，原发性脑干损伤需用药治疗，而继发性脑干损伤则需手术治疗。

【治疗】　轻度原发性脑干损伤可按脑挫裂伤治疗，重度患者目前治疗效果尚不满意，死亡率极高。主要治疗方法为保护中枢神经系统、脱水、激素、防止水电解质紊乱、预防并发症等。对于继发性脑干损伤应尽早明确诊断，祛除病因，否则预后不佳，威胁生命。

五、外伤性颅内血肿

外伤性颅内血肿是急性颅脑损伤中最常见的继发性脑损伤。老年人颅内血肿的发生率约为 12%，较成人及儿童组均高。按血肿所在的解剖部位可分为硬膜外血肿（extradural hematoma）、硬膜下血肿（subdural hematoma）、脑内血肿（intracerebral hematoma）。按血肿症状出现的时间分为急性血肿（症状在伤后 3d 内出现）、亚急性血肿（症状在伤后 3d 到 3 周内出现）、慢性血肿（症状在伤后 3 周以上出现）。

【病原】

1. 硬膜外血肿　是指外伤后出血积聚于颅骨内板和硬脑膜之间的血肿。多因头部遭受外力直接打击，着力点处颅骨变形或骨折，伤及血管所致。老年人群发生率极低，这与老年人硬膜和颅骨粘连紧密有关。出血来源多为颅骨骨折损伤硬脑膜中动脉，也可由于颅骨骨折损伤静脉窦或骨折后颅骨板障静脉出血所致。血肿以颞部最为多见，多为单发。出血多为急性，有的甚至在伤后 3～24h 内发生脑疝。

2. 硬膜下血肿　是指外伤后出血积聚于硬脑膜和蛛网膜之间的血肿。此类血肿多数是由于头部对冲伤所致，部位多在额颞部，老年人多见。出血来源常为静脉源性，如颅底静脉窦、大脑皮质通向矢状窦的桥静脉等。

3. 脑内血肿　是脑挫裂伤后脑实质内血管破裂出血所致，常见于对冲性颅脑损伤。老年人多见，血肿多位于额叶、颞叶，其次为顶叶和枕叶。并常与硬膜下血肿并存。

【临床表现】 颅内血肿虽然有不同类型，但是其临床表现却有共同的规律，即患者伤后的一切症状及体征均呈进行性加重。

1. 意识状态变化 典型病例可出现“中间清醒期”，即伤后立即昏迷，经过一段时间后，神志逐渐好转以致完全清醒，但此后由于血肿扩大，患者又逐渐陷入昏迷。但是此临床表现的有无与原发性脑损伤轻重程度有关，原发性脑损伤重者可无此期表现而直接进入昏迷。病情的进一步发展取决于出血速度和出血部位。躁动不安多为昏迷前兆，遇到此情况，必须提高警惕。

2. 头痛、呕吐 伤后出现剧烈头痛，神志逐渐恶化，并伴有频繁呕吐即应考虑到颅内血肿形成的可能。

3. 神经系统体征 若原发性脑损伤不在重要功能区，伤后早期多无明显体征。随着血肿逐渐增大，某些神经系统体征即逐渐出现，如腱反射亢进、浅反射消失、病理反射出现等。

4. 生命体征的变化 随着颅内压升高，脑灌注压的下降，可出现血压升高、呼吸深慢、脉缓有力等代偿性反应。如不能及时清除血肿，患者很快会因为脑功能衰竭而死亡。

【诊断】 依据患者的头部外伤病史、临床表现及头部CT检查，诊断并不困难。硬膜外血肿表现为双凸面、位于颅骨和硬膜之间的高密度影像。硬膜下血肿表现为高密度的、新月形影，脑内血肿在CT上表现为高密度团块，周围有低密度水肿带。

【治疗】

1. 急性硬膜下血肿 发展急重，多需要手术清除血肿。一般来说，对于CT表现为血肿厚度超过5mm占位效应和中线结构移位明显的患者需要急诊手术清除血肿。术后约有50%的患者有颅内压增高，高于45mmHg提示预后不良。术后颅内压增高主要原因为脑组织受压后水肿及原发性脑挫裂伤，应根据患者具体情况控制颅内压。

2. 如果急性硬膜外血肿诊断成立，原则上应立即手术清除血肿，缓解颅高压，避免形成脑疝，术后辅以适当的非手术治疗。若无其他严重并发症，预后多数良好，若合并有硬膜下血肿、脑内血肿、脑挫裂伤等，死亡率是无并发症患者的4倍。

3. 脑内血肿患者有意识障碍的加重及局灶性症状，CT表现中线移位大于1cm，查无手术禁忌证者均应急诊手术清除血肿。手术除了清除脑内血肿外，对于合并的脑外血肿及挫裂伤脑组织一并清除。术前已有脑疝者，可酌情去骨瓣减压。

六、慢性硬膜下血肿

老年慢性硬膜下血肿(chronic subdural hematoma，CSDH)指头部伤后3周以上出现症状，位于硬脑膜与蛛网膜之间，具有包膜的血肿，占颅内血肿的10%，占硬膜下血肿的25%。血肿范围可以覆盖2～3个脑叶，血肿有不同厚度的结缔组织包膜。包膜靠硬膜侧较厚，内含有浆细胞、淋巴细胞、吞噬细胞和丰富的新生毛细血管。血肿早期为黑褐色黏稠液体，内可混有小血块，晚期为黄色或无色透明液体。

【病原】 出血原因通常是矢状窦旁的静脉以及大脑半球表面引流到硬膜的桥静脉因外力而破裂。由于老年人脑萎缩，颅脑间隙相对扩大，使桥静脉血管扩张，张力增高，增加了血管的易损性。同时由于脑容积变小，使脑在颅腔内移动度增大，当头部受到来自外界的力量，脑与颅骨的相对运动使桥静脉撕裂损伤出血。血肿逐渐扩大机制尚无定论。目前大多数人认为血肿包膜外层有新生而粗大的毛细血管，有血浆从血管壁渗出或毛细血管破裂出血到囊腔内，加之血液凝固系统和纤维蛋白溶解系统的过度活化，由此导致血肿膜微血管不断少量出血，使血肿逐渐扩大。

【临床表现】 老年人 CSDH 的临床表现不典型，误诊率高。由于受伤当时患者无明显的脑损害，易被忽视，经过一段时间后因血肿逐渐扩大而出现智能减退、头痛、谵妄、锥体束征等，其中以精神症状及对侧肢体偏瘫多见。也可发生不同程度的昏迷、偏瘫及癫痫(多为局灶性，较少出现大发作)。易与颅内肿瘤或正常颅压脑积水相混淆。

【诊断】 因患者头部损伤往往轻微，颅腔容积代偿间隙大，早期多无明显症状。后期因血肿扩大压迫脑组织及颅内压增高症状时，病人易忘记外伤史或因精神症状等而不能提供可靠病史，所以容易误诊。一经怀疑此病，应及早行影像学检查明确诊断。CT 扫描是有力的诊断手段，受伤后 3 周多表现为新月形低密度影。对于 CT 难于诊断的病例可行 MRI 检查明确诊断。无论在 T_1 或 T_2 上均表现为高信号。

【治疗】 目前对于慢性硬膜下血肿的治疗意见基本一致。对于局灶神经功能障碍、精神状态改变等及血肿最大厚度超过 1cm 者均应手术治疗。首选钻孔引流术，引流管 3～4d 拔出，主要根据引流量及引流物的颜色决定。术后嘱病人平卧，一般不应用脱水利尿药。治疗后 CT 检查常见有硬膜下液体残留，但临床症状好转后并不必须要求血肿全部清除。虽然一般治疗效果良好，但也会产生严重并发症，如血肿复发、癫痫、脑内出血(发生率 0.7%～5%)、脑组织膨胀不良、张力性气颅等。手术治疗的总体死亡率为 0～8%。

参考文献

[1] 惠国桢，韩芯芯. 慢性硬膜下血肿发病机理研究. 中华神经外科杂志，1992，8(2)：80

[2] Sipos L，Major O，Afra D. Chronic extradural hematoma of 33 cases. Zentrachir Neurochir，1992，53(2)：74-77

[3] Ogasawara K，Koshu K，Yoshimoto T，et al. Transient hyperemia immediately after rapid decompression of chronic subdural hematoma. Neurosurgery，1999；45(3)：484-488

[4] 侯熙德，周孝达，陈清棠，等. 脑血管神经病学. 3 版. 北京：人民卫生出版社，1996：124

[5] 王明礼. 小脑卒中的现状与进展. 国外医学神经病学神经科分册，1997，14(27)：63

第34章 脑 肿 瘤

随着我国人口的老龄化,老年脑肿瘤病人也随之增加。为提高老年患者的生活质量,对老年人脑肿瘤的诊治日益受到重视。由于老年人身体各器官系统功能代偿能力的降低,使得老年脑肿瘤无论是在诊断上还是在治疗上都有其独自的特点。充分认识老年脑肿瘤的诊治特点,对提高老年脑肿瘤的诊治水平具有积极的临床意义。

【发病率】 神经系统肿瘤较为常见,以颅内肿瘤发生率最高,椎管内肿瘤次之,周围神经肿瘤则相对较少。国内外有关这方面的统计资料报道较多,其发生率亦有较大差异。流行病学调查表明,颅内肿瘤的平均发生率为每年(4～10)/10万,椎管内肿瘤的平均发生率为每年(0.9～2.5)/10万。近年来,随着诊断技术的不断完善及人口素质的提高,中枢神经系统肿瘤发病率有上升趋势。

颅内肿瘤可发生于任何年龄,以20～50岁年龄组多见。儿童及少年患者以颅后窝及中线部位的肿瘤为多,如髓母细胞瘤、颅咽管瘤及松果体区肿瘤等。成年患者多为胶质细胞瘤(如星形细胞瘤,胶质母细胞瘤等),其次为脑膜瘤、垂体瘤及听神经瘤等。颅内肿瘤在40岁左右成年人为发病高峰期,此后随年龄增长发病率下降。颅内原发性肿瘤的发生率在性别上无明显差异,男性患者可能略多于女性。其中尤以颅咽管瘤、畸胎瘤、转移瘤为明显,男女之比大于3∶1,其发生部位在小脑幕上与幕下比例约为2∶1。

老年人脑肿瘤发病较少,一般占全部颅内肿瘤的3%～8.9%,也有报道高达颅内肿瘤的35%。老年脑肿瘤发病的男女比例与其他年龄组基本相似,但其比例在我国南北略有差异,北京的统计资料为1.5∶1,上海的统计资料为1.22∶1,可能是脑肿瘤的发生存在地区差别。

老年脑肿瘤多位于大脑半球。在CT出现以前,老年脑肿瘤以胶质瘤,转移瘤最多见。CT应用以来,发现了一些临床无症状的脑膜瘤,使脑膜瘤比例不断增大。目前统计结果,老年颅内肿瘤中以脑膜瘤最多,其次是胶质瘤和转移瘤。再次为神经鞘瘤、淋巴瘤和血管母细胞瘤、垂体肿瘤及原始神经外胚叶肿瘤。近年来,随着对恶性肿瘤诊治水平提高,使恶性肿瘤患者存活率和生存期不断延长,增加了相应肿瘤脑转移的概率,使脑转移瘤在老年脑肿瘤中的比例有明显增高趋势。

【分类】 颅内肿瘤的分类曾提出多种多样的方法,各家意见不一。现根据1999年WHO分类和1998年北京神经外科研究所分类介绍如下。

1.神经上皮组织肿瘤　包括星形细胞瘤、少突胶质细胞瘤、室管膜肿瘤、脉络丛肿瘤、松果体肿瘤、神经节细胞肿瘤、胶质母细胞瘤、髓母细胞瘤。

2.脑膜的肿瘤　包括各类脑膜瘤、脑膜肉瘤。

3.神经鞘细胞肿瘤　包括神经鞘瘤、恶性神经鞘瘤、神经纤维瘤、恶性神经纤维瘤。

4.垂体前叶肿瘤　根据有无内分泌功能分为功能性和非功能性肿瘤。

5.先天性肿瘤　包括颅咽管瘤、上皮样囊肿、三脑室黏液囊肿、畸胎瘤、肠源性囊肿、神经错构瘤等。

6.血管性肿瘤　包括血管网状细胞瘤。

7.转移性肿瘤　常来源于肺癌、乳腺癌等。

8. *邻近组织侵入到颅内的肿瘤* 包括颈静脉球瘤、圆柱细胞瘤、软骨及软骨肉瘤、鼻咽癌、中耳癌等侵入颅内的肿瘤。

9. *未分类的肿瘤*

【病因】 脑肿瘤的确切发生原因至今尚不完全清楚，一般认为下列因素可能与脑肿瘤发生有关。

1. *遗传因素* 脑肿瘤中的神经纤维瘤病、血管网状细胞瘤、视网膜母细胞瘤等有家族发病倾向，与遗传因素有关。多发性神经纤维瘤为常染色体显性遗传性肿瘤，外显率多系顿挫型，约半数患者有家族病史，男女性别比基本相等。血管网状细胞瘤亦称血管母细胞瘤，具有遗传因素，常有家族史。视网膜母细胞瘤系常染色体显性遗传方式传播，发生率占存活婴儿的0.5万～3.4万，多数病例见于3岁以前，男女性别比相等。另外，一些肿瘤的发生是由胚胎原始细胞在颅内残留和异位生长而引起，如颅咽管瘤、脊索瘤、畸胎瘤、皮样囊肿和表皮样囊肿等。

2. *物理因素* 放射线照射后导致脑肿瘤发生的报道较多。常见的肿瘤为脑膜瘤、纤维肉瘤，也有发生胶质瘤的报道。Monan等所进行的一项流行病学研究发现，儿童头癣接受放射线治疗后继发脑肿瘤的发生率较高(10 902人中12人)。目前公认，放射线引起的组织间变与畸变，最终将导致癌变。使用二氧化钍对动物进行照射，可诱发脑膜瘤。而应用X射线照射常引起肉瘤。对猴子脑应用大剂量X射线照射后1年，可诱发脑胶质细胞瘤。此外，尚有视神经胶质细胞瘤术后放疗继发恶性脑膜瘤，小脑髓母细胞瘤术后放疗继发巨大纤维肉瘤的报道。另外，尚有头外伤后发生脑膜瘤的报道。目前较普遍的意见认为，除了少数脑膜瘤外，创伤的致肿瘤作用尚难确定。比较容易理解的概念是创伤促进原已存在的肿瘤生长，或创伤引起的脑、脑膜瘢痕组织间变而成为肿瘤。

3. *化学因素* 动物实验证实，一些化学物质像甲基胆蒽类、甲基亚硝脲、多环芳香碳氢物等可诱发动物的脑肿瘤发生，将这些化学物质种植到脑的不同部位、可产生不同类型的肿瘤。但这些化学物质与人脑肿瘤发生的关系尚不清楚。

4. *生物学因素* 已知腺病毒、肉瘤病毒、脱氧核糖核酸病毒、核糖核酸病毒、多瘤病毒、猴空泡病毒及Oncorna病毒等可使动物发生脑肿瘤。但到目前为止，尚未发现能诱发人类脑肿瘤的病毒，也无有关病毒与人类脑肿瘤发生的直接关系的报道。

【病理生理】 神经系统肿瘤主要生长于脑实质内、颅底处、脑室内及蛛网膜下腔。肿瘤本身、瘤周水肿以及肿瘤卒中常破坏脑组织的结构与功能。因此，肿瘤所产生的临床症状常取决于肿瘤的部位、生长方式及生长速度。

神经系统肿瘤可对脑组织产生压迫、浸润或破坏，从而使脑组织缺血、缺氧。同时，肿瘤细胞可与正常脑组织争夺营养物质，改变代谢递质与电解质的细胞内浓度，以致出现神经功能缺损现象。随着瘤体的不断增大，肿瘤对脑组织压迫不断加重，肿瘤周围脑组织水肿，和(或)脑脊液循环受阻使颅内压增高。其次，肿瘤对脑组织的浸润、包绕及压迫又可使肿瘤阻塞脑血管，引起静脉淤血扩张，产生脑组织代谢性障碍，脑血管自动调节功能破坏，使颅内压进一步升高。此外，当肿瘤长入脑室内，或自外部压迫脑室，或肿瘤异常分泌大量脑脊液，亦可影响脑脊液的产生与吸收平衡。肿瘤可阻断脑脊液通路，肿瘤出血或坏死可妨碍蛛网膜颗粒对脑脊液的吸收，导致脑室系统扩大及脑积水，加重颅高压。

老年人脑组织有不同程度的退行性变和萎缩，使颅内空间较青壮年稍大，加上动脉硬化，脑血流量减少，血管通透性降低，早期瘤周脑水肿可不严重，因而不易产生颅内压增高症状。

【临床表现】 颅内肿瘤的临床表现可归纳为颅内压增高症状与局灶症状两大类，两者可先后或同时出现,或仅有其一。老年人脑肿瘤临床表现又有其独特性。

(一)颅内压增高症状

颅内压增高三大主征是头痛、呕吐及视乳头水肿,还可有癫痫、精神障碍、眩晕、外展神经不全麻痹及生命体征变化等症状和体征。

1. 头痛 常呈搏动性钝痛或胀痛,多为持续性或阵发性加剧。一般于清晨或起床后发生,白天逐渐缓解。任何引起颅内压增高的因素如咳嗽或打喷嚏,均可使其加重。有时头痛剧烈,常伴有喷射性呕吐,继之昏迷,可反复发作。头痛的部位可提示肿瘤生长部位,如额、顶叶肿瘤同侧头痛较对侧明显,鞍区肿瘤多位于两颞侧,幕下肿瘤多位于枕部,大脑凸面肿瘤常有局限性头痛及局部叩击痛。头痛是因颅内压增高或颅内肿瘤直接压迫或刺激颅内对疼痛敏感结构如血管、脑膜和某些颅神经的结果,如三叉神经支配颅前窝、颅中窝及小脑幕的硬脑膜,出现同侧和前额部的头痛:第Ⅸ、Ⅹ脑神经支配横窦、直窦、枕窦和乙状窦而引起同侧耳后部疼痛;颈$_{1\sim3}$脊神经支配颅后窝硬脑膜,呈现枕颈部放射性疼痛。

2. 呕吐 典型表现为与饮食无关的喷射性呕吐。呕吐前可有恶心,且常于较剧烈的头痛、头昏之后发生。呕吐是因迷走神经核团或其神经根受到直接或间接刺激引起,幕下肿瘤出现呕吐要比幕上肿瘤早且频繁,这是由于延髓呕吐中枢、前庭、迷走等神经受到刺激的结果。

3. 视乳头水肿 是颅内压增高的重要客观征象,颅内肿瘤70%以上有视乳头水肿,绝大多数为双侧性,两侧的程度不尽相等,也不一定与肿瘤的发展平行。其发生率及程度主要与肿瘤的部位、性质及病程的长短有关,如颅后窝及中线肿瘤出现较早且严重,大脑半球肿瘤较颅后窝者出现晚,而恶性肿瘤一般出现较早,发展迅速且严重。额叶底部肿瘤直接压迫同侧视神经引起原发性萎缩,对侧因颅内压增高而引起视乳头水肿,这种现象称为Foster Kennedy综合征,具有一定的定位诊断意义。视乳头水肿可在较长时间内不影响视力,随着视乳头水肿的加重,出现生理盲点扩大和视野向心性缩小,以及视乳头继发性萎缩,最后导致失明。此外,第三脑室内和颅后窝肿瘤因扩大的第三脑宝压迫视通路而引起视力障碍或由于颅内压增高和肿瘤压迫使大脑后动脉供血障碍,以致枕叶视觉中枢皮质功能减退而发生视力减退和视野缺损。

颅高压增高除以上三大主征外,还可引起智力减退、情绪淡漠、大小便失禁、意识障碍及Cushing反应等。

(二)局灶症状

颅内肿瘤定位症状的发生是由于肿瘤直接刺激、压迫或破坏脑组织及神经,使其功能遭受损害的结果。这些症状的出现对颅内肿瘤的诊断具有非常重要的意义。脑肿瘤所引起的神经系统局部症状因部位而异。

1. 大脑半球肿瘤临床症状 位于大脑半球功能区附近的肿瘤可表现有神经系统定位体征。早期(尤其是脑外肿瘤)可出现局部刺激症状如癫痫发作、幻嗅、幻听、幻视等,晚期或肿瘤位于功能区脑内则出现破坏症状如感觉减退、肌力减弱、视野缺损等。大脑半球肿瘤常见的临床症状主要有以下几种。

(1)精神症状:主要是人格改变和记忆力减退,最常见于额叶肿瘤,尤其是当肿瘤向双侧额叶侵犯时,精神症状更为明显。此类病人较多表现为反应迟钝,生活懒散,近期记忆力减退甚至丧失,严重时丧失自知力及判断力,亦可表现为脾气暴躁、易激动或欣快,很少出现幻觉和妄想。

(2)癫痫发作:包括全身性大发作和局限性发作,后者对脑肿瘤的诊断更有意义,抽搐可由一侧肢体开始,甚至局限在单个手指或足趾或一侧口角。癫痫发作以额叶肿瘤最为多见,颞叶次之，顶叶又次之，枕叶最少见。有的病例抽搐发作前可有感觉先兆，如额叶肿瘤癫痫发作前常有幻嗅、眩晕等先兆，顶叶肿瘤癫痫发作前可有肢体麻木等异常感觉。

(3)锥体束损害症状：因肿瘤大小及对运动区损害程度的不同而异。表现为肿瘤对侧半身或单一肢体力弱或瘫痪，临床往往最早发现一侧腹壁反射减弱或消失，继而该侧腱反射亢进，肌张力增加、病理征阳性。

(4)感觉障碍：顶叶肿瘤所致之痛、温觉障碍多不明显，即使发现也多在肢体的远端，且多数非常轻微。皮质感觉障碍表现为肿瘤对侧肢体的位置觉、两点分辨觉、图形觉、质料觉及实体觉的障碍。

(5)失语：分为运动性和感觉性失语两种基本类型，见于优势大脑半球肿瘤，通常右利者为左半球。优势半球额下回(Broca 氏区)受侵犯时，患者保留理解语言的能力，但丧失语言表达的能力，称作运动性失语。当优势半球颞上回后部受侵犯时，患者虽然保留语言表达的能力、但不能理解语言，这种情况称作感觉性失语。

(6)视野改变：额叶深部和枕叶肿瘤影响视辐射神经纤维，可出现视野缺损，早期表现为同向性象限视野缺损、随着肿瘤体积的增大，视野缺损的范围也越来越大，直至最后形成同向偏盲。

2. 蝶鞍区肿瘤临床症状　蝶鞍区肿瘤早期就出现内分泌功能紊乱及视力视野改变，颅内压增高症状较少见。

(1)视力和视野改变：蝶鞍区肿瘤因压迫视神经及视交叉出现视力减退和视野缺损。视力视野的损害因肿瘤的大小、生长方式及病程进展不同而差别很大。视力减退多数人由一侧眼开始，进行性加重，以后另一眼视力亦逐渐减退，两眼视力可以有较大差异，最后可导致两眼相继失明。视野缺损的典型表现为双颞侧偏盲，但在早期两侧视野可不对称，或因肿瘤对视交叉压迫的部位变异而出现一些不典型的视野改变。如肿瘤向前发展压迫一侧视神经时，可出现一侧眼失明，另一眼颞侧偏盲或正常。肿瘤向后发展压迫视束时，则表现为同向偏盲。

(2)眼底检查可显示原发性视神经萎缩。

(3)内分泌功能紊乱：泌乳素(PRL)分泌过多，女性以月经间期延长或停经、泌乳和不育为主要表现。男性则出现阳痿及性功能减退。生长激素(GH)分泌过盛在发育成熟前可导致巨人症，发育成熟后表现为肢端肥大症。促肾上腺皮质激素(ACTH)分泌过多可导致 Cushing 综合征。

3. 松果体区肿瘤临床症状　与蝶鞍区肿瘤相反，多数以颅内压增高为主要临床症状，这是由于肿瘤位于中脑导水管开口附近，早期即可引起脑脊液循环梗阻，故颅内压增高常为首发症状，甚至是唯一的临床症状和体征。松果体肿瘤的局部症状系肿瘤向周围扩张压迫四叠体、小脑、中脑结构以及下丘脑所引起的功能障碍。

(1)四叠体受压迫症状：集中表现在三个方面，即上视障碍、瞳孔对光反应及调节反应障碍。此外，还可能出现滑车神经不全麻痹、眼睑下垂等。肿瘤压迫四叠体下丘和内侧膝状体可以发生耳鸣、耳聋。

(2)小脑体征：由肿瘤压迫小脑上蚓部或通过中脑的皮质脑桥束受压所致。临床表现为持物不稳、步态蹒跚及水平眼球震颤。

(3)中脑结构受压表现：肿瘤累及脑干基底部皮质脊髓束时可以出现肢体不全麻痹、两侧锥体束征，小脑网状结构受侵犯时还能影响到病人的意识状态。

(4)下丘脑损害表现：如尿崩症、嗜睡、肥胖、发育停顿。发生在儿童期可出现性早熟现象等。

4. *颅后窝肿瘤的临床症状*

(1)小脑半球症状:主要表现为患侧肢体共济失调,如指鼻试验和跟膝胫试验做不准,轮替试验幅度增大、缓侵、笨拙,步行时手足运动不协调,常向患侧倾倒等。此外,还可出现患侧肌张力减退或无张力,患侧腱反射迟钝或出现钟摆样的膝反射。小脑性眼球震颤多以水平性震颤为主,有时也可出现垂直或旋转性眼震。

(2)小脑蚓部症状:主要表现为躯干性和下肢远瑞的共济失调,行走时两足分离过远、步态蹒跚,站立时向后倾倒,Romberg 征多为阳性。肿瘤易阻塞第四脑室,早期即出现脑积水及颅内压增高表现。

(3)脑干症状:特征的临床表现为出现交叉性麻痹,即病变节段同侧的核及核下性颅神经损害及节段下对侧的锥体束征。颅神经症状因病变节段水平和范围不同而异。如中脑病变多表现为病变侧动眼神经麻痹;脑桥病变可表现为病变侧眼球外展及面肌麻痹、同侧面部感觉障碍以及听觉障碍;延髓病变可出现病变侧舌肌麻痹、咽喉麻痹、舌后 1/3 味觉消失等。

(4)小脑脑桥角症状:主要表现为眩晕、患侧耳鸣及进行性听力减退。患侧第 V、Ⅶ颅神经麻痹症状及眼球震颤等小脑体征。晚期有Ⅸ、Ⅹ、Ⅺ等后组颅神经麻痹及颅内压增高症状。

5. *老年人脑肿瘤还有其独特的临床特点* 起病和病程不典型是老年脑肿瘤的特点。老年人脑组织有不同程度的退行性变和萎缩,使颅内空间较青壮年稍大,不易产生颅内压增高症状,加上动脉硬化,脑血流量减少,血管通透性降低,早期瘤周脑水肿可不严重,因而临床症状和体征较隐匿。

多数老年脑肿瘤患者以精神障碍为首发症状,精神障碍对脑肿瘤具有早期诊断意义。老年脑肿瘤患者精神情感障碍及智力减退发生率高,有人报道精神症状在脑肿瘤的发生率高达 70%。精神障碍的表现与肿瘤的部位和性质有关,如额叶肿瘤表现为人格变化、智能减退。恶性肿瘤表现为意识障碍综合征,如意识模糊、反应迟钝、情感障碍;良性肿瘤常表现为记忆障碍。由于脑肿瘤病灶多在脑皮质区,癫痫发作亦较多见,癫痫发作占颅内肿瘤的 30%～40%。部分老年脑肿瘤患者则以卒中起病,多数呈脑血栓形成样发病,少数呈脑出血样发病。首发症状可言语不清、失语等语言障碍,不完全性偏瘫或偏身感觉障碍、头晕,但很少伴有剧烈头痛、呕吐等颅高压症状。

老年脑肿瘤患者的病程不典型。典型的脑肿瘤病程呈慢性起病、进行性加重、巨大肿瘤多。老年脑肿瘤患者由于脑动脉硬化和脑萎缩使颅内空腔变大,在疾病的一定阶段,颅内压增高症状不易表现出来,加之老年人痛阈较高,对疼痛刺激不敏感,脑肿瘤的“三大主症”常不明显,尤其是合并高血压、动脉硬化的老年人,由于脱水剂的应用可减轻脑水肿,使病情得到暂时缓解,病程呈现间歇性。另外,由于老年脑肿瘤不易早期发现常使病灶很大,易出现出血、坏死及液化,使肿瘤体积迅速增大,颅内压急剧增高而表现为卒中样急性起病。

【诊断】 老年脑肿瘤的早期诊断较困难,容易误诊和漏诊。由于多数患者可有不同程度脑萎缩,颅腔内代偿容积增大,肿瘤占位效应出现也较晚,当肿瘤出血或压迫回流静脉或肿瘤不良反应刺激,肿瘤周围组织水肿加剧,颅腔代偿空间消失才出现相对颅内占位症状,因此,早期可无明显临床症状,直到失代偿后短期内病情发展加快才出现症状,一旦出现临床症状,病情已接近晚期。

自 CT 及磁共振(MRI)应用以来,老年脑肿瘤的诊断率明显提高,CT 及 MRI 检查对脑肿瘤的诊断具有重要价值。有相当一部分老年脑肿瘤患者是在脑外伤时经 CT 检查后意外发现才得到诊断的。老年人，尤其是既往无高血压、高血脂、糖尿病及心血管病者，无明显诱因出现智力改变和精神症状，或反复癫痫样抽搐发作，头痛持续性加重，缓慢进行性偏瘫或偏身感觉障碍时，应首先考虑脑肿瘤的可能。

临床医生往往由于过分强调脑肿瘤缓慢发病的特征，而忽视对特殊起病形式的认识，故以卒中样发病的急性起病患者常被误诊为脑血管病，以精神症状起病者常被误诊为早期老年性痴呆。以头晕、恶心、智能减退、癫痫发作、定向障碍、意识障碍急性起病脑肿瘤的可能性大；以肢体偏瘫、偏身感觉障碍、高血压急性起病时脑血管病的可能性大。对初诊为脑血管病的患者，如经 2～3 周对症处理后，偏瘫进行性加重，意识障碍程度加深，病情急剧恶化；或偏瘫伴固定深在性病灶侧头痛且进行性加重，不能用其他原因解释，或偏瘫伴明显精神症状或反复癫痫发作，应高度怀疑脑肿瘤。临床怀疑脑肿瘤时，应尽早进行 CT 或 MRI 检查明确诊断，以免延误手术治疗时机。

中枢神经系统肿瘤的诊断应包括定位与定性两部分。患者的临床症状与体征是定位与定性诊断的主要依据，能初步确定病变的部位。根据病史及病程特点，可明确病变是否为肿瘤及好发的肿瘤类型。最后，根据特殊检查的结果，来肯定肿瘤的性质及所在部位。常用的检查有以下几项。

1. *脑脊液检查* 脑脊液检查包括测定压力、细胞计数、生化测定。在神经鞘瘤、脑室肿瘤中脑脊液的蛋白升高。

2. *脑电图及脑电地形图检查* 对于大脑半球凸面肿瘤具有较高的定位价值，并对存在癫痫症状脑肿瘤患者的癫痫灶有定位价值。但对于中线、半球深部和幕下的肿瘤诊断困难。

3. *脑电诱发电位* 给予被检查者作特定刺激，同时记录其脑相应区的电信号。在脑肿瘤诊断方面有应用价值的脑电诱发电位记录有：①视觉诱发电位，用于诊断视觉传导通路上的病变或肿瘤；②脑干听觉诱发电位，用来记录小脑脑桥角及脑干的病变或肿瘤的异常电位；③体感诱发电位用于颅内肿瘤患者的脑功能评定。

4. *X 线检查* 包括头颅平片、脑室脑池造影、脑血管造影等，由于脑室造影有创伤性，目前已被 CT 及磁共振检查所取代。头颅平片对垂体腺瘤、颅咽管瘤、听神经瘤等具有一定辅助诊断价值。脑血管造影对血管性病变及肿瘤供血情况诊断价值较大。数字减影脑血管造影广泛用于诊断颅内动脉瘤或动脉静脉畸形。

5. *放射性核素扫描* 脑放射性核素扫描目前主要有单光子发射断层扫描和正电子发射扫描两项技术。对脑内血供较丰富的肿瘤如脑膜瘤、恶性胶质瘤等有诊断价值。

6. *CT 扫描* 目前应用最广的无损伤脑成像技术。能够分辨颅内不同组织对 X 线吸收的细微差别，使颅内软组织结构如脑室脑池，灰质和白质等清晰显影并有较高的对比度，对诊断颅内肿瘤有很高的应用价值。CT 诊断颅内肿瘤主要通过直接征象即肿瘤组织形成的异常密度区及间接征象即脑室脑池的变形移位来判断，肿瘤组织密度与周围正常脑组织对比有等、低、高三种密度。低密度代表脑水肿或某些低密度病变如水瘤、上皮样囊肿等，肿瘤有出血或钙化时为高密度。静脉滴注造影剂后可使颅内结构的密度反差更为明显从而增强它的分辨力，图像更清晰，可大大提高 CT 的诊断率。

7. MRI 磁共振成像技术的出现，为脑肿瘤的诊断提供了一种崭新的手段，其对不同神经组织和结构的细微分辨能力还胜于 CT。具有无 X 线辐射，对比度高，可多层面扫描重建等优点。并可用于由于碘过敏不能做 CT 检查及颅骨伪影所致 CT 受限者。而且其成像脉冲序列丰富可满足许多特殊组织成像扫描。磁共振血管成像技术（MRA）因可清楚显示颅内血管血流情况，已部分地取代 DSA 及脑血管造影检查。

【鉴别诊断】

1.脑血管病　老年脑瘤患者，若肿瘤恶性程度高，生长迅速，肿瘤卒中、坏死或囊性变，可呈脑卒中样发病。鉴别诊断主要依靠高血压病史，起病前无神经系统症状，发病常有明显诱因。CT 扫描可鉴别肿瘤卒中与高血压脑出血。肿瘤卒中除有高密度血肿外尚有可被造影剂增强的肿瘤阴影。

2.慢性硬膜下血肿　此类血肿多见于老年人。临床表现以亚急性或慢性颅内压增高为主要特征，并逐渐加重，少数可有局灶症状。诊断需结合年龄、头外伤史及头颅 CT 扫描确定。

3.脑脓肿　体内常有各种原发感染灶，如耳源性、鼻源性或外伤性感染灶。小儿常患有先天性心脏病。脑脓肿起病时发热，脑膜刺激征阳性。周围血象呈现白细胞增多。CT 图像显示典型环状增强的脓肿灶，呈单个或多发。

4.脑寄生虫病　可见于多种寄生虫病，患者有颅高压症状与癫痫发作。一般均有与感染源接触史。影像学上有时可见病灶为多发。血清与脑脊液的特殊补体结合试验，皮肤反应试验在囊虫及肺吸虫病中可为阳性。若有皮下结节可作活检，亦可明确诊断。

5.良性颅内压增高　又称假脑瘤，患者只有颅内压增高而无其他局灶症状。脑脊液检查属正常，病程发展缓慢，放脑脊液后常明显好转。可在半年至 1 年后自愈，但可复发。本病可见于静脉窦血栓形成、炎症或外伤后蛛网膜粘连、药物反应及某些内源或外源性毒素影响。有时需行 CT 或 MRI 来加以确诊。

【治疗】　老年脑肿瘤的治疗原则应根据肿瘤性质部位和患者的一般情况综合考虑。严格掌握手术指征及慎重选择治疗方法，积极防治术前合并症和术后各种并发症，加强各器官系统功能的监护，是老年脑肿瘤治疗过程中应遵循的基本原则。

(一)严格掌握手术指征及慎重选择治疗方法

浅表的良性肿瘤和恶性程度低的肿瘤，全身情况好时应力争肿瘤全切。肿瘤部位深，多发或恶性程度高以及有其他脏器转移的，其治疗则以延长生命为目的，首选放疗和化疗。目前，对肺癌多发性脑转移患者，经脑肿瘤立体定向内放疗联合经皮穿刺肺癌内放疗治疗，可有效地控制症状，取得显著效果。也有人报告定期反复化疗可延长脑转移瘤患者的生命。

由于老年人的血管有不同程度的硬化，脑血流量减少，使脑组织长期处于相对缺氧状态，故老年人对缺氧的耐受性比年轻人强，从这一角度增加了手术成功的可能性。另外，CT 及 MRI 为老年脑肿瘤的早期诊断、早期治疗创造了条件。

随着神经外科微创技术的发展，手术创伤越来越小，老年脑肿瘤手术治疗的范围也在不断拓宽。值得注意的是，老年人脑组织对手术牵拉耐受性较差，术中动作要轻柔，同时要止血彻底、减压满意。另外，老年人术中意外变化较多，手术时间不宜过长，以防意外。对原有高血压的患者，术中血压维持不宜过低，一方面为保证冠状动脉和主要脏器的供血，另一方面也能减少术后血肿的发生。

(二)积极防治术前合并症和术后各种并发症

积极防治术前合并症和术后各种并发症是提高老年脑肿瘤手术成功的关键。老年患者全身各系统、器官均有不同程度的功能减退及老化，代偿能力差，术前合并症较多。以高血压、冠心病、糖尿病、呼吸系统疾病等多见。对此应进行必要的治疗，尽可能改善患者的一般状况，增加手术耐受力。

老年患者术后并发症发生率明显高于青壮年。各种并发症中，以感染为最多见。包括肺部、泌尿系、颅内及切口感染。其中术后肺部感染及中毒性休克,在老年术后死亡原因中居第一位。老年人体质较弱,肺泡收缩率降低,肺泡壁间质纤维化换气功能差,胸廓弹性差,咳嗽无力,尤其是全麻后呼吸道分泌物增多,加上术后卧床时间较长,极易造成肺部感染。所以术中尽量采用气管内复合麻醉,选用短效静脉麻醉药,插管时应做到无菌吸痰,以减少肺部感染机会;适当应用高效抗生素,鼓励患者术后早活动,及时翻身、扣背、吸痰及雾化吸入等,必要时行气管切开。及时复查血象、血生化和胸片,如发现有肺部或其他部位感染,应进行积极有效的治疗。

其他并发症为心脏意外、颅内血肿、重度脑水肿、肾功能衰竭和电解质紊乱、急性脑梗死、消化道大出血(应激性溃疡)、癫痫发作、脑性耗盐综合征、下肢静脉血栓形成及肺栓塞等。其中,颅内血肿及脑梗死脑水肿是术后死亡的主要原因。还有一部分病人死于心肾功能衰竭。老年人由于脑动脉硬化及高血压,止血相对困难,肿瘤尤其是恶性肿瘤患者又常常合并慢性播散性血管内凝血(DIC)导致机体凝血机制障碍,因此术中应使用正确的止血方法仔细彻底止血,防止术后血肿的发生。

另外,因老年脑萎缩易掩盖术后血肿症状,所以术后要严密观察病情变化,如有改变,及时处理。老年人对手术创伤的修复能力较弱,脑水肿较重,水肿期较长,所以术中如发现内减压不充分,应考虑开放硬脑膜,甚至去骨瓣减压等措施。骨瓣复位者术后一旦发现病情加重,脑水肿明显,应积极考虑二次手术,去骨瓣减压以渡过脑水肿期。

老年人脑动脉硬化严重,术中、术后容易发生脑血管痉挛,加上术中血压降低,术后血液流变学改变,血液黏稠度增高,易造成脑缺血改变,术中可用罂粟碱浸泡痉挛血管,术后应用抗痉挛药及血管扩张药。慎用类固醇激素,以减少消化道出血,常规使用西咪替丁等预防。预防性使用抗癫痫药物、白蛋白及其他营养药物,促进术后康复。值得强调的是,老年脑肿瘤患者临床用药时应充分认识到老年患者药物代谢的复杂性及其个体差异,应区分不同的患者,在密切观察的基础上调整用药,警惕药物间的相互作用,注意加强支持治疗。

(三)加强各器官系统功能的监护

术后最好能将患者放在ICU病房进行严密监护,对心、肺、肝、肾等器官功能,凝血功能,血糖和电解质进行常规监测,随时予以纠正。合理补液用药,不宜过分限制补液量,以免造成血容量不足以及增加脑梗死和肾功能受损的发生率。尽量少用肾毒性药物,积极纠正电解质紊乱,特别是低钠血症,防止多系统器官功能衰竭(MSOF)的发生。

总之,只有充分认识老年脑肿瘤的诊治特点,才能尽早正确诊断,及时采取积极的治疗,获得最佳的治疗效果。

参考文献

[1] 王忠诚.神经外科学.武汉:湖北科学技术出版社,2002:385-404
[2] 周良辅.现代神经外科学.上海:复旦大学出版社,2001:366-368
[3] 阎青云.脑肿瘤外科的现代诊断与治疗.北京:中国医药科技出版社,2001:17-24
[4] 吴承运,刘玉光.临床神经外科学.北京:人民卫生出版社,2001:224-226
[5] 章翔.神经系统肿瘤学.北京:军事医学科学出版社,1993:95-96
[6] 张亚卓.老年脑肿瘤的治疗.实用老年医学,2002,16(5)
[7] 宗绪毅,赵继宗.老年颅内脑膜瘤的临床特点.中华神经外科杂志,1996,12(2)
[8] Robert G. Grossman,MD Christopher M,Lofius,MD.神经外科学

[9] Darling JL, Warr TJ. Biology and genetics of malignant brain tumours,1998,11:619

[10] Tsao M,Lloyd N,Wong R,et al. Whole brain radiotherapy for the treatment of multiple brain metastases. Cochrane Database Syst Rev,2006,19:3

[11] Ludek Vavruch, Sverker Enestrom, John carstersen, et al. DNA index and Sphase in primary brain tumors:A comparison between fresh and deparaffinized specimens studied by flow cytometry J. Neurosurg,1994,80:85-89

[12] Stegman LD,Zheng h,Neal ER,et al. Induction of cytotoxic oxidative stress by D-alanine in brain tumor cells expressing Rhodotorula gracilis D-amino acid oxidase: a cancer gene therapy stuategy. Hum Gene Ther,1998,9(2):185

[13] Sathornsumetee S,Rich JN. New treatment strategies for malignant gliomas. Expert Rev Anticancer Ther,2006;6(7):1087-104

[14] Epidemiology of primary intracranial tumors in brian,1978-2003. Asian Pac J Cancer Prev,2006,7(2):283-288

[15] Zhang R,Zhou LF. Medulloblastoma. Chin Med J,1999,112(4):297

[16] Staugl A,Wellenreuther R,Lanarez D,et al. Clonality of multiple meningiomas. J Neurosurg,1997,86:853

[17] Mantle RE,Lach B,Delgado MR,et al. Predicting the probability of meningioma recurrence based on the quantity of peritumoral brain edema on CT scanning. J Neurosurg,1999,91:375

[18] Valeriani M,Ferretti A,Franzese P,et al. High-grade gliomas: results in patients treated with adjuvant radiotherapy alone and with adjuvant radio-chemotherapy. Anticancer Res,2006,26(3B):2429-2435

[19] Mingione V,Yen CP,Vance ML,et al. Gamma surgery in the treatment of nonsecretory pituitary macroadenoma. J Neurosurg,2006,104(6):876-883

[20] Zimmerman RA. Pineal region masses: imaging//Wilkins RH Rengachary SS (eds). Neurosurgery the 2nd ed. McGraw-Hill Book Co. ,NY,1996:1003

[21] Arita K,Kurisu K,Tominaga A,et al. Transsellar color Doppler ultrasonography during transsphenoidal durgery. Neurosurgery,1998,42:81

[22] Ciric I,Ragin A,Baumgartner C,et al. Complications of transsphenoidal surgery: results of a national survey,review of the literature and personal experience. Neurosurgery,1997,40:225

[23] Dolenc VV. Transcranial epidural approach to pituitary tumors ext nding beyond the sella. Neurosurgery,1997,41:542

[24] Jho HD,Carrau RL. Endoscopic endonasal tuanssphenoidal surgery: experience with 50 patients. J Neurosurg,1997,87:44

[25] Lillehei KD,Kirschman DL,Kleinschmidt-DeMaster BK,et al. Reassessment of the role of Rasiation therapy in the treatment of endocrineinactive ituitary macroadenomas. Neurosurgery,1998,43:432

[26] Rodziewics GS,Kelley RT,Keiiman RM,et al. Transnasal endoscopic surgery of the pituitary gland: technical note. Neurosurgery,1996,39:189

[27] Morita A,Meyer FB,Laws ER JR. Symptomatic pituitary metastases. J Neurosurg,1998,89:

[28] Usanov EI,Hatomkin DM,Nikulina TA,et al. Craniopharyngioma of the pineal region. Child Nerv Syst,1999,15:4

[29] Sperling MR,Ko J. Seizures and brain tumors. Semin Oncol,2006,33(3):333-341

[30] Bansa I K,Liang ML,Rutka JT. Molecular biology of human gliomas. Technol Cancer Res Treat,2006,5(3):185-194

[31] Youmans JR. Neurological surgery. Philaselphia: Saunders WB Company,1996

[32] Kym L. Chandler,Michael D. Prasos,Mary Male C. et al. Long term Survivalin patient Sweth glioblasto-

ma multiforme:Neurosurgery, 1994,32:716-720

[33] Miyagami M, Sato K, tsubokawa P. A long durvivalcase of recurrent medullo blastoma disphayg effectiveness of ACNU/Vincristine chemotherapy. J Neuro Oncol, 1994,18:41-48

[34] Benedetti S,Dimeco F,Pollo B,et al. limited efficacy of the HSV-TK/GCV system for gene therapy of malignant gliomas and perspectives for the combined transduction of the IL-4gene. Human Gene Ther, 1997,8:1345-1353

[35] Chen Z-P,Monks A,et al. Concordance between nucleotide excision repair (NER) protein levels and anticancer drug resistance in the human tumor cell lines of the mational cancer institute drug screening program. Proc Am Asso Cancer Res,2000,41:781

[36] Gaggana M,Kilgallen J,Conroy JM,et al. Association between ERCC2 polymophisms and gliomas. Cancer Epidemiol Biomark Prev,2001,10:355-360

[37] Kabuto M, Kubota T,Kobayashi H,et al. Experimental and clinical study of detection of gliomas at surgery using fluorescent imaging by a surgical microscope after fluorescein asministration. Neurolres,1997, 19:9-16

[38] Razzaq AA,Jooma R,Ahmed S. Surgery for prolactinomas. J Pak Med Assoc. 2006,56(4):181-183. Erratum in:J Pak Med Assoc. 2006,56(6):296. Ahmed,Shahid [added]

[39] Packer RJ,Cogen P,Vezina G,et al. medulloblastoma:clinical and biologic aspects,Neuro Onocol. 1999, 1:230-250

[40] Paulion AC,Wen BC. The significance of radiotherapy treatment duration in intracranial ependymoma. Int J Radiat Oncal Biol Phys. 2000,47:585-589

[41] Spagnoli D,Tomei G,Ceccarelli G,et al. Combined treatment of fouth ventricle ependymomas:report of 26 cases. Surg Neurol,2000,54:19-26

[42] Hassler W,Zentner J. Pterional approach for surgical treatment of olfactory groove meningiomas. Neurosurgery,1998,25:942-944

[43] Honegger J,Fahlbusch R,Buchfelder M,et al. The role of sellar and parasellar meningioma. Surg Neurol, 1993,39:1824

[44] Sen CN,Sekhar LN. Direct graft reconstruction of the cavernous petrous,and upper cervica internal carotid artery. Neurosurgery,1998,30:732

[45] Chamberlain MC. Treatment options for glioblastoma. Neurosurg Focus,2006,20(4):E2

[46] Herman I,Gonskyc R,Fagin J,et al. Clonal origin of secretory and nonsecretory pituitary tumors. Clin Res 1999,38:296A

[47] Parl FF,Cruz VE,Cobb CA,et al. Late recurrence of surgically removed prolactinomas. Cancer, 1996, 57:2422-2426

[48] Snyder PJ,Fowble BF,Schatz NJ,et al. Hypopituitarism following radiation therapy of pituitary adenomas. Am J Med, 1996,91:457-462

[49] Rand R W. Microneurosurgery,The CV Mosbbey co 3nd edition,Saint Louies, 1995

[50] Horvath E. Pityuitary hyperplasia. Pathol Res Pract, 1999,183:623-625

[51] Ross DA,Wilson CB. Results of transsphenoidal microsurgery for growth hormone secreting pituitary adenoma in a serried of 214 patients. J Neurosurg, 1988,68:854-867

第35章 脑血管疾病

第一节 高血压脑出血

高血压脑出血(hypertensive intracerebral hemorrhage，HICH)是死亡率和致残率极高的重症，老年患者占的比重较高，这是由于老年人各脏器功能减退或不全，机体反应降低，高血压脑出血及其手术使既往的潜在疾病进一步加重表明，患者年龄越大，并发症越多，病情越严重，病死率也越高。

保守治疗的病死率为70%～85%，多在动脉硬化和高血压的基础上血压突然升高引起脑小动脉破裂所致。外科治疗可使病死率降至28%～39%。有人统计幕上出血>50ml者死亡率为66%，<50者为33%。近年来，随着中国人口老龄化进程的加快，据2000年统计，我国老年(>60岁)人口已经超过1.3亿，高血压脑出血的发病率呈上升趋势。虽然有年轻化现象，但老年病人仍然占大多数，高血压脑出血的发病率为(50.6～80.7)/10万人口，常见年龄为45～65岁，男性发病稍多于女性。

高血压是自发性脑内出血的最常见原因。高血压患者约有1/3可发生脑出血，而脑内出血患者93.1%有高血压病史。美国国家高血压预防、监测、评估和治疗联合委员会建议多数患者的高血压治疗目标应低于140/90mmHg，而糖尿病和慢性肾病患者应低于130/80mmHg。根据患者的基础状况选择恰当的药物，结合控制身体重量、有规律的体育运动、减少钠盐摄入等生活方式的改进，达到预防的目的。从临床情况看，大多数出血患者没有规律服用降压药或服用降压药效果不佳，收缩压和舒张压迅速升高会增加脑出血的危险性。长期严重的高血压，尤其是舒张压高于正常，常造成脑微动脉硬化，管壁脆弱、自动调节能力降低等病理变化，在此基础上引起血压波动，如突然情绪激动、精神紧张、剧烈运动、咳嗽等情况，可使血压进一步增高，当增高的血压超过血管的承受能力时，即可引起血管破裂发生脑出血。因此，对于有较长高血压病史的老年人，应积极控制血压，避免劳累与情绪激动。吸烟、酗酒也可使出血更易发病，危险性增加。一部分老年人由于便秘，大便用力时也是脑出血的危险因素之一。寒冷季节发病率更高。

【病因】 老年性高血压脑出血的原因尚无定论，介绍几种有关的假说。

1. *微动脉瘤* 目前公认的高血压脑出血的最可能原因。微动脉瘤的发生率与年龄有关，在高血压病人中，65～69岁年龄段有71%存在微动脉瘤，而50岁以下年龄段中，微动脉瘤的发生率只有10%。正常血压者，有微动脉瘤的病人年龄都在65岁以上。长期高血压引起脑小动脉透明变性和硬化，使脑小动脉的弹力丧失，在血管壁局部薄弱处膨出，形成动脉瘤。微动脉瘤多见于灰质结构，尤其是壳核、苍白球、丘脑、脑桥、齿状核等，与高血压脑出血的好发部位一致。

2. *脑淀粉样血管病* 脑淀粉样血管病的发生与年龄有关，尸体解剖发现，60～70岁者脑淀粉样血管病的发生率为5%～8%，70～80岁者为23%～43%，80～90岁者为37%～46%，超过90岁者达到58%。淀粉样物质沉积在动脉的肌层，破坏了动脉的收缩成分，使受累动脉失去收缩功能。它还可以导致动脉壁的透明样变性和纤维素样坏死，使血管的弹性降低，形成动脉瘤。

小动脉壁的脂质透明变性是高血压病人最常见的动脉病理改变。

3. 脑软化后脑出血 缺血性卒中后可使脑组织发生缺血性软化，引起继发性脑血管壁坏死，血管周围脑组织软化后使血管失去支持，发生出血。

【临床表现】 老年性高血压脑出血除了具有一般高血压脑出血的临床表现外，还有自己的特点。由于老年患者均有不同程度的脑萎缩，在发生少量脑出血时症状出现较迟，或颅内高压症状不明显，仅表现为患侧肢体乏力等轻偏瘫，而缺乏典型症状，易被误诊为脑梗死或脑血栓。

1. 壳核、基底节区出血 为高血压脑出血最常见的发病部位，多损伤内囊，出现不同程度的“三偏”症状，即偏瘫、偏盲和偏身感觉障碍。另外，病人常有头和眼转向出血病灶侧，即“凝视病灶”现象。意识障碍程度与血肿大小呈正相关。病变累及优势半球还有语言障碍。

2. 丘脑出血 患者多迅速出现昏迷和偏瘫，丘脑内侧和下部出血可有典型眼征，即瞳孔缩小，双眼内收下视鼻尖，或出血侧眼球向下内侧偏斜。

3. 脑桥出血 常突然起病，在数分钟内进入深度昏迷，病情危重。出血常自一侧脑桥开始，迅速波及双侧，出现双侧肢体瘫痪。双侧瞳孔极度缩小呈“针尖样”，为其特征性体征。部分患者可出现中枢性高热、呼吸衰竭，常在短时间内死亡。

4. 小脑出血 老年人小脑出血症状不典型，病情隐匿。发病时轻型患者意识清楚，多表现为头痛、眩晕、频繁呕吐，仅少数患者出现病灶侧肢体共济失调、眼震及构音障碍等典型小脑受损体征。血肿逐渐扩大可破入第四脑室，引起急性梗阻性脑积水。严重时出现枕骨大孔疝，病人最终因呼吸循环功能衰竭而死亡。

5. 脑叶皮质下出血 临床表现与血肿大小有关。一般症状为头痛、呕吐、畏光和烦躁不安等。功能区神经受损表现也比较突出。血肿破入脑室可阻塞脑脊液循环通路，常使病情加重，但也有少数病人因血肿破入脑室，减轻对脑实质的压迫和破坏，一旦渡过急性期，血肿吸收后，恢复反而较好。

【诊断】 依据患者的高血压病史及发病临床表现，诊断多无困难。头颅CT平扫为首选检查。可迅速明确脑内出血部位、出血范围和出血量，及血肿是否破入脑室等，亦可与脑梗死和脑水肿相鉴别。老年人小脑出血症状不典型，病情隐匿，有典型临床表现者仅占47%，所以仅凭症状难以和小脑梗死鉴别，对有高血压病史的老年人，突然眩晕、呕吐、行走不稳，即使没有头痛或其他小脑病变的体征时也要考虑到小脑出血的可能。老年人在发生小脑出血时有一定的临床特征：①老年人反应能力差，以致临床症状常较年轻人隐蔽，病情程度和临床表现不成正相关关系。②老年人眩晕症状较为突出而颅内高压症状出现相对较晚。所以以急性发作性眩晕为首发症状着，除考虑椎基底动脉供血不足外，还要考虑小脑出血的可能。③老年人小脑出血另一突出特点是意识障碍轻，出现颈项强直或强迫头位，伴有小脑体征而无偏瘫者也是重要诊断依据。

【治疗】 目前对于高血压性脑出血的外科治疗尚有争议，应根据病人的全身情况、血肿部位、大小及病情发展等情况进行具体分析。手术主要是清除血肿、降低颅内压、使受压的神经元有恢复的可能性，减少脑出血后一系列继发性病理变化。

1. 高血压脑出血手术适应证 须考虑到以下几点：①意识障碍及其程度可直接反应脑实质受损程度，根据出血后意识状态，将高血压脑出血分为五级。Ⅰ.意识清醒，瞳孔等大，有或无轻偏瘫；Ⅱ.嗜睡，瞳孔等大，不同程度偏瘫；Ⅲ.浅昏迷，瞳孔等大，偏瘫；Ⅳ.中度昏迷，可有一侧瞳孔散大，光反射减弱或消失，明显偏瘫；Ⅴ.深昏迷，双侧瞳孔散大，光反射消失，去大脑强直，病理呼吸。临床病情为Ⅲ～Ⅳ级，即患者已出现昏迷，伴有或不伴有一侧瞳孔散大、光反应消失等小脑幕切迹疝的表现，如无手术禁忌证则应争取时间尽快手术。临床病情为Ⅰ～Ⅱ级经内科治疗无效，病情继续加重者需要手术治疗。Ⅴ级患者已处于晚期，手术很难奏效，故很少考虑。②表浅部位出血多考虑手术，如壳核出血、小脑出血及皮质下出血。③皮质下及壳核出血量大于 30ml，丘脑大于 10ml 即有手术指征。④病前有心、肝、肺、肾等重要脏器严重疾患，年龄在 70 岁以上的深昏迷患者一般不宜手术。

2. *小脑血肿位于颅后窝*　尤其是当血肿位于第 4 脑室或脑干附近时，容易压迫或破入第 4 脑室，使脑脊液循环通路受阻或直接压迫脑干。因此，小脑出血一经确诊，除非血肿量少（小于 10ml）或已进入脑干受压晚期，均应积极手术清除血肿，解除对脑干的压迫，防止脑干功能衰竭而死亡。老年人或多或少存在着呼吸系统或其他器官疾病，各脏器储备功能差、全身调节不能协调，更易导致脑缺氧和脑水肿，加重脑干功能损害，故在对老年诊断病因时，必须加强对伴发病的认识及治疗。

3. *术式*　主要有开颅血肿清除术及血肿穿刺吸除术，无论何种术式都以降低颅内压，挽救患者生命为目的。

（1）开颅血肿清除术：对于血肿量很大或已出现脑疝的危重病人，开颅彻底清除血肿并行减压术仍然是最佳的治疗方法。显微手术技术的应用和普及，使手术更安全可靠，对正常的脑组织损伤小。对于基层医院的医生来说，在没有显微镜的情况下，手术放大镜和头灯也是一种选择，使术野更清晰，止血彻底。根据血肿的部位选择相应的骨瓣开颅。在皮质距血肿最浅处切开皮质 2～3cm，用脑压板（蛇形脑压板）分开到达血肿，使用吸引器吸出血肿，吸力不要过大以免损伤周围组织或造成新的出血点。血肿清除后脑压仍然很高时，可行内减压，减张缝合硬脑膜，去除骨瓣。

（2）血肿穿刺吸除术：对于深部出血，如丘脑出血、脑实质出血伴脑室出血，甚至对进展缓慢的脑干出血，当确定无活动出血时可采用此法，利用 CT 导向或立体定向技术将穿刺针或吸引管准确置于血肿中心，进行抽吸血肿，抽吸压力根据血肿性状决定，使用负压范围＜31.7kPa 较为安全，首次穿刺吸出血量的 60%～70% 即可，残留血肿可注入尿激酶促使液化，对胶冻状血凝块利用 CUSA 或旋转绞丝破碎后吸除。

4. *术后处理*　术后保持血压稳定，防止再次出血或脑供血不足；控制颅内压，防止因颅内压升高引起的继发性脑损害；防止并发症，如肺部感染、压疮、消化道出血等。老年病人手术死亡率和术后并发症都高于青年人，围手术期死亡病例大部分与术后并发症有关。注意用药及防治术后并发症是非常重要的环节。现逐一阐述如下：①脱水药：甘露醇是最常用的脱水药，在尿液中形成的高渗透压可以导致肾小管上皮损伤。对于肾功能良好的患者，多无明显肾损伤。但对于老年患者，尤其是长期高血压病史者则应慎重。当血浆渗透压大于 320mmol 时，甘露醇已难以发挥高渗性脱水降颅压作用，但对肾小管上皮的损伤作用却大大增加。必须使用时，剂量要酌情减少，或与速尿交替使用，同时及时纠正水、电解质平衡紊乱。②血糖：有糖尿病或隐型糖尿病的老年人，术后常因应激反应及使用地塞米松等糖皮质激素而出现血糖升高。高血糖可能加重缺血神经元损伤。因此，对于术后高血糖患者，应给予适当胰岛素纠正糖代谢紊乱。③激素：糖皮质激素可导致老年人明显精神症状、感染、消化道出血、血糖升高等副作用，应慎用。④抗生素：选择抗生素时应考虑到老年人肝肾功能，不选择对肝肾功能影响较大的药物。⑤呼吸系统并发症：瘀积性肺炎、吸入性肺炎是老年人术后最常见的并发症。老年人肺功能储备有限，一旦发生肺炎，极易出现呼吸衰竭，进而影响心肾功能，导致多器官功能衰竭而死亡。故应从各个细节入手，防止严重肺部感染发生。如：定时翻身扣背鼓励病人排痰；定时给予雾化吸入；昏迷病人口咽部分泌物及时清除；意识障碍较重，短期无法恢复者及早行气管切开术以便于呼吸道管理等。肺部感染发生后，根据痰培养选择有效抗生素。⑥另外，心血管系统并发症、脑梗死、下肢深静脉血栓形成、压疮等并发症也要积极防治。目前采用早期或超早期手术，病死率已明显下降。

参考文献

[1] Gwendolyn F, Ford-lynch MD, Thomas P, et al. Acute Stroke Management. Neurologic and Neurosurgical Emergencics, 2001:187-200

[2] Diringer MN. Intracebral bemorrhage: Pathophysiology and management. Crit Care Med 1993;21:1591-1603

[3] 王忠诚，等. 高血压脑出血预后的影响因素. 中华神经外科杂志，1990，6(增刊)：73

[4] 史玉泉，等. 脑出血. 实用神经病学，1994，8：642-648

[5] 谭基明. 高血压脑出血. 外科病理生理学，1998：459-460

[6] 耿志海，朱月. 高血压脑出血影响疗效因素分析. 中国误诊学杂志，2001，1(9)：1319-1321

[7] 温清. 老年人高血压脑出血有关预后因素分析(附116例临床报告). Journal of Chinex Physscian. Apr, 200, Vol2, No4:220

第二节　颅内动脉瘤

研究表明，随着年龄的增长，脑动脉瘤的发生率明显增加，同时脑动脉瘤患者的病死率随着年龄增长而升高，在大于70岁的患者中可达48%。这一趋势可能与动脉粥样硬化以及血管壁退行性病变有关。另外，随着年龄的增长，因动脉瘤破裂所导致的病死率也显著增高。同时，由于老年患者自身生理功能的下降，呼吸、泌尿、心血管，消化系统等并发症的 发生率较高，因此，老年性动脉瘤越来越引起人们的重视，对于老年动脉瘤的合理治疗显得尤为重要。

【病因及发病机制】　脑动脉瘤属肌型动脉，较身体其他部分同口径动脉的管壁为薄，其中层与外层都较弱且少弹力纤维层，在颅内的行程又较迂回曲折，在通过蛛网膜下腔处缺乏周围组织的支持，脑血管内的血流量都较同口径的其他动脉为大，这些不利因素是脑动脉好发动脉瘤的潜在因素，随增龄血管出现动脉粥样硬化，使弹力纤维断裂及消失，削弱了动脉壁而使其不能承受巨大压力，在血流的长期冲击下，局部膨出而形成动脉瘤，说明动脉管壁的先天性缺陷，后天削弱，血压的增高及血流量的增加是形成颅内动脉瘤的重要因素。

【病理生理与转归】　动脉瘤包括瘤颈、瘤底和瘤体三部分。瘤颈是动脉瘤与母动脉相连接处，与瘤颈相对的部位称瘤底全统称瘤体。引起动脉瘤扩大和破裂的原因，包括瘤内、瘤壁和瘤体三种因素。①瘤内因素，老年人多合并高血压，高血压可增加动脉瘤腔内张力和瘤壁负荷，使动脉瘤扩大和破裂的倾向增加；②瘤壁因素，包括瘤壁机械性疲劳，滋养血管闭塞和酶的作用等因素，使瘤壁局限性弱化，在这一部位出现小的突起，并可随之而破裂；③动脉瘤外的压力或阻力包括一些解剖因素和颅内压力，在很大程度上影响动脉瘤的扩展和破裂。

颅内动脉瘤的预后包括：①破裂引起SAH或脑内水肿；②血栓形成而自发愈合；③保持

静止状态;④逐渐增大但也不破裂或形成巨大型动脉瘤引起颅内占位性病变的症状。

(三)临床表现

1. 分级 Hunt 及 Hess 将颅内动脉瘤病人按照手术的危险性分成五级。

Ⅰ级 无症状或轻微头痛及轻度颈强直。

Ⅱ级 中度至重度头痛,颈强直,除有颅神经麻痹外,无其他神经功能缺失。

Ⅲ级 倦睡,意识模糊,或轻微的灶性神经功能丧失。

Ⅳ级 木僵(stupor),中度至重度偏侧不全麻痹,可能有早期的去脑强直及自主神经系统功能障碍。

Ⅴ级 深昏迷,去脑强直,濒死状态。

2. *颅内动脉瘤的症状* 可分为出血症状、局灶症状及缺血症状。

(1)颅内出血:颅内动脉瘤出血多表现为单纯蛛网膜下腔出血,由各种活动及情绪激动所引起的血压波动是诱发动脉瘤破裂的重要原因,有相当一部分病人无明显诱因,表现为突然头痛、呕吐、意识障碍、癫痫样发作、脑膜刺激征等。动脉瘤出血还可表现为颅内血肿,也可合并有蛛网膜下腔出血或脑室内血肿,血肿形成时,表现为定位症状和颅内压增高,可因脑疝而死亡。颅内血肿的好发部位是大脑中动脉瘤的血肿常位于颞上、中回,瘤体突向上方时,血肿常位于岛叶或额叶内。颈内动脉末端动脉瘤引起的血肿在额叶眶面外侧或颞叶卢侧面,胼周动脉瘤血肿易出现在扣带回。脑室内血肿的好发部位是颈内动脉-后交通支动脉瘤血肿可由颞极的内下部破入侧脑室颞角,大脑中动脉分叉部动脉瘤易破至颞上、中回而入颞角,前交通支动脉瘤血肿扩展后经直回嗅区及胼下回达侧脑室额角,胼周动脉瘤可破入扣带回、胼胝体进入侧脑室额角和体部。

(2)局灶体征:如邻近有敏感的神经结构,颅内动脉瘤可以出现压迫性局灶症状,巨型动脉瘤易与肿瘤混淆,除瘤体的直接压迫外,动脉瘤出血或有血肿的形成都会引起局灶症状,颈内动脉-后交通支动脉瘤中,30%～53%出现病侧动眼神经麻痹,先出现提睑无力,几小时或几天后达到完全麻痹,也有立刻发展到完全麻痹的。大脑中动脉瘤可引起对侧偏瘫,前交通支动脉瘤破裂若累及丘脑下部或边缘系统,可出现精神症状、高热、尿崩等。基底动脉分叉部,小脑上动脉及大脑后动脉近端动脉瘤常出现Ⅲ、Ⅳ、Ⅵ颅神经麻痹及大脑脚、脑桥的压迫征,如 Weber 综合征、两眼同向凝视麻痹及交叉性瘫等。动脉瘤压迫第三脑室后部及导水管可出现梗阻性脑积水。基底动脉干及小脑前下动脉近端动脉瘤表现为脑桥不同水平的压迫症状,如 Millard-Guber 综合征、Foville 综合征、凝视麻痹、眼球震颤等。椎动脉、小脑后下动脉瘤可引起桥小脑角综合征,枕大孔区综合征及小脑体征、后组颅神经损害、延髓压迫等症状。约 52%的大脑后动脉动脉瘤出现局灶体征,如癫痫、视幻觉、视野缺损、Ⅲ及Ⅳ颅神经麻痹等。

(3)脑缺血及脑动脉痉挛:动脉痉挛为动脉瘤破裂出血后发生脑缺血的重要原因。SAH 造成脑损害使脑皮质对缺血的耐受性减弱而产生缺血症状。脑血管痉挛主要在 Willis 动脉环及其周围,是动脉的极度收缩或平滑肌不能弛缓造成的。动脉瘤出血发生的动脉痉挛,以载瘤动脉近动脉瘤节段最为严重,离动脉瘤较远的部分痉挛轻微或不发生,但也可全脑动脉广泛发生痉挛,此种情况死亡率高。

【诊断】 动脉瘤破裂前多无症状,诊断较为困难。持续的局限性头痛应追查原因,其中有些原因可能是动脉瘤。当病人就诊时没有明确的高血压既往史,突然出现自发性 SAH 症状时均应首先怀疑有颅内动脉瘤,即使有高血压病史,亦不能完全除外动脉瘤。腰椎穿刺取得血性脑脊液是必需的,但腰椎穿刺放脑脊液有可能引起动脉瘤的再出血,应予注意。如病人有下列情况，则诊断基本成立：①有一侧动眼神经麻痹症状；②一侧海绵窦或眶上裂综合征（即有一侧Ⅲ、Ⅳ、Ⅵ颅神经麻痹症状），并有反复大量鼻出血；③有明显视野缺损，但不同于垂体瘤所见的典型的双颞侧偏盲，且蝶鞍的改变不明显。

CT扫描对诊断巨大动脉瘤有较大价值，其特征性表现是“靶环征”：巨大动脉瘤周围水肿或软化呈低密度，瘤内的层状血栓呈高密度，瘤腔中心流动的血液密度又有差别，形成不同的同心环状图像。CT可显示与动脉瘤并存的脑梗死、脑内血肿及脑积水的情况，既往有高血压病史患者，若CT显示血肿不在高血压脑出血的常见部位，应高度怀疑动脉瘤。CT血管造影（CTA）与数字减影血管造影（DSA）是显示颅内动脉瘤最好的方法，二者均可显示动脉瘤的大小、数量、形态、痉挛及出血等情况。过去认为DSA是动脉瘤诊断的金标准，但其为有创检查，且不适用于昏迷患者，而CTA却可以弥补这些不足，CTA的诊断价值日益呈现。

（五）治疗

显微神经外科的发展，及各种动脉瘤夹的不断完善，使颅内动脉瘤的手术效果大为提高，病残率及死亡率比非手术者明显降低，因此动脉瘤应以手术治疗为首选。手术的目的为：①防止或减少动脉瘤破裂出血的机会；②缓解邻近组织的压迫症状；③保持正常的脑血液循环，尽可能的不使脑发生缺血性损害。

手术方法有：①间接性手术：结扎颈部的脑供血动脉，目前已较少采用；②直接手术：动脉瘤瘤颈夹闭、动脉瘤壁加固术、动脉瘤孤立术，其中动脉瘤瘤颈夹闭最合理，既能闭塞动脉瘤又保证了脑供血动脉的通畅，目前应用最多；③血管内治疗：是由弹簧圈或球囊放于动脉瘤内或注入聚合胶等，使动脉瘤内发生血栓形成而闭合，但其有一定再通率，有待于继续观察其远期疗效。

动脉瘤手术时机的选择取决于：①术前情况；②脑血管造影中有无全面性的脑血管痉挛；③颅内压增高的情况；④脑血流动力学的变化等。

颅内动脉瘤的非手术治疗适用于：①急性SAH早期，病情趋向不明；②病情严重（Hunt及Hess分级属Ⅳ、Ⅴ级病例）不允许做开颅手术或手术需延迟进行者；③动脉瘤位于手术不能达到的部位；④拒绝手术；⑤作为手术前后的辅助治疗手段，包括绝对卧床、镇痛、抗癫痫、镇静、导泻、应用止血药、控制血压等。应用钙拮抗药可预防及治疗脑血管痉挛，低分子右旋糖酐可预防脑梗死。

参考文献

[1] Mukonoweshuro W, Laitt RD, Hughes DG, et al. Endovascular treatment of PICA aneurysms Neuroradiology, 2003, 45·188-192

[2] Ladlaw JD, Si KH. Aggressive surgical treatment of elderly patients following subarachnoid haemorraghe: management outcome results J Clin Neurosci, 2002, 9: 404-410

[3] Rowe JH, Molyneux AJ, Byrne JV, et al. Endovascular treatment of intracranial aneurysms: a minimally invasive approach with advantage for elderly patients Age Ageing, 1996, 25: 372-376

[4] 王忠诚. 神经外科学. 武汉：湖北科学技术出版社，1998：584-631

[5] 史玉泉. 实用神经病学. 2版. 上海：上海科学技术出版社，1994：654-670

[6] 谭基明. 外科病理生理学. 北京：人民卫生出版社，1998：452-456